国医大师提名人医学传承丛书

闽南吴氏妇科流派医集

福建中医药大学附属人民医院
吴熙全国名老中医专家传承工作室
吴熙全国劳动模范劳模工作室

吴　熙　潘丽贞　王小红　主编

中国中医药出版社
·北　京·

图书在版编目（CIP）数据

闽南吴氏妇科流派医集 / 吴熙，潘丽贞，王小红主编 . —北京：中国中医药出版社，2018.1

（国医大师提名人医学传承丛书）

ISBN 978 - 7 - 5132 - 4621 - 7

Ⅰ . ①闽…　Ⅱ . ①吴…　②潘…　③王…　Ⅲ . ①中医妇科学—中医临床—经验—中国—现代　Ⅳ . ① R271.1

中国版本图书馆 CIP 数据核字（2017）第 290725 号

中国中医药出版社出版

北京市朝阳区北三环东路 28 号易亨大厦 16 层

邮政编码　100013

传真　010-64405750

廊坊市三友印务装订有限公司印刷

各地新华书店经销

开本 787×1092　1/16　印张 61.5　字数 1311 千字

2018 年 1 月第 1 版　2018 年 1 月第 1 次印刷

书号　ISBN 978 - 7 - 5132 - 4621 - 7

定价　228.00 元

网址　www.cptcm.com

社 长 热 线　010-64405720

购 书 热 线　010-89535836

维 权 打 假　010-64405753

微信服务号　zgzyycbs

微商城网址　https://kdt.im/LIdUGr

官 方 微 博　http://e.weibo.com/cptcm

天猫旗舰店网址　https://zgzyycbs.tmall.com

如有印装质量问题请与本社出版部联系（010-64405510）

阮 序

　　习近平总书记在全国政协十二届三次会议民革、台盟、台联委员联组会上说：台湾除了原住民，大陆去台湾的以闽南地区为主，文源相同，闽南文化作为两岸文化交流的重要部分，大有文章可做。

　　中医是中国三大国粹(京剧、书画、中医)之一，具有五千多年历史，中医妇科历史悠久，临床疗效突出，已为越来越多有识之士所重视。现存中医妇科学专著四百余种，早期专著偏重于产科，宋·陈自明《妇人大全良方》是第一部反映妇产科理论和证治全貌的名著，其后朱端章、万全、王肯堂、武之望、傅青主、肖赓六、倪枝维、张曜孙、叶天士、唐千顷、徐大椿、吴谦、沈尧封、沈金鳌、陈念祖等所撰著妇科、产科专著，各有特色。

　　闽南吴氏妇科流派传承至今242年历十一代，其七世医吴瑞甫，是我国著名的中医大师，学生遍布东南亚和港、澳、台，并在新加坡创立中医杂志、中医医院、中医公会等，享誉海内外。

　　今我省名中医吴熙主任医师，是闽南吴氏妇科第九代传人，从事中医妇科学术研究、临床工作58年，业绩斐然，颇有建树。吴熙全国名老中医药专家传承工作室成员及其传人潘丽贞、严炜、王小红、李红、王鹭霞、黄熙理、吴涢婷、吴阿娇、吴岩等50多人，在吴熙主任医师指导下，编写了《闽南吴氏妇科流派医集》。此书收集前贤女科论著精粹，并阐述吴氏临床应用古今效方心得，丰富了妇科治疗学内涵，利于读者理解中医妇科"证治观"；同时，针对妇科疑难病古方新用，触类旁通，扩大其应用范围，增加了证治手段，提高了临床疗效；书中分述妇科病病因、病机、证候、治法和方药，易于读者阅习、掌握与应用；结合妇科病辨病与辨证，理法与方药，概念演变与革新，与时俱进，令人耳目一新，值得临床借鉴。纵观全书，"闽医学派"特色突出，中医妇科学体系完整，融继承、创新、实用于一体，内容广博且不失精练，尤其对妇科疑难症见解独到，案例治验良多，颇具学术价值与实用价值。此书出版不仅为中医妇科学术增添了一道绚丽光彩，而且为发掘闽南文化，促进海峡两岸中医药学术交流做出了新贡献。

今逢该书付梓之际，乐序于斯。

闽医阮诗玮谨撰于榕城
乙未年季春叫望

阮诗玮简介：现任福建省卫生计生委员会常务副主任（正厅级）、福建省政协教科文工委员会副主任、中华中医药学会常务理事、教授、主任医师、博士生导师。

刘　序

吴熙主任是我国著名的中医妇科学家，他出身延陵吴氏中医世家。吴氏从河南迁至厦门同安，自一世医至今已传十一世，皆业中医。吴熙主任为吴氏九世医，师从其父亲吴永康学习吴派家传学术经验，又拜游书元、俞慎初、俞长荣、姜春华、哈荔田学习医史、文献、经典著作、妇科临床等知识来充实吴派学术体系。他长期致力于中医妇科临床、教学、科研工作，在中医治疗不孕症和疑难杂症等领域具有很深的造诣，为振兴中医妇科事业做出了杰出贡献，是一位德艺双馨的国家级名老中医。

2012 年，国家中医药管理局确定在福建中医药大学附属人民医院建设吴熙全国名老中医传承工作室，整理和研究吴熙主任的学术思想，探索建立中医药学术传承和推广应用的有效方法和创新模式。自工作室成立以来，吴熙主任孜孜不倦地带领着闽南吴氏妇科流派继承人、传人、学生整理、研究吴氏临床实践经验、辨证论治方法，以及用药制方思路等，已撰写出版《吴熙中医妇科学》等著作 13 本，另有《闽南吴氏医科流派医集》《闽南吴氏妇科蕴秘》《闽南吴氏不孕症治疗经典经验》《闽南吴氏妇科病治疗经典经验》等 5 部专著，已于 2016 年提交中国中医药出版社和厦门出版社待出版发行。这 5 部专著收录了吴熙工作室各成员发表的论文、吴熙诊疗妇科临床疾病的特色诊疗方法、吴熙治疗不孕症的临床诊疗经验方及现代药理研究、吴熙治疗各类妇科疾病的经典处方及处方方解，囊括了吴氏妇科历代经典处方和治疗特色，足以让妇科界医者比较全面地了解和学习闽南吴氏妇科临床诊疗之

1

精粹。

老骥伏枥，志在千里。吴老虽已76岁高龄，仍老当益壮，一心扑在中医临床和教学工作中，是吾辈学习之楷模。

是以为序。

福建中医药大学附属人民医院党委书记、院长　　刘建忠
福建中医药大学附属康复医院院长

2016 年 2 月 22 日

前　言

中医具有五千多年历史，在中医药发展史上百花齐放、百家争鸣，形成了中医学术流派。其中，中医妇科流派已形成北京肖龙友，天津哈荔田，黑龙江韩百灵，广东罗元恺，上海朱南荪、蔡小荪，浙江何子淮、何少山等中医妇科流派，各具特色，各有见长，各有发挥，旗帜鲜明，论据充足，对于中医妇科学术发展起了一定的推动作用。

推源中医妇科学派起于宋金，盛于元明，清代以后，代有传人，承家学，续有发扬，中医妇科学术不断进步，这是应予肯定的一面。另一方面，各拘门户之见，给后来学医的人，造成了学术上的片面性与局限性。其实，各流派各有所长，也必有一定的适应范围。因此，取其精华，熔一炉冶，则对于中医妇科理论可以进一步阐发，对于中医妇科的医疗质量可以进一步提高，我们认为只有通过百花齐放，才能达到这个目的。

习近平总书记在全国政协十二届三次会议民革、台盟、台联委员联组会上说："台湾除了原住民，大陆去台湾的以闽南地区为主，文源相同，闽南文化作为两岸文化交流的重要部分，大有文章可做。"中医是中国三大国粹之一，也是中国文化重要组成部分，为了落实习近平总书记讲话精神，为发掘闽南文化，促进海峡两岸中医药学术交流，吴熙全国名老中医药专家传承工作室成员及吴熙徒弟传人50多人，编著而成《闽南吴氏妇科流派医集》。

闽南还有许多学术流派，希望本书的出版能起到抛砖引玉的作用，使闽南各学术流派有更多学术专著出版。只有发动两岸中医界同仁携手努力，使闽台各家医派的特色充分显示出来，博采众长，吸收融化，系统总结，才能使中医学术水平大大提高，才能为整理发扬中医学遗产做出更大贡献，才能使中医走出国门为全世界人民健康服务。

福建中医药大学附属人民医院
吴熙全国名老中医专家传承工作室
《闽南吴氏妇科流派医集》编委会
乙未年春月

目　录

第一章　吴　熙

第二章　潘丽贞

第三章　严炜

第四章　王小红

第五章　李　红

第六章　王鹭霞

第七章　黄熙理

第八章　吴涓婷

第九章　吴阿娇

第十章　黄　玲

第十一章　林金妹

第十二章　林　岚

第十三章　魏海茵

第十四章 王 英

第十五章 李 健

第十六章 廖 越

第一章 吴熙

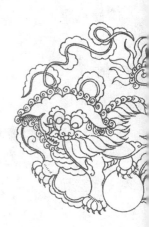

吴熙简介

　　心血＋汗水＋无私奉献＋身先士卒＝共产党员劳动模范，是福州吴熙妇科中医院书记、院长、主任医师、教授、研究员、博导、全国劳模、国家级中医专家、省名中医、省优秀专家吴熙同志的人生加法。从医以来，吴熙同志始终以一名优秀共产党员的标准严格要求自己，在医疗工作岗位上无私奉献，以个人的实际行动感染身边人，带动医院上下形成了学习先进、崇尚先进、争当先进的良好风气，获得了社会各界和群众的一致好评，被授予全国劳模、全国慈善突出贡献奖、全国首届五好文明家庭、全国计划生育先进工作者、两次省优秀共产党员、三次省劳模、省优秀专家等115次市级以上荣誉。

一、妇人病，吴医派，十代揭秘

　　中医学术流派是中医学在长期历史发展过程中形成的，是具有独特学术思想或学术主张及独到临床诊疗技艺，有清晰的学术传承脉络和一定历史影响与公认度的学术派别。各家学派，各有所长，只有发动各流派潜在力量，使各派各家的特色充分显示出来，然后博采众长，吸收融化，经过总结，把它概括化、规律化，才能使中医学术水平大大提高，才能为整理发扬中医学遗产做出更大更好的贡献。吴氏从河南迁入厦门同安。自一世医至今已传十一世，吴氏行医传统已绵延244年。聚族繁衍，尽有医名，而尤以七世医吴瑞甫公为著。现将吴氏一派的学术特色及诊疗技艺作简表（表1-1）如下：

表 1-1　吴氏医派传承谱系及学术特色

传承辈数	姓名	生卒年	誉称	学术特长和诊疗特色
一世医	吴忱	1750—1795	草鞋仙誉满同安城	吴忱于1773年起在厦门市同安县悬壶济世，足迹走遍闽南各乡镇。①在临床治疗上，先生从无虚词，能治者则治，不能治者绝不延揽。②常以"人命至重"为训导，诊病不问贵贱贫富，不以衣着取人，问诊颇为详尽。③先生在同安县虽德高望重，但从不摆所谓名老中医派头。吴忱先生从医，既非家传，也非师从，走的是一条自学成才的崎岖之路，却开拓出了吴派医学的康庄大道

传承辈数	姓名	生卒年	誉称	学术特长和诊疗特色
二世医	吴 炜	1769—1815	济仙德术传遍鹭岛	先生钻研历代医家论著，遣方用药，远法仲景，近师叶桂，贯通实践，颇具神效。诊疗特色：①学医多读书，多临证，规矩方圆运用灵活。②治法的常、变，应根据病情，因人论治。③诊断疾病重视客观征象。先生临证重视察舌、审脉。六淫为病，尤为重视。④强调临床治病六要。⑤妇科治病强调特色
三世医	吴 昊	1789—1844	菩萨之心众人敬仰	先生自幼勤勉好学，严受父教，博览古今中医典籍，深得岐黄之奥妙。其学术特点：①首重肾在女性生殖盛衰中的重要地位，强调妇女月经、胎孕的生理活动与肾有着密切的关系；②强调整体观，着重调整和恢复全身功能；③重视冲任督带与女性的生理关系；④注重气血在女性生理、病理中的作用
四世医	吴 彪	1810—1866	念经拜佛普救众生	先生的学术思想形成基于深厚的临床功底：①在病因上重视气、血、痰、湿、郁；四诊合参，功于问诊。②辨证之要，要在枢机；证治结合，证、病双辨，善用探试法；治病首重整体，主张病有标本，治宜兼顾。③喜用成方化裁，用药少而精，爱用双向调节法；胆识兼备，有攻有守；药性平和，不避峻烈；注重调和气血；善于调和脾胃。④治妇科病善于理气开郁，调冲任，首重冲脉。⑤提出调经五法：治本、治标、调气血、调养脾胃、补肾气
五世医	吴 汉	1830—1890	赤脚仙串铃走万家	先生强调学有渊源；倡导勤于读书、博采众长，首先要专心，要有献身精神。妇科诊疗特色：先生妇科诊法注重腹诊。指出腹诊是切诊的一个组成部分，因妇女特有的解剖、生理、病理特点，故在妇科方面应给予应有的重视。腹诊在妇科临床对于查知冲任气血的盛衰，以及经、带、胎、产等方面的生理变化，有其特殊意义
六世医	吴大满	1851—1906	阿南公名扬东南亚	吴大满秉承祖父训导，到处拜师访友、搜集民间单验方。在随从出诊中学到了吴派的传统经验。深刻领悟到吴氏流派的医学经验特色。并且勤劳朴素，刻苦好学，敬业钻研，以仁术济世。在治疗妇科疑难病方面有独特之处，很多东南亚患者纷纷不辞万里来同安求诊，被病人誉为"神医"。林剑，幼时天资聪慧，深得吴氏五世医吴汉喜爱，获得吴氏流派之真传。在诊治妇女病中：①她认为提高中华民族的身体素质应从提高女性体质着手；②她认真总结编写妇女病的保健知识和治疗妇女常见病的单验方；③常用药对配伍，常注意三个方面：刚柔相济、畅气调络、顾护中焦
	林 剑	不详	阿南婆手鉴传四方	

传承辈数	姓名	生卒年	誉称	学术特长和诊疗特色
七世医	吴瑞水	1868—1929	废寝忘食不辞辛苦	先生颇具大家风范，德高素著，待人接物平易谦和；对待后学循循善诱，培养吴氏门下不遗余力，尽心尽责，堪称闽南之异宝，杏苑之奇葩。其绩有三：①收学徒、传医脉，不畏艰难收学徒20余人，挽闽南人脉于狂澜，立国学砥柱中流，此其功也；②治学术，创名流；③施仁术，惠社会，妇科病证，不只关系生命，且牵涉嗣出，尤为百姓所重
七世医	吴瑞兴	1870—1925	门庭若市不畏艰辛	先生继承吴氏前人有关妇科诊治的理论和经验，并有所发展，逐渐形成独立流派，即后世所称之"闽南吴氏妇科流派代表性传承人"。先生专治妇科疾病30余载，积累了丰富的医疗经验，见解颇多独到之处：①扶持正气为本；②妇人以调治血分为要；③妇人杂病以调肝为中心环节
七世医	吴瑞甫	1871—1952	民国名医誉满全国	先生致力于中医事业，从事中医学术研究工作，先后编著《校正圣济总录》《评注陈无择三因方》《国医旬刊》《厦门医药月刊》等书。吴瑞甫为近代福建名医，毕生致力于中医事业，对中医理论、临床和教学，均颇有建树。数十年来他的足迹遍及闽南、上海及新加坡等地，声名远播，为中医学的振兴和发展，备历艰辛，奋斗终生，至老不倦。学术特点：①精研岐黄之术，行医济世；②汇通中西医学派，取长补短；③弘扬中医学术，奋斗不息
八世医	吴永康	1920—1978	发扬国医精研细读	先生自幼随父学医，并积极参加社会各种义务活动。临床上灵活巧用四物汤，创出加减100首方，概括分为八大类：①理气化瘀类；②活血化瘀类；③清热化瘀类；④温热化瘀类；⑤破血化瘀类；⑥除湿化瘀类；⑦气虚血瘀类；⑧养阴化瘀类。先生对子女和学生严格要求和教导，带领出一批优秀的中医后人
九世医	吴 熙	1940—	送子观音德术双馨	吴熙师从父亲吴永康学习吴派家传学术经验，又拜游书元、俞慎初、俞长荣、姜春华、哈荔田学习医史、文献、经典著作、妇科等知识来充实吴派学术的体系。医事传略：①承家学，行仁术，济世活人；②为人民，满腔情，无私奉献；③重科研，结硕果，创新学科；④育新人，出国门，誉满中外。吴熙医师不仅是我国著名的中医妇科学家，致力于中医妇科临床、教学、科研工作60年，为振兴中医妇科事业做出了杰出贡献，让中医走向世界，让世界了解中医，这对推动中医国际化，以及促进当今世界传统医药学的发展做出了卓著成绩

传承辈数	姓名	生卒年	誉称	学术特长和诊疗特色
十世医	吴岩	1962—	吴派传人继承发扬	吴岩医师出身吴氏流派世家，经过30余年的临床磨炼和中医理论的精研，在吴氏妇科流派的真传学术上造诣较深。其学术特色：①提出中医妇科生殖轴理论；②发挥中医调经优势，创造研制吴氏系列调经方剂治疗月经不调；③注重辨病辨证相结合。学术观点：①肾虚血瘀是崩漏的基本病机；②血瘀是子宫内膜异位症之本；③调经种子注重肾肝脾；④运用综合疗法治疗慢性盆腔炎；⑤运用吴氏药膳治疗妇科病

二、承祖辈，研经典，志在岐黄

吴熙先生出身于延陵吴氏中医世家，为昔日同安大族，自吴氏一世医以后，及至吴熙已历九代，皆业中医。

曾祖父吴大满是清代同治时名医，曾祖父哥哥筠谷公名噪延陵。叔祖父瑞甫先生是近代中医学大师之一，一生从事中医医疗。1939年5月日本侵华时，瑞甫先生携爱子树潭、树桢漂洋过海，避居新加坡。在新加坡，他除致力于中医研究外，还创办中医学会（即中医师公会前身），被推为主席。次年，中医师公会成立，吴瑞甫先生被推为理事长，蝉联六载，并发刊《医粹》及《医统先声》，以提高中医学术水准。瑞甫老先生使中医药继续在新加坡发扬光大。抗日时期吴瑞甫老先生爱子及其学术继承人树潭被日本人暗杀，1950年，吴瑞甫老先生准备回国报效祖国之时不幸仙逝。中华人民共和国成立后，吴熙与吴瑞甫老先生次子树桢一直保持书信联系，并于1991年、1994年、1997年与其相会在新加坡。

曾祖母林剑偕祖父瑞兴于1873年从鹭岛移居榕城，悬壶南台坞里，因其医术高超，学验俱丰，被群众称为"阿南婆"，每日清晨伏案均需过午，甚而深夜尚要处理急诊或出诊。被誉为"南台医林女杰"，远近驰名，很多人只知道她的外号，原来的姓名反而没人记得，她专治妇人产后病，留下很多手抄本治验。中华人民共和国成立前福胜春茶行印发的妇女病单验方大部选自"阿南婆"的手抄本。

父亲吴永康以医为业，自幼因耳濡目染酷爱中医，抗战时期为了学习传统医学又拜印度名医学习传统医学两年，嗣后，吴永康自力创办的"永康诊所"应运而生。先后在连江、琯头、坞里、坞尾街等地开业，诊所为当地人民诊病，不分贫富贵贱，一视同仁，深为患者称赞。中华人民共和国成立后当选福州市卫生工作者协会常委、台江区卫生工作者协会副主任、台江区除害灭病办公室副主任、保健院院长、卫生站站长等职。是台江区第2～5届人民代表大会委员、福州市政治协商委员会委员。

吴熙医师自幼聪颖，17岁随父习医，苦读吴瑞甫老先生遗作，又拜福州名医郑泽丞高徒游书元为师，寒窗苦读，精勤不倦，继承先业，精研岐黄。20 岁悬壶应诊，20 世纪 70 年代建立了福建省首家不孕症专科；80 年代编著全国首部《现代中医不育症治疗学》300 万字；90 年代建立福建省首家市级妇科重点专科。从医 60 年来，勤求古训，孜孜以求，为求医之精深，先后又受中国及福建省名老中医姜春华、哈荔田、俞慎初、俞长荣等指教。在名师谆谆教诲之下力求知常而达变。因治愈不少妇科疑难症、不孕症、子宫肌瘤，声名鹊起，不少患者不远万里慕名前来求治。吴熙先生学习勤奋，待人诚挚谦逊，尊师爱友。他常说："我在学术上有所成就，多归功于老师的耐心教导。"

三、勤钻研，善总结，著书立说

救死扶伤重德，治学研术重勤。白天，吴熙坐堂接诊，夜晚，他在家苦学，日积月累，他摘录的医学卡片、剪贴及复印资料近 5 万份。丰富的积累和辛勤的探索，使得吴熙的医术不断进步，从医 50 多年来他夜以继日著书立说。他善于总结临床经验，先后编著出版医学书籍 53 本（其中 29 本为中医科普书）。《中医妇科学》《吴熙妇科溯洄》《现代不孕症治疗学》三部医书分别获中华中医药学会图书科技一、二、三等奖。代表性著作有《吴熙中医妇科学》、《吴熙妇科传心录》（科学出版社出版）、《吴熙妇科溯洄》（厦门大学出版社出版）、《吴熙治疗不孕症心法》（科学技术文献出版社）。"开发生产妇女保健裤""吴熙养生保健中医专家电脑软件"分别获 1995、1996 年度福建省金桥工程三等奖。

吴熙先后撰写发表中医学术论文 256 篇，出版医学书籍 53 本，撰写医学科普文章近 500 篇，累计已超过 2800 多万字，学术成就多次得到国家和省专业权威人士的充分肯定。他在出席美国召开的第三届世界传统医学大会上被授予"世界百名民族医药之星"，他的《吴熙妇科溯洄》等专著及科研项目获得该届世界传统医药大奖赛金杯一等奖。

由于他在中医方面取得突出成就，被评为全市有突出贡献的专业技术拔尖人才、福建省优秀专家、福州市优秀人才、全国名老中医专家，享受国务院有突出贡献专家的政府特殊津贴，并被推荐为国家药品评审专家，是全国郭春园式好医生。

四、重科研，结硕果，创新学科

吴熙十分注重科学研究。开展中医妇科科学研究，既要有满腔热情，还要有正确的思路，也就是要把握验证、发展和掌握规律等几个环节。因为中医妇科学在数千年的漫长发展过程中，形成了它的独特理论体系，积累了大量的实践经验，治疗常见妇科临床疾病，仍然是以前人的经验为基础。要把前人的宝贵经验挖掘出来，加以验证，并利用新的科技手段使其发展提高，从而掌握其运用规律，攻克目前医学难以解决的许多妇科疑难病证。编著我国第一部《现代中医不育症治疗学》，发展成为不育症创新学科。

吴熙的医学造诣日深，其学术成就亦丰，现将其主要学术思想及临床经验简述如下：

（一）溯本求真，言简意赅

吴熙习业始于临床，临证之余，广涉医卷，从不少懈。凡经其手之卷、册常见批注。一些深学奥理经他口出，言简意赅，真伪可辨。如说虚实错杂之证："虚则好辨，实则易查，唯虚实夹杂证候较难。临证当别其主次，用攻补兼施之法，勿忘'独处藏奸''必有彰效'"。又说："虚实有真假，与虚实错杂不同，辨其真假，参之脉理，慎察舌候，望其薄厚，细考原由而治之。"吴熙临证特别强调辨证，认为辨证的目的是为了认证治病。他说："探其病因，析其病机，辨其部位，知其转归，才有所获。"并言及："世传以六经、卫气营血、三焦、病因、脏腑经络辨证，各有所主，兼有利弊。当别类细究，临证应互为参照，不可孤注一掷。症有因，病有位，证候虽多，偏移不得。"寥寥数语，无不体现吴老"审察内外"的整体思想。他告诫学生，对古人经典应该认真考究，做到师古不泥，灵活应用，对疾病要具体分析，溯本求源，善于在繁杂的证候中抽丝剥茧，不得有半点偏误。吴熙对历代中医妇科学说从不机械照搬，既不立异以矜奇，亦不苟同而随俗，尤能注重临证活用，有时师其法而异其方，切合实用，疗效卓著。对拟方投药自有一番见识。他说："经方古方，不可不用，贵在中病；百家之言，不可不信，贵以验证；药性配伍，应当熟记，贵在出新。"中病，说出了经方、古方的实用价值和对证的临床效果，充分肯定了先贤留于后世的宝贵遗产；验证，告诫后人不可盲目照搬，要通过临床实践，去伪存真，变为己有；出新，是鼓励医者要不断进取，有所发展。

（二）用药精当，效专力宏

用药精当是吴熙一生的执着追求。对"精当"二字，他别有见解，即"精熟药学""选药于精""配伍确切""恰当实用"。吴熙习业，曾数年在中药厂学习千余种中药及草药的采收、产地、气味、归经、属性等，对药物的炮制更有很深的造诣。

吴熙临床用药，既对症，又审药。他说："方不对症，如无的放矢；药不精良，似薄水载舟。"又说："不仅要长于时方，用药轻灵圆滑，也应善用古方。即使民间单方、验方，亦应乐于吸收和应用。"故临证时，要做到辨证无误，立法严明，用方确切，入药精良。特别对妇产科危症患者，更要从严把关。每拟方后，总嘱其家属拿药来开包查对，逐个核验，若见缺味一一指出，并将不实之药挑拣剔除，嘱其重配。

在用药配伍方面，吴熙十分注重"恰当实用"。常说："千方易得，继于前人；一效难求，出自亲手。方不在大小，有效则贵；药不分贵贱，专病为良。关键在于精当。"

这是他在临床上的又一指导思想。

（三）妇科临床，重视肺脏

五脏学说中，强调肝、脾、肾与妇科关系的著述颇多，唯论及肺者极少，吴熙在查阅大量古今名著后，结合本人实践，撰写了"浅谈月经病从肺治"一文，至为精辟。他认为，"肺主全身之气，朝百脉"，与妇女月经是否正常、胎儿的营养、胎的得载、带之固摄、产之逆顺等息息相关。他在妇科许多病证的治疗上，从肺入手，收到显著疗效。宋·陈自明治疗血枯经闭用"补中益气汤"与"归脾汤"。明·薛立斋认为悲则伤肺，思则伤脾，故常用"补中益气汤"加桔梗、贝母、知母，以及"归脾汤"送地黄丸治疗胃气虚弱，经水不行伴吐血咳嗽，发热盗汗的妇人。薛立斋认为色白者属肺，用"补中益气汤"加山栀治疗久崩不愈，他认为肺脾胃亏损之患，可用"八珍汤""乌骨鸡丸"培土生金，益气止崩，诚为妇科良方。吴熙在临床实践中，一面学习先贤良方，一面探索新意，灵活运用。如他在治疗妇女小便不畅时，用"人参丸"（人参、当归、大黄、桂心、瞿麦、赤芍、茯苓、葶苈等）以温肺益气、通调水道；孕妇咳嗽则用"知母茯苓汤""参苏饮""人参补肺汤"治疗。其他如妊娠小便不利用"黄芩清肺汤"；妊娠水肿用"茯苓导水汤"；产后褥劳用"白茯苓汤""补中益气汤"加麦冬、五味；产后咳嗽用"二味参苏饮"；产后鼻衄属肺寒者用"二味参苏汤"加附子；产后小便失禁用"补中益气汤"。诸如此类，皆从肺入手诊治，疗效甚佳。

（四）妇科重点，冲任二脉

吴熙在妇科诊疗中重视冲、任二脉的作用，他重点阐述妇女三十六病皆由冲任二脉劳损所致，其重要性可见一斑。冲脉为气血汇聚之所，水谷精微、气血、肾气等无不经之输聚；任脉有总司人身阴脉之功能，凡精、血、津、液皆为任脉总司，月经、孕育与之息息相关。毋庸置疑，此皆临床实践之见解，决非任何虚构所可比拟。

冲、任二脉与脾、胃、肝、肾休戚相关，就肝之功能而言，肝藏血，冲为血海，血属阴，而任脉总司人身之阴；再就肝之性质而言，肝喜条达而恶抑郁，故情志抑郁可导致冲、任为病；以经脉言，冲、任脉起于胞中，属足厥阴肝经；经本于肾，旺于冲、任二脉。经、带、胎、产诸症皆受制于冲、任，其病理机制均系冲、任不调所致。唯此关键，诚是妇科病变辨证施治之纲领。

（五）治疗不孕，随证适用

吴熙以 60 年临床经验，治疗不孕症胆大心细、智圆行方、辨证明确、用药灵活、推崇经方、广搜博采、顺病而施、立法考究、佐使明分、效果显著。他独到之处是组方法度严谨、置药精当、临证当务、审探细微、循其异同、察其所偏、晓其所理、依法不泥、遣方活用。不孕分为带下不孕，月经不调不孕，习惯性流产后引起不孕，输卵管不通不孕，子宫、卵巢、输卵管畸形不孕，子宫内膜异位性不孕，子宫肌瘤不孕，免疫性不孕等。

现举临床经验如下。吴熙曾治愈同胞三姐妹不孕症，在治疗不孕症史上实属奇迹，闽省传为佳话。二姐黄英某，女，1992 年 2 月初诊，婚后 12 年夫妇性生活正常而不孕。自述 18 岁月经初期，因冒雨涉水，经行 10 余日方止。之后，经常闭经，需注射黄体酮方可行经。婚后 3 年，经中西医治疗，然至今日经如故。月经周期 1 ~ 6 个月一行，经行 10 ~ 15 天，血多色黑有块，腰腹痛甚，坐卧不安，平素腰膝乏力，腹冷喜温。妇科检查示正常盆腔，四次卵巢功能测定示均为激素水平轻度影响。脉沉细涩，舌淡边暗，苔薄白稍滑。证属肾虚宫寒，血瘀经迟不孕。吴医师用自拟吴氏调冲散 2 号合吴氏助孕饮 2 号等治疗，先后服药 150 剂后，月经未至，但感头晕乏力，进食脘闷，基础体温出现变相。高温期达 16 天。经 B 超检查：子宫体增大，内有胎囊和胎芽组织，胎心活动（＋）。结论：早孕活胎。1998 年 4 月生一男孩。

大姐黄辉某，女，1997 年 12 月初诊。结婚 13 年不孕，18 岁月经初潮，月经 1 天而止。近两年经水未行，经妇科检查，B 超报告为幼稚型子宫，西医用己烯雌酚、安宫黄体酮行人工周期治疗。在用药期间，多数时间无月经来潮，基础体温测定未出现双相。做卵巢功能检查达 20 余次，雌激素水平均为轻度影响，有时甚至为轻度低落。求西医调治 8 年，未见一次自然行经，后改用中医治疗亦未效。1997 年 12 月求诊于吴熙医师。经检查发现身体矮小瘦弱，乳房、臀部发育极差，阴毛腋毛稀疏短小，阴道干涩，性欲淡漠，脉沉细无力，舌淡苔白。证属先天不足，精血亏损。拟补肾健脾、调理冲任，以吴氏调冲散 1 号合吴氏助孕饮 1 号方，经过一年的治疗后，月经维持两月一行，经色、量已转正常，而且肌肤丰满，身无不适。B 超检查提示子宫大小正常，5.2cm×4.2cm×4.1cm，宫内光点回声均匀，内膜回声不清，左侧卵巢 2.0cm×1.9cm×1.6cm，右侧卵巢 3.1cm×2.0cm×1.9cm，改服吴氏调冲散 2 号合吴氏助孕饮 2 号，服药 3 个月后，B 超证实早孕。1999 年 6 月，黄氏生一男婴。先天子宫发育不良，属不孕症中难治之症，有些妇科医师认为是不治之症，但吴熙先治子宫发育不良，促使子宫发育正常则经自调，后用养肾气以安血室，以使经脉气血流通，月经正常，方言孕育为妥。

三妹黄春某，女。1999 年 3 月初诊，婚后 8 年不孕。月经周期 26 ~ 28 天，经行 4 天，色黑有块，小腹牵扯样疼痛，经前烦躁易怒，乳房胀痛而硬，触之疼甚，白带不多，末次月经 2 月 9 日。婚后经多次医治无效，诊断病理报告：子宫内膜属早期分泌期变化，三次输卵管通液、通气检查均示双侧输卵管闭塞不通。治之无效。在本院检查为右侧附件炎，原发性不孕症。B 超检查：子宫大小约 4.3cm×5.3cm×3.6cm，宫内光点回声尚均匀，内膜回声不清；左侧卵巢大小约 2.2cm×1.7cm×2.0cm，右侧卵巢大小约 2.5cm×1.4cm×2.3cm。提示子宫正常。脉象沉弦，舌紫暗，边尖有瘀点。证属气滞血瘀，络脉不通。拟柴胡疏肝散合吴氏调冲散，脐部外敷安坤生化带，服药半年后做输卵管造影（正位片）示子宫位置大小充盈大致正常，双侧输卵管过细长弯曲，充盈不佳，密度不均，左侧通，右侧不通。继服上药2个月，B超监测排卵检查，左侧卵巢滤泡直径为2.0cm，右侧滤泡直径为1.2cm。改服吴氏调冲散2号合吴氏助孕饮2号两个月后，嘱其可以同房。再诊时，B超、尿妊娠检验证实早孕。

由于吴熙治疗不孕症遵照种子三法的调经理论，注重妇女在一个月经周期中四个不同阶段气血阴阳盛衰的不同变化。采用中医周期疗法，拟定不同的治疗原则和方药，疗效卓著，享誉国内外。国外及中国香港、澳门、台湾等地来求诊的不孕症患者占四分之一。

（六）子宫肌瘤，制方特色

在长期的临床实践中，吴熙医师拟定了子宫肌瘤之基本方，名曰"吴氏肌瘤丸"，然后随患者不同情况而加减，气滞者加香附、紫苏、乌药、枳壳、青皮；血瘀者加三棱、鸡血藤、刘寄奴；小腹寒者加小茴香、川楝子、炮姜、制附片；湿热带下者加鱼腥草、鸡冠花、马齿苋；脾虚气弱者加黄芪、党参、红参、升麻、白术、扁豆；浮肿者加猪苓、五加皮、防己、二丑、车前子；阴虚内热者加生地黄、女贞子、玉竹、石斛、龟甲、沙参；血热出血者加炒黄芩、地榆炭、紫草根、苎麻根、阿胶；阳虚出血者加炮姜、五味子、焦艾叶、鹿角霜；并发卵巢囊肿者加海藻、甘草、丁香、蒲公英。吴熙医师治疗子宫肌瘤疗效显著，总有效率85%，痊愈51%，其中2cm左右大小的肌瘤经3～6个月治疗，绝大多数可彻底消失。被广大患者称为"子宫肌瘤神医妙手"。

吴熙虽已77高龄仍老当益壮，具有"老骥伏枥，志在千里"之精神。他淡泊名利，无欲无求，一生为人谦恭敦厚，作风正派，严于律己，明断是非，始终视病人为亲人，孜孜不倦，默默无闻地为解除病人的疾病辛勤工作。对学生之爱，对同志之友情，对同道的经验，也能取其所长，补己之短，从不骄傲自满。他虽声誉日著，但不抬高身价，处处体现了坦荡的胸怀，火样的热情。

五、育新人，出国门，誉满中外

中医学有着数千年悠久历史，是一份宝贵的文化遗产。作为传播这门医学科学知识的教育基础——学校，历代以来，虽曾出现过像唐高祖时候的太医署来传授医学知识，和宋庆历年间的武成王庙解《素问》《难经》等类似学校的教育形式，但毕竟不同于现代医学教育制度。国民党统治时期，对中医采取消灭政策，自然就更谈不上正规的中医教育制度了。所以个别的、分散的师带徒的方式一直是传授中医的主要形式。20世纪50年代中期，党的教育方针和中医政策得到大力贯彻，创立了高、中级中医院校，形成了正规的中医教育制度。这是我国中医史上崭新的一页，是一个创举。但

"文化大革命"期间中医院校遭受严重摧残，中医院校停办，中医教师下放到农村，造成中医事业无法发展。"文化大革命"后，振兴中医事业是一项刻不容缓的大事，吴熙医师主动向卫生主管部门建议举办中医培训班，得到上级领导支持。这时尚无比较成熟的办学方案、教学计划、教学大纲和教科书，更没有系统的办学、教学经验。一切都要白手起家，要办好学、教好书，办学之艰辛是可想而知的。而吴医师以饱满的治学热情、忘我的工作精神、严谨的治学作风，专心投入于中医培训班各项工作之中。从制订教学方案、教学计划，到字斟句酌地编写教学大纲，多少个日日夜夜，吴医师焚膏继晷，不以为劳，不收分文报酬。为中医教育专业呕心沥血，无私奉献。

学生要获得专业知识和技能，必须经过教师传授。也就是说，在教学中起主导作用的是教师。没有高水平的师资，就培养不出高质量的学生。吴医师从医60年积累了丰富的教学经验。吴医师讲课带教，不仅有条不紊，循序渐进，而且深入浅出，生动活泼。凡有幸亲耳聆听吴医师讲课的人，无不交口称赞。数十年来，吴医师不为名，不为利，不拿报酬，在课堂、在医院、在农村、在部队，无论是集体讲授还是个别指导。无论是大专生、本科生和研究生，他均一丝不苟，认真传授。他积60年教学经验，摸索总结出一整套妇科教学法，分别适用于各级各类中医妇科教学，为国家培养了大批大专生、本科生、硕士生。作为全国名老中医专家，1997年、2001年、2008年吴教授又承担了人事部、卫生部、国家中医药管理局组织开展的全国老中医药专家师带徒工作，是全国第二批临床优秀人才导师、博士生导师。为培养新一代跨世纪学科带头人做出了新的贡献。60年来他临床带教15位博士和硕士学位研究生，65位大专生，还担任6个中医班班主任和中医教学工作。目前，他的学生已有13位晋升为主任医师、26位晋升为副主任医师，168位晋升为主治医师。每当吴熙的学生相聚在一起，回忆起在吴熙身边聆听教诲的情景，都禁不住心潮起伏，久久不能平静。从心底由衷地赞叹："桃李满天下，师恩似海深。"

吴医师还是普及中医教育的热心人、有心人。数十年来，他亲自回复了大量来自全国各地的中医自学者求医、求教的信件。还为普及和提高成人高等教育做出了一定贡献。

吴医师由于医术精湛，医德高尚，曾多次应邀去日本、泰国、新加坡、马来西亚、菲律宾等国家和中国香港、澳门、台湾等地区讲学、治病和考察。他不但爱他的病人，爱他的职业，更爱我们的祖国。他对姑姑劝说他出国定居赚大钱的提议一笑置之；他对一位外国医生出巨资买他治病秘方毫不动心。他说：我的医术属于祖国，别说十万，就是一百万也不答应。短短数语，爱国之心跃然纸上。

由于他在中医妇科学术上的成就，其医名远播海外。1990年以来曾先后到38个国家和地区进行学术交流，受到当地中医界人士的热烈欢迎。1995年应邀去新加坡访问，向新加坡中医界同仁讲授中医治疗不孕症，引起轰动，新加坡新闻界做了10多次专题报道。1997年再次应邀赴新加坡做中医治疗子宫肌瘤和不孕症的学术讲座，再次引起巨大反响。吴熙先后被聘为美国诺贝尔医学研究院院士、东方医学博士，世界传统医学科技大学妇科客座教授，国际卫生医学研究院一级教授、博士生导师，世界中医药学会联合会常务理事，世界中医药学会联合会妇科专业委员会副会长，美国东方医学会常务理事，美国中华医学会会员，加拿大传统医学会国际医事顾问，新加坡康亦寿保健协会顾问，马来西亚传统医学会高级顾问，日本东西方医学会学术顾问，泰国世界传统医学研究会医事顾问，印度尼西亚妇女不育医疗院名誉院长，澳洲悉尼欧盟妇科学会医疗顾问，香港国际医学院（原皇家香港医学院）教授、博士生导师，兼任《世界中医妇科杂志》总编辑等职务。获得"世界名人证书""紫荆花医学发展成就奖"，还被邀请担任福州市中医院、陈修园医院、罗源县中医院、连江县中医院和浙江省嘉善县中医院名誉院长或顾问。

六、为人民，满腔情，无私奉献

在台江中选路南公农贸市场深处，有一家毫不起眼却美誉远播的小医院。每天，众多的患者从四面八方涌向这里，其中百分之七八十来自福州地区以外的国内各省市，还有的来自东南亚乃至欧美一些国家。

许多病人说："进了这家医院，病未看先好了三分！"

短短 29 年间，这家小医院连获省文明单位、廉政廉医及军民共建标兵单位、"两德"建设先进单位等市级以上荣誉 80 多次。这就是福州吴熙妇科中医院。

作为这家医院的院长，共产党员吴熙因精湛的医术和受人称道的医德，连续多次被评为全国劳动模范，省、市优秀共产党员，省、市优秀党务工作者，并多次荣获省、市劳动模范，省道德模范，省医德标兵，省五一劳动奖章，市十佳个人标兵，市文明市民标兵称号。他一家也连续荣获市、省、全国五好文明家庭称号。

（一）"为人解除痛苦是我的最大幸福"

俗话说"有病才求医"。踏进医院大门的病人哪个不是愁眉苦脸？陪同而来的亲属哪个不是心情烦闷？然而，许多病家却反映，进了吴熙妇科中医院，病情先减了三分。

这家医院是怎样令患者一进门就病好了三分呢？

为了解开这个谜，许多记者多次走访了这个医院。事实告诉群众，这家小医院确有其独到之处：病人一进入该院，佩戴鲜明标志的"学雷锋导医天使"便热情地迎上来，引导和回答询问；来到科室，医生在醒目的"不吃请受礼"的牌子下认真诊治，语言和祥，态度诚挚；划价结账，收费公平合理；治疗不育症、子宫肌瘤症、脱发症、小儿厌食症等专科水平上乘……

如此良好的医德医风是怎样树立起来的呢？医生和护士们不约而同地说：吴熙为我们树立了榜样。他对待病人比亲人还亲，感染着职工满腔热忱地为病人服务。

吴熙,这个被群众誉为"送子观音"的妇科病专家,长年累月在自己平凡的工作岗位上为千万个病人送上春天般的温暖。

前几年一个元宵节前夕,三位妇女携夫抱子,满面笑容地来到吴熙妇科中医院,求见吴熙来表示感谢。原来,这黄姓三姐妹均患不孕症,年龄都超过30岁,老大、老二更在35岁以上,而且病因不同。按医理,35岁以上妇女生育属高危范围。三姐妹跑了许多医院都失望而回,最后,她们抱着一线希望来到这家中医院。吴熙热情地接待了她们,并耐心予以施治,使三姐妹先后正常生育了健康的孩子。

"吴医生,请您一定救救我的家庭!"1995年底的一天,美籍华人曾太太一跨进吴熙医生诊室就这样哀求说。原来,曾太太和其丈夫都是美籍华人,结婚十几年了仍未生育。为了医治不孕之疾,她不惜重金,寻访了世界各国名医,但每次都满怀希望而去,失望而归。曾先生一度灰心,萌发了离婚的念头。一次偶然的机会,曾太太在一张华文报纸上看到有关"送子神医"吴熙的报道,便远涉重洋前来求医。经吴熙精心调治一年多,曾太太在1998年9月生下一个活泼可爱的小千金。

从医以来,吴熙亲手治好像黄氏三姐妹、曾太太这样的不孕妇女近万人。

对待病人,不分贵贱,不论是哪家医院收治的,吴熙都一视同仁一样施治。

1997年寒冬的一个深夜,正在梦乡中的吴熙被一阵急促的电话铃声吵醒。电话是正在区妇幼保健院值夜班的爱人打来的,说有位白天刚出院的产妇突然大出血,因院里还有产妇即将分娩无法出诊,让他迅速赶往现场抢救。吴熙急忙骑上自行车往在十多公里外鼓山脚下洋里村的产妇家里奔。半路上猛然下起了大雨,吴熙心里惦记着病人的安危,不顾一切地冒着大雨往前赶,到产妇家时已是全身湿透。吴熙顾不上拧干身上的衣服,马上为产妇扎针抢救……血止了,产妇慢慢地苏醒了,脱离了险境。这时,产妇婆婆煮了一碗热腾腾的红糖姜枣汤要吴熙喝了御寒。吴熙说,你媳妇在寒冷天大出血,正好喝汤补补身体。他一边说,一边拿起汤匙一口一口给产妇喂汤。此情此景让婆媳俩感动得热泪长流。

吴医师继承家风,非常重视医德修养,以"济世活人"为医者之宗旨,医德乃医生做人之本。吴熙医生热心肠是出了名的。从医以来,有的病人没带够钱,他常常先为其垫上。几十年来,他收到海内外的求医信不下三万封,但再忙他都及时亲自一一答复。新村内的邻居,只要有求援,他也从不推辞。他说:"为人解除痛苦是我的最大幸福。"

南公园所在地区有多位孤寡老人,有的老人行走不便,去医院看病很困难,吴熙主动上门为他们看病。吴医师常以孙思邈之医德思想自省:"人命至重,有贵千金,一方济之,德逾于此。""凡大医治病,必当安神定志,无欲无求,先发大慈恻隐之心,誓愿普救含灵之苦。""所以医人不得恃己所长,专心经略财物。"对患者不问贫富,不图报酬,举止庄重,作风正派,对来诊者,均细心诊治,一丝不苟。遇到穷苦病人就诊时,则给予免费诊治,甚则免收药费。他首创为孤寡老人和特困户看病不收医药费。每年为全市最贫困工人发疾病治疗助贫卡一万张，向不孕症患者发治疗优惠卡两千五百张，配合全省助老中心为离退休干部和农民工、困难老人发四万五千张诊病优惠卡，还经常冒着酷暑或严寒出诊抢救病人，将上级奖金和稿酬二万八千余元献给福利事业。吴医师以"不贪为实"为处世准则，几年来共将自己应得奖金60多万元作为院长基金奖给职工和为职工办理六项保险。

建海新村孤寡老人林依美，从20世纪60年代开始就一直得到吴熙的照顾。前些年，她患中风卧床不起。吴熙利用业余时间数年如一日上门义诊，风雨无阻，分文不收。老太婆大小便失禁，进门臭气扑鼻，吴熙不怕臭，耐心地为老人看病扎针。他还经常叫爱人替老人擦洗身子，整理床铺。"这样好的医生太难得了！"多少邻里见了都这样说。

担任院长期间，拒收"红包"数十万元，所得奖金也分文不取；对于国外许多社团高薪聘请，他都一一谢绝。

（二）"当医生要有医德，我们眼睛不能只盯着钱"

"滴水之恩，当涌泉相报。"这是中华民族的一大传统美德。吴熙老师为许许多多病人解除了痛苦，不少病人出于感激之情，给吴熙送来了"红包"。面对金钱诱惑，吴熙表现出了一个共产党员的高贵品质。他对医院员工说："病人为看病已经花了不少钱。当医生要有医德，我们的眼睛不能只盯着钱。"他要求医院所有人员都不收"红包"。

吴熙是这样说的，也是带头这样做的。

"吴医生的医德没说的！"建海新村从事小本经营的林师傅一提起吴熙不收"红包"之事便激动不已。他的二闺女患不孕症，经吴熙施治，30多岁生了一个小宝贝。为表示谢意，他从"老本"里掏出数千元作为"红包"送给吴医生。但反复送了几次，吴熙都婉言谢绝了。

经吴熙老师治好不孕症的黄氏三姐妹，前几年元宵节前夕原本要到吴熙家致谢，吴熙婉拒不过，最后只好"约法三章"：不送礼物，在医院见面，与三个家庭合影共同留作永久纪念。

旅美华侨曾太太为感谢吴熙治好其不孕症，挽救了濒临破碎的家庭，决意要送给吴熙一万美元。吴熙坚决不收，曾太太十分感动，后来向中医院赠送了一台价值十万元港币的美国电脑治疗仪以表谢意。

送上门的"红包"不收，一些外地病人便改寄土特产。东西不好寄还，吴熙便按市价汇款给对方，东西则转送给孤寡老人。

据不完全统计，吴熙当院长以来拒收"红包"、礼物约30万元。在吴熙老师的带动下，拒收、上交"红包"和礼物在这家中医院蔚然成风。

按照医院的规定，除工资外，每个职工每月可按门诊量的大小及对医院做出的贡献提取效益奖金。吴熙名气大，病人多，效益奖金每月少则五六千元，多则一万多元。

但他只领取工资，所有奖金都转为院长基金奖励给职工。

吴熙荣获过省、市优秀共产党员和劳动模范等115项荣誉，多少会领到一些奖金。这些钱他或是上交医院，或是交了党费，或是捐给残疾人基金会、希望工程、长乐国际机场建设等。还用稿费资助了8位贫困女童上小学、中学、大学读书。在他的办公室里有一个荣誉证书陈列橱，里面有六张中组部的党费收据，金额共计一万多元。吴熙总是说："荣誉不属于我个人，它属于整个集体。"

"回家自己开诊所，一年就能成富翁。"有人这样劝吴熙。吴熙不为所动。

吴熙多次被邀请参加新加坡、马来西亚、菲律宾和中国香港等地的学术交流活动，回回都引起轰动。许多社团和诊所想用高薪聘请他，有的提出为他办理国外永久居住证，吴熙老师一一谢绝。一位新加坡医生找上门来，提出用十万元新币向吴熙买治疗不育症和子宫肌瘤的秘方，结果碰壁而回。吴熙说，我的医术属于祖国和人民。

吴熙推出五个特色服务，千方百计为患者服务；小医院创出大奇迹，人均门诊量、人均收入连续10年居全省同级中医院之首。

（三）"医院有良好的医德医风，牌子才会亮起来"

一花独放不是春。吴熙老师深深感到，一个人的医术医德再好，接待的病人毕竟有限。只有全院人员都有良好的医德医术，医院的牌子才会亮起来。

这家在原新港卫生院旧址上改建的中医院，周围已有五家大医院，四家中药商店，十多家个体诊所。该院以"医疗质量第一，群众利益第一，社会效益第一，医院声誉第一"作为医院精神，声誉鹊起。

在全国同行业中率先推出一系列特色服务：

1.千方百计为患者提供方便。该院建立了专家门诊、函诊咨询、导医天使、电话问诊等。仅函诊一项，平均每月收到的海内外来信达一百多封，该院均做到有问必答、有求必应。对于有些疾病本院缺乏治疗手段或不精于此道者，中医院便花钱请有关专家代为释疑诊治。

2.看病之前先签合同，治不好如数退款。这种看病形式全国尚不多见。但吴熙妇科中医院治疗子宫肌瘤、脱发和痔疮实行的就是合同制就医。该项制度使患者全无后顾之忧，也使医生增加了责任感。迄今只有一位安徽脱发病人因治疗效果不佳而退款。

3.低价服务。时下一些医院给患者多开药，患者对此颇有微词。吴熙医院郑重承诺，凡药价超过其他医疗单位，除退款外还免费赠送药品。这一特色，使该院成为全省医院系统执行"物价、计量、质量最佳单位"。

4.全区五保户、特困户看病不收费。该院每年为此减少收入四五十万元。个别医生对此颇有看法。吴熙对大家说，造福社会是每个公民的义务。作为医务工作者，为五保户、特困户尽义务更是责无旁贷。在吴熙老师的带动下，如今义务为五保户、特困户看病已成为全院员工的自觉行动。

5. "优惠服务"（节假日和下班后看病不必挂急诊且随到随诊）和"一样服务"（不分本地外地、国内国外，收费标准一个样）。这两个服务更使该院美名远播。

特色服务使名不见经传的吴熙妇科中医院声誉鹊起，求医的患者从四面八方慕名而来，尤其是开院之初，这些特色服务使该院仅半年多时间即偿还了借以起家的六千万元借款。虽然没有一家实行公费医疗的单位与之挂钩，虽然有些单位明文规定不得报销区级医院的医药费，但许多患者还是近悦远来。他们说："就算自费也愿意到这里看病。"从 2002 年起，吴熙妇科中医院医生的人均门诊量、人均收入开始跃居全国同类中医院的前列，并夺得全省优秀中医院十连冠。实现了社会效益、经济效益的双丰收。

（四）"妇科医生办图书馆，八年免费发放 6000 张借书证"

柜子里，有着泛黄的康熙年间《本草纲目》；书架上，法律、诗歌、社会等方面的书籍琳琅满目；屋子的右侧，整齐陈列着一排又一排的电子书籍……这不是什么大型的图书馆，而是藏身于福州中选北路一家妇科中医院五楼的"吴熙树德图书馆"，创办人正是这家医院的院长吴熙。

说起创办图书馆，吴熙说这还要追溯到 2006 年首届全民读书月的时候。"当年读书月有评选'十大读书明星'活动，其中一条要求是个人藏书超一万册。我们全家那时的藏书比较多，约有 30 万册。"吴熙介绍，评选结束后，他发现青少年看书比较快，图书的利用率较低，想到既然自家有这么多书，不如建立一个图书馆，为附近的孩子创造一个良好的读书环境，让这些书发挥更大作用。"刚开馆的时候，有人说缺些适合青少年的书，我就又购置了 1.8 万册青少年读物。"八年来，吴熙用自己的积蓄增添图书（包括电子书籍）12 万册，加上爱心人士的捐赠，图书馆现共有藏书 43 万余册。图书馆也随着扩展的需要，从最初的三层搬到了现在的五层。如今，吴熙妇科中医院的五楼，除了一小间是办公室外，其余的空间都留给了图书馆。目前，图书馆开放的时间为双休日和节假日，馆内的义工由志愿者轮流担任。

八年来，吴熙树德图书馆已经免费发放了 6000 多张借书证。

图书馆的经费主要来自于吴熙这八年来所获的奖金以及各种补贴收入。一个公益图书馆，图书的管理经常是一大难题，其中又以借书不还的现象为甚。但在吴熙树德图书馆，开馆八年未有一例借书不还的案例。吴熙介绍，这除了借书的人爱惜书籍外，与读者建立良好关系也是重要原因。

七、传帮带，建团体，发扬光大

吴熙是第二、三、四批全国老中医药专家学术经验继承工作指导老师，第二批全国临床项目优秀人才导师。2012 年建立全国名老中医药专家传承工作室，国家中医药管理局授予全国名老中医药专家学术继承工作优秀指导老师称号。为了弘扬中医国粹，60年来先后带教博士、硕士、学士、国外进修生、培训生535人次。现附吴氏中医妇科人才传承录如下（表1-2）：

表1-2　吴氏中医妇科人才传承录

工作单位	姓名	职称	学术团体职务	学位	学术地位	单位级别	备注
南平市人民医院	潘丽贞	教授，主任医师	"世中联"妇科专业委员会副会长，中华中医药学会妇科分会常委，福建省中医药学会妇科分会主任委员	学士	第二批全国优秀人才（导师吴熙），硕士生导师	全国中医妇科重点专科，三甲中医院	福建省老中医药专家学术经验继承工作指导老师
福建省人民医院	严炜	主任医师，副教授	"世中联"妇科专业委员会常务理事，中华中医药学会妇科分会常务委员，福建省中医药学会妇科分会副主任委员	博士	全国第四批老中医药专家吴熙继承人，硕士生导师	福建省中医妇科重点专科，三甲中医院	
福建省人民医院	王小红	主任医师，副教授	"世中联"妇科专业委员会理事，中华中医药学会妇科分会委员，福建省中医药学会妇科分会常委	博士	吴熙学生，硕士生导师	福建省中医妇科重点专科，三甲中医院	福建中医药大学妇科硕士点主任
福建省立医院	李红	主任医师	"世中联"妇科专业委员会理事，中华中医药学会妇科分会委员，福建省中医药学会妇科分会副主任	双博士	吴熙学生，硕士生导师	三甲医院	
厦门计划生育指导所	吴阿娇	主任医师	福建省中医药学会妇科分会常委				
福建省中医药研究院	魏海茵	主任医师	福建省中医药学会妇科分会常委		第二批全国老中医药专家吴熙学术继承人		

工作单位	姓名	职称	学术团体职务	学位	学术地位	单位级别	备注
永泰县中医院	黄玲	主任医师	福建省中医药学会妇科分会常委	学士	第三批全国老中医药专家吴熙学术继承人	二甲中医院	
福清市中医院	何朱光	副主任医师		学士	第三批全国老中医药专家吴熙学术继承人	二甲中医院	
平潭县中医院	林金妹	主任医师	福建省中医药学会妇科分会常委	学士	全国第四批老中医药专家吴熙继承人	二甲中医院	
厦门市中医院	王鹭霞	主任医师	"世中联"妇科专业委员会常务理事,中华中医药学会妇科分会委员,福建省中医药学会妇科分会副主任委员		吴熙学生,硕士生导师	福建省中医妇科重点专科,三甲中医院	
漳州市中医院	黄熙理	主任医师	"世中联"妇科专业委员会常务理事,中华中医药学会妇科分会委员,福建省中医药学会妇科分会副主任委员		吴熙学生,硕士生导师	全国中医妇科重点专科,三甲中医院	
厦门市中医院	吴涢婷	副主任医师	"世中联"妇科专业委员会常务理事,福建省中医药学会妇科分会副主任委员	博士	吴熙学生	福建省中医妇科重点专科,三甲中医院	
南平市人民医院	王英	副主任医师	福建省中医药学会妇科分会常委	硕士	吴熙学生	全国中医妇科重点专科,三甲中医院	

工作单位	姓名	职称	学术团体职务	学位	学术地位	单位级别	备注
福州吴熙妇科中医院	张青蓉	主治医师		博士	吴熙学生		
福州吴熙妇科中医院	王赞英	副主任医师			吴熙学生		
福州吴熙妇科中医院	许悦	主治医师			吴熙学生		
福州市中医院	李健	副主任医师		硕士	吴熙学生		
嘉兴市中医院	张玲	住院医师		硕士	吴熙学生		
福清市妇幼保健院	林梅	住院医师		硕士	吴熙学生		
福清市医院	林泽琛	住院医师		硕士	吴熙学生		
福州市妇幼保健院	杨露黄	住院医师		硕士	吴熙学生		
福建省人民医院	官涵	住院医师		硕士	吴熙学生	福建省中医妇科重点专科,三甲中医院	
福建省立医院	陈莹	住院医师		硕士	吴熙学生	三甲医院	

吴熙医师是我国著名的中医妇科学家,致力于中医妇科临床、教学、科研工作60年,为振兴中医妇科事业做出了杰出贡献,让中医走向世界,让世界了解中医,这对推动中医国际化,以及促进当今世界传统医药学的发展做出了卓著贡献。

表 1-3　再传弟子团队

姓　名	工作单位
汪效静	安徽省经济和信息化委员会
许　航	Mordialloc community nursing home，Melbourne，Vic，Australia
马文青	山东省潍坊市中医院
黄慧芬	福建中医药大学
林　菁	福建省第三人民医院
韩迎娣	甘肃中医药大学附属医院
李　娟	甘肃省人民医院
贾　琴	江西省宜阳市上高县人民医院
洪小菲	厦门市第二医院
林姗姗	厦门市湖里街道社区卫生服务中心
林　娜	龙岩市武平县医院
张玲燕	安徽静安中西医结合医院
何月萍	泉州市中医院
张晓玲	江苏徐州市睢宁县中医院
张　玲	嘉兴市中医院
林　梅	福清市妇幼保健院
林泽琛	福清市医院
杨露羹	福州市妇幼保健院
李惠娟	长乐市妇幼保健院
邓赠秀	龙岩市大田县医院
黄润琼	南安市中医院
郭晓黎	泉州市中医院
官　涵	福建中医药大学附属人民医院
叶燕红	福州市二医院
陈以君	厦门市翔安区大嶝医院
杜国清	河北石家庄晋州市人民医院
陈　莹	福建省立医院

姓 名	工作单位
李 鹏	福建省龙岩人民医院
王瑞云	福建省三民市大田县医院
郑少林	湖北荆州市中医医院
李雅静 陈玉玲	福建省晋江市中医院 福建省宁德市闽东医院
陈妍霏	
陈德珠	
敖雪丽	
陈海英	福建中医药大学附属人民医院（在读研究生）
庄青云	
连爱琴	
张丽玉	

医案选萃

一、功能性子宫出血临床治疗体会

功能性子宫出血（以下简称功血），是由于性腺内分泌失调而引起的子宫不规则出血。此病可发生于妇女青春期至绝经期的任何年龄段。一般分排卵性功血（多于生育年龄发病，多见于人流、放环、避孕药使用者）和无排卵性功血（多发生于青春期和更年期）。

本病是妇科多发病、常见病，对妇女健康影响甚大，常可引起严重失血甚至休克，危及生命，此证属中医学中的崩漏范畴。来势急，出血量多为崩；来势缓，出血量少，淋漓不断为漏。二者概念不同，但可相互转化，久崩不止，气血耗竭必致成漏；久漏不止，病势日进必将成崩。崩漏虽症状表现不同，病势有缓急之分，但其发病机理相同，多为各种因素造成脏腑功能失调所致。这里必须指出的是，崩漏的基本症状虽然和功血相类似，但崩漏涉及的范围更加广泛，除了功血以外，还包括由器质性病变（炎症、肿瘤、血瘀等冲任损伤）所引起的阴道出血。

西医学对此病的治疗有相当部分患者没有取得理想疗效，而中医对本病的治疗有一定优势。近年来吴熙对一些西医确诊为功血（包括青春期功血和更年期功血），经西药治疗而效果不理想的患者运用中药治疗，取得了较满意的效果。

这部分患者就诊时，病情基本相同：①有不规则的阴道流血史；②阴道突然大量出血或阴道流血淋漓不断超过1周以上；③经妇科检查排除生殖器官器质性疾病（炎症、肿瘤、妊娠并炎症以及性激素应用不当，包括服用避孕药不当）、血液病等。出血特点：①经血量过多（指月经量超过本人发病前经血量的1/3至1/2以上）。②经期过长（指行经期超过7天以上），周期过频（指经期不到3周）。常伴有面色无华，头晕目眩，神疲乏力，腰膝酸软等症状。治疗方法：先止血后调经。

1. 出血阶段

用补肾固冲汤（自拟方）作为基础方，其药物组成：

墨鱼骨 20g	枸杞子 15g	续断 10g	杜仲 15g
桑寄生 10g	淫羊藿 10g	白术 10g	甘草 6g
茯苓 15g	大枣 6g		

本方具有益肾补脾固冲作用。初步观察该方对久漏不止者，止血作用较佳。特点是寓塞流、澄源为一体。既针对病因以止血，又从病机上以控制其继续出血。

根据辨证酌情加用以下方法治疗：

（1）温煦血海（用于脾肾虚寒不能温通血脉以致气凝血滞发生出血）：漏下淋漓不断，经色淡暗，少腹冷痛，喜温恶寒，隐隐作痛，舌质淡苔白，脉沉细。用炒艾叶、炮姜、阿胶珠。

（2）益气摄血：暴崩久漏，经血色淡质清，唇色舌淡（脾虚中气不足，不能统血摄血），心悸，畏寒，腰冷，神疲，倦怠，头晕耳鸣，气短，遇劳则症状加重且出血量亦增多。由于虚者补而止之：用人参、黄芪、炙甘草。人参补脾肺元气，气能生血、摄血，气固则血充。

（3）温肾固冲：由于瘀者祛而止之，胞宫瘀阻，漏下不止，腹痛，经血色紫黑有块，质黏稠，脉细涩或弦。这一类型的患者，若单纯使用补肾固冲方法，不但不能止血，反而延长止血时间，并可加重病情。用益母草、茜草、生三七、生蒲黄、红花、桃仁等以推陈致新。这类药的功效特点：①止血而不留瘀，用药后部分病例可出现一时性出血增多，瘀血排出后经络血脉即和，新血即可内守。②起到以药物代替刮宫的作用，以减少病人手术痛苦。活血药物有提高子宫肌壁活力，促进子宫内膜剥脱的作用，以利其排出，使出血量由此而减少，达到止血目的。故常用于有瘀血的崩漏，产后恶露不止，宫缩无力，子宫内膜增殖，不孕或刮宫后，术后阴道出血淋漓不尽等。必须注意到，祛瘀活血不是功血的主要治则，本病在辨证上虽有瘀，但往往是虚中有实。通过活血治疗，瘀去之后，再补血虚或寓攻于补，以求虚实兼顾。吴熙认为，祛瘀生血，只属于塞流、澄源的范畴，并非固本之法。

2. 调理阶段

崩漏停止后进入恢复期，恢复期的治疗原则以"固本"为主。固本的内容包括调气、扶脾、益肾三个方法。一是调气：气为阳，血为阴。气与血之间具有阴阳相随、相互依存、相互资生的关系。《难经》说"气者，人之根本也"，若气虚无以化生，血必因之衰少；气寒无以温煦，血必因之凝滞；气衰无力推动，血必因之瘀阻；气虚不能固摄，血必因之而外溢；妇人以血为本，血赖气行。在妇科中由于各种致病因素的作用，气血失调影响冲任为病而出现经、带、胎、产等方面疾病，因此治病时应充分重视调气。宜虚者补之，陷者举之，郁者行之，逆者降之等。气血调畅，五脏安和，经脉通畅，冲任充盛，则体健而经调。正如张山雷说："气为血帅，气调则血不妄行。"二是扶脾：脾胃为后天之本，脾气旺盛则经血有统，生化有源。同时，肾气、天癸亦必依赖后天的滋养。精微充盛，气血充沛则经、孕、产、乳正常。三是补肾：胞宫虽是月经产生的主要器官，但必须在肾气旺盛，天癸生发，冲任通盛的条件下才能发挥其正常的生理作用。总之，肾气在天癸－冲任－胞宫的生理活动中起着主导作用，在妇科病的治疗中，补肾具有益精气固冲任的作用，既能安胎止血，也能建立正常的月经周期，诱发排卵而种子。

3. 体会

（1）针对两类不同年龄的患者，都采用同一治疗方法，即补肾气而固冲任。选用药物如墨鱼骨、鹿角霜、覆盆子、龟甲、杜仲、桑寄生、枸杞子、续断、淫羊藿等。

（2）止血关键在于辨证求因，以相应的方药施治，不宜见血止血。这里说的"止血"是指无目的单纯使用炭类药物或具有收涩性的药物。如侧柏叶、炒艾叶、陈棕炭、乌梅、煅龙骨、煅牡蛎、藕节、地榆、赤石脂等。收涩止血只是一种治标的应急措施，不可过早过多使用。实践证明，一味止涩其结果是留瘀为患。

（3）止血不可过用苦寒。如何清源关键在于辨证。

（4）止血慎用辛温。辛温之品，辛散耗气动血，若非瘀血凝滞，脾肾虚寒则不宜轻用。尤以经行前期，经色鲜红，经量增多者仍属忌用。当归虽为妇科调经补血要药，但在崩漏的流血期间是不宜使用的。临证时常见固崩漏而用当归、川芎，经反涌行。故古人说："当归虽有养血之功，亦为行血活血之品。"川芎亦为性味辛温之品。《景岳全书》说："芎归俱属血药，而芎之散功尤甚于归。"当归、川芎"行则有余，守则不足，故欲其静者当避之"，欲静者当避之，明确指出止血不可用当归、川芎。

（5）寓塞流于澄源之中。崩漏治疗古人提出塞流、澄源、复旧三个治则。分阶段治疗是符合本病治疗规律的。塞流是大出血情况下"急则治标"的应急措施，但止血并非一味固涩，必须是针对证情予以止血；澄源是根据辨证原则把握病机，从根本上控制出血；复旧是通过调理脏腑、气血以恢复健康，建立月经周期，诱发排卵。临证时可灵活运用，关键是以辨证为立方选药之先导。

二、青春期功能性出血临床治疗体会

1. 一般资料

临床选择的青春期功血患者均排除用药物和其他妇科疾病。其中工人 13 例，干部 27 例，教师 10 例，学生 16 例；年龄 13～23 岁 48 例；病程 3 个月～1 年者 37 例，1～2 年者 23 例，2 年以上者 6 例。就诊时阴道出血在 10 天以内者 31 例，11～20 天 22 例，21 天以上 13 例。B 超提示子宫偏小 41 例，正常 25 例。辨证分型属脾肾不足者 28 例，肝肾不足者 38 例。

2. 治疗方法

基本方：鹿衔草 30g，生地黄、阿胶、棕榈炭各 15g，炮姜炭 10g，黄芩炭 8g，煅乌贼骨 20g。脾胃不足加黄芪 20g，白术、茯苓各 15g；肝肾不足加女贞子、旱莲草各 20g，菟丝子 30g。水煎服，日 1 剂，7 天为 1 个疗程，2 个疗程后随访 3 个月统计疗效。

3. 疗效标准

治愈：治疗后出血停止，贫血纠正，3 个月内未见复发；有效：治疗后出血停止，3 个月内再复发者或治疗后出血减少；无效：治疗后症状、体征无改善。

4. 治疗结果

本组 66 例经治疗痊愈 64 例，有效 2 例，痊愈率为 96.96%。

5. 典型病例

李某，15 岁，学生。因月经过多历时 1 年，此次行经 28 天未净，伴头晕、疲乏、食欲减退求诊。问知初潮 13 岁，月经周期 7～8 天 /30～35 天，末次月经 1994 年 12 月 3 日。B 超查：子宫中位，略小。诊舌淡、苔薄白，脉细弱。脉证合参，辨为脾肾不足，病为"崩漏"冲任失调。处方鹿地阿胶汤加黄芪 15g，白术 10g。

1995 年 1 月 2 日再诊，告之药后经净，疲乏感亦去，食欲增加。诊脉细，再处鹿地阿胶汤 2 剂。3 个月后随访，得知未再复发而后痊愈。

6. 讨论

青春期功血属中医学"崩漏"范围。肾主精，肝藏血。肝肾功能失调影响冲任而致冲任不固，或心脾不足，统摄失调影响胞宫和胞脉的正常功能而致本病。治宜根据急则治标，缓则治本的原则，采用止血、清热、益气等法，夹瘀者宜加入活血化瘀之品，并调理脾肾。从本组 66 例来看，平均年龄以 13～20 岁偏多，有 48 例，占 72.77%。B 超检查：子宫偏小者 41 例，占 62.1%。说明肾虚是致病之本，临床治疗应考虑补肾兼顾肝脾。

青春期功血治疗必须迅速控制出血。根据"澄源、塞流、复旧"的原则，处方用药宜疏塞并举，尤贵于疏，使血循经而行则病证可愈。本方重用鹿衔草，意在安神固冲，引血归经；生地黄、阿胶补肾养阴，养血止血，与鹿衔草共奏澄源之效，与炮姜炭、棕榈炭、黄芩炭、煅乌贼骨合用而有塞流之功。

关于调周复旧的看法，青春期出血以 13 ～ 20 岁女子多见，青春期女子生机勃勃，肾气在逐渐充足，我们认为一般不需做调周期治疗，而应顺其自然，让其机体自我康复，功能得以恢复，脏腑平和，人即安和。

三、月经延期中药人工周期治疗体会

吴熙根据妇女月经周期特点及桃红四物汤、归脾汤、逍遥散成方的功用，自 1984 年以来，以上述三方加减之中药人工周期疗法治疗月经延期 40 例，疗效满意。现报告如下：

（一）一般资料

本组病例共 40 例。年龄最小 13 岁，年龄最大 50 岁，其中 13 ～ 18 岁 12 例，19 ～ 35 岁 10 例，36 ～ 45 岁 10 例，46 ～ 50 岁 8 例。经来腹痛，夹有瘀块者 16 例；经前乳胀，经行不畅者 14 例；经前腰酸乏力、纳呆者 10 例。

（二）诊断标准

月经周期延后 7 天以上，甚至 40 ～ 50 日一行，称月经延期。如每次月经仅延后 3 ～ 5 天，或偶尔延后 1 次，下次月经仍如期来潮，均不作月经延期论。另外，室女初潮，月经不能按期而至是生理现象，经行 1 年以上仍月经延期，则属月经延期。

（三）治疗方法

月经周期 1 ～ 4 天（行经期），以桃红四物汤为主；月经周期 5 ～ 14 天（经后期），服用归脾汤为主；月经周期第 15 天到下次月经来潮前（经前期）服用逍遥丸为主。其中，月经初潮及临近绝经期女性，均加入仙茅、淫羊藿各 15g，补骨脂、肉苁蓉各 9g。青中年女性患者宜加入川楝子、郁金各 12g，木香、香附各 9g。服药 3 个月经周期为 1 个疗程。

（四）治疗结果

痊愈（10 例）：服药 1 个疗程后月经正常来潮，连续 3 个月经周期以上。有效（27 例）：服药 1 个疗程后，月经周期明显缩短，35 天左右月经来潮，伴随症状明显减轻或消失。无效（3 例）：服药 1 ～ 2 疗程后，月经周期未缩短，伴随症状未见缓解。

（五）讨论

"旧血不去，新血不生"，故月经来潮，只有保持行经通畅，才不至于影响下一个月经周期。因此，在月经第 1～4 天给服桃红四物汤，能促使经血（离经之血）顺利排出。月经来潮以后，往往血海空虚，《沈氏女科辑要笺正》谓之"血不足而月事不至"；脾为气血生化之源，故在经后 5～14 天予归脾汤健脾补血，使气血充盈，为下次月经正常来潮奠定基础。《临证指南医案》指出，"女子以肝为天"，女性又往往易情绪波动，在气血渐盛情况下，须防气郁不畅而致月经延期，故在月经第 15 天到下次月经来潮前服逍遥汤疏肝理气，为太冲脉盛、月事以时下扫除障碍。

四、闭经临床辨证施治体会

月经为胞宫周期性出血的生理现象。女性一般在 14 岁左右月经开始来潮，到 50 岁左右经断，其中除妊娠及哺乳期外，通常是每月按期来潮一次。经血暗红色，无血块，不稀不稠，无特殊气味。故《素问·上古天真论》曰："女子七岁肾气盛，齿更发长；二七而天癸至，任脉通，太冲脉盛，月事以时下，故有子……七七任脉虚，太冲脉衰少，天癸竭，地道不通，故形坏而无子也。"月经的产生，与脏腑功能的正常，气血的充盈，经络通畅有密切的关系。其中又因肾气的充盈，天癸功能的出现，冲任二脉的通盛等相关作用，才促使月经按时来潮。

闭经的原因，不外乎虚实两端。虚者，多因肝肾不足，精血两亏；或气血虚弱，血海空虚。实者，多因气滞血瘀，痰湿阻滞，冲任不通，经血不得下行，而致闭经。

（一）肝肾不足闭经

肾为先天之本，主骨、生髓。髓通于脑，肾又主藏精气，肾中精气的盛衰，主宰着人体的生长发育及生殖功能的变化。如《素问·上古天真论》曰："二七而天癸至，任脉通，太冲脉盛，月事以时下，故有子。""天癸"的产生是一个重要环节，而"天癸"的产生又必须以肾气充盈为先决条件，且为月经的正常来潮提供了必要的物质基础。肝为藏血之脏，司血海，主疏泄，具有储藏血液和调节血液的作用。在女子则下注血海而为月经，还取决于肝之疏泄功能。如肝失于条达，则影响肝之藏血功能而致闭经。

例 1，叶某，女，18 岁，未婚，学生。主诉：月经至今未潮。自叙：年逾 18 岁，至今月经未潮，羞于就医，亦未告知他人，其母见女儿近半年似有心事，故多方询问，而后带她就诊。见面晦暗，形体消瘦，腰膝酸软，头晕耳鸣，极易健忘，舌质暗淡，脉细涩。观其脉症，诊为肝肾不足。治宜补益肝肾，养血调经。方用归肾丸加味。

处方：

熟地黄 15g	杜仲 15g	砂仁 6g	枸杞子 15g
当归 12g	山茱萸 12g	山药 12g	茯苓 10g
丹参 15g	黄精 15g	玉竹 15g	陈皮 6g
菟丝子 10g			

冲任通盛，则血海蓄溢有时，胞宫藏泻有序，自无经水不行之理。肾主藏精，肝主藏血。若肝肾不足，或由此而致精血亏耗，以致"天癸"不至，血海不盈，甚至涸竭，无经血达于胞中以化为经水遂致经闭不行。精血不足，髓海空虚，故而头晕耳鸣，腰膝酸软。归肾丸能补肝肾，养精填髓，且有后天补先天之意，再辅丹参、黄精、玉竹等补养精血活血，共组成滋补肝肾精血之法而达"天癸"至，任脉通，太冲脉盛之目的。而调理冲任，又促使肾气旺盛，血海充盈，闭经终得通调，此乃补而通之是也。

（二）血虚闭经

《校注妇人良方》说："血者水谷之精气也。和调于五脏，洒陈于六腑，在男子则化为精，在妇女上为乳汁，下为血海。"血乃月经的重要物质基础，血的生成和来源与脏腑冲任功能密切相关。心主血，肝藏血，脾为气血生化之源。心血充足，肝血旺盛，脾胃生化，使之循环不止，藏调有节，化源不断，外则荣养皮毛筋骨肉，内则滋濡五脏六腑冲任，下则经水来时有潮，如期而至。倘若患于大病，久病之耗，体质虚弱，气血不足，或崩漏，或胎产、多产失血过多，营血亏耗，以致心血不足，肝血亏虚，脾胃又不能及时化生，即可导致血海不足，冲任空虚，无血以下，而成血虚闭经。

例2，田某，女，34岁。已婚，农民。主诉：停经7个月。自述生有一男一女，男孩10岁，女孩2岁。生二胎时因非顺产导致大出血，而剖宫取出，同时仍伴服避孕药。自述哺乳期来3次月经，一次比一次经量少，第三次行经只需一张纸即净，至今7个月未行。西医妇科检查无异常发现，嘱停服避孕药，亦未见经行。查患者形体单薄，面色萎黄，数呵欠，精神不振，有头晕，心悸（慌），肢软乏力，舌质淡、苔薄，脉细弱无力。观其脉证，拟考虑为血虚经闭。治以补脾益气生血。以归脾汤加减。处方：

当归 15g	党参 15g	炙黄芪 30g	白术 10g
云茯苓 15g	木香 6g	桂圆肉 15g	黄精 15g
鸡血藤 15g	益母草 15g	枸杞子 15g	大枣 5g
牛膝 15g	炙甘草 12g	肉桂 6g	

全方归脾汤中，当归、党参、炙黄芪益气生血，使气血相互资生；黄精、鸡血藤、枸杞子、桂圆肉补脾益肾填精血；白术、云茯苓、木香、大枣调和脾胃，助其生化之源且有补脾胃之功能作用；配少许肉桂，暖脾肾之阳，以振奋气血生化；牛膝少佐益母草有通调冲任、下行血海之意。诸药合用，共奏补脾胃、益精血、通冲任之作用。服上方月余，月经始潮，虽量少一日即停，亦是有转机之喜，故仍守上方，随症略增

减一二味，主方不变，并嘱饮食调养，注意劳作，治疗 2 月余，至月经按月来潮，色、量趋于正常，全身症状随之改善。此病例是自二胎生产时，由于产情有变，胎滞出血，而后又行剖宫产，是致血虚主要缘故。血虚所致经闭，结合面色、舌脉详细可察，西医检查又未发现其他原因，而以补脾胃、益精血、调血海之法而获痊愈，可见辨证施治之重要。

（三）肝郁气滞闭经

妇女以血为主，以肝用事。气与血一阴一阳，相辅而行，血行脉中，循环周身，赖气的推动，运行不息，气随血行，赖血的运载。前人有"气为血之帅，血为气之母"之说，气行则血行，气滞则血滞。然而，气血的运行不仅与心主血与心气推动有关，而且与肝有密切的联系。肝为刚脏，主藏血，调节血量，主疏泄，喜条达，肝之经脉布胁肋，连目系。下行绕阴器，系胞脉，与冲任二脉相联系。冲为血海，任主胞胎，肝血充足，疏泄正常，经脉调畅，冲任二脉通盛，则月经能正常来潮。若情志有激变，或抑郁寡欢，多愁善感，或思虑过度，或暴怒伤感，常致肝气郁结，失于疏泄条达，使气机不畅，气血不和，经络不通，以致月经不调。若时值经期突受情志刺激，肝气郁结，则更易使突然发生气滞经闭，或渐缓致闭。

例3，黄某，女，23岁，已婚，未孕产。主诉：经闭 4 个月。自述近 4 个月以来，自觉肋间不适，两乳胀痛，纳差，作逆时有，自感少腹胀满，心烦易怒，郁闷不舒，寐差。询及逢半年前来月经时，与婆婆发生口角，又受别人指责，甚感委屈，无处诉说，遂致月经骤停，第 2 个月仅点滴，至今 4 个月未潮。舌红，苔薄黄，脉弦细。诊为肝郁气滞，血之于闭而闭经。故治以疏肝解郁，调畅气机，方宜养血舒肝散合加减逍遥散。处方：

当归 12g	白芍 12g	柴胡 10g	云茯苓 12g
白术 10g	丹参 20g	香附 10g	青皮 6g
川楝子 10g	郁金 10g	牛膝 12g	

服用 5 剂，本次月经来潮，色较暗，有少许瘀块，余症大减，有时亦感乳房、腹作胀，但无痛感。守上方再服用月余，后改丸剂，以养血舒肝丸、调经益母丸善后，至今月经尚好，喜得一子。此例系较典型肝郁气滞闭经，治疗以疏肝调畅气机，解郁而经闭之症而解。

（四）痰湿阻滞闭经

痰湿阻滞之闭经，多为肥胖之体得之，其原因多责之于脾虚湿盛。脾为生化之源，转输精微，运化水湿。若素体脾阳不足，脾失健运，水聚成湿，谷反为滞，不能转化为精微，致使痰湿内生，瘀阻胞宫，滞涩冲任，经血被痰湿所阻，不得下行，则发生痰湿阻隔之闭经。治以健脾燥湿，理气化痰为要。脾气得健，痰湿得化，气血随之而行，则经闭可开，经水得下。

例 4，华某，女，32 岁。已婚，工人。主诉：闭经 5 个月余。据述，16 岁初潮，月经周期不定，或前或后，量有时多，有时少，产有一子，平素常感头晕，胸闷，乏力，体质较胖，有咳嗽史，痰多，舌质淡，苔湿滑腻，脉滑，时常腰背重着。诊为痰湿阻滞闭经。治宜健脾燥湿，理气化痰。以苍朴二陈汤加减。处方：

陈皮 10g	法半夏 10g	茯苓 12g	苍术 12g
厚朴 10g	香附 10g	枳壳 6g	砂仁 6g
当归 10g	益母草 12g	丹参 12g	杜仲 12g
白术 12g			

5 剂为 1 个疗程，连服月余后，月经来潮，色淡，质稀薄，量少。已领取独生子女证，嘱其注意避孕，坚持服药，以观后效。仍守上方随症增减，又治月余，月经仍按期而至。该病例因月经初潮开始即不按期而至，属于月经先后不定期之证型，加之脾胃健运较差，痰湿内生，又有胖人多生痰湿之患而说，结合脉症，拟诊为痰湿阻滞证型，所以用苍朴二陈汤为主温化痰湿，又助以疏理气机之厚朴、陈皮，以使气畅而痰湿得化，调治 2 个月余而愈，说明必以辨证为宗旨，方能收效。

五、闭经临床治疗体会

闭经为妇科常见病，引起本病的原因很多，笔者归纳起来分阴阳偏盛、偏衰和气血失调，其中又分为虚证的血枯和实证的血膈两种病变。

（一）血枯闭经（包括血亏闭经）

这是冲脉内竭，阴血极虚所致。阴虚血枯闭经：由于各种原因的失血，多产，月经过多，以及延长哺乳期，过度同房，高烧，多汗，偏食辛辣，长期便秘（致肠胃所积灼热、灼伤阴血使阴血不足）等因素都引起体内阴血不足，无充足的血下注血海，故在血海溢泻后无继，而发闭经。

（二）血膈闭经

由于受到寒邪侵犯或情志不舒、意外刺激以及积聚等，乃致有余之实邪阻滞胞脉，气血失畅而发生闭经，不是血海无血所致。

治疗原则：多采取不足者补之，实盛者泻之的原则。因膈者发于暂闭，通之则愈；而枯者其来也渐，补养乃充。

例 1，陈某，24 岁。1989 年 3 月 10 日初诊。患者 14 岁行经，月经周期 30 天，6 天左右干净，血量中等，正常来潮 3 年。闭经 7 年，饮食、睡眠良好，白带极少，唯常年大便秘结不爽。女性第二性征发育正常。舌质嫩红，舌苔薄白，脉象沉细滑。辨证：阴虚血枯闭经。处方：柴胡 6g，百合 20g，夜交藤 30g（疏肝补肺，益养心血）；熟地黄 20g，女贞子 12g，菟丝子 10g，当归 18g，牡丹皮 10g（补肝益肾，养心，除血滞）；全瓜蒌 20g，石斛 10g（养阴润便）。治疗 1 个月服药 25 剂后，基础体温为单相，大便已通畅，情绪舒畅；两个月后基础体温有上升，至 24 天不降，尿妊娠试验（＋），已经受孕。

例 2，郭某，16 岁。1990 年 9 月 8 日初诊。患者 15 岁初潮，只行经一次，1～2 天即停，血量极少，就诊时已经闭经 1 年余，全身浮肿，体弱无力，多汗，健忘，有脱发现象。食欲睡眠均正常。第二性征发育差。舌体肥暗少苔，脉细数。辨证：阳虚血枯闭经。处方：淫羊藿 10g，补骨脂 10g，丹参 12g，胡芦巴 10g（温肾养血）；生牡蛎 30g，川断续 15g（潜阳，补肾）；白术 12g，牛膝 10g（健脾祛湿，引药下行）；天冬 10g（补阴，除伏热）。

治疗半个月后进药 10 剂，脉已见滑象。守方加益母草 10g，红花 10g，继服 7 剂，已有月经来潮，浮肿减轻，3 个月后月经周期已经建立。

例 3，张某，29 岁。1989 年 7 月 5 日初诊。患者第 2 胎妊娠 3 个月自然流产并清宫。继之闭经 5 个月，并有周期性下腹及腰骶部剧烈疼痛，每 28 天发作一次。曾做人工周期治疗仍无月经来潮，情绪急躁，带下色黄、质黏稠，二便正常，面色青黄，舌体肥暗，苔白，指甲色暗，脉象弦滑。辨证属气滞血瘀闭经。处方：草薢 12g，土茯苓 30g，延胡索 10g，水蛭 6g，虻虫 6g，桃仁 10g，酒大黄 3g，金银花 15g。全方共奏活血逐瘀、行血去滞止痛之效。共进 12 剂，半个月后月经来潮，但血量较少。继续隔日 1 剂，连服 3 个月后，月经恢复，并怀孕。

六、闭经三期临床治疗体会

凡女子年逾 18 岁，月经尚未来潮或曾来又中断达 3 个月以上同时出现病状的称为闭经。

《素问·上古天真论》曰："女子二七而天癸至，任脉通，太冲脉盛，月事以时下。"月经的产生与调节受着脏腑气血盛衰、经脉通畅的直接影响，其中肝脾肾三脏和冲任二脉起着决定作用。肝脾肾不足，精血两亏，气血虚弱，血海空虚，无余可下而形成闭经。因气滞血瘀，痰湿阻滞，任冲不通，经血不得下行，也可导致闭经。现代医学认为引起闭经的原因很多。本文的子宫性闭经是指由于子宫内膜发生异常，如子宫发育不良，或幼稚型子宫，或严重感染等原因，使之对卵巢分泌不起反应所造成的闭经。

闭经的治疗，教科书多分为肝肾不足、气血虚弱、气滞血瘀、痰湿阻滞等型进行辨治。吴熙通过多年的临床实践和治疗经验，根据月经周期不同阶段的不同病理变化特点，对本病分为经后、经中、经前三期，结合辨证进行论治，取得较好效果。现简要介绍如下：

（一）经后期

为月经周期第 5～6 天，此期的特点是：经净精血耗伤，血海空虚，子宫内膜脱落，抵抗力低下。治疗大法：当以填精补血为主。方用加减归肾汤。药用熟地黄、菟丝子、枸杞子、山萸肉、山药、制何首乌、紫河车、党参、当归、鸡血藤等。

（二）经中期

为月经周期第 11～20 日，此期阴血来复，冲任血海渐盛，子宫内膜增生恢复。以调理肝肾、冲任为主要法则。方用加减二仙汤。药用仙茅、淫羊藿、当归、巴戟肉、菟丝子、龟甲、枸杞子、女贞子、制何首乌、柴胡、白芍等。

（三）经前及月经期

为月经周期的第 25 天至下次经期。其特点是血海满盈，冲任脉盛，此期应以通为主。方用红花煎或活血调经汤。药用红花、桃仁、当归、川芎、赤芍、泽兰、丹参、失笑散、香附、益母草、三七等。

上述分期治疗过程中，必须强调辨证施治。如肝肾不足、气血虚弱者，在重用滋养肝肾、填补精血药物的基础上，再选加黄芪、阿胶、黄精等；气滞血瘀和痰湿阻滞型，酌减方中滋补之品，分别选加桃仁煎、失笑散和苍附导痰汤。经闭患者就诊时，一般从经前期开始治疗。

（四）病案举例

徐某，女，22 岁。工人，未婚。1991 年 3 月 20 日初诊。患者间断性闭经 5 年。月经史：16 岁初潮，周期 45～120 天，经期 2～3 天。初潮后一直经迟量少，色暗淡，乏力，饮食、二便如常。1990 年 6 月曾用内分泌治疗 3 个月，月经 40 天以上一次，量极少，停药即闭。妇科检查：外阴发育正常。肛查：子宫后倾，子宫小，两侧附件（-）。血化验：血红蛋白 90g/L，血小板 85×10⁹/L。基础体温曲线显示双相型。妇科诊断：①子宫发育不良；②继发性闭经。

刻诊：月经 4 个月未行，腰膝酸软，小腹胀，舌暗淡，脉细涩。分期辨证为经前期气滞血瘀，肝肾不足。治拟活血化瘀，兼补肝肾。处方：

川红花 5g	光桃仁 10g	当归 10g	酒川芎 10g
泽兰叶 10g	赤芍 10g	丹参 10g	益母草 15g
香附子 10g	广木香 10g	枸杞子 10g	补骨脂 15g
金铃子 10g	阿胶珠 30g。		

4 月 5 日二诊：服完上方 10 剂，月经即来潮，但量极少，色淡红，月经 2～3 天

即净。身倦乏力，头目眩晕，腰膝酸软，舌淡，苔薄，脉细沉。治法：填补肝肾，益气调冲。拟加减归肾汤增损。处方：

熟地黄 15g	怀山药 15g	枸杞子 15g	菟丝子 15g
制首乌 15g	酒当归 9g	白芍 9g	党参 30g
紫河车 10g	炙黄芪 10g		

7 剂。

4 月 15 日三诊：面色已转红润，腰酸瘥，舌淡红，脉细有力。正值经中期，以调理肝肾冲任为大法。方用加减二仙汤：

仙茅 12g	淫羊藿 12g	当归 9g	巴戟肉 9g
菟丝子 15g	制何首乌 15g	枸杞子 12g	女贞子 15g
龟甲 15g（先煎）			

7 剂。

4 月 25 日四诊：患者诸症已除。按经前期治疗，以活血化瘀的红花煎为主方。服 3 剂后月经按期而至。后继续用分期治法治疗 3 个月经周期，月经按期而下，经量增多，色红无块，舌脉正常。1992 年 1 月随访，停药半年来，月经一直正常。

七、肥胖病并发闭经临床治疗体会

单纯性肥胖是一种有遗传倾向的代谢、内分泌疾病，在妇女又常可并发月经不调，甚至闭经。中医对本病的论治，历代医家多宗痰湿阻滞之说，然其疗效，不够满意。吴熙根据临证体会，采用从肝论治的方法，疗效尚称满意。

（一）一般资料

本组 10 例均为女性，年龄最小 14 岁，最大 48 岁。全部病例均为肥胖而继发闭经。闭经最短 4 个月，最长 3 年。

（二）兼症与体征

本组病例，体重均超过标准体重的 20%。其中伴烦躁易怒者 8 例；恶热多汗者 4 例；头目眩晕者 5 例；心悸气短者 4 例；腰痛乏力者 7 例。舌质红者 7 例，淡红者 1 例，舌胖淡有齿痕者 2 例。舌苔薄白者 5 例，薄黄者 3 例，黄腻者 2 例。脉弦细者 4 例，沉滑者 3 例，沉弦者 1 例，弦滑者 1 例，弦细数者 1 例。

（三）治疗方法

方药组成：

柴胡 6g	白芍 10g	乌梅 10g	茯苓 10g

| 荷叶 10g | 泽泻 10g | 香附 10g | 当归 10g |
| 益母草 30g | 牛膝 10g | | |

加减应用：肝火旺盛、烦躁易怒者，加牡丹皮 10g，炒山栀 6g；白带多而黏稠者，加苍术 10g，黄柏 6g。

（四）疗效观察

本组病例经过治疗，月经均已来潮，其中服药 30 剂而潮者 2 例，31～60 剂来潮者 3 例，61～90 剂来潮者 3 例，服药 3 个月以上来潮者 2 例。

（五）病案举例

林某，女，44 岁，已婚。1984 年 10 月 22 日初诊。

17 年前足月顺产一胎，产后体重由 120 斤增至 180 斤。经治疗一度体重下降，但停止治疗后，体重又逐渐增加，近 3 年来月经闭停，性急易怒，恶热多汗，头目眩晕，腰腿疼痛，舌胖淡、苔薄黄而腻，脉弦细。现体重 179 斤，血压 22.6/13.3kPa，呈均匀性肥胖。实验室检查：尿 17- 羟 2.74mg/24h、17- 酮 7.9mg/24h、血皮质醇 15μg/dL、尿钙 91mg/24h、甘油三酯 194mg％、胆固醇 210mg％、空腹血糖 87mg％。尿常规：蛋白（±），红细胞（-），管型（-）。血尿素氮 11mg％。

诊断：单纯性肥胖病、闭经。

治法：调肝健脾，益肾通经。

处方：

北柴胡 6g	白芍 10g	乌梅 10g	茯苓 30g
干荷叶 10g	泽泻 10g	当归 10g	香附 10g
益母草 30g	桑寄生 15g	牛膝 10g	

服药 18 剂月经来潮，量少。后按期而至，经量增加，体重下降 15 斤。以上方进退，服药两个月，复查尿常规已正常。

（六）临证体会

历代医家多认为"肥人多痰、多湿、多气虚"。《丹溪心法·妇人八十八》曰："躯脂满经闭者，以导痰汤加黄连、川芎。"《女科切要》曰："肥人闭经，必是痰湿与脂膜壅塞之故。"其病因病机，又多发之于肺、脾、肾。这些认识，虽对临证有指导意义，然而对于肝木失于疏泄，在肥胖病及其并发闭经证的成因上，却缺乏足够的重视。

形体肥盛，心悸气短，腰膝酸软，两胫浮肿等脾肾两虚之证，无疑当健脾补肾。可是，很多病例却呈现头晕、烦躁易怒、恶热多汗等肝失条达之象。如拟用健脾温肾、燥湿祛痰之品，则收效欠佳，而从肝论治，往往收到较好的疗效。我们认为，肝木疏泄失司是肥胖病并发闭经的重要病机之一。

本文的治疗，以柴胡、香附疏肝理气；乌梅、木瓜酸泻肝木；当归、白芍养血柔肝；三方为主，辅以茯苓、荷叶、泽泻健运水湿。如有血瘀之象，又当用益母草、牛膝以化瘀通经；若肝郁化热，又可伍以牡丹皮、山栀之属。治疗后多能经候如期，且肥盛之躯日趋康复。

八、"经闭不闭"临床治疗体会

吴熙在多年诊疗中，通过多次临床观察和总结，总结"经闭不闭"的特别现象及一些治疗方法，先简介如下：

（一）临床表现

患者多为已婚妇女，闭经 1～3 个月。平时除月经不潮外，身无寒热，腹无癥块，脉舌也无异常。而往往在每月内有几天可见乳房发胀或疼痛，有的下腹部胀或疼，有的头胀头疼，情绪多郁闷，脉象呈弦数或弦细。总之，有一系列类似月经来潮的症状。

（二）治疗方法

"经闭"后仍出现月经症状，说明外闭而内行，虽闭而欲行。治疗上必须因势利导，针对病因，治以疏调气血，以疏为主，以调为辅，如有虚象，应以调为主，以疏为辅。选方：一方为膈下逐瘀汤（桃仁、红花、当归、川芎、牡丹皮、延胡索、五灵脂、乌药、香附、枳壳、甘草），常用于气滞血瘀，月经症状明显，脉舌神气无不足征象的经闭患者。吴熙用此方时，去桃仁，以丹参代牡丹皮，以红枣代甘草，五灵脂用量不超过 9g，食欲不振者以鸡血藤 15g 代之。一般先服 6 剂，月经症状多有缓解或消失，续服 2 剂；若患者疼感消除，再续服原方 3～5 剂，能使下月月经症状减轻，并促使月经来潮。二方为参香八珍膏（丹参、制香附、熟地黄、炙黄芪、炒白芍、白术、当归、茯苓）作汤剂使用，常用于气血失调，经闭，月经症状不重而体质虚弱者。本方在八珍汤的基础上去甘草之甘缓，以丹参易人参入血导滞。协同归、芍以流通血行；加黄芪益气滋液，与当归合用以补益气血；加香附以承芪术之宣化，能于血中导达气滞，并使熟地黄补而不腻。原方与膈下逐瘀汤同，可多服几剂，能促进月经来潮。

以上两方，前方侧重于疏导，后方侧重于调理，按照症情随宜而投，大多能在两三月内取得较好疗效。

（三）体会

根据临床观察，经闭患者之所以出现月经症状，原因在于月经欲行而不得，由于气滞、血瘀或寒凝等原因而不得出，欲下循道而又不能，故使少腹胀痛，上郁于肝经则乳房胀痛，郁于阳明经则头额部胀疼。这些症状，都属于月经乍闭自找出路的表现，因而在出现月经症状时，用膈下逐瘀汤加减因势利导。膈下逐瘀汤能使留阻的月经加速吸收，能使欲行未行的月经得以畅行。参香八珍膏则寓疏于补，侧重调理，用之意在增水行舟。

九、闭经泌乳综合征临床治疗体会

产褥、哺乳期外闭经同时伴泌乳的现象称为闭经泌乳综合征。其主要病因是间脑－垂体轴系功能紊乱，由此引起丘脑下部的生乳素抑制因子（PIF）和促性腺素释放激素（GnRH）分泌减少、垂体催乳素（PRL）分泌增多，因而出现泌乳症状；同时，垂体前叶促黄体生成素（LH）与促卵泡生成素（FSH）水平减低，不能维持卵巢的正常功能，故卵巢、子宫逐渐萎缩而出现闭经。

对此病的治疗，西医主要是投以多巴胺能物质，如左旋多巴、溴隐亭等，促使 PIF 的分泌以阻止 PRL 的释放，并使促性腺激素周期性分泌的抑制得以解除，而达到通经止乳的效果。但疗程长达 4 ～ 28 个月，而且药价昂贵，患者难以坚持治疗。吴熙综合运用中医的埋线、针灸和中药人工周期等治疗方法，先后收治病人 12 例，取得了较满意的疗效。一般疗程只需 3 ～ 6 个月，经 PRL 复查测定，显效率达 90％。其中，已经恢复正常月经周期 1 年以上者已达 8 例。

（一）典型验案

例 1，彭某，女，35 岁，小学教师。

初诊时间为 1992 年 6 月 14 日。患者自述闭经 6 年。25 岁时曾生育过一女孩，哺乳期过后一直未中断泌乳，月经也未来潮，身体逐渐干瘦，面色萎黄，疲乏无力，毛发渐脱落，性欲减退，怕冷，周期性乳房胀痛，舌质淡，苔薄白，脉缓无力。曾用过西药人工周期治疗，可调经，但停药后又闭经，对黄体酮反应不敏感。X 线检查：蝶鞍片未见异常。实验室检查：尿 17- 酮类固醇 6.5mg/24h，尿 17- 羟类固醇 7.7mg/24h；血内分泌测定，PRL120ng/mL。西医诊为闭经泌乳综合征，中医辨证为肾虚（阴阳两亏）。治法以填肾阴、补肾阳为原则。药物治疗：①第 1 个月要用西药人工周期的雌孕激素序贯疗法，用小剂量乙蔗酚每日 0.25mg，连服 21 日；第 16 天开始肌注黄体酮每日 10mg，连续 5 天。②中药人工周期，月经第 5 天开始服养血益肾药物，方用六味地黄汤加紫河车、女贞子、何首乌、石楠藤等，连服 7 剂。至下次月经前期改服四二五合剂（四物汤、二仙汤、五子衍宗丸），如巴戟天、鸡血藤、丹参。③每日用生麦芽 60g 煎水当茶饮。埋线疗法：选脑户、归来（双侧）八髎穴。埋线、服药 1 个月后，月经来潮，但量少，色淡，基础体温呈单相。第 2 个月在命门、关元、八髎等穴再埋线 1 次。第 3 个月则月经量明显增多，自觉症状也明显改善，食欲增加，精神旺盛。针刺疗法：在第 4、第 5 两个月排卵期针刺大赫穴，基础体温渐呈双相，月经按时来潮，色、量正常，性欲恢复。采用上述方法治疗半年后，复查 PRL 已降至正常（20ng/mL），未再出现过泌乳现象，月经周期完全恢复正常。1 年后，患者再次怀孕。

例 2，杨某，女，22 岁，江西财经学院学生。1993 年 4 月 18 日初诊。自述 14 岁月经初潮，19 岁前月经周期 5～7/40～45 天，量中。进大学后，月经量逐渐减少，终至闭经。对西药人工周期有依赖性，停药即闭经，并且乳房胀满，用手挤压，可有少量乳汁分泌，自感疲乏无力，失眠，五心烦热午后尤甚，舌质红，苔少，脉细滑数。实验室检查：PRL73ng/mL，其余均正常。西医诊断为泌乳综合征。中医辨证肾阴不足。治疗原则为填补肾阴，佐以益气活血治疗方法：①以中药人工周期为主，月经后服六味地黄汤加味，下次月经前期服四二五合剂加减，每日用生麦芽 60g 煎水当茶饮。②埋线疗法，选八髎穴埋线 1 次。2 个月后复查，血液 PRL 浓度已降至 62ng/mL，继续服药 2 个月，再次复查 PRL，已降至 22ng/mL。停服生麦芽，月经如期来潮。为巩固疗效，继续施用中药人工周期 2 个月。今年 5 月追访患者，面色红润，月经完全恢复正常，无泌乳现象，其余症状完全消失。

（二）体会

1. 中医认为肾为先天之本，主生殖，女子月经的周期出现是"肾 – 天癸 – 冲任 – 胞宫"之间建立平衡机制的结果。月经紊乱则是这种平衡机制遭到破坏。因此，在治疗过程中采用中药人工周期，重点在于补肾。肾脏充实，阴阳平衡，是本病的治疗关键。故在月经后血海空虚之时，以补肾阴为主（方用六味地黄汤加减），月经前期以温补肾阳为主，兼活血通经（四二五合剂加减），完成肾的阴阳转化过程。在肾阳充盈的基础上，培补肾气，促使"肾 – 天癸 – 冲任 – 胞宫"之间的平衡机制恢复正常。

2. 每日加服 60g 生麦芽煎水当茶饮，起退乳作用。持续服用能有效地抑制乳汁分泌，配合上述补肾周期疗法，有"扶正祛邪"之意。

3. 埋线疗法是在针灸疗法的基础上发展起来的，它将中医的经络学说和西医学的生理、病理、免疫和神经体液学说有机地结合起来，采用经穴和神经节段综合选穴，然后在无菌操作下植入羊肠线。植入后，羊肠线作为生物性刺激物质在肌肉组织内引起排异和吸收，进而激发机体的抗病修复机制，达到治愈疾病的目的。选用脑户穴、风府穴埋线，意在刺激脑垂体，以调整内分泌技能。八髎穴作用于盆腔，归来穴作用于卵巢，上下呼应，可促使月经周期的恢复。从临床观测来看，埋线疗法可使疗程缩短 3～4 个月，且效果稳定，不会反复。

4. 在月经周期的中期，针刺大赫穴，可以帮助排卵，并建立双相体温。但中间的作用机制，有待于进一步研究。

总之，闭经泌乳综合征隶属于中医妇科月经不调的范畴，有虚实夹杂的不同情况，临床治疗宜攻补兼施，扶正与祛邪并举。采用中药人工周期、埋线及直刺等综合治疗手段，旨在调整机体的阴阳平衡，尤其是肾阴肾阳的平衡，从而起到拨乱反正的效果。

十、痛经临床治疗体会

吴熙在多年临床实践中，继承家学，融贯古今，博采众长，积累了丰富的临床经验，现将治疗痛经的经验加以总结，供同道参考。

（一）痛经的治疗经验

病因病机不外气血阻滞、经行不畅，即"不通则痛""有寒故痛"。因此，在用药上，应该通调气血为主。在分型上，方书有气滞血瘀、寒湿凝滞、湿热下注、气血虚弱、肝肾亏虚等。以吴熙经验，认为以方统证便于临床施治。常用方剂如下：

1. 加味逍遥散（《太平惠民和剂局方》）

当归 15g	杭白芍 10g	茯苓 15g	香附 10g
佛手 10g	薄荷 6g	柴胡 10g	甘草 6g
煨姜 3 片			

本方适应范围很广，这里围绕"痛经"加以介绍。属肝气郁滞、气机不利或肝脾血虚所引起的痛经，经前或经中小腹胀痛，连及胸胁，伴乳房作胀或乳房胀痛，甚至痛不能触，烦躁易怒，经量多少不一，色暗红或夹血块。若舌红脉数，经血有灼热感，为肝郁化火，可加牡丹皮、栀子以凉血止痛；若小腹疼痛剧烈，口唇青暗，肢冷出汗，脉沉紧，舌淡苔白，为寒凝气滞，肝气不舒。宜去薄荷，加肉桂、炒吴茱萸、小茴香之类，煨姜易炮姜，以加强温经止痛之功；若经后疼痛，去薄荷加熟地黄，名"黑逍遥散"，能加强养血之功而止痛。

2. 当归调经（戴氏家传方）

当归 15g	杭白芍 10g	柴胡 10g	白术 10g
砂仁 6g	肉桂 10g	没药 6g	香附 10g
乌药 10g	续断 10g	炮姜 10g	甘草 6g

功能：养血疏肝，温经止痛。主要用于：经来腹痛或经来小腹胀坠而痛，量少不畅或色黑成块；或血虚经冷，经来色淡小腹冷痛者。若经寒或子宫冷，腹冷痛明显者加炒吴茱萸、炒小茴香；若经期伴胸胁疼痛者加佛手。

3. 温经汤（《金匮要略》）

党参 15g	当归 15g	川芎 6g	牡丹皮 6g
桂枝 10g	杭芍 10g	法半夏 10g	炒吴茱萸 6g
麦冬 10g	阿胶 15g	炙甘草 6g	生姜 3 片

此方适应证较多。用于痛经，主要针对冲任虚寒，阴血亏损，兼瘀血内阻所致者。

症见小腹冷痛，月经或前或后，或多或少，或过期不止，或一月再行，唇口干燥，手心烦热等症。若瘀血明显，或加延胡索、桃仁；若下寒甚，加炒艾叶、炒小茴香。

4. 和经止痛汤（戴氏家传方）

熟地黄 15g	当归 15g	怀山药 15g	茯苓 15g
炒杭芍 10g	肉桂 10g	香附子 10g	延胡索 10g
北柴胡 6g	青皮 6g	炒艾叶 6g	炮姜片 10g
甘草梢 6g

本方养血疏肝，和经止痛，用于月经过期，经前或经后腹痛，或经来不畅，腹痛经少色淡者。

5. 当归芍药散（《金匮要略》）

| 当归 15g | 杭白芍 10g | 川芎 6g | 白术 12g |
| 茯苓 15g | 泽泻 10g |

本方养血疏肝，健脾利湿。用于肝脾不和，气虚湿滞所引起的经期或经后腹痛，更适于有贫血倾向，手足冷，浮肿者。若气滞者加香附、炒小茴香；血瘀者加失笑散（蒲黄、五灵脂）；血热者加牡丹皮、黄芩；寒凝者加炒艾叶、炮姜；肝郁者加柴胡、炒川楝子；肾虚腰痛加杜仲、续断、菟丝子。

6. 当归四逆加吴茱萸生姜汤（《伤寒论》）

| 当归 15g | 桂枝 12g | 杭白芍 12g | 炒吴茱萸 6g |
| 通草 6g | 甘草 6g | 大枣 5g | 生姜片 5 片 |

本方有温经散寒、养血通脉之功。用于血虚寒凝所致痛经，症见经来时腹痛，得热痛减，喜温喜按，经行不畅，经色淡红，手足厥冷，脉细紧或细涩者。

7. 血府逐瘀汤（《医林改错》）

当归 15g	赤芍 10g	生地黄 15g	川芎 10g
桃仁 10g	红花 10g	北柴胡 10g	枳壳 6g
桔梗 10g	牛膝 10g	甘草梢 5g

此方功能活血祛瘀，行气止痛。适用经前或经期小腹胀痛、拒按、重坠疼痛，经行不畅，色紫黑有块，胸胁作胀，舌暗红或有瘀斑，脉涩或弦紧者。

关于虚性痛经，辨治不难。属气血亏虚者，症见经色淡红，面色不华，神倦乏力，少腹隐隐作痛，舌淡苔白，脉沉细。可用人参养荣汤加香附、益母草。属肝肾亏虚者，症见经期少腹作痛，腰膝酸痛，头晕耳鸣，舌淡红苔白，脉细，可用归芍六君汤加杜仲、续断、巴戟天、山药、山茱萸，可用六味地黄汤加黄芪、人参、麦冬。

（二）验案举例

例1，解某，女，42岁，已婚。1992年6月13日初诊。患者发现近1个月来面部起黄褐斑，月经不调和痛经，已2月余。每次月经提前两天，至时小腹胀痛，连及两胁及乳房胀痛。经期爱发脾气，饮食少，舌淡红，苔薄白，脉弦缓。证属肝郁气滞，气血不调。治宜疏肝健脾、调和气血之剂，方用上述之加味逍遥散加乌药 10g，川芎 6g，益母草 15g。服 3 剂。

6 月 18 日二诊：服上方后各种疼痛消失，面部黄褐斑未退。治宜养血疏肝、益颜退斑之剂，逍遥散加生地黄 15g，白芷 10g，僵蚕 10g，菟丝子 15g。嘱服 10 ～ 20 剂。

例 2，李某，女，23 岁，未婚。1992 年 2 月 25 日初诊。患者有痛经病史 3 年余，每次经来小腹疼痛，经量中等，小腹喜温，用热水袋热熨后疼痛缓解。面色青暗，腰酸腿痛，四肢冰凉，舌淡苔白，脉细涩。诊为血虚寒凝，胞宫虚寒。治宜温经散寒、养血通脉之剂，用上述之当归四逆加吴茱萸生姜汤。服 3 剂后，各症均减，经来无腹痛。

（三）体会

痛经虽有多种分型，但不外"寒热虚实"四字尽之。寒者多见绞痛、冷痛、得热痛减；热者，多见刺痛、灼痛、跳痛、得热痛增；虚者，空坠作痛，或绵绵作痛，痛喜揉按，多痛在经后；实者，下坠性痛，阵发性加剧；气滞重者，胀甚于痛，时痛时止，多痛在经前；血瘀者，痛甚于胀，多痛在经期，持续作痛；气血虚弱或肝肾亏损者，多痛在经后，兼见精神倦怠、头晕、心慌、耳鸣、腰膝酸软等症。

本病投药方法很重要。体虚者补之于平日，但不可过于壅补；实者泻之于经前，但不可过于攻破；寒者温之，但不宜过用温散；热者清之，但不可过用寒凉。应因人因病而施，不可乱用攻伐之品，以免耗伤气血，造成不良后果。

月经期是调经止痛的最好时机，应因势利导用药，一般于经前一周开始服对症之剂，经既行则宜养血和血之剂。如此治疗数个周期，多数可以治愈。

十一、原发性痛经临床治疗体会

痛经是指妇女经期或经行前后，周期性出现小腹疼痛或痛引腰骶，则剧痛至昏厥，也称经行腹痛，临床上可分原发性和继发性两种。原发性痛经除月经初潮前后腹痛外，生殖器无明显器质性病变，又称功能性痛经。据 1980 年的抽样调查，我国痛经发病率为 33.19%，其中原发性痛经占痛经发病率的 36.06%，严重影响工作者 13.59%。近年来中医学对原发性痛经的治疗临床效果好，且副作用小。本文拟将 1986 年以来本病的中医药治疗概况给予综述，以飨同道。

（一）辨证分型论治

艾家才自拟痛经汤（当归、熟地黄各 15g，川芎、苍术、白芍各 8g，香附、五灵脂各 10g）辨证分五型治疗 105 例。气滞血瘀型：偏气滞者，重用香附；偏血瘀者，重用五灵脂，酌用红花、桃仁。寒湿凝滞型：加巴戟天、川断。湿热瘀阻型：熟地黄改生地黄，白芍改赤芍，加瞿麦、萹蓄、栀子。气血虚弱型：行经时加桂枝、生姜，经后用肉桂、炮姜。肝肾亏虚型：去五灵脂、香附，苍术易白术，加山药。结果：显效96例，有效5例，无效4例，总有效率为96％。刘孟安采用当归止痛汤（当归30g，延胡索、川芎、白芍各20g，甘草9g）治疗86例。寒凝血瘀型加吴茱萸、桂枝、五灵脂。血热夹瘀型加生地黄、牡丹皮。气血亏虚型加黄芪、生地黄、熟地黄。肾虚者加熟地黄、杜仲、肉苁蓉、巴戟天。日1剂，从经前第5天服至经净痛止。结果：痊愈62例，有效18例，无效6例，总有效率93.2％。杨昔年用玄灵汤（延胡索、醋炒五灵脂、白芍各10～30g，当归、川芎、甘草各10～20g）加减治疗110例。气滞血瘀型加柴胡、香附、桃仁；寒凝血瘀型加艾草、吴茱萸。血热夹瘀型加牡丹皮、炒栀子、黄芩。气血虚夹瘀滞型加黄芪、党参、熟地黄。日1剂，分3～4次服，于经前3～5日用药直至经净痛止。服药3～6个月后，痊愈84例，显效11例，好转6例，无效9例，总有效率为91.8％。陶敬铭用止痛煎（当归9g，白芍15g，香附9g，台乌药9g，川芎9g，茯苓15g，白术9g，怀山药18g，党参15g，黄芪24g，红花12g，泽兰12g），按临床分型加减治疗。气滞血瘀型：减茯苓、白术、党参、黄芪，加丹参、桃仁、延胡索。寒湿瘀滞型：苍术易白术，减党参、黄芪，加肉桂、补骨脂、艾叶、附子、干姜。气血虚弱型：轻用红花、泽兰，加枸杞子、桂枝。肝肾亏虚型：减红花、泽兰，加何首乌、杜仲、续断。湿热下注型：减党参、黄芪，加车前子、泽泻、黄柏、薏苡仁。结果56例中，治愈5例，好转19例，无效2例，总有效率为97.4％。吴源湘分两型治疗，气滞血瘀型：炒白术60g，赤芍、炙甘草各30g。寒凝血瘀型：炒白芍90g，肉桂10g，炙甘草30g。每日1剂，煎至100mL分2次服，于经前3～4天至经期2～3天服药，每月服6剂为1个疗程，经1～7个疗程治疗。结果44例中痊愈、显效各17例，好转6例，无效4例。31例盆腔血流图测定表明，治疗后盆腔血循环量增多，血管阻力下降，与治疗前比较差异显著（P＜0.01）。

（二）按月经周期论治

洪家铁按经期前后气血变化规律辨证治疗实证痛经，经前冲任胞宫气血偏实，治法应乘其势以疏导；经期冲任胞宫气血半虚半实，宜乘其势以调之，治以调理气血为主；经后期冲任胞宫气血偏虚，治宜和气血，调肝肾为滋助之。汪明德采用辛乌序贯法分经前、经后用药，经前3天开始服细辛汤（细辛、川乌、肉桂、当归、赤芍、三棱、莪术、乳香、没药、失笑散、广木香、全蝎）辨证加味，每日1剂，至经期第3～4天停止；经后接服乌鸡白凤丸，每日3次，每次1丸，直接下次经前第3天接服汤剂。结果：51例中痊愈30例，显效15例，好转6例，效果颇佳。

（三）固定成方治疗

聂玉英以痛经灵胶囊（党参、黄芪、桂枝、川牛膝、甘草、白芍各 10 份，当归 15 份，川芎、牡丹皮各 6 份，吴茱萸 4 份）治疗 60 例，全部获效。认为痛经灵胶囊能使气血得养，寒湿温通，血行得畅，气机和调而达止痛之效。陈尚志等用痛经宁糖浆（炒当归、炒川芎、丹参、制香附、炒延胡、炒金铃子、红花、炙甘草），总有效率为 89.4%，并与对照组（复合维生素 B）基本按双盲法对照，统计学处理有显著性差异。孙宁铨等采用痛经散冲剂（肉桂、三棱、莪术、红花、当归、丹参、五灵脂、木香、延胡索等），于经前第 2 天开始服，至行经 3 天后停服，连服 3 个月经周期，总有效率为 87.37%。刘颖用加减痛经散（当归、川芎、丹参、肉桂、生蒲黄、五灵脂、香附、白芍、桃仁、乌药）共研细末，10g 一包，温开水或红糖水送服，治疗 30 例，全部获效。王三山等采用痛经灵（延胡索 25g，炒小茴香、炒土元、乌药各 15g，细辛 10g，制成 100 片）治疗 80 例，于经前 2 周始服本品 5 片，日 3 次，连服 10 日为 1 个疗程，3 个疗程后用单盲法评定疗效。结果：痊愈 48 例，有效 28 例，无效 4 例，总有效率为 95%；疗效优于当归片对照组（P ＜ 0.01）。张宏俊用复方丹参片治疗 23 例，每次经前约 1 周始服，每次 3 片，每日 3 次，服至经净为 1 个疗程。结果：显效 18 例，好转 5 例，总有效率 100%。吴葆卿用痛经膏（延胡索、当归、益母草、白芍、川芎、乌药、血竭、桂枝、香附）治疗 102 例，于经前 7 日始服 12 日为 1 个疗程，观察 3 个月经周期。结果：痊愈 82 例，有效 16 例，无效 4 例，总有效率为 96.8%；疗效优于益母草膏对照组（P ＜ 0.01）。罗仰洪报道采用大通筋（系粉背菝葜的根茎）制成大通筋注射液，治疗 101 例，总有效率 94.06%。刘昭明采用痛经片（当归、乌药、五灵脂、蒲黄、苍术、茯苓各 12g，延胡索、乳香、没药各 15g，川芎 9g，小茴香、干姜各 10g）治疗 77 例，结果：有效 67 例，总有效率 87.1%。

（四）专方验方治疗

王俊华用痛经汤（当归、川芎、牛膝、香附、荔枝核、赤芍、延胡索、五灵脂各 10g，肉桂、红花、吴茱萸、甘草各 6g）治疗 87 例，每次月经前 3 日开始煎服，日 1 剂，服至月经来潮 1 日后即停服，连服 3 个月经周期。结果：治愈 148 例，有效 37 例，无效 2 例。丘德文报道，刘氏用当归止痛汤（当归 30g，延胡索 20g，川芎 20g，白芍 20g，甘草 9g），日 1 剂，经前 5 天开始服用，治疗 86 例，总有效率为 93.2%。江建南采用"痛经宁"（当归、川芎、桃仁各 9g，红花 6g，五灵脂、生蒲黄各 10g，益母草 15g，白芍 12g，甘草 3g）治疗 50 例，1 剂水煎早晚分服。结果：治愈 25 例，显效 15 例，有效 8 例，无效 2 例。刘晓东以温脐化湿汤（白术 30g，茯苓、扁豆各 10g，巴戟天、莲子各 18g，怀山药 15g，白果 6g）为主加减治疗 50 例，从经净第 10 天起日 1 剂分 2 次服，8 天为 1 个疗程，3 个疗程后统计疗效，收获全功。邹桃生用益肾化瘀汤（熟地黄 20g，巴戟天、淫羊藿、菟丝子、枸杞子各 15g，当归、赤芍各 12g，制乳香、制没药、川牛膝、香附各 9g，甘草 3g）治疗 56 例，日 1 剂，一般在经前 7 天服用，每个月经周期服 7 ～ 10 剂，连服 1 ～ 3 个周期。结果：痊愈 44 例，好转 11 例，无效 1 例，总有效率 98%，提示肾虚瘀阻是本病的主要病机。刘军等以小柴胡汤（柴胡、党参、半夏、黄芩、白芍、香附子各 10g，甘草、生姜、红枣各 5g）加味治疗 57 例，日 1 剂，每月从行经之日起连服 10 剂，3 个月为 1 个疗程。结果：痊愈 28 例，显效 22 例，有效 5 例，无效 2 例，总有效率 96.5%。高开泉用金荞麦根 50g 或鲜品 70g 为 1 剂，于经前 3 ～ 5 天服药，连服 2 剂，2 个月经周期为 1 个疗程。结果：30 例中痊愈 19 例，好转 9 例，无效 2 例。林敏运用朱南孙教授的验方加味没竭汤（生蒲黄、五灵脂各 15 ～ 30g，三棱、莪术各 9 ～ 12g，生山楂 12g，炙没药、炙乳香各 3g，青皮 6g，血竭粉 2g），收治 43 例，每日 1 剂，3 个月为 1 个疗程。结果：近期痊愈 18 例，显效 9 例，好转 10 例，无效 6 例，总有效率为 96.05%。

（五）其他治法

吕荧取穴肾俞（双）命门、关元、中极。用自制熏灸盒，内放清艾 10g，点燃先置于肾俞（双）穴，命门穴熏灸 20 分钟，然后再用 10g 清艾点燃置于关元穴、中极穴，经前 1 周开始治疗，每日 1 次，观察治疗 1 个月（21 次）。结果：20 例中痊愈 15 例，显效 3 例，有效 1 例，无效 1 例，总有效率 95%。刘宗汉按摩腰骶椎两侧痛敏感点、关元、三阴交等穴位，治疗 47 例，痊愈 121 例，显效 26 例。张桂明以 5% 当归注射液 2 支，行双侧三阴交、内关穴穴位注射，隔日 1 次，治疗 3 次，此后 3 个月，每于月经前后 10 天用此法治之，痛经告愈。刘继先用刺法加温针取关元穴，治愈 23 例。黄学才选择双侧踝针下区，术者用拇、食、中指持 30 号 1.5 寸长的针柄，使针尖进入皮肤，然后将针放平，贴近皮肤表面，顺直线沿皮下浅表进针，一般进入 1.4 寸，留针 30 分钟，在月经来潮，每日 1 次，3 次为 1 个疗程，下次月经来潮再行第 2 个疗程。结果：22 例中显效 18 例，有效 4 例。

综上所述，目前中医药在治疗原发性痛经方面，其治疗大法不离"通则不痛"的治疗准绳，疗效确切可靠，但由于缺乏统一的诊疗标准，且有一部分作者将继发性痛经也与原发性痛经一起临床观察讨论，影响了临床疗效的可比性，也不利于临床经验的总结。

十二、膜样痛经临床治疗体会

膜样痛经多见于未婚青年女性，为经期子宫内膜大块脱落，因排出不畅，腹痛甚剧，故有"脱膜痛经"或"膜样痛经"之称。吴熙根据多年临床经验和诊治体会，归纳为以下三型进行辨证治疗，取得满意疗效。

（一）气血瘀滞

经水后期，量多，色紫，经行第一、二天腹痛剧烈，有膜样血块排出，舌有瘀斑或瘀点。基本方：血府逐瘀汤。少腹剧痛，加川椒、茴香、生蒲黄、五灵脂；瘀血成块加三棱、莪术。

王某，女25岁，未婚。1993年10月28日初诊。患者痛经10年，呈进行性加剧，经潮第2天，腹痛甚，量多，呈烂肉样血块，腰痛如折，苔薄白，质淡紫，脉细涩。用血府逐瘀汤加减：

当归10g	熟地黄10g	牛膝10g	桃仁10g
枳壳10g	赤芍10g	柴胡10g	桔梗10g
五灵脂10g	莪术10g	红花6g	生蒲黄30g

5剂痛减，经水1周净。嘱患者每于经前1周服此方，调治半年，病愈。

（二）寒凝瘀阻

小腹冷痛拒按，得热则痛减，四肢逆冷，汗出形寒。治当温经散寒，活血化瘀。基本方：少腹逐瘀汤。腹痛剧，四肢逆冷，加附子；恶心呕吐加吴茱萸；腹泻加补骨脂；冲任虚寒，瘀血阻滞合温经汤加减。

胡某，女，23岁，未婚。1993年12月16日初诊。患者原发性痛经8年。初潮15岁，经水后期，40～50天方潮，量多、色紫，经行第2天小腹剧痛，并向两侧大腿内侧掣引，难以忍受，转侧不安，面色苍白，肢端发冷，泛恶，便溏，需服止痛片暂时缓解。多于第3天排出膜样血块则痛稍减，苔薄质紫，脉细涩。证属寒凝瘀阻。治拟活血化瘀佐以温经散寒。方选少腹逐瘀汤加减：

当归10g	赤芍10g	川芎10g	失笑散10g（包）
延胡10g	小茴香10g	没药10g	补骨脂10g
干姜6g	肉桂6g	吴茱萸5g	

5剂症情改善，嘱每于月经前一周即开始服药，如此治疗5个疗程，诸症悉除，经期正常。

（三）热郁瘀阻

瘀血积久，郁而化热，故病人除了疼痛部位喜冷拒按外，可相继出现经期发热，口渴、烦躁，便秘，苔薄黄，脉数。若腹痛兼经期发热为主者，选用桃核承气汤破血祛瘀，瘀下则发热自退，可合用小柴胡汤。

史某，女，28岁，已婚。1994年2月8日初诊。患者经水超先5天，量多，瘀下成块，呈烂肉状，第3天腹痛甚剧，块下痛缓，婚后2年未孕。妇科检查：宫体前位，正常大小，后壁有黄豆大小结节触痛明显，右侧附件增粗，口干欲饮，便秘，溲黄，苔薄黄，脉弦数。证属瘀阻不通，郁而化热，迫血妄行，瘀、热为患，痛势更剧。选用桃核承气汤加减：

黄芩 10g	枳实 10g	桃仁 10g	当归 10g
赤芍 10g	牡丹皮 10g	丹参 10g	延胡索 10g
牛膝 10g	柴胡 10g	大黄 10g（后下）	

5 剂。

药后瘀下热退，腹痛减。嘱其经前 5 至 7 天开始服药，调治 3 个月经周期，热清瘀散，冲任调和，经期正常，测基础体温呈双相，于经后 3 天行输卵管通水术，3 个月后停经 40 天，查尿妊娠试验阳性。

（四）体会

膜样痛经为经期子宫内膜烂肉样脱落，排出不畅致腹痛甚剧，必待大块膜样组织排出疼痛方能缓解，内膜脱落之血为中医所指的离经之血，故活血化瘀是治疗之根本。服药时间一般在经前 5 ～ 7 天进服，方能奏效，过晚则瘀血既成，日渐增多，而药效不能速达，难收预期之功。化瘀药量宜大，如生蒲黄可加大至 30g，疗效尚佳。若经量多者，可加用云南白药、三七粉；气血损耗者，经前经期仍以化瘀为主，经后则调补气血，少则 3 个月，多则 1 年，尚能使膜消不作祟，则痼疾荡然，气血安和。

十三、吊阴痛痛经临床治疗体会

吊阴痛痛经临床较为少见，历代女科专著亦殊少述及，仅载于《傅青主女科》及《萧山竹林寺女科》等少数著作中。从本病发病的病因、部位及性质等分析，与肝的关系比较密切，属肝郁气滞、肝郁化火、肝郁血虚、肝经瘀阻所致者居多。肝经环绕阴部，沿小腹上行布胁肋，至胸部，若因各种原因感受刺激，情绪不快，致肝木失于条达，疏泄无权，肝气横逆，气机阻滞，经络不畅而生本病，或因气血失和，冲任失调，肝肾亏损，致阴虚不能涵养肝木则肝阳偏亢，易化热化火而为病。临床以后者较为常见。

本病临床表现主要为阴部、小腹部、乳房部牵引疼痛，或宫内似有二筋直延乳房，酸楚吊痛，似有放射性，且呈周期性发作。《萧山竹林寺女科》第十七症中有"经来吊阴痛不可忍"及"经来时有筋二条，从阴内吊起至乳上，痛不可忍，身发热"等有关吊阴痛症状的描写。由于病人体质、病因及病变机转不同，临床上又有偏热与偏寒之别。偏热者多伴有心烦，头痛，失眠，便干，尿黄，舌红，苔黄，脉数等症；偏寒者多兼有形寒肢冷，小腹冷痛，腰酸尿频，舌淡白，脉弦细或弦紧等症。

对于本病的治疗，总以疏肝解郁调经为大法，可以川楝子汤为主方，随症加减；偏热者宜加清泻肝火之品，如牡丹皮、山栀、黄芩、龙胆草、赤芍等；偏寒者辅以温阳疏肝之品，诸如橘核、小茴香、肉桂、乌药等。只要辨证准确，多能获效。川楝子汤原出于《萧山竹林寺女科》，方由川楝子、木香、猪苓、白术、大茴、小茴、乳香、泽泻、乌药、延胡索、麻黄、槟榔、姜、葱白等组成。其中川楝子为本方君药，苦寒性降入肝经，有疏肝解郁止痛之功。李东垣谓本品能"止上下腹痛"。《珍珠囊》也谓"主上下部腹痛，心暴痛"。《本草纲目》强调本品治疗腹痛需"茴香为之使"，故加茴香、木香、延胡索、乌药等行气止痛解郁之品，则解郁止痛作用更强。盖吊阴痛本因肝气郁结，气机阻滞所引起，今肝气得舒，气机调畅，不致逆乱，经络疏通，经气畅行，则气行而痛止，病自痊愈。

本病与精神情绪因素有很大关系，因此在治疗时除经前疏肝解郁、行气止痛，经期畅达月经，经后益气养血、调补肝肾外，尚需怡情养性以配合，则取效更彰。兹举例如下：

王某，26 岁，已婚，工人。1980 年 12 月 5 日初诊。患者婚后 2 年有余，未曾生育，结婚前经期正常，婚后则经期提前，甚则一月两行，经来量少色紫不畅，伴神倦懒言，纳谷不香，性欲淡漠，每次行经前后常感阴内不适，宫内似有二筋牵引，延至乳部，抽掣疼痛，痛甚欲哭，乳房胀痛，胸闷胁痛，小便胀急。视其形体较为丰腴，面色少华，问之除上述症状外，并有房事后见红，少腹虚冷，下肢发凉，稍多劳累则感眩晕乏力，全身不适等表现。舌苔薄白，脉弦细。经妇产科检查，诊断为子宫发育不良。拟诊为吊阴痛痛经，治以疏肝温中为大法，佐通络止痛，用川楝子汤加减。药用川楝子、醋柴胡、广木香、小茴香、延胡索、焦白术、台乌药、小青皮、路路通、刺蒺藜、上肉桂、炙甘草。12 月 30 日复诊：服上药 5 剂，月经量较以前为多，阴内吊痛稍减，胸闷、乳胀、胁痛现场亦有好转，嘱原方经行前继续服用。自 1980 年 12 月至 1981 年 6 月，上方加减变化进服，每次临经时服 3～5 剂，共服药 30 余剂，阴内吊痛已消失，经期已准。后用鹿角霜、巴戟天、女贞子、当归、熟地黄、党参、白芍等益气养血，调理冲任，以收全功。

十四、崩漏临床治疗体会

吴熙认为崩漏之因虽多，无非虚实两端，崩证多实，漏证多虚，然久崩多虚，久漏多瘀，有以崩为主，有以漏为主，或崩漏交替出现，故临证应根据出血量、色、质的变化，参合舌脉以及发病久暂，辨其虚、实、寒、热。

（一）发病机理

本病的发生是由于冲任损伤，不能制约经血所致。如《妇人大全良方》云："劳伤冲任，不能制约而为崩也。"冲任损伤的原因有如下几个方面：

1. 七情所伤，五志化火，遂致热伤冲任，迫血妄行；或思虑伤脾，悲忧伤肺，怒气伤肝，气机郁滞，血瘀阻于胞络，血不循经而成崩漏。

2. 劳倦气伤，脾虚不统，罢极伤肝，肝不藏血，皆能导致崩漏。

3. 房劳过度，或先天禀赋不足，肾气亏虚，冲任不固以致崩漏；或肾阴不足，相火妄动，热迫血行而成崩漏。

4. 饮食不节，过嗜辛辣热物，热壅于内；或饮食自倍，脾胃乃伤，造成脾虚不摄或湿热下流，与肾火相并，亦可造成崩漏。

5. 瘀血内停，冷热之邪乘虚客入胞中，血得寒则凝，得热则结，皆可成瘀；或气虚血行迟缓，气滞血行不畅，或产后恶血未尽，均可阻滞经隧，致使血不循环而成崩漏。

（二）辨证要点

1. 气虚

气短自汗，纳差便溏，少气懒言，面白微浮；或少腹胀坠，舌淡，苔白或腻，边有齿痕，脉多见细弱，经血量多如冲，质稀薄。

2. 阳虚

畏寒肢冷，大便晨泻，腰背酸楚，舌质淡，脉沉软，经血淋漓，量时多时少，血色稀淡。

3. 血虚

面色苍白，毛发枯落，头晕目眩，唇舌色淡，脉细弱，月经淋漓不断，血色淡红。

4. 阴虚

头晕耳鸣，潮热心烦，五心烦热，腰膝酸痛，舌红少津，脉细数，经血暴下量多，血色深红。

5. 血热

可分实热和虚热。虚热多同于阴虚症状；实热可见烦热，渴喜冷饮，大便燥结，小便短赤，或鼻衄齿血，舌红质绛，苔黄，脉洪数，经血非时大下，量如崩，多色深红质稠。若见郁热，胸肋胀痛，心烦口苦，经血淋漓色深而有凝块。

6. 血瘀

下腹胀痛拒按，舌边质紫或尖有瘀点，脉涩或沉实，月经淋沥不爽，血色紫黑有块。

（三）临床治疗

1. 塞流止血分缓急

崩漏唯一证候即为出血，故初则以塞其流为要务，针对病情"急则治其标，缓则治其本"，崩证治急，漏证治缓，然止血之道，并非一味固涩，应视其病因而兼顾。若见气虚可用补中益气汤加阿胶、炒白芍、乌贼骨、乌梅炭、益母草、枳壳。血虚者，用胶艾四物汤加血余炭、棕榈炭、旱莲草、仙鹤草。阳虚者，用右归丸加覆盆子、赤石脂、鹿角胶、姜炭、补骨脂。阴虚者，左归丸合二至九，加龟甲、莲房炭。血热者，清热固经汤加侧柏炭、茜草炭、槐花炭。血瘀者，桃红四物合炒失笑散，加花蕊石、三七粉、焦山楂、血竭。若见血势暴下如涌泉，量多脉微，急大补元气，用参附龙牡汤，益气固脱。

例1，李某，14岁，1981年10月12日诊。患者初潮半年以来，经期无定时，因上学未能及时治疗，这次月经来潮，势如泉涌，量多不止，当天下午不能坐立，伴有心慌，头晕，面色苍白，血色鲜红夹有血块，汗出口渴，精神萎靡，舌淡苔薄，脉细而弱。证属肾虚不藏，冲任失固，血去气脱，危在顷刻，遏血为要，固脱为急，以左归丸加减，迭进红参益气防脱。处方：

干地黄 15g	枸杞子 10g	山茱萸 12g	炙龟甲 15g
鹿角胶 10g	女贞子 10g	旱莲草 12g	川断 10g
益母草 12g	红参 15g	龙骨 20g	牡蛎 20g

服药2剂，崩血减半。去红参，加黄芪、阿胶再服，3剂后，经血正常。

2. 澄源求因重辨证

澄源，即是正本清源，用于止血法之后，待血势稍缓便须根据不同证情辨证论治，切忌不问原因，辄投寒凉或温补之剂，或专事止涩致犯虚虚实实之戒。方广类《丹溪心法附余》有云："初用止血以塞其流，中用清热凉血以澄其源，末用补血以复其旧。"方氏原意只是清热凉血，现辄认为应根据病因、病机对证进行合理治疗，如血热者宜清热凉血，血瘀者宜活血化瘀，气虚者宜健脾益气，肝郁肾虚者又宜疏肝益肾。但是塞流和澄源不可截然分割，塞流需澄源，澄源需塞流，在特殊的情况下，有时还要先澄源后塞流，如下例：

例2，王某，25岁。1981年5月11日就诊。患者3个月前因行人工流产，术后阴道出血淋漓两个月不去，经用西药治疗，效果不显，这次经漏未期而下，初如屋漏，2天后势如涌泉，血色紫黑，夹有瘀块，腹痛阵作，小腹胀痛拒按，血排后痛势减缓，舌质紫暗，苔薄，脉象沉涩。综观病史，乃属人流败血留内，瘀阻胞络，冲任不畅，血不循经使然。治之需先澄其源，活血化瘀为要。处方：

炒五灵脂 12g	炒蒲黄 10g	当归 12g	赤芍 15g
红花 10g	桃仁 10g	泽兰 12g	川牛膝 12g
香附 15g	鸡冠花 15g	枳壳 12g	淡茱萸 8g
红糖 30g（为引）			

服药1剂，腹痛加重，血量反多，下瘀血数块。遂改塞流澄源并用，逐瘀止血。处方：

大黄炭 12g	灵脂炭 10g	茜草炭 12g	贯众炭 10g
姜炭 8g	枳壳 12g	益母草 20g	仙鹤草 12g

炙甘草 6g   三七粉 2g（冲服）

又服 3 剂，血量似无，腹柔按之不痛，余证均减。遂改塞流复旧法，益气固冲，止血调经。处方：

生黄芪 20g	潞党参 12g	漂白术 10g	炒白芍 12g
炒当归 10g	熟地黄 10g	旱莲草 15g	海螵蛸 15g
光枳壳 12g	焦山楂 15g	地榆炭 12g	甘草梢 6g

又服 3 剂，经血已断，病遂霍然。又用八珍汤加减调理二旬，以后月经正常。

3. 复旧固本知常变

复旧，即正本清源，调理善后，恢复机体功能。使其达到未病之前的健康水平。在这应重视肝肾脾胃，特别是脾肾两脏的作用，因肾为先天，内藏元阴元阳，是五脏六腑之本，生命之根，精神之所舍，原气之所系；脾为后天之本，是气血生化之源泉，倘至后天不足，化源告竭，五脏皆危，故其临床应根据具体情况，或脾肾并补，或肝肾同滋，或益气血，或调阴阳，以达到正气恢复，阴平阳秘。

例 3，马某，50 岁。1980 年 10 月 15 日就诊。患者经水不调二载有余，每至经潮量多淋漓愆期不去，非服药其血不断。平时心悸健忘，失眠多梦，纳少倦怠，腰膝酸软，头晕耳鸣，每次经血量多色淡，舌淡苔白，脉细而弱。证属天癸欲竭，心脾肾三脏皆虚，冲任不固，非固本益源之法不能收效。遂拟药：

人参 6g	黄芪 16g	炒白术 12g	熟地黄 15g
山茱萸 10g	杜仲 10g	桂圆肉 10g	阿胶 10g
炒酸枣仁 15g	当归 10g	茯苓 10g	木香 6g
鸡冠花 10g	川断 12g	甘草 6g	

每日 1 剂，连服 2 月，经血始绝，余证均瘥。

（四）体会与探讨

1. 遵循"缓急两步之法"

本法即"急则治其标，缓则治其本"，因崩漏主症是出血，故第一步先控制其出血；血止以后为了巩固疗效以免前功尽弃，再进行第二步，调整月经周期，使其归于正常；在两步之中又要采用塞流、澄源、复旧三种方法，根据不同情况分别用之。此两步三法在临床上具有一定价值，万勿忽视。

2. 治疗崩漏必须严遵三不宜

（1）用药必乘其时，顺应自然，漏血 28 天以后宜活不宜止，应使月经恢复其周期，周期过去，一般情况可根据病因，采取适当治法。

（2）使用固敛之药不宜过早，以免留瘀，后患无穷。

（3）青春期出血使用药物不宜过于寒凉，因寒能凝滞，造成血止而闭经，终身难疗。

3. 在止血的同时可加缩宫药物，能增强止血疗效

如益母草、枳壳、枳实、马齿苋、鸡血藤、蒲黄、吴茱萸、茺蔚子、山楂、艾叶、酸枣仁等，根据现代药理研究，这些药物可促使子宫肌的收缩，加强血管闭塞，加速子宫内膜脱落，从而达到缩短经期及减少出血量的目的。至于证情复杂，虚实相夹者，又要详审明察，握其病机，观其脉证，随证治之。

十五、经行感冒临床治疗

妇女每逢月经期或行经前后 3 天内，呈周期性连续 3 个月均发生感冒病证者，皆可称为经行感冒。经行感冒在有关方书中至今尚未见其专论，而临床中每多遇到，实属妇科常见病之一。我院经行感冒诊疗协作组，从 1987 年 12 月起至 1993 年 11 月止的 6 年时间里，按预先拟订的诊疗分型原则，对 372 例经行感冒患者进行了临床诊疗观察，认为分型合理，疗效显著，特整理成文，提供探讨。

（一）临床资料

年龄：月经初潮至 20 岁 93 例，21 岁至 35 岁 208 例，35 岁至绝经期前 71 例。经行感冒连续 3 个月至 1 年以内 282 例，1 至 2 年 75 例，2 年以上 15 例。时间：经行前感冒 152 例，经行期感冒 194 例，经行后感冒 26 例。

（二）治疗结果

治愈：治疗后，凡经行期或经行前后不再发生感冒，观察或随访 1 年以上均未发作 339 例（91.13%）。

好转：治疗后，患者当月即经调表解，下月或隔几月感冒偶有发生，其临床症状亦较前减轻 29 例（7.80%）。

无效：经行期或经行前后 3 天内仍然发生感冒者 4 例（1.07%）。

（三）证治分型

鉴于该病分别发生在经行前或经行期或经行后，据此临床中可分为经前感冒、经行感冒、经后感冒 3 个证型。

1. 经前感冒

（1）发病时间：感冒每发于月经前 3 天以内，并连续 3 个月呈周期性发作。

（2）临床表现：鼻塞，流涕，喷嚏，头痛，身困，肢体酸楚，咽痒或咽痛，咳嗽，或恶寒或发热等，待经行时感冒症状明显加重。

（3）治疗原则：解表为主，调经为辅。

（4）方药组成：解表调经汤（自拟方）。

| 荆芥 10g | 防风 10g | 川芎 10g | 白芷 10g |
| 柴胡 10g | 独活 10g | 薄荷 10g | 甘草 10g |

（5）随证加减法：口渴、咽干或痒或痛加麦冬、桔梗、射干；口苦、发热加黄芩、葛根；头目刺痛加刺蒺藜、僵蚕、菊花；咳嗽、喘息加麻黄根、杏仁、厚朴、葶苈子；痰多加天竺黄；若恶心、呕吐、胃脘闷胀疼痛去荆芥、防风，加藿香、白蔻仁、砂仁、竹茹等。

2. 经期感冒

（1）发病时间：经行期呈周期性发生感冒。

（2）临床表现：除见上述感冒病证外，多兼风热或表里不清，且多有月经不调等症。

（3）治疗原则：调经解表同时进行。

（4）方药组成：调经解表汤（自拟方）。

当归 10g	川芎 10g	桂枝 10g	白芍 10g
荆芥 10g	防风 10g	白芷 10g	柴胡 10g
甘草 10g			

（5）随症加减：参照经前感冒证治。

（6）经行感冒风热型：症见头目刺痛，多泪，咽干或咽痛，口渴，心烦，甚则鼻衄等，治宜清散风热，调经解表。处方：

川芎 10g	刺蒺藜 10g	桑叶 10g	菊花 10g
薄荷 10g	粉葛根 10g	僵蚕 10g	射干 10g
牡丹皮 10g	焦栀子 10g	桔梗 10g	甘草 10g

（7）经行感冒兼见湿浊内蕴或湿食互滞者：症见脘腹胀闷或疼痛，恶心，呕吐，大便稀薄。治宜和中化浊消滞，调经解表。处方：

藿香 10g	苍术 10g	川厚朴 15g	法半夏 5g
郁金 10g	川芎 5g	川楝子 10g	紫苏叶 10g
白芷 10g	甘草 10g	砂仁 10g（后入）	

食滞者加鸡内金、谷麦芽，小便短赤加茯苓。

3. 经后感冒

（1）发病时间：每月经行后 3 天内发生感冒者。

（2）临床表现：鼻塞、流涕等表邪症状与经前感冒表现大致一样，而倦怠乏力，或心烦，时发烘热或汗出。

（3）治疗原则：调和营卫，扶正解表。

（4）方药组成：

| 黄芪 15g | 白芍 15g | 小桂枝 10g | 川芎 5g |
| 当归 10g | 防风 10g | 荆芥穗 10g | 柴胡 5g |

葛根 10g	白芷 10g	炙甘草 10g	生姜 10g
大枣 15g			

（5）随症加减：咽干、口苦、烦渴去桂枝、生姜、大枣，加黄芩、天花粉、竹茹；纳差加鸡内金、谷芽、麦芽；脘腹闷胀加藿香、厚朴、砂仁等。

（四）典型病例

陈某，女，31 岁。近 2 年来，每月行经随即发生感冒。本次月经始见于诊前之昨午，至当天傍晚喷嚏清涕频作，鼻塞，头昏痛，周身疼痛且感酸困，眼目胀痛，多泪，经量今日较前为多、色红，腰腹时痛，舌淡红苔薄白，脉浮稍弦。证属经行感冒。治宜调经解表。拟调经解表汤方加味。处方：

当归 10g	川芎 10g	桂枝 10g	白芍 10g
荆芥 10g	防风 10g	白芷 10g	柴胡 10g
赤芍 5g	蒺藜 10g	甘草 10g	

服药 3 剂，病证全消，月经第 5 日已尽。后连续 3 个月用上方于经行前开始服用，共服药 9 剂，经行感冒之症观察 5 年，均未发生。

（五）讨论

1. 经行感冒以其特有的周期性为特点发生于妇女的月经前后或经行期，故民间俗称"血伤风"。盖病之原由与经血有关，故治疗本病时要注意到在解表的方法中应选择如川芎、荆芥等气分而入血分之药，柴胡既能和解少阳以解表邪又能载药入血室，所以在组方中多采用。

2. 经行感冒其标为表，其本在血，所以在治疗时应掌握经前感冒以解表为主，调经为辅，经期感冒调经解表并重，经后感冒多属血去体虚之营卫失养，故治疗须扶正固表。

3. 防治本病须持之以恒，贵在经前调治，应连续 3 个月于每月经前或经行时即行服药，否则易于复感再犯。

4. 为巩固其疗效，待经调表解后宜以益气养营、调经固表之玉屏风散汤方加养血之品或补中益气汤加川芎、荆芥、防风等善其后。

十六、经前期紧张综合征临床治疗体会

吴熙近年来以脏腑气血理论为指导，治疗经前期紧张综合征 60 例，经临床观察疗效满意。现介绍如下：

（一）临床资料

1. 一般资料

本组 60 例均为门诊病例，其中年龄最小 16 岁，最大 45 岁，其中未婚 6 例。病程最短 5 个月，最长 15 年。

2. 症状出现的时间

发生在经前 4 天以内者 24 例，5 ～ 10 天者 26 例，11 ～ 15 天者 10 例。

3. 与月经的关系

月经正常者 6 例，推后者 5 例，提前者 35 例，量多者 28 例，量少者 12 例，痛经者 10 例。

（二）治疗方法

1. 辨证分型治疗

（1）肝郁气滞型（22 例）：经前烦躁易怒，胸肋及乳房胀痛；或头胀痛，呕逆，衄血，狂躁不安等。舌苔薄白或黄，脉弦或脉数。治以疏肝理气为主。方用柴胡疏肝散加减。处方：

| 柴胡 15g | 枳壳 10g | 川芎 15g | 香附 15g |
| 郁金 15g | 甘草 6g | | |

加减法：烦躁易怒、口苦者加牡丹皮、栀子；头痛选加蔓荆子、菊花、薄荷、白芷、葛根等；乳房痛甚加王不留行、橘核；呕逆者加竹茹、半夏、陈皮；咳血、衄血者去香附、柴胡，加牡丹皮、栀子、藕节、生地黄等；痰热上扰见狂躁易怒者，加胆南星、竹茹、辰砂、石菖蒲等。

（2）脾肾阳虚型（6 例）：经前头昏体倦，四肢面目浮肿，脘腹胀满，食少便溏，畏寒肢冷，舌胖淡，苔白，脉沉迟。治以温肾健脾。方用健固汤加减。处方：党参、白术、茯神、薏苡仁、巴戟天、干姜、木香。加减法：腹泻重者加扁豆、煨葛根、补骨脂；形寒肢冷者加附片、肉桂、续断；气短腹坠者加黄芪、升麻；胸腹胀者加香附、枳壳。

（3）心脾两虚型（5 例）：经前心悸失眠，头晕头痛，面色萎黄，食欲不振，经来量多，色淡质清，舌淡苔薄白，脉细弱。治以补养心脾。方用归脾汤加减。处方：白术、茯神、黄芪、龙眼肉、酸枣仁、党参、木香、当归、远志、炙甘草。加减法：经血多者加阿胶、鹿角霜；纳差严重者去远志，加砂仁、石菖蒲。

（4）阴虚火旺型（18 例）：经前鼻燥咽干，五心烦热，口舌糜烂，牙龈肿痛，尿少色黄，舌红苔少，脉细数。治以滋阴清热。方用知柏地黄汤加减。处方：生地黄、牡丹皮、泽泻、茯苓、山药、山萸肉、知母、黄柏。加减法：牙龈肿痛者加石膏、黄芩、薄荷；鼻燥咽干者加桔梗、天花粉、沙参；痤疮痒疹者加荆芥、防风、赤芍；失眠者加夜交藤。

（5）血虚生风型（2例）：经前或正值经期风疹频发，瘙痒难忍，日轻夜重，面色不华，爪甲不荣，舌淡红，苔薄，脉虚数。治以养血祛风。方用养血祛风汤加减。处方：生地黄、当归、川芎、白芍、荆芥、防风、苍术、黄柏、甘草。加减法：疹色不红者去黄柏，加白蒺藜、茯苓、何首乌；夜睡不安者加夜交藤。

（6）瘀血阻络型（7例）：经前及正值经期，头身痛，下腹痛，得热痛减，经量少、色暗有块，舌有瘀点，苔薄白，脉沉紧或涩。治以活血化瘀，佐以养血祛风。方用血府逐瘀汤加减。处方：当归、生地黄、桃仁、红花、枳壳、赤芍、柴胡、桔梗、川芎、牛膝、甘草。加减法：身痛者加桂心、独活、鸡血藤；下腹痛者去桔梗加益母草、延胡索、吴茱萸。

2. 经后调理

对上述各型的经后调理均可用八珍汤加减。肝郁气滞型可去党参，加柴胡、香附、郁金。脾肾阳虚型去熟地黄、白芍，加干姜、巴戟天、莲子肉、薏仁。心脾两虚型加黄芪、龙眼肉、山药、大枣、合欢皮、酸枣仁。肝肾阳虚型去川芎、党参，加山药、山萸肉、枸杞子。血虚生风型加黄芪、何首乌、防风。瘀血阻络型加丹参、桂枝。

3. 服药方法

本组病例均按上述分型于经前 7～15 天开始服药，一般服药 3～9 剂不等，经后调理各型均以八珍汤加减，服药 3～9 剂不等，治疗 1～6 个周期不等。

（三）疗效标准及治疗结果

1. 疗效标准

本组病例治疗后观察 5 个周期以上，症状全部消失者为治愈；症状改善者为有效；症状无明显改善者为无效。

2. 治疗结果

治愈 37 例，占 62%；有效 19 例，无效 4 例；总有效率 93%。

（四）小结

在 60 例患者中多数与气血失调有关。五脏中肝藏血，主疏泄，主情志，体阴而用阳。60 例中属肝郁气滞型和阴虚火旺型占多数。由此可见，肝的机能失常与本病的发生更为密切，同时也是造成气血失调的主要因素之一。因此，在临床中应着重调整肝的机能，把气血双调作为治疗本病的关键所在。

经前期紧张综合征的临床表现比较复杂，应从整体观念出发，掌握辨证施治要领，抓住主要矛盾，只要辨证正确，治疗得法，用药得当，就会收到满意的疗效。

十七、经来身痒、痤疮及烦躁临床体会

（一）经来全身瘙痒

女子以血为用，血是其重要的生理特点。常由经、孕、产等因素产生血虚机转，或肝气抑郁影响血之流畅，或脾气素虚而生血不足，或痼疾缠身而损血耗气。气血不足，则抗病无力，更易感受"虚邪贼风"。《诸病源候论》云："虚则邪气往来，故肉痒也。"女子每于经产失血过多之后，因筋脉肌肉失养而邪气乘虚而入，则经来身痒。

临床症见：经期愆后，色淡，量偏少，经期短，肢怠无力，头晕心悸，面色无华，精神紧张，经来身痒，可用圣愈汤加制香附、白蒺藜等品。若证兼口干，小便略黄，身微热，或五心烦热，宜加地骨皮、牡丹皮、地龙；证兼少腹冷痛，肢寒不展，小便清长，宜加防风、桂枝、紫苏。

例1，李某，28岁，1986年3月10日初诊。

患者初产时流血颇多，其后10个月余经水始复。经期略觉肢体麻木不适，继而作痒，因较轻而未治疗。一周后其症自除，月余后经水复至，又发生身痒，且较重，口服抗组织胺类药物和强的松等，症情不减，精神更加紧张，苦恼不已。此次经来前一日，即周身瘙痒，时轻时重。每于睡前更剧，自觉皮肤干燥，周身未见丘疹，四肢多处抓痒。经来色淡量少，无块，腹痛隐隐，按之稍舒，无坠胀感，纳食欠佳，伴头晕心悸，肢怠无力，面色少华，舌质淡，苔薄白，脉沉细。此乃血亏气弱，肌肤失养所致。治宜补益气血，兼以祛风。处方：

当归 10g	川芎 12g	白芍 12g	熟地黄 10g
地龙 10g	黄芪 15g	丹参 18g	桂枝 12g
防风 10g	人参 3g（另煎）		

水煎服。

上方进3剂，瘙痒渐止，经水略增，腹痛消失，头晕心悸等症亦减。前方去丹参，加制香附12g继服。隔日服，再进5剂，诸恙尽除。为巩固疗效，续以逍遥丸、人参健脾丸间服，1个月后经水复潮，未见身痒，余症亦愈。随访9个月未见复发。

（二）经来颜面痤疮

痤疮又名"粉刺"，是青春期一种毛囊与皮脂腺的慢性炎症性疾病。医者多从肺热、胃热、血热、毒热及湿毒血瘀诸端论治。然据我们临床观察，不少痤疮患者与肝火亢盛有关。若系善感女子，性情急躁，或多抑郁，或忧怒无节，无不影响肝木疏泄，甚则形成凝血之毒；嗜食辛辣、膏粱厚味，或过多进食高脂之物，皆易生湿助热。肝郁与湿热共存，既有久而化火之变，又有气滞血瘀之证。经来阴血下行，肝阳更失制

约，与湿热蕴结，"郁乃痤"，而生本病。

临床症见：经期提前，量略多，色鲜红，伴胸闷太息，乳胀不适，性情急躁易怒，每经来痤疮必发，口苦咽干，胃脘灼热，或便秘溲赤，口臭，舌质红，脉弦数者，可用景岳化肝煎加蝉蜕、地肤子、薏苡仁、丹参、赤芍等品。若便秘溲赤，酌加大黄、竹叶；肢体丰腴，可加山楂、木瓜。

例2，孙某，19岁，1985年4月18日初诊。

患者每经来发作痤疮近1年。经外用药治疗多次未愈；后又改用己烯雌酚疗法，3周仍未见功，乃转诊于余。患者于经前1周左右，颜面部始生痤疮，多为淡红色丘疹及小结节，丘疹为圆锥形，有黑头粉刺，挤压可见有乳白色脂栓，偶见脓疱。月经结束，其症逐日减轻，最后似有似无，俟下次月经来潮病证又作，隐而复现，甚为苦恼。经来量多，色鲜红，每多提前3～4天，经期1周。平素胸闷易急，经期善感，口苦咽干，乳房胀痛，自感身热，面红耳赤，舌质红，苔腻略黄，脉弦数有力。此乃肝经郁热，湿毒蕴积。治宜清肝理气，解毒化湿。处方：

牡丹皮15g	山栀12g	杭白芍12g	土贝母10g
青皮12g	陈皮6g	泽泻10g	蝉蜕12g
地肤子18g	薏苡仁30g	丹参10g	赤芍12g

水煎服。

前方进3剂，胸闷烦躁等症显减，面赤身热亦轻，痤疮见少。宗上方再进3剂，痤疮显减，乳胀消失，经适来。爰以前方去土贝母、山栀，加川牛膝15g，泽兰12g继服。经水6日净，痤疮若无。为防反复，前方略作加减，再予隔2日服1剂。下次经来痤疮鲜见，经水复常，余症尽除。随访半年病未复发。

（三）经来烦躁不安

肝为刚脏，易急易亢，易耗阴液。若营血不足，或水不涵木，则肝阳上亢。适值经血来潮，或癸水素亏，阴不制阳则上扰心神，烦躁不安。《张氏医通》云："气乱于心则烦，盖热客于肺则烦，入于肾则躁。"

临床症见：经来量多，色鲜红，胸胁满闷明显，口苦咽干，烦躁易怒，目赤面红，便干溲黄，舌红，脉弦数者，可用丹栀逍遥散出入。症见经来量少，色红，烦躁失眠，口干欲饮，头晕耳鸣，腰膝酸软，或五心烦热，健忘，多梦，胸胁不舒，舌红少津，脉细数者，可用一贯煎加酸枣仁、丹参、白芍。若虚烦不得眠，躁扰不宁，颧红唇赤，宜增知母、黄柏；经量少，牙龈出血，酌增阿胶、旱莲草。

例3，尚某，31岁，1984年10月14日初诊。

患者每经来烦躁不安已半年，经服西药镇静剂等未效。患者18岁初潮，经水多40余日一行，婚后产一女，人工流产4次。每经来烦躁，不能正常工作，经量偏少，色红无块，经期坐卧不安，夜寐困难，口干咽燥，腰膝酸软，胸胁作胀，善太息，五心烦热，舌红少津，脉细数。此乃肝肾阴亏，火扰心神。治宜滋养肝肾，清除烦躁。处方：

沙参 12g	川楝子 10g	麦门冬 12g	当归 18g
生地黄 12g	酸枣仁 18g	丹参 10g	白芍 12g
百合 12g			

水煎服。用上方 3 剂。烦躁明显减轻，心情舒畅，已能入眠，经水亦增。宗前方再 3 剂，诸症渐失。为防复发，以前方化裁隔日一服，继进 5 剂，下次经来症未复发，且经水基本复常。

十八、妇科出血症临床治疗体会

妇科出血症是临床上常见的急危重症之一。妇人以血为主，以血为用，血乃由脏腑所化生。若脏腑功能失常，易导致经期、胎前、产后的异常出血。吴熙在临床中采用辨证与辨病相结合的方法，遵照"急则治标，缓则治本"的原则，取得较满意的效果。

（一）崩漏

崩漏，以经血非时暴下不止或淋漓日久不尽为特点。它是妇科常见病证，亦是疑难重证。《诸病源候论》云："非时而下淋漓不断谓之漏下，忽然暴下谓之崩中。"临床上我们针对血热、肾虚、脾虚和血瘀所致的崩漏辨治较易掌握，但对一些病情错综复杂的更年期和青春期血崩的治疗较为棘手。临证时必须详审病机，灵活立法遣方，方能取得较好的疗效。

1. 更年期血崩

《素问·上古天真论》云："女子……七七任脉虚，太冲脉衰少，天癸竭，地道不通，故形坏而无子也。"这充分概括了女子在更年期子宫萎缩、变形的特点以及整体肾精不足，肾气渐衰，肾的功能处在衰老退化阶段。故肾虚为更年期血崩的发病根本。临床上常见的病因有肾阴不足，心肝火旺，扰动血海，或肾虚湿热夹瘀，冲任瘀阻，血不归经，导致经血非时妄行。

症见：经血非时而突然妄行，量多势猛，色深红，质黏稠，或夹有大血块，腹痛阵作，伴有头晕耳鸣，面部烘热，汗出，五心烦热，腰膝酸软，大便干结，舌红少苔，脉细数等。

治法：滋肾清肝，化瘀止血。

处方：四草汤合左归丸加减。药用马鞭草、鹿衔草、益母草、茜草、墨旱莲、生地黄、山萸肉、怀山药、牡丹皮、黑山栀、失笑散（包）、龟甲胶（冲服），三七末（吞服）。若热象明显者，加黄芩、黄柏；若心火上炎者，加莲子心、合欢皮、青龙齿；

若湿热夹瘀，症兼出血日久不净，有热臭气者，上方去墨旱莲、龟甲胶，加薏苡仁、茯苓、白术、川黄柏、红藤、败酱草、生大黄、红花以及碧玉散等，以清实热，荡涤积滞，攻逐祛瘀，起到"以通为塞"的作用。

2. 青春期血崩

女子在青春期，肾处于生长、发育的未实、未充阶段，肾的阴阳转化功能尚未健全，如后天失调，导致肾虚封藏失司，冲任失固，不能制约经血而成血崩不止。

症见：经乱无期，出血量多，日久不净，色淡或红，质稀或稠，畏寒肢冷，腰腿酸软，小便清长，舌质淡，苔薄白，脉沉细。

治法：补肾固冲，止血调经。

处方：右归丸去肉桂、当归，加炙黄芪、覆盆子、紫河车、赤石脂。若肾虚夹寒瘀内阻，血不归经，症见经色紫有块，腹痛阵阵者，加炙乳香、炙没药、五灵脂；若肾虚脾失温煦，运化失健，症兼浮肿乏力、纳差便溏者，加炒潞党参、炒白术、春砂仁、茯苓、怀山药、炮姜炭等。

青春期血崩的治疗，关键是止血后重在补肾，调整月经周期。由于月经正常来潮是以肾的阴阳转化理论为核心，故止血后应按月经周期的不同阶段进行治疗。经后期以养血益肾，补充肾的阴精为主；经间期宜滋阴助阳，活血调气，以促进冲任胞脉气血流畅，阴阳转化顺利；经间后期宜补肾助阳，补阳为主，以暖胞宫；经前期调理气血，以利经血顺利排泻。通过以上四个阶段的调治，使之肾阴充足，阳气内动，气血调和，阴阳转化自如，方可达到经候如常。

至于育龄期血崩，多因产育影响，导致肝脾功能失调，统藏无权，故出血阶段治当调肝健脾，止血固经；血止后宜滋肾养肝或益肾健脾，以治其本。

（二）"人流"或上环后子宫出血

人工流产或上节育环后的子宫出血症，古籍中论及甚少，就目前临床观察，不外乎虚实两大类，虚者多为阴虚血热，或气虚失统，实者大多属瘀热阻滞，均可导致出血量多不止。

1. 阴虚血热

阴虚血热，多因素体阳盛，或久病失血伤阴，而后因人工流产或上环后失血，导致阴虚益伤，虚热内生，迫血而行。

症见："人流"后恶露过期不止，或上环后阴道出血量多，色红质黏，伴有头痛烦热，口干便坚，舌红苔薄，脉滑数。

治法：养阴清热，凉血止血。

处方：清经散合二至丸加减。药用牡丹皮、地骨皮、生地黄、生龟甲、女贞子、旱莲草、赤芍、青蒿、川黄柏、黄芩等。

2. 气虚失统

气虚失统，大多由于素体脾气虚弱，"人流"后耗气伤血，气虚益甚，统摄无权，冲任失固，而致经血妄行。

症见：术后阴道流血量多如崩，色淡质稀，头昏目眩，面色淡白，气短懒言，小腹空坠，舌淡苔薄，脉细无力。

治法：补气养血固冲。

处方：补中益气汤加味。药用党参、炙黄芪、炒白术、炙升麻、炒当归、白芍、乌贼骨、牡蛎、煅龙骨等。

3. 瘀热阻滞

瘀热阻滞，多因术后瘀热未清，湿热之邪乘虚入侵，瘀热缠扰，阻滞胞宫，新血难以归经，导致出血日久不止。

症见：术后阴道出血，量多势急，色紫暗，有大血块，热秽气甚，腹痛拒按，舌色紫，脉沉细无力。

治法：清热解毒，化瘀止血。

处方：萆薢渗湿汤合桃红四物汤加减。药用萆薢、川黄柏、赤芍、蒲公英、茯苓、车前子、红花、茜草、山楂、益母草等。若热毒壅盛，可加红藤、败酱草、薏苡仁等。

（三）产后出血

产后出血，对产妇影响极为严重，是导致产妇死亡的原因之一。引起产后出血的原因，有气虚宫缩无力，或瘀阻血不归经。

1. 气虚

气虚，多因素体虚弱，元气不足，产时用力过度，以致气虚不固，血海不摄而出血量多不止。《景岳全书》云："损者多由气，气伤则血无所藏。"

症见：产后出血如涌，色淡无块，腹微胀，按之不痛，面色苍白，心胸愦闷不适，渐至昏不知人，甚则四肢厥逆，舌淡，脉微欲绝，或浮大而虚。

治法：益气固脱。

处方：十全大补汤加味。药用炙黄芪、潞党参、全当归、白芍、熟地黄、白术、炙甘草、肉桂、茯苓、龙骨、牡蛎等。若见大汗淋漓之虚脱证，可先服独参汤，或吞服参粉以益气固脱。

2. 血瘀

血瘀，多为产后瘀滞不行，败血不去，新血难以归经，而致产后血崩。

症见：流血时多时少，色暗红有紫血块，少腹疼痛拒按，舌质紫暗，脉细沉弦或涩。

治法：活血化瘀止血。

处方：生化汤加味。药用全当归、川芎、桃仁、炮姜、赤芍、五灵脂、炒蒲黄、益母草等。

十九、气虚血瘀型月经前后偏头痛治疗体会

月经前后偏头痛为妇女常见病证之一，吴熙自 1990～1995 年，按西医诊断、中医辨证，选择其中之气虚血瘀者，采用针药结合方法治疗，取得一定疗效。现报告如下：

（一）临床资料

病例选择，按六城市神经疾病流行学调查协作组制定的标准：病程超过 2 年，偏头痛每月发作频率 ≥ 2 次，辨证属气虚血瘀型（面色淡白或晦滞，身倦乏力，少气懒言，舌质淡暗或有紫斑，脉沉涩）30 例。年龄 18～40 岁，平均 31.7 岁；病程 2～24 年，平均 11.6 年；发作频率 2～6 次 / 月，平均 3.4 次 / 月。头痛程度：I 级 9 例（轻度头痛，不影响生活与工作）；II 级 15 例（中度头痛，发作时头痛较重，影响生活与工作）；III 级 6 例（重度头痛，发作时头痛严重，不能坚持日常工作，甚至被迫卧床）。

（二）治疗方法

1. 针刺

月经前 10 天始取患侧穴位：头维透太阳、风池，平补平泻，1 次 / 日，每次 30 分钟，针 10 次；月经后取双足三里、双三阴交、气海、脾俞、肝俞、肾俞，选 2～3 穴 / 次，补法，1 次 / 日，每次 30 分钟，针 10 次。

2. 中药

黄芪 15～30g，当归、川芎、地龙各 12～15g，桃仁、红花各 10～12g。血虚加熟地黄、白芍；头晕加菊花、枸杞子；腰痛加杜仲、川断；失眠加酸枣仁、柏子仁；恶心呕吐加吴茱萸、生姜；畏寒减地龙，加桂枝、细辛、附片；兼痰湿加陈皮、半夏、茯苓、竹茹、胆南星。月经第 10 天开始，1 剂 / 日，水煎分 2 次服，连服 10 剂。

3 个月经周期为 1 个疗程，1 个疗程结束后统计疗效。治疗期间不接受其他治疗。

（三）治疗结果

1. 疗效标准

参照《中医病证诊断疗效标准》。治愈：头痛消失，无周期发作；好转：头痛减轻，或头痛消失后 3 个月经周期又复发；未愈：治疗前后无变化。

2. 治疗结果

30 例中治愈 8 例，好转 18 例，无效 4 例，总有效率 86.7%。

（四）讨论

偏头痛是一种病因复杂的临床综合征。西医认为本病是头部血管发作性舒缩功能障碍及某些体液物质暂时性改变所致，与遗传、免疫、内分泌及精神等多种因素有关。中医对本病早有认识，《金匮翼》中说："偏头痛者，有风邪客于阳络，其经偏虚也。其气凑于一边，痛连额角，久而不已，故谓之偏头痛。"本型偏头痛主因素体气虚，运血无力，外加风邪侵袭，客于阳络，阻遏气血，不通则痛。采用针药结合治疗，取补阳还五汤益气、活血、通络，使气旺血行，瘀祛络通，则头痛自可渐愈，实为治本之举。

现代研究表明，针刺对血管、神经、体液、免疫、内分泌等有广泛的调节作用。发作期取头维、太阳、风池三穴控制症状，具活血止痛之功，起效迅速有力，是作者的实践经验。本组30例中，26例于进针即刻至30分钟内完全止痛，弥补了中药止痛起效缓慢的不足。并且发现，凡是在针刺前指压三穴有明显压痛或酸胀感者，针刺止痛效果较好，感觉不明显者无效。缓解期取足三里、三阴交、关元、气海及背俞三穴，益气活血扶正，增强了中药的治本之效。如此，针药配合，缓急皆备，标本兼治，以取良效。

参考文献

［1］程子铭.我国六城市居民偏头痛流行病学调查.中华神经精神科杂志，1990，23（1）：44-44.

二十、带下病临床治疗体会

吴熙辨证思路开阔，拟法灵活多变。在治疗妇人带下病每常中寓变，擅于从调理奇经入手。现将治带下病的经验整理如下：

（一）调和营卫，摄护二维

妇人暴崩或漏下日久，吴熙认为是营卫不和、二维失护之故。症见：带下色白或赤白相兼，脘胁胀痛，腹中痞块，舌淡苔薄，脉虚弦。此因崩漏以后，血液脂膏损耗，卫不外护则寒，营失内守则热，心荡为营阴亏虚，失于涵养。脘胁胀痛为营卫之气失于流通畅达，气机痹阻。盖"阳维主一身之表，阴维主一身之里"（《奇经八脉考》）。《内经》云："阳维病则苦寒热，阴维病则苦心痛。"可见二维病变与营卫不和关系至密。故欲护维止带，法当协和营卫二气，赖胃为卫之源，脾为营之本，故治疗须从培补脾胃入手。候营卫生化有源，二气充和，维脉得护，带下可愈。吴熙常选归脾汤、补中益气汤、六君子汤、逍遥散等方化裁，药如黄芪、党参、茯苓神、熟地黄、沙苑子、菟丝子、酸枣仁、白薇、当归、白芍之类，谓当归、白芍调阳维，熟地黄、菟丝子、白薇等调阴维，四君、黄芪补脾胃，化营卫，少佐香附、陈皮等理气使补而免碍胃之嫌。若患者年高体羸，久病大虚，八脉俱亏，百骸皆损，又非铢两汤丸所能窥其藩籬，用药当以大补大固之品，浓煎收膏，开水冲服，入胃输脾，融化营卫，濡枯润槁，庶乎二气协和，沉疴亦可复起。

病例，陈某，女，43岁。经水常不应月，孟春罹患暴崩，止后白带连绵不已，迄诊已历半载，不时寒热，两胁胀痛，脘腹痞闷，心荡不安，面黄神萎，肢倦乏力，纳谷不振，舌淡苔薄，脉缓细，左关稍弦。证属崩漏血耗，奇经受损，营卫失和。治以培补脾胃，谓和营卫，摄护二维。处方：

黄芪 30g	党参 10g	炒白术 10g	当归 10g
白芍 12g	熟地黄 10g	炙远志 6g	茯苓 10g
甘草 6g	沙苑子 10g	海螵蛸 10g	

服 16 剂，半载带疾收功于旬余。

（二）滋阴温阳，固任壮督

带下与任督有关。《傅青主女科·产后篇》曰："带脉通于任督，任督病而带脉始病。"又《女科经纶·带下门》曰："八脉俱属肾经……治法俱以补肾为主。"因肾为水火之脏，内寓真阴真阳，为人体阴阳的根本，而任主一身之阴，督主一身之阳。故任脉病带，责之于阴，督脉病带，责之于阳，治拟滋养肾阴，温补肾阳，庶克有济。吴熙以此为度，但又不拘治肾之水火，且详审病因，注重整体。若君火偏炽，暗耗肾水致心肾不交而见心悸失眠，头晕腰酸者，治宜清心滋肾，方以黄连阿胶汤出入；若相火偏旺，下灼真阴以致肝肾失济而见胸胁隐痛，颧红目赤腰酸者，治宜清肝滋肾，六味丸加丹栀归芍等合二至丸；若脾胃阴虚，肾精乏源，任脉不固而见胃区隐痛，嘈杂纳呆，口干不欲多饮者，治宜养脾益胃，滋阴固任，方以清带汤或益胃汤增损。对于肾阳不足，带下连绵，清稀色白，形寒肢冷，腰酸脊寒，面㿠白少华，舌淡苔薄者，吴熙在重温肾阳、通补奇经的同时，每脾肾双调，谓奇经极亏，督带弛陷，非举二天不能壮督固带，束弛振陷，常用方有理中汤、内补丸、白蔹丸、金匮肾气丸等，或在温补时少佐滋阴，于阴中求阳，中谓曲尽其妙。有案为证。

例 1，张某，女，37岁。患者素有胃痛 3 载，带下 2 个月，绵绵而注，伴头目昏眩，心烦寐差，即寐多梦，胸闷心悸，胃脘隐痛，纳食不佳，腰酸神疲，肢倦乏力，口干不欲多饮，舌红苔少边有瘀点，脉细稍数。证属心肾失济，脾肾阴亏，任脉失养，并有瘀滞。治以清心养脾，滋肾固任，佐以散敛。处方：

川连 3g	知母 10g	生龙骨 15g	阿胶 10g（冲服）
黄柏 10g	石斛 10g	酸枣仁 10g	当归 10g
白芍 10g	茜草 10g	怀山药 30g	生地黄 10g
夜交藤 30g	生牡蛎 15g		

21 剂药后，带下止，余症悉缓。

例 2，任某，女，46岁。患者带下清稀时迁数年。前医屡投参苓白术散、完带汤罔效。刻诊：带下清稀，小腹似有跳痛，面黄头空，腰酸，二便如常，苔薄而滑，脉沉细。证属肾阳亏虚，带脉失约。治仿叶桂温阳纳肾法一试，获效乃吉。处方：鹿角霜、紫石英各 10g，肉桂 5g（后入），枸杞子、巴戟天各 10g。5 剂后，症情显减。续服 30 剂，症情基本稳定。

（三）高原导水，宁洁胞宫

带脉下系胞宫，中束人身，居身之中央，属于脾经，脾经土气冲和，则带脉宁洁，而胞中之水清和。反之脾土失其冲和，不能制水，带脉失约，水湿注于胞宫，白浊污染，发为带下。故健脾利水除湿，此乃为常。然水湿之代谢非独中土所主，且与肺金相关，况水湿赖于气化，调气即是治水。唐容川在《血证论》中指出："导水须于上源，调气以肺气为主，是治肺乃清水之源，即是调气之本。"调节肺气，从高原导水，使不久渍带脉，宁洁胞宫，为吴熙治带独得之秘，其患者多有经常感冒或咳喘病史，如见带下兼少气懒言，即言而微，面色㿠白，舌淡苔薄，脉细缓者，属肺脾气虚，吴熙在用六君子汤加黄芪、麦冬或参苓白术散出入的同时，每喜用紫菀、桔梗宣中寓补，或佐少量羌活，在大量补益肺脾药中寓有升展气机，祛风燥湿之功，所谓"动静结合"，通以济塞。若肝升不及，肺降太过，水湿奔迫下注，在重于宣开肺气的同时，加用调升降之药，如枳壳、桔梗、柴胡等，方可选调中益气汤出入；若升降明显，可在清肝止淋汤、易黄汤的基础上，加桑白皮、杏仁、贝母、银菊花、车前子等清气化湿，开上通下。拟方无不寓利水除湿于宣降肺气之中，其效往往如响斯应，候肺气升降有序，水源清则流自洁，气化复则湿自除，带下自缓，是如先师沈金鳌所云："是知一身之上下，带不能自持其气，其证皆陷下而不上关，可不知带之为病，求其源而升降补泻矣。"

病例，王某，女，39 岁。素体肺虚，每遇劳累或外感辄易咳嗽发热。近一周来带下量多，黄白相兼，气短多汗，面色少华，遍身关节酸楚不适，纳食不佳，舌淡苔薄白腻，脉濡。证属肺虚卫弱，湿浊下注，渍于带脉，胞宫失洁。拟补肺汤合玉屏风散出入。处方：

黄芪 30g	党参 10g	白术 10g	茯苓 10g
桔梗 10g	防风 5g	羌活 10g	炙紫菀 10g
枳壳 10g	忍冬藤 30g	薏苡仁 20g	车前子 10g（包）

服 9 剂诸恙悉平，续予桂枝加黄芪汤调理善后。

（四）宣导湿热，同气相求

对于外感热病余热移注下元或肝肾阴淫之湿热以及肝胆湿热下移，脾、胃经湿热任脉积湿之带下者，吴熙倡薛立斋宣导之法，但又不拘于薛氏"带下未必全拘于带脉"之说。认为：诸经湿热侵淫带脉，皆可使带脉束约无权，其证六脉有力，带浊浓稠，腥臭灼热，下腹胀痛，小便量少或有涩痛，阴部潮湿瘙痒，口苦咽干或有低热，舌红苔黄或黄腻而燥。治当渗湿、荡涤、解毒、化瘀诸法，药如忍冬藤、鸡冠花、薏苡仁、焦山栀、龙胆草、熟大黄、黄芩、黄柏、红藤、紫地丁、六一散、白花蛇舌草、车前草、车前子之类。《温病条辨》云："下焦丧失，皆腥臭脂膏补之。"故吴熙又常用土茯苓、臭椿根皮、墓头回、败酱草、鱼腥草等腥臭之品，直达下焦，同气相求，借以泻带脉湿热，清下焦瘀滞。唯大剂苦寒，恐伤脾阳，故可少佐砂蔻仁、陈皮等，颇多获验。爰引一案，略示端倪。

病例，戴某，女，30岁。患者人工流产后淋红旬余方净，腰膝酸痛；带下秽浊，灼热味腥，质地浓稠，时带血丝，小便艰涩，口干心烦，舌红苔黄腻，脉滑。证属湿热蕴结下焦，侵入胞宫，日久化火致毒。治以除湿清热，解毒化瘀。处方：

当归 10g	熟大黄 10g	苦参 10g	砂仁 4g（后入）
黄芩 10g	川连 3g	土茯苓 20g	白鸡冠花 15g
金银花 15g	薏苡仁 30g	鱼腥草 15g	车前子 10g（包）
地榆炭 10g	大贝母 10g		

前后服 12 剂，告愈。

综上所述，笔者治带、辨证常循奇经八脉治疗，多从脏腑入手，分寒热虚实，拟温清消补总使奇经得养，八脉安和。

二十一、完带汤治疗带下病临床体会

妇女带下病为妇科常见病之一，完带汤是治疗带下病之名方。此方出自《傅青主女科》，方中人参、白术、甘草补脾益气；二术健脾燥湿；白芍、柴胡、陈皮舒肝解郁，理气升阳；车前子利水除湿；黑芥穗入血分，祛风胜湿。乃脾胃肝三经同治之法，寓补于散之中，寄于生之内，补虚而不滞邪。故有健脾除湿、益气升阳之效。

带下病在证候分类上，因带下的颜色不同，历代医家有黄带、白带、青带、黑带及赤白带五色之名称。据吴熙临床观察以白带、黄带、赤白带为常见。治疗本病的原则，以健脾升阳除湿为主，佐以疏肝固肾清热解毒。

吴熙多年临床经验，统以完带汤加减治疗本病，取得了较好的疗效。现介绍如下，以求教于同道。

（一）脾虚带下

其病因为饮食不节或劳倦过度损伤脾气，使水湿运化失常，湿流于下焦而为带下。

其主症为：带下色白或淡黄，兼见面色㿠白，四肢不温，精神疲倦，食欲不振或大便溏，舌淡苔白，脉缓弱。可用原方治疗。

（二）肾虚带下

其病因主要因为素体肾阳不足，下元亏损；或纵欲无节，致使肾气大伤，带脉失约，任脉不固，故精津滑脱而下。

其主症为：带下色白清冷量多，兼见腰膝酸软无力，少腹有冷感，小便清长，舌淡苔白，脉沉迟（以尺部脉沉多见）。可用本方去柴胡、荆芥穗，加川续断、杜仲、菟丝子、芡实、小茴香、巴戟天等治疗。

（三）湿毒带下

其病因为经行、产后、胞脉空虚，或因洗浴用品不洁，或为房事所伤，湿毒之气内侵，损伤冲任之脉而为带下。

其主症为：带下如米泔或黄绿如脓或赤白兼杂，气味腥臭，兼见阴部瘙痒，小便短赤，口苦咽干，舌红苔黄腻，脉数。可用本方去人参、白术，加蒲公英、金银花、苦参、蛇床子、青蒿（或茵陈）等，并可在二煎时多加水，趁热熏洗阴部。

（四）病案举例

李某，女，45岁，本市东门村人。1993年9月9日初诊。患者自述患带下病5年余，以往病情轻，经卫生所给予妇乐冲剂、金鸡片治疗，时轻时重，但没有治愈。近半个月来，少腹坠痛，大小便均有下坠感，白带转黄时如绿脓，且量多有臭味，兼有阴部瘙痒难忍。

查患者面色黄，四肢倦怠无力，食欲欠佳，口苦咽干，带黄时如绿脓样并有臭味，少腹坠痛，大便有便意，小便黄而频数，阴部瘙痒（以晚上为重），并兼有腰痛，舌体胖、尖红，苔黄腻，脉濡数。诊断：带下病，脾虚湿毒型。治法：健脾化湿，解毒止带止痒。处方：

山药 30g	苍术 10g	白术 10g	陈皮 10g
白芍 10g	荆芥 10g	柴胡 6g	龙骨 30g
巴戟天 10g	牡蛎 30g	茵陈 20g	知母 10g
黄柏 10g	金银花 20g	蒲公英 20g	苦参 10g
甘草 3g	土茯苓 15g	车前子 15g（包）	

3剂，水煎分2次服，并用3煎药液熏洗阴部。

二诊：药后症状明显减轻，阴部已不瘙痒，黄带转白，量亦减少，少腹稍有下坠感，舌质淡，苔白腻，脉同前。效不更方，继服3剂。

三诊：带下病已基本痊愈，时有小便黄，少腹时有坠感，舌、脉正常。用初诊方去蒲公英、苦参、土茯苓、茵陈，加覆盆子15g，党参15g，3剂。随访至今没有复发。

二十二、妊娠恶阻临床治疗体会

妊娠恶阻是妇女妊娠期常见的疾病之一，又名妊娠呕吐。它以恶心呕吐，头晕厌食，神疲乏力为主症，严重影响孕妇健康与胎儿发育。吴熙在多年的临床实践中，对妊娠恶阻通过辨证论治，采用五花芍草汤为基本方进行加减治疗，恶阻严重者配合梅枣汤平衡镇吐，在临床治疗中取得满意的疗效。现介绍于下：

（一）病机探讨

妊娠恶阻，一般出现在妊娠二三月内，轻者只有恶心感或偶有呕吐、泛恶、食少等，这是生理现象，短期内可自行消除，故不需药物治疗。

重者自觉头晕目眩，四肢倦怠，懒于动作，嗜睡神疲，饮食改变，喜食酸咸果品，闻食油腻腥味泛恶更剧，或食入欲吐、即吐，吐逆不能进食，呕吐频繁，时间一长致使孕妇很快消瘦，严重影响胎儿正常发育，必须积极治疗。妊娠恶阻原因主要是妇人受孕后，经血不泻，冲脉之气较盛，冲脉隶于阳明。若脾胃素虚，冲气上逆则可犯胃，胃气虚则失于和降，反随冲气上逆而作呕恶或脾胃虚寒，运化无力，痰湿内生，冲气夹湿上逆致恶心呕吐。又有妊娠后，阴血聚于下以养胎，阴血不足，则肝气偏旺，引起肝胃不和，肝旺侮胃，胃失和降而呕恶等。

（二）辨证论治

1. 妊娠恶阻临床治疗原则

早期轻症一般主张以食疗调养为主，动员患者要注意生活起居，要适期阴阳，稳定情绪，劳逸结合，以平为度。食品要选择营养易化之食，清淡鲜美之品。《内经》云："谷肉果菜，食养尽之。"要做到少量而多餐，保持脾升胃降的正常功能。

如患者妊娠恶阻中期或早期症状较重，根据临床诊治体会自拟五花芍草汤为基础方进行加减使用，效果较好，如妊娠呕吐频繁，则标本兼治，先用姜汁为引，梅枣汤（经验方）水煎少量慢咽，平衡镇吐。恶阻后期考虑固本为主，提倡培补冲、任督脉，扶助肾气，以养胎元。

2. 五花芍草汤治疗妊娠恶阻临床加减

使用如下：此方可以原方使用，也可随症加减用，恶阻严重者配合梅枣汤同时使用。

方剂组成：厚朴花 8g，绿梅花 6g，合欢花 10g，杭菊花 10g，旋覆花 10g（包），焦白芍 15g，炙甘草 6g。全方以芳香和胃，理气止呕为胜，能轻灵拨动升降枢纽，使胃浊降，脾精（津）升。偏热者可加连苏饮（黄连、苏叶、生地黄、竹茹、麦冬、石斛等）。身体肥胖痰湿重者，可加藿香、陈皮、茯苓、姜半夏、砂仁等。脾胃虚弱者可加党参、白术、伏龙肝、黄芪等。阴虚津伤者以西洋参5g另煎分服，酌加党参、麦冬、五味子、炙甘草等。腰酸膝软可加杜仲、桑寄生、川断、狗脊等。肠燥便秘重用白芍，加火麻仁、白蜜等。

对于长期厌食，呕吐频繁，药入即吐，动则头晕，尿酮体阳性者加用葡萄糖、维生素等，以补液纠正酸中毒。

中药先以生姜汁口含为药引，梅枣汤水煎浓汁小量多次口服，控制呕吐，恢复胃纳。

梅枣汤组成：乌梅12g，酸枣仁15g，五味子10g，佛手片10g。

本方乌梅味酸，抑肝，使肝胃得和，逆气得降，则呕自平。酸枣仁补脾益气与生姜合用能调补脾胃，以增食欲，促进药力吸收。五味子，《本草备要》曰其"性温，五味俱备，益气生津，止呕敛汗"。佛手片舒肝理气，和胃化痰。诸药合用，生津止呕作用明显，促使患者呕吐停止，胃纳迅速好转，然后根据临床体征考虑调补冲、任、督脉，扶助肾气，养血安胎。

（三）典型案例

金某，女性，30岁。1993年4月5日初诊。患者妊娠3个月余，纳少泛恶，呕吐酸水，近月来恶心呕吐频繁，食入即吐，不食亦吐，空腹时呕吐苦水，渐而出现厌食神疲，胸闷心悸，少腹不适，倦怠思睡，夜梦纷纭，面色少华，形体消瘦，腰酸重，舌淡红，苔微白，脉沉细无力。治宜健脾和胃，降逆止呕。根据中医急则治标，慢则治本，标本兼治的原则，先用生姜汁少量口含2～5分钟，数次重复，待呕吐间歇期间，煎服梅枣汤（乌梅12g，大枣15g，五味子10g，佛手片10g）浓煎取汁，少量慢咽，控制呕吐，药后2小时呕吐减少，然后再煎服生晒参10g，西洋参5g，数次分服，以益气生津安胎元。

二诊：服药1天后，呕吐基本控制，情况好转，情绪稳定。拟用五花芍草汤，水煎服，3剂。

三诊：服药后，呕吐已止。能进食稀饭、鸡蛋、水果，胃纳渐振。原方续服5剂后，用补中益气丸巩固。随访，诸症已平，精神恢复正常，同年顺产一男婴。

（四）体会

通过临床诊治认识到，发生妊娠恶阻的主要病机是冲脉之气上逆，胃失和降，其病位主要是胃，但引起呕吐的因素还涉及到肝脾及冲任两脉的气血失调，正如《仁寿镜》所谓："妇女受孕调胃，最为要紧。"故本病之首务当先和调胃气，降下逆气。俾胃气得复，能纳水谷，则津液自复。但由于孕妇有体质之强弱，以及呕吐程度之轻重，而致耗伤津液之多寡，因此临床所表现的病证，有时也不可能为单纯型，可出现各种不同的兼证，所以在辨治过程中，依据病机、病证的转化，随症化裁，灵活变通，方能取得疗效。

二十三、习惯性流产临床治疗体会

吴熙采用中药辨证治疗习惯性流产 47 例，收到较好效果。现介绍如下：

（一）临床治疗

年龄 24～32 岁，流产史 3～7 次。曾应用西药治疗无效 21 例，服用中药及单方保胎者 15 例，未经治疗者 11 例，先兆流产者 6 例。

（二）治疗方法

处方：杜仲、菟丝子、川断、桑寄生、白术、黄芩、砂仁。加减：气虚加炙黄芪、太子参；血虚加熟地黄、阿胶；气滞加枳壳；胎热加生地黄。

用法：妊娠第 2 次服用本方 5 剂，每日 1 剂，水煎 2 次分服，以后每月服用 3 剂，至原流产月数后加服 1 个月。

（三）疗效结果

先兆流产 6 例，治愈 4 例，无效 2 例，有效率 66％；预防流产 43 例，成功 40 例，无效 3 例，成功率 93％。总有效率 89.7％。

（四）典型案例

周某，28 岁，农民。患者结婚 6 年流产 7 胎，每怀孕至 16～18 周即无故流产，曾用西药、单方等防治 5 胎均失败。现停经 48 天，尿妊试阳性。查体：寸脉滑数，尺脉虚，舌质浮胖，舌苔薄白，证属脾肾两亏，予以本方加黄芪、太子参各 20g，枳壳 10g。每月 5 剂，每剂服 2 天～6 个月。足月顺产一女婴，3 年后不经治疗顺产二胎。

（五）讨论

习惯性流产主要责之于肾气不足，或母体脾虚生化乏力，导致冲任不固、胎失所养而不能养胎。本方脾肾气血兼固，所以收到了较好的疗效。

二十四、先兆流产临床治疗体会

吴熙运用胎元饮合寿胎丸为主治疗原发性不孕症，经治疗后怀孕，而出现先兆流产症状的患者共 64 例，经随访效果较为满意，现小结如下：

（一）临床资料

本组 64 例均有阴道出血及腹痛等病史。年龄在 23 ～ 26 岁之间，平均 31.7 岁，尤以 27 ～ 32 岁居多，共 53 例，占 82.8%；职业：工人 47 例，干部 5 例，医务人员 4 例。既往有流产史 34 例，占 54%，其中 1 次 18 例，2 次 12 例，3 次 4 例。

（二）治疗方法

64 例均以胎元饮合寿胎丸为主治疗。胎元饮由党参、当归身、杜仲、白芍各 10g，熟地黄 15g，白术 10g，炙甘草、陈皮各 5g 组成。寿胎丸由菟丝子、桑寄生、川续断各 10g，阿胶 9g（烊冲）组成。一般再加炙黄芪 10g，艾叶 5g。偏阴虚加沙参、玄参各 20g；偏阳虚加淫羊藿、肉苁蓉各 10g；偏热加黄芩 10g，决明子 15g；伴恶阻加姜半夏 10g，缩砂仁 3g（后下）。每天 1 剂，日服 2 次。出血停止后一般均减去阿胶（因货源关系）。治疗期间严禁性生活。出血期间应卧床休息，避免妇产科及其他不必要的检查。

（三）治疗结果

疗效标准分有效、无效两级。凡经治疗后阴道出血停止，腹痛消失或减轻，继续妊娠者为有效。反之，如阴道出血不止，妇科检查宫口已开，或 B 超未检出胎心胎动者为无效。

经治疗，有效 54 例，无效 10 例，有效率为 84.3%。有效中 49 例在 2 ～ 7 天阴道出血停止，腹痛消失或减轻。仅 5 例超过 7 天痊愈。

（四）病案举例

何某，31 岁。结婚 2 年余，曾先后 3 次流产，现怀孕近 2 个月。就诊前 2 天发现阴道出血、量少、色粉红，腹部胀痛，腰脊酸楚，泛泛欲吐，胃纳不馨，面色无华，神疲肢倦，苔薄白、舌淡红，脉细滑。证属气血不足，肾气亏损。治拟补益气血，益肾固胎。胎元饮合寿胎丸加黄芪 10g，艾叶 5g，连服 1 周，阴道出血消失，其他症状减轻。原方减去阿胶、艾叶，持续服药近 3 个月，后足月产一男婴，母子均安。

（五）讨论与体会

先兆流产属中医"胎漏""胎动不安""妊娠腹痛"等范畴。本病的主要病机为气血虚弱，肝肾不足，冲任失固。对于先兆流产的治疗多以脾肾两脏为主，脾健则气血生化有源，肾足则冲任两脉充盈，胎元得固。张景岳认为："凡胎元不固，无非气血损伤之病，盖气虚则提摄不固，血虚则灌溉不周，所以多致小产。"故专用胎元饮以治之。该方以健脾益气，养血固胎为主。张锡纯认为："胎在母腹，若果善吸，其母元气化，自无下坠之虑。且男女生育，皆赖肾脏作强。"故专用寿胎丸以固胎。该方以益肾滋肝，调补冲任为主。吴熙将两方合而为一，具有益气养血、滋补肝肾的双重作用。方中党参、白术、甘草益气健脾；当归、白芍、熟地黄养血滋阴；杜仲、菟丝子、桑寄生、川续断补益肝肾；阿胶滋阴止血；陈皮和胃健脾。

西医学认为，先兆流产除与孕卵与精子异常、内分泌功能失调、生殖器官疾病等因素有关，与体内缺乏锌、锰等微量元素也有密切关系。孕妇由于蛋白质合成旺盛，对锌的需要量增加，易出现相对缺乏。在一切人体必需的微量元素中，锌对胚胎和胎儿发育起到基础的和关键性的作用。缺锰易使妇女乳汁分泌不足以及习惯性流产。而本方中的白术、白芍、当归、熟地黄、菟丝子、川续断、桑寄生、杜仲以及加淫羊藿、苁蓉、玄参、沙参、缩砂仁、决明子等药中均含有较多的锌或锰等元素。其中当归、川续断、淫羊藿等尚含有维生素 E，从而为中医用这些药"安胎"提供了依据。

本组病人既往有流产史者占 54%，高于各家报道，恐与本组病人因流产后而长期不育，来本院不育专科门诊治疗而怀孕有关，亦与不育者怀孕后流产率高有关。

二十五、胎萎不长临床治疗体会

胎萎不长指胎儿在宫内生长发育迟缓或不良。中医学认为："妊娠胎气本乎气血，胎不长者，血气不足耳。"我们根据中医理论，采用益气养血、滋阴养血、活血养血等方法治疗，收到较好的效果，现报告如下。

（一）选择对象

妊娠 30 周至 36 周之间，胎儿宫内生长迟缓者。本组 20 例，均系初产妇，平均年龄 27 岁，其中最小 24 岁，最大 33 岁，全部住院。

（二）诊断根据

1. 临床估计胎重与孕周不符者。
2. 宫高曲线低于第 10 百分位数。
3. 母体体重连续 2 ～ 3 周无明显增加者。
4. B 超双顶径平均值同期孕周 2 个标准差。
5. E/C 平均值低于同期孕周 2 个标准差。

具有上面任何 3 项以上者，作为治疗对象。经期不准者除外。

（三）观察项目

1. 孕妇自我监护胎动。一天计数 3 次，每次 1 小时，将 3 次相加乘以 4，画成每天胎动形态图。每少于 30 次 /12 小时，或胎动数突然下降，或超过 50%，则作为不正常。

2.测量宫底高度，1次/周。

3.孕妇磅体重，1次/周。

4.每周测定12小时或24小时尿E/C比值，必要时2～3次/周。

5.B超测定双顶径及胎盘成熟度。

6.使用胎儿电子监护仪（NST），1次/周，必要时2～3次/周。

（四）辨证分型论治

1.血虚型

平素血虚，孕后恶阻严重，致脾胃虚弱，肾气亏损，胎营不足。表现为：面色无华，头晕心悸，精神倦怠，纳谷不振，腰膝酸软，脉细滑无力，苔薄、质淡红。治宜益气养血。方用八珍汤（《正体类要》）加减：党参、黄芪、白术、白芍、当归身、熟地黄、怀山药、杜仲、红枣。

2.血热型

素体内热，孕后聚阴养胎，胎火耗阴，阴虚火旺，胎受熬煎，胎萎不长。表现为：口干唇燥，面红升火，五心烦热，头晕目花，脉滑数，苔薄、质红或绛或有裂纹。治宜滋阴养血。方用两地汤（《傅青主女科》）加减：生地黄、麦冬、玄参、白芍、地骨皮、淡黄芩、太子参。

3.血瘀型

素多忧郁，孕后胎体渐长，阻滞气机，气滞血瘀，胎失供养。表现为：精神抑郁，头胀，胸闷胀痛，肢体浮肿，脉弦滑，苔薄白、质有瘀点。治以活血养血，方用当归芍药散（《金匮要略》）加减：当归、白芍、川芎、白术、茯苓、泽泻、香附。

以上三种分型可随症加减：纳呆加砂仁、白术；口干加石斛、芦根；眠差加酸枣仁、朱砂、茯苓；腰酸加桑寄生、杜仲；热甚加黄芩、山栀；血压高加钩藤。

（五）治疗方法

服中药煎剂，每日1剂，1日2次。本组服药最少12剂，最多58剂，住院2～8周。

治疗期间定时给氧，嘱左侧卧位。

疗程根据宫高、B超双顶径及12小时尿E/C增长情况而定。

（六）疗效标准及结果

显效：新生儿出生体重2800g以上，宫高、尿E/C、双顶径按周生长。有效：新生儿出生体重2500～2800g，宫高、尿E/C、双顶径按周生长。效差：新生儿出生体重2500g以下，宫高、双顶径生长缓慢或未按周生长。

治疗结果：血虚型 13 例，有效率 85%（显效 6 例，占 46%；有效 5 例，占 39%；效差 2 例，占 15%）。血热型 5 例，有效率 100%（显效 2 例，占 40%；有效 3 例，占 60%）。血瘀型 2 例，有效率 100%（有效 2 例）。总有效率为 90%。

尿 E/C 测定：治疗前 17 例低下；治疗后 14 例正常，3 例接近正常。

宫高百分位数：治疗前 20 例均在第 10 百分位数以下；治疗后 18 例在第 10 百分位数与 50 百分位数之间，2 例在第 10 百分位数。

新生儿随访，无 1 例死亡。

（七）典型案例

病例 1，黄某，25 岁。住院号 82-16433。患者 2 胎 0 产，现孕 7 个月半。腹部增大与孕月宫高曲线不符，雌三醇（E_3）测定指示胎盘功能低下，门诊诊断为胎萎不长。孕妇平素纳差择食，孕后恶心呕吐，得食更甚，面色萎黄，头晕眼花，腰膝酸软，脉细滑，苔薄、质淡红。证属脾胃亏损，气血不足。方以八珍汤加菟丝子、杜仲调补气血，培补脾胃，益肾固胎。

从孕 33 周至 40 周，服中药 34 剂，胎心、胎动一直正常，孕妇体重由 60kg 增加到 63kg，宫高由 21cm 上升至 32cm，腹围由 86cm 加大到 93cm，胎儿双顶径由 69cm 增加到 95cm。出生评分为 10 分。产后随访，新生儿无任何并发症，发育正常。

病例 2，余某，24 岁。住院号 82-1510。初产妇，孕 8 个月。近 3 周来宫高、体重不长，E_3 检查值较正常低，胎盘功能差，B 超显示胎儿双顶径小于孕月，诊断为胎萎不长。入院治疗。孕妇平素口干内热，心烦不安，头晕眼花，常出鼻血及口角生疮，脉细滑带数，苔薄黄、质红、中裂纹。证属阴虚火旺，胎受熬煎。按中医胎前宜清之说，用生地黄、麦冬、玄参以养阴生津；当归、白芍以滋阴养血；黄芩、地骨皮以清热凉血；太子参、白术、红枣以健脾和中。待热清、液增、血养，则胎自长。

从孕 36 周至 40 周，服中药 30 剂，期间胎心、胎动一直正常，孕妇体重由 59kg 增加到 63kg，宫高由 24cm 上升到 32cm，腹围由 90cm 加大到 98cm，胎儿双顶径由 79cm 增长到 86cm。12 小时尿 E/C 由 10mg% 上升到 24.4mg%。电子监护仪（N.S.T）从无反应性转为有反应性。

足月顺产一女婴，出生体重 2660g，身长 47cm。胎盘重 500g，面积 15cm×13cm，新生儿出生评分为 10 分。产后随访，新生儿无并发症，生长发育正常。

（八）体会

治疗胎萎不长，是实行计划生育、做好少生优生和围产期保健工作的一项重要措施。我们采取按西医诊断、中医辨证，结合产科的特点，以养血为主分型治疗，取得了满意的效果。从治疗情况看，孕周越小，效果越好，特别是胎盘功能低下的孕妇，经治疗后均有不同程度的功能改善，宫高百分位数有一定提高。因胎萎不长与多种因素有关，临证须辨证施治。

二十六、中医药防治流产临床观察

近年来共收治先兆流产和习惯性流产患者 155 例。我们采用中医辨证论治的方法，将防与治密切结合，取得较好疗效。现将近年来保胎治疗情况总结如下：

（一）一般资料

本组病例均系已婚妇女，经尿 HCG 化验阳性，B 超证实宫内妊娠者。①先兆流产：阴道少量出血，伴腰酸腹痛，或孕吐较重者。②习惯性流产或重复流产者，或合并 ABO 血型不合者。

155 例中，25 岁以下 12 例，26 岁以上 143 例；工人 94 例，干部 61 例；孕产次：155 例总孕次 450 次，产次 15 次，流产 282 次。其中流产 3 胎以上者 31 例，最多流产 6 次。病种分类：先兆流产 70 例，习惯性流产 31 例；ABO 血型不合 37 例；孕吐 17 例。

（二）辨证论治

1.肝肾阴虚者

本型患者 55 例，占 35%。见于妊娠早期先兆流产及习惯性流产。主症：阴道出血，量少色红，腰酸膝软，口干思饮，尿黄便秘，脉细滑数，舌质暗红，苔薄黄或少苔。治法：育阴清热安胎。处方：

女贞子 30g	墨旱莲 30g	生地黄 12g	白芍 10g
黄芩 10g	山药 15g	桑寄生 15g	菟丝子 15g
川断 10g	椿根皮 10g	升麻 6g	

2.脾肾两虚型

本型患者 46 例，占 30%。见于先兆流产、习惯性流产或妊娠浮肿等。主症：孕期阴道下血，量少色暗，腰酸膝软，倦怠乏力，四肢肿胀，腹胀纳差，大便不成形。脉沉细滑，舌质暗淡红，苔薄白边齿痕。治法：健脾益肾安胎。处方：

桑寄生 15g	菟丝子 15g	川断 10g	杜仲 10g
山药 15g	芡实 15g	白术 9g	升麻 6g
茯苓 12g	砂仁 6g	椿根皮 10g	

3.肾虚血瘀型

本型患者 37 例，占 24%。见于习惯性流产，ABO 血型不合，子宫肌瘤合并妊娠。主症：孕期有腰酸，小腹不适或疼痛，口干不思饮。脉弦细滑尺弱，舌质暗，苔薄白。治法：养血和血，益肾安胎。处方：

当归 10g	川芎 6g	白芍 10g	木香 6g
坤草 6g	桑寄生 15g	川断 10g	杜仲 10g
菟丝子 15g	升麻 6g	砂仁 6g	山药 15g

4. 肝胃不和型

本型患者 17 例，占 11%。见于妊娠反应明显，孕吐等。主症：恶心呕吐频繁，不思饮食，脘闷痰多，头晕，夜寐不安等。脉弦细滑，舌质暗红，苔白腻或黄腻。治法：疏肝和胃，清热安胎。处方：

竹茹 9g	陈皮 9g	茯苓 12g	黄芩 10g
尾连 10g	枇杷叶 12g	半夏 10g	石莲 10g
芡实 15g	佛手 10g	白芍 10g	藿香 10g
苏梗 10g			

（三）疗效分析

1. 疗效标准

成功：胎儿正常发育，足月分娩健康婴儿。失败：胎儿停止发育，流产或引产。

2. 治疗时间

治疗 1 个月 36 例，2～3 个月 80 例，4 个月以上 39 例。

3. 疗效分析

155 例患者中：成功 132 例，成功率占 85%。包括：正常分娩 68 例，手术分娩 60 例，早产存活 3 例。其中流产 3 胎以上保胎成功 24 例，占 20.4%。失败 21 例，占 13.5%。继续妊娠观察 2 例，占 1.2%。

胎儿发育情况及体重：132 个胎儿中发育正常者 127 例，占 96%；畸形胎儿 2 胎，占 1.5%。胎儿体重 > 2000g 者 127 例，占 96%。最重胎儿 8.8 斤（4400g），胎儿体重 < 2000g 者 3 例，占 2.3%。

（四）典型案例

例 1，常某，29 岁，工人。患者结婚 5 年，习惯性流产 3 胎，此次妊娠早期因阴道少量出血、先兆流产住院。中西医结合保胎治疗至孕 3 月出院。化验室检查：血型女 O 型、男 B 型；血清免疫抗体（+），效价 1：128。B 超提示：中期妊娠，单活胎。诊断：G4P0G12 周（孕 4 胎产 0 胎目前怀孕 12 周），ABO 血型不合。

出院后仍感腰酸腹痛，脉弦细滑尺弱，舌质暗红，苔白稍腻。于 1989 年 12 月 11 日设家庭病房继续保胎治疗。辨证：肾虚血瘀，胎元不固。治法：益肾养血，和血安胎。处方：

当归 10g	川芎 6g	杭白芍 30g	坤草 6g
木香 6g	女贞子 20g	菟丝子 12g	黄芩 10g

| 白术 10g | 川断 10g | 桑寄生 20g |

在此期间，密切观察妊娠各期胎儿发育情况。如宫底高度增长，胎心变化，胎动次数等，随证加减用药。孕 7+ 月复查抗体效价 1：128，检查胎儿大小与孕月符合，胎心规律。至孕 38 周早破水收入院阴道分娩一女婴，身长 49cm，体重 3350g，阿氏评分：10 分。外观皮肤无黄染。观察 3 天，皮肤红润，反应良好，母女健康平安出院。

例 2 张某，女，干部。患者结婚 4 年，1986 年人流一次，以后连续怀孕 2 次，均为孕 50 天不全流产而刮宫。此次停经 40 天，即有阴道出血，量少色红，伴腹痛腰酸，脉弦细尺弱，舌质暗，苔薄白。化验室检查：尿 HCG（+），双方血型均为 A 型（除外 ABO 血型不合）。诊断：G4POG6 周，先兆流产。

于 1990 年 5 月 3 日设家庭病房保胎治疗。孕 2 月 B 超检查：早孕活胎，子宫弓型异常，不全纵隔待除外。辨证：肝肾阴虚，胎元不固。治法：滋补肝肾，安胎止血。处方：

女贞子 15g	旱莲草 15g	生地黄 12g	白芍 15g
木香 6g	桑寄生 15g	川断 10g	椿根皮 10g
升麻 6g	苎麻根 10g	菟丝子 15g	仙鹤草 15g

用药 1 周后，腰腹痛消失，出血停止。偶有腹坠，纳少。在上方基础上加益肾养血、和血安胎之品，并配合使用维生素 E 和维生素 C 合剂。

孕 1 月时曾有白带夹血、腹坠等情况，进行加减用药，以主方调治为主，并嘱病人注意休息，一直未再出血。孕 4 个月余 B 超检查：胎儿发育好。1990 年 12 月 18 日孕足月剖宫分娩一男婴，体重 3700g，母子健康出院。

二十七、妊娠咳嗽遗尿临床治疗体会

妊娠咳嗽遗尿以妊娠期中，久咳不已，咳则遗尿为特征，是妇科临床常见病。但历来方书记载较少，仅《济阴纲目》有"妊娠嗽则便自出，此肺气不足，肾气亏损，不能司摄，用补中益气汤以培土生金，六味丸加五味以生肾水"的记述。吴熙认为从病因病机上可分为肺胃积热、肺肾两虚、中气不足三个类型。

（一）肺胃积热

多因外感之邪袭肺及脾胃素有积热，致肺气不宣，肃降失司，升降无权，肺胃之热积滞，发而为咳，咳而不已，热扰冲任，迫胎下移，压迫膀胱，故咳而遗尿。初病有发热恶寒，遍身酸痛，头痛鼻塞等症。久则咳嗽小便自出，甚则咳喘。痰多或少而黏稠，胸闷恶心，甚则呕吐，不思食，口干或渴，尿黄，脉滑数，舌红或深红，苔白或黄或黄腻。治宜清热化痰，宣肺止咳。

病例，郭某，女，31 岁。1977 年 12 月 4 日就诊。患者怀孕 4 个月，以往无其他病史，今因起居不慎，外邪袭肺致发热恶寒，遍身酸痛，咳嗽气粗。经服西药外感症状大有好转，但仍咳嗽气粗，吐白黏痰，咽中不利，时有呕吐口渴。近10天又咳嗽遗尿，舌深红，苔白微黄，脉滑数。证系外邪入内，肺胃之热积滞，致肺气不宣，胃失和降。治宜清热化痰，宣肺止咳。方用定喘汤加减：

苦杏仁 12g	桑白皮 12g	枯黄芩 9g	紫菀 9g
款冬花 9g	肥知母 9g	苦桔梗 6g	麻黄 6g
白果肉 6g	生石膏 15g	大青叶 25g	甘草 5g

水煎服2剂后，咳嗽、遗尿大减。上方加沙参、五味子各10g，又3剂后诸症消，胎安遗尿自愈。

（二）肺肾两虚

咳嗽日久，肺气乃伤，金不生水，肾气亏虚，从而司摄无权，膀胱不约，故咳而遗尿。症见：咳嗽痰少或干咳无痰，咽干口渴不欲饮，腰背酸楚，甚则声音嘶哑，咳则小便自出，舌红，苔白少，脉沉滑而数。治宜润肺止咳，滋肾纳气。

病例，武某，女，29岁。1975年1月21日就诊。患者妊娠7个月，原有咳嗽气管炎病史。今因感冒咳嗽加重，经治感冒愈，唯咳嗽、痰少、口干，声音嘶哑，腰酸背沉，咳则尿自出。舌红，苔白微黄，脉滑数。此肺肾阴虚，治宜金水相滋，敛肺止咳。处方：

生地黄 15g	沙参 15g	麦冬 10g	杏仁 10g
前胡 10g	五味 10g	桔梗 6g	玄参 12g
甘草 3g			

水煎服3剂，诸症减，舌质、苔同前，脉滑数。上方加桑螵蛸15g，另服七味都气丸20丸，4剂而愈。

（三）中气不足

素有脾胃虚弱或妊娠恶阻日久，食欲减退，致中气不足。脾胃为人身生化之源，中气一虚，肾气亏损，不能上载其胎，则胎位下移，压迫膀胱，故咳而遗尿。症见：咳而无力，神疲气短，心悸懒言，四肢乏力，食少困倦，便溏溲清，面色萎黄，微咳则小便自出，舌淡，苔白，脉细弱。治宜培土生金，敛肺滋肾。

病例，王某，女，26岁。1978年8月6日就诊。患者怀孕5个月。呕吐不能食已4个月；有1个多月，头目晕眩，汗自出，气短，神疲，体瘦，微咳则小便自出；近10天咳则遗尿甚，有时不咳小便也自遗。舌淡红，苔薄白，脉滑无力。此中气不足，肾气亏虚。治宜培土生金。方用四君汤加味：

党参 10g	茯苓 10g	半夏 9g	白术 15g
竹茹 15g	黄芪 15g	陈皮 5g	甘草 5g

服 4 剂，呕吐已止，饮食增进，咳嗽遗尿如故。上方加五味子 10g，益智仁 15g，3 剂症状好转，又进 5 剂症消。改服补中益气片 1 个月，以扶正培本。随访足月分娩，母子健康。

二十八、妊娠期肝内胆汁郁积症临床治疗体会

妊娠期肝内胆汁郁积症是一种以在妊娠期出现皮肤瘙痒及黄疸为特征的合并证。由于它对围产儿及母体均有不良的影响，所以近年来越来越引起产科医生的重视。目前临床上对这种疾病尚无有效的治疗方法。吴熙近几年来在门诊及病房采用自拟中药"胆郁汤"治疗妊娠期肝内胆汁郁积症 86 例，经临床观察治疗较为满意。现报告如下：

（一）临床资料

1. 一般资料

本组 86 例中全部为已婚妇女，年龄最小者 20 岁，最大者 38 岁。其中 20～30 岁者 70 例，30～38 岁者 16 例。初产妇 78 例，经产妇 8 例。发病于 20～27 孕周者 18 例，27～34 孕周者 56 例，34 孕周以上者 12 例。全部病例表现为不同程度的皮肤瘙痒及黄疸，血胆酸测定均高于正常值（正常值＜ 290μg/dL）。

2. 诊断标准

在妊娠中、晚期出现皮肤瘙痒，以躯干、四肢为著，瘙痒数日或数周出现黄疸，一般无明显消化道症状。实验室检查，血胆酸 ≥ 290μg/dL，总胆红素和转氨酶轻度升高，总胆红素不超过 5mg/dL，谷丙转氨酶不超过 200IU/L，其余肝功能正常。瘙痒和黄疸症状一般在产后 2～7 天消退。

（二）药物组成及用法

茵陈 20g	茅根 30g	薏苡仁 30g	柴胡 12g
黄芩 12g	丹参 12g	僵蚕 9g	栀子 9g
蝉蜕 9g	甘草 6g		

每日 1 剂，水煎分 2 次服，7～10 天为 1 个疗程，间隔 5 天，在进行下一疗程。

（三）疗效分析

1. 疗效标准

经过 2 个疗程治疗后，临床诸症消失，血胆酸测定正常，肝功能恢复正常为显效。经过 2 个疗程治疗后，临床症状明显好转，血胆酸测定较治疗前明显下降，肝功能基本恢复正常为有效。经过 2 个疗程治疗后，皮肤瘙痒及黄疸症状未缓解，血胆酸测定未下降或继续上升者为无效。

2. 治疗结果

本组 86 例中，显效 16 例（18.6%），有效 60 例（69.8%），无效 10 例（11.6%），总有效率为 88.4%。

（四）讨论与体会

1. 妊娠期肝内胆汁郁积症，又称妊娠期特发性黄疸。本病的原因目前尚不十分明确，可能与妊娠后体内雌激素水平升高有关。对妊娠期肝内胆汁郁积症胎盘病检发现：绒毛膜及羊膜均有胆盐沉积，滋养细胞增生，合体芽增多，血管合体膜减少，合体细胞微绒毛肿胀、稀少，粗面内质网普遍扩张。这些均造成绒毛间腔狭窄，氧和物质交换障碍，胎盘功能减退，导致羊水过少、早产、低体重儿、胎儿宫内窘迫、死胎、死产等。

2. 诊断本病需与病毒性肝炎作鉴别，本病多始于妊娠 12 周后，无病毒性肝炎的症状和体征，孕妇一般情况良好。肝功能检查中，总胆红素和转氨酶升高，胆酸在出现皮肤瘙痒和转氨酶升高之前即已增加，故可作为早期诊断妊娠期肝内胆汁郁积症的灵敏指标。且胆酸越高，胎儿宫内窘迫发病率也越高，因此动态测定胆酸水平可作为观察此症患者胎儿预后的一种有效方法。

3. 我们采用中药治疗本症 86 例，总有效率为 88.4%。根据中医学对黄疸病机理的认识，本病发生关键是"湿"，如《金匮要略·黄疸病》指出："黄疸，从湿得之。"妊娠时期，阴血聚于冲任以养胎血相对不足，虚热内生，此时患者素体不足，再加上情绪不定，饮食不当，则可湿阻中焦，脾胃升降功能失常，湿热交蒸于肝胆，不能泻越，以致肝失疏泄、外溢，侵淫肌肤而为身目俱黄；湿热壅阻，气血运行不畅，肌肤失养则现皮肤瘙痒。方中茵陈、栀子、黄芩清热安胎利胆；白茅根、薏苡仁清热利湿利尿；柴胡、丹参疏肝理气，活血化瘀；僵蚕、蝉蜕散风热；甘草调和诸药。诸药配伍，具有清热利湿退黄、祛风止痒等作用。用药对胎儿的发育无不良影响。

二十九、黄芪炖鸡汤治疗胎儿宫内发育迟缓探析

胎儿宫内发育迟缓（IUGR）是指胎儿体重低于其孕龄平均体重第 10 百分位数或低于其平均体重的 2 个标准差，是产科的重要并发症之一，围产儿死亡率高，易发生远期后遗症。现将我院对 50 例 IUGR 患者运用中药黄芪炖鸡汤治疗的分析报道如下：

（一）资料与方法

1. 胎儿宫内发育迟缓的诊断标准

详细询问病史，准确末次月经，正确计算孕期，连续 2 次产前检查宫高、腹围和孕周不相符合，低于正常第 1 百分位数，体重不增加或减少。B 超检查，在孕 36 周前

胎头双顶径每 2 周增长少于 2mm，即诊断为胎儿宫内发育迟缓。

2. 一般资料

材料来自我院 1995 年元月至 1996 年 5 月间，来院产前检查，诊断为胎儿宫内发育迟缓，采用中药黄芪炖鸡汤治疗 50 例，其中初产妇 42 例，经产妇 8 例。孕周在 27 ～ 35 周的 40 例，36 ～ 38 周的 10 例。妊娠合并慢性疾病的 15 例，正常孕妇 34 例，接触毒物 1 例。年龄在 23 ～ 27 岁。

3. 方法

凡确诊为外因均称型和外因不均称型胎儿宫内发育迟缓的孕妇，用中药黄芪 45g，党参 30g，枸杞子、茯苓、白术各 15g，纱布包裹后用母鸡 1 只水煎，溶液在 1000mL 左右，药液及鸡肉 5 ～ 7 天内服用完，每周 1 剂，2 周以后 B 超观察胎头双顶径、孕妇体重、宫高、腹围的增长速度，效果欠佳者，可以重复服用黄芪炖鸡汤 2 剂，一般只需服用 2 剂即可。

（二）结果

疗效判定标准，以 B 超检查胎头双顶径结果为主，由于测宫高、腹围易受孕妇体重、腹壁厚度等因素的影响，准确性降低，假阳性率太高，不适于作为 IUGR 的筛选试验：①显效：服药后孕 34 周前的每周胎头双顶径增长大于 3cm，孕 34 周后的每周胎头双顶径增长 1.5 ～ 2cm。②有效：服药后孕 34 周后胎头双顶径每周增长 1cm。③无效：胎头双顶径没有增长。

结果：用中药治疗的 50 例，显效 30 例，占 60%；有效 17 例，占 35%；无效 3 例，占 6%；总有效率为 94%。

（三）讨论

胎儿宫内发育迟缓是胎盘功能不良综合征或营养不良综合征的表现。胎儿宫内发育迟缓可分为内外因匀称性宫内迟缓、外因不匀称性宫内迟缓、外因匀称性宫内迟缓三种。本组资料主要讨论外因不匀称型和外因匀称型两种胎儿宫内发育迟缓。引起外因不匀称性宫内迟缓的原因是胎盘功能不良或失调，同时妊娠合并有慢性疾病，因此在妊娠晚期胎儿快速发育时，因胎盘储备能量不足而导致新生儿出生后躯体发育正常，而体重偏低。外因匀称性宫内迟缓是由于营养不良，缺乏重要的营养物质如叶酸、氨基酸、多种维生素和各种微量元素。

中药黄芪中含有糖和多种氨基酸、叶酸。党参中含有的蛋白质和多种维生素类对机体有应激作用，即能提高胎儿抗缺氧能力。白术含有的维生素 A 类有促进胃肠道分泌的作用，利于营养物质的吸收。茯苓中有蛋白质、脂肪、卵磷脂。枸杞子中含有多种维生素和铁、钙、磷等元素。鸡肉是高蛋白、低脂肪的物质，与中药煎服更有利于营养物质的吸收。此外，党参、黄芪、白术、茯苓均能增加机体的免疫功能，提高机体的解毒能力，并且还能促进机体的血液循环，改善子宫胎盘供血。总之，口服中药黄芪炖鸡汤中所含有的蛋白质、氨基酸、卵磷脂、多种维生素及微量元素，是胎儿生长发育所必需的，尤其是在妊娠中、晚期，对以上物质的需要明显增加，应及时给予补充。同时上述物质不仅能参加人体的免疫功能，而且还能改善人体的血液循环，降低外界阻力，增加子宫胎盘血流量，改善胎盘的输送功能，给胎儿生长发育提供一个良好的环境。由此可见，上述 5 种中药和鸡肉炖服，能促进胎儿宫内发育，临床上运用黄芪炖鸡汤治疗胎儿宫内发育迟缓，既无副作用，又简便快捷，且价廉物美，宜于推广和应用。

三十、代赭石在妊娠病中的临床运用

代赭石，历代均列入妊娠禁用之药。吴熙以代赭石为君加味治疗重症恶阻、子悬、妊娠胃脘疼痛等症，均收到满意疗效。现简介如下：

（一）恶阻

张某，25 岁。1984 年 3 月 19 日入院。患者孕 70 天，呕吐月余，曾用中西药物治疗不效，而收住入院。诊见：呕吐黄绿酸苦水，汤水不入，精神疲惫，辗转不安，呻吟不止，舌淡，苔薄白，脉滑细。证属冲气上逆，肝热犯胃。处方：

代赭石 15g	白术 15g	沙参 12g	茯苓 10g
枯黄芩 10g	杜仲 10g	苏梗 6g	黄连 6g
盐陈皮 6g	苏子 6g	生大黄 3g	

水煎少许频服，1 剂呕吐减，2 剂呕吐止，精神好转，纳食增加。守原方继进 2 剂，痊愈出院，后顺产一女婴。

（二）子悬

刘某，28 岁。1987 年 4 月 14 日初诊。妊娠 4 个月，恼怒后胸胁小腹间气团壅塞，头目晕眩，曾用药物治疗不验。刻诊：胸腹胀满，恶心欲吐，纳食不入，心烦而急，头晕欲倒，舌淡，苔微腻，脉滑数。证系气郁上逆使然，首应畅情志。处方：

代赭石 12g	白术 10g	沙参 10g	白芍 10g
生杜仲 10g	苏梗 6g	陈皮 6g	竹茹 6g
枯黄芩 6g	当归 5g	香附 3g	

2 剂，水煎少许频服。

复诊：胸腹胀满减轻，吐止欲食，苔腻减少。上方去代赭石、香附，加菟丝子 15g，阿胶、茯苓各 10g，又进 3 剂，诸症已除而愈。

（三）妊娠胃脘痛

徐某，29 岁。1987 年 4 月 21 日入院。妊娠 3 个月，胃脘部灼热疼痛 7 天，曾用阿托品等治疗，效果不佳。今见胃脘部灼热疼痛，恶心呕吐，吐物黄色，其味酸苦，饮食难入，表情痛苦，形体倦怠，舌淡尖红，苔白腻，脉弦滑数。证属肝气犯胃，热蕴于内。处方：

代赭石 10g	吴茱萸 10g	党参 10g	茯苓 10g
生杜仲 10g	半夏 10g	苏叶 6g	黄连 6g
鲜竹茹 16g	陈皮 6g	生姜 6g	苏子 6g
漂白术 15g			

水煎少许频服，1 剂后胃疼减轻，精神好转。2 剂后呕吐止，3 剂后诸症大减，纳食欠佳，脉已和缓。再用处方：

代赭石 12g	党参 15g	白术 15g	神曲 15g
茯苓 10g	白芍 10g	陈皮 10g	黄芩 10g
竹茹 6g	藿香 6g	苏叶 6g	砂仁 6g（后入）

5 剂后痊愈出院。

《内经》曰："冲脉为病，逆气里急。"妇人妊娠之后，阴血下聚养胎元，冲脉之气上逆为病，治疗关键在降逆。吴熙常用代赭石、竹茹、半夏、苏梗之类，另需根据病者情况而加减，气郁者应调气降逆；痰阻者祛痰降逆；夹热者清热降逆；肝热者凉肝降逆；脾虚者健脾降逆；阴虚者养阴降逆，冲气上逆有轻重之别。轻者，竹茹、半夏可也；重者用代赭石，且应严格掌握剂量，中病即止，常配白术、杜仲安胎之品，以免伤胎元。服法应以少许频服为好。

上面 3 例，病名虽异，均为冲气上逆所致，故用代赭石等降逆之品为主取"异病同治"之法，疗效甚捷。

三十一、恶露不绝临床治疗体会

恶露是胎儿娩出后宫腔内遗留的余血浊液，为离经败血，于机体有百害而无一利，故恶露宜畅不宜滞，宜去不宜留。一般在 1 周内即止。如果持续 3 周以上仍淋漓不净，甚至流血较多是谓恶露不绝。

产后、人流术后恶露不绝是妇产科临床常见疾病。虽然量少，但淋漓不净，若迁延日久，气血虚弱，抵抗力降低易导致发生感染等病变，严重地影响产妇的身体健康。也给妇女体力上、精神上带来极大痛苦，必须及时预防和治疗。历代医家对恶露均有论述，认为产后恶露乃裹儿污血，产时当随胎而下。提出：3 日之间，只宜高枕，不得平卧，使瘀血下行，不致生疾。若淋漓日久不愈，在排除其他病变后，应考虑到绒毛膜上皮细胞癌的可能。

恶露不绝的原因，与素体阴虚或因产时失血耗气，阴虚内热，热扰冲任，虚热迫血妄行；或产后操劳过早，劳倦伤脾，脾虚统摄无权，冲任不固，不能摄血；或产后胞脉空虚，寒邪乘虚入胞，血被寒凝；或分娩之时恶露未尽，留于胞宫，瘀阻冲任，气血运行不畅，新血不得归经等因素有关。现代医学认为产后恶露不绝一般为产后、人流术后过劳，或体质素亏、宫缩乏力、子宫复旧不良、胎盘残留，或产后及人流术后感染所致。

吴熙对产后、人流术后恶露不绝用古代名方《傅青主女科》的生化汤加减治疗取得满意效果。傅氏认为生化汤新产妇宜服3剂，本方为治血块之圣药也。凡当新产血块未除，或有他痛，总以生化汤为主，随症加减。不可拘于贴数，频服生化汤行气助血，服至病退为止。从临床实践当中体会到在用药的剂量方面，生化汤中必重用补而不滞的当归、川芎以温养气血，一般可投15～30g，使新血充养，瘀血自去，更有桃仁滑利通瘀。这3味药为本方主药，配合炮姜炭温经缓冲，引血归经，瘀血去而新血生，炙甘草调和诸药，相济并行，药简效速。

在随症加减方面，若胎盘残留，瘀滞较重，腹痛加剧者，可加生炒蒲黄各半、益母草、熟军炭、延胡索、川牛膝祛瘀生新，活血止痛，引血下行，且有帮助子宫复位作用；若气虚致子宫收缩不良，恶露量多，色淡，质清稀，面色㿠白，少气懒言，伴有小腹空坠者，可加党参、黄芪、仙鹤草、海螵蛸、山药补气健脾摄血，加速凝血速度，使恶露自止；治疗中考虑到冲任之本在肾，酌加鹿角霜、金樱子、川续断、补骨脂、桑寄生、菟丝子补肾固冲以帮助子宫复原，增强固摄能力；对日久不止者，加龙骨、牡蛎以固涩，并加重益气药用量，以增强益气摄血作用；若产后、人流术后过服辛热温燥之品，或感受热邪，或肝郁化热致恶露过期不止，量多，色深红，质黏稠，有臭秽气，脉虚细而数者，去煨姜，加阿胶、海螵蛸、女贞子、旱莲草、地骨皮、生地黄养阴清热止血；若小腹疼痛者，加败酱草、鱼腥草、红藤、蒲公英、地榆炭清热解毒，凉血止血；若产后恶露不绝，伴潮热汗出，大便不通，此乃产后伤阴，加火麻仁、肉苁蓉生津润肠，此时决不可用峻下之品，以免重伤气血；若伴烦躁、失眠、多梦者，加柏子仁、茯神、党参，补气安神；伴腹痛腹泻、完谷不化者，去桃仁加茯苓、莲肉、砂仁、白术；食积腹泻者，加神曲、焦山楂、炒谷麦芽消食导滞。总之对恶露不绝的治疗，在分析不同的病因病机基础上，又必须针对不同的见症，以生化汤为基本方，进行随症加减，有针对性的用药，以求提高其治疗效果，切忌不加辨证，一病一方的做法，应充分体现中医辨证施治的精髓。

吴熙曾治吴某，女，25岁。1994年3月19日行人流术后，阴道出血20余天未净，血量时多时少，色暗红，有秽臭气，伴有瘀血块及小腹疼痛，舌质淡红有瘀点，苔薄白，脉细弦滑。此乃瘀血内阻，新血不得归经，恶露经久不净，又感邪热内侵。治以活血化瘀，佐以清热解毒、凉血止血法。方用生化汤加减：

当归 30g	酒川芎 10g	赤芍 10g	光桃仁 10g
益母草 30g	鱼腥草 30g	蒲公英 15g	熟军炭 10g
旱莲草 15g	败酱草 30g	海螵蛸 12g	炙甘草 5g

5 剂恶露净，诸症除。

又治黄某，女，24 岁。产后 40 天，恶露未净，血色鲜红，无瘀血块，伴有腹隐痛，舌质淡，苔薄白，脉象缓弱。此乃产后气虚，子宫收缩不良。法当补气摄血，健脾益肾。治宜生化汤加减。处方：

潞党参 30g	怀山药 12g	当归 15g	赤芍 12g
杭白芍 12g	炮姜炭 10g	光桃仁 10g	仙鹤草 30g
海螵蛸 12g	菟丝子 25g	益母草 30g	阿胶 15g（另冲）
炙甘草 5g			

4 剂后，血止病愈。

从上实例可知，生化汤在临床上，不仅对产后受寒夹瘀的恶露不绝、小腹疼痛有效，而且对于自然流产、药物或人工流产后的子宫收缩不良、子宫内残留胎膜不全不净造成的阴道不规则出血、小腹胀痛等症，只要加减得当，均能取得良好疗效。可见该方确是治疗产后或人流术后恶露不绝的有效良方。

三十二、产后癃闭临床治疗体会

产后癃闭是指产后排尿困难，以欲解不能或小腹胀急疼痛为特征，是新产妇常见病之一。

关于产后癃闭的分型，吴熙在临床实践中将其分成寒邪犯肺、气虚下陷、湿热互结、肝郁气阻四型。下面就上述四型，谈谈证治的体会。

（一）寒邪犯肺，肃降失职

肺主一身之气，通调水道，下输膀胱，又与大肠互为表里。若肺气失宣，气机拂郁，肃降功能失职，不能通调水道，因而形成上窍闭而不宣，则下窍不通。

病案 1，洪某，女，22 岁，农民。

患者于 1976 年冬在本院初产，产后小便不通，仅靠导尿缓解其苦，因而约中医会诊。自述分娩时受寒，有咳嗽，胸闷，大便 7 日未解。舌苔薄白，脉浮略数。此乃属外邪袭表，肺气失宣，且伴有腑气不通，故治疗拟以宣肺通利并行。处方：

| 荆芥 9g | 大黄 9g | 杏仁 9g | 茯苓 12g |
| 白术 10g | 泽泻 9g | | |

方中荆芥、杏仁宣泄肺气并利大肠；大黄通腑而泄壅滞之水气；佐茯苓、白术健脾利水；泽泻淡渗利水而不伤阴。合而用之，利而不损正，做到开上达下，上下兼顾。

故服 1 剂大便得解，小便也通。

（二）经产伤气，气虚下陷

《灵枢·口问》指出："中气不足，溲便为之变。"由于产妇素体虚弱，临盆之际，元气大泄，气虚下陷，不能升清泄浊，膀胱气化失司，故小便不通。

病案 2，洪某，女，25 岁，农民。

患者于 1979 年 10 月分娩第 2 胎，产后 3 天，小便不能自解。面色苍白，气短懒言，食欲不振，舌苔薄白，脉濡弱。此乃气虚下陷，不能升清泄浊，当以益气行水，补中益气汤加减。处方：

党参 20g	炙黄芪 20g	白术 12g	盐陈皮 6g
柴胡 6g	炙甘草 5g	升麻 6g	炒当归 12g
通草 6g	车前子 12g		

4 剂而愈。

（三）温热互结，经气不利

叶天士云："产后小便不通则火盛也。"由于湿热壅积于膀胱，气机为热所闭，使膀胱气化发生障碍，决渎失权，因而形成癃闭。

病案 3，陈某，女，27 岁，教师。

患者产后小便淋沥涩痛伴灼热感，渐至尿闭不通，小腹胀满，口苦不适。舌红苔薄黄，脉略数。证系热结下焦。治宜清利湿热。木通散加减。处方：

木通 9g	滑石 15g	冬葵子 10g	甘草梢 6g
黄柏 9g	茯苓 12g	绿枳壳 6g	制军炭 6g

服 2 剂后小便能解，再服 2 剂小便畅通。

（四）肝失调达，气机阻滞

肝主疏泄，喜条达。情志不遂，忧虑太过，致使肝气郁结，疏泄不及，气机阻滞，气化不利，水液受阻，因而形成癃闭。

病案 4，叶某，女，35 岁，农民。

患者产后 5 天，小便不通。代述：情志忧郁，小便不通，食欲欠佳，两肋胀而隐痛，寐差。治以疏肝解郁，通利三焦。方拟逍遥散加减。处方：

醋炒柴胡 6g	制香附 9g	炒白芍 10g	茯苓 15g
漂白术 10g	炒当归 10g	小青皮 5g	枳壳 6g
建泽泻 10g	炮姜片 3g		

2 剂后小便已通。

（五）体会

诊治产后癃闭审证求因是关键。以上 4 例病案，就是遵照辨证论治的原则，采取了"同病异治"的方法，而收到疗效。

在诊治过程中必须本着"勿拘泥于产后，也勿忘于产后"的原则，"产后癃闭"一证，有虚证、有实证，也有虚中夹实的，必须辨证施治，才不致犯虚虚实实之弊。

三十三、产后乳汁不足临床治疗体会

吴熙自 1990 年 2 月～1993 年 9 月，运用解郁通络法治疗产后乳汁不足 30 例，疗效满意。现介绍如下，以资佐证。

（一）一般资料

30 例患者，病程最长 6 个月，最短 2 天，其中年龄最大 37 岁，最小 21 岁。顺产25 例，剖宫产 5 例。生男婴者 22 例，生女婴者 8 例。共同症状为产后乳汁分泌少或全无，乳房胀痛，食欲不振，汗出，舌质淡红，苔薄黄，脉细弱或弦数。

（二）治疗方法

以疏肝解郁、通络下乳为基本治疗原则，药用《清太医院配方》"下乳涌泉散"加减：

当归 15～20g	白芍 15～20g	川芎 15～20g	生地黄 15～20g
青皮 15～20g	郁金 15～20g	香附 15～20g	漏芦 15～20g
通草 15～20g	黄芪 15～20g	甘草 5～20g	天花粉 20～25g

脾虚纳呆者加白术、党参；体虚自汗者加黄精、苍术；剖宫产术后加熟地黄、阿胶、坤草；乳房胀硬而热痛者加路路通、瓜蒌；大便秘结者加玄参、桃仁。

（三）治疗结果

显效：服药 3 剂后症状明显改善，乳汁增多，滞哺乳，18 例。有效：服药 5 剂后症状改善，乳汁增多，12 例。服药 10 剂后出现改善者 6 例，总有效率为 100%。

（四）病案举例

范某，女，23 岁，本院护士。1992 年 5 月 10 日就诊。患者分娩 5 天，顺产一健康女婴。2 天前因情志不遂，自觉乳房及两胁胀痛，乳汁不足，食欲不振，自汗出，大便燥结，舌质红，苔薄黄，脉弦数。中医辨证：缺乳。证属肝郁化热，脉络瘀阻。产后情志不舒，肝失疏泄条达，气机壅滞，乳汁运行不畅，故乳房胀而痛。肝脉布于两胁，气滞不行，则胸胁满闷。肝气犯胃则食少纳呆。肝郁化热，故口干，大便秘结。分娩耗伤气血，体虚营卫不固，腠理开泄，故自汗出。舌质红，苔薄黄，脉弦数。此乃肝气郁滞，郁而化热之征。治法：疏肝解郁，化热通络。处方：

当归 20g	白芍 15g	生地黄 20g	白术 20g
知母 20g	天花粉 25g	瓜蒌 20g	通草 15g
漏芦 20g	穿山甲 15g	郁金 15g	香附 25g
玄参 20g	黄芪 20g	甘草 10g	

服药 3 剂，乳汁增多，乳房及两胁胀满不适及汗出减轻。效不更方，加麦冬 20g，黄精 20g，饮食增加，大便通畅，能满足哺乳。追访 6 个月，乳汁不减。

（五）讨论

我国政府大力提倡优生优育，母乳喂养也已被世界卫生组织所关注，民众所接受。由于人们生活水准的提高，膳食品种的多样化，生存质量改善，大多数孕产妇表现体虚者少，而肝郁气滞者多。正如《儒门事亲》云："或因啼哭悲怒郁结，气溢闭塞，以致乳汁不行。"故治疗上以解郁通络为主佐以益气醒脾化热之品。在辨证用药上，遵循虚则补之，结者散之。分娩初期多数产妇表现溱溱汗出，大便燥结，日久必伤津耗血。防生变证，故于原方中舍去性味辛散温热之白芷、桂枝、柴胡，恐其导致汗出体虚。取气旺生津之理，方中酌加黄芪之属益气固表解郁，且香附、郁金、当归、通草理气通络活络。生地黄、天花粉、知母配合玄参、瓜蒌以滋阴清热。白术配合黄精以醒脾健运。审因论治，配伍得当，使郁解络通，诸症悉除。

三十四、产后缺乳症临床疗效观察

产后乳汁分泌量少，而不能满足婴儿正常需要称缺乳症，吴熙用家传验方观察治疗 485 例缺乳症，收到了满意的效果。现整理报告如下：

（一）临床资料

485 例中，20～23 岁 25 例；24～28 岁 441 例；29～34 岁 19 例。其中气血虚弱型 174 例；肝郁气滞型 311 例。

（二）治疗方法

穿山甲 15g	木通 10g	漏芦 20g	通草 15g
路路通 15g	麦冬 10g	王不留行 25g	

1 日 1 剂，水煎早晚空腹服。气血虚弱型加党参 20g，当归 15g；肝郁气滞型加香附 10g，丹参 15g。

（三）治疗结果

485 例经治疗后 436 例痊愈（乳汁完全满足婴儿的需要）。45 例显效（每天只喂 1～2 次奶粉即可）。4 例治疗中断。总有效率为 99.17%。本组服药剂数最少 2 剂，最多 6 剂。

（四）典型案例

病例 1，赵某，25 岁。产后 15 天患者因乳儿患病着急，继而乳汁分泌量少，4 日后无乳汁。经服多种偏方和针灸催乳无效，故来我科求治。查：身体素健，面红润而光泽，舌质正常，苔薄白，脉弦。属肝郁气滞型缺乳症。按上方加香附 10g，丹参 15g，水煎服，1 剂乳汁分泌增多，2 剂后痊愈。

病例 2，刘某，24 岁。因产时流血过多，体质素弱，产后 10 日无乳，经服中药西药及针灸和食用补养品均未见效遂来我科求治。查：身体素弱，面色㿠白，舌质淡，苔白，脉细弱。属气血虚弱型缺乳症。服上方加党参 20g，当归 15g，2 剂后乳汁分泌著增，4 剂后痊愈。

（五）体会

本组病例主要以家传验方治疗为主，同时考虑中医辨证分型。为提高疗效，肝郁气滞者加香附、丹参；气血虚弱者加党参、当归。治疗结果两型疗效均理想。根据吴熙临床实践，该方药物简单，疗效可靠，经济便宜，值得临床推广应用。

三十五、产后腹痛治疗临床体会

吴熙老中医，出生于中医世家，临床尤其擅治妇科病。对产后病的诊治不落窠臼，遣方用药独具匠心，兹介绍其产后腹痛验案 4 则如下。

（一）宽中荡实案

李某，21 岁。1986 年 7 月 31 日初诊。

患者产后即食猪肉、鸡汤等，翌日脘腹胀痛，不思饮食，自行服用保和丸，症状稍有缓解。7 月 12 日突发腹部绞痛胀满，恶心呕吐，1 周未解大便。查体温 37.5℃，血压 15/10.5kPa，X 线腹部透视，肠腔明显胀气，见有梯状液平面 4 处。经禁饮食、胃肠减压、灌肠、输液等治疗无效。刻下：患者仍腹部胀满，绞痛拒按，口干，烦渴，时自汗出，舌质红，苔黄燥起芒刺，脉沉有力。辨证属饮食不节，积滞内停，蕴热化燥，致成阳明里实之证。治拟峻下热结，宽中行滞。处方：

大黄 10g	玄参 15g	厚朴 15g	枳实 15g

芒硝 6g（另研冲服）

将药煎汤候温，从胃管内注入。2 小时后开始排气排便，腹痛腹胀减轻，呕吐随减，2 剂后症状消失。继予异功散加黄芪 3 剂，以善其后。

按：很多人认为产后腹痛不宜使用攻下，未免有以偏概全之嫌，本例产后腹痛属阳明里实证，法当攻下。程门雪在《金匮篇解·产后篇》中说："产后腹痛……虚中夹实，则朴、枳、硝、黄亦可合补药用。仲景治产后便坚，用大承气汤者有二方，虽非常法，聊备一格，非绝地不可用也。当以证为辨，痞满坚据按作痛，方可用之。"吴熙临证本着"勿拘于产后，也勿忘于产后"的原则，有是症，用是药，收到良好效果。但是产后毕竟是气血亏虚之体，故应仔细辨证，慎防攻伐太过。

（二）养血益气案

张某，23 岁。1989 年 3 月 6 日初诊。

患者分娩时产程较长，出血量多。产后第 2 天，自觉少腹隐隐作痛，喜按，伴头晕，心烦胸闷。查：体温 36℃，脉搏 100 次 / 分，血压 13/8kPa。语声低怯，面色㿠白，恶露量少色淡，舌质淡，苔薄白，脉虚细。辨证属产后伤血，冲任空虚，血少气虚，血行迟滞而痛。治拟养血益气。处方：

炒白芍 30g	当归 12g	麦冬 12g	生姜 15g
党参 15g	羊肉 500g		

炖服。1 剂腹痛大减，2 剂后腹痛消失。

按：本例少腹隐痛乃因产后失血过多，冲任空虚，胞脉失养所致，治用经方当归生姜羊肉汤加味，方中当归养血活血，合白芍、麦冬养血滋阴；羊肉为血肉有情之品，既补血又补气；生姜温中，党参益气补中，有"阳生阴长"之意。药证相符，故获捷效。

（三）活血化瘀案

张某，27 岁。1988 年 11 月 6 日初诊。

患者产后方一日，少腹疼痛拒按，阵发性加剧，恶露较少，夹有血块。查体温 36.9℃，血压 16/11kPa。妇科检查：宫底较硬，位于耻骨联合上 3 横指，宫口见有血块阻塞。刻下：患者腹痛阵作，恶露较少，面青肢冷，舌质暗，脉沉涩。辨证属瘀血内停，壅滞不通，瘀阻胞中。治拟活血化瘀。处方：

当归尾 12g	延胡索 10g	蒲黄 10g	五灵脂 10g
牛膝 10g	桃仁 10g	红花 10g	桂心 6g
益母草 15g			

1 剂，水煎服。翌日排出许多血块，腹痛渐减。再进 1 剂，恶露减少，腹痛消失。予八珍汤 5 剂以善其后。

按：本例以少腹疼痛拒按，按之有块，恶露量少色暗，有血块，舌暗，脉沉涩为辨证要点。治以活血化瘀法。药用当归、桃仁、红花养血活血；延胡索行气活血止痛；蒲黄、五灵脂活血止痛；益母草补虚逐瘀，为产后要药；牛膝走而能补，引血下行；少佐桂心温通经脉，以利气血运行。全方共奏养血活血、祛瘀止痛之功，使邪去而正自安。

（四）温经散寒案

牛某，25 岁。1984 年 8 月 4 日初诊。

患者产后半个月，因贪凉当风，致少腹冷痛，时有呕恶，形寒肢冷，面色苍白，自行以热水袋热敷腹部稍有缓解。舌质暗红，苔白滑，脉沉紧。辨证属产后胞脉空虚，寒邪乘虚而入，气血凝滞作痛。治拟养血温经，散寒通络。处方：

当归 12g	炮姜 6g	益母草 15g	炒白芍 15g
桂心 10g	炙草 10g	红糖 1 匙（汤成纳入）	

水煎服。1 剂后腹痛缓解，2 剂后诸症若失。

按：产后气血不足，胞脉空虚，寒邪乘虚入侵，气血凝滞，故而少腹冷痛。形寒肢冷，舌暗，脉沉紧，均是寒邪侵袭，阳气不宣之征象。故治用温经散寒之法。方药针对产后气血骤虚的特殊体质，选用温而不燥，兼以养阴之品，收到桴鼓之效。

三十六、产后尿潴留症综合治疗临床运用体会

产后尿潴留是妇科临床的常见病。吴熙采用温阳益肾、化气利水之剂内服，同时配合针灸及热熨小腹的方法，治疗产后尿潴留 38 例。收效较为满意。现简介如下：

（一）一般资料

38 例患者中，年龄最大者 35 岁，最小者 22 岁；病程最短者 2 天，最长者 6 天；顺产 32 例，剖宫产 6 例。

（二）治疗方法

1. 中药基本方

通草 10g	川桂枝 10g	潞党参 20g	猪苓 10g
熟地黄 15g	生白术 15g	生黄芪 20g	车前子 10g（包）
泽泻 10g	熟附片 10g	茯苓 10g	

每日 1 剂，水煎分早晚服。若产后少腹疼痛明显者加延胡索 10g，紫丹参 15g，桃仁 15g；恶露较多者加阿胶珠 15g，三七粉 5g（分冲）；下焦湿热重者加苍术 10g，川柏 10g，连翘 10g。

2. 针灸取穴

水道（双）、神阙（加灸）、关元（加灸），若气虚者加针足三里、三阴交；气滞者加阴陵泉、太冲；肾虚者加肾俞、膀胱俞。

3. 热熨

每晚用内服方中药渣乘热以纱布包裹好，熨于少腹，并轻轻按摩，每日1次，约20分钟。

（三）疗效观察

1. 疗效标准

临床治愈：小便通畅，临床症状消失。好转：小便通而不畅，症情减轻。无效：小便不通，症情无改善。

2. 治疗结果

经以上综合治疗后，38例患者均获临床治愈，其中1～2天排尿通畅者31例，治疗3天后排尿者6例，4天后小便通畅1例。

（四）典型病案

张某，女，24岁。1994年3月10日初诊。

患者为初产妇，足月分娩。因产程长，宫缩乏力，施行会阴侧切术。产后2天，小便不通，伴腹部胀满冷痛，精神疲乏，少气懒言，腰痛如折。按其下腹部膨胀，膀胱充盈。舌淡胖，苔薄，脉细弱。辨为肾虚血亏，气化不利。拟温阳益气利水法治之。处方：

熟附片10g	川桂枝10g	潞党参20g	生黄芪30g
熟地黄15g	生白术20g	茯苓10g	泽泻10g
车前子10g	通草10g	艾叶30g	猪苓10g
生姜4片			

每日1剂，水煎2次，早晚各1次。二煎药后，将药渣乘热用纱布包裹，热熨少腹并轻加按摩20分钟。同时针双侧水道、神阙（加艾灸）、关元（加艾灸）、肾俞、膀胱俞。经治疗2天后小便通畅，腰痛若失，余症随之好转。

（五）体会

本病以虚证为多，一般妇女产后失血过多，气血亏虚，肺脾气虚，不能通调水道，下输膀胱；又因产程过长，元气大伤，肾气亏损，膀胱气化不利，故小便不得下。根据辨证论治的原则，应以培补为先，方中党参、黄芪、白术益气运脾，使清气上升，浊气下降，水液代谢循常道而行；附片、桂枝温阳益气；猪茯苓、泽泻、车前子、通草化气利水，通调水道。诸药相伍，共奏温阳益气、壮肾散寒、化气利水之功效。内服方中药渣热敷少腹，内外相应，使药物直达州都，加速药物效力。配合针灸可缩短疗程，在针刺的过程中，一定要熟练补泻手法，使"针下得气""气至病所"，达到启闭通尿的作用。总之，运用中医、针灸治疗本病，不仅疗效快捷，而且简便，适宜广大基层医疗卫生人员使用。

三十七、扶正退热法治疗产后发热临床体会

本文 103 例产后发热患者，为 1982 年 3 月至 1985 年 9 月本院妇产科住院病人，均因采用抗生素疗效不佳而转为中药治疗。

（一）临床资料

本组初产妇 102 例（其中生双胞胎者 3 例），经产妇 1 例。其中剖宫产 34 例，难产 24 例，顺产 45 例；剖宫产及难产占 56.3%。年龄最小 20 岁，最大 32 岁；其中 20～25 岁 50 例，26～29 岁 42 例，30 岁以上 11 例。体温最高达 40℃，最低 37.6℃；其中 37.6℃～37℃ 73 例，38.1℃～39℃ 24 例，39.1℃以上 6 例。发热天数最长为 14 天，最短 2 天，其中发热超过 7 天者 30 例，6 天以下者 73 例。

血白细胞总数最高 $23 \times 10^9/L$，平均 $12.5 \times 10^9/L$。

（二）辨证论治及疗效

1. 感染发热型

患者 34 例。体温最高 39.4℃，最低 37.6℃。血白细胞总数（12.6～12.8）$\times 10^9/L$。

症见高热恶寒，少腹疼痛，恶露量多或不多，气味秽臭，伤口肿痛或有脓疡，苔白腻或黄腻，舌质红，脉细数。治宜补气养血，清热解毒。予当归养血汤合五味消毒饮加减：生黄芪、蒲公英、金银花、带心连翘、益母草、全当归、紫花地丁、半枝莲、鸭跖草、京赤芍。

2. 阴虚发热型

患者 22 例。体温最高者 38.8℃，最低 37.6℃。血白细胞总数（12.5～12.7）$\times 10^9/L$。症见低热不退，面色潮红，口干咽燥，头晕目眩，苔薄少津，光苔或光剥苔，舌质红，脉细数。治宜益气养阴，清热生津。予当归补血汤合大补阴煎：太子参、全当归、大麦冬、地骨皮、嫩白薇、生黄芪、细生地黄、香青蒿、炙鳖甲、龟甲。

3. 血瘀发热型

患者 11 例。体温最高 40℃，最低 37.8℃。血白细胞（12.2～12.4）$\times 10^9/L$。症见发热或寒热时作，少腹疼痛，恶露不畅，伤口血肿疼痛，苔薄，舌质紫暗或红绛有瘀点，脉细涩而数。治宜补气活血，清热化瘀。予当归活血汤合生化汤加减：生黄芪、大川芎、紫丹参、粉丹皮、宣红花、全当归、桃仁泥、益母草、京赤芍、怀牛膝。

4. 营卫不和型

患者 25 例。体温最高 39.2℃，最低 37.6℃。血白细胞总数（11.8～12.0）×10⁹/L。症见恶寒发热，鼻塞流涕，头痛汗出或无汗，口渴欲饮或不渴，苔薄白，脉浮数或细数。治宜益气解表，调和营卫。予人参败毒饮合生化汤加减：潞党参、荆芥穗、羌活、独活、煨姜、云茯苓、全当归、薄荷叶、大川芎、桃仁泥、生甘草。暑热者去煨姜，加藿香、鲜荷叶、西瓜翠衣。

5. 蒸乳发热型

患者 11 例。体温最高 39℃，最低 37.8℃。血白细胞总数（11.6～11.8）×10⁹/L。症见乳汁不畅，乳房结块、肿胀疼痛、肤色焮红或正常，烦渴引饮，苔白腻或黄腻，脉细弦数。治宜通乳和营，清热解毒。予当归补血汤合瓜蒌牛蒡汤加减：全当归、生黄芪、益母草、鹿角霜、漏芦、蒲公英、牛蒡子、全瓜蒌、金银花、皂角刺、留行子、路路通。气血亏损甚者加八珍汤。

上述 103 例经中药治疗后，全部热退而获痊愈，疗程最长 8 天，最短 1 天，平均 2.1 天。药后 1～3 天清热者 87 例，4～6 天 13 例，7～8 天 4 例。药后血白细胞总数均明显下降，平均值 2.65×10⁹/L。

三十八、产后发热辨证论治临床体会

产后发热原因多端，治法各不相同。《金匮要略》首载"产后发热"之病，开"产后发热"辨治之先河，然而由于历史的局限，论述较为简略。后之医家对本病的认识代有发展，从"产后发热之故，非止一端"的观点出发，提出了感染、瘀血、血虚、乳蒸等病因辨证。现就吴熙临床所见，介绍以下几个较常见的病因辨治要点：

（一）感染邪毒

产后失血，元气亏虚，易于感染邪毒，为临床医者所共识。其证大要有二：一是感染表邪，二是胞宫染邪。前者属病毒感染，如感冒类，症见恶寒发热，无汗，头痛，肢体酸楚或疼痛，喷嚏鼻滞，或伴咳嗽，舌苔薄白。鉴于证系风寒邪毒侵袭，肺失肃降之令，治宜荆防败毒散化裁。药如荆芥、防风、前胡、桔梗、枳壳、当归、川芎、太子参、甘草。后者系邪毒入侵胞宫，如产褥感染，起病恶寒发热较重，形似感冒，深入辨证，尚有小腹疼痛拒按，恶露突然减少，继而增多，色紫暗有秽臭气，患者烦躁口渴。证系邪毒与瘀血结于胞宫，有败血症之虞。治宜大剂清热解毒，活血化瘀为法，方用清瘟败毒饮增损。药如金银花、连翘、桔梗、石膏、知母、黄芩、山栀、赤芍、牡丹皮、生地黄、桃仁、水牛角片、红藤、碧玉散。如大便干结者，加生大黄；恶露臭浊者，重用败酱草。

此二证均为感染邪毒，一为邪从表袭，一系邪从下侵，虽均有恶寒发热，但证候转归和治疗有着本质的区别，切不可疏于辨证，贻误病情。

（二）瘀血停滞

新产胞脉空虚，产中脉络损伤，余血下行为恶露，所谓"冲为血海，任主胞胎，恶露为血所化"。而恶露必须顺畅地在产后20天内排净，方为正常。一旦恶露排泻不畅，瘀血停滞阻碍气机，营卫失调，便会出现发热之候。其特点为：寒热时作，恶露骤然减少，色紫暗有块，甚至恶露滴沥难下，小腹疼痛拒按，舌质紫暗。伏其所主，先其所因，治当导滞逐瘀，驱除恶血，方用生化汤加味。药如当归、川芎、桃仁、丹参、牡丹皮、益母草、熟大黄、枳壳、泽兰。瘀去则热退。如瘀滞严重者，加三棱、莪术以增强逐瘀之力。若治不及时，瘀血内积，伴有邪毒感染，症见高热恶寒诸症，治应采用上节产褥感染之法。否则，药不对症，贻误病机，可导致医疗事故，临证不可不慎。

（三）乳滞为蒸

产后因乳汁瘀滞而引起发热者，称为乳蒸。乳汁自产后正常分泌，如乳汁多而婴儿少饮，或乳汁分泌过于旺盛，均可导致乳汁淤积滞留，使乳管管络阻塞不畅，因为乳房肿胀疼痛，乳汁排出困难，伴有恶寒发热，胸闷不舒，舌苔薄黄。此时治宜疏通乳管乳络，方用清热疏肝，通乳消肿的瓜蒌牛蒡汤加减。药如瓜蒌、牛蒡子、连翘、金银花、黄芩、柴胡、山栀、皂角刺、青皮、赤芍、路路通、甘草。如治疗及时可收乳通消肿之力。若乳汁淤积时间较长，或伴毒邪感染，便有败乳蓄积化脓之势，如症见乳肿增大，局部焮红疼痛，高热口渴等乳痈之征。因此，在一定意义上说，乳蒸是乳痈的先兆，临证必须立足早治，达到控制其发展成痈的目的。当然，如乳痈既成，当按乳痈辨治为是。

（四）体会

产后失血过多，血虚可以说是产后的体质特征。故因产后血虚而致身有微热，伴见头晕心悸者，乃是症情之常。此时运用当归补血汤合八珍汤进行调治，最为合宜。药如黄芪、当归、熟地黄、党参、白术、茯苓、川芎、枳壳、陈皮、甘草。只要坚持治疗，收效均较好。

然而需要注意者，切不可拘泥于产后宜补宜温，应坚持有斯证用斯药。如前述产褥感染必须清热攻邪，瘀血停滞必须逐瘀除恶，乳滞为蒸必须清热，通乳消肿，均是从实证论治。《景岳全书·妇人规》谓产后"最当辨察虚实"，诚为临证经验之训诫。

三十九、妇科急症治疗临床体会

吴熙在妇科临床实践中采用清热解毒、化瘀消痈兼护阴扶正等法，治疗妇科手术产后重症感染数例，取得了满意的治疗效果，报道如下：

（一）内痈（卵巢脓肿）

施某，女，38岁。1994年8月20日初诊。述近2年来右侧小腹疼痛反复发作并兼有黄带伴恶臭，发病前均由胃痛开始，并呕吐胆汁样黄绿水，疼痛继而窜至腹部，由上向下腹发展，逐渐加重，小腹有下坠感，痛甚时头痛头晕呈休克状，随即体温逐渐上升至40℃左右。1994年10月下旬又因急性发作而出现休克急诊入院。体温39.5℃，血压7.6/5.0kPa，白细胞$29×10^9$/L，中性粒细胞0.78。首诊误诊为急性阑尾炎而剖腹探查，发现为卵巢脓肿，经清除脓液，抗生素控制治疗2周后出院。1个月后，患者于1994年11月15日又历腹痛、头晕、恶心、手麻、腹痛拒按而求诊。症见面红气粗，舌质红苔薄黄，脉弦滑稍数，体温40℃，白细胞$15×10^9$/L，中性粒细胞0.80。中医辨证为毒热壅盛、气血凝结型内痈（卵巢脓肿，附件炎急性发作）。治宜清热解毒，活血利湿。方用金银花、连翘、蒲公英、败酱草、红花、冬瓜子、赤小豆、牡丹皮、赤芍、没药、延胡索、川楝子。服上方6剂后，腹痛明显减轻，恶心已止，食纳稍增，唯头痛未减，前方酌加桑叶、菊花，继服6剂后自觉症状消失。复查白细胞正常，妇科检查示卵巢脓肿及附件炎已基本痊愈。

本例西医诊断为卵巢脓肿及附件炎，虽经手术及使用抗生素体征有所控制。但术后小腹疼痛伴高热反复发作，并兼有黄带，说明湿热蕴于下焦，日久蕴毒，毒热壅滞下焦，热重于湿致热毒犯胃，故每次发病前出现胃脘疼痛兼有恶心呕吐，甚则昏厥等症，虽经手术和抗生素治疗炎症有所控制，但热毒湿邪尚未清解，气血凝结壅滞经络，故腹痛仍然存在，中医辨证可属"内痈"范畴。故本例治疗以清热解毒消痈为主，活血利湿为辅。方中金银花、连翘、蒲公英、败酱草清热解毒，消痈散结为主药；冬瓜子、赤小豆消肿排脓；牡丹皮、赤芍凉血活血；没药活血定痛；延胡索、川楝子调气血而止痛。吴熙认为此类病证清热解毒、消肿排脓药用量宜大，而活血凉血药用量宜小，一般不超过6g，活血太过，会使脓毒扩散蔓延而有碍治疗效果。

（二）术后盆腔重症感染

周某，女，31岁。患者于1995年4月19日行剖宫产术，术后开始发热，口渴，身痛，腹痛拒按，多汗心跳，下腹有包块，恶露不多，尿红赤，曾使用庆大霉素、青霉素和地塞米松静滴，但体温连续4天未退，而逐渐升高至40℃左右，尿蛋白（+++）。症见：高热，胸闷，口渴，呼吸30次/分，心率118次/次，胃胀明显，下腹两侧均有压痛，白细胞 $16 \times 10^9/L$，中性粒细胞 0.76，血红蛋白 95g/L，妇科检查无特殊，舌尖红，苔薄黄，脉沉数。西医诊断为术后盆腔感染。中医辨证毒热内蕴，热盛伤阴。治宜清热解毒，养阴凉血。方用连翘、金银花、蒲公英、败酱草、土茯苓、赤芍、牡丹皮、玄参、天花粉、麦冬、生地黄、淡竹叶、黄芩。服药 1 周后，体温逐渐下降至38℃，但腹泻 5 次。上方去天花粉、玄参、麦冬、生地黄，加黄连、葛根、青蒿、地骨皮继服 5 剂后，体温下降至 37～38℃之间，4 月 30 日体温恢复正常，苔薄白，脉沉弦。上方再加白芍、瓜蒌、枳壳追服 5 剂后，体温正常，食纳、二便恢复正常。

患者因剖宫产后继发感染，症见发热，口渴，胸闷，舌尖红，苔黄，脉沉数为主，证属毒热内蕴，热盛伤阴。阴伤则舌尖红，无力鼓邪外出则脉象沉数。治宜清热解毒为主，佐以益阴凉血。方中重用金银花、连翘、蒲公英、土茯苓、败酱草清热解毒散结；生地黄、麦冬、玄参、天花粉养阴清热；黄芩清肺热以防大肠热滞；淡竹叶清利小便导热外出；赤芍、牡丹皮凉血活血。纵观全方有清热解毒祛邪之功，生津护阴扶正之力。二诊时见有腹泻系毒热夹湿伤于胃肠，故加黄连配合黄芩清热燥湿以清肠胃之热。本症以毒热为主，内无滞热燥结，所以见效迅捷。

四十、更年期综合征临床治疗体会

更年期综合征是由于卵巢功能丧失而引起的一组以月经变化、神经系统功能紊乱、心血管系统功能紊乱、代谢功能紊乱为主的症候群。患者自觉症状反复无常，持续经年，西医学检查时，无器质性病变，一些客观指标常属正常，影响自己和他人的工作和生活，给病人带来很大痛苦。1985 年以来，我们整理临床疗效之治疗经验，对本病分别立法拟方，进行辨证论治。取得了良好效果。现将本病的证候治疗及体会总结于下：

（一）一般资料

本组 250 例患者中，年龄最小 29 岁，最大 57 岁。绝经期前后妇女占 233 例，其中绝经前期 63 例，绝经期 44 例，绝经后期 129 例；因病手术切除卵巢、子宫所致者 27 例，放疗所致者 8 例；中医辨证属肝肾阴虚 66 例，脾肾两虚 53 例，心脾两虚 50 例，心肾不交 26 例，肝气郁结 37 例，阴阳两虚 18 例。

（二）辨证治疗

1.肝肾阴虚

头目胀痛，耳鸣如蝉，失眠，盗汗，手足心热，月经量少，尿色微黄，舌淡红少苔，脉弦细略数。治宜滋阴清热，补益肝肾。方用滋肾调肝汤（自拟方）。组成：生地黄、玄参、龟甲、旱莲草、枸杞子、菊花、山萸肉、女贞子。虚火甚加柴胡、麦冬、知母；高血压加黄芩、夏枯草；便秘加火麻仁、郁李仁、肉苁蓉。

2. 脾肾两虚

面色㿠白，神疲乏力，形寒肢冷，食少，嗜睡，二便不调，月经紊乱，舌质淡嫩苔白腻，脉沉缓略弱。治宜健脾益肾。方用固本汤（自拟方）。黄芪、党参、白术、五味子、山药、熟地黄、补骨脂、枸杞子、菟丝子。纳差加炒麦芽、炒谷芽、鸡内金；肢冷乏力便溏加附子理中汤；浮肿加五苓汤；五更泄泻加四神丸。

3. 心脾两虚

面色萎黄，心悸健忘，多思善疑，无故悲伤欲哭，不易入睡或睡中多梦易醒，醒后再难入睡，口淡无味，不思饮食，月经不调或闭止，舌质淡嫩苔白，脉缓或弱。治宜健脾养心，益气补血。方用归脾汤。组成：党参、黄芪、茯苓、当归、白术、桂圆肉、远志、酸枣仁、木香、甘草。纳少乏力可重用四君子汤；心悸失眠重用酸枣仁和远志，加夜交藤、百合；无故悲伤欲哭加甘麦大枣汤；健忘或多思善疑加菖蒲、远志、龙齿。

4. 心肾不交

心烦不寐，头晕耳鸣，手足心热，遇事善忘，咽干口渴，月经不调，舌尖红苔或无苔，脉细数。治宜滋肾育阴，交通心肾。方用加味交泰丸（自拟方）。组成：熟地黄、山萸肉、五味子、远志、菖蒲、茯神、龙骨、牡蛎、黄连、肉桂。失眠甚重用远志、茯神，加夜交藤、酸枣仁；心火偏盛加淡竹叶、莲子心；相火偏亢加泽泻、栀子、黄柏。

5. 肝气郁结

精神抑郁，情绪不宁，善太息，胸胁胀闷疼痛，痛无定处，或脘闷嗳气，不思饮食，月经紊乱，舌淡红苔白略腻，脉弦。治宜疏肝理气解郁。方用宽胸解郁汤（自拟方）。组成：香附、枳壳、陈皮、川芎、白芍、甘草、佛手、香橼。胁肋胀满疼痛加郁金、青皮；肝气犯胃，脘闷不舒加厚朴、砂仁、焦三仙；胃失和降而呕者加半夏、生姜、旋覆花、代赭石；口苦吞酸者加左金丸；有肝郁化火之象者加牡丹皮、栀子、龙胆草。

6. 阴阳两虚

精神疲惫，头晕耳鸣耳聋，畏寒肢冷，腰背酸疼，足胫酸软，或潮热盗汗，咽红，咽干，或毛发脱落，性机能减退，甚至生殖器官及乳房等萎缩，舌质淡嫩无苔，脉沉无力。治宜滋阴温阳，培元固本。方用滋肾助阳饮（自拟方）。组成：人参、黄芪、鹿角胶、五味子、巴戟天、锁阳、仙茅、淫羊藿、山萸肉、菟丝子、桑椹、苁蓉、肉桂。阳虚浮肿加真武汤；五更泄泻加四神丸；阴虚盗汗加浮小麦、煅牡蛎；膀胱失司，小便清长而频者，加缩泉丸。

（三）治疗结果

根据我院疾病治疗标准，分为临床痊愈、显效、有效、无效四类。

痊愈：自觉症状及体征消失，能参加日常工作或学习、生活无妨碍，且半年以上未复发者，195 例，占 78%；显效：自觉症状及体征明显减轻，仅用小量药物即能控制症状者，40 例，占 16%；有效：自觉症状及体征较治疗前好转，15 例，占 6%；无效：症状及体征治疗前后无变化或反增剧者，0 例。总有效率 100%。

（四）病案举例

刘某，女，53 岁。干部。1990 年 5 月 18 日初诊。自述半年来心烦易怒，手足心热，头胀目涩，口干渴，时有耳鸣，夜寐不佳，轰然发热汗出，闭经已两载有余，今日又有血少许，大便干，小便尚可，妇查未见异常，血压 21.3/12.7kPa，舌淡红少津，脉弦细。诊为更年期综合征，中医辨其脉证属肝肾阴虚。治宜滋阴清热，补益肝肾。予滋肾调肝汤。处方：

| 生地黄 24g | 玄参 15g | 旱莲草 15g | 龟甲 18g |
| 枸杞子 15g | 菊花 12g | 女贞子 12g | 山萸肉 12g |

5 剂。药后复诊，诸证均减，但仍感烦躁寐差，上方加酸枣仁 12g，五味子 10g，夏枯草 15g，淫羊藿 10g。10 剂，药后症状基本消失，血压 18.7/11.3KPa，为巩固疗效继续进退加减 1 剂，诸症悉平。随访两年症情平稳，未复发。

冯某，女，30 岁，护士。1986 年 4 月 10 日初诊。患者自述 1985 年 6 月因患子宫肌瘤，行子宫全切术，术后身体一直不佳，精神疲惫，腰酸背困，足胫发冷，常感头晕，偶有耳鸣，经常失眠，头发逐渐脱落，色灰黄欠光泽，曾服雌激素、镇定剂、神经营养剂等药物无效。诊其脉沉细无力，两尺部尤甚，舌淡苔白。辨其脉症，属阴阳两虚。治宜滋阴温阳，培元固本。予滋肾助阳饮。处方：

人参 12g	五味子 12g	鹿角胶 15g	黄芪 18g
巴戟天 12g	淫羊藿 10g	仙茅 10g	锁阳 12g
山萸肉 12g	菟丝子 15g	桑椹子 18g	苁蓉 15g
肉桂 6g			

10 剂。药后自觉症状明显好转，精神佳，仍觉腰困痛。又以上方加川断 15g，桑寄生 12g，10 剂。共服 50 余剂，已能参加日常工作，病告痊愈，至今未复发。

（五）讨论与体会

更年期综合征多见于妇女，是绝经前后人所必经的一个阶段，中医学虽无此病名，但在郁证、不寐、心悸等许多病证中早有类似症状的记载。起病常因个人体质强弱虚实和所处环境有所不同，一些妇女临床表现较剧，而一些妇女则不出现症状。其发生机理较为复杂，以肾气渐衰，冲任气血失调为主要特点。早在《素问·上古天真论》中就指出："女子七岁肾气盛……七七任脉虚，太冲脉衰少，天癸竭，地道不通，故形坏而无子也。"其次，素体禀赋不足，房劳多产，精神刺激，用脑过度等因素造成气血阴阳失调，也可导致疾病发生。再次，因疾而手术切除卵巢子宫或经放疗，损伤冲任二脉及女子胞宫，导致人为绝经期综合征。所以其临床表现往往错综杂乱、寒热夹杂、虚实并见。在治疗时必须遵循"治病必求于本"之原则，抓住绝经期妇女肾气渐衰、天癸将竭之病机特点，注重滋阴补肾，调整气血阴阳之法则。但是病无常形，医无常方，况本病非一脏之疾，是涉及心、肝、脾、肾等多个脏器，而导致多脏器失调的一种综合征，故在有所侧重之同时，又必须从整体观念出发，进行审证求因，分析归纳，制定具体的治法和方药，以起药到应手之效。如果泥于一方一法，无的放矢，不但不能治病，且使病情缠绵难愈，以至后患无穷。

本症除重视药物治疗外，还必须强调非药物疗法之重要性，把调情志，慎起居，适劳逸作为基本辅助治疗原则，并耐心为患者讲解此综合征之发生机理及变化，使患者对本病有正确的认识，以消除顾虑，减少精神负担，以利病情之恢复。

四十一、更年期综合征分型临床治疗体会

（一）肝肾阴虚

肝肾同源，肝阴与肾阴互相资生，盛则同盛，衰则同衰，阴虚则阳亢，故以阴液亏虚、阳亢火动为其病变特点。症见头晕耳鸣，烦躁易怒，烘热汗多，五心烦热，怔忡健忘，失眠多梦，口干舌燥，腰膝酸软，舌红少苔，脉细数。治宜滋肾平肝，育阴潜阳。方用杞菊地黄汤加味：

熟地黄 20g	山萸肉 12g	山药 12g	牡丹皮 9g
泽泻 9g	菊花 9g	枸杞子 9g	茯苓 9g
龟甲 15g	白芍 15g		

失眠者加酸枣仁、五味子；眩晕者加龙骨、牡蛎；躁怒者加栀子、龙胆草；汗多者加浮小麦。

（二）脾肾阳虚

脾肾阳虚表现为阴寒内盛，运化失职，水液停滞等病证。症见精神不振，面色晦暗，形寒怕冷，面目虚泛，便溏尿频，带下清稀，舌淡红而胖嫩，苔白润而脉沉缓无力。治宜温肾扶阳，健脾益气。方用二仙汤加味：

仙茅 12g	知母 9g	当归 12g	淫羊藿 12g
黄柏 9g	白术 12g	党参 15g	巴戟天 9g

心悸气短者加黄芪，浮肿者加茯苓。

（三）心肾不交

心肾不交表现为心肾阴阳失调。症见虚烦不眠，心悸健忘，头晕耳鸣，咽干，腰膝酸软，或潮热盗汗，或悲伤欲哭不能自主，舌质红绛，脉细数无力。治宜滋阴降火，交通心肾。方用六味地黄汤合黄连阿胶汤加味：

熟地黄 20g	山萸肉 15g	山药 15g	泽泻 9g
牡丹皮 9g	茯苓 9g	黄连 9g	阿胶 9g
百合 9g	酸枣仁 9g	远志 9g	

精神失常，欲哭不能自主者加菖蒲、龙齿、炙甘草。

（四）肝郁气滞

情志郁结，郁怒伤肝，则见胸肋、少腹疼痛，抑郁太息，嗳气呕逆，纳呆腹胀，头痛眩晕，口苦躁怒失眠，脉弦或脉数。治宜养血活血，疏肝解郁。方用逍遥丸加味：

当归 15g	茯苓 9g	白芍 9g	白术 9g
柴胡 12g	甘草 9g	牡丹皮 9g	郁金 9g
合欢皮 12g			

口苦躁怒者加栀子、龙胆草；呕逆者加半夏、竹茹；头痛者加蔓荆子。肾虚为本病的根本，肝郁气滞的症状改善后，当以六味地黄丸调理，方可获全功。

（五）典型案例

王某，女，50岁。初诊日期：1990年12月5日。

主症：头晕头胀，心烦躁汗，心慌气短，月经前后无定期，腰膝酸软，舌质暗红，脉弦滑。中医辨证属肝肾阴虚。治宜滋肾平肝，育阴潜阳。处方：

熟地黄 20g	山萸肉 12g	山药 12g	菊花 9g
枸杞子 9g	生龙骨 20g	女贞子 9g	白芍 15g
泽泻 9g	生牡蛎 20g	浮小麦 20g	栀子 9g

水煎服。服药12剂症状好转，后以六味地黄丸调理半月而痊愈。

毕某，女，48岁。初诊日期：1992年5月9日。

主症：半年来月经不调，烦躁易怒，坐卧不安，起居不宁，欲食却不能食，欲哭而不能自主，如寒无寒，如热无热，口苦，小便赤，脉细数。中医辨证属肝郁气滞。治宜养血活血，疏肝解郁。处以逍遥汤合甘麦大枣汤：

当归 15g	茯苓 9g	白芍 9g	白术 9g
柴胡 12g	甘草 15g	淮小麦 30g	郁金 9g
牡丹皮 9g	栀子 9g	大枣 10枚	

水煎服。服药 15 剂症状消失，后以六味地黄丸调理半月。

四十二、从肝论治妇女绝经前后诸证诊疗体会

妇女年届七七，冲任虚衰，天癸将绝，月经行将闭止，谓之绝经期。部分妇女在此前后伴随出现一系列体征和症状，繁杂不一，概之为"绝经前后诸证"。即西医学所称"更年期综合征"。中医传统治疗强调从肾论治，吴熙在临床中体会到本病从肝论治颇有良效。现以 1985 年以来经治具完整资料的 106 例总结如下：

（一）临床资料

本组 106 例，均具完整门诊病例并有停止治疗一年的随访记录。年龄最大 55 岁，最小 42 岁，平均 48.5 岁。病程最短 5 个月，最长 6 年。

临床表现：本病表现复杂，以经行紊乱、情志不宁为基础症状。有表现为血管舒缩症状为主者：烘热，汗出，眩晕，心悸。有表现为精神神经症状为主者：情绪易于激动，抑郁忧愁，失眠烦躁，甚或情志异常。有表现为消化代谢症状为主者：纳呆便溏，尿频失禁，肢体肿胀。血压超过正常范围者 53 例（50.0%），心电异常者 28 例（26.4%），有水肿者 32 例（30.2%）。

（二）治疗方法

根据患者的自觉症状和体征，本组从肝分五型施治。

1. 肝肾不足型（21 例）

症见月经推迟、稀发，眩晕耳鸣，潮热盗汗，平时带下少，阴道干涩，或皮肤瘙痒如虫行，舌红苔少，脉象细数。治宜滋补肝肾。以二至丸合左归饮加减：

生地黄 30g	熟地黄 20g	山药 30g	枸杞子 10g
山萸肉 15g	女贞子 20g	旱莲草 30g	白芍 15g
茯苓 10g			

2. 肝气郁滞型（15 例）

症见经行先后无定期，情绪易于激动，烦躁易怒，或悲忧抑郁欲哭，或太息连连，或胸胁胀闷刺痛，舌苔薄黄，脉弦数。治宜疏肝解郁。以逍遥散加减：

当归 20g	白芍 10g	白术 10g	茯苓 10g
柴胡 10g	生地黄 15g	熟地黄 15g	白薇 15g
炙甘草 10g			

3. 肝脾不和型（20 例）

症见经行紊乱，量多清稀，胸胁胀满，纳呆便溏，或肢体肿胀，或气逆呕恶，舌质淡胖，脉弦细弱。治宜疏肝扶脾。以逍遥散合举元煎加减：

柴胡 10g	白术 15g	党参 15g	茯苓 15g
黄芪 15g	当归 15g	升麻 5g	桂枝 6g
炙甘草 10g			

4. 肝阳上亢型（32 例）

症见经行先期或先后不定，烦躁易怒，情志不宁，眩晕，多伴有血压升高，失眠。治宜平肝潜阳。方以羚角钩藤汤加减：

钩藤 15g	羚羊角 20g	生地黄 20g	菊花 10g
白芍 15g	茯神 10g	石决明 30g	郁金 10g

5. 肝郁化火型（18 例）

症见月经先期，量多或崩漏。或心烦易怒，面目烘热红赤。或胸闷胁胀，乳房胀痛，或口苦咽干，舌红苔薄黄，脉弦数。治宜清肝解郁。方以丹栀逍遥散合二至丸加减：

牡丹皮 10g	栀子 10g	当归 15g	女贞子 10g
白芍 15g	茯苓 10g	柴胡 10g	旱莲草 20g
生地黄 15g	郁金 15g		

各型用药均每日 1 剂，分 2 次煎服。7 天为 1 疗程。最短 1 个疗程，最长 6 个疗程。

（三）疗效标准及结果

症状消失，血压基本正常，睡眠正常，情绪稳定，一年随访无复发为治愈，69 例（65.1%）。症状基本消失，血压稳定，偶有不适但可自行恢复为显效，25 例（24.6%）。症状明显减轻，疗效不巩固，情绪波动但能自制为有效，9 例（8.5%）。症状无明显改变为无效，3 例（2.8%）。总有效率为 97.2%。

（四）典型案例

张某，女，48 岁，教师。患者 3 年来经期紊乱，或 2～3 个月一次。来则量多如注。有眩晕病史，近年加重。血压 22/12kPa，失眠多梦，无故悲郁，每日下午两足肿胀。乳房时胀痛有块，经 X 光拍片为乳腺小叶增生。患者情绪低落，心理负担较大，已病休 2 年。

近因失眠心悸加重而就诊。舌质红，苔薄黄，脉沉弱微弦。证属肝肾两虚，气机郁滞。宜补益肝肾疏肝扶脾，佐以安神。方以逍遥丸和肾气丸加酸枣仁、茯神。随症加减，共三诊 20 余剂基本痊愈。一年随访无复发，已恢复教学工作。

（五）体会

1. 绝经前后诸证的特点

（1）见症复杂，因人而异。在"经行紊乱，情志不宁"的基础症状前提下，五脏六腑的功能失常，虚实寒热的错杂变化均可出现。

（2）表现特殊。症状三三两两出现，轻重不一，差异较大；病程短者数月半载，长则数年。出现时间早晚不一，早可 40 岁出现，晚有 55 岁以后，个别 35 岁即有之。

（3）极易误诊。本病以自觉症状为主，目前尚无理想的诊断方法及明确的客观标准。易误为内科的眩晕、心悸、水肿诸病证，又有神经衰弱、神经官能症、自主神经紊乱的类似表现。

（4）疗效不甚理想。疗程较长，病易反复，患者情绪波动大。

2. 中医传统法则

本病论治，以《内经》的"女子……二七而天癸至，任脉通，太冲脉盛，月事以时下……七七任脉虚，太冲脉衰少，天癸竭，地道不通"为指导理论。病在肾，虚为本。纵然见症繁杂，但辨证以肾之阴虚阳虚为纲，分别治以张景岳的左归饮、右归丸，这已成为本病多年来论治的规范。从当前的临床实践来看，发病呈上升趋势，且疗效不佳，临证中深切体会到本病当侧重从肝论治。

3. 从肝论治

肝藏血，主疏泄。藏血充盈，阳气静谧；疏泄条达，血脉通畅。医者多强调藏血而轻忽疏泄，不知肝之疏泄在妇女生理极为重要。

（1）保持月经初期基本恒定。

（2）维持内分泌的功能正常。

（3）调理情志，不致抑郁或亢奋而保持气血协调。

（4）与肾之封藏相对互用调节肾之诸种功能。

（5）疏脾和胃，保持气机升降。

4. 同是一病，今古不同

千百年来，中国妇女的绝大多数不介入社会活动，逆来顺受，劳务繁重，多胎生育，调养不够，多发展为肾虚体质。故在更年期的转化阶段以肾虚为突出的矛盾，强调补肾正是针对这一现实的正确治则。当前陆续进更年期的妇女特点是：

（1）介入社会活动的知识女性增多。

（2）温饱和营养已不是生活中的主要问题。

（3）近 30 年来的社会变革，包括十年动乱和近十年妇女介入社会的竞争，自然使肝气郁结成为主要矛盾。

（4）生育胎次相对减少，产后调摄良好。所以"虚"不再是一个主要问题，而"肝郁"上升成为一个主要矛盾。因此临床用传统的补肾方法不甚理想，而侧重从肝论治则有良好疗效。

四十三、慢性宫颈炎内外合治临床体会

慢性宫颈炎是妇女的一种常见病、多发病，严重地危害妇女的身心健康，治疗棘手。吴熙自 1982～1986 年采用内外合治法治疗 602 例（其中 2 例因故中途停止观察），收到了满意的疗效。现报道如下：

（一）临床资料

1. 一般资料

本组 602 例中，19～30 岁者 196 例，31～40 岁者 25 例，41～50 岁者 126 例，50 岁以上者 21 例；炎症程度：Ⅰ度者 271 例，Ⅱ度者 279 例，Ⅲ度者 50 例。大多合并霉菌性、滴虫性阴道炎。

2. 诊断标准

（1）主诉：带下量多，甚或如崩，色清稀或黄稠，或有腥臭。

（2）兼证：少腹不适，或疼痛或坠胀，腰酸痛，头昏，乏力，精神不振，食少纳呆，或见阴痒。

（3）妇科检查：宫颈单纯性炎症，面积达 1/3 者为Ⅰ度；宫颈炎症表面呈颗粒状或乳状样，面积达 2/3 者为Ⅱ度；宫颈炎症面在 2/3 以上者为Ⅲ度。

（二）治疗方法

1. 外治法

根据病情，分别使用自制Ⅰ、Ⅱ宫颈粉和外阴冲洗粉。

（1）药物组成和制备

宫颈Ⅰ号粉：黄柏、大黄、黄芩、苦参、煅龙骨、土茯苓各 200g，紫草 100g，冰片 60g，黄连 50g。共研细末，过 100 目筛，贮瓶备用。

宫颈Ⅱ号粉：即Ⅰ号粉加炉甘石 60g，乌贼骨 50g。制法同前。

外阴冲洗粉：苦参 200g，蛇床子 50g，黄柏、明矾、地肤子、五倍子、艾叶、土茯苓各 120g，黄连 40g，花椒 60g，制法同前。

（2）使用方法：用外阴冲洗粉煎汁冲洗患者外阴后，无菌下用内窥器撑开阴道暴露宫颈，用煎汁再行冲洗阴道和宫颈，用消毒棉球拭干后并用喷粉器将宫颈粉喷于宫颈炎症面，1 日 1 次，10 次为 1 个疗程。

2. 内法治

（1）脾虚带下：带下量多，淡黄色或色白，质稠，精神不振，食少纳差，便溏，少腹微痛，舌淡，苔白或白腻，脉沉细或濡缓。予完带汤或薏苡败酱汤加减。

（2）肾虚带下：带下如崩，质清稀，终日不止，腰酸如斩，少腹胀痛，得温痛减，

头昏耳鸣，舌淡红，苔薄白，脉沉迟。予内补丸合当归饮子加减。

（3）湿毒带下：带下如崩，色黄如脓或混浊似米泔，秽臭难闻，常伴阴痒，少腹坠胀而痛，小便赤，口苦咽干，苔黄，脉滑数。予止带方加金银花、连翘、野菊花、土茯苓、败酱草。

（4）肝经湿热：带下量多，色黄绿似脓，黏稠而臭，头晕目眩，心烦口苦，胸胁、少腹胀痛，阴部坠胀、瘙痒甚，小便黄，苔黄，脉弦数。予龙胆泻肝汤。

（三）治疗结果

1. 疗效标准

痊愈：经本方法治疗 10～15 次后，症状消失，妇科检查示宫颈光滑，炎症面愈合，随访 2 年未见复发者。

好转：临床症状基本消失，宫颈炎症面由Ⅱ度转为Ⅰ度或由Ⅲ度转为Ⅰ度者。

无效：经本方法治疗，主要症状缓解，宫颈炎症面缩小，但停药后症状即加重，炎症复发者。

2. 治疗结果

Ⅰ度炎症者 271 例，均痊愈。

Ⅱ度炎症者 279 例，痊愈 251 例，有效 10 例，无效 18 例。

Ⅲ度炎症者 50 例，痊愈 36 例，有效 7 例，无效 7 例。

总有效率为 96%。

3. 典型病例

谢某，28 岁，已婚，农民。

患者带下量多，小腹坠胀不适已半年。经某院检查诊为慢性宫颈炎（宫颈有Ⅰ度炎症），在我院门诊采用宫颈Ⅰ号粉治疗 20 天，效果不满意，且症状日渐加重，于同年 7 月 2 日收住我科。

诊视：带下日久，色白质清稀，量多，伴有头昏、多寐，夜梦纷纭，腰酸胀不适，小腹坠胀疼痛，面色无华，精神倦怠乏力，苔白而腻，脉缓弱而濡。

妇科检查：外阴阴道（−），左侧附件增厚，宫颈有Ⅱ度炎症，宫颈口 6 点处有 2 个黄豆大息肉。白带清稀，无特殊气味。中医诊断：带下症（脾虚型）。西医诊断：①宫颈糜烂Ⅱ度；②附件炎（左）。治拟内外合治法：外用宫颈Ⅱ号粉喷炎症面（消毒无菌下），内服健脾益气，升阳除湿之剂，方用完带汤加潼蒺藜 15g，菟丝子 17g，薏苡仁 10g，乌贼骨 10g。1 个疗程（20 天）后，症状消失，宫颈炎症面完全愈合。随访 2 年，未见复发。

（四）体会

1. 大部分患者地处边远山区，气候潮湿，文化落后，加之妇女的劳动强度大，卫生条件较差，宫颈炎的发病率较高。从多年的临证实践体会到，对于这种慢性疾患，既要运用药物直接作用于病灶的外治法，亦要配合辨证分型之内治法，标本兼顾，方能取效。

2.宫颈Ⅰ号粉具有清热燥湿、消炎解毒、活血生肌、杀虫止带之功；宫颈Ⅱ号粉在Ⅰ号粉的基础上加强了收涩敛疮的作用；外用冲洗粉主要功效为清热解毒，杀虫止痒，各有侧重。

3.运用本方法治疗，贵在坚持，否则效果不佳。Ⅰ度炎症病例只需运用外治法即可，不必内服中药，Ⅱ、Ⅲ度炎症病人一般均需配合内治法，方可奏效。

4.本方法经期和妊期忌用。

四十四、败酱饮治疗慢性盆腔炎临床体会

我们自1986年以来，用败酱饮治疗慢性盆腔炎50例，疗效较为满意，报道如下。

（一）临床资料

1.一般资料

50例患者均系门诊治疗，发病年龄为24～58岁，其中24～30岁10例，31～35岁12例，36～40岁17例，41～45岁7例，45岁以上4例。24～45岁占92%。本组病程最短2个月，最长28年，其中1年内16例，5年内21例，10年内8例，10年以上5例。因炎症致输卵管阻塞不孕9例。

病例选择：本组均为已婚妇女，多因腰酸、腹痛、白带量多或不孕而来诊。

妇科检查：子宫多呈后位，活动受限，压痛，单侧或双侧附件有不同程度的索条、增厚、包块、压痛等阳性体征，排除盆腔其他疾病。

病因：放环、流产及刮宫术后23例，女性结扎、剖宫产后7例，原因不明20例。

阴道分泌物：对50例患者的阴道分泌物进行了检查。清洁度Ⅰ～Ⅲ度，色黄质稠量多居多，pH值均高于5.0（5.4～7精密试纸），碘试验均阴性。

实验室检查：对50例进行了血常规、尿常规、肝功能检查，仅1例白细胞为$12.5×10^9$/L，分类正常，余均在正常范围。

2.诊断标准

按全国高等医药院校试用教材《妇产科学》（人民卫生出版社出版，1980年）为诊断依据。通过病史、化验及妇科内诊检查排除盆腔结核、子宫内膜异位症、陈旧性宫外孕、慢性阑尾炎、盆腔肿瘤等疾病。

3.中医辨证

根据临床表现，我们将慢性盆腔炎分为血瘀型和湿热型。血瘀型：腰骶部酸痛，

腹痛或胀痛，痛经，带下量多、色黄或白质稀，舌质暗或淡红，苔薄白，脉沉弦或沉而无力。湿热型：腰酸，腹痛下坠感，带下量多，色赤或黄质稠，舌质偏赤，苔黄腻，脉多弦数或弦细。

（二）治疗方法

败酱合剂根据行气活血化瘀、清热利湿解毒治则组方。血瘀型及湿热型均可用败酱合剂治疗。药物组成：

败酱草 30g	丹参 20g	赤芍 12g	木香 10g
夏枯草 30g	薏苡仁 30g	延胡索 12g	

以上药按比例配方水煎为 500mL，每次服 50mL，日服 2 次。连用 15 天为 1 个疗程，未愈者继续用药，以 3 个疗程为疗效观察时间。用药 3 个疗程不见好转判定无效。治疗中不用与本病有关的任何其他中西药物，行经期间停用该药，改服生化汤 3～5 天。

（三）治疗结果

1. 疗效制定标准

痊愈：自觉症状消失，妇科检查局部病变恢复正常。好转：自觉症状基本消失或减轻，妇科检查局部病变好转但未彻底消失。无效：自觉症状无改善，妇科检查局部病变如故。

2. 疗效

（1）症状：服用败酱合剂 1～3 个疗程后自觉症状均有不同程度的改善，以疼痛改善较为明显而迅速，其他症状逐渐好转（表 1-4）。

表 1-4　症状改善情况

	腹痛	腰痛	腰骶坠	腹胀	痛经	白带多
治疗前例数	45	42	31	37	30	29
痊愈	27	26	18	22	11	14
好转	17	13	10	14	17	13
无效	1	3	3	1	2	2
有效率（%）	97.78	92.85	86.81	97.3	93.34	93.11

（2）体征：根据妇科检查，按主要所见分索条、增厚、包块、压痛四型。通过临床观察，败酱合剂对各型均有疗效（表 1-5）。

表 1–5 体征改善情况

	索条	增厚	包块	压痛
治疗前例数	17	15	5	13
痊愈	3	6	0	5
好转	13	8	4	8
无效	1	1	1	0
有效率（%）	94.12	93.33	80	100

（3）阴道分泌物：服用败酱合剂 1 ～ 3 个疗程后，阴道分泌物的清洁度和量均有较明显的改变。

（4）疗效：50 例中，临床痊愈 14 例，好转 33 例，无效 3 例，总有效率 94%。其中希望怀孕者 9 例，已孕 3 例。血瘀型和湿热型疗效差异不显著。

（5）疗程与疗效的关系：疗程愈长疗效愈好，间断服药疗效差。

（四）讨论

我们认为慢性盆腔炎是由于外邪侵入，瘀积于胞中，以致冲任、脏腑功能失常，气机不利，经络受阻，而导致腰腹痛、带下多、痛经等症状。根据临床观察，本证各型大多有不同程度的瘀血及湿热，并以气滞血瘀证候尤为明显。目前西医学尚无理想的治疗措施。败酱合剂选用具有行气活血化瘀、清热利湿解毒功效之中药，旨在降低毛细血管的通透性，减少炎性渗出，加速炎性包块的软化和吸收，同时预防结缔组织进一步增生，故能消除慢性盆腔炎的症状和阳性体征。

通过对慢性盆腔炎血瘀型和湿热型临床疗效对比，提示我们对现代医学明确诊断的疾病，在治疗上仍需辨证分型，以提高临床疗效。

四十五、盆腔炎临床治疗体会

（一）病因多端，冲任受损

中医学中无盆腔炎之病名，而根据其临床表现属于"热入血室""月经不调""腹痛""带下""癥瘕"等范畴。

我们根据故人论述，结合多年临床实践认为，本病之因，主要与热毒、湿邪、气滞、血瘀密切相关。这些病因，可单独致病，亦可相互兼杂并存，随病情发展亦可相互转化，但其基本病理为：邪犯胞中，冲任受损，气滞血瘀。

（二）辨证分型，揆度奇恒

盆腔炎的辨证要点，首先要辨别病性，根据属热、属湿与在气、在血的不同，其次辨病程，分急性病变或慢性病变的属虚属实。临证中，常把盆腔炎分为四种证型辨治。

1. 热毒内炽型

热邪侵入血室，症见：恶寒，高热，头痛，精神不振，小腹疼痛拒按，带下量多色黄如脓、秽臭，口干，恶心纳少，经来适断，小便短赤，大便秘结，舌苔黄厚，舌红脉滑数或洪数。

2. 湿热浸淫型

病邪下注冲任，常有低热起伏，腰酸腹痛，行经或劳累后加重，胸闷纳少，口干不欲饮，经行先期，带多色黄秽臭，大便秘结或溏，小便短赤，舌红，苔黄腻，脉弦数或濡数。

3. 肝郁气结型

病机为冲任受阻。下腹或双侧少腹胀痛，遇情绪抑郁或劳累时加甚，平素心胸狭窄，情绪忧郁，经前乳房作胀，胁肋不舒，月经先后无定期，或经期腹痛，月经量少，有瘀血块，舌淡红，苔薄白，脉弦细。

4. 瘀血内阻型

其病理为癥瘕形成。小腹疼痛拒按，或少腹可触及索状包块，月经不调，有瘀血块，经色紫暗，或痛经、闭经，或崩漏、不孕，舌暗红，有瘀点，脉弦涩。

人体为有机的整体，古训早有"脏腑相关，阴阳互根"之说。盆腔炎虽属盆腔局部组织病变，但任何一种证型均可不同程度地导致妇女经、带、胎、产的病变，亦可通过脏腑、经络的相互联系而影响全身。

（三）方证合拍，治有特色

吴熙治疗盆腔炎审症求因，重在解毒，除湿，理气，化瘀。积多年经验，自拟了"盆腔炎方"为治疗本病的主方，把握其证候特征，灵活加减用药，临证收到了满意的疗效。该方的药物组成：

蒲公英 30g	红藤 30g	金银花 15g	紫花地丁 30g
土茯苓 30g	丹参 15g	当归 15g	甲珠 12g（研末）
香附 12g	延胡索 15g		

方中蒲公英、紫花地丁、金银花、红藤清热解毒，红藤亦有活血之功；土茯苓、薏仁除湿化毒；香附、延胡索、郁金舒肝理气止痛；甲珠、丹参、当归活血化瘀。全方融清热除湿、理气化瘀药物为一体，共奏清热解毒、疏肝通络、化瘀散结之功效，适用于各型盆腔炎。其加减运用为：偏于热毒炽盛者，重在清热解毒，加入黄连、黄

柏、苦参；热入营血者加生地黄、牡丹皮、玄参等凉血解毒之品；偏于湿者，重在除湿化毒。吴熙结合本地区气候夏季多湿，冬季多雾，人们喜食辛辣香燥及贪凉饮冷易生湿热的特点，以盆腔炎方合自拟的除湿汤（药物组成：苍术、川厚朴、陈皮、茯苓、白蔻仁、法半夏、薏苡仁、通草）用于湿热型盆腔炎患者，收到了很好的疗效。偏气滞者，重疏肝、理气，以盆腔炎方选加橘核、荔枝核、川楝子、枳壳、木香、台乌药、川厚朴等；偏血瘀者，重在活血化瘀，酌情选加桃仁、红花、赤芍、泽兰；有包块者加三棱、莪术、三七、乳香、没药、王不留行等散结化瘀之品。对于本虚标实、虚实夹杂证中的虚，根据气、血、阴、阳之虚的不同，酌情加入黄芪、党参、熟地黄、白术等药物。或以盆腔炎方合自拟的双补汤（双补汤药物组成：黄芪、党参、熟地黄、当归、杜仲、山茱萸、枸杞子、淫羊藿、川断、龟鹿胶）配合使用。此外，在治疗盆腔炎患者时，还善用虫类药物，如地龙、全蝎、蜈蚣等，以搜风通络，行气止痛，效如桴鼓。

（四）病案举例

张某，女，39岁。1992年6月12日初诊。患者于今年3月做引产术，术后3天即感左侧少腹疼痛不已。曾在西医院做过妇科检查，诊为急性盆腔炎。经过3个月的西药治疗，收效甚微。今左侧少腹仍然持续性疼痛，每因劳累而加重，白带多，色黄而秽臭，心中烦闷，纳呆食少，口中黏腻，月经正常，二便调，舌质红，苔黄腻，脉细滑。中医诊断：腹痛（湿热下注）。西医诊断：盆腔炎。治法：清热解毒，除湿止痛。方选盆腔炎方加味。处方：

蒲公英30g	苍术15g	红藤30g	土茯苓30g
薏苡仁30g	延胡索15g	香附12g	紫花地丁30g
厚朴15g	陈皮15g	茵陈20g	通草10g
荔枝核15g	白蔻仁12g（打碎后下）		

煎服，1日1剂。服药半月后，左侧少腹疼痛由持续性发作转为阵发性疼痛，昼隐夜显，并在诊治过程中发现左侧少腹有一条索状包块（约5cm×2.5cm）表面光滑有压痛，稍可移动，质地中等度硬，舌质淡红，舌苔微腻，脉弦细。吴熙认为，此属湿热瘀结冲任。治以清热解毒，活血化瘀。仍以盆腔炎方为主，去苍术、川厚朴、陈皮、白蔻仁、通草，加三棱12g，莪术12g，桃仁10g，红花10g，赤芍12g。水煎服，1日1剂。服药6剂，包块消失，但少腹仍有少许隐隐作痛，精神稍疲乏。上方去三棱、莪术、桃仁、红花，加泡参30g。煎服，1日1剂。总共服药50余剂。诸症悉除。

按：本案因患者做引产术，冲任受损，湿热秽浊之邪乘虚而入，侵淫冲任，发为本病。湿热内侵，冲任经气不疏，故少腹疼痛；湿热下注，而见带下量多，色黄而秽臭；湿热阻滞中焦脾胃而见纳呆食少，口中黏腻；舌红，舌苔黄腻，脉滑，均属湿热下注。治疗药物，以自拟的盆腔炎方合除湿汤配合使用，少腹疼痛逐步减轻，舌苔转薄，表明湿热渐化。但在服药过程中，发现左侧少腹条索状包块，属湿热瘀结冲任，为久病必瘀之证，非一般清热除湿药所化，故以盆腔炎方加三棱、莪术等活血化瘀之品，重在祛瘀散结，癥瘕悉除。疾病后期，患者精神稍感疲乏，属邪衰大半而正气耗伤，即撤活血化瘀之品，以免再伤其正，故在盆腔炎方基础上，加泡参30g，以扶其正，乃使病愈。

四十六、慢性盆腔炎运用妇炎饮治疗体会

慢性盆腔炎是女性生殖器官的常见病，临床常见腹胀、腰酸、带多，急性发作可增发热、恶寒等。反复发作、久治不愈是本病的临床特点。目前对其治疗尚无特效药物。我院选用活血化瘀，软坚消积，佐以清热化湿的中药，自制妇炎饮，治疗慢性盆腔炎、盆腔附件增厚、粘连炎性包块等200例，有效率为88％。现介绍如下，以供参考。

（一）方药制备

1. 处方

三棱、莪术、泽泻、丹参、川楝子、地鳖虫、红藤、延胡索、蒲公英、桃仁、制香附、生蒲黄等。

2. 制法

取处方中各药，按量加工炮制，加水煎煮2次，每次1小时，合并2次煎液静置12小时，将上清液滤过，滤液浓缩至规定量，分装、灭菌即得（每瓶100mL，相当于1剂中药方）。

（二）质量检查

1. 性状

本品为深褐色液体，味苦，放置后略有沉淀。

2. 相对密度

相对密度为1.03～1.05。

3. 其他

应符合浓煎剂项下有关的各项规定。

（三）临床应用

1. 功能与用途

桃仁、三棱、莪术、地鳖虫、丹参、蒲黄均为活血化瘀、攻坚消积之品。《本草经疏》记载："桃仁性善破血，散而不收，泻而不补。"《本草经义》载："蒲黄专

入血分……导瘀结而治气血凝滞之痛。"《神农本草经》载："地鳖虫有破坚下血闭之功。""主血积癥瘕。"方中蒲公英、泽泻均为清热解毒、利湿之品；制香附、延胡索、川楝子理气疏肝，调经止痛。诸药合用，攻坚力强，以攻为补，故对盆腔炎，特别是炎性包块的治疗有良好效果，对子宫内膜异位症有止痛作用。

2. 用法与用量

成人早晚各服 50mL，20 天为 1 个疗程。

（四）疗程观察

1. 疗效标准

（1）痊愈：自觉症状消失，盆腔粘连、包块消失，组织柔软或久不怀孕者。

（2）显效：自觉症状显著好转，盆腔包块缩小一半以上，粘连减轻。

（3）好转：自觉症状改善，包块缩小，粘连改善。

（4）无效：症状无变化或变化不大，包块粘连未见好转。

2. 治疗结果

治疗 200 例，痊愈 78 例，占 39%；显效 50 例，占 25%；好转 48 例，占 24%；无效为 24 例，占 12%。总有效率为 88%。

（五）小结

本组患者均经临床医师做妇科检查、B 超检查，以及血检白细胞总数和分类，确诊为慢性盆腔炎。在服用妇炎净合剂治疗期间，一律停用抗生素和其他消炎药。治疗时间最短为 1 个疗程，最长为 3 个疗程。

慢性盆腔炎症状重、病程长、包块大者，服用妇炎净合剂治疗的时间需要长些，才能获得较佳的效果。

妇炎饮虽然疗效较好，但病人需要依法煎熬服用，携带使用不方便，故迫切需要进行剂型改革，制成微型口服剂，才能适应临床广泛应用的要求。

四十七、慢性盆腔炎辨证治疗体会

慢性盆腔炎是妇科常见病，临床并发症多、病程长、治疗比较困难。我们采用中医辨证治疗的方法，疗效比较满意。现将 1992 ～ 1993 年治疗的 86 例情况报道如下：

（一）一般资料

86 例均为门诊已婚患者，年龄 30 岁以下 28 例，31 ～ 40 岁 37 例，41 ～ 50 岁 16 例，50 岁以上 5 例，均经妇科内诊检查，配合 B 超检查确诊。

中医辨证分型：寒湿凝滞型 52 例，主症为小腹冷痛，腰膝酸软，经前加重，伴白带量多等症；气滞血瘀型 34 例，主症为小腹胀闷，憋困，腰痛，经期加重，经色暗红有血块，伴心烦易怒，胁痛。

（二）治疗方法

1.寒湿凝滞型

治以温经散寒，行气导滞。处方：

官桂 6g	茯苓 12g	牡丹皮 9g	桃仁 6g
赤芍 9g	延胡索 12g	乌药 9g	陈皮 6g

腹痛甚者加炒五灵脂 12g，蒲黄 12g；少腹冷痛者加炒荔枝核 12g，炒小茴香 6g，吴茱萸 12g；附件包块者加莪术 6g，没药 6g，鳖甲 9g 等；湿邪较著者加苍术 12g，半夏 9g，泽泻 12g，车前子 15g。

2.气滞血瘀型

治以理气止痛，活血化瘀。处方：

当归 15g	川芎 9g	桃仁 6g	香附 6g
郁金 12g	川楝子 12g	五灵脂 12g	白芍 9g

气滞夹寒者加荔枝核 12g，乌药 12g，炒小茴香 6g；经量多者加蒲黄炭 12g，茜草 12g，仙鹤草 15g；胁痛者加柴胡 12g，枳壳 9g，没药 6g；伴白细胞高者加蒲公英 15g，贯仲 15g，败酱草 15g。

以上中药均为 1 日 1 剂，水煎，分 2 次早晚服用。3 个月为 1 个疗程。

（三）治疗结果

1.疗效判定标准

痊愈：1 个疗程后临床症状及体征消失。内诊检查正常，月经周期、经量均正常，停药后无复发。显效：1 个疗程后临床症状及体征明显减轻，内诊检查基本正常，炎性包块明显缩小，月经周期，经量亦正常，停药半年后有复发。好转：1 个疗程后临床症状及体征较前减轻，内诊检查基本正常，月经周期，经量基本正常，停药 3 个月后有复发。无效：症状、体征及内诊检查无改善。

2.治疗结果（表 1-6）

表 1-6　86 例慢性盆腔炎分型治疗情况

	例数	痊愈（%）	显效（%）	好转（%）	无效（%）
寒湿凝滞型 52	23（44.2）	7（13.5）	18（34.6）	4（7.7）	-
气滞血瘀型 34	16（47.1）	4（11.8）	12（35.2）	2（5.9）	-
合计	86	39（45.8）	11（13.8）	30（34.9）	6（6.6）

两证型疗效近似，总有效率为93%。

（四）体会

慢性盆腔炎属中医学带下、月经不调、痛经、癥瘕、不孕症等病范畴。本病病情复杂、复发率高，给治疗带来困难。通过辨证应用中药治疗，改善全身及局部的血液循环，促进盆腔内炎症及增生组织的软化吸收，从而可达到消瘕、散积、止痛的目的。目前国内外对本病治疗虽有局部治疗、理疗、灌肠等多种方法，但多是一时有效，常易复发。辨证论治，使用中药治疗，对调整全身状况，改善临床症状，均优于其他疗法，且远期疗效较好，具有一定的临床价值。

四十八、行房阴痛临床治疗体会

行房阴痛系指久婚之女交媾时阴部及小腹部发生疼痛的一类病证（不包括阴户器质性病变者），这些症状大多在行房时发生，亦有在同房后甚至一直持续几小时到几天，但同房时疼痛加剧，疼痛的部位可局限在外阴部，亦有阴道的深部，甚则波及到下腹部。现对该病的辨证和治疗介绍如下：

（一）瘀阻阴户案

瘀阻阴户系发生外伤瘀血所致。如《医宗金鉴》云："凡跌打损伤，坠堕之证，恶血留内，则不分何经，皆以肝主为。"症见：损伤初起阴户隐痛，微胀微热，皮色暗褐，继则皮色青紫而刺痛，合房加剧，舌质紫，脉细涩。治拟活血祛瘀，疏肝通络。方拟复元活血汤化裁。药物组成：

北柴胡 15g	天花粉 10g	当归 10g	红花 10g
炮山甲 10g	光桃仁 10g	大黄 5g	甘草 5g
失笑散 20g			

水煎服，药渣熬水熏洗阴部。根据病情随症加减：损伤初起红肿疼痛甚者可用赤小豆捣烂外敷，局部青紫，皮色难退者可用地鳖虫，牵及小腹痛甚者加用芍药甘草汤。

刘某，32岁。1983年3月5日初诊。患者半年前骑车阴部挫伤，一直隐痛，未能及时诊治。近月来行房阴户刺痛剧烈，房后坠胀难忍，舌质紫，脉弦色。查阴部皮色紫，阴毛失荣。予复元活血汤加地鳖虫10g，醋白芍30g，苏木15g。水煎，1日1剂，药渣熬水熏洗。5剂后紫斑渐消，行房隐痛。药已获效，原方迭进，15剂后诸症悉平，交媾如常。

（二）气结阴器案

气结阴器系七情所伤，气郁阻滞阴器，肝脉失疏所致。症见：情怀不悦，脾气急躁或忧郁，行房阴户胀痛，小腹胀满，乳胀窜痛，舌质淡，苔白，脉弦紧。治取疏肝理气，缓急止痛。用自拟方"疏肝解痉汤"加减。药物组成：

路路通 10g	柴胡 10g	延胡索 10g	乌药 10g
当归 10g	川芎 10g	徐长卿 30g	丹参 30g
白芍 20g	甘草 5g		

加减：阴部喜温者加干姜、吴茱萸；阴痛剧烈者加牛膝、乳香。

陈某，38 岁。1979 年 3 月 18 日初诊。患者婚后 15 年合房正常。近年来夫妻经常口角，后同房时阴户及小腹向上窜痛，脾气急躁，乳胀肋痛，几经妇科检查均无异常，舌质淡，苔白，脉弦紧。治拟疏肝理气，缓急止痛。用疏肝解痉汤加牛膝、乳香，并做夫妻工作，使之和睦，配合药物治疗，10 剂后痛势明显减轻，乳胀已除。上药去乳香加紫苏叶 10g，再行 5 剂，药后诸症悉除，行房如常。

（三）阳虚阴缩案

阳虚阴缩由素体阳虚，或骤感寒邪，阳气被遏，肝肾血运障碍，阴户内缩所致。症见：阴户寒冷，内收挛缩，自感性欲低下，精神萎顿，伴有形寒肢冷，舌淡或青紫，脉沉迟或紧。治宜温阳补肾，养肝填精。予归肾丸加减。处方：

熟地黄 10g	山茱萸 10g	枸杞子 10g	山药 10g
茯苓 10g	当归身 10g	紫石英 10g	白芍 30g
党参 30g	生杜仲 15g	菟丝子 15g	

加减：若阴部内缩甚者加淫羊藿、巴戟天；阴部冷甚者加附桂；舌面青紫或阴部色紫者加丹参、五灵脂。并可用干姜煎熬成渣后装布袋外敷阴户。

四十九、活血化瘀法治疗子宫内膜异位症

子宫内膜异位症是妇科常见病，近年来发病率逐渐上升，其主要临床症状有痛经、月经不调、肿块、不孕等。临床常采用激素保守治疗或手术治疗。激素治疗不仅药价昂贵，且副作用大，易复发；手术对年轻未孕患者难以接受。5 年来以中药活血化瘀为主治疗本病 24 例，效果较为满意。现报道如下：

（一）临床资料

全部病例均为门诊已婚患者。临床确诊（根据病史、症状、体征、妇科检查、B 超）20 例，病理确诊（根据腹腔镜检查、手术后内异组织活检）4 例。年龄在 23～40 岁之间，平均 31.5 岁；病程 3 个月～14 年，平均 4.1 年；有痛经及月经不调病史的 18 例，人工堕胎史 5 例，放环史 8 例；卵巢巧克力囊肿 4 例，后穹隆触痛性结节 8 例，子宫增大 1 例，5 例并发不孕。

（二）治疗方法

处方：

柴胡 15g	当归 15g	白芍 30g	丹参 30g
三棱 12g	桃仁 10g	香附 15g	鳖甲 15g（先煎）
黄芪 30g	大黄 6g	五灵脂 10g	水蛭 3g(研粉冲服)

1 日 1 剂，水煎服。经期不停服。

加减：痛经属寒者加小茴香、肉桂；肛门下坠者加党参、升麻、木香；月经量多者去桃仁、水蛭，加蒲黄（生、炒各半）、阿胶珠、艾叶；不孕者加淫羊藿、菟丝子、山萸肉等。

（三）治疗结果

按中国中西医结合学会妇科分会第三届会议制定的内膜异位症疗效标准。症状体征消失，或不孕者妊娠为痊愈；症状体征明显减轻，肿块缩小 1/2 以上为显效；症状减轻、体征无改变为有效；较治疗前无变化者为无效。

本组 24 例中，治愈 4 例，显效 11 例，有效 6 例，无效 3 例，总有效率为 87.4%。

（四）典型病例

张某，31 岁。1990 年 10 月 2 日初诊。患者渐进性痛经 14 年。婚后 4 年未孕。15 岁月经初潮，2 年后出现痛经。每次行经，少腹坠痛，痛甚时服止痛片亦不能奏效，泛恶欲呕，肛门下坠，经量多，色黑有块，经前乳房胀痛。B 超示右侧卵巢巧克力囊肿（子宫内膜异位所致）。妇科检查宫体后倾，右侧附件增厚。患者因惧怕手术，要求中医诊治。刻下：月经将至，少腹隐痛，腰酸，泛恶欲呕，乳房胀痛，舌质暗边有瘀点，脉弦细。证属气滞血瘀，冲任不调。治以活血化瘀，疏肝理气，调补冲任。上方加山萸肉、淫羊藿、菟丝子等补肾之品，治疗 6 个月，症状消失。患者告知已妊娠，足月娩一女婴。

（五）讨论

子宫内膜异位症属中医痛经、癥瘕、不孕等范畴。其发病多由寒凝、气滞、血脉凝泣、经络留滞；或因经期、产后失于调摄；或手术损伤，致瘀血留滞，凝聚下焦，日久渐成癥瘕，冲任气血运行不通，两精不能相合则导致不孕。血瘀是产生本症的关键，活血化瘀是治疗本病的主要大法。胞脉系于肾，对不孕患者还须加强温肾益精之品，使任通冲和利于受孕。方中丹参、三棱、桃仁、当归、大黄、鳖甲、水蛭活血化瘀，软坚散结止痛；柴胡、香附、枳壳消瘀理气，气行则血行；大黄通腑开闭，有利于瘀血的改善。黄芪、当归、白芍等补气养血使正气不伤。诸药合用，达到理气活血化瘀散结之功。通过活血化瘀,使瘀血得化,气血通畅,冲任调和,达到治疗目的。

五十、老年性阴道炎临床疗效观察

老年性阴道炎常见于绝经后的妇女。由于卵巢功能衰退,雌激素水平下降,致使阴道黏膜萎缩变薄,上皮细胞糖原减少,不能产生足够的乳酸以维持阴道正常的酸碱度,致使阴道局部抗病能力减弱,易受细菌感染,而引起阴道炎的发生。临床主要症状为带下量增多,黄色浆液状,严重者变为脓性,有臭味。若黏膜有表浅溃疡时,带下可呈血性。常伴有外阴瘙痒、灼热感、小腹坠胀不适。若炎症严重,波及尿道,可引起尿频、尿痛等症。妇科检查可见阴道黏膜菲薄、充血,黏膜下有小出血点。据其临床表现,分别以滋阴清热法和泻肝利湿法治之,疗效较佳。现介绍如下。

(一)滋阴清热法

此法适用于肝肾阴虚阴道炎。中医学认为,带下是人体津液之一,源于脾肾,由水谷化生而来。《素问·逆调论》说:"肾者,水脏,主津液。"生理性带下尤与肾的关系密切,肾气盛,任带脉功能正常,则带下津津常润。老年妇女天癸竭,肾气衰,加之经、孕、产、乳屡伤其血,致使肝血不足,肾阴虚亏。肝肾阴虚不能润泽空窍,阴道失于滋养,阴虚血燥生风,风盛则痒。或肾阴亏虚,相火偏盛,任带不固,导致带下过多。临床以此种类型多见,表现为带下量或多或少,或赤白相兼,阴部灼热,头昏目眩,身热汗出,五心烦热,小便黄,大便干,舌质红苔薄黄,脉细数。治宜滋补肾阴,清热止带。方用知柏地黄汤加味:

肥知母 9g	黄柏 9g	生地黄 20g	山药 15g
山茱萸 10g	茯苓 15g	泽泻 9g	牡丹皮 12g
何首乌 15g			

水煎服。隔日 1 剂。

李某,60 岁。1993 年 3 月 6 日初诊。患者半年来外阴部干涩瘙痒灼热,时有五心烦热,头晕耳鸣,舌红少苔,脉细数无力。妇科检查:阴道黏膜萎缩菲薄呈红色,触之有小出血点,少量黄色带下。西医诊断为老年性阴道炎,中医诊断为阴痒。辨证为肝肾阴虚,血虚生风化燥。投以知柏地黄汤加味(药味及剂量同上)。6 剂,隔日 1 剂,禁食辛辣之物。半月后复诊,自述症状大减。改服知柏地黄丸,每日 1 次,每次 9g,连服 10 天,以防复发。随访至今,未见复发。

(二)泻肝利湿法

此法适用于肝经湿热型阴道炎。中医学认为,肝之经脉环阴器。若情志不畅,肝郁克脾,脾虚湿盛,湿邪下注,或久居阴湿之地,皆可致带下过多、阴痒。临床可见带下量增多，色黄如脓，阴部瘙痒，甚或痒痛，口苦而腻，胸闷不适，舌苔黄腻，脉弦数。治宜泻肝利湿，杀虫止痒。方用龙胆泻肝汤加味：

龙胆草 9g	生栀子 9g	黄芩 9g	柴胡 9g
生地黄 15g	车前子 12g	泽泻 9g	木通 6g
当归中 9g	生苡仁 30g	甘草 6g	

水煎服，隔日 1 剂。

刘某，65 岁。1992 年 8 月 4 日初诊。患者近两月外阴部瘙痒，带下量增多，色黄如浆状，气味腥臭，伴心烦口苦，纳食不香，舌苔黄腻，脉弦数。妇科检查取阴道分泌物，涂片结果无异常发现。西医诊断：老年性阴道炎。中医诊断：阴痒。辨证为肝经郁火，湿热下注。投以龙胆泻肝汤加味。水煎服，隔日 1 剂。同时外用熏洗方：

野菊花 30g	白头翁 30g	百部 30g	蛇床子 20g
苦参 20g	川椒 10g		

水煎后先熏后洗，早晚各 1 次，每次熏洗时间约为 15 分钟。共服药 6 剂，外洗 10 剂，诸症消失。

临床时须注意，本病经用中西药物久治不愈者，应做尿糖检查。如属糖尿病引起的阴道炎、外阴瘙痒症，应首先治疗糖尿病，随着糖尿病的好转，阴道炎症亦会减轻。

五十一、老年性阴道炎临床治疗体会

老年性阴道炎属中医"带下""阴痒"范畴。吴熙近几年采用中药内服和外用治疗本病 30 例，均获满意效果。现小结如下：

（一）一般资料

30 例均系门诊病人，全部病例都属绝经期；最小年龄 48 岁，最大年龄 69 岁；病程最短 7 天，最长半年；经过西药治疗 11 例，中西药合治疗 7 例，首次就诊者 12 例；妇科检查全部见阴道黏膜充血、分泌物增多且色黄有异味，小号窥阴器进入时有明显痛感；本组病人全部进行阴道分泌物常规检查，未发现霉菌、滴虫、淋菌等；阴道清洁度Ⅱ级 1 例，Ⅲ级 18 例，Ⅳ级 11 例；宫颈刮片检查，均为阴性。

（二）临床辨证

1. 肝肾阴虚证

阴中干燥灼热、刺痛或微痒，带下量多，色黄质稀，头昏耳鸣，口眼干燥，五心烦热，腰酸膝软，便艰尿黄，舌红少苔，脉细数无力。

2. 湿热下注证

阴中灼热，痒痛明显，带下量多，色黄质稠，其气秽臭，口苦咽干，口渴喜冷饮，尿短赤伴疼痛，大便秘结，舌红苔黄，脉数或弦滑。

（三）治疗方法

内服基本方：

山茱萸 10g	生地黄 10g	怀山药 10g	泽泻 10g
牡丹皮 10g	茯苓 10g	蒲公英 20g	金银花 20g

每日 1 剂。肝肾阴虚证加知母 6g，黄柏 6g，枸杞子 10g，女贞子 10g；湿热下注证加鱼腥草 20g，车前子 15g，玄参 10g。

外用方：

土茯苓 20g	野菊花 20g	苦参 20g	败酱草 20g
紫花地丁 20g			

1 日 1 剂，煎水熏洗坐浴，早晚各一次，每次 15 分钟。内服和外用 10 天为 1 个疗程，可连用 2 ~ 3 疗程。

（四）疗效标准和治疗结果

1. 疗效标准

痊愈为症状、体征消失，阴道清洁度正常；显效为症状消失，体征明显减轻，阴道清洁度正常；好转为症状、体征减轻，阴道清洁度较治疗前好转。

2. 治疗结果

本组病人用药最短 1 个疗程，最长 3 个疗程。痊愈 20 例，显效 8 例，好转 2 例，总有效率为 100%。

（五）典型病例

俞某，女，60 岁。1990 年 9 月 3 日就诊。患者主诉阴道内流出黄色水样分泌物半月余。外阴及阴中灼热、刺痛、时感干燥或微痒，伴头昏眼花耳鸣、腰酸乏力、口干烦躁。曾用过 P.P 水、苏打水外洗无效。妇科检查：外阴充血，小号窥阴器进入阴道时疼痛明显，阴道分泌物较多，呈黄水样，阴道黏膜萎缩，皱折消失，无弹性，明显充血，见少许散在点状出血。阴道清洁度Ⅳ级，分泌物未检查出霉菌、滴虫、淋菌。宫颈刮片防癌检查阴性。西医诊断：老年性阴道炎。中医辨证：肝肾阴虚，热毒内侵。治宜滋补肝肾，清热解毒。处方：

知母 6g	黄柏 6g	山茱萸 10g	生地黄 10g
怀山药 10g	牡丹皮 10g	茯苓 10g	泽泻 10g
蒲公英 20g	金银花 20g	玄参 10g	旱莲草 20g
1 日 1 剂。			

外用方：

紫花地丁 20g   土茯苓 20g   野菊花 20g   败酱草 20g

苦参 20g

1 日 1 剂，煎水熏洗坐浴，早晚各 1 次。治疗 10 天后症状消失。妇科检查：除见阴道黏膜萎缩、轻度潮红外，其余体征均消失，阴道清洁度 Ⅱ 级。继续用中药外洗方 7 剂，并投以知柏地黄丸口服半个月善后，随访 1 年未复发。

（六）体会

1. 老年性阴道炎系妇科常见病，是妇女绝经后，生殖功能衰退，阴道壁的营养及阴道内酸碱度发生了变化，对病原微生物的抵抗力降低而引起的阴道炎症。传统治疗方法，一般采用抗生素和雌激素治疗，效果欠佳，且有一定的副作用，病人不易接受。上述治疗效果表明，用中药治疗，疗效肯定，也避免了滥用抗生素和雌激素造成的副作用。采用西医辨病，中药辨证论治，可使中西医取长补短，对一些西药疗效差的疾病用中药治疗，常可获得满意的疗效。

2. 老年性阴道炎，中医辨证可分为肝肾阴虚、湿热下注两证。但临床上大多数病人均是两证症状兼见，只是某一症状有所侧重而已。均属于本虚标实之证。老年妇人天癸竭尽，肾气虚衰，肾精亏损，湿热之邪易于乘虚而入，导致了疾病的发生。本组病人采用滋补肝肾固本，清热解毒治标，标本同治，内外用药，故获得了较好疗效。

五十二、妇女痒症临床治疗体会

妇科痒症是妇科临床最常见病之一，主要有阴痒、皮肤痒，偶见单纯的眼痒、耳痒。

阴痒，在妇科痒症里发病率最高，是一种扰人难忍的症状，常迫使患者搔抓或摩擦以解其痒。凡外阴、阴道、肛门周围及大腿内侧的瘙痒均属此范畴，中医称"阴门瘙痒""阴蟨"。临床以前阴痒为主。阴痒可发生于任何年龄的女性。如婴幼儿外阴阴道炎致痒，生育期妇女易患的滴虫、霉菌性阴道炎致痒，更年期及绝经后妇女易患的外阴白斑、老年性阴道炎致痒，还有宫颈炎、宫颈息肉、盆腔炎症、盆腔肿瘤使阴道排液过多刺激致痒。此外，近年来因淋菌、湿疣病毒感染致痒就诊者不少。

皮肤痒，以全身皮肤瘙痒为特点，也有仅发于局部者，如手心、足心痒，颈项以上痒。多发于更年期，特别绝经后妇女。它实际是更年期后分泌功能失调或皮肤退行性改变而好发于全身性局限性的皮肤瘙痒症。

眼痒、耳痒，多发于老年妇女，眼痒常伴干涩流泪，耳痒伴耳鸣。个别发生与月经周期有关。

本病的发生主要与肝脾肾三脏功能失调，湿热内生或外感湿毒虫䘌及气血亏虚，血瘀阻络有关。病理表现为湿热毒邪郁遏阴部致痒；肝肾不足、血燥生风致痒；气血不足、营卫不和致痒；气虚血瘀、肌肤失养致痒。临床惯用的清热解毒、滋养肝肾法已不完全符合临床实际。吴熙根据多年临床经验总结了治疗妇科痒症四法，即清热解毒，利湿杀虫止痒法；滋阴润燥，祛风止痒法；益气养血，和营止痒法；补气活血，通络止痒法。并有外洗经验方二。

（一）清热解毒，利湿杀虫止痒法

本法适用于脾虚肝热湿热下注或湿毒虫䘌侵入阴部的阴痒法。临床特点：阴痒难忍，带多臭秽，带如米泔样或豆腐渣状或脓血状，重者阴部焮红肿痛或抓痕破溃。如热偏重，可伴口烦心苦，胸肋胀痛，小便赤短或大便秘结，舌红苔黄腻脉弦滑数。如湿偏重，可伴口中黏腻而苦，胸闷泛恶，小便黄少或大便溏臭，脉濡数，舌苔腻黄。用"清热解毒止痒方"（自拟）治疗。处方：

| 土茯苓 20～30g | 苦参 12～15g | 白鲜皮 12～15g | 败酱草 12～15g |
| 椿根皮 12～15g | 泽泻 12～15g | 生地黄 12～15g | 北柴胡 9g |

方中土茯苓、苦参、白鲜皮、败酱草、椿根皮共奏清热解毒、除湿止带、杀虫止痒之功；泽泻利水渗湿泄热；生地黄清热凉血，使利湿不伤阴；北柴胡宣畅湿热郁滞之气机。全方使热清毒解、湿去痒止。方中土茯苓重用，此药清热解毒除湿作用佳，药味平和，无苦寒伤阴伤胃之虑，与苦参相配可视为方中君药。

如热偏重，选加龙胆草、山栀、金银花、黄柏、红藤、蒲公英；湿偏重，选加苍术、猪苓、车前子、萆薢、赤小豆；气虚，加白术、扁豆、山药、茯苓；痒甚加地肤子。

（二）滋阴润燥，祛风止痒法

本法适用于肝肾阴亏，血燥生风之妇科痒症。临床特点：皮肤瘙痒或阴部干痒灼热辣痛或眼痒干涩，夜间或遇热加重，搔抓易起红色疹痕，痒止疹痕易退，皮肤泛润或阴部皮肤变白萎缩。可伴带下黄少或夹血，五心烦热，失眠多梦，舌瘦红少苔，脉细数。用"滋阴润燥止痒方"（自拟）为主治疗。处方：

熟地黄 12～15g	制首乌 12～15g	麦冬 12～15g	山萸肉 12～15g
女贞子 12～15g	旱莲草 12～15g	桑椹 12～15g	胡麻仁 12～15g
白蒺藜 12～15g	牡丹皮 9～12g		

方中熟地黄、麦冬、制首乌、女贞子、旱莲草、桑椹、胡麻仁、山萸肉滋补肝肾，养血润燥；牡丹皮、旱莲草清热凉血；白蒺藜祛风止痒。全方养阴清热，润燥止痒。

如热重以生地黄易熟地黄加赤芍；痒重加僵蚕、防风；带下夹血加茜草、阿胶。

症状控制可服杞菊地黄丸或左归丸 1～2 个月以巩固疗效。

（三）益气养血，和营止痒法

本法适用于气虚血少，营卫失和，卫表不固，易感风邪之妇科痒症。临床特点：皮肤或阴痒，痒无定处，搔抓不易起疹痕或疹痕淡红，皮肤如有蚁走，常遇冷加重，伴恶风自汗，神疲乏力，舌淡红、苔白，脉细无力。用"益气和营止痒方"（经验方）为主治疗。处方：

黄芪 15～30g	白术 12g	白芍 12g	当归 12g
蝉蜕 12g	桂枝 9g	防风 9g	甘草 6g
大枣 10 个			

方中黄芪、大枣、白术、甘草、白芍、当归益气养血；桂枝、白芍调和营卫；黄芪、白术、防风益气固表止汗，蝉蜕、防风祛风止痒。全方益气固表，和营祛风止痒。

如气虚重者加党参、山药；痒甚者可加僵蚕、荆芥；汗多者加浮小麦、五味子。

（四）益气活血，通络止痒法

本法适用于气虚血瘀、脉络阻滞、肌肤失养之妇科痒症。临床特点：病程绵长，皮肤或阴痒，搔抓痕疹暗红或留痕斑可久不消退，肌肤甲错或阴部皮肤变硬枯厚。可伴倦怠头昏、纳少心烦，舌胖暗或有瘀点，脉沉细无力。常选"补阳还五汤"加鸡血藤、威灵仙、胡麻仁、白蒺藜、防风，如阴部皮肤硬厚加三棱、莪术、皂角刺，"补阳还五汤"益气活血，祛瘀通络，加鸡血藤、威灵仙助通络活血；白蒺藜、胡麻仁、防风润燥祛风止痒。全方益气通络，祛瘀止痒。

对阴痒的治疗，症重者，内外合治，轻者或妊娠期可单用外治。常用外洗方有二：

外洗方Ⅰ：

豆根 20g	儿茶 20g	苦参 20g	蛇床子 20g
白鲜皮 20g	蛇蜕 20g		

包煎，熏洗坐浴，1 日 1～2 次，每次 15～20 分钟。应根据临床诊断选择性加药，如滴虫致痒者加百部、大蒜、鸦胆子、枯矾、乌梅；霉菌致痒者加土椿根皮、地肤子、鹤虱、川椒；淋菌致痒加野菊花、蒲公英、金银花、土茯苓、黄柏；湿疣致痒加重鸦胆子用量；白斑致痒加补骨脂、川椒。

外洗方Ⅱ：

苦参、桃树叶适量，用法同上。苦参杀虫止痒，桃树叶"消湿杀虫"，常用于幼女、老年妇女阴痒不重者。

必须强调，除蝉蜕、僵蚕外，对一些顽固性妇科痒症可加用蜈蚣、全蝎、乌梢蛇、地龙等虫类药。因虫类药多具祛风解毒止痒或祛风通络止痒之功，用之可增加疗效。

（五）病例

白某，女，53岁，已婚。因皮肤瘙痒4年余，加重2年余，于1993年4月20日初诊。

患者述4年前始感皮肤瘙痒，痒不重，发作稀少。2年前绝经，皮肤瘙痒渐加重，入冬后发作频繁，痒症加剧，搔抓后起淡红痕疹。西医诊为"绝经期皮肤瘙痒症"，给予"复合维生素""镇静药"内服，间或服中药，症缓解不明显。平素恶风自汗，倦怠乏力。就诊时面色少华，形容痛苦，不时搔抓皮肤，舌胖淡苔白，脉细无力。辨属气血不足，营卫失和之皮肤痒症。拟益气和营，祛风止痒法治。处方：

生黄芪20g	党参15g	白芍15g	当归12g
乌蛸蛇12g	蝉蜕12g	白术12g	僵蚕12g
桂枝9g	防风9g	大枣10个	甘草6g

每周6剂，服药1个月后痒症控制。效不更方，改每周3剂。于1993年7月28日复诊，述已停服药1个月而痒症未发。此例用"益气和营止痒方"加味临床治愈。

五十三、妇女肝经咳嗽治疗体会

肝经咳嗽属内伤咳嗽的一种类型。《素问·咳论》指出："五脏六腑皆令人咳，非独肺也。肝咳之状，咳则两胁下痛，甚则不可以转，转则两胁下满。"本文仅就诊治肝经咳嗽谈谈自己的看法。

（一）肝经咳嗽的分型

肝经咳嗽，高等院校《中医内科学讲义》只提出肝火犯肺一种类型。然据临床所见，除肝火犯肺之外，尚有肝气冲肺型。肝气冲肺与肝火犯肺二者病机不同，见症有别，治法亦异，应详加分辨。

肝火犯肺型咳嗽的主症：气逆作咳，面红喉干，自觉痰梗于喉不易咯出，目眩口苦，咳时引胁作痛，舌苔薄黄少津，脉象弦数。

肝气冲肺型咳嗽的主症：呛咳阵作，发则连咳数十声不止，干咳无痰，久久不愈，咳时引胁作疼或引少腹作痛，舌苔薄白，脉弦。

（二）肝经咳嗽的病机

肝为风木之脏，其性刚强，主疏泄，喜条达而恶抑郁，其经脉布胁肋，上注于肺，故肝脏功能正常与否直接影响到肺的功能。肝气升发无过则肺气宣发无阻，肝气条达畅通则肺气得以清肃下降。肝气一有郁阻，失其畅达之性，则疏泄失司，化火与否，皆能使肺主气之功能失常，宣发失度，肃降无权，引起咳嗽。明代秦景明在《症因脉治·卷二·肝经咳嗽》中明确指出："肝经咳嗽之因，木气怫郁，肝火时动，火盛刑金则为喘咳。或肝经少血，肝气亏损，则木燥火生，亦为喘咳。二者肝经咳嗽之因也。"可见，肝血不足，肝气亏损，肝气郁滞，实为肝经咳嗽发生的病理基础。值得注意的是肝火犯肺和肝气冲肺二者在病机上又有不同。肝火犯肺的病机是，肝郁化火，火炼津液为痰，阻碍肺气肃降而发生咳嗽，肝气冲肺型则火象、痰象不明显，仅是肝气郁结，横逆撞肺，木撞金鸣而呛咳阵作。

（三）肝经咳嗽的特点

1.多见于肝血不足或多郁善感之患者，咳嗽常与情志变化有密切关系，每于悲忧恼怒之时发作或加剧。咳嗽时常伴有胁下满痛，痛重则咳剧，咳剧则胁下更满痛，部分病人咳引少腹作痛。

2.肝经咳嗽多为顿咳、呛咳，发则连续不断，必咳十数声而后已。咳声多不清高，轻则有如佯装咳嗽，重则揪胸捧腹困顿万状。如系肝火犯肺之咳，则伴有面红耳赤、喉干、口苦，似有痰梗于喉，不易咯出。如系肝气冲肺之咳，则多表现为干咳，但多无五心烦热、盗汗、口鼻干燥等阴虚津伤的表现。

3.往往发病突然，久治不愈。可由感受风寒而诱发咳嗽，但用疏风散寒之剂却无效，用一般的宣肺止咳、降气止咳、化痰止咳等方法亦很难收功。咳嗽剧烈者，用镇咳西药如可待因之类，亦不能止其咳。故临床中遇到久咳不已，屡经中西医治疗，特别是用宣肺、润肺、降气、化痰诸法不效时，应考虑属肝经咳嗽的可能。

（四）肝经咳嗽的治疗

肝经咳嗽，其本在肝，其标在肺。治病必求于本，故应抓住治肝这一环节。属肝火犯肺者，治宜清泻肝火，润肺化痰，方取黛蛤散合清金化痰汤。肝火清，痰热化，则肺气自降，咳嗽自止。属肝气冲肺者，治宜舒肝柔肝，治木安金，方取逍遥散加味。肝气畅达，自无撞肺之虑，不止咳而咳自止。清代名医尤怡在《静香楼医案》中载有肝气冲肺方一首，方由黄连、白芍、乌梅、甘草、当归身、牡蛎、茯苓七味药物组成。方似平淡，且无止咳之品，但用之得当，常获奇效。我们曾以此方治疗数例肝气冲肺之剧咳，收效甚佳。

（五）验案举例

鉴于肝火犯肺的验案资料较多，本文不再赘述。现择录肝气冲肺临床验案两则。

病例1，张某，女，22岁。1981年7月。患者因血小板减少，鼻衄不止而入院。经治疗，衄血止。但在院内乘凉时，突然剧咳不止，当即给以咳必清、异丙嗪等药，咳愈剧。以外感咳嗽论治，给以麻杏石甘汤、小青龙加石膏汤、止咳散等药，咳未稍止。胸透化验皆无异常发现。咳嗽持续20余日不解，咳呈阵发性，干咳无痰，发则连续不断，连咳二三十声，轻则如伴装咳嗽，重则头倾胸曲、揪胸捧腹，夜不能寐，痛苦异常，常伴两胁下疼痛，脉弦细，舌质淡红，苔薄白。细询病情，知患者在情绪波动之时，发作更频。乃断为肝气冲肺，以尤在泾《静香楼医案》中肝气冲肺原方治之：

| 黄连 8g | 白芍 12g | 乌梅 10g | 甘草 10g |
| 当归身 10g | 牡蛎 20g | 茯苓 10g | |

2 剂咳减，4 剂而安。数月后，患者又因生气而发作咳嗽，仍以上方治之而愈。

病例 2，徐某，女，28 岁。1982 年 12 月 26 日初诊。患者两个月前足月顺产。产后第 15 天，偶感风寒而咳。此后因事不遂心，郁怒不解，忧思在心，咳嗽骤然加剧，屡服中西药罔效，咳嗽持续 40 余日，呈阵发性，干咳无痰，每发则连续十数声。日轻夜重，寝食皆废，周身疼痛，两胁胀满，口干唇裂，乳汁渐少，苔薄白，脉弦数。此为风寒诱发于外，肝气郁结于内，木郁不得泄，肝气上冲于肺，木撞金鸣，故呛咳阵作。此时独治肺则咳愈剧，徒补虚则肝愈实，唯宜疏肝柔肝以治其本，不治肺而咳自止。方取逍遥散加味：

柴胡 12g	当归 15g	白芍 12g	白术 10g
云茯苓 10g	甘草 6g	郁金 10g	乌梅 10g
天花粉 10g	牡蛎 15g	薄荷 6g	

服药 3 剂，咳顿止。继进调补气血之剂数剂，并嘱畅情志，戒郁怒。乳汁渐充，诸症悉平。

五十四、根据基础体温变化治疗月经周期出血体会

经间期出血一般发生于月经周期的第 12～16 天，临床观察此病多发生在基础体温（本节简称基温）升高之时。而患者基温多见低相偏低，出血时基温升高呈爬坡状，高相偏后偏短，波浪起伏。根据基温变化特点分型治疗经间期出血，收到满意疗效。现介绍如下：

（一）肝郁夹瘀型（基温起伏型）

此型多见于未婚高龄女青年或婚后久不怀孕者，此型患者情志易于变化，稍遇不顺利则急躁易怒，或烦虑过度，积怨于心，而致心肝气郁化火。在阴阳转化时，阳气内动，郁火更甚，扰乱冲任，损伤胞脉，引起出血。观察基温起伏不定，而情志变化，尤为明显，故此型又称基温起伏型。症见：小腹疼痛，出血量多，色红夹血块，心烦易怒，胸脘痞闷，口干目眩，头昏且痛，夜不成眠，大便干燥，小便黄赤，舌红，苔薄，脉弦数。治宜清肝解郁，凉血止血。方用丹栀逍遥散加减。

病例 1，赵某，30 岁。1994 年 6 月 8 日诊。患者婚后 3 年不孕，求子心切，多方求治，欲望难成，心烦急躁，胸闷叹息。近 5 个月来，每于经净后 8 天左右又见阴道

出血，始起量少，继则量多、色鲜红、夹血块，小腹疼痛，数日更衣，舌红，苔薄黄，脉弦数。基温起伏不定，低相期高时 36.6℃，低时 36.1℃。证属肝气郁积，久郁化火，夹瘀损伤冲任。治拟清肝解郁，凉血止血。处方：

炒牡丹皮 15g	柴胡 6g	焦山栀 15g	生地黄 15g
女贞子 15g	麦冬 15g	白茅根 15g	远志 10g
炒当归 10g	莲子心 10g	合欢皮 15g	益母草 15g
血余炭 15g			

进药 3 剂血止，守方调治 3 月，月经周期恢复正常。

（二）阴精亏虚型（基温偏低型）

该型患者基温偏低，阴精不足，物质基础薄弱，使阴长不能达到重阴，阴阳不接，当基温升高时，氤氲之气血活动加剧，影响子宫血海固藏功能而致出血，故又称基温偏低型。症见：经间期出血，量少或偏多、色红、无血块，头昏腰痛，舌红，苔薄，脉细。治宜滋肾养血，以奠定物质基础。方用归芍地黄汤加减。

病例 2，王某，28 岁，未婚。1995 年 1 月 12 日就诊。患者自 1984 年 3 月起，经净 7 天后阴道出血，量少、色红，无血块，无腹痛，3 天左右血止，伴腰酸头痛，寐差，舌红脉细。周期性发作 5 个月，基温低相期 36.2℃ 左右，上升高相期呈爬坡状，高相温度 36.7℃ 左右，维持 7 天左右开始下跌。基温升高时阴道出血 3～4 天，至 36.7℃ 时出血止。证属阴精亏损。经后期拟滋肾养血治疗。处方：

生地黄 10g	枸杞子 15g	赤芍 10g	白芍 10g
熟地黄 10g	制首乌 15g	肉苁蓉 20g	怀山药 15g
茯苓 10g	炒当归 10g	山萸肉 10g	沙苑子 15g
川断 15g	合欢皮 10g		

经间期治疗拟益肾止血。处方：

女贞子 15g	旱莲子 15g	地黄炭 15g	炒白芍 10g
炒荆棘 10g	乌贼骨 15g	生茜草 10g	炒槐米 10g
川杜仲 15g	怀山药 15g	藕节炭 10g	

调治 3 个月后，阴道出血止，随访半年未发。

（三）体会

治疗经间期出血，除掌握病史、证候、妇科检查以及检测雌雄激素水平等资料外，测量基温尤为重要。如患者基温低相偏低，揭示阴精不足，转阴乏源，在治疗上重点滋肾养血，奠定物质基础，使阴长能达到重阴，顺利转阴，但必须调整月经周期，经间期适量加入调和气血之药，可促进顺利排卵，并接用阴阳平补法，才能从根本上治愈。若基温波动较大，起伏不定，皆由情志变化所致，气郁时基温降低，气怒时基温升高，治疗时除用药物清脾与调气，还必须解释安慰，心理疏导，才能获得较好疗效。

五十五、中药治疗盆腔炎临床疗效观察

盆腔炎是临床上常见的妇科疾病，是指内生殖器官的炎症，有急、慢性之分。散见于中医学的带下、月经不调、痛经、崩漏、积聚、不孕等病证中。近10年来，我们对本病的分型与治疗做了一些探索，并取得了较好的疗效。现归纳如下：

（一）湿热瘀毒型

本证型的临床表现：小腹或少腹胀痛拒按，带下量多、色黄白相；或如脓液而秽臭，阴户灼热痒痛；或发热，口渴，心烦头痛，纳食不振，恶心呕吐，大便或溏或结，舌红，苔黄腻，脉滑数或洪数。病机为湿热毒内侵，客于胞中与气血相搏，发为本病。治宜清热解毒，利湿排脓化瘀。用银翘败酱汤合五味消毒饮加减治疗。腹痛拒按者加川楝子、延胡索、桃仁、乳香、没药以理气活血止痛；痛甚者，加牛膝、大黄引血（热）下行；带下量多、秽臭者，加川黄柏、栀子、薏苡仁、茯苓、车前子清热利湿；阴痒者，加白鲜皮、苦参、地肤子以止痒；带中夹血丝者，加牡丹皮、茅根以凉血止血。

病例1，王某，女，29岁。于1988年7月20日就诊。

患者于5天前做人工流产术，昨晚突然发热、头痛，带下渐多。现发热（38.9℃）；口渴，小腹胀痛拒按，带下量多色黄，有臭味，腰痛，阴中灼热痒痛，小便短少而黄赤频急，舌红，苔黄略腻，脉洪数。处方：

败酱草 15g	白花蛇舌草 15g	连翘 12g	金银花 15g
蒲公英 12g	野菊花 10g	延胡索 10g	桃仁 10g
山栀子 10g	车前子 15g	川黄柏 10g	甘草 5g

4剂。1日服2剂，分服4次。

7月22日二诊：服上药，热退，腹痛已平，带下减少，舌红，苔黄，脉数。续上方3剂。1日服1剂。3日后诸症已除，改用参苓白术调理而愈。

（二）瘀毒内结型

本证型的临床表现：低热起伏，下腹胀痛拒按，腰酸纳差，便结或溏而不爽，肛门坠胀，带下量多，黄稠有臭，小便短少黄赤，舌红，苔黄，脉细数。病机为瘀血与热毒互结胞中，治宜清热解毒，活血祛瘀。方用五味消毒饮合少腹逐瘀汤加减。

病例2，张某，女，26岁，工人。于1989年8月28日就诊。

患者产后第2天开始发热，至今16天不退，尤以夜间为甚，伴小腹痛、口干渴，带下及恶露量多、色黄赤有臭，腹痛一阵后随之排出黄稠夹血块的分泌物，之后腹痛稍减，尚感腰痛，便结尿黄，舌红，苔黄略干，脉细数。处方：

三棱 10g	莪术 10g	白花蛇舌草 15g	蒲黄 8g
五灵脂 6g	延胡索 10g	败酱草 15g	红藤 20g
川牛膝 15g	金银花 12g	蒲公英 12g	益母草 15g

3 剂。1 日 1 剂，水煎服。服完第 2 剂时，阴户持续性排出紫色腥臭液体，发热、腹痛皆除。

按：以上两型为西医学的急性盆腔炎，多为分娩、流产或手术后感染所致。妇科检查可见阴道及宫颈充血，分泌物增多、脓样、有臭味，单侧或双侧附件增粗且压痛明显，或可触及包块。查血可见白细胞及中性粒细胞升高。

（三）脾虚湿盛型

本证型的临床表现：带下色白、量多、清稀、无臭、绵绵不断，腹痛绵绵，面色无华，神疲无力，食少便溏，舌淡，苔薄白，脉细弱或濡缓。病机为脾虚失运，湿浊内盛。治宜健脾益气，除湿止带。方用补中益气汤加薏苡仁、车前子、乌贼骨、鹿角霜以收敛止带。腹痛者，加补骨脂、续断、杜仲；便溏者，加吴茱萸、木香。

病例 3，陈某，女，38 岁，农民。1989 年 11 月 13 日就诊。

患者近 3 年来白带最多、质稀如水，右少腹间有胀痛，伴头昏、神疲、肢软乏力、纳差便溏，舌淡，苔薄白，脉细。曾服中西药治疗，病情时重时轻。经妇科检查诊为右侧慢性输卵管炎。处方：

北黄芪 15g	党参 15g	白术 10g	升麻 10g
薏苡仁 20g	蔻仁 50g	芡实 15g	桔梗 12g
乌贼骨 15g	炙甘草 6g		

5 剂。

11 月 20 日复诊，诉服药后白带减少，食欲转佳，故续上方 5 剂。以后改归脾汤调理旬余而痊愈。

（四）肝郁湿蕴型

本证型的临床表现：单侧或双侧少腹胀痛，大多平卧时可触及软性包块，或虽不能触及包块，但局部有压痛，且妇科检查局部有积液，带下量多，色白或黄、腥臭，或带下阵下，下后少腹痛减，月经愆期，经期多有乳房及少腹胀痛等症。其病机为肝气郁结，脾失健运，湿蕴下焦，与气血相搏。与西医学的输卵管炎性积液相似。治宜疏肝理气，活血利湿。方用逍遥散加减。局部积液者，加萆薢、木通、茯苓皮、薏苡仁；包块时间长而不散者，加桃仁、红花、昆布、海藻、浙贝母；少腹胀痛者，加延胡索、橘核、川楝子；带下色黄赤或口苦心烦者，加牡丹皮、栀子、夏枯草；腰痛者，加续断或杜仲、补骨脂；乳房胸胁胀痛者，加青皮、路路通。

病例 4，黄某，女，28 岁，农民。1981 年 4 月 27 日就诊。

患者婚后 4 年未孕。经期尚正常，但经前乳胁少腹胀痛，经期腰腹胀痛，月经量少色黑。3 ～ 5 天干净。平素白带量多，如米泔阵下，下后腰腹疼痛减轻，纳食、两便尚可，舌淡苔白，脉弦细而缓。妇科检查为双侧输卵管积液，右侧包块如鸡蛋大。处方：

当归 12g	赤芍 12g	桃仁 10g	柴胡 10g
橘核 20g	苍术 10g	薏苡仁 25g	木通 10g
乌药 10g	香附 10g	甘草 5g	茯苓皮 15g

7 剂。

5 月 7 日复诊，腹痛减轻，带下减。守方 8 剂后适逢行经，经前及经期诸症显著减轻。后以本法调治 2 个月，月经过期而未至，来院求诊，妇科检查及胶乳试验诊为早孕。

（五）痰瘀互结型

本证型的临床表现：形体肥胖，月经后期量少或闭经，带下量多质稠，面色较白，经行腹痛，舌暗，不孕等。妇科检查可触及附件包块。病机为痰湿与瘀血互结胞中。治宜燥湿化痰，活血通络。用自拟除痰活血汤（半夏、苍术、枳实、天南星、茯苓、海藻、昆布、川楝子、延胡索、当归、赤芍、川牛膝）加减治疗。

病例 5，周某，女，43 岁，工人。1992 年 12 月 15 日就诊。

患者形体肥胖，近 1 年来，月经错后，经期少腹及腰脊胀痛，经量时多时少，色暗红，平素带下量多质稠、黄白相兼，以白为主。在福安地区妇幼保健院检查诊为慢性盆腔炎及卵巢囊肿。证属痰阻血瘀。治宜燥湿化痰，活血祛瘀，软坚散结。方用除痰活血汤加减：

半夏 10g	苍术 12g	制南星 8g	海藻 10g
昆布 10g	浙贝母 10g	皂角刺 8g	当归 10g
延胡索 10g	川楝子 10g	橘核 15g	川牛膝 12g

连服 3 个多月（月经期间停服）后，再去地区妇女保健院检查，示：卵巢囊肿已消失。诸症痊愈。1993 年国庆节随访患者，一切正常。

总之，盆腔炎的病因病机不外乎是邪毒内侵，湿热蕴结，气滞血瘀，脾虚湿盛，痰阻血瘀。治疗方法分别为清热解毒，清热利湿，疏肝理气，活血祛瘀，健脾化湿，祛湿除痰，软坚散结等。临证时务必寻求病机，随症加减，且贵在守法，定可收到较满意的疗效。

五十六、补肾调冲法治疗青春期无排卵"功血"

青春期无排卵功能性子宫出血（简称功血），属中医"崩漏"范畴。以补肾调冲为主，从 1990 年至 1995 年对门诊 86 例患者进行治疗，取得满意疗效。现报道如下：

（一）临床资料

1.一般资料

年龄 12～14 岁 38 例，15～16 岁 33 例。17～18 岁 15 例；出血时间最短 17 天，最长 35 天；病程最短 2 个月，最长 24 个月。脾肾阳虚型 34 例，肝肾阴虚型 39 例，阴虚内热型 13 例。

2.诊断标准

本组 86 例患者均以月经周期紊乱，月经量多，经期延长为主诉来诊。肛诊示内生殖器正常，用药前记录 2 个月经周期基础体温（BBT）均为不规则或单相曲线，并经各种有关检查，排除下丘脑、垂体、卵巢、子宫器质性病变和影响月经的内科疾病而确诊为本病。

（二）治疗方法

1.脾肾阳虚型

症见月经周期紊乱，经期延长，经血最多、色淡，面色㿠白，神疲乏力，畏寒肢冷，腰膝酸软，纳呆便溏，舌淡体胖，或边有齿痕，脉虚或沉迟。治以温补脾肾，养血固冲。方用右归饮合举元煎加减：

熟地黄 10g	山萸肉 10g	山药 10g	杜仲 10g
黄芪 15g	枸杞子 10g	煅牡蛎 30g	当归 10g
升麻 10g	菟丝子 10g	太子参 15g	白术 15g
鹿角胶 10g（烊化）			

2.肝肾阴虚型

症见月经周期紊乱，经期延长，经血暗红，量少而淋漓不畅，咽干颧红，心烦潮热，腰酸腿软，舌红苔少或光剥苔，脉沉细无力。治以滋补肝肾，养血调经。方以左归饮合四物汤加减：

生地黄 10g	熟地黄 10g	山萸肉 10g	山药 10g
茯苓 10g	牡丹皮 10g	枸杞子 10g	当归 10g
白芍 10g	乌梅 10g	女贞子 10g	旱莲草 10g

3.阴虚内热型

症见月经周期紊乱，血色深红，质稠有块，量或多或少，时来时止，面色潮红，五心烦热，咽干口渴，舌红少苔，脉细数。治以滋阴补肾，清热凉血。方以知柏地黄汤加减：

生地黄 10g	熟地黄 10g	白芍 10g	山药 10g
茯苓 10g	牡丹皮 10g	泽泻 10g	山萸肉 10g
麦冬 10g	知母 6g	黄柏 6g	黄芩炭 15g

仙鹤草 30g

兼有瘀血表现者，如小腹疼痛，经行不畅，色暗有块，可加用活血化瘀药如三七粉、益母草、炒蒲黄、炒灵脂、丹参、赤芍；兼有痰湿表现者，如形体肥胖，头身困重，带下量多等，加用苍术、白术、茯苓、半夏、贝母。

上方 1 日 1 剂，分 2 次服，连服 3 个月经周期观察疗效。服药期间每月记录 BBT，停服其他影响月经的药物。

出诊病人如出血量多，首先采用综合治疗以控制出血，出血控制后按辨证分型服中药治疗。

（三）治疗结果

1. 疗效判断标准

显效：月经周期大于 21 天，小于 35 天，经期小于 5 天，用卫生巾少于 2 包，BBT 呈双相曲线；有效：月经周期大于 21 天，小于 35 天，经期 5～7 天，用卫生巾多于 2 包，少于 3 包，BBT 呈不典型双相或双相曲线；无效：月经周期小于 21 天或大于 35 天，经期大于 7 天，用卫生巾多于 3 包，BBT 呈单相曲线或不规则曲线（注：每包卫生巾内装 10 片）。

2. 结果

本组经治 3 个月经周期，显效 38 例（44.2%），有效 42 例（48.8%），无效 6 例（7.0%），总有效 80 例（93.0%）。BBT 转变为双相曲线者 49 例（57.0%），呈不典型双相者 31 例（36.0%），仍为单相曲线或不规则曲线者 6 例（7.0%）。

（六）讨论

功血的发病，是一复杂的病理过程，与肝、脾、肾和冲任失调有关。《素问·上古天真论》云："女子七岁肾气盛，齿更发长；二七而天癸至，任脉通，太冲脉盛，月事以时下。"说明女子有经来潮，是以肾气盛、任脉通和太冲脉盛为物质基础的。青春期女性肾气渐盛，但未臻成熟，盛而未充，故外感六淫，内伤七情饮食等原因，皆可引起肾之阴阳失调，冲任失司，封藏不固而致崩漏。此外，妇人以血为本，月经以血为用。脾主统血，肝主藏血；肾阳不足，不能温煦脾阳，则脾失统血之职；肾阴亏虚，不能涵养肝木，则肝失藏血之能。二者均可致冲任不固，经血失约而崩漏血下。由此可见，青春期崩漏的发病，肾虚是根本，其治疗当以补肾为主。现将本病分为脾肾阳虚、肝肾阴虚、阴虚内热 3 型，在平衡肾之阴阳的同时，兼以健脾疏肝。本组共治疗 86 例，总有效率 93%，疗效显著，充分说明以补肾调冲为主的疗法是行之有效的，但必须结合辨证施治，以协调五脏功能，祛除痰湿、瘀血。

五十七、功能失调性子宫出血中医药治疗近况概述

功能失调性子宫出血，是由调节生殖的神经内分泌机制失常所引起的异样子宫出血。本病多见于青春期和更年期。临床上根据有无排卵，分为无排卵型和有排卵型两类，前者类似于中医的崩漏，后者类似于月经过多、月经先期、经期延长、经间期出血等。本文将近年来中医药治疗功血的报道做一概述。

（一）分型论治

1. 唐氏分四型

阴虚血热型用清热固冲汤（女贞子、旱莲草、生地骨皮各 15g，条芩、炒栀子各 12g，牡丹皮、益母草各 10g，阿胶 20g，甘草 5g）；气虚下陷型用归脾汤；脾肾阳虚型用固本止崩汤；脾虚肝旺型用逍遥散。随症加减治疗 320 例，痊愈 192 例，显效 48 例，好转 67 例，无效 13 例，总有效率 95.93%。

2. 钟氏分三型

血热型用苓术四物汤；气虚型用补中益气汤；血瘀型用桃仁四物汤。血止后，参照年龄特点，青春期选左归饮、二至丸、二仙汤以养血滋阴补肾；育龄期选用逍遥散以养肝血、理肝郁；更年期选用苓术四物汤、益阴煎以清热养血。治疗 224 例，痊愈 200 例，好转 19 例，无效 5 例。

3. 赵氏分三型

肝肾阴虚型，止血药用女贞子、旱莲草各 15g，生地榆、制军炭各 10g，苎麻根 20g；调周药用女贞子、旱莲草、山药各 15g，菟丝子、覆盆子、杜仲、肉苁蓉、炒白术各 10g。脾肾阳虚型，止血药用补骨脂、赤石脂、潞党参、炒白术各 15g，仙鹤草 30g；调周药用补骨脂 20g，菟丝子、川断、黄芪、潞党参各 15g，淫羊藿、炒白术、巴戟天、鹿角片各 10g。阴阳两虚型，止血药用补骨脂 15g，龟甲、血余炭各 10g，鹿角霜 20g，苎麻根 30g；调周药用淫羊藿、巴戟天、川断、补骨脂、焦山药、菟丝子、枸杞子、女贞子各 15g。随症加减治疗 160 例，止血效果达 90%，调周效果达 44.7%；显效 112 例，有效 32 例，无数 16 例。

（二）专方治疗

柯氏用胶艾四物汤治疗 80 例，痊愈 72 例，有效 6 例，无效 2 例。

张氏用补先汤［鹿角胶、龟甲胶、杜仲炭各 15g，熟地黄 50g，山药、当归各 10g，山萸肉 20g，枸杞子、菟丝子各 30g，血余炭 1 团，河车粉 25g（冲服）］加减治疗青春期功血 105 例，痊愈 103 例，好转 1 例，无效 1 例。

庞氏用功血方（黄芩炭、栀子炭、生地黄炭各 15g，白及炭、牡丹皮各 10g，香

附、黄芪各 10～20g，玄参、地榆炭、麦冬各 12g，川断 18g，党参 10～15g，山药 30g）加减治疗 100 例，痊愈 93 例，好转 5 例，无效 2 例。

孙氏用安宫止血汤（生龙骨、生牡蛎、生地黄各 30g，白术、藕节各 12g，山药、续断各 20g，茯苓、阿胶、杭白芍、乌梅炭、贯众炭各 15g，大蓟、小蓟、香附、泽兰各 10g）治疗 84 例，显效 73 例，有效 9 例，无效 2 例。

张氏用安老益坤汤（熟地黄、枸杞子、白芍、煅龙骨各 30g，炒酸枣仁、桑寄生各 15g，川黄连 1.5g）加减治疗更年期功血 80 例，痊愈 75 例，显效 3 例，无效 2 例，总有效率 97.5%。

刘氏用生茜汤（生地黄、黄芪、当归各 20g，地榆、党参、茜草、阿胶、赤石脂、牡丹皮各 10g，三七、炮姜各 4g）加减治疗青春期功血 268 例，痊愈 203 例，显效 37 例，有效 22 例，无效 6 例，总有效率 97.7%。

李氏以补肾化瘀汤（怀山药、制首乌、仙鹤草、赤芍、丹参、茜草、海螵蛸、益母草、升麻、煅龙骨、煅牡蛎、蚤休）加减治疗 65 例，显效 49 例，有效 10 例，无效 6 例。

吴氏用止崩汤（鹿角霜、乌贼骨、茜草根、白及、五味子、益母草）加减治疗 100 例，显效 41.1%，有效 75.7%。

王氏用补中升陷法（药用党参、黄芪、地榆炭、棕榈炭各 30g，炒白术 12g，陈皮、甘草、当归各 10g，柴胡、升麻、炮姜各 6g，杜仲炭 15g），随症加减治疗 135 例，痊愈 130 例，显效 3 例，有效 2 例。

郭氏用参芪地茜汤［党参、白芍、地榆、茜草、炒枳壳、阿胶、川芎各 10g，黄芪、生地黄、当归各 20g，三七 3g（冲服）］加减治疗 98 例，痊愈 67 例，显效 18 例，有效 10 例，无效 6 例。

郭氏用宁宫汤（黄芪、焦白术、旱莲草、仙鹤草、三棱、莪术、阿胶等 10 味药组成）治疗 129 例，显效 87 例，有效 39 例，无效 3 例。

冯氏用固本止崩汤（熟地黄 30g，黄芪、焦术各 25g，党参、山药各 15g，海螵蛸 20g，牡蛎 30g，茜草 20g，陈皮 10g，阿胶 20g，升麻 7.5g）加减治疗 112 例，痊愈 107 例，无效 5 例。

廖氏用温经汤（吴茱萸、当归、桂枝、炙甘草各 6g，炒白芍、牡丹皮各 10g，制半夏、炮姜炭各 6～10g，川芎 5～6g，党参 15～30g，麦冬 15g，阿胶 12g）加减治疗，平时选用归芍六君子汤、八珍汤、归脾汤、小建中汤，并酌加补肾阳药，治疗 104 例，痊愈 38 例，显效 40 例，有效 22 例，无效 4 例，总有效率 96.2%。

刘氏用固冲汤（黄芪 50g，白术、煅龙骨、煅牡蛎、阿胶各 30g，五倍子、茜草根、黑荆芥各 10g，熟地黄 15g）加味治疗 100 例，服 1～7 日后均血止。

吕氏用固冲汤（旱莲草、藕节、贯众炭、荆芥炭、川断、山药、枳壳等）加减治疗 68 例，治愈 54 例，好转 10 例，无效 4 例，总有效率 92%。

陈氏用青功汤（生地黄、北沙参、女贞子各20g，山药15g，山萸肉、牡丹皮、麦冬、白芍各10g）加减治疗青春期功血60例，痊愈44例，好转12例，无效4例，总有效率93%。

瞿氏用益气固经汤［太子参、黄芪、怀山药各30g，当归炭、煅龙骨各25g，川断、茜草、蒲黄、五灵脂、阿胶、云茯苓、炒白术各15g，三七粉（冲服）10g，甘草6g］，经净后服健肾地黄丸、健脾丸、乌鸡白凤丸，治疗青春期功血75例，显效54例，有效19例，无效2例，总有效率97%。

吴氏用止血调经汤（党参、山药、煅牡蛎各30g，黄芪、炒续断各20g，阿胶、血余炭、炒蒲黄各10g，白芍、茜草、地榆、海螵蛸各15g，三七5g）加减治疗132例，痊愈124例，好转6例，无效2例，总有效率98.5%。

张氏用桃红四物汤加减治疗345例，痊愈186例，好转128例，无效31例，总有效率91%。

（三）周期疗法

邹氏分两个阶段用药。经间期：益气养阴法，用黄芪30g，党参、白术、生地黄、白芍、女贞子、旱莲草、知母各10g，必要时加服乌鸡白凤丸，行经期：上方加用生蒲黄10～12g，地榆炭60g，椿白皮、乌贼骨、茜草各10～15g，服药3个月，治疗青春期功血124例，痊愈84例，有效31例，无效9例。

盛氏用中药人工周期法治疗。①肾阳虚型：出血期以补肾益气、固冲止血为法，药用仙鹤草18g，赤石脂、煅龙骨、煅牡蛎、党参、乌贼骨各15g，阿胶、菟丝子各12g，白术、补骨脂各10g，炙甘草、艾叶炭各5g。调周：卵泡期以补肾养血、调理冲任为法，药用熟地黄、太子参、淫羊藿、黄芪、山药各15g，白芍18g，当归10g，龟甲胶、枸杞子、茯苓各12g，炙甘草、香附各6g；经间期：无排卵型以补肾益气、温经和血为法，药用当归、仙茅各12g，丹参、党参、菟丝子、淫羊藿各15g，川芎、炙甘草各6g，香附、桂枝、茺蔚子各10g；经前期：无排卵型以健脾益气、补肾助阳为法，药用当归、熟地黄、黄芪、党参、菟丝子、枸杞子、鹿角霜各15g，炙甘草6g，茯苓12g，巴戟天10g；催经方：经未行者，以活血调经为法：当归、川断、益母草各15g，川芎、香附、泽兰、桃仁各10g，丹参16g。②肾阴虚型：出血期以养血清热、固冲止血为法，药用生地黄炭、仙鹤草各18g，阿胶、枸杞子各12g，白芍20g，旱莲草30g，山药、太子参各15g，侧柏炭10g。调周：卵泡期以滋养肝肾、补益冲任为法，药用地黄、白芍各20g，阿胶、桑椹子、枸杞子各12g，当归、地骨皮各10g，女贞子、山药各15g，甘草6g；经间期以补肾益气、固冲调经为法，药用当归12g，赤芍、巴戟天、香附各10g，甘草、菟丝子、党参、黄芪、淫羊藿各15g；经前期以补肾扶脾、益气养血为法，药用干地黄、党参、枸杞子、山药、菟丝子各15g，当归、云茯苓、莲子肉各12g，黄精10g，炙甘草6g；催经方：经未者，以活血调经为法，药用当归、益母草、丹参、丹参、川断各 15g，川芎、赤芍、香附、泽兰、牛膝、桃仁各 10g，治疗 147 例，其中无排卵者 43 例，黄体功能不良者 164 例。肾阴虚者 49 例，痊愈 40 例，有效 7 例，无效 2 例；肾阳虚 98 例，痊愈 79 例，有效 13 例，无效 6 例。

罗氏出血期以清热凉血祛瘀为法，药用当归、白芍、生地黄、熟地黄、地榆炭、煅龙骨、煅牡蛎、茜草、益母草、仙鹤草等；非出血期以健脾益气、活血化瘀、行气散结为法，常用人参归脾丸、柴胡疏肝散，酌合静脉点滴复方丹参注射液，并每晚肛塞野菊花 1 枚，结合下腹部热敷。治疗 73 例，痊愈 65 例，好转 5 例，无效 3 例。

（四）专药治疗

文氏用崩漏胶囊（取当归、黄连、阿胶各 500g，干姜炭 100g，陈棕榈炭、地榆炭、女贞子各 200g，乌贼骨 50g，茜草根 250g，共研细末，装入胶囊，每粒药粉 0.5g），每次 4g，每日 3 次，口服 1～2 个月。治疗 83 例，痊愈 25 例，基本痊愈 17 例，显效 16 例，有效 18 例，无效 7 例，总有效率 91.6%。

唐氏用益宫止血口服液治疗 106 例，显效 83 例，有效 18 例，无效 5 例，总有效率为 95.28%。

王氏用复宫丸每次 3g，每日 3 次口服，血止后，周期不调，加服鹿茸粉每日 1g，贫血加服人参归脾丸每日 1 丸，治疗 76 例，痊愈 36 例，有效 38 例，无效 2 例，总有效率为 97%。

（五）中西医结合治疗

1. 吴氏治疗无排卵型功血，出血期用益气止血汤加减，药用党参、黄芪、马齿苋、益母草、生蒲黄、仙鹤草、地榆各 30g，焦白术、茜草各 12g，炙甘草 6g。血止 3 日后用归脾汤加味；贫血及全身症状改善后，用补肾调经法，青春期及育龄期用石英毓麟汤（紫石英 30g，川椒 1.5g，川芎 6g，川断、牛膝各 12g，淫羊藿、当归各 15g，菟丝子、枸杞子、香附、桂心、牡丹皮各 9g）加减。更年期在健脾基础上加用六味地黄汤，血红蛋白低于 80g/L 予输血；服用益气止血方 6～10 剂未止血，加用孕激素；中药促排卵困难，加用克罗米芬。治疗 150 例，治愈 71 例，显效 53 例，有效 24 例，无效 2 例，总有效率 98.7%。

2. 施氏用补中益气汤加减，结合西药止血芳酸、氟哌酸、维生素 C 治疗 100 例，治愈 32 例，显效 50 例，有效 10 例，无效 8 例，总有效率 92%。

通过上述文献的回顾，说明中医药治疗功血有较好的疗效，目前尚存在的问题是大多数文献属于回顾性的临床疗效总结，缺乏严谨的临床科研设计，没有设立对照组，没有统一而严格的诊断标准和疗效判定标准，缺乏先进的检测指标，动物实验更是空缺。因而，未来的工作重点应是通过系统严格的临床和实验研究，发挥中医药治疗功血的优势，并结合西医最新研究成果来取得更好的疗效。

五十八、月经病临床治疗举隅

中医治疗妇科月经病证有其悠久而又独特之处，古代有"妇人以调经为先"之说。在月经治疗中，依循辨证施治原则，结合辨病治疗，取得良好效果。现将临证治验偶得，介绍如下：

（一）痛经性不孕症

姚某，女，27岁，1989年10月17日初诊。

主诉：患者15岁初潮后即时发痛经，常服药治疗，但病未根除。婚已4年未孕。

诊见：面色少华，适逢昨日经行，少腹疼痛，月经延迟1周而来，色暗夹块较多。经前1周两胸乳胀滞为甚。脉沉弦而迟，苔薄白，舌淡红。此乃血虚肝郁、寒凝气滞冲任所致。治宜养血舒肝，温通理气。方选逍遥散合天香散加减：

炙甘草 3g	当归身 9g	酒白芍 12g	川芎 3.5g
制香附 5g	淡干姜 1.5g	台乌药 5g	炒青皮 5g
玫瑰花 1.5g	炒小茴香 2.5g	制川朴花 5g	延胡索 6g（酒炒）
茯苓 12g	制狗脊 12g	逍遥丸 15g（包）	

3剂。

10月24日次诊：服后痛经减轻，经水5天净。上方去芎、姜、延、茴，增入巨胜子、枸杞子、川楝子（盐水炒）、扁豆花，7剂。11月10日经行，仍守10月24日方3剂治之。11月4日四诊时经行，诉腹痛大减，经前胸乳胀滞若失，经量如常。于经净后续予次诊方20剂以养血益肾，温通疏达。1986年2月28日复诊诉：月经未至，迟脉沉细带滑。妊娠试验阳性。于1986年10月18日生育一男。

按：本案病延日久，婚后多年未孕，素患痛经，经前胸乳胀滞为甚，少腹亦有疼痛，肝郁气滞可知；经迟而来，肚痛色暗夹块，血虚寒凝，气血运行不畅所致，苔白舌淡红、脉沉弦而迟是其明征，方选逍遥散养血舒肝，开郁健脾。天香散中去苏叶、陈皮，增入青皮、玫瑰、小茴香，更助理气散寒、调经止痛之力；川芎、延胡索活血镇痛。经净后，用巨胜子、枸杞子助狗脊补益肝肾之力，川楝子疏通，扁豆花化湿和中，全方疏养温通并用，俾肾水得滋，阴血得荣，肝气调达，寒凝温化，自然经畅痛失，孕育乃成。

（二）继发性闭经

患者，女，26岁，1989年7月13日初诊。

主诉：1988年9月顺产一子。两月后不幸夭折，迄今经水一直未行。

诊见：面色萎黄，脘腹胀滞不舒，胸乳亦胀，脉象弦细，舌质淡红。此由情怀抑伤太过，营血暗损无以灌泽冲任所致，治宜开郁舒肝，养血调冲。方选逍遥丸合青玫汤加味：

炙甘草 3g	当归身 9g	酒白芍 12g	煅紫石英 12g
炒青皮 5g	玫瑰花 1.2g	香附 9g	川楝子 8g（盐水炒）
菟丝子 9g	巨胜子 9g	赤白芍各 12g	逍遥丸 15g（包）
炒小茴香 2.5g	福泽泻 9g	淫羊藿 18g	

7月26日次诊：前方共服10剂，经水迟闭不行，续予上方去泽泻、赤芍、菟丝子、巨胜子，增入厚杜仲（盐水炒）12g，粉丹皮 8g，紫丹参 12g，怀牛膝 9g，泽兰叶 12g，5剂。

8月8日三诊：服药14剂，月水至7月29日得行，6天净。再予养血调冲，佐以益肾以资巩固，于上方去泽兰加入制狗脊，10剂，停药后观察3个月，经事如常。

按：本案产后幼子夭折，悲泣痛哀情志抑郁。日久营血暗损不能泽灌于冲任，肝失调畅，以致经水闭而不行，胸乳胀滞、脘腹不舒、脉弦皆为肝郁气滞之象。方以逍遥散疏养开郁为先。归芍养血疏肝达木，以充经血之源；菟丝子、巨胜子、杜仲、淫羊藿补肾填滋；青皮、川楝子、香附、玫瑰花疏肝理气，开郁调冲；紫石英、小茴香暖下温宫，充达肾气；牛膝引血下行；赤芍、牡丹皮、丹参、泽兰叶活血化瘀、调经。全方补养滋填配以疏宣通达，使经血充盈，气机调畅，生化有源，经水自然得下。

（三）青春期无排卵型功血

陈某，女，18岁，未婚。1988年9月26日初诊。

主诉：月经超前，经期延长，经量如崩，色紫成块，病起量余，曾用西药激素人工调周，停药而发。

诊见：面色苍白无华，精神萎靡，末次月经9月12日行，至今仍淋漓未净，色偏红，稍夹血块。伴腰膝酸软，五心烦热，梦多肢倦，脉细弦小数，苔薄舌红。此系肾阴亏损，心肝郁热，冲任失守所致。治宜育阴养肝，泻热固经。方选增液汤、二至丸合槐芩樗皮散加味：

地黄炭 15g	淡天冬 9g	侧柏炭 12g	炒槐米 12g
黄芩炭 8g	樗皮炭 9g	二至丸 15g（包）	石莲肉 12g
牡丹皮炭 6g	炙甘草 3g		

5剂。

10月23日复诊：服后经水即净，末次月经10月15日行，经行量多夹块，6天净，症有好转，唯腰酸头晕，且赤白带下，再拟育阴清肝，渗湿束带，兼益心脾鼓舞气血为要。于上方去玄参、牡丹皮、黄芩、侧柏，增入归脾丸 12g（包），炒砂仁 9g，桑寄生 12g，生薏苡仁 5g，7剂。后以原法续治，用药21剂，月经趋常，诸症若失。

按：患者平素经量过多如崩，时见漏下，夹有少量血块，由心肝火旺扰激经关，冲任失守所致。血去阴伤，阳失阴荣，魂失所藏，罢极不用，故烦热梦扰，腰酸膝倦皆现。方以增液汤、二至丸、白芍滋养肝肾阴血，水足而火自消；莲子肉清心泻热安神；复以槐、芩、楝、侧清热化湿，凉血止血；牡丹皮炒炭清热凉血祛瘀止血，肝为藏血之库，肾为经水之宅，肝肾经血充盈，冲任得以固摄，则崩漏无再发之忧。血止后拟调益心脾，启动后天化源，并复其旧，诚为善后之法。

五十九、调理月经四期论治

近年来，对于月经不调者，中医学一般把月经周期分为经期、经后、经前三期。少数文献把月经的中间期（相当于排卵期）称为"真机""的候"，这种提法更为科学，与西医学所分的月经期、经后期（增生期）排卵期、经前期（分泌期）一致。四期之间不可分割地演化，为月经的正常来潮以及受孕创造了必要的条件。

月经周期分期治则，即是根据上述四个时期中肾气和气血的具体变化，参照内分泌活动情况而制定相应的治则。单纯地运用中医辨证的方法进行治疗，效果往往不理想。经反复参阅有关文献，结合现代医学理论，根据女性月经周期内分泌活动变化及病理变化，初步摸索出了一套调整月经周期的分期治则，用于临床，行之有效。现分述如下：

（一）经后期（增生期）

从月经周期第4天起到第14天左右止为经后期，中医学认为月经后"血海空虚"，此时胞宫在肾气的作用下，行使着"藏精气而不泻"及调肝和脾胃气血的特殊功能，从而达到精血充盈、气血和调，为经期的"的候""真机"奠定物质基础，为天癸至（排卵）创造条件。西医学认为，此期为子宫在上级各内分泌器官的支持下，完成内膜修复和卵泡的发育成熟，雌激素水平逐渐高涨，促使内膜增生变厚，为排卵做准备。有此基础，本期的治则以"养阴调气血"为主，补肝肾之阴精，调脾胃之气血，使肾阴增长，脾胃气血调和，以进一步促进肾功能的发挥，即促使内膜的正常生长。基本处方：熟地黄、女贞子、旱莲草、鸡血藤、当归、香附、木香、泽泻、砂仁。以熟地黄、女贞子、旱莲草、鸡血藤、当归滋阴养血；香附、木香理气，以达到气行血行之目的；泽泻一味泻肾中之浊精，少佐砂仁性脾开胃，全方合作共达生化之源之目的。

（二）"真机"期（排卵期）

正常者排卵期应在月经周期的第14天左右。中医学认为，此时是肾之阴精发展到一定程度而转化为阳的时期，是天癸至的时间。如阴精不足，则无以化阳，阴精足则天癸至，只有天癸至，才能促使由阴转阳。此时往往带下偏多，呈透明状，心烦，腰酸，少腹隐隐作痛，情绪起伏较大，即前人称为"的候""真机"之时，西医学则认为，此期是子宫内膜受雌激素的不断刺激而日渐增厚，同时卵泡成熟而致破裂的排卵阶段。此期宜以温阳通络，行气活血为主。用于排卵症状出现前3天左右，以促使天癸至，卵子顺利排出。基本处方：仙茅、淫羊藿、肉桂、当归、红花、香附、川牛膝、陈皮、丹参、乌药。方中以仙茅、淫羊藿补肾壮阳，促进卵泡成熟；当归、丹参养血活血；红花、川牛膝活血通络；陈皮、香附调畅气机；佐以肉桂、乌药振阳气，促发排卵；此期是阴阳交替、重阴转阳的关键时期。把握好本期的变化及治疗时机，是决定病变预后良好与否的关键，应予高度重视，切莫误失良机。

（三）经前期（分泌期）

月经周期的第15～28天为经前期（分泌期）。此期是排卵后黄体成熟及退化的阶段。在内分泌激素的影响下，腺体继续增长、弯曲，内膜持续增厚，为受孕着床准备了条件。中医学认为，此阶段由于肾之阴阳转化的过程消耗了一定的阴精，阴精的亏耗需后天脾胃所化生的气血补给，才能肾精充盈，有利于胎孕。此时如果男女二精交合成孕，则脏腑气血汇聚冲任以养胎元。反之未孕，则下注血海，以企月汛应期来潮。治疗重点是调补气血，使气血旺盛，泉源不竭，为经血来潮或胎孕提供丰富的物质基础。基本处方：党参、白术、白芍、茯苓、川芎、熟地黄、当归、枸杞子、木香、菟丝子、陈皮、炙甘草。以八珍汤益气养血健脾，益冲任之源；枸杞子、菟丝子滋肾养肝；佐木香、陈皮和中益气，意在补中有行，方无凝膈之弊。

（四）行经期

月经周期的第1～4天为行经期（月经期）。月经的来潮标志着新的月经周期的开始。中医学认为，血海满溢后，在肾气的作用下定时排出，即为周期性月经，经血能否顺利排出，关键在于"通"。旧血不去，新血不生，因此本期的重点是要在"通"字上做文章。基本处方：当归、川芎、赤芍、熟地黄、桃仁、红花、黄芪、香附、牛膝、益母草。方中以桃红四物汤养血活血，祛瘀通经；牛膝、益母草活血调经，引血下行，宗"气行则血行"之原理；佐黄芪、香附、木香益气行血通络之品以疏通血流，开瘀通阻，使月经排泄通畅。

病例，王某，女，22岁，未婚。1992年10月初诊。

主诉：月经不调2年余。

13岁月经初潮，每月一行，每次行经3～5天。两年前，因情志不调致月经停闭。服中药无效，间断性做了3次人工周期（每次服药1～2月），服药时尚能如期而至，停药后则每40～60天一行不等，持续1～3天，经量少。1个月前，月经延后至50天来潮，至今未净而就诊。月经量多，色淡红，有小血块，无腰腹疼痛，纳少，四肢乏力，二便如常，舌质淡，苔薄白，脉细无力，辨证为气不摄血，冲任失调。首以举元煎加味，两剂而血止。继则以调理月经周期之法，分经后期、排卵期、经前期、月经期论治，基本方如前文所述。服药两月后月经能按期而至。再守法治疗两月，其周期、经期、经量正常告愈。

六十、疏肝理气法治疗月经病临床疗效观察

女性以血为本，又易伤于七情，如情志抑郁、恼怒、忧思，即能损伤肝气，造成肝郁气结，气机运行失常，出现月经失调等病证。书云：气行则血行，气止则血止；忧思过度则气结，气结则血亦结。又说：气顺则血顺，气逆则血逆，忿怒过度则气逆，气逆则血亦逆。可见疏肝理气法在妇科病证中的治疗作用不可忽视。

（一）月经不调

引起月经不调的病因、机理较为复杂，其中七情郁结，肝郁不舒，或饮食失节，脾失健运或痰湿中阻，是常见的原因。疏肝理气剂有助于行血、化痰，故可广泛用于月经不调各证。

李某，女，28岁，1982年7月5日就诊。

患者近4年来月经紊乱，超前错后不定，经量偏少，色暗红，有血块，来潮前4～5天，胸痞满闷，胸胁乳胀痛，腰酸痛，心烦易怒，舌尖红，苔薄黄，脉弦细数。

证属肝郁气滞，化热伤阴，夹有瘀血，冲任受损。拟疏肝解郁，养阴清热，活血补养。方用柴胡疏肝汤加味。处方：

柴胡 10g	香附 10g	木香 10g	枳壳 10g
白芍 10g	牡丹皮 10g	赤芍 10g	巴戟天 10g
栀子 10g	川楝子 12g	紫河车 6g	丹参 15g
生地黄 15g	龟甲 30g		

服上方5剂后，复诊一次，经期紊乱好转。又服5剂，月经恢复正常。

（二）痛经

无论是虚证还是实证，痛经都与气滞密切相关。痛经属气滞者，多见胀甚于痛，痛连两肋，乳胀痛，烦躁多怒，脉弦有力，应该重用疏肝行气之法，如加味乌药散、金铃子散；属血脉瘀阻者，多见腹痛剧烈，拒按，多血块，宜行气活血并举，如血府逐瘀汤、膈下逐瘀汤；属于寒气凝结者，多见小腹冷痛，手足不温，宜行气散寒，如调气饮之类；属于气滞血热者，多见腹中胀痛，经色紫黑黏稠，心烦口渴，宜疏肝解郁清热；虚证痛经，常见到腹痛隐隐，经后加重，腰酸，腿乏，头晕耳鸣，宜疏肝气，补肝肾，可用逍遥散。

张某，女，21 岁，1983 年 12 月就诊。

患者去年因经期涉水，感受寒凉，逐渐形成痛经，每月经前腹中冷痛，剧痛难受，手足发凉，经期错后，量少，有清晰白带，舌淡苔白腻，脉洪迟，拟行气散寒。处方：

木香 12g	莱菔子 12g	枳壳 10g	香附 10g
乳香 10g	延胡索 10g	干姜 6g	沉香 6g
附子 6g	吴茱萸 10g	莪术 6g	

服上方 5 剂后，症状略有减轻，继服 5 剂。随访下月月经，未见痛经。

（三）经闭

肝郁气滞的经闭，经常由于情志所伤，肝失疏泄，以造成心血不统，脾气不化，胞脉闭阻，月事不下。治疗各种闭经，均可用疏肝行气法。

王某，女，32 岁。1969 年 3 月就诊。

患者婚后 5 年，一直未孕，经常白带多，胸闷，纳少，经期不调，错后，经前腹痛，量少，经闭已 2 年，体胖，苔白腻，舌淡胖嫩、有齿痕，脉弦滑。此属痰湿重。拟行气化痰。处方：

橘红 10g	青半夏 10g	茯苓 10g	厚朴 10g
枳壳 10g	香附 10g	红花 6g	莱菔子 15g
丹参 15g	鸡内金 10g		

服上方 5 剂后，下月月经来潮，诸症痊愈。

按：疏肝理气治法在月经病治疗中，疗效较好，但行气之品偏于辛香燥烈、温热，不能乱用，根据病情适当地运用，可达到满意的疗效。

六十一、益气化瘀法治疗膜性痛经

膜性痛经，指子宫内膜整块排出时，子宫收缩增强或不协调收缩所引起的痛经。其临床表现，疼痛多发生在月经第 2 天，阵发性剧烈性疼痛，阴道排出烂肉样血块或片状血块，多数伴有月经量增多。西医通常采用补充孕激素的方法治疗，但效果不很理想。现介绍 1983～1991 年治疗的 30 例，全部采用中药治疗，行经期用化瘀脱膜法，经间期用温肾补气法，临床效果较好。

（一）一般资料

30 例中，年龄在 16～36 岁。16～20 岁 24 例，未婚 24 例。月经初潮即患膜性痛经的 8 例，初潮半年后发病的 17 例，1 年后发病的 5 例。30 例中，除 2 例伴有附件炎外，其余均无明显的生殖系统病证，病程最长的 10 年，最短的半年。

（二）治疗方法

1. 行经期方

党参 15g	白术 12g	茯苓 12g	炒蒲黄 10g
五灵脂 9g	白芍 10g	当归 9g	三七 5g（冲服）
益母草 12g	制香附 9g	川芎 9g	

下腹畏寒胀痛者加肉桂 3g，乳房胀痛者加柴胡 9g。

2. 经间期方

白芍 12g	肉苁蓉 10g	熟地黄 10g	杜仲 10g
党参 15g	何首乌 12g	当归身 15g	桃仁 10g
蒲黄 9g	菟丝子 15g		

从月经第 15 天开始服用，1 日 1 剂，连服 1 周，水煎服。

（三）治疗结果

痊愈（行经腹痛及肉眼模样血块消失，停药半年后未见复发）18 例；好转（周期性行经腹痛时间较治疗前短，血块肉眼较治疗前碎块小）11 例，无效（治疗前后无明显变化的）1 例。

（四）病例介绍

陈某，19 岁。1990 年 1 月 10 日就诊。患者周期性痛经发作 2 年余。初潮 1 年后，自觉每次行经时下腹部疼痛，至第 2 天疼痛加剧，呈阵发性剧烈疼痛，满床打滚，全身冒冷汗，四肢冰冷，月经量偏多，黑暗红，夹有血块，待到阴道排出片状或块状膜块后疼痛才缓解，多处在我院及地区医院等妇科门诊治疗。经病理检查诊为膜性痛经，曾经西医治疗效果不明显。每于行经时疼痛又复诊。

诊见：下腹阵发性剧痛，全身冷汗，面色苍白，肢冷，伴有恶心呕吐，神疲倦怠，脘痞纳呆，便溏，脉弦细，舌胖大、边有齿印及小小瘀点。证属气虚瘀浊。治宜益气健脾化瘀脱膜。方用自拟益气化瘀脱膜汤：

党参 20g	黄芪 15g	当归身 10g	炒蒲黄 10g
白芍 15g	川芎 9g	益母草 10g	三七 5g（冲服）
茯苓 12g	白术 9g	五灵脂 10g	牡丹皮 9g
甘草 9g	制香附 9g		

3 剂，水煎服，1 日 1 剂。嘱其月经后第 14 天来就诊。

二诊：服药后，月经 4 天后干净。除腰部微胀外，大便尚烂，倦怠无力，纳食尚可。妇科检查（肛检）：宫体后位，大小正常，双侧附件阴性。考虑病人便烂、腰胀，证属脾肾气虚，给予益气、温肾化瘀治疗。处方：

黄芪 15g	党参 20g	白术 10g	茯苓 15g
巴戟天 10g	山药 20g	桃仁 10g	菟丝子 15g
何首乌 12g	熟地黄 10g	枸杞子 10g	蒲黄 9g
炙甘草 6g			

7 剂，1 日 1 剂，服后待月经来潮。

三诊：行经第 2 天，下腹尚阵发性疼痛，但痛势及恶心呕吐减轻。嘱给予一诊方药，3 剂。

四诊：适逢经期，诉上次月经病情已减轻。来诊时仅有些腰胀痛，仍给予二诊方药，7 剂。嘱下次月经来潮时就诊。

五诊：诸症消失，给予八珍汤加蒲黄 10g，三七 5g（冲服）。3 剂。以后给予乌鸡白凤丸调治。半年以后随访，未见复发。

（五）体会

膜性痛经，是妇女月经病中较严重的一种疾患，多见于未婚或未孕女青年，一般属实证。以益气化瘀法治疗，30 例除 1 例兼有附件炎症疼痛未消失外，效果都比较好。而三七、蒲黄、益母草则是治疗本症不可缺少的良药。

另外，因为此类病人多伴有肾阳虚或脾肾阳气不振，往往造成瘀血与脂膜凝结，使月经不能顺利排出，造成行经时阵发性剧烈性疼痛。所以，在治疗上，不仅主张在行经期进行益气化瘀治疗，而且采取在经间期以温补脾肾为主，佐以化瘀之药，以维持阳长至重阳的生理要求，以利于下次月经的顺利进行。

六十二、清肝通络法治疗闭经

闭经伴有溢乳，称溢乳闭经，为闭经之重证。病情较为复杂，迁延日久，治疗难于速效。运用清肝通络法治疗 20 例，取得了较满意的疗效，现报告如下：

（一）临床资料

1. 一般资料

20 例患者中，年龄最小 21 岁，最大 38 岁；病程最短 6 个月，最长 5 年；自发性溢乳者 9 例，挤压乳房后有小滴乳汁者 11 例；PRL 27 ～ 31ng/mL。20 例患者中原发性不孕者 13 例。

2. 诊断标准

（1）闭经。

（2）妇科检查内外生殖器发育正常。

（3）用手挤压乳房有乳汁分泌。

（4）血清中 FSH、LH 与 PRL 水平升高（女性非孕期 PRL 正常参考值为 3 ～ 23ng/mL）。

符合以上诊断标准并排除肿瘤为本组观察对象。

（二）治疗方法

基本方：

郁金 9g	柴胡 9g	全瓜蒌 1 个	枳壳 9g
香附 9g	当归 9g	川牛膝 9g	泽兰 9g
甘草 3g	丹参 9g	路路通 6g	鹿角霜 12g

1 日 1 剂，水煎 2 次，早餐前及晚上临睡前半小时各服 1 次。30 天为 1 个疗程，每个疗程之后停药 1 周。

加减：周期性乳胀、乳头痒者，加蒲公英 12g，王不留行 10g；纳差便溏者，减瓜蒌，加党参、山药各 10g；溲赤便结者，加柏子仁、肉苁蓉各 10g。

（三）疗效观察

1. 疗效标准

按照 1994 年国家中医药管理局颁布的《中医病证诊断疗效标准》，月经来潮，连续 3 次以上正常行经者为痊愈；月经恢复来潮，但月经周期为正常者为好转；月经仍未来潮为未愈。

2. 治疗结果

经治疗 2 个疗程，20 例中痊愈 14 例，好转 5 例，未愈 1 例，总有效率 95%。其中第 1 个疗程后痊愈 3 例，第 2 疗程后痊愈 11 例。13 例原发性不孕者中有 9 人受孕。

（四）典型病例

吕某，女，31 岁。1992 年 2 月 14 日初诊。患者闭经 16 个月，婚后 5 年未孕，月经初潮 16 岁，月经史 4 ～ 5/2 ～ 11 天，经量中等，末次月经 1990 年 10 月 7 日。胸胁胀闷痛，腰酸神疲，胃口不佳，乳头常有淡黄色液体溢出，舌淡胖有紫气，苔薄，脉沉细而数。妇科检查：盆腔大致正常。查：PRL 29ng/mL。蝶鞍摄片提示垂体大小正常，予基本方随症选加益脾肾、通脉络之品。治疗 3 个疗程后月经来潮。又连续治疗 2 个疗程，末次月经 1993 年 8 月 8 日，9 月 27 日晨尿检呈阳性。1994 年 5 月 20 日分娩一男婴。

（五）讨论

《素问·上古天真论》曰："肾气盛……任脉通，太冲脉盛，月事以时下。"论证了月经的调畅，主要取决于冲任二脉的通盛。中医认为乳头属肝，肝藏血，通过疏泄可调节血之盈亏，故治疗溢乳闭经当以疏肝通络为法。

西医学认为：溢乳闭经是由于下丘脑泌乳抑制因子分泌减少，造成泌乳素的增多与促性腺激素的分泌不足而引起的异常溢乳与闭经。而中医采用清肝通络并佐以滋肾之品获效，可能与中药促使泌乳素下降，促性腺激素比值正常，卵巢反应恢复有关。

六十三、化痰补肾法治疗青春期闭经

青春期闭经与一般成年妇女的闭经有所不同，按中医辨证以痰实与肾虚较为多见，应用化痰与补肾法治疗 40 例，取得较满意的疗效，兹介绍如下。

（一）一般资料

病例 40 例，年龄 14～25 岁；因月经失调就诊，多数患者曾接受过周期治疗，效果不理想。本组 40 例初潮后都有 3 个月以上闭经史，其中闭经 3 个月以上者 19 例，4 个月以上者 13 例，6 个月以上者 8 例，病情可反复发生，病程最短 1 年，最长 5 年。临床症状：月经后期，量少而逐渐停闭，根据辨证分型可有不同的兼症，基础体温均为单相。其中多囊卵巢综合征 11 例，单纯性闭经 29 例。

（二）治疗方法

1. 痰实型

患者由月经后期逐渐至停闭，可见带下量多，色白如涕，或呕恶痰多，胸脘满闷，饮食不思或倦怠乏力，或见形体肥胖，多毛反复面部痤疮，舌淡苔白腻，脉多弦滑。治疗上以化痰燥湿为主。基本方：半夏、陈皮、茯苓、胆南星、苍术、石菖蒲、象贝母、桂枝。

2. 肾虚型

月经初潮较迟，量少色淡，由月经后期逐渐至停闭，可见体质纤弱，面色淡白，腰酸肢冷，头晕耳鸣，带下白量多，小溲频多，大便不实，舌淡苔白，脉沉细。治疗上以补肾为主。基本方：肉苁蓉、鹿角胶（片）淫羊藿、巴戟天、石楠叶、补骨脂、枸杞子、菟丝子。

以上为临床基本分型，但是肾虚与痰实又可相互夹杂，应根据临床情况，辨别痰实与肾虚的表现轻重，以化痰与补肾疗法相结合而偏重治疗。此外，痰实证经化痰燥湿后，宜佐入温肾药以温化通经。肾虚证因肾的精气不足，蒸腾气化失司，不能使脾"散精"，肺"通调水道"，也可以导致痰湿内生阻滞冲任，故在补肾同时加用燥湿化痰药以促肾气恢复，经脉通畅。

本病在治疗过程中，待症状初步减轻后，可以参照月经周期变化规律，而以不同的调经药物配合治疗。如：在经后期加怀山药、当归、何首乌健脾养血，以利阴精恢复和滋长，促卵泡成熟；经间期加用香附、茺蔚子、王不留行调气机，通胞脉，促排卵；经前期加用肉桂、紫石英温阳暖宫，促使黄体成熟，为下次经血来潮奠定物质基础；月经期加用泽兰、益母草、牛膝、香附以行气活血调经。

（三）治疗结果

显效：月经的期、量、色、质基本正常，基础体温连续 3 次以上出现双相，大部分兼症好转。12 例（单纯性闭经 9 例，多囊卵巢综合征 3 例）。

有效：月经的期、量、色、质趋于正常，基础体温有时出现双相，部分兼症好转。21 例（单纯性闭经 16 例，多囊卵巢综合征 5 例）。

无效：月经情况、基础体温、兼症无明显变化。7 例（单纯性闭经 4 例，多囊卵巢综合征 3 例）。

以 3 个月为 1 个疗程，本组治疗 1 个疗程者 10 例，2 个疗程者 15 例，3 个疗程者 8 例，4 个疗程者 3 例。

（四）典型病例

病例 1，王某，18 岁，门诊号 244037。患者初潮 14 岁，周期 30～120 天，3～7 天净，量中，无痛经，曾用克罗米芬、乙菧酚、黄体酮治疗 3 个月，均能转经，停药后闭经，间断治疗近 1 年，1991 年 5 月初诊时又闭经，伴腰酸肢冷，面色淡白，体质纤弱，带下白稀量多，大便偏软，舌淡、苔白，脉沉细。实验室内分泌检查结果均正常，B 超提示子宫、卵巢大小正常，脑部 X 线摄片未见异常，基础体温单相，本病例辨证属肾虚型单型闭经。治疗以补肾为主。处方：

肉苁蓉 15g	鹿角胶 9g	淫羊藿 15g	菟丝子 15g
枸杞子 12g	补骨脂 15g	紫石英 30g	蛇床子 12g
椿根皮 15g	芡实 30g		

服用该方 14 剂后转经，4 天净。原法加减治疗 2 个月，1991 年 7 月出现双相基础体温，按时转经，兼症也明显改善。连续治疗 4 个月，基础体温双相，经期正常。

病例 2，凌某，19 岁，门诊号 417448。患者初潮 15 岁，周期 30～180 天，4 天净。初潮后月经尚正常，2 年后经量逐渐减少，继而闭经。1991 年 3 月初诊时已经闭经 5 个月，伴有带下量多，色白如涕，呕恶痰多，纳呆嗜睡，形体肥胖，多毛，面部痤疮，舌淡白，脉弦滑。基础体温单相，妇科肛腹诊检查发现双侧卵巢对称性增大，24 小时尿促黄体生成激素大于 52.8mIU/ml，24 小时尿雌激素总量偏高，B 超提示双侧卵巢呈多囊性增大，蝶鞍 X 线摄片未见异常。妇科诊断为多囊卵巢综合征。本病例辨证为痰实型。治疗以化痰燥湿为主。处方：

半夏 12g	茯苓 12g	陈皮 9g	胆南星 9g
苍术 12g	石菖蒲 9g	象贝母 9g	夏枯草 30g

桂枝 9g　　　　　生牡蛎 12g（先煎）

上述方药加减服用 5 周后，基础体温虽仍单相，但经水自转。按原法加减服用 1 个疗程后曾出现 2 次欠佳双相，转经 3 次；2 个疗程后基础体温基本为双相，偶有 1 次双相欠佳，1 个半月左右又转经一次，内分泌复查恢复至正常值，B 超复查 2 次均示卵巢大小正常；3 个疗程后基础体温为双相。坚持服药 2 年，月经周期维持在 30～35 天，量中，体重正常，兼症消失。

（五）体会

闭经的病因，不外虚实两类。青春期少女闭经的主要原因主要是肾虚和痰阻。少女若因禀赋不足，肾气不盛，冲任不能溢泄有常，则经血不能按时下行而闭经。又随着生活水平提高，少女营养过剩逐渐增多，痰湿内生，脂膜壅塞胞宫，经络受阻；或因学习紧张，多坐少动，脾阳不运，痰湿下注，阻滞冲任，胞内闭塞也可以导致经水闭塞不行。

本病的治疗以补肾与化痰燥湿为主，然补肾药物宜温补而不宜燥烈，否则易暗耗阴血，故选用鹿角胶、肉苁蓉、巴戟天、补骨脂、菟丝子、枸杞子之类以温肾阳、填精血、益冲任，诸药相合使肾气足，一则冲任通盛，月事以时下，再则蒸腾气化正常。化痰药物选用胆南星、半夏、陈皮、茯苓，配合苍术、石菖蒲燥湿，协同调节体内津液代谢的平衡，在治疗中可配合夏枯草、象贝母、生牡蛎等化痰软坚之品，以促使胞宫壅塞脂膜消融，冲任渐通。此外，可加用桂枝、石楠叶化痰饮、通经脉。根据临床观察，化痰药物可使多毛现象减轻。

本病可反复发生，故宜连续治疗至 3 个月，正常经行后逐渐停药，并注意跟踪观察，发现经量减少或延期及时用药。

六十四、从肾论治青春期崩漏

青春期崩漏历代医家常责之于肝，因"女子以肝为先天"，每从肝论治。吴熙从肾论治青春期崩漏 25 例，取得了一定疗效。现简介如下：

（一）一般资料

本组 25 例均为住院病人；年龄 12～18 岁；病程 6 个月～2 年者 20 例；3～4 年者 4 例；5 年以上者 1 例。临床表现为初潮月经后周期紊乱，1 个月两行或 2～3 个月一至，量多如冲，或淋漓不净，色红或鲜或暗，夹有血块，小腹隐痛或不痛，形体瘦弱，腰酸膝软，头昏耳鸣，五心烦躁或畏寒肢冷。妇科检查：外阴未婚式。肛腹诊提示：子宫前中位大小正常，两侧附件（－）。B 超提示：子宫、卵巢均示正常。血常规：红细胞计数及血红蛋白偏低，白细胞计数、分类均正常。血小板数（80～210）×10^9/L，出凝血时间为 2 分钟。BBT 均为单相，或低相偏高，高相偏低。血液流变学：血浆比黏度均下降，血沉加快，红细胞压积降低。阴道脱落细胞学涂片为轻度低落。

（二）治疗方法

采用中药补肾法为主，并根据肾气初盛，天癸始熟，冲任始通，精气未充，肾阳不足，肾阴亏虚，肾精欠实，冲任不固之不同程度而致的崩漏进行临床辨证论治，给予补肾气、温肾阳、填肾精、固摄冲任、调周等，选用左归丸、右归丸加减为方。常用药：地黄 30g，山药 15g，鹿骨胶 10g，龟甲胶 10g（烊化），菟丝子 15g，乌贼骨 15g（打碎），炒川断 15g，炙鳖甲 20g（先煎），潞党参 30g，鹿衔草 30g，当归 10g 等。若兼气虚脾阳不足，中气下陷，气不摄血者则以益气升阳、补脾肾为法，选用党参、黄芪、升麻、荆芥炭、仙茅、淫羊藿等健脾温肾；兼气血两亏者，则合八珍汤化裁双补气血；若阴虚火旺者可用保阴煎、二至丸；若崩漏病程长，出现久崩多虚，久漏多瘀，可用固经收敛、化瘀止血法，药用加味失笑散、参三七粉（吞服）、乌贼骨、地榆、侧柏炭、益母草、煅龙骨、煅牡蛎等；若性情急躁，肝郁气滞，相火旺者，仿效滋肾清肝饮之意；湿热瘀阻胞宫，临床症见白带中夹红，阴道流血量少，色呈咖啡样，适当配用椿根皮、大蓟、小蓟、黄芩、黄柏等，出血停止，积极应用中药调周法，以复旧固本。

（三）疗效判定

1. 疗效标准

治愈：阴道出血完全停止，月经周期正常来潮，临床诸症消失，BBT 呈双相，各项理化检查均正常。好转：阴道流血停止，月经尚按期而至，临床诸症明显改善，BBT 双相欠稳定，主要理化检查指标较前有明显好转和提高。无效：治疗前后无变化。

2. 疗程

调周用药 2～3 个月经周期（部分为出血干净后带药回家或出院后门诊随诊病员），再连续服用调周法，巩固 2～3 个月。

3. 结果

经上法治疗后，25 例中，治愈 20 例，好转 5 例。总有效率达 100%。

（四）典型病例

李某，女，17 岁，学生。1990 年 7 月 14 日入院。住院号 29534。

患者不规则阴道流血 19 天，量多如冲 4 天。自初潮后 4 年来，月经周期紊乱，反复出血，淋漓不净，量多如潮阵作 2 日。拟诊为崩漏、青春期功血。以往迭投清热化瘀固冲剂和西药人工调周等法，病情仍是反复。此次于 6 月 24 日起阴道流血，量少，淋漓不净，色深紫呈咖啡样。于 7 月 12 日在当地医院服中药清热凉血剂，2 剂后阴道流血有增无减，量多如冲，色鲜红，有血块。小腹不痛，伴腰酸膝软，头昏耳鸣，口干，低热，神疲乏力，纳差，二便自调。遂来我院住院治疗。查体温 37.7℃，脉搏 104 次 / 分，呼吸 24 次 / 分，血压 13/8kPa。面色苍白，精神欠佳。苔薄黄，舌淡红边有紫点，脉细弦数。心肺（－），肝脾（－），神经系统（－）。妇科检查：外阴未婚式；肛腹诊提示子宫后位，大小正常，两侧附件（－）。血常规：红细胞 $1.82×10^{12}$/L，血红蛋白 55g/L，白细胞 $4.2×10^9$/L。肝功能正常。血液流变学：血浆比黏度 1.48 毫帕 / 秒，血比黏度 1.51 毫帕 / 秒，血沉 60mm/h，红细胞压积 50％，全血还原黏度 8.1 毫帕 / 秒。BBT 均为单相或高相偏低。B 超检查：子宫 5.0cm×4.7cm×4.0cm，子宫相偏低，宫内光点分布均匀，双附件未见异常。中医诊断：崩漏（肾虚瘀热型）。西医诊断：青春期功血。先予滋（肾）阴清化，益气固冲，取左归丸合失笑散汤意。处方：

炙龟甲 15g　　　　地黄 30g　　　　怀山药 15g　　　　炒川断 15g

牡丹皮 10g　　　　党参 30g　　　　地榆炭 30g　　　　乌贼骨 12g

参三七粉 4.5g（分 3 次吞）

服 1 剂后，阴道流血明显减少，但仍头昏腰酸，耳鸣，口干欲饮。继续服药 2 剂后出血停止，继而益肾补气，填养精血，用加减左归丸服 7 剂，并随月经周期，经间期给予右归丸增损，药如鹿角片、龟甲胶、炒川断、菟丝子、淫羊藿、紫河车、当归、赤白芍、炙鳖甲等填精温阳养血之品。服药共 20 余剂，月经恢复正常，诸症消除，复查血红蛋白 115g/L。出院后门诊随访 3 个月，月经周期，持续时间及量、色、质均正常，其中后 2 个月，月经周期 BBT 呈双相型。

（五）体会

青春期崩漏，西医学称之为青春期功能性子宫出血，认为青春期卵巢开始发育，内分泌功能尚未健全，多为无排卵功血，属于中医学之"崩漏"范畴。根据青春女子处于生长、发育阶段、肾气渐旺的生理特点，故着重从肾论治。盖肾为先天之本，主藏精气，精为肾阴，气为肾阳，均为人体气血生化之本源，肾气旺盛，精血充足，天癸即开始成熟，故月经的产生是以肾为主。若肾气不足，则呈现出一系列肾虚症状和体征。临床症见子宫发育欠佳，BBT 单相，雌激素水平低下，血液流变学主要指标项目低于正常值的改变。据西医学研究所知，上述检查指标反映人体内分泌系统的下丘脑－垂体－卵巢性腺，肾上腺－子宫轴等之功能状态，并证实与中医之肾脏的密切关系。由于这些指标的降低与肾气虚弱、肾阳不足、肾阴亏虚、肾精欠充相对应，故青春期崩漏多属肾虚之证。正如夏桂成教授说："青春期产生崩漏，主要是阴阳失衡，通过奇经及胞脉胞络而影响子宫。"肾虚精亏无以滋养心肝，心肝气郁化火，下扰子宫血海。阴虚及阳，阳虚失煦，气化失职，便能致瘀。阳虚之后，火不暖土，脾胃不和，气虚则摄纳无力，血失统摄，冲任不固。本组病例以补肾法为主，临床辨证治疗取得了较满意的效果。临床实践表明，青春期崩漏从肾调治，左（右）归丸的组方即着眼于此。临床上如何提高调用效果，较快提高阴精水平，寻求特效方药，有待今后进一步探讨。

六十五、带下病中医治疗近况概述

"带下"有广义和狭义之分。广义的"带下"是泛指经带胎产一切疾病，为中医妇科病的总称；狭义的"带下"则是专指妇女阴道内流出的黏稠滑腻液体。而狭义带下又有生理与病理之别。妇女自青春期开始，阴道内流出少量色白或无色透明的液体，为生理性带下；如带下过多或色质气味异常则属病理性带下，也即是"带下病"，因此"带下病"是指狭义带下中的病理性带下。近年来，中医治疗妇女带下病取得了颇为满意的疗效，本文拟将有关资料加以归纳综述，以示同道。

（一）对病因病机的认识

杨氏认为带为阴湿之物。生理状态是属津精液范畴，病理情况则为湿浊之邪。湿的来源除外湿或湿毒入侵外，多数情况是和脾肾两脏功能失常导致任带二脉失于固约有关；邓氏认为带下病的产生，就脏腑而言与脾肾肝有关，关键是脾虚。湿热及寒湿的蕴蓄，使脾肾两虚导致运化无力，积湿化热，湿热累伤任带二脉，固约无权，发为本病；程氏认为带下病主要是任带二脉的病变，任带二脉又跟全身脏腑相联，如脾虚湿滞，肝郁化火，肾气不固，湿热湿毒等，均可影响任带为病，而导致带下；张氏认为带下病系带脉失约、冲任不固所致，与肝脾肾三脏功能失调有关；陈氏认为脾虚则湿从内生。因脾不健运，湿邪内聚或进而脾虚肝郁，郁久化热，均可引起带脉湿证导致带脉失约而有带下。因肾气不足，闭藏失职亦可致带下。

总之，带下病的发病与肝脾肾三脏功能失常导致任带二脉失于固约，如脾肾湿滞、肝郁化火、肾气不固、湿热湿毒等有关，但归根结底总属湿邪为患，诚如王氏云："总不离湿邪，无湿不能生带浊。"

（二）分型辨证论治

杨氏认为带下病多属湿证，故始终以除湿为主要治法。临证时视其不同病性病位采取不同的除湿方法。脾虚湿陷者，健脾益气，升阳除湿，以参苓白术散加减；痰湿者祛痰燥湿，以渗湿消痰饮加减；肾阳虚阴湿内盛者，温肾健脾利湿止带，以桂附止带汤合健固汤加减；湿热下注者清热利湿，酌情选用三妙散、止带方、龙胆泻肝汤、加减逍遥散等；湿毒者除清热利湿外，佐以解毒或辅以杀虫，可用银翘三妙散或止带方合五味消毒饮，或草薢渗湿汤。

沙氏将带下病分为六型论治：①八脉亏虚型：治以通补奇经，投以通补奇经汤（自制方）：鹿角霜、巴戟天、甜苁蓉、续断肉、淫羊藿、山萸肉、紫河车、熟地黄、全当归、补骨脂、骨碎补、枸杞子、沙苑子、菟丝子；②热毒蕴结型：治以清化解毒，投以清化解毒汤（自制方）：黄芩、黄柏、蜀羊泉、木莲子、土茯苓、墓头回、白花蛇舌草、赤芍、牡丹皮；③痰湿下注型：治以健运脾胃，化痰杜源，投以健脾杜痰汤（自制方）：党参、白术、茯苓、甘草、半夏、广陈皮、苍术、天南星、枳实；④肝脾不调型：治以疏肝和脾，投以加减逍遥散（自制方）：柴胡、白芍、白术、枳壳、香附、乌药、延胡索、茯苓、当归；⑤瘀血内阻型：治以活血化瘀，投以化瘀除带汤（自制方）：桃仁、红花、当归、川芎、丹参、牡丹皮、延胡索、香附、芍药；⑥风冷入胞型：治以辛湿温燥，投以祛风渗湿汤（自制方）：荆芥、防风、藁本、白芷、羌活、细辛、苍术。

张氏将本病分为两型：①脾肾阳虚型：治以脾肾双补丸加减：炒菟丝子、鹿角霜、巴戟天、焦白术各12g，益智仁、五味子各9g，党参、山药、莲子各24g，熟地黄、车前子各15g；②湿热下注型：选用退黄汤加味：白果、芡实、薏苡仁、山药、土茯苓、地骨皮、车前子、黄柏各10g。

程氏将本病辨证分为四型：①脾虚湿滞型：治以健脾化湿升阳，方用加减完带汤（炒白术、怀山药、西党参、车前草、鸡冠花、柴胡、炒陈皮、煅海螵蛸）；②肝郁化火型：治以疏肝清热，方用加减滋水清肝散（生地黄、杭白芍、焦山栀、侧柏炭、炒怀山药、菟丝子、鹿角胶、杜仲、枸杞子、炒川断、金樱子、制附子）；③湿热下注型：治以清热利湿止带，方用三妙丸加味（苍术、牛膝、土茯苓、山药、白英、墓头回、车前草、椿根皮、白槿花、木香、白果）；④湿毒感染型：治以清热解毒利湿止带，方用加减止带方（川柏、车前子、泽泻、白术、薏苡仁、黄芩、椿根皮、炙鸡冠花、白芍、怀山药、白槿花）。

邓氏认为气虚白带宜补脾益气，健运止带。处方：山药、芡实、黄柏、车前子、白果、茯苓、白术、甘草。寒湿白带当健脾温肾，升阳止带。处方：山药、芡实、黄柏、车前子、白果、肉桂、党参、白术、升麻。湿热黄带宜健脾化湿，清热止带。处方：山药、芡实、黄柏、车前子、白果、茵陈、茯苓、苦参、薏苡仁。湿热赤白带宜清热化湿。处方：山药、芡实、黄柏、车前子、白果、苍术、白术、茯苓、白茅根、牡丹皮。湿毒赤白带因湿毒内侵，累伤带脉，治以除湿解毒固带止带。处方：山药、芡实、黄柏、车前子、白果、土茯苓、苦参、薏苡仁、地肤子。

袁氏在辨证论治的基础上，总结出止带12法：①扶脾法，常用药物如苍术、白术、人参、黄芪、茯苓，方如完带汤之类；②温阳法，常用药物如鹿茸、巴戟天、熟附子、肉桂、硫黄、仙茅等，方如内补丸之类；③滋阴降火法，常用药物如生地黄、知母、黄柏、阿胶等，方如知柏地黄汤之类；④润燥法，常用药物如人参、沙参、天冬、麦冬、龟甲等，方如补经固真汤之类；⑤疏肝法，常用药物如柴胡、白芍、白术、茯苓、薄荷等，方如加减逍遥散之类；⑥泻火法，常用药物如大黄、黄柏、知母、车前子、栀子、木通等，方如利火汤之类；⑦清肝法，常用药物有赤芍、当归、生地黄、牡丹皮、黄柏，方如清肝止淋汤之类；⑧清热利湿法，常用药物如猪苓、泽泻、车前子、茵陈、黄柏、栀子等，方如止带方、龙胆泻肝汤类；⑨利湿法，常用药物如茯苓、猪苓、泽泻、木通、车前子等，方如威喜丸、五苓散之类；⑩益气升提法，常用药物如柴胡、升麻、黄芪、人参、白术等，方如补中益气汤之类；⑪固涩法，常用药物如乌贼骨、椿根皮、白果、芡实等，方如白带丸之类；⑫祛瘀法，常用药物如泽兰叶、益母草、桃仁、红花、当归、牡丹皮等，方如宣郁调经汤之类。以上12法临床宜根据辨证论治原则，灵活变通，病情较复杂者，不宜孤立地单用一法，必要时宜针对具体病情，配合应用，以达到良好的治疗效果。

另外，刘氏特别强调"见带休止带"，认为治病求本是中医治疗学的最高原则，就是说治疗任何疾病，不要被疾病症状的表面现象、局部表现所迷惑，应当从整体着眼，从正气着眼，探明其正气之所在，然后论治，方能取得较好疗效，治疗带下病也不能例外。

（三）单、验方治疗五色带下

柴氏以自拟"止崩固带汤"治疗带下病。方药组成：五倍子（去净虫粪研末装胶囊）8g，分3次服。山药30g，茜草15g，煅海螵蛸15g，龙骨40g，牡蛎40g，水煎服。

陈氏用自拟"祛湿止带方"治疗本病。方剂组成：土茯苓30～60g，黄柏3～9g，白芷3～9g，苍术3～9g，白术6～12g，生黄芪15～29g，生薏仁30g，白芍9g，白果9g，鸡冠花30g，椿根皮30g。

石氏以五味消毒饮合易黄汤加减治重证黄带，处方：蒲公英30g，紫花地丁15g，金银花15g，紫背天葵15g，菊花10g，茵陈30g，黄柏15g，滑石30g，生薏苡仁30g，白果15g，苦参30g，车前子15g（包）。水煎服。

吴氏自拟"双补固带汤"治疗带下证获满意疗效。其方组成：怀山药20g，芡实20g，茯苓15g，白术15g，薏苡仁30g，泽泻10g。水煎服。

缪氏以完带汤加味（党参、白术、苍术、柴胡、芥花、车前子、白芍、陈皮、山药、甘草、白果、椿根皮、夜交藤、骨皮、冬瓜子）治疗白带。

王氏以自拟"二带汤"（系有傅青主完带汤与张锡纯清带汤合方化裁而成）治疗白带18例，疗效显著。方药组成：白术30g，苍术10g，山药30g，龙骨25g，牡蛎25g，海螵蛸12g，茜草10g，车前子10g，陈皮10g，荆芥穗2g，柴胡6g，党参12g，甘草3g。

刘氏以天台乌药散（台乌、川楝子、高良姜、木香、小茴香、青皮）加减治疗30例虚寒型白带，疗效满意。

韦氏自拟处方：桂枝（盐水炒）、生姜各2g，白芍（酒炒）、大枣、益智仁（盐水炒）各15g，炙甘草6g，淫羊藿18g，芜荑、鹤虱各10g，治愈顽固性白带（滴虫性阴道炎）。

陈氏以十白汤治疗白带，药物组成：葵茎白瓤一大握约 10g，白鸡冠花、白果各10g，白扁豆、山药、茯苓各 15g，白术 12g，海螵蛸 9g，芡实、滑石各 20g。

陈氏仿《医宗金鉴》青白散之意化裁（党参、生黄芪、白术、炙甘草、当归、白芍、黄柏、椿根皮、浙贝母、炮姜、茯苓、泽泻、续断）治疗黄带。

刘氏拟健脾升阳湿化法治愈黄带痼疾。处方：黄芪 20g，党参 20g，炒白术 16g，云茯苓 16g，山药 16g，芡实 20g，乌贼骨 13g，当归身 13g，川断 16g，炮干姜 16g，白鸡冠花 16g，车前子 16g，陈皮 10g，升麻 6g，柴胡 6g。

周氏以加味五味消毒饮治愈重证黄带 2 例，遣药：金银花 30g，野菊 30g，蒲公英 20g，紫花地丁 20g，紫背天葵 6g，山药 20g，黄柏 20g，白芷 12g，升麻 10g，白果 10g（打碎）。

陈氏以清火导泻法治疗赤带。处方：龙胆草 10g，炒山栀 10g，夏枯草 6g，黄柏 6g，黄连 3g，苍术 6g，吴茱萸 1g，车前子 10g（包），延胡索 10g，石决明 30g（先煎），生地黄 10g。

魏氏以疏肝解郁，兼补冲任，佐以淡渗以治青带，方选逍遥散加味：当归 10g，白芍 15g，白术 10g，柴胡 10g，云茯苓 13g，甘草 6g，山药 18g，薏苡仁 25g，椿根皮 20g，山栀 13g，菟丝子 15g，桑寄生 13g，白果 15g，乌贼骨 15g。

孙氏以龙胆泻肝丸治愈 1 例长达 30 年的黄带。

曾氏以活血破瘀法治疗黑带，处方：当归、赤芍、生地黄、川芎、桃仁、红花、黄芩、栀子、杜仲。

温氏以健脾升阳、湿肾固摄法治疗黑带，药用完带汤加减：党参 12g，山药 15g，苍术 12g，白术 12g，炒白芍 12g，陈皮 10g，黑芥穗 6g，巴戟天 9g，升麻炭 5g，桑螵蛸 10g，狗脊 10g，菟丝子 10g，鹿角霜 15g，车前子 10g（包）。

魏氏以滋养肝肾、凉血止带，兼补冲任法治疗黑带，方用归芍地黄汤加旱莲草 30g，何首乌 20g，女贞子、枸杞子、玄参各 13g，黄柏 12g。

杨氏治疗带下病，主张在内服药物的同时，还需配合外洗药熏洗，使药物直达病所，收效更快。外洗方常用蛇床子散加减。

此外，蔡氏喜用墓头回治疗黄、白带，疗效甚佳，墓头回味苦微酸涩，性微寒，入肝经，具有泄热止血收涩之功能。

（四）结语

"带下"与"带下病"含义有别。"带下"又有广义狭义之分，生理病理之别。"带下病"则专指狭义的病理性带下。带下病病因以湿为主，所谓"无湿不能生带浊"。其病机主要是脾肾亏虚，任带失固，也有直接感受外湿或湿毒致病者。病位主要在阴器和胞宫。湿热、湿毒带下病多属实证，病久可由实转虚，脾肾之虚所致带下病多属虚证，并随体质转化出现虚实夹杂证候，治疗以除湿为主要方法，佐以疏肝健脾升阳益气或收涩等法。

带下病一般预后良好，若迁延日久亦可成为顽证痼疾，既消耗体质，也影响健康和生育。而赤带、赤白带、青黑带、杂色带或特别臭秽带下，尤其是老年妇女或绝经后出现上述情况更应倍加警惕，早期检查，积极治疗，否则"胞宫内溃"则后果堪虞。

运用中药治疗女子带下病，应以中医辨证论治为主，以西医学有关理论和检查为辅，确能提高临床疗效。

六十六、带下病辨证论治

（一）邪入少阳，带下兼淋

陈某，女，41岁，1993年10月5日就诊。

患者平素白带量多，经后尤著，自谓"十女九带"是其常，无需治疗。诊前4日突发寒热似疟，身疼腰痛，某医予截疟退热之品而热不解，求服中药治疗。诊时，往来寒热，体温39℃，体丰面红，少腹痛拒按，痛及腰部，大便干结，心烦，白带量多，质稠如涕如唾，伴尿频、尿急、尿痛。证属邪入少阳，带下兼淋。治以和解清热化湿，通淋止带。方以小柴胡汤合八正散加减治之。处方：

柴胡 10g	黄芩 10g	赤苓 12g	泽泻 12g
滑石 12g	乌药 12g	大黄 6g	车前草 30g

白花蛇舌草 30g

服药3剂，寒热已罢。前方去柴胡、黄芩，加薏苡仁12g，白术10g。连服10剂，淋瘥带止。每日以车前草煎服，清热解毒善其后。

按：尿道、阴道二者同户异道。带证既可致淋，淋证亦可致带，二者多系湿邪为患。方中以柴胡、黄芩和解表里，佐以清热化湿之品，湿邪既祛，则淋愈带止。

（二）脾运失健，带下绵绵

李某，女，47岁。1993年10月就诊。

放环10余年，月经先后不定、量多，伴带下绵绵，经常自服妇科调经片、益母膏等药。近年经趋正常，唯带下绵绵不断，色淡黄，质黏无臭，如涕如唾。诊时面色欠华，神疲乏力，纳减便溏，舌质淡，苔薄白，脉缓而弱。证属脾胃虚弱，气血生化乏源。治以健脾益气，升阳除湿。以完带汤加减治之：

柴胡 6g	陈皮 6g	白术 6g	党参 12g
赤苓 12g	芍药 12g	车前子 12g	山药 20g

连服12剂，白带渐减而愈。并嘱常服补中益气丸以巩固疗效。

按：脾主运化，脾失运健，则聚湿流于下焦而为带下。方中白术健脾燥湿；柴胡、陈皮、党参、山药、白芍疏肝健脾，理气升阳；赤苓、泽泻、车前子利水除湿。脾运健，湿邪祛，带即止。

（三）肝经湿热，带下腥臭

王某，女，32岁，农民。1993年9月12日就诊。

患者3个月前外出经商，寄宿于农民家中，借用一老妇盆、巾沐浴，浴后即觉外阴瘙痒难忍，后以热水熏洗患处，仅可取一时之快。白带量多、质稠、色黄如脓，有特殊腥臭气。经妇产科检查诊断为滴虫性阴道炎，服用灭滴灵等，其证未减而求服中药治疗。诊时体丰面红，心烦口苦，舌质红，苔黄腻，脉滑数。证属肝经湿热下注，滴虫侵蚀为患。治以清热泻火，燥湿杀虫。方以龙胆泻肝汤加减治之：

柴胡 6g	龙胆草 6g	山栀 6g	黄柏 6g
牛膝 6g	赤芍 12g	牡丹皮 12g	赤猪苓 12g
泽泻 12g	苦参 12g	蛇床子 12g	车前草 30g
白花蛇舌草 30g			

日煎2服，并将药渣水煎1000mL，乘热先熏后洗患处。

连服15剂后，痒止带愈，至今未见复发。

按：前阴为肝经循行部位，肝经湿热下注而为带下腥臭。方中以赤苓、泽泻、白花蛇舌草利湿解毒；山栀、黄柏、龙胆草清肝泻火；牡丹皮、赤芍凉血解毒；苦参、蛇床子燥湿杀虫；牛膝引诸药下行以达病所；柴胡寓升于降之中。此型多伴滴虫感染，传染性极强。既病要根治，未病需早防。

（四）肾气虚馁，带下淋漓

尹某，女，72岁。1989年9月3日就诊。

患者孀居36年，独阴无阳，育龄期常病带下淋漓，经期不定，量或多或少。绝经后体健带无，1周前发现带下清稀，淋漓不断，经妇科检查诊断为子宫肌瘤，建议手术根治。患者年逾古稀，不愿手术，求服中药治疗。诊时面色晦暗，腰膝酸软，大便溏，小便清长，舌质淡胖，边有齿印，苔水滑，脉沉迟。证属肾气不足，任脉空虚，带脉失约。治以温补肾阳，培元利湿。以内补丸加减治之：

肉桂 6g	附子 6g	菟丝子 12g	沙苑蒺藜 12g
黄芪 12g	白术 12g	茯苓 12g	泽泻 12g
鹿角霜 15g			

连服15剂，白带渐减而愈，并嘱常服八味肾气丸以善后。

按：肾为水火之脏，为胃之关，开窍于前后二阴，为水之下源。肾阳不足，阳虚内寒，气化不行，任脉不固，带脉失约，津液滑脱而为带下。肾病虚为病之本，带下为病之标。方中以菟丝子补肝肾；附子、肉桂温补肾阳；黄芪补气；蒺藜疏肝泄风；

赤苓、白术、泽泻健脾利湿。诸药共奏温肾气利湿之功，带病即瘥。

（五）结语

带下病虽有白带、黄带、赤白带之分，证候类型各异，但究其病因多兼夹湿浊为患，故治疗带下病，需始终不忘治湿，才能收到较佳效果。

六十七、妊娠剧吐辨证论治临床疗效观察

妊娠剧吐是妇产科常见病、多发病，以妊娠后恶心、呕吐、头晕、厌食或食入即吐为主症，严重者可引起失水或代谢障碍，甚至肝肾功能损害。我科在 1987～1994 年间，对 100 例住院患者采用以中药辨证分型为主进行治疗，均获良效。

（一）一般资料

本组病例发病年龄 20～29 岁 68 例，30 岁以上 32 例；发病孕期 40～59 天 31 例，60～89 天 33 例，90 天以上 36 例；初次妊娠 64 例，二次及多次妊娠者 36 例；合并酸中毒尿酮体（±）14 例，（+）37 例，（++）15 例，（+++）14 例，（++++）8 例；电解质紊乱 25 例；肝功能损害 12 例；大便秘结在 3 天以上者 12 例。

（二）辨证治疗

1. 脾胃虚弱型

妊娠后恶心不食，呕吐清水，口淡，神疲乏力，舌淡苔白润，脉缓滑无力。治宜健脾和胃，降逆止呕。予香砂六君子汤加减：

砂仁 3g	炒白术 10g	制半夏 10g	茯苓 10g
陈皮 6g	太子参 10g	广木香 6g	生姜 3 片

2. 痰湿阻滞型

孕后呕吐痰涎，胸脘满闷，不思饮食，倦怠嗜睡，口中黏腻，苔白腻，脉细滑。治宜燥湿化痰，降逆止呕。予藿朴二陈汤加减：

藿香 10g	厚朴 10g	茯苓 10g	制半夏 10g
枳壳 10g	竹茹 6g	陈皮 6g	炒白术 10g
生姜 3 片			

气虚明显去枳壳，加太子参 10g。

3. 肝胃不和型

妊娠后呕吐酸水或苦水，伴胸满胁痛，嗳气叹息，头胀而晕，烦渴口苦，舌红苔薄黄，脉弦滑。治宜抑肝清热，降逆止呕。予芩连温胆汤加减：

黄连 3g	芦根 15g	陈皮 6g	制半夏 10g

| 黄芩 6g | 茯苓 10g | 枳壳 10g | 石斛 10g |
| 竹茹 6g | | | |

4.气阴两虚型

孕后久吐不止，饮食少进，伴形体消瘦，眼眶下陷，双目无神，口干烦渴，尿少便结，舌红少苔，脉细数无力。治宜益气养阴，和胃止呕。予生脉散合增液汤加减：

太子参 10g	麦冬 10g	生地黄 10g	石斛 10g
南沙参 15g	玉竹 10g	芦根 15g	制半夏 10g
北沙参 15g	陈皮 6g	竹茹 6g	

以上各方均每日 1 剂，浓煎取汁 200mL，少量多次饮服。7 天为 1 个疗程。

（三）疗效观察

1.疗效标准

痊愈：恶心呕吐停止，能进饮食，尿酮体阴性，胚胎发育正常；好转：恶心呕吐减轻，能进部分饮食，尿酮体转阴性，胚胎发育正常；无效：呕吐不止，水电解紊乱得不到纠正，或出现严重肝损，须终止妊娠。

2.治疗结果

本组 100 例患者经 1 ～ 3 疗程治疗，痊愈 84 例，好转 14 例，无效 2 例，总有效率 98%，其分型治疗结果见表 1-7。

表 1-7　分型治疗结果一览表

	例数	痊愈	好转	无效	有效率（%）
脾胃虚弱型	25	22	3	0	100
肝胃不和型	54	46	7	1	98.1
痰湿阻滞型	7	6	1	0	100
气阴两虚型	14	10	3	1	92.9

（四）讨论

妊娠剧吐发生的机理是冲气上逆，胃失和降。其原因主要是脾胃虚弱，肝气偏旺，痰湿内阻，三者久治不愈，病势渐进均可造成阴液亏损，精气耗散之候。以临床所见，肝气偏旺造成的肝胃不和型又最为常见，这与妇女妊娠阴血不足，肝气偏旺的生理改变密切相关。

妊娠呕吐剧烈者，在治疗中可选用藿香、佩兰、苏梗、枇杷叶、旋覆花、伏龙肝、代赭石等以降逆止呕。有流产倾向者，注意治病安胎并举，以防堕胎发生，可合用寿胎丸加减治疗。

在本病的治疗过程中，保持大便通畅不容忽视。妊娠剧吐、胃失和降为病机关键。若频频上呕，胃阴重伤，津伤肠燥则令大便干结。"六腑以通为用"，失通则反逆，更助胃气上逆，形成"上下关格"之势，产生病理性恶性循环，使疾病难愈。西医也认为，由于孕后大量孕激素作用，使胃肠道平滑肌张力减低，胃肠蠕动减弱，易出现腹胀、便秘等症。因此，对早期津液未伤者，在辨证基础上宜加用宽肠行气之品，以增加肠蠕动，防止便秘；若出现津伤肠燥之候，以益胃阴润肠通便为要，保持腑气通降；一旦出现"上下关格"之势，须"急则治其标"，通腑泻下以降胃气，但须中病即止。

加强精神调护，使患者保持一个良好的精神状态，也是治疗的保证。对伴有严重酸中毒电解质紊乱者，应以中西医结合方法治疗。

本组资料统计显示：脾胃虚弱及痰湿阻滞型有效率较气阴两虚型及肝胃不和型为高，但无统计学意义（$P > 0.05$），说明各型疗效无显著差异。

六十八、中医药矫正胎位不正概述

胎位不正是导致难产的主要原因之一，因此分娩前设法完全地将异常胎位转为头位，无疑对减少难产、剖宫产和新生儿死亡率有着十分重要的意义。鉴于外倒转术等存在着某些弊端，故国内不少人根据中医学防治难产的文献记载，探索运用中医术矫正异常胎位，从目前报道来看，已取得了可喜的成果，并积累了一定的经验，现就有关资料做一概述。

（一）治疗方法

多数学者选择妊娠28周以上胎位不正的孕妇为观察对象，同时强调治疗前须做产前妇科检查，以剔除其双胎及病理性的骨盆狭窄、产道肿痛、子宫及胎儿畸形、胎盘异常者，其治疗方法有：

1. 内服中药法

以专方或用专方加减者居多，主要方药有：

保产无忧散（当归、川芎、荆芥穗、艾叶、枳壳、黄芪、菟丝子、川贝母、白芍、羌活、甘草、生姜）：无锡、合肥等地按保产无忧散原方中药原量各自观察270例、60例、104例、150例，结果转位成功者分别为235例、44例、87例、127例；李氏将原方精简为8味，药用黄芪、荆芥、川贝各3g，当归、川芎各4.5g，羌活、甘草各1.5g，生姜3片，经治58例，有52例转位成功。

八珍汤加减：药用当归、川芎、黄芪、党参、白术、白芍、川续断、枳壳、熟地黄、甘草各10g，治疗140例，仅5例无效；河北省平山县医院将上方中川芎、甘草、枳壳用至各6g，经治138例，成功率占91.3%；有人方中不用枳壳，分别治疗73例与 94 例，结果矫正率为 82.59% 和 78.6%。

当归芍药散：吴氏报道 216 例，药用酒当归、焦白术、杭白芍、白茯苓、盐泽泻、酒续断、桑寄生、菟丝子、大腹皮各 9g，酒川芎、紫苏叶、陈皮各 6g，无效仅 2 例；郭氏等用当归芍药散（药由当归、白芍、川芎、茯苓、白术、泽泻，按 1∶4∶1∶1.5∶1.5 的比例配方组成，共研细末，装入胶囊，每粒含药粉 0.5g）分甲乙两服药组，均于 26+～36+ 孕周开始用至分娩，甲组服 5 片/日，1 日 2 次，乙组 5 片/日，1 日 3 次。共观察 77 例，结果甲组 45 例，头位者 33 例（73.3%），乙组 32 例，转头者 29 例（90.6%），最短服药 1 周，最长服药 5 周后转位。

佛手散：庞氏药用人参 3～30g，当归 15～60g，川芎 15g，牛膝 9g，升麻 1.2g，附子 0.3g，治疗 94 例，成功 84 例；王氏以当归 20g，酒川芎 9g，醋香附、紫苏、炒枳壳、大腹皮各 7g，生甘草 5g，生姜 3 片组方，治疗 17 例中仅见 1 例无效。

以上学者除郭氏用当归芍药散（片）均采取水煎服，具体服药观察方法：每日 1 剂，连服 2 剂或 3 剂，1 个疗程结束复查一次，胎位转正为成功；服 6 剂或 9 剂无效为失败；连续服药，胎转头位后停止服药；隔 7 天服 1 剂，3 剂为 1 个疗程；妊娠 6 至 7 个月内者服 1 剂，7 个月以上至 8 个月以上内者服 2 剂，8 个月以内者服 2 剂，8 个月以上至 9 个月服 3 剂。服药 10 至 15 天后复查胎位。

郑氏采取分型论治，报道 248 例，分肝郁气滞、脾气虚弱、肾阴亏损三型，肝郁气滞型药用白术、当归、黄芪、石斛各 12g，白芍 15g，柴胡、茯苓、炒枳壳、佛手各 9g，甘草 4.5g；脾气虚弱型药用党参 18g，炙黄芪、莲子肉各 15g，白术、当归各 12g，茯苓、炒枳壳、大腹皮各 9g，炒香附 6g，甘草 4.5g；肾阴亏损型用怀山药、菟丝子各 18g，当归、白芍、熟地黄、山茱萸、白术各 12g，泽泻、茯苓、杜仲、炒枳壳各 9g。1 日 1 剂，连续服药，在有效 236 例中，最少服 1 剂、最多服 4 剂。

2. 针灸至阴穴法

针刺法：针刺法至阴穴 1 分钟，留针 15 分钟，每隔 5 分钟捻转 1 次，每天针 1 次，每次针后第 2 天检查，若胎位转正则停止，经针 5 次胎位仍不正者为无效。共矫治 130 例，结果 124 例胎位转正；王氏采取向上斜刺，进针 1 至 2 分许，平补平泻，留针 15 分钟，1 日 1 次，针后当晚睡前患者自灸至阴穴 10 至 15 分钟，经治 246 例，胎位转为正常的有 211 例，随访皆为顺产；张氏介绍：进针后即用艾灸烘烤 30 至 60 分钟，每日 1 次，44 例经 1 至 3 次治疗，胎位均纠正。

艾灸法：有人采用至阴穴间隙灸观察 100 例，方法是保持穴位局部皮肤温度在 40℃左右，以使受治者能耐受最大热度为宜，1 日 1 次，每次 20 分钟，9 天为 1 个疗程。在 1 个疗程内经治疗转成头位，并于此间未再复异常胎位者为成功，否则为失效，结果成功者有 71 例；广州取双侧至阴穴各灸 15 分钟，嘱孕妇当晚睡时解开腰带，卧向儿背之对侧的方法，每天 1 次，疗程定为 1 至 5 次，胎位转正后停灸，追踪到分娩结束，在 576 例中有 449 例转为头位。

激光光针法：丁氏等人报告治疗716例，选用两台He-Ne激光器，波长为6328A，输出功率为2～3mW，用平行光束，光斑为0.2cm，距离至阴穴照射区为2cm，光束垂直对准穴位，左右两侧各照射10分钟，每天1次，7天为1个疗程，每次照射前检查胎位。若发现已转头位，则停止照射，但每周仍需继续观察，直至分娩，结果转胎成功607例，占84.8%。郭氏等人用HeNe-1型激光器，波长63281埃，功率5mW，电流量6～8mA，激光束直接照射穴位，距离照射穴位25～30cm，每次照射5～8分钟，每日1次，照射3～5次胎头位为有效，否则为失败。共观察46例，仅5例无效；王氏等人共报道484例，选用西北大学等单位生产的激光器，功率为3～8mA，治时患者松解腰带，距离照射穴5～10cm，每次照射3～15分钟，每日1次，5～8次为1个疗程。治疗前均检查胎位，若已转成头位则停止照射，获矫正者计347例；傅氏用成都激光器Tcw-12型氦氖2台，输出功率为2～6mW。治疗前孕妇排空便，取坐位，松解腰带，脱去鞋袜，使氦氖激光光束直接照射穴位，10分钟，穴位距离管端30cm，双侧同时进行，每日1次，每3次复查胎位，未转正者继续照射，但以9次为限。结果在接受治疗的100例中，胎位得以转正者有673例。

电针法：取双侧至阴穴，快速进针，沿皮下横刺2～3分，留针后，接上电针仅取密波电流强刺激30分钟，针时令孕妇放松裤带，屈膝仰头，精神轻松，呼吸自如。报道51例，经1次电针胎位转不过去者27例，2次者1例，3次者7例，无效2例，在治疗过程中未发现堕胎现象及针后早产的病例。

3. 耳穴疗法

秦氏对169例胎位不正的孕妇用王不留行籽压贴子宫、皮质下、交感、肝、脾、腹等耳穴，每3～4天来院换贴耳压一次，左右两耳轮换。嘱孕妇每日早、中、晚饭后30分钟用手指压贴籽耳穴，一次揉压15分钟左右，结果矫正成功138例，其中一次矫正成功者111例，二次者17例，三次者10例。

（二）疗效观察

1. 总有效率

据吴熙统计，本文资料中总病例5302人，经治疗胎转成头位者4295例，总矫正率为80.82%，其中中药为88.51%（1541/1740），针灸77.35%（2754/3562）。郭氏用当归芍药散每日口服4.5g（5片/日，1日3次）与以常规胸膝位矫正胎位法进行对照，结果药组转位率为90.6%，对照组转位率为66.7%，两组比较有明显的差异（P＜0.05）。王氏用芎归散加味治17例经胸膝卧位法治疗无效者，结果只有1例未纠正。丁氏等人通过激光照射治疗716例臀位的回转率与对照组65例臀位的自然回转率进行比较，结果激光组的回转率为84.8%，对照组为75.3%，两者的差别有非常显著意义（P＜0.01）。由此看出中医矫正胎位的效果是肯定的。

2. 疗效与疗程

资料表明，中药以 1 ～ 6 剂、针灸以 1 ～ 7 次效果最佳，且疗效不随疗程延长而增加，故有人提出转胎疗程不宜太长。

3. 疗程与孕周

无锡市第三人民医院统计，治疗孕 28 ～ 33 周者 115 例，有效者 109 例，有效率占 94.78%，孕 34 ～ 37 周者 42 例，有效者 27 例，有效率占 64.25%，其他资料观察结果也基本雷同，故提示早期检查发现胎位异常，早期治疗非常重要。但丁氏等人通过对照观察，32 孕周前治疗组回转率较高，对照组自然回转率亦较高，两者差异并不显著，而 32 孕周后治疗的回转率皆比对照组明显增高，因此主张临床治疗可从 32 孕周开始。然而有的学者则认为，孕周愈大成功机会愈低，在 30 孕周以前要考虑有自然转正的可能，故治疗最适宜之周为 31 ～ 35 周。

4. 疗效与胎位

按胎位成功率高低顺序，横位大于臀位，臀位大于足位，分析可能与回转角度大小有效。

5. 疗效与胎次

无锡报道，治疗初产妇 70 例，有效者 60 例，有效率为 85.71%；经产妇 88 例中有效者 77 例，有效率为 87.5%；经产妇略高于初产妇疗效，认为与腹壁松紧有一定关系。但符氏观察结果则相反，在初产妇 45 例中有效者 38 例，经产 49 例中有效者仅 34 例，其原因作者未予分析。

6. 疗效与方法

少数人通过对比观察发现，用保产无忧散时药物依古炮制并空腹者成功率高于药物未经炮制亦为空腹者；艾灸至阴，直接灸法效果优于悬灸法；激光照射至阴穴与艾灸至阴穴转胎的疗效两者无显著差异。

7. 疗效与回转率

广州报道，在治疗成功的 355 例中复变者达 76 例，复变率为 21.4%，其中初产妇为 19.1%，经产妇为 22.2%。其他报道复变率有 1.8%、3.97%、8% 不等。复变原因考虑与羊水稍多、腹壁松弛、胎动过频等因素有关。因此有人主张应当做好治疗后的追踪观察工作，并对于 34 孕周前及腹壁较松的患者胎转正后应加腹带固定胎头，这样有利于巩固疗效。同时有人对复变者采取重复治疗，效果仍佳。

8. 安全性与副作用

引用资料中 5302 例受治疗者临床观察结果表明，无论中药或针灸在治疗过程中及结束后均未发生明显的不良反应。如丁氏等人对接受激光治疗的 716 例进行按周随访观察直至分娩，未发现由回转所致的胎儿死亡；李氏曾对接受激光转位的婴儿进行智能测验，其智商均在正常范围内；甚至有人观察到保产无忧散对孕妇合并高血压、心脏病、妊娠水肿及肾功能不全者皆无禁忌；中药、针灸还可减轻合并证中的头晕耳鸣、心慌气促、浮肿、腰痛等症状；并有预防流产、早产的作用。

9. 失败原因

多与腹壁紧张、妊周较大、胎儿过大、羊水量过少、胎臀入盆、脐带短或绕颈、有难产史，以及取穴不准或施针时间不够等因素有关。

（三）结语

综上所述，中医矫正胎位的效果是肯定的，其方法简单安全，无副作用，符合围产保健的要求。然而从目前文献报道来看，对回转作用机理的研究资料不多，这方面尚有待于今后进一步努力。

六十九、干姜人参半夏丸治疗妊娠呕吐原理探讨

干姜人参半夏丸是仲景治疗妊娠呕吐的要方。《名医别录》载半夏"堕胎"，干姜辛热有碍胎元，所以后来者常不敢轻试此方，或用之却弃半夏，而本方降逆之功实赖半夏，去之多不生效。我们认为只要探明仲景寓于此之深意，则不致造成不敢轻试此方的状况。兹从该方的组方原则、配伍、适应证及应用指征几方面略陈管见。

（一）干姜人参半夏丸的组方原则

据本草记载，半夏、干姜俱为妊娠禁药，但仲景用此药做止呕安胎之用，显系"神而明之"。该方体现了《内经》关于妊娠病"有故无殒"的用药原则。《素问·六元正纪大论》云："妇人重身，毒之何知……有故无殒，亦无殒也。"孕妇如无大病，一切大毒、大热、破血、泻下药均应禁用。但若病邪胶固，病情严重，非用不可时，亦可按证遣药。此时，对孕母"无殒"，对胎儿"亦无殒"。但需"中病即止"，切勿过用。

（二）干姜人参半夏丸配伍指要

方中重用半夏以降逆止呕；干姜温中散寒，去脏腑沉寒痼冷，并用生姜汁糊为丸以增强止呕之功效；人参补中益气，健脾生津以扶正。全方药简而力专，配伍得当。半夏辛温有毒，得生姜之佐制使其毒性缓解，功于下气止呕，消痞散结，伍人参补消既济，一补一顺，使中阳得振，寒饮蠲化，胃气顺降，则呕逆自止。半夏、干姜是治疗胃虚寒饮呕吐之要药，此两味亦可视为《金匮要略》中治疗呕吐的另一首名方——半夏干姜散。对于半夏是否碍胎，《金匮要略浅注》曰："半夏得人参不唯不碍胎，且能固胎。"《医学纲目》曰："余治妊娠病，屡用半夏未尝动胎，此乃有故无殒之意。"可以认为：半夏虽有堕胎作用，但通过合理配伍，亦可去除。

（三）干姜人参半夏丸的适应证

据历史文献记载，恶阻的病因有因胃气虚弱者，有因停痰积饮者，有因肝经郁热者。如《校注妇人良方》曰："妊娠恶阻病……由于胃气怯弱，中脘停痰。"《证治要诀》曰："盖其人素有痰饮，故饮随气上。"据临床观察，恶阻一般可分为胃虚、痰滞和肝气上逆三种。但胃虚弱为其本，因冲脉隶于阳明，孕后经血不泻，冲脉气盛，痰饮或冲气上逆犯胃，致使胃失和降，犹《金匮玉函经》所言："先因脾胃，津液留滞，蓄为痰饮。至妊二月之后，胚化成胎，浊气上冲，中焦不胜其逆，痰饮遂涌，呕吐不已，中寒乃起。"此时应用干姜人参半夏丸最为相宜，即如《金匮要略心典》所说："此益虚温胃之法，为妊娠中虚而寒饮者设也。"

（四）干姜人参半夏丸的应用指征

本方适用于中气素虚，寒饮阻胃，浊阴不降之妊娠恶阻，吐涎沫稀水，口不渴，有时亦喜热饮，面苍白，四末冷，头眩心悸，脉弦苔滑为其指征。只要辨证准确，不要因半夏、干姜之辛热而掣肘。服药时可用药粉舔服方法，然后呷服。

本文针对医界同志畏用半夏以治妊娠恶阻的现象，从干姜人参半夏丸的组方原则、配伍、适应证及应用指征几方面初探其机理，以期解除医家治妊娠恶阻时畏用半夏的疑虑，唤起人们对此方的注意。干姜人参半夏丸为丸剂，但市面少售，故在临床应用时，我们曾令患者制成散剂或汤剂饮用，以观察丸、散、汤三者间疗效的差异，其结果并无统计学意义，可以认为此方剂型的变化，对临床疗效无大影响。

七十、安胎八法的临床应用

安胎法是治疗胎动不安、胎漏下血、湿胎等一系列以"胎不安"为主要证候，同时影响胎儿正常生长发育，危及母子安全的独特方法。

吴熙在研究前贤之说的基础上，刻意精究推求，恒能变通化裁，立法用药主张"师其法，不泥其方"。证因脉治别有新意，遂摘其要而成"安胎八法"。

（一）滋阴清热法

本法适用于热扰血海，致胎亢不宁之证。多见于素体阴虚之人，孕后聚血养胎致阳气偏盛者。也有因孕期罹患热病热扰胞宫，引起胎动不安；或邪热内炽，迫血妄行出现胎漏下血者。临床可见心烦不安，五心烦热，口渴咽干，溲赤便燥等症；若下血，血多鲜红，舌质多红赤，苔黄或白干；偏实热者脉多滑数，偏虚者可见细数等脉。吴熙常以黄芩安胎饮加减化裁。除烦止渴加竹茹、天花粉；湿热盛者可酌情选用黄连、黄柏、知母等；阴虚者重用生地黄、玄参，兼发热者用白薇、地骨皮等；下血者加苎麻根、旱莲草、阿胶等。

（二）补肾固本法

《素问》云："胞脉者系于肾。"故补肾即为固胎之本。若孕妇先天禀赋怯弱，肾气不足；或孕后房室不节或屡孕屡堕数伤肾气，均可导致冲任不固，胎失所系，或肾精亏损，胎失所养，从而引起胎漏下血、滑胎等症。施此法治之则本固胎安。常用方：

熟地黄 20g，枸杞子 10g，川断 15g，菟丝子 15g，桑寄生 15g，杜仲 10g，巴戟天 10g，白术 10g，砂仁 6g，等。

偏气虚加参芪，偏血虚者加当归、阿胶等。

（三）健脾资源法

吴熙常谓："善养胎者，必重脾胃，脾胃为气血生化之源，资其化源则气血充盈，气充胞有所载，血盈胎有所荫，即可保胎安无虞。"故每见吴熙安胎之主药，几乎必用白术。《妇人规》对这一观点做了形象的论述："夫胎以阳生阴长，气行血随……若滋养之少有间断，则源流不继而胎不固。譬之种植者，津液一有不到，则枝枯而果落，藤萎而花坠。"临床常见平素脾虚少食或久病气血两虚之人，症见面色萎黄，心悸气短，舌质淡白，脉多细数或濡滑。胎漏下血者血色多淡，血量或多或少或淋漓不断。常用方剂如：四君子汤加山药、苏梗、砂仁等。

（四）育阴和肝法

孕妇有因暴怒伤肝，血气散乱，肝不藏血导致胎漏下血或怒动肝火引起胎动不安者，多用此法治之。吴熙力主"肝宜合，不宜滥伐"的观点。常告诫学生："妊娠期尤忌滥事伐肝。"临床多应用育阴和肝之品，滋水涵木，令肝机速趋条达，血可归肝，而不伤正，血液满盈胎得灌溉，则养胎无虞。吴熙自制和肝安胎方为：白芍 15g，当归身 10g，石斛 10g，桑寄生 10g，枸杞子 10g，麦冬 10g，女贞子 10g。胎漏下血者加乌梅炭、阿胶等。

（五）和血疗损法

此法适用于孕期受伤，跌仆闪挫或劳倦过度等原因导致损伤胎元，出现胎漏下血或胎动不安者。常用胶艾汤。此方具有和血止血、缓中止痛、疗损安胎之功。亦曾见吴熙用加味佛手散，方如：当归 10g，川芎 6g，黄芪 15g，续断 10g，杜仲 10g 等，以收益气合血之功。遇病情紧急等情况，还可单用川芎末 5～6g，温黄酒送下，日服 2～3 次。

（六）益气温中法

此法适用于阳气素虚之人，孕后阳气愈虚，胞宫失于温煦，阴寒内盛，胞脉阻滞之证。临床以小腹冷痛，胎气不安为主症，兼见形寒肢冷，面色㿠白，舌质淡，苔白滑，脉沉迟或微弱等。常用方：炒艾叶 10g，党参 10g，黄芪 15g，炒白芍 10g，炙甘草 5g，巴戟天 10g，生姜 5 片。此方可令胞脉畅通，而胎气自安，可防流产之变。

（七）祛湿除痰法

此法适用于平素体丰湿盛之人，孕后恣食肥甘厚味，则湿痰愈盛，或脾肾失司，痰湿内聚。病邪壅子脏胞络，清阳不举，气机阻遏，犹似塞鼻扼喉，胎儿焉有不损者。祛湿除痰常投六君子汤加味。吴熙曾收治两例习惯性流产，一例为双阴道双子宫滑胎证。另案为母子血型不合，孕后必堕或胎死腹中。都用此法治愈。

（八）扶正解毒法

此法是针对"药食误犯"而设。临证中时有所见。孕妇接触了某些有害物质；误服或食用了某些可致堕胎的毒物、药物等。吴熙常以大黑豆 30g，绿豆 30g，金银花 10g，甘草 6g 等组成扶正解表方救治。若胎动不安或胎漏下血加重者，可在本方基础上按证型分别加用前面介绍的安胎诸法方药。由于日常接触的"毒物""药食"品名繁多，故治疗得以"一方"而蔽之。临证时还应斟酌具体情况妥为救治，以免贻误病情。

（九）体会

1. 吴熙主张"审证求因"是"安胎"分型立法的依据，故谓："当察其所致之由，然后立法，运用得当，效如桴鼓。执此说，言简意赅者，当属景岳。"又云："胎气不安必有所因，或虚、或实、或寒、或热皆能为胎气之病，去其所病，便安胎之法。"其言甚确。

2. 胎元殒与未殒鉴别十分关键。临床诊断除依靠妇科检查外，吴熙常用以下几种临床指征或诊法辅助诊断：

（1）观察血量多少，如血量增多，多示病情加重，卒然大下如冲，胎必不可保。

（2）密切观察腰痛、腹痛的程度，胎妊之妇最虑腰痛，痛甚则堕，不可不防。

（3）"诊中指"是吴熙秉承家传之学，并在多年临床实践中总结的一种独特诊法。临床用于诊断早孕及预测产期。根据这个理论，我们将诊中指应用于本病的鉴别诊断，其方法是：按照妊娠月份（一般 1～3 个月在指根，4～6 个月在中节，7 个月以上在末节或指端），分别在相应部位有所感应。若妊娠出现流产先兆，而与月份相应的中指脉突然上冲指端或减弱，即可能为堕胎、小产之兆，如中指脉进而消失或触摸不清，则多提示胎元已殒。

3.根据治未病的原则，对"如期必堕或屡孕屡堕"者，多采取先期服药，可收良效。

七十一、助阳安胎法治疗习惯性流产疗效观察

滑胎系指连续3次以上如期而堕者，西医学称之为"习惯性流产"。我们采用助阳安胎法治疗，效果显著，小结如下：

（一）一般资料

随机收集的54例中，流产次数3～4次者36例，5次以上者16例，10次以上者2例；妊娠年龄23～27岁12例，28～32岁36例，33岁以上6例；54例中，农民30例，工人18例，干部6例；中医辨证阳虚明显者34例，阴阳两虚16例，阴虚明显者4例。

（二）治疗方法

以助阳安胎为法，自拟鹿巴仙汤加减治疗。该方由鹿角片、巴戟天、淫羊藿、萸肉、杜仲各10g，党参、熟地黄各12g，炙黄芪、怀山药各15g组成。

流产后未见成孕和孕后未见阴道出血者均服此方。每月服15剂左右，服至患者前几次流产的月份，而后递减。如已见阴道出血，则佐入止血药，候血止再服此方。本方以鹿角片、巴戟天、淫羊藿补肾助阳为主药；熟地黄、怀山药、山萸肉为补肾滋阴之品，乃阴中求阳之属为辅药；杜仲有补肾安胎之效，偏于阳而力不如鹿、巴、仙强，也起辅药左右；党参、炙黄芪健脾益气，以后天补先天之意，为佐药。

（三）治疗结果

54例患者经治疗有48例治愈，6例无效，治愈率88.9%，各组治疗效果如下：

1.流产次数与治愈率关系

流产次数10次2例，治愈1例；5次以上16例，治愈15例；3～4次者36例，治愈32例。

2.不同年龄组治愈率比较

33岁以上6例，治愈3例；28～32岁35例，治愈32例；23～27岁13例均治愈。

3.中医辨证分型治愈比较

阳虚明显者34例，全部治愈；阴阳两虚16例中，治愈14例；阴虚明显者4例均无效。

（四）病案举例

陈某，女，28，农民。1983 年 10 月 5 日初诊。

婚后 3 年，曾 4 次怀孕，均于孕 3 月而堕。现又孕 3 个月。昨因骑自行车又见阴道出血。下腹胀痛，腰酸，阴道出血不多，色鲜。舌略胖、苔薄白，脉滑。平素有畏寒、带下清稀史。拟补肾助阳，止血安胎。处方：

鹿角片 10g	巴戟天 10g	淫羊藿 10g	杜仲 10g
熟地黄 12g	怀山药 15g	山萸肉 10g	党参 15g
炙黄芪 24g	侧柏叶 10g	仙鹤草 30g	阿胶 10g（烊化）
苎麻根 30g（自加）			

3 剂后血止。续投鹿巴仙汤，嘱服 1 个月，1 个月后隔天 1 剂，第 3 个月开始每月服 5 剂。后顺产一男婴。

（五）体会

滑胎的病因，临床所见多数系肾阳不足。因此，用补肾助阳法安胎具有较好疗效。6 例无效者，1 例是年逾 38 岁，妊 10 次而均于妊 7 月突然见胞浆水下，当时娩出完整胎儿。去年来我处治疗时，也属肾阳不足，恐药力不够而失效。另 5 例均于妊后见尿频、尿急痛或咽喉肿痛等热象，予以补肾助阳中佐入清热之品，但保胎仍失效，原因尚待探索。

七十二、前置胎盘病因分析

（一）资料

资料来源于 1992 年 1 月～ 1995 年 10 月，为住院的孕产妇 382 例，其中前置胎盘 44 例，占 1.15%。

（二）诊断标准

采用全国妇产科妊娠并发症及功血学术研讨会所制定的诊断标准：≥ 28 孕周，产前出血症状，B 超、阴道检查或剖宫产术中确定胎盘种植异常者，为前置胎盘。

（三）结果

表 1-8　前置胎盘与孕产史

类型	经　产				初　产				有孕产史与无流产史
	生产史	%	流产史	%	流产史	%	无流产史	%	P
完全型	6（剖1）	13.64	2	4.54	3	6.81	1	2.27	＜0.01
不完全型	8	18.18	1	2.27	9	20.45	17	38.64	-

表 1-9　年龄与前置胎盘

年龄	完全型		不完全型	
	n	%	n	%
20～33 岁	8	18.18	32	72.72
31～40 岁	2	4.55	2	4.55

表 1-10　经产史与初产卡方检验

总人数	经　产				初　产							
	总数	%	病人数	%	总数	%	流产史	%	总数	%	无产史	%
3802	527	13.86	12	0.31	789	20.74	13	0.34	2486	65.39	19	0.50

（四）讨论

前置胎盘的发病率国内统计为 0.24%～1.5%，我院住院孕产妇发生率为 1.15%。

1. 前置胎盘与孕产史有关

子宫内膜经历分娩或流产后退化，再次妊娠时，囊胚为"寻找"好基地迁延下滑。另一方面这样的损伤可使子宫内膜"贫瘠"，促使胎盘扩大面积，因此孕产史增加了前置胎盘发生的机会。Bende 报道初产发生率为 0.34%，经产发生率为 0.84%，我们调查的结果与前者不同，即：初产为 0.98%，经产为 0.31%，P＜0.05。前置胎盘有流产史者达 56.82%，其中有孕产史发生完全型前置胎盘的机会多于初孕产合并前置胎盘的机会，P＜0.01，有显著性意义。随着近年人流术的增加，前置胎盘的发生也增加。有人报道，人流术使前置胎盘的发生提高了 7～15 倍。我们通过调查近 4 年的发病率，结果显示初产妇为经产妇的 2.69 倍。因此，初产妇应避免产前人流术，以降低前置胎盘的发生率。

2. 年龄与前置胎盘发生的关系

Bender 报道，前置胎盘中高龄初产妇占 24%。由于我国民族习惯和实行计划生育政策，高龄初产人数不多，我们调查的 4 例高龄产妇均为经产妇，其余都在生育年龄，因此前置胎盘与年龄无明显关系。

3. 与受精卵发育迟缓有关

Maccillvray（1986）发现，受孕距排卵期前后时间较远时容易发生前置胎盘。我们调查的初孕产妇合并前置胎盘 18 例，占 40.90%（18/44）。因此有必要强调，进行婚前性知识教育，婚后科学预测最佳受孕时机，结合好的情绪，良好的营养，以减少受孕时有害因素的侵扰。

此外，吸烟增加了前置胎盘的发生。Naeye（1980）统计，不吸烟者发生率 0.5%，吸烟的发生率增加一倍多。据我们调查，福州妇女主动吸烟少（有 1 例吸毒者），多数为被动吸烟者，有人指出烟毒有慢性效应，所以，大力提倡公共场所禁止吸烟很重要。

七十三、妊娠禁忌药的临床运用

妊娠禁忌药，是历代医家的临床总结。自《内经》始，至《本草纲目》止，记载妊娠禁忌药达 170 余种，妊娠禁忌药歌诀，记载 40 余种，概括性地提出了妊娠禁忌的用药大法：禁用与慎用。然而历代医家均有所突破，如医圣张仲景用干姜人参半夏丸，治疗妊娠呕吐不止。近代名医张锡纯曾治一妊娠呕吐患者，其选药之精、药量之重，值得玩味。现摘录如下：

周姓妇，年三十许，连连呕吐，五六日间，勺水不存，大便亦不通行，自觉下脘之处疼而且结，凡药之有味者入口即吐，其无味者须臾亦复吐出，医者辞不治。后愚诊视其脉有滑象，上盛下虚，疑其有妊，询之月信不见者五十日矣，然结证不开，危在目前，《内经》谓"有故无殒，亦无殒也"。遂单用赭石二两，煎汤饮下，觉药至结处不能下行，复返而吐出。继用赭石四两，又重罗出细末两许，将余三两煎汤，调细末服下，其结遂开，大便亦通，自此安然无恙，至期方产。

吴熙在临证中，每遇妊娠患者，在前贤医案启发下，使用妊娠禁忌药略有体会。兹将几例附录于下，以供同道参考。

李某，女，23 岁，永安县农民，现怀第一胎。1988 年 4 月 23 日初诊。患者怀孕 2 月余，呕吐厌食已 10 余天。近 3 天，食入即吐，神疲思睡，四肢倦怠，舌淡苔白，脉缓滑无力。治法：健脾和中，降逆止呕。方选香砂六君子汤加减。处方：党参、白术、云茯苓、半夏、知母、砂仁、陈皮、炙甘草、生姜、大枣。重用半夏 12g。1 剂呕吐止，2 剂痊愈。足月顺产 1 女婴，母女皆安。

陈某，女，20 岁，护士。现怀第二胎，1990 年 10 月就诊。患者怀孕 6 月余，外感咳嗽。白细胞 14×10^9/L。咳喘不得卧，吐白泡沫痰，脉浮弦。青霉素 800 万单位静滴 3 天无效。观其脉证。小青龙汤证无疑。遂拟小青龙汤原方：干姜、桂枝、麻黄、白芍、细辛、半夏、五味子、炙甘草。1 剂痊愈，足月顺产一女婴。

刘某，女，24 岁，工人。1991 年 5 月就诊。患者孕 7 月余。症见：两下肢肿大，皮肤色白而光亮，懒言，口淡无味，倦怠无力，四肢不温，大便微干，小便短少，舌质淡，苔薄白而润，脉缓滑无力。证属：脾肾阳虚。治法：健脾行水。方选白术散加减：白术、云茯苓、大腹皮、陈皮、生姜皮、砂仁、薏苡仁、生山药、苏叶、白茅根。1 剂小便利，大便亦润，2 剂痊愈。尿常规检验正常。足月顺产一男婴。

吴熙每遇此证，首宗《内经》"有故无殒，亦无殒也"，遣方用药遵循《医学心悟》"中病即止，不可过剂"。正如孙思邈所说："胆愈大而心愈细，智欲圆而行欲方。"

总之，如何运用妊娠禁忌药，是中医妇科的重要课题，值得深入探讨。以上仅是吴熙运用妊娠禁忌药的点滴体会。谬误之处，敬请同道斧正。

按：《本草纲目》列妊娠禁忌药计：乌头、附子、天雄、乌喙、侧子、野葛、羊踯躅、桂、南星、半夏、巴豆、大戟、芫花、藜芦、薏苡仁、薇衔、牛膝、皂荚、牵牛、厚朴、槐子、桃仁、牡丹皮、茜根、茅根、干漆、瞿麦、闾茹、赤箭、草三棱、鬼箭、通草、红花、苏木、麦蘖、葵子、代赭石、常山、水银、锡粉、硇砂、砒石、芒硝、硫黄、石蚕、雄黄、水蛭、虻虫、芫青、斑蝥、地胆、蜘蛛、蝼蛄、葛上亭长、蜈蚣、衣鱼、蛇蜕、蜥蜴、飞生、蚱蝉、蛴螬、猬皮、牛黄、麝香、雄黄、兔肉、蟹爪甲、犬肉、驴肉、马肉、羊肝、鲤鱼、蛤蟆、鳅鳝、龟鳖、蟹、生姜、小蒜、雀肉、马刀等 84 种。其科学性、实用性究竟如何，请读者三思。

七十四、绝经后肾虚妇女骨密度变化临床研究

我们根据中医肾主骨、主生长发育、主冲任二脉、主月经等理论，测量了 121 例绝经后肾虚妇女骨密度，并与未绝经健康妇女进行比较，发现绝经后肾虚妇女骨密度降低，且绝经越早，骨密度下降越明显。

（一）资料与方法

1. 病例选择

按照中医虚证辨证参考标准，拟定肾虚标准为：①腰背酸痛；②胫酸膝软或足跟痛；③耳鸣或耳聋；④发脱或齿摇；⑤尿后有余沥或失禁；⑥性功能减退不育、不孕；⑦脉细弱或细数，舌淡胖或红瘦。121 例绝经后肾虚证妇女均具备上述标准中 3 项以上，其中 45 岁以上绝经者 31 例，其平均年龄 52.2 岁；45 岁以后绝经者 90 例，其平均年龄 51.9 岁。

2. 测量方法

采用中国测试技术研究院生产的 SPA-II 型骨矿分析仪，以 γ 线吸收法测量骨密

度，允许误差 2%。测量部位是右桡骨的中下 1/3 交界处，将窄束子线由尺、桡骨间向桡骨横越扫描，测量 1.0cm 长骨矿含量，即骨线密度，以 BMC 表示，单位 g/cm，再除以该部位横径。

（二）结果

31 例 45 岁以前绝经的肾虚证妇女的骨密度低，两者差异具有非常显著性（P < 0.001）。90 例 45 岁以后绝经的肾虚证妇女的骨密度也比未绝经健康组妇女低，两者比较差异具有非常显著性（P < 0.001）。31 例 45 岁以前绝经妇女的骨密度比 90 例 45 岁以后绝经的妇女低，两者比较差异显著性（P < 0.05）。

表 1-11　绝经后肾虚证妇女与健康妇女骨密度比较（$\bar{x} \pm sd$）

组别		BMC（g/cm）	BMC/BW（g/cm^2）
肾虚组	≤ 45 岁	0.37±0.127*Δ	0.622±0.092*Δ
	> 45 岁	0.749±0.128*Δ	0.638±0.110*
健康组	≤ 45 岁	0.881±0.120*Δ	0.740±0.080*
	> 45 岁	0.841±0.150*	0.688±0.110*

注：肾虚组与健康组比较，*P < 0.001；肾虚组内 ≤ 45 岁与 > 45 岁比较，ΔP < 0.005

（三）讨论

大量文献报道，性激素水平提前下降是引起妇女过早绝经和骨密度降低的主要原因。而雌激素提前下降多为卵巢功能早衰所致。雌激素降低后，骨对甲状腺素的敏感性增加，破骨细胞的活性增强，骨吸收加快，血钙浓度升高，后者使甲状旁腺分泌减少，致使 1，25- 双羟基维生素 D_3 活性降低，肠道内钙吸收减少，尿钙增加，骨密度降低。另外，雌激素有刺激降钙素分泌作用，降钙素下降又使破骨细胞活性增加。雌激素降低还能导致蛋白质合成不足，影响骨基质形成骨质疏松。

研究表明，121 例肾虚证绝经后妇女的骨密度比健康妇女低，与中医"肾主骨生髓，肾充则骨强，肾虚则骨衰"等理论一致，并与文献报道的肾虚证患者骨密度降低相符合，证实了中医上述理论的科学性。

肾除主骨生髓外，还与冲任二脉密切相关，即肾气旺盛，冲任二脉气血充足，则月经正常；若肾精虚损，血海空虚，冲任不足，则出现闭经。我们对 31 例 45 岁以前绝经的肾虚证妇女进行骨密度测量，发现不仅 BMC、BMC/BM 明显低于健康妇女，而且还低于 90 例 45 岁以后绝经的肾虚证妇女。说明绝经越早，其骨密度下降也早，且幅度也大，肾虚证候越明显；绝经越晚，则骨密度下降较晚且幅度较小，肾虚证候也不明显。

七十五、妇女更年期综合征中医药治疗近况

妇女更年期综合征中医称为"绝经前后诸证"，以自主神经机能失调及精神情志改变为特征，常见烘热、潮红、多汗、急躁等症状，严重时可影响生活及工作。目前西医多采用激素（替代性治疗）镇静剂（对症治疗）及谷维素（调节自主神经机能）治疗，但疗效并不很满意，且有较大的副作用和较高的复发率。而中医中药因其疗效显著、副作用小而被广泛地应用于临床，并已有很多报道。兹将近年来的资料做一综述。

（一）病因病机

1. 病因

更年期综合征的发病，是随着年龄的增长，加之部分妇女体质较弱，或受产育、疾病、营养、社会环境、精神情志等因素的影响，而使肾气日衰，精血不足，天癸将竭，冲任二脉亏虚，以致阴阳平衡失调，脏腑功能紊乱。

2. 病机

（1）肾脏虚衰：综合各家报道，更年期综合征的主要病理机制是肾脏虚衰。肾脏虚衰为病之本，其他脏腑的功能失调均是由此而生。肾脏虚衰中又有偏肾阴虚、偏肾阳虚的不同；久之，阴损及阳，阳损及阴，可导致肾阴阳俱虚。

（2）肝心脾脏机能失调：肾之阴阳为诸脏阴阳之本，故肾的阴阳失调，还可导致肝、心、脾等脏的多种病理改变。如水不涵木，肾病及肝，则可见肝肾阴虚、肝阳上亢；妇人绝经之年，经历了经、孕、产、乳几个阶段，肝血屡伤；木郁土虚，肝气犯脾，则可见脾失健运；水火不济，心肾不交，则见心火独亢，耗伤心血；脑为神之府，由肾所住，肾气不足，神气易散。也有人认为，女子以肝为先天，故整个病程中以肝脏虚衰为主要病理机制；因肝脏（肝阴肝阳）衰弱，冲任脉虚，以致脏腑功能紊乱，阴阳平衡失调；尤其是月经将绝未绝之际，肝更是主要病位，故说"肝为五脏六腑之贼"。

（3）痰瘀互结：肾阳不足则蒸化无力，水不能化气，可停蓄为痰饮；阴液不足则精亏血耗，津液留滞，而成为瘀。由"痰""瘀"或"痰瘀互结"又可引起各种临床见症。本病为虚，标病是实。

（二）分型论治

1. 治肾

以益肾填精补髓为治则，药选熟地黄、山茱萸、炒杜仲、白芍、龟甲、鳖甲、牡蛎、海螵蛸、川断、桑寄生、怀牛膝。偏阴虚者，滋补肾阴，六味地黄丸加减；偏阳虚者，温补肾阳，右归丸加减；阴阳两虚者，阴阳双补，二仙汤加减。

2. 治肝

肝气郁结者，宜疏肝解郁，宁心安神，甘麦大枣汤加减；肝郁血虚者，宜清肝泻火，滋阴养肾，丹栀逍遥散加何首乌、龟甲；肝火上炎者，宜清肝泻火，药用生甘草、大枣、浮小麦、生白芍、柴胡、栀子、龙胆草、生地黄、黄芩、菊花；阴虚阳亢（或肝阳上亢）者，宜滋阴、平肝、潜阳，佐以甘麦大枣汤，药用生甘草、浮小麦、菊花、女贞子、生地黄、龟甲、旱莲草、夏枯草、生牡蛎、生白芍、粉丹皮，或用柴胡、郁金、生石决明、桑寄生、生地黄、白芍、五味子、巴戟天；肝风内动者，宜育阴平肝，息风通络，佐甘麦大枣汤加减，药用浮小麦、大枣、羚羊角粉、钩藤、川牛膝、丹参、地龙、珍珠母、生牡蛎、白芍、桑枝、白蒺藜；肝血不足者，宜滋补肝血，用养心安神，甘麦大枣汤合一贯煎、四君子汤化裁；肝阴虚弱者，宜滋补肝阴，一贯煎加减；肝阳虚弱者，宜温补肝阳，暖肝煎加减；肝郁气滞，寒凝胞宫者，温经汤加味。

3. 治脾

健脾和胃，益气生血，药选党参、白术、山药、茯苓、陈皮、枳壳、白芍、黄芪、甘草等。脾虚者，调补脾胃，归芍四君子汤加减；脾胃虚寒者，小建中汤加减。

4. 治两脏合病

（1）肝肾合病：肝肾阴虚者，宜滋阴潜阳，补益肝肾，左归饮合二至丸加制首乌、龟甲、银柴胡，或用六味地黄丸汤加减，也可以杞菊地黄丸合地二至丸加减；肝肾阳虚者，宜温补下元，右归丸、赞育丸加减；肾阴亏虚，肝郁化火者，宜滋肾清肝，滋水清肝饮合一贯煎、二至丸化裁；肾虚肝旺者，宜滋肾平肝，知柏地黄丸加减；肾阴不足，肝阳上亢者，宜滋阴补肾，平肝潜阳，六味地黄丸加减。

（2）脾肾合病：脾肾阳虚，水湿阻滞者，宜温补脾肾，利水渗湿，附子理中汤、参苓白术散、金匮肾气丸随选；肾阳虚，脾阳不振，冲任不足者，宜温补肾阳，健脾养肝，金匮肾气丸加减。

（3）心肾合病：心肾不交，交通心肾者，黄连阿胶汤合交泰丸加减；阴虚火旺偏阴虚者，更年一号合剂（生地黄、女贞子、墨旱莲、炒酸枣仁、煅紫贝齿、钩藤、莲子心、朱茯苓、合欢皮、紫草）；阴阳两虚偏阳虚者，更年二号合剂（淫羊藿、仙茅、莲子心、川断、合欢皮）。

（4）心肝合病：心肝火旺者，清心平肝佐以息风，当归芦荟丸加钩藤、全蝎、地龙、白蒺藜；阴亏火旺，心肝失养者，甘麦大枣汤合百合地黄汤加减。

（5）心脾合病：痰瘀互结者，宜祛瘀、行气、化痰，予痰瘀雪消饮（生黄芪、莪术片、酒川芎、炮山甲、全瓜蒌、淡海藻、生山楂、云茯苓、福泽泻）；少阳相火上痰夹痰饮上逆者，宜清火化痰息风，予柴陈泽泻汤（柴胡、黄芩、法半夏、南沙参、生甘草、生姜、茯苓、陈皮、泽泻、白术、天麻、钩藤、菊花）。

（三）基本方加减

临床上用基本方为主，随症加减的报道也不少。

宋氏用加味当归补血汤（黄芪、夜交藤、当归、桑叶、三七、胡桃仁）随症加减，共治 79 例，治愈 61 例，治愈率 75.37%；同时设谷维素合雌激素治疗为对照组，治愈率为 48.35%。

赵氏用血府逐瘀汤（白芍代赤芍，加生地黄量）加减，治 41 例，痊愈 70 例，显效 45 例，有效 23 例，无效 4 例。

周氏以黄芪、甘草、紫草、栀子、当归、女贞子、旱莲草、淫羊藿随症加减，治疗 66 例痊愈 56 例（84.8%），好转 9 例（13.6%），无效 1 例（1.5%），总有效率98.4%。

席氏用定经汤（菟丝子、白芍、当归、熟地黄、山药、白茯苓、荆芥穗、柴胡）随症加减，共治 37 例，显效 18 例，有效 19 例。

傅氏用滋肾养肝汤（生地黄、枸杞子、制何首乌、白芍、当归、女贞子、旱莲草、白蒺藜、菟丝子、北沙参、煅龙齿、白蔻仁）随症加减，治疗 32 例，显效 8 例，有效20 例，无效 4 例，总有效率 87.5%。

程氏治疗 32 例，基本方用景岳逍遥饮加味（熟地黄、当归、酸枣仁、白芍、茯神、炙甘草、陈皮、远志），结果显效 16 例，有效 12 例，无效 4 例，总有效率87.5%。

张氏从补肾调理阴阳立法，自拟妇女更饮为基本方，随症加减，治 35 例，治愈 24例，好转 10 例，无效 1 例；方剂组成：生地黄、紫草、淫羊藿、桑寄生、炒当归、钩藤、制香附、生麦芽。

施氏以镇静安神、涤痰开窍立法，自拟二齿安神汤（紫贝齿、青龙齿、灵磁石、辰砂、琥珀末、紫丹参、九节菖蒲、仙半夏），报道 2 例，均愈。

曹氏提出在症状明显时，以小柴胡汤合甘麦大枣汤为基本方治标，待症状缓解后，再投之补益肝痛之品以治本，冀获良效。

另外，也有用安老汤（党参、黄芪、熟地黄、白术、当归、山萸、阿胶、黑荆穗、甘草、香附、木耳炭）、滋肾疏肝饮（夜交藤、远志、石菖蒲、炒酸枣仁、茯苓、合欢皮、龙齿、柴胡、陈皮、紫贝齿、香附、生地黄、当归、白芍、橘络）、加味甘麦大枣汤（淮小麦、红枣、炙甘草、枸杞子、石决明、珍珠母、紫草、淫羊藿、当归、生地黄、百合、沙参、麦冬）、加味酸枣仁汤（炒酸枣仁、川芎、茯苓、知母、白芍、生地黄、磁石、枸杞子、夜交藤、朱砂、甘草）、逍遥散等方随症加减应用的。

基本方的组成已考虑到更年期综合征病机的各个方面，故在应用时随症加减即可，无须再分型施治。但是，临床上患者的病情各不相同，病机各有侧重，故一方以概之，似有失之偏颇之嫌。临床上见到有些基本方对某一证型疗效较好，对其他证型则相对较差的情况。另外，报道中各家疗效的差异可能也印证了这一点。

（四）成药应用

更年期综合征是一个慢性过程，治疗周期较长，疗效显示亦较慢，服用成药具有服药简便、能够长期坚持等特点，故临床应用亦较广泛。刘氏报道以坤宝丸（生地黄、白芍、女贞子、杭菊、黄芩、炒酸枣仁、生龙齿，制成蜜丸；每日2次，每次3g，2个月为1个疗程）治疗330例，结果痊愈112例（33.9%），显效144例（43.6%），好转64例（19.4%），无效10例（3%），总有效率为97%；另有30例以谷维素治疗为对照组，结果显效3例，好转16例，无效11例，总有效率为63.3%；两组比较P＜0.01。徐氏用补肾宁片（人参、海马、肉苁蓉、羊外肾、淫羊藿、枸杞子等，每日2次，每次0.1～0.3g）治疗92例，痊愈14例（15.22%），减轻54例（58%），无效24例（26.08%），总有效率为72.22%；复发8例，复发率为8.7%。刘氏用杞菊地黄丸治疗130例，在可做统计的104例中，治愈43例（41.3%），好转51例（49.8%），无效10例（9.6%），总有效率为90.4%。巫氏用六味地黄丸（每日9g，早晚分服，连服1年）治疗23例，显效9例，有效14例。

（五）其他疗法

更年期综合征也可用针灸治疗。主穴：大椎、关元、气海、中脘、肾俞、合谷、足三里；配穴：曲骨、印堂。只针不灸，只补不泻，按先后顺序施针，留20～30分钟，每日或间日1次，最多施针13次。符氏报道7例，均经过中西医药治疗效果不显。穴位和针法：基本穴：太冲（补法）、三阴交（补法），肝俞（泻法）。加减：偏阳亢者加刺太阳、百会（泻法），肝脾不健、脾胃不和者加足三里（补法）、期门（泻法），皮肤发麻、有蚁行感、关节疼痛者加四邪（泻法）、中渚（补法）。结果：针1次症状即有明显好转、针4次症状消失者4例；针6次症状消失者2例；针7次主要症状消失者1例。

也有人报道用气功治疗。陈氏根据《诸病源候论》养生导引法整理改进而创制了"冲任督带导引法"，用以调节冲、任、督、带四脉的功能，以治疗更年期综合征。经研究表明，气功对内分泌有明显的促进作用，而对性激素分泌的调节作用更具医疗价值。此功法简单、经济，无任何副作用。

归纳上述资料，治疗更年期综合征补肾填精乃为正治，临床上大多也是如此应用的。但有两点值得注意：一是不可一味蛮补，肾精亏虚，天癸将竭，是人体生长过程中的自然规律，不察此因而蛮补之，不仅欲速而不达，反有可能进一步扰乱自身稳定和自身调节功能，而致变证丛生。二是肾与他脏关系密切，肾病往往累及他脏，反之亦然，故在治疗时，贵乎以患者之主要证候为依据，审证求因，审因论治，调节好肾与有关脏腑的功能，俾其气血阴阳趋于相对平衡，五脏六腑功能相对稳定，则更年期可度，更年期综合征可安。

七十六、妇女更年期综合征病机探讨

女性更年期综合征，近代中医妇科书中称之为"绝经前后诸证"。我们自 1986 年 6 月～ 1987 年 4 月共观察分析本病 100 例，并对此病的病机进行了研究和探讨。兹介绍如下：

（一）材料与方法

1. 一般资料

年龄：36 ～ 40 岁者 5 例，41 ～ 50 岁者 70 例，51 ～ 55 岁者 25 例。未绝经者 39 例，已绝经者 61 例。其中手术切除双侧卵巢者 29 例。

2. 诊断要点

妇女在自然绝经前后，或因手术切除双侧卵巢；或用放射治疗，而引起人工绝经。

（1）临床表现一系列自主神经功能紊乱或月经失调症状。

（2）排除内、妇科器质性疾患。

（3）实验室检查证实血促性腺激素含量升高，雌激素含量明显降低。

（4）阴道细胞涂片激素水平偏低。

3. 症状统计

100 例更年期综合征的临床症状统计（表 1–12）。

表 1–12　临床症状统计

症状	%	症状	%	症状	%	症状	%
潮热汗出	94	性欲减退	55	耳鸣	34	大便溏泄	17
烦躁易怒	87	心急	46	咽干	34	形寒肢冷	17
眩晕	79	肢体麻木	41	长叹息	31	脘腹胀满	14
头痛	65	关节疼痛	41	食欲不振	28	胁肋胀痛	11
失眠	62	肢体倦怠	41	浮肿	25	乳房胀痛	11
腰膝酸软	61	健忘多梦	38	心情抑郁	24	–	–
五心烦热	58	月经紊乱	35	气短	19	–	–

从临床观察中，舌多为质红、苔黄，脉多弦或弦细数。

4. 实验资料

我们采用上海市生物制品研究所及内分泌所药箱，对已绝经患者测定促卵泡成熟激素（FSH）的均值是 66.77±3.8mIu/mL，较正常卵泡期显著升高。雌二醇（E$_2$）的均值是 30.67±1.2pg/mL，明显低于正常卵泡期。阴道细胞涂片测定激素水平，高度低落 15 例，中度低落 10 例，轻度低落 10 例。轻影 15 例，中影 15 例。

（二）分型论治

1. 辨证标准

（1）肝阳上亢：潮热汗出，眩晕头痛，面红目赤或面部烘热，烦躁易怒，失眠心悸，口苦咽干，舌质红，脉弦细数。

（2）肝郁气滞：情志抑郁，胁肋、乳房胀痛，喜叹息，或咽中有异物感，脉弦。

（3）脾胃亏虚：食少纳呆，脘腹胀满，肢体倦怠，大便溏泄，面色萎黄，舌淡苔白，脉细弱。

（4）心肾不交：虚烦不眠，心悸健忘，头晕耳鸣，咽干，腰膝酸软，舌红少苔，脉细数。

（5）肝肾阴虚：五心烦热，腰膝酸软，耳鸣肢麻，失眠，舌红少苔，脉细数。

（6）肾阴阳两虚：头昏耳鸣，腰膝酸软，形寒肢冷，月经闭止，性欲减退，舌质淡，脉沉无力。

凡具有上述证型中 4 个以上症状者列为主症，仅具有上述证型中 1～2 个症状者列为兼症。

2. 分型论治

（1）肝阳上亢型（95 例）

其中无兼证 50 例，兼肝郁脾虚型 22 例，兼肝郁型 18 例，兼脾虚型 2 例，兼心肾不交型 3 例。

治法：补益肝肾，平肝潜阳。

方药：

柴胡 10g	郁金 10g	生石决 30g	桑寄生 30g
生地黄 20g	白芍 10g	五味子 5～10g	巴戟天 3g

兼脾虚者加怀山药 15g；兼心肾不交者加阿胶 12g，黄连 6g。

2. 肝肾阴虚型（2 例）

治法：滋补肝肾。

方药：六味地黄汤加减。

生地黄 20g	山茱萸 12g	怀山药 15g	牡丹皮 10g
泽泻 10g	枸杞子 15g	何首乌 12g	

3. 肾阴阳两虚型（3 例）

治法：阴阳两补。

方药：二仙汤加减。

| 仙茅 12g | 淫羊藿 10g | 巴戟天 3g | 当归 12g |
| 熟地黄 15g | 山茱萸 12g | 知母 10g | |

（三）疗效观察

1. 疗效标准

显效：临床症状基本消失，未再复发。治疗前后 FSH、E_2 有改善者；好转：临床症状减轻，治疗前后变化不大者；无效：临床症状无改善，需配合西药治疗者。疗程 1～2 个月。

2. 治疗结果（表 1-13）

表 1-13　治疗结果统计

分型	例数	显效		好转		无效		有效率
		例数	%	例数	%	例数	%	
肝阳上亢	52	18	35	33	63	1	2	98
肝肾阴虚	2	1	50	1	50	–	–	100
肾阴阳两虚	2	–	–	2	100	–	–	100

（四）讨论

《素问·上古天真论》云，女子"七七任脉虚，太冲脉衰少，天癸竭，地道不通，故形坏而无子也"。《金匮要略》云："妇人之病，因虚、因冷、结气，为诸经水断绝。"经文中提到的"虚"，主要为肾气亏虚，冲任脉衰，精血不足，肾精亏虚可累及他脏。

水不涵木，肾病及肝。陈自明云："肾水绝则木气不荣。"肝肾同司下焦，肾藏精，肝藏血，精血同源，为母子之脏，母病可累及子，肝肾之阴血皆虚，孤阳失潜，亢逆于上，呈现潮热汗出，眩晕头痛，口苦咽干，烦躁易怒。阴虚则阳无所制，神无所养，故失眠心悸。肝肾阴虚，冲任脉衰，故经行紊乱至绝经。舌质红，脉弦细数为阴虚火旺，肝阳上亢的征象。

七十七、绝经前后诸证病机阐述

绝经前后，是指月经停闭前后的一段时期。这个时期实际上包括近绝经期月经紊乱、绝轻期月经停止及绝经后进入老年期以前的整个时期，通常指 45～55 岁的这段时间。但亦有个别妇女的绝经期早在 40 岁以前（即早发绝经），或晚在 55 岁以后（即晚发绝经）。绝经前后这个时期，多数妇女皆能适应这种生理变化，但部分妇女会出现一些与绝经有关的证候，如月经紊乱，阵发性的面颈潮红、烘热汗出、五心烦热、头晕耳鸣、烦躁易怒、情绪易于激动，甚至情志异常、心悸失眠、皮肤麻木刺痒或有蚁行感；或者记忆力减退、体倦乏力、纳差腹胀、浮肿便溏等。这些症状可两两三三、轻重不一，或暂或久地参差出现，短则持续一年半载，长则可延续三至五年。这个复杂而又多样化的证候群，称之为绝经前后诸证。现代医学称之为"更年期综合征"。

　　本症是绝经前后这个特定时期出现的特殊疾病，近几年有的学者调查表明，85%的妇女在这段时间内有临床症状出现，但病情较重而需要治疗者，仅占10%～30%，其余15%左右的人则无临床症状，这是为什么？

　　这方面的一些资料及历版中医教材，都突出强调是肾气衰所致，但吴熙在实践中发现，本病的发生与否固然与肾气渐衰有关，可发病的关键不在于此，而是与绝经期妇女的个体差异关系密切。

　　妇女由于禀赋、生活环境、生活条件、营养状况、精神状态及摄生方式等不同，可使某个脏器、经络、组织出现偏盛偏衰，形成不同类型的个体。如摄生不慎、饮食不节、劳逸失度、情绪波动等，多易损及肾肝心脾肺及冲任二脉；再如经孕产乳的消耗，也可伤及脏腑气血；其他如营养不良、久病消耗、外邪侵扰、意外损伤等，均会使脏腑受累。随着脏腑经络机能的偏盛偏衰，进而又会产生痰、火、瘀、浊等病理性产物，这些致病因子存在于体内，必然又反过来影响机体的正常生理功能，再处于绝经前后这个肾气渐衰的特殊生理阶段，则足已构成致病因素，使肌体无法适应如此变化，而出现了临床症状及体征。绝经前后出现何种证型、症状轻重，也主要取决于患者的个体差异。若素体阴虚肝旺、气火偏盛，绝经前后则多见肝肾阴亏、肝阳偏亢之症，出现潮热面红，烘热汗出，头晕耳鸣，五心烦热，烦躁易怒，腰腿酸软，或易于激动，或四肢震颤，或精神紧张，或情绪异常、失眠多梦，或视物模糊；如素体阴血不足、心火偏亢，则在此时多见心肾不交、五志之火内动之症，可见心悸怔忡、心烦不宁，或健忘失眠，或多梦易怒，或悲伤欲哭、情志异常等症状；若素体阳虚气弱之体，在绝经前后多见脾肾阳虚之证，症见畏寒肢冷，倦怠乏力，或纳差便溏，或小便频数等；若禀赋不足，后天损伤较甚，则绝经前后诸证较早出现，且症状较重；若素体健壮，环境优越，无明显损伤者，在此期间一般无自觉症状。下录病案一二，以资佐证。

　　例1，郭某，女，48岁。家庭妇女。1989年1月2日初诊。

　　近几年月经提前，常觉头晕目眩，耳鸣失聪，颈面烘热，烦躁易怒，胸肋窜痛，咽干口苦，脘痞纳呆，身倦乏力，时或喜怒无常，便干尿黄，舌尖红，苔薄白，脉细弦。查血压偏高，余无异常。

　　该患者因7年前婚变，常感胸闷脘痞胁肋胀痛等。近年以上诸症明显出现且逐日加重，常常影响正常生活。此属肝郁气滞，横犯脾土，郁久化火，久而耗阴，阴亏阳亢，木火乘土。加之正值绝经之年，肾虚之际，故使阴亏火旺更甚。治宜滋阴降火，舒肝健脾。方选丹栀逍遥散加龙胆草、玄参、牡蛎、龙骨、二至丸、夜交藤、焦三仙等。以此方为基础出入共服 20 余剂，并结合精神治疗，而后诸症显著减轻。

例 2，刘某，女，46 岁，家庭妇女。1974 年 10 月 2 日初诊。

近几年月经提前，量较以往为多，质稀，色淡，晨起身重浮肿，腰膝酸软，体倦乏力，腹胀便溏，溲少质清，四肢欠温，间多白带。诸症于月经前后尤为明显。素畏寒自汗，感冒频频。刻诊：此次月经提前十多天，色量如前，但经期延长，已带经 8 天仍未尽。舌质胖淡，苔白腻，脉弱而略滑，余无异常。

该患者体质衰弱，属禀赋不足，后天损伤，脾肾两亏，卫气虚弱。治以补脾肾、固冲任，兼以胜湿。方用补中益气汤合寿胎丸。上方出入运用共服 20 剂，丸药同用，诸症好转，精神转佳，感冒次数大为减少。

七十八、补肾宁心法治疗妇女更年期综合征

妇女更年期综合征多发生于妇女绝经前后，此期卵巢功能逐渐衰退，失去周期性的排卵规律，直至不再排卵，月经周期发生紊乱，继而出现一系列症状。吴熙根据中医理论，在临床上应用补肾宁心法治疗，取得一定疗效，现报道如下：

（一）一般资料

58 例均为女性，年龄 41 ～ 45 岁 8 例，46 ～ 50 岁 36 例，51 ～ 55 岁 12 例，56 岁以上 2 例。病程最短仅 1 月，最长 10 年余。月经情况属自然绝经者 11 例，未绝经但月经紊乱者 47 例。

（二）诊断标准

头晕耳鸣，心悸不宁，烦躁易怒，烘热汗出，五心烦热，失眠多梦，经行紊乱为主要诊断标准。又分为两型。

1. 偏阴虚型

本型 43 例，占 74.2%。症见烘热汗出，五心烦热，失眠多梦，心烦易怒，头晕耳鸣或皮肤瘙痒，口干便结，尿少色黄或月经紊乱，经色鲜红，舌尖红，脉细数。

2. 偏阳虚型

本型 15 例，占 25.8%。症见烘热汗出，心烦易怒，心悸不宁，失眠多梦，头晕耳鸣，抑郁焦虑，腰酸作痛，神疲乏力，形寒肢冷，大便溏薄，尿频或月经色淡，舌淡红，质偏胖，苔白，脉沉细。

（三）治疗方法

基本方：熟地黄、山茱萸、枸杞子、煅龙骨、煅牡蛎、荷蒂。辨证加减：偏阴虚者加炒酸枣仁、五味子、女贞子、麦冬、石斛。兼皮肤瘙痒或有蚁行感者加牡丹皮、

刺蒺藜以清热凉血祛风；口干便结者如玄参、制首乌；若月经紊乱，经色鲜红而淋漓不尽者加阿胶、玄参、仙鹤草以补血凉血止血。偏阳虚者加杜仲、菟丝子、牛膝。兼便溏、尿频者加肉桂、补骨脂温肾助阳止泻；若月经色淡腹冷痛者，酌加肉桂、当归、妙艾叶温宫补血。

（四）疗效标准及结果

经服 6～8 剂药治疗后，主要症状消失，伴随症状显著减轻为显效。主要症状及伴随症状明显改善为好转。症状无改善为无效。在服药期间停止服用其他药物。

本组病例经治疗后，显效 48 例，好转 10 例。

例 1，王某，女，42 岁，干部。初诊：1986 年 1 月 16 日。自诉：烦躁、夜寐不安数年，常须服"安定"数片，方能小寐，然入睡则梦扰纷纭，目涩，全身肌肉抽搐。月经先后无定期，量少，二便正常，纳少，诊期舌苔薄白，脉细弱。证属：心胆虚怯，肝肾不足，气机不和。治法：宁心安神，补益肝肾，调理生机。药用黄连温胆汤加减：

黄连 10g	陈皮 10g	法半夏 10g	枳实 10g
茯苓 15g	远志 10g	炙甘草 5g	炒酸枣仁 15g
枸杞子 15g	百合 15g	怀山药 15g	杭菊花 10g

4 剂。

二诊：1986 年 2 月 27 日。药后，稍能寐，然仍梦多；目涩与全身肌肉抽搐症均减轻，舌苔薄白，脉细。处方：守前方加菖蒲 10g。4 剂。

三诊：1986 年 3 月 5 日。自诉在服药期间入夜能寐，停药后复不能寐，舌苔薄白，脉细缓。仍宗前法。处方：

茯苓 15g	法半夏 10g	陈皮 10g	炙甘草 7g
郁金 10g	菖蒲 10g	黄连 7g	远志 10g
百合 15g	珍珠母 25g（另包，先煎）		

4 剂。

四诊：1986 年 3 月 21 日。自诉近 1 个月来已能寐，夜寐梦亦减少，未服中药时亦不需服用"安定"而能入睡。唯时有头晕而胀，纳食量增，月经来潮，量少，二便正常，舌苔白，脉细缓。处方：仍宗前方去珍珠母，加炒酸枣仁 18g，刺蒺藜 10g，钩藤 10g。4 剂。

五诊：1986 年 4 月 3 日。夜寐转佳，停用中药时，已不需服用任何镇静安眠药而能寐；目涩，全身肌肉抽搐症痊愈，未再复发。唯月经提前 10 余天，量少，舌苔薄白，脉细。治拟：补气血，安心神（脾），调补肝肾。处方：

黄芪 15g	党参 15g	白术 10g	当归 10g
炒酸枣仁 15g	远志 10g	茯神 10g	炙甘草 10g
旱莲草 15g	女贞子 15g	熟地黄 15g	

4剂善后。

例2，胡某，女，46岁，职工。初诊：1986年9月24日。自诉近半年来头晕，目眩，耳鸣夜寐差，烦躁，口苦，畏寒，忧郁，纳少，口干，月经已数月未行，少腹胀痛，尿多，大便干，诊其舌苔白腻，脉细滑。证属：胆胃不和，痰热内扰，心神不安。治法：疏肝理气化痰，清胆和胃，宁心安神。药用黄连温胆汤加减：

黄连10g	枳实10g	郁金10g	菖蒲10g
远志10g	法半夏10g	陈皮10g	茯苓15g
炙甘草5g	炒酸枣仁15g	香附8g	

4剂。

二诊：1986年9月29日。药后，诸症减轻，纳食量增，唯仍精神忧郁，言语重复不休，舌白，脉细。处方：①仍宗前方，4剂；②精神开导，嘱其乐观。

三诊：1986年10月4日。除偶有头晕、烦躁、寐差外，余症尽除，舌苔白，脉细。处方：

炒酸枣仁18g	知母9g	茯神9g	川芎6g
炙甘草6g	麦冬10g	丹参15g	百合20g
菖蒲10g	郁金10g		

4剂。

四诊：1986年10月9日。药后，烦躁症尽除，夜寐安；唯晨起仍有头晕，时耳鸣，胃纳转佳，舌苔白，脉细滑小数。处方：

麦冬10g	丹参20g	百合20g	熟地黄10g
菖蒲10g	郁金10g	远志10g	枳实10g
黄连10g	法半夏10g	茯苓15g	炙甘草5g

5剂。

五诊：1986年10月16日。自诉诸临床症状全部消除，唯情绪波动时症状偶现。饮食、二便正常，舌苔白，脉细。处方：①守10月9日方去枳实、黄连。加党参10g，五味子10g，5剂。②嘱其调理饮食，保持精神乐观，尽量少忧郁，不发怒。此例随访年余，诸症未见复发，精神较之以前开朗许多。

（五）体会

本文所举2例，患者的年龄、临床表现以及基本病因病理均符合中、西医的相应理论。如三者均有心胆虚怯或胆胃不和、气机郁滞的证候，表现为烦躁、头晕、失眠、精神紧张等。只是第1例以躯体活动不灵为主，第2例以失眠为主，临床治疗上均采用黄连温胆汤加减，实际即在《三因极一病证方论》之"温胆汤"的基础上加黄连、郁金、麦冬、丹参、熟地黄、酸枣仁、菖蒲等，去竹茹（因均无呕吐呃逆等），意在取其宁心安神、疏肝解郁、理气化痰、调补肝肾之功，可见黄连温胆汤之"温胆"，实际作用在于宁心安神，理气化痰，辨证地加减，还可增加其疏肝解郁、调补肝肾之功。

　　根据现代药理实验研究，上述2个病例所共用的9味中药，其中具有镇静作用的有5味，如远志、菖蒲、甘草，茯苓、丹参。直接作用于心脏，可以提高心功能，改善心电图的药物有麦冬。具有强心作用的有枳实、茯苓、熟地黄。具有抗心肌缺血功能的药物有郁金。能抑制心脏过于兴奋的药物有黄连。此外，还有直接作用于子宫和内分泌的药物，如远志具有收缩子宫的功能。枳实具有兴奋子宫的功能，还有直接作用于内分泌腺，增强机体免疫功能，如甘草、熟地黄等。而远志、菖蒲又具有降低血压的作用，枳实则又有升高血压的功能。可见，疏肝解郁、宁心安神、理气化痰、调补肝肾的中药具有营养和调节患者自主神经系统和内分泌腺的功能，使其紊乱尽快恢复至有条不紊或延缓其内分泌腺衰退。临床上多可试用于自主神经系统功能失调和一切内分泌腺功能失调或衰退的病例。

七十九、缺乳的中医治疗现状与展望

　　缺乳，是指产后乳汁少或完全缺乏，不能满足哺乳的需要。本病虽非重症，但对婴儿的生理、智力、身体的发育都有一定影响。开展对缺乳症的研究，对保证婴儿健康成长有重要意义。近十多年来，中医对本病进行了大量临床观察研究，取得了一定疗效。现综述如下：

（一）中医治疗缺乳的现状

1. 病因病机

　　缺乳的病因及发病机理较为复杂，因乳汁为血所化，赖气之运行和制约，故乳汁分泌的多少均与人体气血有密切关系。如隋代巢元方曰："妇人手太阳少阴之脉，下为月水，上为乳汁。"明代张景岳则指出："经血为水谷之精气，和调于五脏，洒陈于六腑，乃能入于脉也。在男子则为精，妇女则上为乳汁，下归血海而为经脉。"均指出经血与乳汁同出一源，为五脏气血所化。而气血的产生又赖脾胃水谷精微生化，乳房属胃，乳头属肝，肝气条达，胃气健旺则乳汁充盈。如有化源不足和胃气虚弱，均可导致乳脉不行，阻碍乳汁生化而易缺乳。罗元恺认为产后缺乳与气血虚弱、七情过度、初产乳脉未通等有关。苏月明观察到缺乳与肾气精血天癸的盛衰变化有一定关系。李爱华则认为产后多瘀，瘀血内行，不仅阻碍气血运行与乳络通畅，也影响新血化生，致乳汁分泌减少。张玉才认为，缺乳一证因情志不畅，郁闷所遏；操劳过早，脾肾两伤；过分补养，厚味所酿；外感外袭，治疗不及时等，均可造成。张武认为与内湿有关，饮食不节，恣食肥甘生冷或饥饱失时，日久损伤脾，湿从内生而为患。湿盛内阻，气机不畅，影响乳汁生长；湿盛食滞，生化之源不足致乳汁生成减少；湿盛气郁，阻碍乳汁运行。

2. 辨证治疗

张友陇将本病分为4型：气血两虚型用1号方（黄芪、黑芝麻、路路通、太子参、黄精、当归、炮甲珠、通草、王不留行、大枣）；肝郁气滞型用2号方（柴胡、青皮、白芍、漏芦、路路通、通草、天花粉、黑芝麻、王不留行、炮甲珠）；血脉壅滞型用3号方（当归、炮甲珠、王不留行、桃仁、木通、通草、川芎、炮姜、炙甘草、黑芝麻）；痰食壅滞型用4号方（生山楂、瓜蒌、半夏、陈皮、路路通、漏芦、王不留行、炮甲珠、砂仁）。总有效率达94%。程运文从痰论治：湿痰者方用导痰汤加减；寒痰者方用理中汤合二陈汤；热痰者用芩连温胆汤加减；痰瘀者用二陈汤合下乳涌泉散。张宽智则分三型：气血两虚型予八珍汤加减；肝郁气滞型予四物汤加味；肝肾虚损型用养肝益肾汤加减。共治119例，总有效率为94.12%。张武从湿论治：湿盛食滞型用保和丸加减；湿盛内阻型方用草果、半夏、茯苓、瓜蒌皮、通草、王不留行、路路通。共治56例，有效率为90%。

3. 单验方应用

周可贵以自拟方（王不留行、炮甲珠、路路通、漏芦、川芎、天花粉、麦冬、丝瓜络）随症加减，治疗120例，显效106例，有效12例，无效2例，总有效率为98.3%。李学声用自拟通乳灵（黄芪、党参、当归、生地黄、麦冬、桔梗、山甲等）治疗，用法：①将上药共研粗末，猪前蹄一对煮烂去油，以汤煎药，共煎500mL左右；②药研为细末，每服30g，1日2次，以猪蹄汤冲服，治疗175例，总有效率为97%。孟庆珠以通乳汤（穿山甲、王不留行、漏芦、路路通、麦冬、木通）随症加味，水煎早晚空服。治疗485例，结果436例痊愈，45例显效，4例中断治疗，总有效率99.17%。茹颖莲治疗104例，方用党参、茯苓、白术、当归、桔梗、木通、通草、穿山甲、王不留行等，显效81例，有效20例，无效3例。岳天泰自拟缺乳验方（黄芪、当归、环留行、丝瓜络、漏芦、木通、竹叶、通草、丹参、灯心草等）加海螺1个，鸡蛋4个，将上药除鸡蛋外加水6碗，煎煮约两碗，7个鸡蛋去壳加入药汁中微火煮熟，服药吃蛋。每日2次。一般服1~2剂即效。何秀贞等用复方催乳饮（黄芪、当归、川芎、穿山甲、柴胡、通草、王不留行、漏芦、路路通）治疗76例，显效69例，无效7例。侯福祥选用当归、黄芪、糖瓜蒌、穿山甲、王不留行、路路通等组成方，用猪蹄煎药。1日1剂，一般6剂可收效。胡静对高龄产妇用补肾法治疗。方用左归饮合五子衍宗丸加路路通、穿山甲、王不留行等，效果显著。张道诚用乳粮汤治疗，药用黄芪、无花果、当归、王不留行、赤芍、桃仁、通草、穿山甲、猪蹄一对。取猪蹄汤煎上药，1日2次。一般2~3剂乳下。陈芳山用真武汤加减，治疗5例全部取效。常济公用通肝生乳汤（当归、川芎、桔梗、路路通、炒白芍、白术、王不留行、炮甲珠、通草、柴胡、甘草）随症加减治疗90例，显效55例，有效12例，无效3例，总有效率为95.7%。

4. 针灸治疗

李积敏针刺经外奇穴，选乳泉、乳海。气血虚弱，乳汁清稀，乳房柔软无胀感者，配中极；肝郁气滞，胸胁胀闷，乳房胀痛者，配膻中。均进针 0.5～0.6 寸，留针 20～30 分钟，1 日 1 次，7 日为 1 个疗程，治疗 2 个疗程后，乳汁分泌正常 146 例，乳汁明显增多 11 例，无效 1 例，总例数 158 例，总有效率为 99.4%。张如一采用分组治疗，穴位注射组取乳根、膻中两穴，针刺得气后两穴分别注射维生素 $B_{12}50\mu g$，不留针，1 日 1 次，连续注射 5 天。有明显促进母乳分泌的作用。邓坦立针选取合谷、曲池、肝俞、脾俞、乳根、血海、足三里穴针刺治疗，针刺深度以得气为度，针后按摩乳房。治疗 200 例，疗效显著。佟书贤用轻刺手法取乳根、少泽、足三里、膻中等穴，治疗 414 例，效果满意。梁仲民用八花针治疗，穴位取膻中，乳根、内关、中冲、极泉。手法：膻中用八花针刺法，即用毫针刺入穴位皮下后向八个不同方向（上、下、左、右、左上、左下、右上、右下）平刺，进针三寸，平刺的每一个方向均用烧山火手法。中冲点刺出血。余穴行捻转手法并留针 20～30 分钟。一般 2～3 次乳汁充足。治疗效果满意。张磊等针刺膻中、乳根、足三里、膻中穴多向透刺，乳根用泻法，足三里用补法，针后加灸，效果较好。刘玉贤用乳三针催乳治疗 64 例，有效率为 85%。

5. 按摩与食物

黄明河用拇指揉按乳根、中府、极泉、少泽穴。每次约 10 分钟，1 日 1 次，3 次为 1 个疗程。治疗 20 例，痊愈 18 例，显效 2 例，总有效率为 100%。辛伯臣用手法按摩 100 例。虚证：取膻中、玉堂、步廊、乳中等穴位及乳房。用拇指揉，双手捏揉，拇指推摩等手法，顺着经络方向施行。实证：取食窦、膻中、灵墟、乳根、中府、极泉等及乳房。用拇指推压、四指揉压、双手扭揉、中指点压等手法，逆差经络方向均匀深透而用力施行。1 日 1 次，每次 10 分钟。结果痊愈 96 例，显效 4 例。郑慧麟对孕产妇乳房进行按摩，使产妇每日泌乳量达到或超过婴儿需要，于利晶推拿治疗产妇缺乳症 119 例，亦取得明显效果。李明河用食物药膳调理较佳：①母鸡 1 只，入水煮烂取汁（去油），白米 50g 入水煮粥，待熟时入鸡汁调匀，早餐食用。②黄花菜 30g，黄豆 50g，鸡肉 150g，共入砂锅内加水适量，炖烂后调味食用。③活鲫鱼 1 尾，通草 3g，当归 5g，同煮，喝汤吃肉。④橘叶 10g，青皮 10g，猪蹄 500g，同煮烂，喝汤吃肉。罗发林用猪蹄粥治疗效甚著，煮食方法：猪蹄膀 1 只，断成小块，与花生米 50g，粳米 2000g 同煮，于临熟时放入适量食盐，葱末以调味。供三餐食用。贾峻峰用红薯狗肉汤下乳有效，取红薯 250g，新鲜狗脊髓骨 500g（以黄狗为宜），先将红薯洗净（勿破红皮）与鲜狗骨同煮至烂熟，盛盆内任意服饮，一般一饮乳水即下。张次委用河蟹治疗效果佳。任愈人用胡桃仁 150g，花生米 100g，加水 750mL 煮取 300mL，加红糖 25g，分 2 次温服，效果显著。

（二）展望

经过近十多年来大量的临床观察研究证实，中医治疗缺乳展现出广阔的前景，显示出不少值得探索的苗头。因此，中医在治疗上被列为首选，但亦存在不少问题。如中医辨证分型及用方繁多，缺乏统一的疗效标准等，吴熙认为应该在以下几方面引起重视。

1. 病因病机研究

乳汁分泌较为复杂，受多种因素影响，应以中医理论为指导，开展大量标本调查研究，进一步阐发缺乳的病因病机。

2. 加强中医辨证规范化

中医辨证分型须建立统一的辨证分型标准，制定出各型常用重复有效的药方。才可能把中医治疗缺乳研究提高到一个新的水平。

3. 加强实验研究和剂型改革

应用中药治疗缺乳要取得突破，就要临床和基础研究相结合，将临床经过严格验证有效的药物进一步做深入的机制研究，如中药对垂体泌乳素的影响等，找出客观的药效学指标，开发更有效、价廉的中药处方用药，如按摩乳剂型等，既可直接按摩穴位，又可减少口服的不良反应，这些都是亟待深入研究的课题。

4. 综合应用多种自然康复疗法

由于缺乳涉及面广，病情表现复杂，因此不可能以一个方来解决全部问题，必须综合多种疗法，如饮食疗法、推拿按摩、心理疗法等，以调节体内阴阳平衡。

5. 母乳喂养是婴儿的健康之路

应大力宣传母乳的重要性，母乳喂养不仅能增强母亲哺乳信心，亦是治疗缺乳的主要措施。

八十、补肾祛瘀治疗子宫内膜异位症临床体会

子宫内膜异位症属中医"癥瘕""月经不调""痛经""无子"范畴。本病多属本虚标实，辨证以肾虚血瘀并见为多，约占 2/3。因而治疗采用补肾祛瘀较为合适。现将治疗的 74 例本病资料总结如下：

（一）临床资料

1. 一般资料

年龄最小 25 岁，最大 43 岁，发病以 26 ～ 35 岁最多。病程最短 5 个月，最长 6 年。

2. 临床表现

腰骶酸痛，腹痛与痛经呈进行性加剧者 51 例，占 68%，其中 17 例患者痛甚需用

度冷丁或服止痛片，占22%，性交痛15例，占12%，月经不调41例，占55%，其中月经量多21例，经期延长8～13天5例，量少11例，月经延后5例，赤带4例。

3. 诊断依据

中西医结合研究会妇科专业第三届会议制定的子宫内膜异位症临床诊断标准。本组74例一律依据病史，经妇科检查及B超结果确诊。其中部分病人并经手术证实，经腹腔镜证实者13例，曾行手术剥离或病理切除者19例。

（二）治疗方法

74例均属肾虚血瘀证，症见腰膝酸软，形寒肢冷，头晕耳鸣，口干颧红，眼圈发黑，腰骶酸痛，经行腹痛，性交痛，月经不调，舌体胖有齿印或舌红边有瘀点，脉沉细。治疗采用辨证论治结合外治法。

1. 基本方

根据补肾祛瘀法拟定的补肾祛瘀方，药用淫羊藿、仙茅、熟地黄、山药、香附、三棱、莪术、鸡血藤、丹参等。加减：阳虚加附片、肉桂；阴虚加女贞子、地骨皮；气虚加黄芪、党参；血虚加当归、何首乌；经量多加仙鹤草、阿胶；腰酸甚加杜仲、桑寄生；痛甚加失笑散、乳香、没药；赤带加旱莲草、茜草；包块加皂角刺、苏木。1日1剂，煎服。日2服。

2. 灌肠方

由三棱、莪术、蜂房、皂角刺、赤芍等组成。适用于经行腹痛甚，腹中包块或后穹隆结节触痛者。上药浓煎150mL，临睡前排便后做保留灌肠，经期停用。

3. 耳穴贴敷

取耳穴子宫、卵巢、交感等，以王不留行贴敷。

（三）治疗结果

1. 疗效标准

参照中西医结合研究会妇科专业第三届会议制定的子宫内膜异位症疗效标准。治愈：症状体征消失或妊娠者；显效：症状、体征明显减轻，包块缩小1/2以上；有效：症状、体征明显减轻，盆腔包块缩小1/3；无效：症状、体征较治疗前无明显变化。

2. 治疗结果

治愈38例，其中妊娠24例（最短治疗3个月，最长半年），占51%；显效24例，占32%；好转9例，占12%；无效3例，占4%；总有效率为96%。

（四）典型病例

朱某，33岁。1989年6月24日初诊。

结婚3年不孕，为原发性，月经初潮为14岁，周期提前7～8天，经期6～7天，量多夹块。近 6 年经行腹痛，渐进性加剧，甚则昏厥，疼痛时一次需服 2 片以上止痛片。1989 年 4 月某市级医院诊断为子宫内膜异位症，行 B 超检查示：卵巢巧克力囊肿，右侧 5.4cm×4.8cm，左侧 3cm×3.4cm，曾劝其手术治疗。因患者畏惧手术，而特来要求用中药治疗。症见：形寒肢冷，腰膝酸软，小腹隐痛，眼圈发黑，舌体胖质暗红，边有瘀点，苔白，脉细弦。妇科检查：宫体后位正常大小，活动欠佳，附件右侧扪及 4cm×5cm，左侧 3cm×3cm 肿块，后穹隆触及数粒结节，触痛明显。辨证属肾虚血瘀。治拟活血化瘀，补肾调经。处方：

香附 9g	仙茅 12g	熟地黄 15g	山药 15g
丹参 15g	鸡血藤 15g	紫石英 15g	三棱 9g
莪术 9g	淫羊藿 12g	附片 9g（先煎）	

1 日 1 剂，分 2 次煎服。另配灌肠方（三棱、莪术各 9g，皂角刺、蜂房，赤芍各 12g），浓煎灌肠，并配用耳穴"子宫""交感"贴敷治疗。

1989 年 7 月 2 日，患者前来复诊，经水昨日准期而行，腹痛减半，未服止痛片，量较多夹块，色红，口干不欲饮，苔脉同前。患者长期经量较多，阴血不足，肾气渐衰，恐瘀血阻滞，治拟补肾祛瘀，温经止痛。上方减紫石英、鸡血藤，加仙鹤草 15g，阿胶 9g（烊化），5 剂。如此治疗 5 个月，患者月经量恢复正常，周期准，经量中等，经行腹痛、腰膝酸软等症均除。1989 年 12 月因月经过期未至，而查尿 HCG 阳性。数月后 B 超检查示：胎儿宫内妊娠，测及胎动，胎心，两侧附件（－）。

（五）体会

1. 子宫内膜异位症

子宫内膜异位症是西医病名，本病症情复杂，多由气滞血瘀，寒凝痰阻，或气血不足，经气空虚，经道枯涩，气机运行无力，精血无以濡养，冲任气血运行不畅所致。正常人体血循经脉，流行不止，还周不休，所谓"血脉流通，病不得生"，各种原因导致经血涩滞，或血不循经，留于脉外，成为离经之血，则成瘀血，而瘀血不去，则血瘀更甚。可知瘀是产生本症的临床症状和体征的关键，活血祛瘀法是治疗本病的基本大法。若一味活血祛瘀，但见不通予攻伐，虽取效一时，却难免损伤精血，阻碍生机，故治疗必当顾护精血，扶助生机。本病肾虚为本，出血粘连阻滞经脉造成局部癥块是标。因此，吴熙用补肾祛瘀法治疗本病较其他几法常用，且效果好。

2. 补肾法瘀与助孕养胎

吴熙强调：生育之本不能离肾，因肾在主宰人体生殖功能方面起着决定性作用。经前冲任胞宫气血偏实，治疗应乘其实疏导之，补肾温经且重用化瘀之品。平时必须补肾温肾使肾阳温煦，气血运行，瘀滞渐消，经后冲任胞宫气血偏虚治宜和气血、补肝肾以滋助之。月经周期的变化是肾阴肾阳转化的结果，肾阴肾阳平衡协调，月经周期才能正常转化。现代药理已证实补肾药具有类似内分泌激素的作用。所以吴熙治本病始终以补肾祛瘀为中心环节，祛瘀使气血通，调补肾阴肾阳以益肾藏精，故补肾祛瘀能提高受孕率。

3. 补肾法瘀与双相调经

临床中观察到补肾祛瘀法能起双相调经作用。如治疗前月经量多如冲，经期延长者，用本法治疗后经量减少，经期恢复正常；而治疗前月经量少周期延长的，治疗后月经量增多，周期亦恢复正常。究其原理，离不开中医辨证，同属肾气虚弱、血行不利而致血瘀，有表现瘀血不去，血不归经致量多如冲夹块者；有瘀血阻塞，脉道不通，致经量涩少，经行不畅者。异病同治的理论，应用同样的药物补肾祛瘀，使血循经络，或经脉通利，不失常度，月经均恢复正常。现代药理分析，补肾祛瘀法具有提高女性激素水平的作用，且能疏通微循环，改善血流灌注，降低血液黏度，维持血液之正常流态。因此，吴熙运用补肾祛瘀法起到了良好的双相调经作用。

八十一、活血化瘀法治疗子宫内膜异位症疗效观察

子宫内膜异位症是子宫内膜组织出现在子宫腔面以外的一种病症。

根据该症的临床表现，相当于中医学的痛经、月经过多、经期延长、癥瘕、不孕等病证。吴熙认为该症从中医学理论分析，总病机以血行不畅而致的血瘀证为多见。治法当以活血化瘀为主，随症加减。吴熙认为基本可以按下面几种分型进行辨证施治：

（一）气滞血瘀型

1. 临床表现

经行腹痛坠胀剧烈，腰骶疼痛，两胁胀满，乳房作痛，嗳气，易怒，肛门坠胀，时欲排便，便少不畅，经血或多或少，或夹血块，或盆腔有结节包块，苔薄，舌质淡边有瘀点，脉沉弦。

2. 病机分析

气血同病之证在临床上实属多见，此症病机更是气血不可分割。《血证论》指出："气为血之师，血随之则运行，血为气之守，气得之则静谧，气结则血凝，气虚则血脱，气迫则血走，血瘀气亦滞。"此症气滞血瘀的形成，一方面由于气机不畅，肝郁不舒而致血瘀；另一方面，瘀血已经形成，久而引起气机不畅，血瘀而气滞。由此瘀血既是病理产物，又可以是致病因素，气滞血瘀互为因果，在治疗中，应理气活血，气行则血行，瘀血去才能气机通。

3. 治法

活血化瘀，理气消癥。

4. 方药

（1）桃红四物汤合金铃子散：适用于症状明显而癥瘕不明显者。

（2）血竭散加味。

血竭末 3g	当归 12g	赤芍 10g	肉桂 3g
蒲黄 12g	延胡索 15g	没药 6g	五灵脂 10g
小茴香 6g	山药 12g		

以上各药共奏活血化瘀、理气止痛、散结消癥之效。其中肉桂、小茴香性温可暖宫活血，本方治疗气滞血瘀兼瘀兼有寒气之证。

（二）肾虚血瘀型

1. 临床表现

腰腹坠痛，经期明显，月经先后无定期，经量偏多，有小血块，不孕，头晕膝软，乏力，苔薄，舌质暗，脉沉细，盆腔内有结节或包块。

2. 病机分析

肾在下焦，虚而腰腹坠痛。有瘀则月经夹块，肾气虚则经量多。气血亏虚头晕膝软乏力。舌暗脉沉细为有虚有瘀之象。

3. 治法

温肾、活血、通络。

4. 方药

淫羊藿 10g	肉苁蓉 10g	何首乌 10g	菟丝子 12g
牛膝 10g	丹参 12g	赤芍 10g	莪术 10g
败酱草 20g	川楝子 12g		

加减：经多者，加蒲黄；痛经，加延胡索、五灵脂；输卵管不通者，加路路通、穿山甲；包块大者，加昆布、夏枯草等。

（三）湿热夹瘀型

1. 临床表现

经行发热或腹痛较剧，肛门坠胀，腰骶疼痛，带下色黄，月经先期，量多色红，盆腔内有结节或包块，苔黄腻舌质红，脉滑数。

2. 病机分析

湿与热二邪合而致病缠绵不愈，热象难解，故而发热。月经先期，量多色红，舌苔黄腻质红，腹痛较剧，肛门坠胀，脉滑数均为有湿有热有瘀之症。

3. 治法

清热化湿，活血消癥。

4. 方药

（1）银翘红酱解毒汤

金银花 30g	连翘 20g	红藤 30g	败酱草 25g

牡丹皮 10g	生地黄 10g	赤芍 10g	桃仁 10g
延胡索 12g	川楝子 10g		

（2）验方

丹参 10g	牡丹皮 10g	赤芍 10g	白芍 10g
桃仁 10g	薏苡仁 12g	川楝子 10g	延胡索 15g
蒲黄 12g	蒲公英 30g	木香 10g	

（四）痰湿夹瘀型

1. 临床表现

经行腹痛坠胀，经量少，色褐有块，痰多纳少，神疲乏力，经期面足浮肿，盆腔有块，舌苔薄白，舌淡胖有瘀点，脉沉滑。

2. 病机分析

脾虚不健运，运化水湿功能减弱，以致水湿停聚，或成痰，或停于肌肤腠理，形成浮肿。纳少，神疲均为脾不健运之象。有瘀形成则经量少而有色褐有块，且舌有瘀点。

3. 治法

祛痰化湿，活血健脾。

4. 方药

二陈汤加味。

陈皮 10g	半夏 10g	茯苓 15g	白术 10g
泽泻 22g	昆布 30g	海藻 15g	莪术 10g
三棱 6g	牡丹皮 6g	川芎 6g	贝母 10g
炙甘草 3g			

以上所谈的活血化瘀法仅为子宫内膜异位症的多种治法之一。该病的形成原因之多，病机之复杂仍需多方探讨。不过，活血化瘀治法在临床应用中每多见效。故而浅淡其机理及其方药。

八十二、从脾胃论治疗妇科病临床疗效观察

（一）健脾和胃益肾治妊娠恶阻

金某，女，27岁，已婚。1987年9月30日初诊。患者素体瘦弱，曾堕两胎，现已妊娠70天，胸痞恶食，食入辄吐，呕吐清涎，头晕口淡微苦，体困神乏，大便溏泄，白带量多，腰酸乏力，腹坠溲频，脉缓滑无力，舌淡苔白。此为脾胃不和，脾肾两虚，胎元失养，须防滑坠。拟扶脾和胃，降逆止呕佐以益肾。处方：

姜竹茹 10g	葛根 6g	炒杜仲 10g	广陈皮 5g
炒白术 10g	茯苓 10g	怀山药 10g	砂仁 3g（研冲）
桑寄生 10g	甘草 3g	生黄芩 10g	

3 剂。

10 月 3 日二诊：前予调和胃气，固摄胎元之剂，呕吐减，腹泻已止，纳谷渐畅，再予香砂六君子汤加减以善后。

按：恶阻是妊娠期间最常见的疾患，严重的可使孕妇迅速消瘦，或诱发其他疾病。产生恶阻的病因，主要是冲脉之气上逆，胃失和降。如果胃气强盛，就能控制本病，所以在治疗恶阻中，除针对病因辨证施治外，特别要照顾脾胃之气，才能收到良好效果。

（二）健脾益气摄血治淋红不断

陈某，女，23 岁。已婚，工人。1989 年 11 月 20 日初诊。患者 1988 年曾行人工流产，现怀孕 3 个月，于半个月前，因上坡路骑自行车用力过度，当晚即阴道出血，下血块，血量多，腹痛。经当地区医院西药医治，腹痛减，唯出血不止，来我科诊治。症见：面色苍白，精神疲惫，小腹空坠，纳差。阴道出血量多，脉象虚细，舌淡苔薄。尿妊娠试验阴性。此为禀体虚弱，劳倦过度，脾虚化源匮乏，统摄无权，致不能养胎和固摄胎元而淋红不断。治宜健脾益气，固冲摄血。处方：

西潞党 10g	生白术 10g	生白芍 10g	炙黄芪 15g
生甘草 5g	石斛 10g	艾叶 5g	仙鹤草 10g
茜草根 10g	血余炭 10g	阿胶 10g（烊化冲服）	

服 6 剂后，淋红已止，面色转红润，精神较佳，纳增，脉稍有力，唯略感腰酸。再拟健脾益气补肾养血，调理冲任，以资巩固。前方减艾叶、茜草根，加枸杞子 10g，炒杜仲 10g，制何首乌 15g，3 剂。

按：医治小产后淋红不断应注意两点：①问病史，已经发生小产的患者，应问清楚血流下有无胚胎，胞衣内容物，出血量多少。如胎衣不全，出血量多，小腹痛拒按，即用祛瘀活血止血调经，以防大出血。②大多数患者服中药目的，为了保胎安胎，应辨清出血后，结合临床证候，辨证施治。同时嘱患者不宜怀孕过密，两次怀孕时间最少相隔一年以上，以利恢复健康。

（三）调和脾胃治疗产后发热

周某，女，33 岁，农村家务。患者于 1989 年 12 月 1 日住院待产，产时偶感风寒，加以过食肥甘厚腻而致发热，体温高达 40.1℃，西医妇产科曾用输液抗生素治疗 2 天，高热不退，遂请中医会诊。刻见：身热，颜面潮红，纳差，恶心，脘腹胀滞，小腹疼痛，拒按，恶露量少，带血块，干燥喜凉饮，大便两日未解，小便正常，舌苔黄厚腻，脉濡滑。此为伤食积热，脾胃不和。治当健脾和胃，消导化滞。处方：

柴胡 10g	连翘 10g	黄芩 8g	炒山楂 10g
炒神曲 10g	茯苓 10g	芦根 10g	荆芥 8g
姜法夏 10g	淡竹叶 10g	当归 10g	川芎 5g

2 剂。服 1 剂，当晚 8 时，身热退，2 剂后诸症均消。

按：本病主要病机为产后耗气伤血，脾胃虚弱，产时偶感风寒，加过食油腻肥甘，脾胃运化不及，食滞内停，而致伤食积热。方用山楂、神曲消饮食积滞，茯苓、法半夏健脾和胃，芦根清热生津养胃阴，当归、川芎养血，柴胡、黄芩透解表里之邪，连翘、淡竹叶清热散结，荆芥入血分祛风。对于产后病治疗，应根据亡血伤津、瘀血内阻、多虚多瘀的特点，选方用药必须照顾气血。

八十三、三论活血化瘀法在妇科临床上的应用

活血化瘀法是中医学重要的治法之一，现将该法在妇科临床应用近况做一概述。

（一）痛经

孙氏认为痛经多为寒凝气滞血瘀气致，用自拟痛经散（肉桂、三棱、莪术、红花、当归、丹参、五灵脂、木香、延胡索）治疗痛经 108 例，经治 3 ~ 6 个月经周期，显效 72 例，有效 34 例。一年后随访 50 例，有效率为 96%。陈氏用痛经宁（当归、川芎、丹参、香附、延胡索、川楝子、红花、甘草）治疗原发性痛经 198 例，连续治疗 3 个月经周期，痊愈 103 例，好转 70 例，有效率为 95.8%。印氏采用活血化瘀法（当归、赤芍、五灵脂、川芎、泽兰、蒲黄、牛膝、红花、丹参、延胡索）治疗原发性痛经 132 例，显效 78 例，有效 40 例。实验研究表明，痛经宁能抑制前列腺素（PGF）的活性和子宫平滑肌的强烈收缩，并能明显舒张平滑肌及抗血管痉挛，促使血液灌流量明显增加，从而使原发性痛经得以缓解。程氏用桃红四物汤合失笑散治疗瘀滞性痛经 60 例，治愈 28 例，好转 24 例，近期有效率 86.7%。涂氏采用少腹逐瘀汤治疗实证痛经 40 例，经治 3 个月经周期，痊愈 17 例，显效 12 例，有效 8 例。周氏以活血化瘀的丹参、赤芍、桃仁、川芎为基础方，虚证酌加当归、白芍、枸杞子、党参，实证酌加延胡索、川楝子、血竭、益母草等，共治疗 31 例，获效满意。戴氏认为膜性痛经多属气滞血瘀，以行经时夹有大片子宫内膜排出并伴有小腹剧痛和月经过多为主症，用行瘀破滞方（五灵脂、刘寄奴、蒲黄、延胡索、川楝子、山楂、柴胡、青皮、血竭）治疗，效果满意；涂氏用化膜汤（蒲黄、五灵脂、山楂、三棱、莪术、青皮、乳香、没药、血竭、参三七粉）为主随症加减治疗膜性痛经 10 例，痊愈 4 例，好转 5 例。

（二）子宫内膜异位症

王氏用内服桃红四物汤合少腹逐瘀汤加减，配合静滴丹参注射液治疗本病12例，显效3例，有效5例，总有效率为66.67%。许氏用克痛汤（党参、赤芍、川芎、三七粉），且经期琥珀，经后加黄精。平时加三棱、莪术。共治疗11例，宫颈后壁结节及症状消4例，结节缩小及症状消失者6例，结节变软，症状减轻者1例。刘氏用活血化瘀法治疗60例，分寒凝血瘀、气滞血瘀、阴虚血瘀三型论治，经治3～12个月，总有效率78.8%。马氏内服血府逐瘀汤为主，配合三棱、莪术、红藤、皂角刺、蜂房、赤芍、桃仁水煎保留灌肠，治疗83例，痊愈41例，显效27例，好转10例，总有效率94%。

（三）盆腔炎

阎氏用化瘀解毒法（桃仁、延胡索、川楝子、赤芍、乳香、没药、牡丹皮、栀子、连翘、红藤、败酱草、薏苡仁、甘草）治疗急性盆腔炎22例，治愈17例，显效4例。赵氏用妇炎冲剂（桃仁、红花、莪术、地鳖虫、丹参、蒲黄、红藤、蒲公英、泽泻、荔枝核、延胡索）治疗本病87例，总有效率为97.7%。

李氏等用妇炎康（当归、丹参、赤芍、延胡索、川楝子、三棱、莪术、香附、山药、芡实、土茯苓）治疗慢性盆腔炎446例，总有效率为94.9%。其作用机理主要与它能抑制血管通透性、抗渗出和抑制结缔组织增生、增强纤维蛋白溶解酶活性等作用有密切关系。尚氏用益气化瘀治带汤（黄芪、失笑散、桃仁、红花、牡丹皮、枳实、制大黄、红藤、生薏苡仁）治疗慢性盆腔炎16例，取得较好的疗效。王氏用活血化瘀法（当归、丹参、桃仁、红花、牡丹皮、赤芍、枳壳、延胡索、香附、木香、陈皮、甘草）为主，随症加减，治疗慢性盆腔炎102例，痊愈67例，好转28例。陈氏用化瘀消癥汤（丹参、赤芍、当归、五灵脂、牡丹皮、大黄、香附、延胡索、泽兰、莪术）治疗慢性盆腔炎238例，总有效率96.7%。

（四）输卵管阻塞性不孕

扶氏以少腹逐瘀汤治疗输卵管阻塞性不孕50例，服药30～90剂，临床治愈43例。2年后随访已生育者22例。傅氏等用复方当归液通液（含红花、当归、川芎）治疗34例，有效33例，其中输卵管再通者27例中妊娠18例。吕氏用活血化瘀法（当归、丹参、赤芍、炮山甲、川楝子、三棱、莪术、川芎、红花、桃仁、台乌药、金银花、白花蛇舌草、甘草）治疗输卵管粘连不通30例，服30～60剂，造影检查均已复通。半年后随访已受孕者24例。钱氏用通卵受孕种育丹（当归、蒲黄、川芎、延胡索、赤芍、郁金、香附、牡丹皮、青皮、荔枝）治疗37例，坚持治疗的32例中，已孕产25例。刘氏用穿山输通祛瘀汤（穿山甲、路路通、当归、川芎、桃仁、制乳香、红花、赤芍、柴胡、枳实、生地黄、三七粉、牛膝、肉桂、甘草）治疗输卵管阻塞86例，服药1～4个月，输卵管已通者78例。

（五）子宫肌瘤

刘氏认为本病为气血凝聚胞宫之血证，治宜活血理气，化瘀软坚。方用活络效灵丹合失笑散加减，一般用药月余可见症状减轻，3个月后症状明显好转或完全消失。林氏用消瘤汤（炮山甲、三棱、莪术、牡丹皮、桃仁、赤芍、茯苓）为主随症加减治疗本病40例，治愈6例，显效21例，有效7例，强氏用活血化瘀法（当归、川芎、赤芍、丹参、泽兰、三棱、莪术）为主治疗本病30例，获效满意。吴氏用宫瘤汤（当归、炮山甲、桃仁、莪术、香附、续断、夏枯草、怀牛膝、王不留行、三棱、昆布、薏苡仁）治疗本症136例，临床治愈72例，显效37例，有效5例，总有效率为83.8%。

（六）宫外孕

不论是输卵管破裂前期或破裂期出血后的包块，均属于气滞血瘀或少腹血瘀。早在20世纪50年代山西医学院就开始采用活血化瘀的宫外孕Ⅰ号（赤芍、牡丹皮、桃仁）、宫外孕Ⅱ号（Ⅰ号加三棱、莪术）治疗各类宫外孕一千余例，非手术率达90%。梁氏以化瘀理气消癥为主，调补气血为辅，用血府逐瘀汤合大七气汤加减治疗包块型宫外孕1例，全部近期治愈。10例达远期治愈标准。黎氏治疗宫外孕164例，急性和亚急性出血型首先采用活血化瘀、清热杀胚法。方用蒲黄、五灵脂、槐花、白及、蜈蚣、罂粟壳、红藤，病情平稳后，改用活血化瘀佐以消癥法；陈旧性宫外孕则直接用此法，方用蒲黄、五灵脂、赤芍、当归尾、桃仁、红藤，血肿大者加三棱、莪术。结果治愈131例，失败33例。韩氏用皂角刺丹参合剂（皂角刺、丹参、三棱、莪术、甘草）治疗本病，盆腔血肿周围粘连者，加红花、桃仁、天花粉；流血过多者，加大、小蓟、茅根；腹痛甚者，加延胡索、没药。共治疗输卵管妊娠31例，痊愈29例，无效2例行手术治疗。

（七）妊娠高血压综合征

张氏等用活血化瘀法为主治疗妊娠高血压综合征14例，以水肿为主者服活血化瘀、理气行水之Ⅰ号方（丹参、赤芍、葛根、玄参、猪苓、大腹皮）；以高血压为主者服活血化瘀、平肝潜阳、清热息风之Ⅱ号方（丹参、赤芍、葛根、玄参、牛膝、钩藤、石决明），结果痊愈12例，好转27例。有效病例中，以自觉症状好转最为明显，其次是水肿减轻、血压下降及蛋白尿的改善。

（八）保胎

赵氏用化瘀法治疗滑胎212例，其适应证为：有多年滑胎史确属血瘀者；有流血伤胎之象，但有瘀证可查者；因寒湿而致气血凝滞者；孕前后分泌呈现寒象，以妊娠3～6个月滑胎者为主。治以少腹逐瘀汤加减，结果足月分娩178例，无效22例。蒋氏应用活血化瘀法治疗血瘀型胎漏、胎动不安、滑胎共41例，分为气虚血瘀、气滞血瘀、寒凝血瘀、热蕴血瘀4型论治，结果有效34例，有效率为82.9%。

（九）引产

周氏用加味生化汤（当归、丹参、益母草、川芎、桃仁、红花、牛膝、厚朴）对126例过期妊娠者引产，服药1～6天内诱发宫缩者119例，有效率为94.4%。因头盆不称而行手术分娩者21例，自然分娩者105例，引产成功率为89%。方氏以王不留行为主的汤剂，试用于晚期妊娠引产4例，均不同程度获得成功。徐氏等为减少雷佛奴尔引产后胎膜残留问题，加用具有活血化瘀通经之蜕膜散（三棱、莪术、五灵脂、生大黄、肉桂）、复方生化汤（当归、丹参、桃仁、五灵脂、蒲黄、牡丹皮、川芎、益母草、炮姜、甘草）等，结果表明上方可促进宫腔残留组织的自行排出，显著降低胎膜残留率及清宫率。陈氏采用活血化瘀法终止早孕40例，药用当归、川芎、红花、三棱、莪术、车前子、牛膝、生山楂、南瓜子、肉桂、甘草，服3～8剂，成功33例，无效7例，成功率为82.5%。

（十）子宫出血

常氏用清经失笑散（蒲黄、五灵脂、桃仁、益母草、牡丹皮、熟地黄、地骨皮等）治疗血瘀崩113例，治愈93例，好转15例，无效5例。徐氏用桃红二丹四物汤（桃红、红花、牡丹皮、丹参、当归、赤芍、生地黄、益母草、蒲黄、川芎、血余炭）治疗月经淋漓不尽250例，显效198例，有效28例。钟氏用加味桃红四物汤治疗阴道出血128例，显效106例，有效15例。

（十一）产后、术后痛

段氏用化瘀汤（当归、川芎、赤芍、桃仁、红花、丹参、益母草、蒲黄、牡丹皮、牛膝、香附、炮山甲）治疗人流术后阴道出血29例，治愈28例。徐氏用复方生化汤（当归、桃仁、丹参、血余炭、牡丹皮、益母草、五灵脂、蒲黄、川芎、炮姜、甘草）治疗术后及产后出血90例，治愈87例，好转2例。王氏用祛瘀生新法（益母草、丹参、桃仁、红花、延胡索、五灵脂、香附、黄芪、桂枝、白芍、甘草）治疗人流术后腹痛42例，显效29例，有效11例。其中闭经15例，复潮14例。欧氏用祛瘀活血药（益母草、当归、赤芍、川芎、丹参、延胡索、川楝子、牛膝、桂枝）为主，治疗输卵管结扎术后综合征21例，痊愈13例，有效6例。刘氏采用缩宫逐瘀汤（当归、川芎、刘寄奴、桃仁、蚤休、枳壳、益母草、焦山栀、炮姜、甘草）治疗恶露不绝68例，痊愈63例，好转3例；陈氏们用活血化瘀方（当归、川芎、赤芍、红花、丹参、鸡血藤、甘草）治疗人流术后子宫内膜粘连 36 例，获得满意疗效。

此外，江氏用活血化瘀法（桃仁、红化、生地黄、当归、赤芍、川芎、大黄、益母草、牛膝、甘草）治疗经行吐衄 32 例，于行经前 1 周开始，连服 15 日，痊愈 14 例，显效 9 例，有效 5 例。

综上所述，活血化瘀法在妇科的临床应用日益广泛，已成为妇科最常用的治疗之法。今后若能在临床观察的同时，加强实验研究，探索其疗效机理；挖掘其潜力，则活血化瘀法在妇科的应用将会有新的进展。

八十四、论活血化瘀法在妇科临床上的应用（一）

（一）妇科血瘀证的特征

经期不定，经色紫暗，有瘀块，经行不畅，小腹胀痛，甚则拒按，下紫块后痛减。或少腹癥瘕积聚，产后恶露不下或下而不爽，面色紫暗，肌肤甲错，舌质紫暗或瘀斑，脉沉涩。

（二）妇科血瘀证的成因

中医学认为，气血失调可导致脏腑功能失调和冲任损伤，而脏腑发生病变必然会引起气血失调和损伤冲任两脉，二者是互为因果的。气血失调、脏腑功能失常、冲任损伤是致妇人血瘀的原因。

（三）妇科血瘀证证治

1. 痛经

临床常见为气滞，血凝或胞宫受寒，血行不畅，以致痛经。

例 1，戴某，26 岁。患者痛经数年。月经史：14 岁初潮，经期 5 ～ 9 天，周期 25 ～ 30 天，量少，色紫伴瘀块，经来小腹胀痛，舌边紫斑，脉细涩。证属气滞瘀阻。治拟理气活血化瘀，佐以暖宫。用血府逐瘀汤加减：

生地黄 10g	当归 9g	紫丹参 30g	桃仁泥 10g
红花 10g	川芎 12g	泽兰叶 12g	柴胡 9g（醋炒）
白芍 12g	赤芍 12g	广郁金 9g	失笑散 9g（包）
香附 9g	艾叶 9g	炙甘草 9g	

3 剂后腹痛全无。

二诊：上方加党参 15g，黄芪 30g。每次月经前服 3 剂，连服 3 个月，嗣后经行正常，腹无所苦。

按：本例痛经因肝气郁滞，血行瘀阻所致，故方中加柴胡、郁金、香附以舒肝理气，用失笑散、艾叶等化瘀暖宫止痛。

2. 室女闭经

闭经常见为血热积久，肝肾亏损，瘀血不去新血不生，血海干枯所致。

例2，汤某，19岁。患者面目暗黑，形体瘦弱，肌肤粗糙，月经未至，舌质紫伴瘀斑，脉细涩。证属血枯瘀结经闭。治以益气破血，祛瘀生新。方以大黄䗪虫丸加减：

炒党参15g	生地黄12g	生山萸肉12g	当归12g
生黄芪15g	川芎12g	赤芍12g	白芍12g
桃仁9g	红花9g	月月红10g	大黄䗪虫丸15g
炙甘草9g

连服上药12剂，月经来潮，诸恙悉愈。

按： 本例因血枯瘀结而致经闭，治以党参、生地黄、黄芪、当归补养其气血，川芎、红花等活血化瘀，大黄䗪虫丸通其血闭而化瘀。瘀血去则新血自生，故经水来潮。

3. 崩漏

多因冲任不固，经事淋漓，血瘀内留，新血不归经而突然血崩。

例3，徐某，34岁。患者月经淋漓二旬余，骤然下血量多，色紫伴瘀块，小腹疼痛，舌边紫暗，脉沉缓。治以活血化瘀，引血归经。四物汤合失笑散加减：

太子参12g	生地黄12g	牡丹皮12g	赤芍12g
白芍12g	川芎12g	当归炭12g	黄芪30g
黄芩9g	参三七3g（分冲）

按： 由于肝郁脾虚，经血瘀阻，血不循经，以致离经之血不能归经，停蓄胞宫而成瘀块，气血痹阻不能畅通，故小腹疼痛。鉴于血崩之症多数郁久热化，故加黄芩、牡丹皮以清热凉血。连服6剂，经量减少而止。

4. 习惯性流产

经云：有故无殒，亦无殒也。通过临床实践，感到治疗妊娠早期漏红不止、色紫暗，运用活血化瘀安胎远优于益气固肾安胎。

例4，倪某，27岁。患者婚后3年屡孕屡堕。现怀第3胎已2个月，腹痛腰酸，阴道流血，量少色紫暗，脉小滑。经B超及HCG检查，证实早孕。患者原有盆腔炎及子宫内膜异位症。初诊曾予益气固肾安胎法治疗，漏红未止。改用活血化瘀，凉血益气安胎法：

| 川芎9g | 当归9g | 红花9g | 赤芍9g |
| 白芍9g | 川楝子9g | 生黄芪30g | 黄芩6g |

按： 孕妇早期，漏红不止，治用活血安胎法，瘀去则胎自安。方中川芎、红花活血化瘀，当归、黄芪益气养血，川楝子、赤芍、白芍、黄芩舒肝凉血，理气止痛。6剂药后腹痛消失，漏红即止，足月分娩。此外，对孕妇患有瘕结，治宜遵"衰其大半而止"的原则，不可过剂。

八十五、论活血化瘀法在妇科临床上的应用（二）

气血是妇女经、带、孕、产的物质基础，经脉通畅，血液运行正常，以和调五脏，洒陈六腑，灌溉全身，胞宫的气血运行正常，有所濡养，才能发挥正常生理功能。反之，若瘀血内留，冲任不通，则可能出现一系列病理变化。吴熙以活血化瘀法为主治疗妇女病曾取得好的效果。现举例如下：

（一）经行腹痛

王某，女，18岁，工人。月经来潮时下腹剧痛3年，面色青黑，腹痛尤以双侧少腹牵引两胁为重，胀痛难以忍受，甚则欲大便，月经先后不定期，量少夹有瘀血块及膜状块物。舌苔白，脉弦涩。

西医病检为异常增生的子宫内膜。证属血瘀气滞。治宜活血化瘀，理气止痛。处方：

炒蒲黄 9g	三七粉 6g	炒山楂 9g	桃仁 6g
桂心 3g	川牛膝 9g	花蕊石 15g	青皮 9g
白芍 12g	炙甘草 6g		

1日1剂，嘱经来前2天开始服，5剂后瘀去痛止。随访半年未复发。

按：本病属"膜样痛经"。《竹林女科》有"经来不止，兼下物如牛膜征"的记载，气血凝滞，不通则痛是其关键，用祛瘀生新、通涩并举之蒲黄、三七粉、炒山楂活血破膜，引瘀血下行之川牛膝、花蕊石、桃仁、桂心，佐青皮以行气，白芍、甘草缓急止痛，使瘀祛膜消，冲任通利，故获良效。

（二）崩漏

程某，女，27岁，未婚。阴道出血11天。患者因一次外出劳动不慎摔倒后，半年来月经先期，色鲜红，夹有瘀块，淋漓不断。这次经期用卫生纸6包多，伴头痛，腰酸，少腹两侧剧痛。舌质淡红边有瘀点，脉弦细。证属胞络瘀滞，血不归经。治宜活血化瘀止血。处方：

当归 9g	川芎 9g	益母草 15g	茜草 10g
炒蒲黄 6g	血竭粉 6g	三棱 6g	莪术 6g
赤石脂 15g	赤芍 10g	白芍 10g	

3剂后出血量减少，再以原方去三棱、莪术，加升麻、山药各15g，旨在补中益肾，3剂调理而愈。随访半年，周期准，经量一般。

按：治崩漏多以塞流止血为主，然本例患者有外伤闪挫史及主诉少腹剧痛，遵《备急千金要方》"瘀血占据血室，而致血不归经"。故用活血化瘀止血法治之。吴熙用此法治瘀血所致崩漏，只用少量炒炭药物，以免固涩太过，用药后均未见出血量增多而血即止。另外，凡崩漏中多夹血块，不可仅依此辨为瘀血所致崩漏，当四诊合参。

（三）闭经

索某，女，28岁，教师。婚后4年同居未孕。患者18岁初潮，周期紊乱，有时半年一次，每次4～10天不等，经量少。妇科检查诊为：①闭经；②原发性不孕。曾行人工周期治疗4个月，服药期间可诱经，停药闭经，自1984年11月至今已9个月未见来潮。转中医门诊。患者体胖，动则汗出，伴头晕，心烦易怒，胸闷气促，纳差，少腹刺痛，白带淋漓。舌苔白，脉细滑。拟痰瘀同治。处方：

丹参 12g	当归尾 12g	桃仁 12g	皂荚子 9g
半夏 9g	枳实 9g	陈皮 9g	桂枝 6g
红花 6g	砂仁 6g	扁豆 15g	

15剂后（未服任何西药），已有月经来潮。原方稍加调整，半年后遇患者爱人，言其有身孕3个月。

按：本例患者素有痰浊内生，易成瘀血，所以痰瘀互结胞宫是其关键，方用丹参、归尾、桃仁、红花活血化瘀，枳实、半夏、陈皮、桂枝除湿化痰，砂仁、扁豆健脾益气，共奏祛瘀化痰之功，体现了"治痰不忘治瘀，治瘀必须顾痰"的学术思想。

（四）带下病

顾某，女，40岁，干部。患者白带量多，伴双侧少腹痛8年，反复发作，腰酸痛。西医诊断为慢性盆腔炎，用抗生素治疗未见好转。现白带多，呈淡黄色，有臭味，舌边红紫，脉濡涩。治宜清热化瘀，行气止痛，佐以清热利湿。自拟化瘀止带汤治疗。处方：

丹参 15g	赤芍 15g	台乌药 15g	枳壳 15g
红花 6g	土鳖虫 6g	樗根皮 9g	车前子 9g
泽泻 9g	蒲公英 10g	苍术 10g	

服13剂白带净，腹痛止。

按：活血化瘀有改变毛细血管通透性及增强吞噬细胞的吞噬功能，减轻炎症反应。据本例患者少腹痛8年，舌、脉均现瘀血征象，白带色淡黄，有臭味，可知本患者为湿热内蕴。故用上方11味使瘀血祛，湿热清，服药13剂而竟全功。

八十六、活血化瘀五法在妇科临床上的应用

女子以血为本，但血赖气行，《校注妇人良方·产宝方序论》说："血气宜行，其神自清，月水如期，血凝成孕。"气血充沛，相互协调，则五脏安和，经脉畅通，冲任充盛，经、孕、产、乳之功能才得以维持，正如所谓"血脉流通，病不得生"。若血液的黏稠度有所改变，呈现浓、黏、凝、聚而致血流阻滞，或渗出血管之外而成离经之血，均属血瘀。究其原由，或因气虚而运血无力；或因气滞而血行不畅；或因阳虚血寒而血液凝滞不畅；或因热入营血而灼消伤津，使血液浓缩而循行不畅；或因外伤，气虚失摄及血热妄行等原因造成血离经脉积存体内，而形成瘀血。《素问·阴阳应象大论》说："血实宜决之。"血瘀本属实证，治法应以活血化瘀为主，根据瘀血的原因不同，分别配伍不同的药物，灵活施治，方可提高疗效。

（一）益气化瘀法

本法适用于平素体质虚弱，正气不足，血行缓慢，脉络不充，血流不畅，而致瘀血内阻的崩漏、产后露不绝、产后腹痛等病证。治以益气养血，化瘀通络。方用四君子汤合生化汤加减。药用益母草、党参，白术、桃仁、红花、当归、炮姜、炙草等。

（二）行气化瘀法

本法适用于情志不舒，肝气偏旺，气机不畅，血行不利而致瘀血内阻的崩漏、闭经、痛经、癥瘕、难产、宫外孕、经行头痛、月经后期量少等病证。治以理气化瘀，通络活血。方用膈下逐瘀汤加减。药用当归、川芎、桃仁、红花、枳壳、延胡索、香附、五灵脂、牡丹皮等。

（三）温经化瘀法

本法适用于寒邪入侵，阴寒内盛，血被寒凝，涩滞不行而致瘀血内阻的不孕症、恶露不绝、产后发热、癥瘕、产后腹疼、崩漏、痛经等病证。治以温经散寒，化瘀通络。方用桂枝茯苓丸合生化汤加减。药用桂枝、当归、川芎、益母草、炮姜、吴茱萸、桃仁、蒲黄、五灵脂、乌药、赤芍等。

（四）清热化瘀法

本法适用于平素阴虚，虚火内生，或邪热炽盛，煎灼阴津，使热壅血结，涩滞不行，而致瘀血内阻的经行发热、月经先期量多、崩漏、恶露不尽等病证。治以清热化瘀，养阴通络。方用血府逐瘀汤加减。药用当归、赤芍、生地黄、牡丹皮、茜草、川牛膝、旱莲草、生白芍、益母草等。

（五）活血逐瘀法

本法适用于因跌仆损伤或其他原因而致瘀血内阻的胎死不下、癥瘕、痛经、闭经等病证。治以逐瘀通络，活血行气。方用桃花煎加减。药用当归、川芎、肉桂、三棱、莪术、川牛膝、红花、桃仁、车前子、芒硝等。

（六）体会

活血化瘀法是妇科常用的治疗方法。现代研究认为，活血化瘀药可改善血液循环及血液理化性质，有扩张血管，改善病区的血流供应，调整凝血和抗凝血的功能，防止血栓和斑块的形成，促进瘀血病变的软化和吸收，有助于组织的修复和再生。以这种方法再配以益气、清热、温经、逐瘀、行气等药物而辨证施治，则能更好地发挥其活血化瘀作用。

八十七、清利湿热法在妇科临床上的疗效观察

在妇科临床中，湿热除了与带下的关系较为密切外，亦为月经不调、崩漏的主要致病因素。因此，清利湿热在妇科临床中的应用有着重要的意义。本文仅从一个侧面着重阐述湿热与某些常见妇科疾病之间的关系，在临床上仍应辨证施治，不可执一。

（一）湿热与带下的关系

湿热而致带下，临床上较为多见。丹溪云："带下是湿热为病。"《女科证治约旨》曰："带下是因思虑伤脾，脾土不旺，湿热停聚所致。"

湿热所致带下，以经期前后者多。其带色黄，或色白稠黏，或如水样，或气带腥臭，下体作痒，小溲短赤，苔黄口苦，脉弦数。湿热蕴蒸胞营，冲任受灼，带脉失司，故津液下注为带；湿热浸淫，故带色多黄而有腥臭；月事前后，胞宫充血，肾气空虚，湿热乘虚而更为鸱张，故带浊常多于平时；苔黄，脉数，小溲短赤，亦为湿热内踞之证。

治疗湿热带下，一般采用清热健脾利湿的方法。清热可用黄柏、黄芩、山栀、地骨皮；健脾可用白术、山药、太子参；利湿可用萆薢、茯苓、碧玉散，随症加减组合成方，对湿热带下有一定的疗效。由于带下以湿热所致者多见，治疗时要防止一味套用古人温涩以止带的不良倾向。

病案1，许某，女，25岁。人流后2月余，白带多，色略黄，腰酸阴痒，小溲灼热，大便溏日二行，食欲欠佳，苔黄略腻，脉滑细。此乃脾土不足，湿热久羁胞宫。处方：

白术 10g	车前草 12g	山药 10g	萆薢 12g
黄柏 10g	椿白皮 12g	茯苓 15g	地骨皮 20g
猪苓 15g	碧玉散 20g（包）		

5剂后复诊，带下基本消失，续服5剂后愈。

（二）湿热与月经不调的关系

月经不调的病因有内伤和外感两方面：内伤以精神因素、血虚房劳者居多；外感以寒、热、湿为主，而其中湿热导致月经不调者却容易为人所忽视，各家著作殊少记载。在临床上也多调经不问带，治带不及经，存在经带分家的倾向。湿热不但能致带下，对月经亦有一定的影响，湿热之邪，其性黏腻重浊，胶滞难化。若壅于胞宫，阻遏冲任，则肝血难以下注，故月事不能按期而至；月经后期，甚则经闭不行。若湿热熏蒸胞宫，湿从热化，冲任受灼，则血热妄行可致月经先期。湿热所致的月经不调，血色多深红或紫黑，或月经来潮时阴痒，血有臭气，平时可具有湿热带下的证候（可参阅上文）。

治疗时应着重清热清利，湿热去则经自调，因为湿热为病之本，月经不调为病之标，舍本逐末，一味以惯用的四物汤等方法去调经治血是难以奏效的。方可选用地骨皮、黄芩、滑石、黄柏、茯苓为主，结合临床，随症加减。

病案 2，杨某，女，32 岁。1989 年 8 月 16 号初诊。月经 50 天未行，带多色黄，食欲欠佳，脘痞腹痛。便溏，肝炎愈后 4 个月。此乃湿热蕴下胞宫，血海为之阻滞，予清热利湿，湿化气调，则月汛自至，处方：

黄芩 10g	萆薢 10g	滑石 10g	黄柏 10g
赤芍 10g	陈皮 10g	茯苓 12g	地骨皮 12g
丹参 12g	山药 12g	木香 5g	

5 剂。

8 月 21 号复诊，患者自诉服药尚未尽剂，月事即来潮。带下大减，腹疼便溏止，唯食欲欠能。前方加苍术、砂仁。

病案 4，周某，女，57 岁。1989 年 2 月 18 号初诊。月经提前，量多色深，夹块，行经前后带下颇多，经期大便溏，日行次数增多，平时头昏目花，四肢疲乏，苔白、脉濡滑。此乃脾虚水旺，湿热下迫冲任。处方：

太子参 10g	白术 10g	黄芩 6g	碧玉散 20g（包）
丹参皮 10g	茯苓 12g	杭菊 6g	钩藤 15g（后入）
首乌藤 12g	黄柏 10g	地骨皮 12g	

5 剂。

1989 年 5 月 5 号复诊，服药后经行正常，血量减少。唯时感头昏失眠，年近七七，阴虚阳浮。前方加珍珠母、夏枯草、白芍，去黄柏、茯苓。

（三）湿热与崩漏的关系

崩漏发生的主要机理是由冲任损伤，不能制约经血所致。引起冲任损伤的原因，以血热、血瘀、脾虚三型为多见。《妇人大全良方》曰："此由阴阳搏，为热所乘，功伤冲任。血得热则流散。譬如天暑地热则经水沸溢，阳伤于阴令人下血。"说明历代医家对崩漏的病因病机已有相当的认识，而其中又以血热为主。产生血热的根源，一般有虚实两端，就虚证而论，大体是肾阴不足，相火偏亢，就实证而言，则主要是湿热壅蒸胞宫，热迫冲任。《兰室秘藏》说："因饮食、劳倦、湿热下迫，经漏不止。"明确指出了湿热为崩漏的重要致病因素。

湿热崩漏的证候，有崩中漏下，日久不止或反复发作，血色深红或紫黑，其质黏稠或间夹带浊，其气臭秽，一般在崩漏止后，带下不断，甚或赤白相兼，腰尻熏痛，小溲黄赤，身热自汗，心烦少寐，舌红苔黄腻，脉滑而数。治疗时应重在清热健脾理湿，选用黄芩、地骨皮、碧玉散、白芍为主方。由于崩漏常兼血瘀、气阴不足，所在兼症选药时，须取滋而不腻之品，生地黄、龟甲之类，虽有凉血清热之功，但性腻而滞，有碍脾胃助湿之弊；牡蛎、乌贼骨等固涩药物亦非湿热崩漏所宜，因湿热之邪最易缠绵难化，多投固涩必然留邪养患，有的虽可取得一时疗效，但日后势必复发。

病案 5，周某，女，45 岁。1989 年 10 月 4 号初诊。月经每来如崩，色深黏稠，经期前后带下淋漓，食欲减退，形色少华。苔黄腻，脉滑数。系湿热留恋，冲任受损。处方：

太子参 10g	白术 10g	归身 10g	白芍 10g
地骨皮 12g	黄芩 10g	茯苓 12g	丹参炭 12g
仙鹤草 30g	碧玉散 20g（包）		

5 剂。

12 月 6 号复诊。服药后月经两次来潮，血量正常，带下大减，食欲略有好转、前方加陈皮，以事巩固。

病案 6，王某，女，53 岁。1989 年 7 月 3 号初诊。患者漏下半月不止，色紫黑时有小块，间夹黄带臭秽，头昏目花，心悸少寐，阴痒溲热，苔黄腻，脉滑濡而数。此系湿热下迫，冲任受灼，血虚气弱。处方：

当归身 10g	仙鹤草 30g	地骨皮 10g	黄芩 12g
茯苓 12g	丹参炭 12g	太子参 12g	车前草 12g
白芍 10g	碧玉散 20g（包）		

3 剂。

9 月 6 号复诊，血量大减，诸症好转。在原方基础上稍事出入而获痊愈。

八十八、温脾渗湿法在妇科临床上的应用

针对寒湿伤脾引发的月经失调、闭经、带下等妇科病，有协定用两张处方：一为汤剂，另张为丸剂。又经多年的临床运用，疗效显著，今不揣浅陋，总结如下，以飨同道。

（一）药物组成

汤剂（基本方）：桂枝、防己、茵陈、厚朴、炒苍术、炒白术、陈皮、炒枳实、茯苓、炒神曲、生姜、大枣。

丸剂（固定方）：汤剂中去桂枝、防己，加针砂（炒、醋淬）、绿矾（炒白）。共研细末，以枣肉为丸，制成成品供临床应用。

（二）临床运用

在临床中，一般是汤剂和丸剂分开使用，病重者亦可同时运用。适宜于面色萎黄，头晕肢疲，腹胀而鸣，纳呆便溏等寒湿伤脾证。汤剂的临床运用：如寒湿伤脾引发的月经后期、量少色暗、质稀、腰腹疼痛的月经失调症，则须在本方中加入红花、炒小茴、炮姜、延胡索、续断等以温经活血；若兼小腹冰冷者，则加入紫石英、鹿角霜等以温煦小腹；若经期恶寒身痛者，则加入麻黄、羌活等以温散表邪；若经期手足逆冷者，加入附片、干姜，以温脾阳；若兼气虚，经水量多者，加入党参、黄芪、炒艾叶、阿胶等以益气摄血；若经前腹胀肠鸣甚者，则加入台乌药、广木香、春砂仁（后下），炒三仙理气消导；若兼月经先期，量少如黑豆水者，则加入党参、当归、益母草等以益气养血，活血调经；若寒凝血滞、经闭不行者，则加入桃仁、红药、丹参、吴茱萸、五灵脂等以温经散寒，活血通经；若是病久失治、血虚经闭者，则加入当归、红花、丹参、泽兰叶等以养血活血；若是月经失调、闭经而致不孕的应先调月经，可加入几味补肾助孕之品，如菟丝子、杜仲、巴戟天、紫河车等；若是带下量多色白质稀或黏，有腥气的白带症，则加入山药、炒扁豆、乌贼骨、车前子、党参等健脾益气止带之品。

（三）病案举例

1. 月经后期

吴某，女，28岁。1986年6月15日初诊。月经过期、量少1年。患者自去年夏季经期遭受雨淋后，即渐感头晕肢疲，晚间腹胀，经前腹胀加重，肠鸣便溏，经期落后，一般30天至40天一行，经量减少，色暗，小腹冷痛。经多处治疗效果不佳而来诊。刻下：月经已至两天，量少，色黑质稀如黑豆水，有时夹凝块，小腹冷痛，伴晚间腹胀、肠鸣便稀，头晕肢疲，面色萎黄，舌苔白稍腻，舌质较淡，脉沉细缓。证属寒湿伤脾，脾运失司，血化不足，胞宫失养，经道失畅。拟温脾渗湿，活血调经法主之。处方：

炒枳实 10g	防己 10g	茵陈 15g	炒苍术 8g
炒白术 15g	厚朴 8g	桂枝 10g	泽泻 10g
炒三仙各 10g	乌药 10g	炮姜 8g	茯苓 12g
红花 8g	生姜 3 片	大枣 2 枚	

水煎服，5剂。

二诊：经水已净，前症俱减，守上方续进5剂。另处丸剂150g，每服5g，1日2次，饭后用温开水送下。

三诊：经水落后5天至，色转红，量增多，腹微胀痛，大便转稠，已获佳效，原方续进，以善其后。

四诊：月经两月余未至，头晕无力，吐水，纳呆月余。末次月经为8月16日，当时已无不适，故未来复诊。刻下：面华，舌苔薄白，舌质淡红，脉滑。检查尿妊娠试验（+），确诊妊娠，不予用药。

2. 白带病

钱某，女，35岁。1987年7月12日初诊。白带量多两月余。患者自今年5月初涉水，以后渐感头晕肢疲，晚间腹胀，肠鸣便溏，白带量多，在地方治疗未效而来诊。月经周期基本正常，但经量较少，色暗红。刻下：经水未至，白带淋漓而下，量多有腥味，质稀黏伴肠鸣便溏，晚间腹胀，头晕肢疲，面色淡黄，苔白薄腻，脉象缓细。证属寒湿伤脾，脾失健运，湿浊下注，带脉失约。拟温脾渗湿，益气止带法主之。处方：

桂枝 10g	陈皮 10g	防己 10g	炒苍术 8g
车前子 15g	乌贼骨 20g	大枣 2 枚	炒山药 20g
茯苓 12g	茵陈 15g	厚朴 8g	炒三仙各 10g
党参 12g	炒白术 15g	生姜 3 片	春砂仁 5g（后下）

水煎服，5剂。

二诊：上药服完，白带显减，腹胀除，大便转稠，前方既效，续进5剂。

三诊：诸恙均愈，守方3剂，以巩固疗效。

八十九、补脾法在妇科临床上的疗效观察

脾胃与妇女生理病理关系密切，在临床上可见到妇女许多疾病都是脾胃虚弱引起的。因此运用补脾法治疗妇科疾病能收到很好效果。现就临床具体运用举例如下：

（一）健脾和胃法

周某，女。1985年4月24日初诊。患者平素体弱，常有纳差、便溏，现停经52天，近日时呕吐清涎（早上尤甚），胃纳不佳，甚至食入想吐，伴眩晕，当地保健院诊为早孕反应，曾用维生素B_6、利眠宁等西药，效果不明显。诊其面色苍黄，消瘦，神疲，舌质淡胖，苔薄白，脉沉缓无力。证属早孕恶阻（脾胃虚弱型）。治宜健脾和胃，降逆止吐。方用香砂六君子汤加减：

党参 18g	云茯苓 12g	白术 12g	炙甘草 6g
木香 6g（后下）	陈皮 3g	法半夏 12g	生姜 3 片

服 2 剂后，诸症减，呕吐止，胃口开，继服 2 剂，眩晕亦止，精神好转，再投 1 剂以善后。

按： 此病本质在于脾胃虚弱，再加以妊娠后冲脉之气上逆，胃虚不降，故呕吐，不思食。脾主四肢，脾虚则四脚疲倦无力，肌肉消。舌质胖，苔白，脉沉细无力，乃脾胃虚弱之证。今用参苓白术散以健脾和中，生姜、法半夏以温胃降逆止呕，木香、陈皮以行气和胃醒脾。药中病机，故疗效满意。

（二）健脾祛湿法

侯某，女，36 岁。1988 年 5 月 2 日初诊。患者近 2 个多月来白带增多，质稠如涕，淡黄色，有臭气。1 个月前曾在当地保健院妇科检查，诊为"慢性宫颈炎"。宫颈肥大，3 度炎症，曾冲洗上药，经局部治疗已 2 个疗程（7 天为 1 个疗程），复查仍有 2 度炎症。近日白带又如以前。今天来诊要求服中药。观其面色苍黄，形体虚胖，精神疲倦，双眼睑浮肿，胃纳不佳，胸闷，腰酸痛，二便如常，舌质淡胖，边有齿印，苔白滑，脉缓无力。证属脾虚带下。治宜健脾除湿，兼理气升阳，补肾。方用完带汤加减：

党参 12g	白术 18g	苍术 12g	柴胡 6g
白芍 24g	陈皮 3g	黄柏 9g	狗脊 15g
川断 12g			

服 3 剂后，来诊，白带已减少，变稀。以此方加减，继服 3 剂，白带更少，已无臭气。复查示"1 度宫颈炎症"，患者自觉精神好转，腰酸减轻。再服 3 剂以巩固疗效。

按： 此证乃是脾气虚弱，运化失调，湿聚下焦，损伤带脉而致。今用此方，以党参、白术燥脾之湿，稍以小量柴胡、白芍，合陈皮以舒肝解郁，行气升阳，使肝血不燥，不至克脾。黄柏清下焦湿热。狗脊、川断补肾壮腰。全方健脾舒肝、升阳、补肾。但总的目的为助脾健运，因而如傅青主所说："脾气健运，则湿自消。"故能奏效。

（三）补气升阳法

谭某，女，50 岁。1984 年 8 月 24 日初诊。患者妇科检查发现子宫脱垂 2 度，并伴有眩晕、心悸，月经经常提早、量多，腰膝酸软，自诉因体虚，一直未敢手术处理。舌质淡，胖大，有齿印，脉沉细无力。证属中气下陷。治宜补中益气汤加减：

党参 18g	黄芪 30g	白术 12g	陈皮 6g
升麻 6g	柴胡 6g	枸杞子 12g	川断 12g
何首乌 18g			

服 6 剂后，自己已感到子宫有上提之感。眩晕、心悸也减轻，复查子宫脱垂仅 1 度。

按： 患者日久脾虚，中焦之气下陷而致子宫脱垂。今用补中益气汤主要补中焦之气，加川断、枸杞子予补肾，使冲任固摄，胞宫自能得以提摄。

九十、温补脾肾法在妇科临床上的疗效观察

脾与肾皆属于人体重要器官之一，被历代医家高度重视。早在春秋战国时期，脾就归属于五行之"土"。土升发万物，为后天之本。肾为水火之脏，藏真阴而寓元阳，为先天根本。脾肾二脏相互滋养，相互为用，主生化气血津液，是生殖机能及营养物质的源泉。如脾虚化源衰少，则五脏之精少，而肾失所藏；肾虚阳气衰弱，则脾失温煦，而运化失职。脾肾病变，日久不愈，常累及他脏，他脏有病，也常伤及脾肾。故脾胃二脏发生病变，对妇科疾病的影响大，如饮食失调，劳累过度，情志不遂，过服汗下攻伐之品，或久病未复，均能导致脾虚。症见面色萎黄，精神倦怠，肢体乏力，食欲不振，面目四肢肿胀，带下量多，大便溏薄，舌质淡，苔薄腻，脉缓弱。先天不足，房劳过度，孕育过多，久病或产后失调，均能导致肾虚。症见精神萎靡，腰膝酸软，头晕耳鸣，心悸健忘，或气喘尿频，面色晦暗，舌淡胖，脉沉弱。温补脾肾法是治疗妇产科疾病的大法之一，临床应用颇为广泛。因脾肾两虚而致病者，经带胎产病种繁多，尤其在疾病的恢复期，亦常用采此法。盖健脾补肾，滋其化源，脾肾强则精血充沛，诸症易愈。现将温补脾肾法在妇科常见病中的具体应用略述于下：

（一）月经不调

经行先后不定期，经量或多或少，脾肾虚损而致冲任失调，常为月经不调的重要因素。脾虚，无力升提，可见月经先期，量多，色淡。法当健脾补肾，摄血调经。方用补中益气汤加阿胶、杜仲炭、熟地黄之辈。脾胃虚弱，血海蓄溢失常，则月经先后不定，或多或少，可选用香砂六君子汤合四物汤或香砂六君子汤合定经汤健脾益气。肾阴不足，则虚火上炎，迫血妄行，可见月经先期，量少，色鲜红，选用两地汤（地骨皮、生地黄、玄参、白芍、麦冬、阿胶）。肾阳虚，则固摄无权，可见腰膝酸软，月经量多，用当归丸加减以温补肾阳，调理经血。

（二）崩漏

《内经》谓"阴虚阳搏谓之崩"，月经的出现与停止，主要取于肾气的盛衰，天癸的有无。所谓阴虚阳搏，是由于肾阴虚而致，肾阳偏亢的阴阳失调，或思虑过度，饥饱劳役，损伤脾气，脾为中洲，统血摄血，如气虚下陷，则统血无权，血泻不固，以致血不循经而外溢。崩漏的治则：在非经期，阴道大量出血，或长期淋漓不断，当以健脾补气、固肾止血为当务之急。血止后，要调整经期，巩固疗效。根据肾中阴阳之盛衰，进行调补，以达到治病治本之目的。肾阴虚者，用左归丸加减；肾阳虚者，用

右归丸加减；若属脾虚为主者，可用人参归脾汤加杜仲炭、巴戟天、阿胶珠、熟地黄之辈，或补中益气汤加补肾之品。

（三）习惯性流产或先兆流产

"任主胞胎"。胞脉源于肾，肾以载胎。如肾气亏损，冲任不固，则不能摄血养胎。或因脾胃虚弱，生化之源不足，冲任血虚，胎失所养，因而导致先兆流产或习惯性流产。肾气亏损是流产的根源，治疗原则以补肾培脾为主。补肾乃固胎之本，培脾乃益血之源，本固血充则胎自安。临床可选用加味寿胎丸治疗。若肾阳虚偏重者，加艾叶炭、巴戟天、补骨脂等，偏于肾阳虚者，去白术，酌加生地黄、女贞子、旱莲草、黄芩、玉竹等。临床上，习惯性流产多为肾虚、冲任不固所致，最宜在怀孕之前加以防治。先避孕半年至一年最佳，以巩固体质。选用补肾固冲之药，如人参、黄芪、鹿角霜、菟丝子、川断、熟地黄、枸杞子、巴戟天、白术、阿胶、当归、杜仲炭。上药亦可制成丸剂。服用3个月为1个疗程，以1～2个疗程为度，孕后再行调理。

（四）带下

带下症多因湿而成，或因湿热湿毒，或因寒湿。若带下清稀如水，量多，日久不愈，并兼腰酸，下腹冷坠等症者，多为肾阳虚衰，不能温煦固摄所致。《素问·骨空论》说："任脉为病，女子带下聚。"故此，带下病不能单纯从脾湿论治，应以温固脾肾为治。临床可选用苍术菟丝子丸加入海螵蛸、鹿角霜等。若脾阳偏虚者，方选完带汤；若属湿热下注或湿毒者，可分别选用龙胆泻肝汤、易黄汤加减治疗。

（五）病案举例

病例1，杨某，女，33岁，工人。主诉：闭经50多天，阴道少量出血3天。现病史：患者既往月经尚正常，现闭经50多天，腰部酸痛，少腹坠痛，阴道少量出血3天，妊娠试验（+）。该患者曾经流产3次，恐再次流产，要求保胎治疗，而收住院。舌质红，苔白略厚，脉细滑。中医诊为滑胎。西医诊为先兆流产。辨证：属于肾虚，冲任不固。治法：补肾安胎，佐以止血。方用寿胎丸加杜仲炭15g，女贞子15g，黄芪30g，升麻10g，白术15g，砂仁10g，地榆炭10g，黄芩10g。上方服3剂，阴道出血已止，原方略有更改，共服30余剂，症状全部消失而出院，现已顺产一男婴，母子健康。

病例2，刘某，女，41岁，招待员。主诉：月经频至已3个月。现病史：患者既往月经尚可，近3个月量多，有血块，月行2～3次，持续11～15天，此行月经淋漓不断10余天，自觉身倦乏力，腰腿酸软，心悸，多汗，纳呆，便溏，日行2～3次。舌质淡，脉弦缓。中医诊断为崩漏，西医诊断为功血。辨证：脾肾不足，冲任不固。治法：补肾健脾，益气固冲。处方：二仙汤加炒白术15g，杜仲炭15g，阿胶15g，菟丝子 30g。复诊：服上方 9 剂血净，仍感气短无力，腰腿酸软，舌淡，脉沉弱。上方去杜仲炭，加桂圆肉，继服 21 剂，月经按时来潮。嘱服下方巩固疗效。

党参 15g	黄芪 15g	白术 15g	煅龙骨 15g
川断 15g	桂圆肉 15g	巴戟天 10g	海螵蛸 15g
甘草 10g	阿胶 15g	田三七 1g	煅牡蛎 15g

病例 3，白某，女，工人。主诉：腰痛，带下量多半年余。现病史：半年来，经常腰痛，遇寒则甚，阴雨天加重，小腹坠胀，觉凉，手足不温，白带多，质稀薄如涕，月经尚可，经行腹痛，纳呆，便溏，舌体胖大，舌苔薄白，脉细滑。妇科检查：双侧少腹有压痛。中医诊断：带下症。西医诊断：附件炎。治法：健脾益肾，升阳除湿。处方：

苍白术各 20g	白芍 10g	党参 15g	柴胡 10g
荆芥穗 10g	陈皮 10g	生甘草 10g	山药 15g
车前子 15g	川断 15g	巴戟天 10g	炮姜 10g

连服 10 剂，白带减少，腰痛明显好转，仍经行腹痛，舌脉同前。上方加延胡索 10g，败酱草 20g，另服胎盘片 1 瓶。上方嘱服 1 个月，白带大减，腰腹痛消失。妇科检查：附件部位压痛消失，症状已除，病告痊愈。

九十一、"有故无殒"临床疗效观察

妊娠病的治疗向来为历代医家所重视，早在两千年前，《素问·六元正纪大论》就提出了"有故无殒，亦无殒也""大积大聚，其可犯也，衰其大半而止，过者死"之治疗原则，对妊娠病的治疗起着重要指导作用。汉代张仲景发皇经义，创制桂枝茯苓丸、附子汤、干姜人参半夏丸、葵子茯苓丸等治疗妊娠症状、腹痛、呕吐、小便不利等症，是对《内经》"妇人重身，毒之何如"的具体回答，对后世影响很大。现不揣疏陋，试就"有故无殒，亦无殒"之治疗原则，探析其在妊娠病中的灵活应用。

（一）妊娠燥结，不忌苦寒攻下

妇人妊娠，阴血聚以养胎，不足于阴分，正如《沈氏女科辑要笺正》所言："精血有限，聚以养胎，阴分必亏。"其病多从燥化。如饮食积滞，热毒内侵，湿热蕴结，每多演变为腑实燥结证，治疗宜苦寒攻下为主，佐以滋阴养液。如腹部疼痛，阵发性加剧，连及胸背，恶心呕吐，口苦心烦，心下痞硬，腹中灼热，或腰部绞痛，小便不断，大便秘结，舌红苔黄糙，脉弦数者，可投大柴胡汤加芒硝、生地黄、玄参、麦冬。如喘嗽不宁，痰涎壅滞，黄稠难咯，胸闷腹胀，尿黄便秘，舌红苔黄干，脉滑数，宜宣白承气汤加麦冬、枇杷叶、桑叶、阿胶等。大黄、芒硝用量一般在 10g 左右，重证可用至 15g。张锡纯有言："大黄之力虽猛，然有病则病当之，恒有多用不妨者。"周学霆亦言:"胎当热结,白术反为伤胎之砒霜,芒硝又为安胎之妙品,无药不可以安胎,无药不可伤胎,有何一定之方,有何一定之药也!"确为经验之谈。若舌红少苔或无苔,虽有腹痛便秘之证,亦不可苦寒攻下,临证时应予注意。

如治王某,25岁,工人。1994年10月21日就诊。患者妊娠6个月,1周前因过食油腻,遂致右上腹剧烈疼痛,连及胸背,难以忍受,伴恶心呕吐苦水,腹胀,但热不寒,体温39.2℃,汗出,口干口苦,尿黄,大便4日未行。经B超检查提示:胆囊炎、胆石症。遂予氨苄青霉素、利胆醇及中药疏肝利胆之剂治疗,疼痛有增无减。体检右上腹压痛、叩击痛,墨菲征(+),下腹部膨隆。舌红苔黄糙,脉弦数。证属热肝胆,腑实津亏。遂投大柴胡汤加减:

柴胡 10g	黄芩 10g	法半夏 10g	枳实 10g
生大黄 10g	芒硝 10g	川楝子 10g	麦冬 10g
金钱草 30g	生地黄 15g	玄参 15g	白芍 15g

服2剂,大便畅通,腹痛大减。原方去芒硝,续进3剂,诸恙悉除。4个月后顺产一男婴。

(二)妊娠恶阻,不畏重镇降逆

妇人妊娠,出现恶心、呕吐、厌食是妊娠早期现象。若反复呕吐,不能自止,必伤胎元,故《万氏妇人科》有言:"轻者不服药无妨,乃常病也。重者须药调之,恐伤胎气。"张仲景提出:"妊娠呕吐不止,干姜人参半夏丸主之。"对于脾胃虚弱,寒饮上犯者,确有效验。如痰气交结,气机壅塞,呕吐剧烈,食入即吐,饮食难进,胸膈痞塞,大便秘结,舌淡苔黄腻,脉弦滑之恶阻重证,干姜人参半夏丸已力有不逮,吴熙常加入生代赭石50g左右,以坠痰涎,开胸膈,降逆气,每收桴鼓之效。张锡纯治疗妊娠恶阻重证,生赭石曾用至120g,其病随愈,孕妇及期而产。他认为:"赭石质重,其镇坠之力原能下有形滞物,若胎至六七个月时,服之或有妨碍,至受妊之初,因恶阻而成结证,此时其胞室之中不过血液凝结,赭石毫无破血之弊,且有治赤沃与下血不止之效,重用之亦何妨乎?""其气要之上逆,气化之壅滞,已至极点,用赭石以降逆开壅,不过调脏腑之气化使之适得其平,又何至有他虞乎"?可见《名医别录》言赭石堕胎,不足信也。若呕吐日久,阴液亏耗,低热口渴,皮肤干燥,形体消瘦,舌红苔光剥,脉细数者,则非赭石所宜。

如治杨某,23岁,教师。1993年6月12日就诊。患者妊娠2月余,近10天来,出现恶心厌食,呕吐痰涎及苦水,逐渐加重,伴胸膈痞满,嗳气叹息,口中淡腻,大便秘结。曾服用小半夏加茯苓汤3剂,诸证无减。近3天来,呕吐剧烈,食入即吐,汤药难进。舌淡苔白腻,脉滑。证属痰气交结胸膈,遂以原方加代赭石:代赭石60g,法半夏10g,陈皮10g,茯苓15g,全瓜蒌30g。煎汁200mL,小量多次频频饮服。服药2剂,呕吐大减,续进3剂,诸恙悉除。

（三）妊娠瘀结，不远活血攻逐

《金匮要略·妇人妊娠病脉证并治》云："妇人宿癥病，经断未及三月，而得漏下不止，胎动在脐上者，为癥痼害。妊娠六月动者，前三月经水利时，胎也；下血者后断三月，衃也；所以血不止者，其癥不去故也，当下其癥，桂枝茯苓丸主之。"妇人宿有癥积，复受孕而漏不下止，瘀血不去，新血不生，必妨胎元，正如《金匮要略方论本义》所言："血不止而癥痼不去，必累害于胎，故曰当下其癥。癥自下而胎自存，所谓有故无殒者，即此义也。"临床上宿有癥病之妇人受孕虽较少见，然仲景创立的"当下其癥"这一大法，即有效地指导着妊娠血瘀证的治疗。如妊娠发热，下腹包块，疼痛拒按，腹胀便秘，或外阴血肿，小便不利，舌质紫暗或舌边有瘀斑瘀点，脉涩者，可分别选用大黄牡丹汤、桃核承气汤等加减治疗。方中桃仁一药，《便产须知》谓其坠胎，然只要瘀结脉证俱全，可放胆用之，亦仲景之圣法。

如治夏某，24岁，农民。1991年4月11日就诊。患者妊娠4月。5天前因受凉出现发热恶寒，汗出，体温39℃，恶心呕吐，口干欲饮，右下腹疼痛，逐渐加剧，尿黄便秘。麦氏点压痛及反跳痛，诊断为急性阑尾炎，给予青霉素抗感染治疗。2天后，发热恶寒消退，然右下腹疼痛未减，夜间加重，并可触及5cm×6cm大小之包块，质地中硬。舌质紫暗，苔薄黄，脉弦。证属瘀热蓄结于肠道所致，遂以活血攻逐为法，予大黄牡丹汤加减：

大黄10g	牡丹皮10g	赤芍10g	当归10g
乳香10g	没药10g	桃仁15g	败酱草15g
薏苡仁20g	冬瓜仁30g		

服3剂，大便畅通，疼痛减轻。继续治疗半月，诸恙悉平，腹部未触及包块。半年后，婴儿及期而产。

（四）妊娠虚冷，不避大热助阳

孕妇素体阳虚，孕后阴血下聚养胎，孤阳不长，可导致一系列病证，如妊娠腹痛、肿胀、小便不通等。《金匮要略·妇人妊娠病脉证并治》有言："妇人怀娠六七月，脉弦发热，其胎愈胀，腹痛恶寒者，少腹如扇，所以然者，子脏开故也，当以附子汤温其脏。"《沈氏女科辑要笺疏·妊娠肿胀》亦言："妊娠身发肿，良由真阴凝集以养胎元，而肾气不能敷布，则肾中之输尿管无力，遂致水道不通，泛滥莫制，治当展布肾，庶几水行故道，小溲利而肿胀可消，此唯仲景肾气丸最为正治。"据此，临证时对于妊娠小腹冷痛，绵绵不止，下肢浮肿，按之如泥，腰膝酸软，畏寒肢冷，小便短少，大便稀溏，舌淡苔润，脉沉细弱者，每选用附子汤、肾气丸或真武汤分而治之，可获显效。正如《张氏医通》所言："世人皆以附子堕胎为百药长，仲景独用以为安胎圣药，非神而明之，莫敢轻试也。"若痛久不止，病势日进，痛连腰脊，舌红苔少，脉细弱，大温大热之品不宜轻用。

如治石某，26 岁，干部。1992 年 8 月 20 日就诊，妊娠 4 个月，近 1 周来，小腹隐痛，绵绵不止，头晕乏力，下肢、外阴、腹部浮肿，按之如泥，心悸气短，腰膝酸软，四肢不温，小便短少，大便稀溏。曾服用参苓白术丸，病情不减。尿蛋白（++），有少量透明管型。舌淡苔白，脉沉细。证属肾阳亏损，气化不行。遂以真武汤加减：

熟附片 10g	白术 10g	白芍 10g	泽泻 10g
党参 10g	淡苁蓉 10g	茯苓 15g	

3 剂后，腹痛消失，浮肿减轻。续进 6 剂。诸恙悉除，尿常规正常。

（五）结语

妇人妊娠，母子所系，治疗上常感棘手，或拘于硝、黄堕胎之说，重病不用重剂，或偏执芩，术为安胎圣药，不辨寒热虚实；或剂量偏大，疗程过长，药过病所，有悖于"有故无殒亦无殒"之大法，而致变证丛生，危及胎元及孕妇。临床看来，素体虚弱，肝肾不足，孕后持续腰酸，舌上少苔。胎儿易滑者，骤投峻利药物，确有堕胎小产弊端。若大寒大热大实大积之证，则非重剂难取沉苛。用药一般宜小剂递增，或重剂轻投；若证情确切典型，亦可首投重剂。每次服药时间，以 2 ～ 3 日为宜，便于观察，中病即止，谨遵《内经》所云"大毒治病，十去其六"，"衰其大半而止"之原则。如服药后，腰酸隐痛，阴道不时下血，多属药证不符，毒药伤及胎气，当即停药；如腰酸痛甚剧，虽下而不多，腹痛不显，一般来说胎元难保；如母舌发青，腹冷，口出恶臭，阴道下血如赤豆汁，脉涩，乃胎死腹中，急宜下胎。总之，妊娠病的治疗，不同于内科妇科杂病，尤其是妊娠病重，既要顾护胎元，又要重剂逐邪，稍有偏差，伤及母子，故《内经》有"过者死"之戒。

九十二、"B 超"在妇科临床上的指导作用

中医妇科病的诊治同其他疾病一样，亦需要辨证与辨病相结合。根据妇科临床特点应用"B 型超声显像法"（以下简称"B 超"），在协助明确诊断疾病、类证鉴别、制定治则治法、选择方剂、应用药物等方面均有指导作用。

（一）月经病

1. 崩漏

协助诊断功能性出血、子宫肿瘤（主要指良性瘤）。前者常规辨证施治，后者除辨证用药外，应加软坚散结药方可获效。

2. 月经过少或闭经

B 超见子宫小或内膜薄为虚证，多属肾阳虚，选用益气养血或补肾法，方用右归

饮合四物汤加减，如 B 超所见子宫较正常者大或内膜较厚为实证，属于血瘀，以活血祛瘀促使子宫内膜剥脱，选用桃红四物汤加减。

3. 痛经

临床上痛经主要是气滞血瘀及寒湿凝滞。如无器质性病变，治则活血祛瘀，理气止痛，方选膈下逐瘀汤或加味乌药散加减；或活血祛瘀，温经攻寒，方选少腹逐瘀汤或温经汤加减。如果为器质性病变，B 超示子宫内膜异位症和部分子宫肌瘤患者，除辨证施治，另加软坚散结药方能收效。

（二）带下病

1. 急性盆腔炎

症见少腹刺痛连及腰骶部痛，白带增多色黄有味，口干不欲饮，舌质红，苔黄腻，脉滑数或弦数。B 超可见子宫直肠陷窝有暗区。辨证为湿热下注，治宜活血祛瘀，清利湿热，方选桃红四物汤合五味消毒饮加减。

2. 子宫肌瘤

常见子宫黏膜下肌瘤，对未脱出子宫颈口的黏膜下肌瘤，妇科检查难以确诊，B 超可见宫腔内有强光团。方药中除用活血化瘀、清利湿热药外，还应加软坚散结药。

（三）妊娠病

1. 妊娠腹痛

B 超可确定宫内妊娠还是宫外妊娠。宫内妊娠为先兆流产，保胎处理；宫外妊娠属中医学少腹血瘀证。出血少者 B 超见子宫直肠窝有少量片状暗区，治宜活血祛瘀杀胚。出血多时，B 超见整个盆腔甚至腹腔均为暗区，且常一侧附件区探及包块，除上述治疗外，必要时手术。

2. 胎漏、胎动不安

二者均为先兆流产。B 超可协助诊断胎元是否存活，如果停经月份与子宫大小相符，宫腔内可见妊娠囊，或探及原始心管搏动（最早出现于妊娠第 5 周）。这是妊娠的证据，用药保胎的根据。

3. 滑治

若见于中期妊娠者，B 超见子宫内松弛，证为气虚胎失固摄，治宜益气升提，固肾安胎，方选补中益气汤合寿胎丸加减。

（四）产后病

1. 恶露不绝

B 超仅见子宫大、宫腔无残留者为子宫复旧不全，属于虚证，用补气摄血法即可，方选补中益气汤加减。如果 B 超见子宫大且宫腔内有残留者，属实证，方选生化汤加减。

2. 产后腹痛

产后腹痛可见于急性盆腔炎和宫腔内残留两种情况，两者可以单独存在，也可以同时存在。如 B 超见子宫恢复正常，宫腔内无残留，子宫直肠窝有暗区，为急性盆腔炎，中医学属于血热互结，重用清热解毒药佐以活血祛瘀药，方选五味消毒饮合生化汤加减。如 B 超为宫腔残留，重用活用祛瘀药佐以清热解毒药，方选生化汤合五味消毒饮加减。若二者同时存在，则活血祛瘀、清热解毒并用，方选生化汤合五味消毒饮加减。

（五）妇科杂病

1. 不孕症

B 超观察子宫发育和卵泡发育及有无排卵。子宫发育小，常见于肾阳虚或气血两虚者，治宜益肾养血助孕，方选右归饮四物汤加减。B 超见卵泡发育欠佳，属于肾阴虚，宜重补肾阴促使卵泡发育，方选左归饮加减。B 超见卵泡增大，但不破裂，无排卵，此时属阴阳交接，应在补肾阴的基础上加补肾阳的药，此谓之阳中求阴，另加活血化瘀药促使卵泡裂排卵，方选归肾丸合桃红四物汤加减。

2. 癥瘕

临床常见于子宫肌瘤、子宫内膜异位症、卵巢肿瘤、炎性包块，证属血瘀，治宜活血祛瘀，软坚散结，方选大黄䗪虫丸合消瘰丸加减。卵巢肿瘤应行手术治疗。

（六）计划生育

B 超能直接观察宫内避孕器的位置及形态以指导临床。宫内避孕器合阴道流血者，若宫内避孕器的位置形态正常，则流血并非完全是宫内避孕器的副作用，治疗根据四诊辨证施治用药；若 B 超见宫内避孕器位置或形态有异常者，则阴道流血可能为宫内避孕器的副作用，应取器观察。

九十三、妇女黄褐斑辨证论治疗效分析

黄褐斑，中医古代文献称之为"鼾黑斑"。其实，鼾黑斑所指，还应包括现代医学所说的"黑变病"等。本文所论述者，也是以黄褐斑为代表的多种颜面色素沉着疾病。专论妇女者，是因为女性发病较高，又求治心切；且无论是在病因还是在治法上，又都有许多不同于男性之处。又专论"内治"者，是因为临床上对本病往往重"外治"而轻"内治"；而中医内治法对黄褐斑，特别是妇女黄褐斑的疗效又是很好的，完全有必要进一步探讨。

（一）古代文献论述举隅

早在战国时期成书的《黄帝内经》，对于本病就有了不少论述。如《素问·至真要大论》中就提到了宇宙自然五运六气与本病发病的关系："岁阳明在泉，燥淫所胜，则霜雾清瞑，民病喜呕，呕有苦，善太息，心胁痛，不能反侧，甚则嗌干面尘，身无膏泽，足外反热。"《灵枢·经脉》则注意到了本病的发病与足少阴肾、足厥阴肝、足少阳胆、足阳明胃诸经的病理变化有关。或"口苦，善太息，心胁痛，不能转侧，甚则面微有尘，体无膏泽"，或"嗌干，面尘脱色"，或"饥不欲食，面如漆柴"，或"洒洒振寒，善伸，数欠，颜黑"。

《诸病源候论》对本病的病因病机有进一步的认识："面黑者，或脏腑有痰饮，或皮肤受风邪，皆令气血不调，致生黑皯。"又曰："五脏六腑十二经血，皆上于面，夫血之行俱荣表里，人或痰饮渍脏，或腠理受风，致血气不和，或涩或浊，不能荣于皮肤，故变生黑皯。"巢氏明确指出了本病是由痰或风所造成的"气血不调"而"或涩或浊，不能荣于皮肤"所致。

孙思邈则曰："新沐发讫，勿当风，勿湿萦髻，勿湿头卧；使人头风眩闷，发秃面黑，齿痛。耳聋，头生白屑。"

明代陈实功则首先提出了"水亏""血弱"的病因病机，说："黧黑斑者，水亏不能制火，血弱不能华肉，以致火燥结成斑黑，色枯不泽，朝服肾气丸以滋化源，早晚以玉容丸洗面斑上，日久渐退。兼戒忧思、动火、劳伤。"

清代吴谦、祁坤、许克昌等对本病亦均有论述。吴谦曰："此征一名黧黑斑，初起色如尘垢，日久黑似煤形，枯暗不泽，大小不一，小者如粟粒赤豆，大者似莲子、芡实，或长，或斜，或圆，皮肤相平。由忧思抑郁、血弱不华、火燥结滞而生于面上，妇女多有之……戒忧思、劳伤、忌动火之物。"祁坤曰："黧黑斑多生女子之面，由血弱不华，火燥结成，疑事不决所致……一云风邪入皮肤，痰饮渍脏腑，则面暗黳，又当随其因而调之也。"许克昌曰："面尘（又名黧黑斑，又名黑皯黳），面色如尘垢，皮肤相润，由忆思抑郁，血弱不华……内宜疏胆气兼清肺，加味归脾汤送服六味地黄丸主之。"

综上所述，古代医家是从"虚""实"两个方面来认识本病的：虚者，"水亏"与"血弱"；实者，"痰饮""风邪"与"火"。同时，又十分重视情志因素。认为"忧思""抑郁"也是本病的重要致病因素。

（二）中医内治法的具体运用

古代医家的学术思想和治疗经验，对于我们确立黄褐斑的治疗大法有着十分重要的借鉴意义。因此，举出上列文献，以求温故知新。吴熙通过大量的临床实践更进一步认识到，妇女的经、产、胎、带，无论哪一方面出现病理变化，都极易成"瘀"。而内有瘀则外有斑，无瘀不成。所以，本病的治疗大法应不忘活血化瘀，只不过，或主或次，或轻或重，又应因人因病不同而已。

下面，具体介绍吴熙临床常用的几种内治法。

1. 补肾活血法

此法多用于更年期前后的中年妇女，甚至老年妇女。个别中青年妇女，屡经小产、流产，或其他慢性疾病而肾元大亏者，亦可用之。适用于本法的黄褐斑多颜色较深，呈古铜色甚或墨漆色，分布除两颊外，往往还见于前额、口周及唇；还常常兼见腰酸膝软、畏寒，或寒热俱畏，或午后潮热，性功能减退等，舌质淡紫或兼见瘀斑，少苔、脉细数或兼见涩象等。吴熙于此往往采用肾阴肾阳双补并佐以活血化瘀法。

病例1，刘某，女，46岁，干部。患者3年前因子宫肌瘤及妇科多种炎症而被摘除子宫、卵巢及全部附件。虽长期服用尼尔雌醇，但仍腰酸膝软、乏力、气促、头晕、眼花，既畏寒又时有潮热，难以坚持日常工作。两颊、额、口周等处几乎满布古铜色斑块，两唇亦呈墨漆色色素沉着。查其舌淡紫而见瘀斑，少苔；诊其脉，六脉沉细而见涩，两肾脉似有似无。综上，确属肾阴肾阳两亏而兼血瘀之证，治拟双补肾阴肾阳而辅之活血化瘀。斑在外而治在内，斑在上而治在下也。处方：

淫羊藿 15g	杜仲 15g	女贞子 10g	覆盆子 10g
枸杞子 10g	五味子 10g	生山楂 10g	益母草 10g
车前草 15g	附片 10g（另包先煎30分钟）		

5剂毕，精力倍增，诸症明显减轻。再3剂，左颊及额之斑块开始消散，颜色开始变浅。再5剂，诸症大减。精力更觉充沛。上方随症加减，再连服20剂。斑块消退十之有八，唯左眼眶下尚留较深斑块，其余部位几乎完全消散，双唇变得比较红润。自述不仅能坚持日常工作，且经常加班加点，减半服用尼尔雌醇，并无不适。

2. 清热利湿活血法

本法多用于妇科炎症严重的中青年妇女。此类患者之斑块多深浅不一，颜色晦暗，且多分布于两颊，皮肤直观感觉粗糙。往往伴有腰痛、小腹痛、咽干口苦、发热、烦躁，经血晦暗混浊，带下浓稠而色黄等，舌质往往偏红或暗紫，舌苔黄而厚腻，脉多弦数或濡数。

病例2，解某，女，31岁，护士。患者因子宫内膜、宫颈、卵巢及附件广泛炎症及附件的多处粘连而就医于福州多家医院，某大医院建议其做子宫、卵巢及附件的广泛切除手术。患者犹豫不决而就诊于我处。自述腰痛、小腹痛，经血混浊，每行经则多淋漓不断，带下黄而稠，烦躁而睡卧不安。见患者两颧满布黄褐斑，色深而晦暗。舌质红，边尖有明显瘀斑，苔黄而腻，有腐象，脉弦数而见涩。此肝胆湿热下注兼下焦蓄血之证，拟清泄肝胆兼以活血化瘀。处方：

龙胆草 5g	柴胡 10g	黄芩 10g	炒山栀 10g
金钱草 10g	生甘草 5g	当归 10g	赤芍 10g

丹参 10g	桃仁 5g	红花 5g	益母草 15g
川芎 10g	滑石 15g	阿胶 10g	白花蛇舌草 20g

5 剂后，自觉腰痛减轻，小腹已不痛，白带减少，两颊斑块开始消散，斑块与正常皮肤间的界限已模糊不清。上方加减连服 15 剂，诸症消失，精力倍增，妇科检查未见炎症，除右眼眶下尚存一颜色略深的斑块外，其余消散。

3. 益气补血活血法

本法多用于禀赋素虚或屡经小产、流产而造成气血双亏的青年和中年妇女。此类患者斑块多呈浅褐色，晦暗而毫无光泽，颜面其他部分的皮肤也多呈灰白或灰黄色，往往也伴有气短乏力、心悸失眠、月经量少、经血淡暗、白带清稀（兼有妇科炎症者也可能有黄带）。舌质淡而少苔或薄白苔，或有少量瘀斑或无瘀斑，脉多虚细。

病例 3，陈某，女，30 岁，干部。长期心悸怔忡，乏力，气短汗出。15 岁初潮，经量一直很少。患者面色灰白，两颊满布浅褐色斑块。舌质淡，苔薄白，舌边有齿痕印，脉虚细而略缓。处方：

炙黄芪 20g	党参 15g	炙甘草 15g	当归 10g
生地黄 15g	麦冬 10g	五味子 10g	山楂 10g
阿胶 5g	丹参 10g	益母草 15g	桃仁 5g
红花 5g	木香 10g	川芎 10g	

连服 18 剂，诸症消失，斑块明显消散，容光焕发。

4. 疏肝理气活血法

本法多用于与情志因素直接相关的黄褐斑患者。此类斑块多呈青褐色，大小、深浅与患者情绪及月经周期关系密切，常伴有咽干口苦、烦躁易怒、右胁不舒等。舌质红而少苔或薄黄苔，脉弦细或弦涩。

病例 4，李某，女，27 岁，工人。就诊时，面色发青，两颊满布青褐色斑块。舌质红而苔黄，脉弦细而涩。究其因，患者于两年前怀孕起就不断与家人吵架，产后吵架更为频繁，斑块于怀孕 3 个月后出现，以后不断扩大、加深。处方：

柴胡 10g	制香附 10g	郁金 10g	炒枳壳 10g
当归 10g	白芍 10g	丹参 10g	益母草 15g
红花 5g	桃仁 5g	黄芩 10g	川芎 5g

嘱患者每月于月经前后各服 5 剂，连服 3 个月。同时，辅之以心理疏导。3 个月后患者斑块几乎退尽，颜面亦变得红润而光泽。

九十四、从肝论治妇女阴痛症

妇女阴痛症，主要表现是阴道拘急痛，有时牵引两侧少腹，轻则阵发性掣痛，重则刺痛难忍。病因多数与足厥阴肝经有关。《灵枢·经脉》云："肝足厥阴之脉……循股阴，入毛中，过阴器，抵小腹，属肝。"肝经之寒凝、湿热、气郁等都能导致本症的发生。吴熙从肝论治，多获良效。

（一）寒凝肝经

女子以血为本，以肝为先天，肝藏血。女子常因经、带、胎、产等原因而肝血不足。血不足，气亦有损，寒邪易客于经脉，从而致阴道痛引两少腹，甚则阴产紧缩，手足痉挛厥逆，出冷汗，面色青暗，脉微细，舌淡。治宜温经散寒。方选当归四逆汤。

王某，28岁，1987年4月1日初诊。患者产后月余，哺乳受寒，阴道时作疼痛，牵引两侧少腹，喜温喜按，按则痛减，伴恶心，畏寒，面色发青。脉弦细，舌质淡，苔白。B超提示：子宫、附件无异常。辨证乃血虚受寒，寒滞肝脉。宜养血温经散寒，遣当归四逆汤加味：

当归15g	白芍20g	川桂枝12g	细辛5g
炙甘草5g	大枣18g	吴茱萸8g	生姜10g
通草10g			

服4剂后，疼痛若失。为善其后，改投补气养血剂10剂。随访至今，未复发。

（二）肝经湿热

平素过食膏粱厚味，或房事劳伤，以致湿邪内郁化热，下注厥阴肝经，流滞于阴部，病证初起以带下改变为多见，或见黄白，或有血丝，少腹刺痛，进而痛引阴道，带下如脓，脉弦数，舌质黄腻或黄厚。治宜清肝利湿，方选龙胆泻肝汤。

赵某，45岁。1989年11月5日初诊。患者阴道刺痛反复发作，带下色黄，伴腥臭，量多，苦不堪言，曾多次以附件炎治疗，后阴道疼痛进一步加重，并牵引少腹，带下增多。脉弦数，苔黄腻。证乃肝经湿热下注，遂遣龙胆泻肝汤加减：

龙胆草5g	山栀10g	泽泻10g	木通10g
生甘草10g	醋柴胡10g	生地黄10g	当归10g
车前子15g	凤尾草15g	马鞭草15g	

3剂而疼痛消除，带下亦明显好转。

（三）肝气郁结

若七情内伤，情志不舒，以致肝经气机郁滞，平时常感阴道掣痛，情绪郁闷，脉象多弦细涩滞。治宜疏肝理气，方选逍遥散合甘麦大枣汤。

张某，36岁。1990年10月5日初诊。患者自诉阴道时有掣痛，发病前深居简出，抑郁寡欢，喜叹息，时有乳房胀痛、咽部异物感。曾诊为癔病、神经衰弱，口服谷维素、补血糖浆等治疗，症情时好时坏。近来阴道掣痛逐渐加重，脉象弦涩。证乃肝气郁结，气机不利，宜疏肝解郁，遣逍遥散合甘麦大枣汤：

小麦 30g	白芍 10g	当归 15g	玫瑰花 6g
白术 10g	茯苓 10g	合欢皮 10g	炙甘草 10g
大枣 10g	生姜 10g	醋柴胡 12g	

服 10 剂后，症情稳定，改以逍遥丸缓图。随访至今，未复发。

（四）肝血瘀滞

有由跌仆损伤致肝血瘀滞者，亦有由其他病而初起呈肝气郁滞者，"气为血之帅，血随之而运行……气结则血凝"（《血证论》），肝气郁滞日久而形成肝血瘀滞。肝血瘀滞之阴道疼痛，常伴肿胀，舌上见瘀点、瘀斑。治宜行气活血化瘀，方选荔枝橘核汤。

周某，46 岁。1989 年 7 月 10 日初诊。患者因撑船不慎而跌伤，开始时并不觉疼痛。3 日后，阴道开始疼痛，且夜间加重。经妇科检查，未见破溃。诊其脉涩，舌边有瘀点。乃肝血瘀滞，宜活血化瘀，遂择荔枝橘核汤化裁：

桃仁 12g	醋柴胡 12g	红花 5g	延胡索 10g
橘核 30g	荔枝核 30g	山楂 30g	江枳壳 10g
泽兰 10g	生甘草 10g		

服 3 剂，疼痛减轻，原方迭进 3 剂，诸症得缓。

九十五、妇科临床带教的体会

吴熙从事中医妇科专业，带教学生数年，现就临床诊治时和学生交谈中所反映出来的一些问题，谈点心得体会。

中医药学是一个伟大的宝库，是一门实践性很强的科学。要学好中医，要把从书本上得来的理论知识灵活地贯通于各科临床，实非易事。本人认为带教老师在临诊时必须抓住疾病中的主要问题，多问几个为什么，引导学生思考。学生也要多问多记，使课本理论知识和病例有机结合起来，变理论知识为医疗实践技能。这对提高今后独立工作能力是很有帮助的。

课堂教学所得到的知识往往与临床实践有一定的距离，表现在临诊时抓不住重点，特别在多种疾病或多种症状汇于一体时，在辨证遣方选药上就会感到渺茫，无从着手。这一点在毕业生的试诊中不难看出。

再则在校学生所接受的知识以中医基础理论、中医内科为主，而对中医妇科这一门特有的临床科学，如何掌握它的特点和规律性，以及对妇科所特有的疾病的认识，要在毕业实习时 1 个月左右的时间内完成，其难度是相当大的，对今后的独立诊治，确实有一定困难，应引起重视。

妇人有其特殊的生理病理，如何掌握诊治规律，研究有效治法，这是中医妇科的主要内容。现将几种妇科常见，治疗又棘手的临床诊治体会介绍给新走上工作岗位的同仁，以补其实习中之欠缺。

胎漏、胎动不安、滑胎三种病，病名虽异，但发病机理基本类同，归纳起来总不外乎与肝脾肾三脏有关。肾为先天之根，主系冲任，肾虚则根怯，无力系胎；脾为后天之本，生化之源，脾虚则本薄，胎无所依；肝为藏血之所，肝血不足则胎失所养。所以治疗大法当从此三腑着手。但临床还须遵循辨证求因、审因论治的原则，辨其寒、热、虚、实之异，针对不同病因论治，方不致误。

根据临床实践体会，妊娠胎漏、胎动不安属肝肾阴虚血热者居多，故常用黄芩、炒黄柏、生地黄、桑叶、竹茹、丝瓜络、藕节炭、苎麻根之类。待漏红止后，再商扶中益气、益肝益肾之法。常用炒党参、黄芪、炒白术、炒白芍、炒阿胶、山茱萸、炒杜仲、苎麻根之类，以求固本。使气血充沛，则胎元自固，不致枝枯果落，藤萎花坠。

对于气血不足者，常以别直参、炙黄芪、炒阿胶、艾叶胶、炒杜仲、山药、菟丝子、桑寄生、苎麻根、山茱萸、熟地黄、升麻、白及等。方中用升麻取其升提之意，使气旺则血有所依、胎有所荫；白及收敛止血，旨在补摄，为治疗胎漏之圣药。

至于ABO血型不合所致的滑胎，又另当别论。因为这是一种同族血型免疫性疾病，妊娠后易发生免疫性溶血，乃致屡孕屡坠或胎死腹中，西医学称习惯性流产，治疗上颇为棘手。胎黄之证，肝脾二经湿热是其病机之一，肾虚不固为其病机之二，且此类滑胎者大多具有头晕、腰酸、口干便结、恶心呕吐等气阴两亏症状。据此宜对前者采用独创异功保胎散，方用生黄芪、炒杜仲、桑寄生、茵陈、栀子、炒知母、炒黄芩、黄毛耳草，取其补肾安胎、清化解毒，以抵抗母体产生的免疫抗体，避免溶血性胎儿死亡。对后者则在此方基础上酌加制续断、制狗脊、菟丝子之类，重在补肾安胎，以增强其自身正气，临床应用，每每奏效。

婚后女子不孕，首先必须排除男方的不育因素，再考虑女子不孕的结论。概括女子不孕的原因大致可分为两类。一是妇女先天性生理缺陷，如阴道发育不全、阴道狭窄、处女膜闭锁、两性畸形、原发性闭经，这一类均非药物能取效，有的只能通过手术根治，才可达到受孕目的，另一类是后天病理因素的影响，如卵巢功能低下、黄体功能不足，输卵管炎引起的输卵管不通，或通而不畅，或因子宫、宫颈，阴道本身的病变，影响排卵及与精子的结合。这些通过治疗大多能达到受孕目的。

治疗不孕症必须掌握月经周期变化的几个环节，即经前气血旺盛，经行任通冲盛，经净血海空虚，而两次月经中间为阴盛化阳之期，根据月经周期的变化来确定治疗原则。一般经前宜早调肾中阴阳，双调气血，经期宜行气活血，经后须养血温肾通络。月经将届之际在补肾养肝方中须加香附、路路通、苏木、桃仁、红花、泽兰、丹参之品，以促使气血流畅，激发肾中阴阳之化，以使丘脑－垂体－卵巢轴之间的反馈功能恢复正常，使子宫有正常的内膜增生和脱落，以达到正常排卵受孕目的。若临床辨证纯属子宫虚寒的闭经，当适选淫羊藿，仙茅、巴戟天、肉桂、苁蓉、紫石英、炒杜仲、续断等大剂温肾壮阳之品，或鹿角片、炒阿胶、紫河车粉等血肉有情之品，以充养奇经，使冲旺任通，月事如期而受孕。在排卵期的治疗，吴熙往往在上方基础上酌加升麻、花椒、胡芦巴、菟丝子、党参、熟地黄、焦白术等健脾益胃之品为顺利排卵创造条件。方用升麻意在升提而总统诸药，振奋肾阳，激发黄体功能，使排卵后基础体温上升，促使双相型的黄体形成，以达到受孕目的。

九十六、妇女同房出血治疗四法

同房出血症是指妇女同房时或同房后的阴道非正常出血现象。大凡女子，天癸既至，冲任脉通，肾气充盛，气血调和，经水如期。若脏腑亏损，气血不和，则冲任失约，经血非期。西医学认为同房出血症往往提示妇女患有生殖系统疾病，如阴道炎、宫颈炎、恶性肿瘤等。对妇女身心健康危害甚大。现将多年临床经验总结归纳为四法，取得满意疗效，兹简述如下：

（一）脾不统血，治以补益心脾

本例多见于素体虚弱或劳倦过度。临床表现为同房时或同房后阴道出血，阴中隐痛，精神不振，面色萎黄，饮食减少，舌淡苔薄，脉细而弱。治宜补益心脾。

病例1，王某，女性，35岁。1987年9月11日初诊。患者1年来每次因同房时阴道出血，惊悸惶恐，疑有恶性变。经妇科检查未见异常，查血常规正常，孕2产1，人流1次，月经周期24～28天，行经4～5天，量少，色淡，常感头晕，用西药止血剂治疗不效。每次同房时出血，色淡，头晕心悸，气短神疲，大便时溏，苔薄，脉细。治法：补益心脾，收敛止血。处方：

白术 2g	炙甘草 6g	远志 6g	茯苓 15g
党参 20g	黄芪 20g	酸枣仁 10g	何首乌 15g
山药 30g	麦冬 20g	血余炭 15g	牡蛎 20g

日1剂，水煎服。服10剂后同房时不见出血，再服5剂以巩固疗效。以后每月服归脾丸200g，随访3年，无异常。

按：心主血，脾统血，气为血帅，血为气母，脾虚血少，心失所养故头晕心悸，面色无华。脾为统血之脏，脾气虚则不能摄血归经，男女同房，阴阳相搏，阴脉受伤则同房交媾时出血，故用参、芪、术、草补气摄血，远志、酸枣仁、茯苓养血安神，何首乌、血余炭、牡蛎收敛止血。重用山药、麦冬调补阴阳，对止血起调节作用。

（二）阳虚血热，治以滋阴清热

临床表现为同房时或同房后阴道出血，血色鲜红，量较多，烦躁易怒，胁胀胸闷，带下色黄，口臭便秘，舌质红，苔薄黄，脉弦数。

病例2，杨某，女，45岁。1991年5月就诊。患者主诉近2个月来同房后即出血，淋漓难尽，烦躁易怒，妇科检查及 B 型超声波检查均正常。症见：同房后出血色鲜红，偶夹血块，烦躁不安，大便秘结，舌质红，苔薄，脉弦数。治法：滋阴清热，凉血止血。处以地黄汤加减：

生地黄 15g	山萸肉 15g	山药 15g	当归 15g
地骨皮 30g	牡丹皮 10g	茯苓 15g	五味子 6g
茜草炭 30g			

服 4 剂报阴道出血减少，原方加龟甲 15g，再服 7 剂，同房时未见出血。嘱服知柏地黄丸 3 个月，随访 1 年，同房出血现象消失。

按： 患者素体阴亏，阴虚阳浮，经气不固，经血易动，则交合出血。本方用生地黄滋阴壮水，山萸肉秘气涩精，山药补脾阳，茯苓、当归和脾养血以资血室，牡丹皮、地骨皮清相火以凉血，麦冬润心肺以交肾，五味子敛津液以固血脉。因阴虚血热，煎熬成块，故用茜草化瘀止血。全方阴平阳秘，固经气，经血无妄泄之患，故出血亦止。

（三）湿毒内壅，治以解毒化湿

慢性炎症如阴道炎、宫颈炎等可见此型。临床表现为同房出血，外阴瘙痒，小便赤，口苦，舌红，苔黄腻，脉濡数。

病例3，吴某，女性，24 岁。1994 年 6 月就诊。患者近半年同房后即出血，外阴瘙痒，带下色黄腥臭，且常尿频，尿急，口服抗生素效果不显。妇科检查提示阴道壁充血，宫颈中度糜烂，伴 1 枚绿豆大小息肉，接触后出血。症见同房出血，外阴瘙痒，带下腥臭，苔黄脉数。治以清解汤清热解毒化湿。处方：

贯众 15g	金银花 15g	野菊花 15g	红藤 30g
苦参 15g	白花蛇舌草 30g	知母 9g	黄柏 9g
木通 9g			

服 7 剂后阴道出血减少，再服 7 剂则出血止。在治疗时同时予生肌散外敷宫颈，疗效更佳。

（四）瘀阻经脉，治以活血化瘀

本型多见于病程长，病情复杂，兼杂症较多或子宫、卵巢恶性病变者。临床表现同房后出血，多血块，色暗，苔薄，脉细涩。

病例4，戚某，女性，48 岁。1995 年 3 月就诊。患者原有慢性盆腔炎 5 年，经常下腹部疼痛屡治无效。近 2 年同房后阴道出血，色暗。B 型超声波提示子宫无异常，妇科检查示子宫颈轻度糜烂。症见：同房出血，色暗有血块，腹痛，苔薄质紫，脉弦涩。用通瘀止血汤活血化瘀。处方：

益母草 30g	红花 5g	赤芍 15g	炒侧柏 30g
五灵脂 10g	当归 15g	桃仁 12g	炒茜草 30g

| 败酱草 30g | 香附 12g | 三七粉 3g（吞） |

服 5 剂出血量减少，加用生黄芪再服 14 剂，阴道出血止。随访半年未见同房出血。

九十七、妇科病临床治疗举隅

吴熙自幼秉承家传，深究医理，博采众长，学验俱丰。业医数十载，擅长妇科，制方严谨，用药得当，疗效卓著，兹将其诊治妇科病的经验介绍如下。

（一）月经不调，疏肝补肾

前贤云："小脉隶于肝肾。"盖肾主藏精，肝司血海，精血下濡冲任而月事以下。肝肾病变每可涉及冲任，冲任受损，则月经先期、后期或先后无定期诸症丛生。故月经不调虽病在冲任，但咎在肝肾。吴熙以"治肝肾即调冲任"为原则，治疗月经不调常以调肝补肾二法参用，调法以疏肝为主，并根据肝阴易亏，肝阳易亢的特点酌加养肝柔肝之品以防辛香走窜劫伤阴津。补肾则依肾之阴阳偏衰而旋以左归、右归法，二法合用以冀八脉得养而经事复常。

病例 1，李某，女，35 岁。1977 年 11 月 5 日初诊。

患者月经量多，先后无定期，或两月一至。或一月两至，腰痛带下，头晕心悸，夜寐不安，腹中气胀，气升呕逆，脉细弦，苔薄腻。拟益肝疏肝，调理冲任。处方：

佛手片 9 片	制香附 9g	白芍 12g	桑寄生 9g
川断 9g	枸杞子 9g	旱莲草 9g	乌贼骨 9g
滁菊 6g	夜交藤 15g	炒酸枣仁 12g	牡蛎 15g

7 剂。

复诊：服药后，呕逆已止，寐况改善，月事已按期而至。胃纳亦增，腹胀渐消，唯经量多，腰酸带下。治拟原方去炒酸枣仁、夜交藤、滁菊，加菟丝子、山药、杜仲。服药 15 剂，信告痊愈。

按：本例属肝肾不足，奇经受损，固摄无权，故月经先后无定期，量多腰酸带下。肝血不足，心失所养，故头晕心悸。肝虚不能遂其条达之性而横逆犯胃，则腹胀呕逆相继而至。方选香附、佛手疏肝和胃，枸杞子、白芍、桑寄生、川断等养肝益肾；滁菊清肝阳；酸枣仁、夜交藤养心宁神；乌贼骨、牡蛎收敛止带。药后诸症渐消。唯感腰酸带下，乃肾虚奇经不固，精液滑脱而下，复用菟丝子、枸杞子、山药、杜仲等益肾固摄治之。

（二）崩漏摄血，注重益气

《诸病源候论》曰："崩中之状，是伤损冲任之脉……劳伤过度，冲任气虚，不能制约经血。"吴熙宗其意，提出治崩首当补气摄血为要，推崇人参一味，亦所谓"初用止血以塞其流"之意。若崩漏日久不止，是有瘀血阻于冲任，致新血不得归经，当以理气活血祛瘀而血自归经。但此证多因气血两亏，虽有瘀阻，但也不宜重用活血之品，用之反伤新血，恐成崩中之患。

病例2，周某，女，46岁。1978年9月18日初诊。

患者月经量多如崩漏，血色鲜红，约6天未净，兼见头晕少寐，神疲乏力，面色㿠白，舌淡，脉软弱。乃脾虚冲脉不能固摄，拟益气摄血法。处方：

西党参12g	炙黄芪12g	炒白术9g	炒白芍9g
炒当归12g	蒲黄炭9g	藕节炭9g	广木香9g
炒酸枣仁9g	桑寄生12g	吉林参须9g（煎代茶）	

3剂。

复诊：血崩已止，气血亏虚，头晕少寐，神疲腰酸，舌淡脉弱。再拟原方去蒲黄炭、藕节炭，加川断、枸杞子、首乌、菊花，7剂。

按本例由脾虚中气不足，冲任固摄无权而致崩，神疲乏力，面色㿠白。头晕少寐，舌淡脉细弱，为气血不足，心脾两虚之象。药以参须益气摄血，加蒲黄炭、藕节炭止血。再合以归脾汤补益气血，调养心脾。复诊血止，故去蒲黄炭、藕节炭，加枸杞子、何首乌、川断滋补肝肾而固本，菊花平肝阳而除头晕。使气血恢复，心脾得养，肝肾得充，其病自愈。

（三）治疗痛经，擅用经方

痛经一证，多因气血受阻，经行不畅，不通则痛。吴熙常用张仲景之芍药甘草汤加味治疗。方取芍药养营和血，甘草和中缓急，共奏缓急止痛之效，又据痛经的不同病因，详辨寒热虚实，酌加他药。

病例3，何某，女，36岁。1989年5月11日初诊。

患者经来量少，小腹阵痛，痛则拒按，腰酸带下，病已多载，苔薄腻，脉细弦。证属冲任失调，血脉瘀阻，治当疏肝理血以调经。处方：

炒白芍15g	炙甘草6g	橘核9g	制香附9g
川楝子9g	延胡索9g	炒当归9g	益母草12g
川芎5g	失笑散10g（包）		

3剂。

复诊：服药后，血来较畅，痛遂减轻，而腰仍酸楚，经水将净，拟轻剂疏调之。处方：

川断9g	炙甘草6g	炒当归9g	炒白芍15g
橘核9g	桑寄生9g	制香附9g	茺蔚子6g
生地黄12g			

7剂。

按： 本例属气滞血瘀之痛经，兼见任带受损，故有腰酸带下之症。吴熙以芍药甘草汤先以缓急止痛之法，并合用香附、川楝子、橘核疏理气机，当归、川芎、益母草、失笑散补血祛瘀。服药3剂，则血脉通利。复诊时，仍有腰酸等肾虚之证，前方去活血药，改投轻剂疏调气机，再加川断、桑寄生、生地黄等益肾而利奇经。药后，几载之病若失，随访半年未见复发。

（四）闭经分类，审因论治

吴熙分闭经为血枯、血滞二大门。血枯者，多属阴血不足。血海枯竭，无血而下，血滞者，则为邪实阻隔，脉道不通，血滞不下。治疗上，证属血枯者，多以脾肾着手，所谓"脾为月经之本""肾为精血之源"。健脾以滋其化源，补肾以益其精血；血滞者，治以通利为要，因病有寒滞、气滞之分，故法有温通、理气活血之别。临床上尚有经闭而虚实之象不显者，则应以养血调经之法，使冲任脉旺，血海荡溢有时。

病例4，陈某，女，28岁。1984年2月11日初诊。

患者经事不行已3个月，头晕耳鸣，心悸少寐，神倦乏力，苔薄脉细数。证属水亏木旺，心肝失养，血不至海。治拟滋不涵木，养心安神。处方：

炒当归9g	生地黄12g	茯神12g	益母草10g
制香附10g	麦冬15g	柏子仁10g	夜交藤15g
龟甲30g	太子参18g	煅龙骨24g	煅牡蛎24g
黄柏4g	五子补肾丸15g（包）		

按： 本案证属闭经，纵观诸症，乃肝肾不足，血海空虚致经事不行，水亏木旺，上扰心神，则头晕耳鸣，心悸少寐，治以滋水涵木、养心宁神。方用当归、生地黄、麦冬、龟甲补阴血，黄柏清肝，香附、益母草活血理气调经，茯神、煅龙骨、煅牡蛎宁心安神。服药15剂，诸症向愈，经讯复至。

（五）绝经前后，滋水涵木

妇人年近七七，肾气渐衰，冲任亏虚，精血不足，脏腑失于濡养，阴阳失却平衡，故现经行紊乱，头晕耳鸣，烦热汗出，腰酸乏力等症，西医学谓之"更年期综合征"。吴熙认为：该证临床上以肾阴不足、肝阳偏亢者居多。治当滋水涵木，配合适当的心理疗法，收效更速。

病例5，江某，女，50岁。1977年10月5日初诊。

患者肾阴不足，肝阳易亢，烘热不时，心悸胸闷，头晕少寐，多梦纷扰，脘腹不舒，脉细弦，舌红少苔。治拟养阴潜阳，宁心安神。处方：

龙齿20g	牡蛎24g	滁菊花15g	佛手片3g
生地黄15g	麦冬15g	女贞子12g	钩藤12g

| 炒酸枣仁 12g | 桑寄生 12g | 茯神 12g | 白蒺藜 9g |

7 剂。

按：肾水亏乏，阴虚火旺，则时有烘热，多梦纷扰，心悸少寐；肝木失养，肝阳偏亢，故头晕，脘腹不舒，胸闷。方用滁菊、钩藤、白蒺藜、牡蛎平肝潜阳；生地黄、女贞子、桑寄生滋阴益肾；佛手重用 3g，疏肝理气且又无辛香走窜劫伤肝阴之虞；酸枣仁、远志宁心安神。药证相符，故服药 7 剂，诸症渐平。

（六）带下绵绵，屡投腥臭

带下病多由带脉失约、任脉不固使然。吴熙在临床上多从带色、质并结合全身症状来辨其寒热虚实，审因而论治，如带如鸡子清样，为肾虚不固，精液滑脱而下，带黄稠有秽臭者，为肝脾湿热下注，带多质稠无臭者，为脾虚湿浊下注。治疗上则有健脾化湿、补肾固涩、清热利湿及清热解毒之别。对于带下日久不愈，宗吴瑭云："下焦丧失者，皆腥臭脂膏，阴液由此戕伤。"吴熙每每投以腥臭之品，如乌贼骨、线鱼胶、海螵蛸等以固精摄带，滋补阴液。

病例 6，蒋某，女，39 岁。1978 年 10 月 20 日初诊。

患者带下绵绵，如脓浊样，有秽气，病经 7 年不愈。近年心悸怔忡，头晕少眠多梦，下肢骨热如烙，相继而至，舌红苔腻。先拟清化。处方：

苍术 9g	生薏苡仁 12g	黄柏 5g	土茯苓 15g
滁菊 6g	半边莲 12g	生地黄 15g	桑寄生 9g
枸杞子 9g	炙龟甲 20g	牡蛎 15g	乌贼骨 12g

7 剂。

复诊时白带时有时无，但未尽除，而头晕腰酸痠劣依然，宜清养之方缓以图治。前方加减，共服 20 余剂始愈。

按：本例病带下已七载之久，吴熙初诊偏于清热化湿，略佐养阴，并重用乌贼骨、龟甲等腥臭以固精摄带。复诊时带下时有时无，但阴虚症状依然，故用药侧重清养，缓以图复。

九十八、龙骨牡蛎在妇科临床的应用

龙骨性味甘平（微寒），入心肝经，功能平肝潜阳，镇静安神，收敛固涩；牡蛎性味咸平（微寒），入肝肾经，功能平肝潜阳，软坚散结，收敛固涩。二药（以下简称龙、牡）功能相似，大多相须为用。《神农本草经》视为上品，久服能轻身强骨，延年而通神胆。实为众多药对中之一对珠玑。其在妇科运用之广泛，效果之卓著，已为医家所赞赏，临床虽说非君臣之品，价廉效高，堪称潜阳嗣涩之二宝。今就二药在妇科临床运用，简单归纳如下。

（一）安冲固摄疗经崩

经崩一证为妇科急重之证，其来势之猛，出血之多，颇使医人棘手，尽管前人示塞流、澄源、复旧三法，而临证往往难以速效，甚至反复发作而成脱证者亦不鲜见。究其病机，乃阴阳不能平秘而致阴虚阳亢。《内经》云："阴虚阳搏谓之崩。"阳不潜藏则如决堤水泛，此时潜阳固摄为当务之急。在病因治疗的基础上佐以平肝潜阳、收敛固涩之龙骨、牡蛎，可收立竿见影之效。吴熙在临床上常以张锡纯之安冲汤加减变化，颇为得心应手，其大剂龙、牡之配伍即张氏安冲之精华也。远比炭类止血为优，绝无止血留瘀之弊。

病例1，耿某，女，39岁。住院号01037。患者每月经量多如泉涌已达数载，多则日用纸两包，自此日渐贫血而成气血两亏，气虚不能摄血而经量更多，造成恶性循环，长期服药经量仍不见减，门诊以经崩收治住院。入院正值经前，遂投张氏安冲汤加减，5剂经至，当月经量正常，共用纸一包，4日而净。

（二）固任束带止白带

妇人白带有湿毒、脾虚、肾虚之不同。无论何因皆为损伤奇经、带脉失约、任脉不固。实证当以清除病邪为主，佐以固任束带。然而，虚证则应固涩为治，临床以龙、牡配伍莲肉、山药、白果、鹿角霜等疗效颇佳。中医妇科学（1964年版）例案，一妇人苦于白带朝夕不止十余日，外证头晕腰痛，脉涩，诊为肝肾阴亏，气血下陷，以龙、牡配六味饮，不数剂而愈。

（三）平肝潜阳息子痫

子痫病突然昏倒，目不识人，四肢抽搐，牙齿紧闭，目睛直视，口吐涎沫，少时自醒，反复发作，此乃孕妇肾阴素虚，肝阳上亢所致。此时阴虚是本，阳亢是标，孕后血养胎元，阴血亏虚难以速复，急则治其标，息风潜阳是为关键之旨。吴熙常以龙、牡配钩藤、白芍、阿胶、熟地黄等滋阴保胎，潜阳降逆。阳亢得平，痫证立止。

病例2，聂某，女，38岁。第4胎。每胎于妊娠4个月后即出现子痫，轻则10天一作，重则日作数次，前医以滋阴养血佐以钩藤、羚角之属，发作如故。思之，滋阴养血是救本，阴血何能一滋得复，虽佐羚角、钩藤清热息风，但阳亢非潜镇不平，阳潜则痫止。于原方去其昂贵之羚角，重加龙、牡，5剂而愈。嘱其此后每月加服5剂。随访未再复发，足月顺产一女婴。

（四）除湿利水固胎元

《金匮要略》云："妊娠养胎，白术散主之。"妇人妊娠期间，因脾虚不能运化，以致寒湿逗留，临床可出现心腹时痛，呕吐清涎，甚则胎动不安。本方以白术健脾升清，以蜀椒散中焦之寒，以牡蛎降逆之性引水湿下行，其方妙在牡蛎与白术为伍升降并举，牡蛎与蜀椒相配寒热同越。清人陈修园云："牡蛎水气所结，味咸性寒，寒以制热，成以导龙入海。"可见佐入牡蛎旨在导水湿下行而达降逆固胎之功。临床保胎之法旨用本方以砂仁易蜀椒，加龙骨、桑寄生、杜仲、菟丝子等，尚无一失。

（五）敛阳固表救脱汗

汗证有自汗、盗汗之异，二者在妇科均可见到，盗汗者妊娠有之，自汗则以产后多见。产后的病理机制为"阴血骤虚，阳易浮散"，阴不敛阳则卫阳不固而自汗。临床以龙、牡收敛固涩之功收敛浮散之阳气，佐以黄芪扶阳固表，更佐麦冬、五味以滋阴敛阳，阴阳相济其汗自止。

病例3，刘某，女，23岁。产后旬余，一直自汗不止。观以往病历，初时伴见畏风舌淡，医以玉屏风散、桂枝汤等加减不效。继之汗出更多，伴见舌红光剥无苔，大便干结，改投当归六黄汤，汗仍不止，求余会诊。见患者大汗淋漓，数更衣仍湿衣裹体，气短神疲，口干渴面红，舌淡红光剥无苔，脉虚浮而数。证属阴虚阳浮大汗欲脱之急，急投大剂龙、牡合生脉散。1剂汗减，3剂而止。此可谓10剂之"涩可固脱"也。

（六）平肝育阴润虚痉

产后痉病乃因失血伤津，筋脉失养所致。临床症见突然项背强直，四肢抽搐，甚则可见口噤不开、角弓反张等肝风内动的证候。治疗虽说滋阴复脉、柔筋止痉为大法，但潜阳息风仍为重要手段，切不可忽视。临床以三甲复脉再佐龙骨加强平肝潜阳止痉之功，阳潜则阴易复，亦免致风邪化火劫烁阴液。

（七）镇逆宁神解脏躁

《金匮要略》云："妇人脏躁，喜悲伤欲哭，象如神灵所作，数欠伸，甘麦大枣汤主之。"从条文中看出，脏躁症以精神失常为主，多伴有心烦不得眠，坐卧不安等。若单用上方效果总不够理想，结合《伤寒论》原文110条"伤寒八九日下之胸满烦惊，小便不利，谵语，一身尽重，不可转侧者，柴胡加龙骨牡蛎汤主之。"从中不难看出，仲景之意是以龙、牡而止烦惊。可见龙、牡有镇惊定悸以治心神不守之功。吴熙治脏躁证常以甘麦大枣汤佐以龙、牡，其治疗效果显著提高。

病例4，周某，女，32岁。住院号0502。患者因受精神刺激后，寡言不欢，情绪易于激动，善悲伤，伴头昏心悸，五心烦热，少寐多梦。在当地县医院诊为神经官能症。服谷维素、安定等无效，后转中医科以黄连阿胶汤、甘麦大枣汤、天王补心丹等方治疗两月余仍无效而转来本院。诊其脉弦数，显属阴液不足，阳失潜藏之脏躁证。以甘麦大枣汤加龙骨、牡蛎、酸枣仁、丹参、琥珀末等，未及一月痊愈出院。

（八）调和阴阳除梦交

《金匮要略》云："夫失精家……脉得诸芤动微紧，男子失精，女子梦交，桂枝龙骨牡蛎汤主之。"本证为阴阳两虚，阳失去阴的涵养浮而不敛，阴失去阳的固摄走而不宁，形成心肾不交之梦交症。故用桂枝汤化调阴阳，佐龙、牡潜镇摄纳，则阳能固，阴能守，心肾交泰，梦交可除矣。

（九）软坚散结消乳癖

消瘰丸是一首治疗瘰疬的代表方，然而临床常用于治疗妇人乳癖症，则有殊途同归之妙。方中以牡蛎咸寒软坚散结之力，专攻肝经之痰结，配贝母除痰，佐玄参滋阴降火，亦可作滋水养肝之用。吴熙常以此方加山慈菇、山甲、橘核、青皮等治疗乳腺增生症颇为效验。此外，根据其软坚散结之功效，配伍行气活血引经之路路通、王不留行、山甲、蒲公英、红藤治疗输卵管不通亦有一定的疗效，目前尚在观察之中。

（十）吸湿使用疮愈阴蚀

妇人阴蚀即《金匮要略》所云之蚀阴，为狐惑病，此证除见前阴潮湿腐蚀溃烂不愈外，还伴见心神不安、神志恍惚等症。本病病机为湿热所侵，临床常规治疗遵《金匮要略》之意内服甘草泻心汤，苦参汤外洗，往往难以奏效，或愈而复发。《名医别录》云："龙骨疗汗出……阴蚀。"《本草纲目》云："龙骨收湿气……生肌敛疮。"根据龙、牡有收湿生肌敛疮之功效，遂于上方配龙、牡内服和外用，收到满意疗效。

病例5，卢某，女，53岁。患者前阴大阴唇内侧溃烂半年不愈，多方求治无效。按上法内服，外用煅龙骨、煅牡蛎、枯矾、青黛共研细末撒之，每日以苦参汤外洗、换药一次，月余而愈。龙、牡的运用还须注意生用和煅制的区别，作用有异不可混杂。凡平肝潜阳、镇惊安神、息风止痉皆用生药；凡收敛固涩、软坚散结、收湿敛疮以及外用皆用煅制。

第二章　潘丽贞

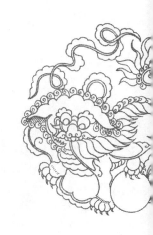

潘丽贞简介

潘丽贞，女，主任中医师，福建中医药大学教授、硕士生导师，福建中医药大学附属南平人民医院副院长、妇产科学科学术带头人，吴熙全国名老中医药专家传承工作室成员，世界中医药学会联合会第三届妇科专业委员会副会长，中国民族医药学会首届妇科分会副会长，中华中医药学会第四届妇科分会常务委员，国家妇科内镜微创技术推广专家委员会委员，福建省中医药学会第五、六届妇科专业委员会主任委员，福建省医学会妇产科分会第六届委员会委员，南平市医学会第二届妇产科专业委员会主任委员，第二批全国中医临床优秀人才，福建省第三批老中医药专家学术经验继承指导老师，福建省政协委员，中国农工党南平市委会主委，南平市政协副主席，南平市市管优秀人才，闽北名医。

潘丽贞教授主要致力于不孕症及相关妇科疑难病症的临床研究，对不孕症的中西医结合诊治具有丰富的临床经验和独特的见解并取得了重要成绩。创建了福建省首家中医不孕症重点专科、国家中医药管理局"十二五"重点专科建设单位和国家临床重点专科建设项目。近年来发表学术论文 20 余篇、专著 4 部，获得国家、省、市级科研立项 10 余项，科技成果奖 5 项，其中主持的"宫腹腔镜手术联合中医多途径治疗不孕症研究"获得 2013 年度福建省科学技术进步三等奖、2012 年度南平市科学技术进步一等奖。先后荣获福建省卫生系统职业道德先进个人、福建省五一劳动奖章、福建省先进工作者、福建省医德标兵、福建省"三八"红旗手标兵、全国及省级巾帼建功标兵、全国"三八"红旗手、全国劳动模范等荣誉称号。

医案选萃

一、潘丽贞教授治疗青春期多囊卵巢综合征临床经验

多囊卵巢综合征（polycystic ovary syndrome，PCOS）是一种女性常见的生殖内分

泌疾病，由 Stein 等于 1935 年首先报道，故又称为 Stein–Levinthal 综合征。PCOS 的发病机制十分复杂，至今仍有未阐明的问题。研究发现该病多起于青春期初潮后。其病理生理与青春期的生理变化有一定联系。可能始发于青春期并延续至成年。青少年中常见的临床特征和生化异常与育龄妇女的特点相似。其主要临床特征为雄激素过多、胰岛素抵抗（insulin resistance）和高胰岛素血症，以月经稀发或闭经、不孕、多毛、痤疮、肥胖及双侧卵巢增大为其主要临床表现，多数 PCOS 患者早期表现不明显，多因青春期初潮后月经异常而就医。在治疗上西医多选用达英 –35、二甲双胍、来曲唑等治疗，但因患者年龄偏小，服药后多有体重增加、停药后易复发等现象，患者自身与家长很难接受，不利于临床实施。

青春期 PCOS 患者根据其主要临床症状将其归属于"月经后期""经量过少""闭经""不孕"等范畴。其病因病机复杂，临床表现呈多样性，治疗上总以调经为主。而月经病的治疗原则重在调经以治本。《素问·至真要大论》中"谨守病机，各司其属"的辨证原则，充分体现了中医"辨证求因"的基本思想。《景岳全书·妇人规》曰："调经之要，贵在补脾胃以资血之源，养肾气以安血之室。"古代医家强调青春期少女重治肾，中年生育期重治肝，更年期或老年重治脾。潘丽贞教授从事多囊卵巢综合征及相关妇科疑难疾病研究多年，认为此不可一概而论。青春期少女生殖功能尚未成熟，本当倍加呵护。但现今青少年喜食生冷瓜果、冰冻饮品，经期前后尤不节制，常伤脾胃；或久居空调房，寒邪直中脾胃；或饮食不节，身体早熟营养过剩；或挑食、厌食，身体瘦弱营养缺乏，均致脾胃日益虚损。加之其接触事物多，思想压力大，学习负担重，情绪波动大，伤及肝气，郁久而发病。青春期多囊卵巢综合征的发病虽与淫邪因素、七情内伤、生活所伤、体质因素不无关系，但从气血失调、脏腑功能失常和冲任督带损伤等病因讲，总以脾虚肝郁为要，或兼肾虚，或兼痰瘀。治疗上当以动血耗血为忌，以抑肝扶脾为遣方用药之原则，随症加减应用，临床屡获疗效。

（一）中医对青春期 PCOS 脾虚肝郁证的认识

1. 脾虚与 PCOS

多数医家认为，青春期月经病主因是肾气未充盛。故众医家治疗青春期月经病均以补肾固冲为总则。潘丽贞教授认为青春期是人体生长发育的特殊时期，虽然肾气欠充盛，但其生理趋势必定是肾气日渐充盛，这是发展规律。过度强调补肾则有拔苗助长之嫌。脾乃"后天之本""气血生化之源"。"女子以血为用"，脾气健运，则气血化源充盈，血循常道，血旺而经调。况后天调养得当，则肾气得以充养，肾气得充，天癸如期而至，胞宫盈泻有期，则月事自调，焉有肾虚之虞？脾胃为气血之枢纽，若脾虚或气机郁滞不畅，或木郁土，致脾的运化功能失常，则无以化生水谷为精微物质，或因缺乏运动，饮食结构不良，摄入多，消耗少，营养过剩，使过多的肥甘厚味得不到正常的转化传输，反而输布于全身产生痰浊等病理产物，水湿内停，聚湿生痰，阻滞冲任二脉，使血不得下行而致闭经。

正如《兰室秘藏》所云："妇人脾胃久虚，或形身气血俱衰而致经水断绝不行。"《景岳全书·卷之三十一·杂证谟·痰饮》曰："五脏之病，虽俱能生痰，然无不由乎脾肾。脾主湿，湿动则为痰，肾主水，水泛亦为痰，故痰之化无不在脾。"可见，脾虚生痰，冲任阻滞，成为女性多囊卵巢综合征的主要原因。

2. 肝郁与 PCOS

肝为风木之脏，喜条达而恶抑郁，主情志而司血海。妇女经、带、胎、产等特殊的生理活动与肝的关系甚为密切，有"女子以肝为先天"之说。肝在经络上通过冲任督三脉与胞宫相联系，肝藏血，经血的满溢与肝密切相关。肝的疏泄功能正常，足厥阴肝经之气血调畅，则"任脉通，太冲脉盛，月事以时下"；反之，肝失条达，气血不和，冲任不能相资，则月事不调，难以成孕。《陈素庵妇科补解》曰："妇人多气，以居闺帏，性情不能舒畅，兼之忧思忿怒，肝火无时不动。每每郁结，以致月事不调。"女子有生理性周期，气血易波动，其情绪易于激动，情志易于忧郁，而青春期女性面临学习、工作的压力及感情问题，极易因七情不遂而伤及肝脏，导致"肝气厥逆，冲任皆病"，故经闭而不行。刘河间曾阐述："妇女幼童，天癸未行之间，皆属少阴，天癸既行，皆以厥阴论治；天癸既竭，乃属太阴也。"因此，青春期女性的体质特点肝郁气滞、气机不调是发病的又一重要诱因，治疗中疏肝解郁占有重要地位。

（二）从脾虚肝郁论治青春期 PCOS

1. 辨证论治

青春期 PCOS 患者饮食不节，劳倦太过，损伤脾气，或木郁侮土，致脾的运化功能失常，则无以运化水谷为精微物质。水湿内停，聚湿生痰，或情志不遂，肝气郁结，气机郁滞不畅，阻滞冲任二脉，使血不得下行而致月经错后甚则闭而不行；气滞湿阻，运化失常，则大便溏薄；肝气郁滞，情志不畅，则经前乳胀、烦躁易怒；气郁日久化热，夹湿蒸腾于面部则毛发浓密、面部痤疮；舌尖红苔白，边有齿痕，或舌体胖大，脉细弦为肝郁脾虚之证。

潘丽贞教授对青春期多囊卵巢综合征的中医病因病机有独到的认识，经过多年临床揣悟，结合中医基础理论知识，提出了补脾疏肝的治疗原则，方拟参苓白术散合四逆散加减治疗青春期多囊卵巢综合征。方由党参、茯苓、白术、扁豆、砂仁、山药、莲子、薏苡仁、桔梗、柴胡、白芍、枳壳、大枣、甘草等药物组成。于经净后 2～3 天煎服，并根据月经周期不同阶段随证加减。卵泡期合并有腰膝酸软、头晕眼花者加用淫羊藿、仙茅、制何首乌、黄精等补肾填精；经间期重阴转阳，酌加月季花、皂角刺、丹参等活血通络，促发排卵；经前期选用鸡血藤、牛膝、泽兰等活血调经；肥胖者加用半夏、陈皮、苍术、土茯苓、浙贝母等燥湿化痰；脸部痤疮者加用淡竹叶、苦杏仁等清淡利湿，宣发肺气；经闭日久，遵循"久病多入络"的理论，加用土鳖虫、地龙干等入络通经之品。服药期间可采用彩色多普勒超声动态监测卵泡的大小、子宫内膜的厚度及了解阴道分泌物的情况，以遣方用药，临床多获良效。

2. 验案举例

沈某，女，18岁，高三学生。2012年9月19日因"月经稀发2年"初诊。患者于13岁月经初潮，（5～6）/（30±3）天，量中等，色暗红，无痛经。2年前进入高中，因学习紧张、压力大出现月经周期错后，40～60天不等，经量明显减少，有时甚则呈现点滴样，色淡暗，3～4天即净，且经前乳房胀痛、经前腹泻，每日2～3次，大便溏薄，伴面部痤疮，前额、口唇周围明显，色红，大者可见脓点，头发浓密，体型中等。舌体胖大，舌尖红，苔白，边有齿痕，脉细微弦。1个月前曾于外院行彩超提示：子宫大小45cm×33cm×38mm，左卵巢大小50cm×20mm，右卵巢大小55cm×23mm，双侧卵巢均可见10～12个小于10mm小卵泡。考虑"PCOS"，建议达因-35治疗，患者及家长拒绝。今就诊我院要求中药调治。LMP：2012年9月6日。中医诊断：月经后期。证型：肝郁脾虚。治法：抑肝扶脾。处方：党参10g，茯苓10g，白术15g，白扁豆10g，陈皮6g，山药20g，莲子10g，砂仁6g，薏苡仁15g，桔梗10g，柴胡6g，白芍10g，枳壳6g，石斛10g，当归10g，皂角刺12g，土茯苓15g，甘草3g。连服14剂后患者自觉脸部痤疮明显好转（口周消失，前额仍有少许），月经周期第29天出现阴道点滴样出血。予上方加入泽兰10g，鸡血藤30g，服用3剂后，阴道出血无明显增多，改用四物汤加三七粉3g，炒香附10g，山药10g，2剂后经量增多，色暗红。此次行经稍有乳房胀痛，经前腹泻症状缓解。经净后续予以上方案治疗，连续3个周期后患者月经30～35天一行，经量增多，仍稍有经前乳胀，脸部痤疮偶发（前额2～3个），大便正常。复查彩超：双侧卵巢大小正常，内见4～5个小卵泡。

按语：本案中抓住患者脾虚肝郁这一基本病理变化，脾虚为本，肝郁为标，标本兼治。方中党参、白术、山药为君健脾益气；砂仁、茯苓、薏苡仁、陈皮、白扁豆为臣药健脾化痰祛湿；佐以莲子、白芍、当归、石斛补血养阴固精，皂角刺活血祛瘀促进卵泡排出；以小剂量的柴胡、枳壳为使药疏肝行气。精妙之处在于抑肝之法，虽调肝却少用辛香之气药，如方中柴胡仅用6g，既能疏肝解郁，又可防止"柴胡劫肝阴"而耗伤肝血。此乃顺应女性肝脏的生理，共奏养肝血、调肝气、解肝郁之功，一举多得。

（三）小结

中医学认为，正常的月经来潮，有赖于"肾气-天癸-胞宫"这一生理功能的正常运行，同时与肝、脾二脏之间的功能相互协调，密不可分。青春期PCOS患者由于嗜食生冷、饮食不节、久居空调房等诸多因素致脾胃虚弱，又兼性情未定，易受外界因素干扰，冲动易郁、易怒，致肝气郁结，脾虚肝郁，久而发病，脾虚为本，肝郁为标。潘教授论治青春期PCOS从"脾虚肝郁"这一基本病机出发，拟定"抑肝扶脾"

的治疗法则，运用参苓白术散合四逆散灵活加减，疗效甚佳。现代研究认为，脾的生理功能与胰岛素作用治疗 PCOS 胰岛素抵抗所致代谢异常及内分泌紊乱有相似机制，而 PCOS 的病理学基础是胰岛素抵抗，故采用抑肝扶脾法在治疗青春期 PCOS 上有显著优势。临床研究证实，中医药治疗 PCOS 的远期疗效好，不良反应小，能有效改善生殖内分泌功能，在治疗 PCOS 上发挥着很大的作用。青春期 PCOS 患者除了药物治疗外，指导其建立良好的生活习惯，平衡膳食，坚持锻炼，可增强中药的疗效，并能有效地预防复发，对于本病的治疗及远期并发症的预防有非常重要的作用。

二、输卵管阻塞性不孕的治疗进展

输卵管阻塞性不孕是指各种因素导致输卵管管壁肌肉收缩功能减弱、上皮纤毛蠕动减退、输卵管炎症、输卵管粘连、积水或阻塞、输卵管结核等，引起输卵管运送精子、捡拾卵子及将受精卵运送到宫腔的三大功能丧失，而引起的不孕。近年来，随着性传播性疾病发生率的上升以及宫腔操作次数增加等因素，本病的发病率呈明显上升趋势，并有可能成为女性不孕的首要因素。

中医学无"输卵管阻塞性不孕"的病名，根据其症状本病散见于"不孕""带下""腹痛""癥"等论述中。输卵管因素导致的不孕虽然诊断较容易，但其治疗及如何提高受孕率却是众多医家研究的热门课题之一，是围绕妇产科医生的一大难题。中医、西医治疗本病各有其局限性，目前对于输卵管阻塞性不孕的各种治疗方法中，最热门的为中西医结合治疗，且已经取得了一定疗效。现将近年有关文献进行综述如下。

（一）中医治疗

1. 内治法

（1）辨证论治：是中医治病的精髓，对于输卵管阻塞性不孕而言，血瘀是其主要病机，活血化瘀成为基本的治法治则。程径等将其分为气滞血瘀、寒凝瘀阻、湿热瘀滞、气虚血瘀、阴虚血瘀、肾虚血瘀等六型，方用膈下逐瘀汤、少腹逐瘀汤、红藤汤、补气通管方、益肾通管方、滋阴通管方等加减治疗。

（2）自拟方：张丽娜自拟通管汤（桂枝、茯苓、丹参、赤芍、桃仁、穿山甲、王不留行、路路通、三棱、莪术、皂角刺、甘草）为基础方，随证加减。治疗输卵管阻塞性不孕患者 90 例，总有效率为 89%。

2. 外治法

（1）保留灌肠：能使药物进入直肠后通过盆腔内丰富的静脉丛与子宫、输卵管和卵巢形成静脉循环，在盆腔内迅速达到有效浓度，对输卵管阻塞性不孕有良好的治疗效果。陈丽采用穿通汤（忍冬藤、马鞭草、生甘草、皂角刺、莪术等）保留灌肠治疗本病，疗程后行子宫输卵管泛影葡胺造影复查。总有效率为 96.0%。

（2）宫腔注药：可使活血化瘀、清热解毒的药物直接作用于输卵管腔，治疗局部充血水肿，抑制纤维组织的生成和发展，并通过灌注时的压力，分离轻度管腔粘连。隋海丽等采用双黄连粉针剂、当归注射液、地龙注射液、红花注射液宫腔注入治疗本病患者 89 例，总有效率 89.53%。随访 32 例，25 例妊娠。

（3）离子导入：使中药通过物理化学作用渗入病灶局部，可直接起到消炎、消除水肿、松解粘连的作用。王民将输卵管阻塞性不孕的 100 例患者，随机分为两组，常规组通畅率 60%，受孕率 30%；中药组通畅率为 80%，受孕率 60%，两组比较有显著差异，经统计学处理，差异有统计学意义（P ＜ 0.05）。

（4）外敷：可使中药的药力从皮肤直接渗透盆腔或输卵管病变组织，疏通胞络，促进蠕动，提高疗效。杨秀芬等用当归、红花、川芎、乳香、没药、莪术等炒后放入自制的布袋中，滴入少许白酒，置锅内蒸 30 分钟，取出布袋热敷下腹部，再在药袋上加热水袋，尔后覆盖小棉被以保温。治疗 50 例，治愈率 76%。

（5）针灸治疗：主要是遵循辨证与辨病相结合，局部取穴与循经取穴相结合，通过经络间相互联系，以达到治疗目的。王麦绒等通过以中极、归来、三阴交、子宫、关元为主穴针灸，配合中医辨证分型外用药物贴敷穴位的方法，对 96 例输卵管阻塞性不孕患者进行治疗。结果显示经针刺配合药物外贴之法治疗，总有效率达 93.8%，受孕率达 68.6%。

（6）阴道侧穹隆封闭：官氏将输卵管性不孕患者 89 例随机分为两组，采取侧穹隆封闭。观察组：以庆大霉素 8 万 IU、地塞米松 3mg、2% 利多卡因 2mL、复方丹参液 4 mL。对照组：用药除将复方丹参液改为糜蛋白酶 1 支外，其他与观察组相同。行阴道侧穹隆封闭：观察组受孕 40 例（83.33%），对照组 9 例（21.95%），两组比较，差异有显著性意义（P ＜ 0.05）。

3. 综合疗法

目前相关报道甚多，如中药口服加灌肠、中药宫腔注药加离子导入、中药口服及外敷等，临床都取得了一定的疗效。李志玲等采用自拟温肾健脾盆炎汤加减配合中药制剂清开灵、丹参注射液行输卵管通液术，治疗 68 例输卵管阻塞的患者，再通率 69%，受孕率 56%。常云霞采用自拟调经通脉促孕汤口服，同时保留灌肠（丹参、赤芍、透骨草、蒲公英、紫花地丁、三棱、莪术），中药（透骨草、王不留行、威灵仙、肉桂、白芷、大黄、乳香、没药）外敷于下腹部及两侧输卵管对应的体表位置，治疗 60 例，受孕率为 70%。

（二）西医治疗

1. 子宫输卵管通液

这是通过机械性作用使粘连的输卵管得以直接分离，疏通管腔，再辅以药物以促进炎症吸收、减少水肿的方法。孙景兰等加入双氧水行输卵管通液，结果：治疗组 962

例，治愈 827 例，治愈率为 85.97%。

2. 介入治疗

目前应用较多的是选择性输卵管造影（SSG）及输卵管再通术（FTR），适宜治疗近端输卵管阻塞，尤其是通而不畅者。SSG 和 FTR 具有诊断和治疗的双重作用，最佳适应证是间质部至峡部阻塞，而结核性输卵管阻塞、子宫角部疤痕形成严重闭塞、输卵管远端阻塞、输卵管积水和盆腔严重粘连则疗效较差。刘如天等用 X 光机介入治疗输卵管堵塞 66 例。结果：66 例患者中 96 条输卵管为近端阻塞的行输卵管介入术，再通成功率 86.5%；9 条为输卵管伞端阻塞者行输卵管介入术，再通成功率 55.6%。随诊 50 例，术后 6 个月有 11 例妊娠。

3. 物理疗法

近年来，物理疗法广泛运用于输卵管性不孕患者的治疗，取得了满意的疗效。黄而弘采用微波配合灌肠治疗输卵管性不孕 48 例，治疗前后行子宫输卵管造影，总有效率为 92.86%，与西药对照组比较有明显差异性。

4. 宫腹腔镜

宫腔镜可以准确把握宫腔内病变，并可在镜下准确地剔除病灶，分离粘连，疏通管腔，提高疗效和妊娠率。尤其对输卵管近端阻塞的诊断和疏通及通而不畅的治疗，效果更佳，对中远端阻塞效果较差，且无法了解盆腔情况。腹腔镜可直视盆腔脏器，正确评价输卵管的结构、功能与周围组织器官的关系。镜下通液可观察输卵管通畅度，准确地判断输卵管的梗阻部位，是 WHO 推荐的不孕女性常规检查的最佳手段之一。腹腔镜对盆腔的粘连、输卵管远端的病变治疗效果好，但对于输卵管近端的阻塞治疗效果并不理想。而宫腹腔镜联合检查能全面评估宫腔、输卵管及盆腔情况，并根据术中探查情况做相应的治疗，两者结合具有优势互补、克服不足的优点，是目前治疗输卵管阻塞性不孕的首选微创方法。

5. 输卵管镜

输卵管镜能直接观察输卵管管腔内的情况，可以更好地评估输卵管的形态和功能，因此输卵管镜可以提高诊断输卵管性不孕的准确率，对阻塞的输卵管有疏通作用，并且可以明确输卵管阻塞的原因并决定治疗方案。但对输卵管扭曲粘连者无效。

6. 显微外科治疗

手术方式包括：输卵管吻合术、造口术、伞端成形术、粘连分解术及输卵管植入术。现在除了输卵管吻合术，宫腹腔镜联合手术基本上可以取代该项技术。

7. 辅助生育技术

IVF — ET 给一些输卵管性不孕患者带来了孕育的机会，存在低着床率、高流产率和多胎率等问题。此外，费用昂贵，实验室技术条件要求高，还不能广泛运用。

8. 开腹手术

传统的开腹手术时间长，创伤大，输卵管长时间暴露在空气中，增加了氧化粘连的机会，术后复通和妊娠的机会并不高。现已少用。

（三）中西医结合治疗

近年来，越来越多的学者积极寻找着将传统中医和西医学相结合治疗本病的新技术，采用西医辨病、中医辨证的治疗方法，取得了较满意的疗效。目前广泛应用的是宫腹腔镜联合中药治疗。宫腹腔镜联合手术首先能明确不孕的原因，尽可能恢复盆腔组织的正常解剖位置，同时中药多途径治疗可以消除输卵管的充血、水肿及盆腔的炎症。两者联合治疗，能明显改善患者的临床症状、巩固输卵管的通畅度、最大可能地恢复输卵管的生殖功能、防止盆腔再粘连、提高妊娠率等，具有很大的临床意义。聂全芳将双侧输卵管阻塞的 92 例不孕患者，随机分为两组：研究组（宫腹腔镜＋口服中药）62 例；对照组（宫腹腔镜）30 例。研究组和对照组术中输卵管通畅率分别为 95.2% 和 95.0%，无统计学差异（P ＞ 0.05）。术后 1 个月输卵管通畅率：研究组91.1%，高于对照组 80.0%（P ＜ 0.05）。术后 1 年宫内妊娠率：研究组 75.8%，对照组 63.3%，两组有统计学差异（P ＜ 0.05）。

（四）结论

输卵管性不孕与其他因素引起的女性不孕相比较，具有治疗难度大、疗效不满意或治疗费用高、成功率低等特点。西医治疗本病各种方法都有其局限性。中医药治疗本病有其独到的一面，但是对于输卵管腔内及盆腔内严重的粘连很难起效，况且临床发现不孕往往是多因性的。因此，运用科学的诊断及中西医结合治疗，可提高受孕率。随着研究的不断深入，新的有效治疗方法的发掘，其治愈率将有待进一步提高。

三、消瘕口服液配合微波治疗乳腺小叶增生的临床研究

乳腺增生病（hyperplasia of mammary gland，HMG）是女性乳腺组织的良性增生性疾病，既非炎症，也非肿瘤，是育龄期女性最常见的乳房疾病，好发于中青年妇女，年龄多在 20 ～ 45 岁，社会经济地位高或受教育程度高、月经初潮年龄早、低经产状况、初次怀孕年龄大和绝经迟的妇女为本病的高发人群。其特点是单侧或双侧乳房疼痛并出现肿块，乳痛和肿块与月经周期及情志变化关系密切。西医治疗采用乳康片或他莫昔芬口服治疗，副作用大，大部分患者不愿意接受；手术治疗患者大多有恐惧心理，而且影响乳房美观，更不被患者所认同。近年来中药治疗乳腺增生病有许多进展，疗效显著且副作用小，为广大患者所青睐。本研究用南平市人民医院院内制剂消瘕口服液配合微波治疗乳腺小叶增生，以寻求有效而安全的保守治疗方法。

（一）资料与方法

1. 一般资料

选取 2006～2008 年就诊于南平市人民医院体检中心及妇科门诊的肝郁痰凝型或冲任失调型乳腺小叶增生患者 800 例，采用随机分组方法分为治疗组与对照组。其中治疗组 413 例，年龄 20～60 岁，平均 35.52±7.14 岁；病程平均 2 年 1 个月；病位单侧者 153 例（37.05%），两侧者 260 例（62.95%）；伴乳房胀痛 308 例（74.58%）；伴乳头溢液 28 例（6.68%）。对照组 387 例，年龄 18～59 岁，平均 34.64±8.32 岁；病程平均 2 年 1 个月；病位一侧乳房者 146 例（37.73%），两侧者 241 例（62.27%）；伴乳房胀痛 287 例（74.16%）；伴乳头溢液 27 例（6.98%）。两组上述各项经统计分析，比较差异无显著性（P＞0.05）。均经临床及大型红外线乳腺扫描仪、彩色多普勒证实，确诊为乳腺增生病。

2. 药物

消癖口服液，南平市人民医院制剂室生产。药品生产批号：闽药制字Z049031017。主要药物：柴胡、海藻、昆布、三棱、赤芍、丹参、夏枯草、当归、炮山甲等。乳癖消，东北制药集团公司沈阳中药制药有限公司生产。国药准字：Z20003258。主要成分：鹿角、蒲公英、昆布、夏枯草、鸡血藤、三七、海藻、玄参、赤芍等。

3. 治疗方法

治疗组于经净后开始服用消癖口服液，每次 15mL，1 日 3 次，饭后服用，至月经来潮时停服，每个月经周期为 1 个疗程。口服药物期间配合微波治疗仪（南京启亚CTM）照射病变乳房，功率 30W，以感有热度为宜，每次 30 分钟，1 个疗程 10 次。对照组乳癖消，6 片 / 次，1 日 3 次，每个月经周期为 1 个疗程。配合王不留行籽耳穴贴压治疗，取神门、皮质下、内分泌、肝、肾、乳腺 6 个穴位。

以上共治疗 3 个疗程，结束后来院行乳房检查并进行疗效评价。

（二）结果

1. 疗效标准

依据国家中医药管理局颁布的《中医病证诊断疗效标准》。临床表现是治疗乳腺增生病疗效观察的客观依据。痊愈：乳房疼痛、肿块及乳头溢液消失者；好转：乳房疼痛减轻或消失，肿块缩小，溢液减少；未愈：乳房疼痛未减轻，肿块无缩小，溢液未减少。

2. 结果

结果见表 2-1，表 2-2。

表 2-1　两组治疗后临床疗效比较（例）

组别	疼痛			肿块			溢液		
	消失	减轻	未改变	消失	减少	未改变	消失	减少	未改变
治疗组	135	127	46	88	262	63	16	8	4
对照组	97	106	84	72	247	68	11	10	7

注：经统计学分析，疗效比较，有显著性差异（P < 0.05），说明治疗组疗效明显优于对照组。

表 2-2　消瘰口服液配合微波治疗例数时间性比较（例）

组别	1 个月	2 个月	3 个月
痊愈	23	58	115
好转	155	213	203
未愈	235	142	95
总有效率（%）	43.10	65.62	77.00

　　从表中疗效与服用疗程可看出服药时间越长，疗效越好，总有效率越高。这与中药本身特点有关，虽起效慢，但能标本同治；疗效与患者病程长短亦有关，病程越长者，相对疗程亦长。在整个服药期间，未见明显不良反应，仅 42 例患者有胃肠不适，嘱饭后半小时服药，并加用维生素 B。口服可减轻胃肠道症状。

（三）讨论

　　乳腺增生病是乳腺病中最常见的疾病。近年来，乳腺增生病对人类健康的危害，因乳腺癌的发病率与死亡率均有升高而日益引起人们的重视。其发病原因主要是内分泌激素失调，这一观点已在学术界形成共识。比较典型的病因学说是雌激素与孕激素平衡失调，表现为黄体期孕激素分泌减少，雌激素的量相对增多，致使雌激素长期刺激乳腺组织而缺乏孕激素的节制与保护作用，乳腺导管和乳腺小叶在周而复始的周期中，增生过度而复旧不全，从而导致乳腺增生病的发生。近年来，许多学者认为催乳素升高也是引起乳腺增生病的一个重要因素。此外，有研究表明，激素受体在乳腺增生病的发病过程中也起着一定的作用。中医认为：乳腺增生病属"乳癖"范畴，又名"乳痞""乳中结核""奶积"等。"乳癖"之名始见于华佗《中藏经》，至明清渐详，《疡医大全》引陈实功言："乳癖乃中结核，形如丸卵，或坠重作痛，或不痛，皮色不变，其核随喜怒消长。"《诸病源候论》中称为"乳中结核"，均描述了"乳癖"的临床症状。其病因与情志、饮食、劳倦等因素有关，因情志内伤，肝郁痰凝，痰瘀互结乳房，或因冲任失调，气滞痰凝所致。平素情志抑郁，气滞不畅，气血周流失度，蕴结于乳房脉络，乳络经脉阻塞不通，"不通则痛"而引起乳房疼痛。肝气横逆犯胃、脾失健运、痰浊内生、气滞血瘀夹痰为核，循经留聚乳中，故乳中结块。故治当以疏肝解郁、化痰祛瘀、软坚散结之法。消瘰口服液中柴胡、香附疏肝理气；当归、丹参活血止痛；炮山甲、夏枯草软坚散结；三棱破血行气，消积止痛；海藻、昆布消痰软坚，利水消肿。现代药理研究表明，疏肝理气、活血化瘀方药能抑制组织内单氨氧化酶活力，抑制胶原纤维合成，改善乳腺局部及全身血液循环，有利于激素在体内代谢，加强肝脏对雌激素灭活能力，促进乳腺增生内肿块及纤维组织修复；软坚化痰药能促进黄体生成素的分泌，改善黄体功能，从而调整雌激素和黄体酮的比值，改善因内分泌失调而导致的乳腺组织增生，并能促进病理产物和炎性渗出物的吸收，使乳腺内肿块变小，疼痛减轻。配合微波，通过电磁波加快乳腺分子运动并产生热量，从而更好发挥活血化瘀、软坚散结之疗效，在临床使用过程中未发现任何毒副作用，值得临床推广。且常用此药治疗子宫肌瘤、子宫腺肌病等亦取得显著临床疗效。

四、有氧水联合康复灵栓治疗慢性宫颈炎的疗效观察

（一）临床资料

研究对象：2010 年 6 ～ 12 月在南平市人民医院院妇科门诊就诊的慢性宫颈炎患者 60 例，年龄 20 ～ 40 岁，随机分成 A、B、C 三组，选择 22 例用有氧水联合康复灵栓治疗（平均年龄 28.2 岁，宫颈轻度糜烂 7 例，中度糜烂 12 例，重度糜烂 3 例，合并性交出血 5 例，白带量多、有异味 16 例）；19 例有氧水阴道灌洗治疗（平均年龄 27.5 岁，宫颈轻度糜烂 6 例，中度糜烂 11 例，重度糜烂 2 例，合并性交出血 6 例，白带量多、有异味 15 例）；19 例康复灵栓塞阴治疗（平均年龄 29.4 岁，宫颈轻度糜烂 7 例，中度糜烂 10 例，重度糜烂 2 例，合并性交出血 5 例，白带量多、有异味 14 例）。以上患者均行宫颈液基涂片提示炎症反应性细胞改变，未见病变细胞。

（二）判断标准

按照《子宫颈病变》宫颈糜烂的分类，根据糜烂面积的大小分为轻、中、重度。轻度指糜烂面小于整个宫颈面积的 1/3；中度指糜烂面占宫颈面积的 1/3 ～ 2/3；重度指糜烂面占整个宫颈面积的 2/3 以上。根据患者宫颈糜烂面积改变，询问病人白带是否减少、有无异味、接触性出血是否消失作为诊断标准。

（三）药物与方法

1. 治疗药物

西本有氧水：由纯净生活饮用水溶氧灌装而成，灌装时含氧量大于 100mg/L［厂商：厦门西本木式科技有限公司，厦门市同安区美溪道思明工业园 33 号，卫生许可证号为闽卫食证字（2009）350200-000041］；康复灵栓药物成分：大黄、紫草、儿茶、冰片，由长春市新安药业有限公司生产，批准文号为国药准字 Z22024289。

2. 治疗方法

各组患者于月经干净后 3 天使用。A 组：每晚先外阴清洁后用阴道冲洗器以西本有氧水 200mL 冲洗一次，后用一粒康复灵栓用无菌指套置于阴道深部，尽量贴于宫颈糜烂面上。B 组：每晚外阴清洁后用阴道冲洗器以西本有氧水 200mL 冲洗一次。C 组：每晚用一粒康复灵栓以无菌指套置于阴道深部，尽量贴于宫颈糜烂面上。

（四）疗效判断标准

1. 糜烂好转情况

参照《子宫颈病变》宫颈糜烂的分类进行疗效统计。痊愈：糜烂面消失、鳞状上皮化生、宫颈变得光滑。显效：糜烂面积较治疗前缩小 2/3 以上者。有效：糜烂面积较治疗前缩小 1/3～2/3。无效：糜烂面积较治疗前无明显变化。

2. 总有效率的判断

痊愈：糜烂面积消失、鳞状上皮化生。显效：糜烂面积较治疗前缩小或好转达到Ⅰ度以上。有效：糜烂面较治疗前好转不到Ⅰ度。无效：治疗前后糜烂面积和类型无变化。总有效率 = 痊愈 + 显效 + 有效。

（五）治疗结果

1. 疗效统计分析

结果见表 2-3。三组治疗后疗效经秩和检验，具有显著性差异（P ＜ 0.05），两两比较后，A 组与 B 组及 C 组都有显著性差异（P ＜ 0.05），而 B 组与 C 组无显著性差异（P ＞ 0.05），表明 A 组治疗优于 B 组与 C 组。

表 2-3　三组治疗后疗效比较

组别	例数	痊愈	显效	有效	无效	总有效率
A 组	22	7	12	3	0	100.0%
B 组	19	3	8	6	2	89.5%
C 组	19	2	9	5	3	84.2%

2. 临床症状比较

结果见表 2-4。

表 2-4 临床症状比较

组别症状	接触性出血消失	带下量减少	异位消失
A 组	5	15	16
B 组	6	14	15
C 组	5	11	10

（六）讨 论

1. 子宫颈糜烂为慢性子宫颈炎中最常见和最重要的临床类型，由于在卵巢激素的影响下，子宫颈管内的柱状上皮外移到子宫颈阴道部继而可能发生化生。外移的柱状上皮或化生上皮长期暴露在阴道内，阴道内各种菌群和可能存在的病原体等易导致红色柱状上皮变为颗粒状，甚至乳头状鲜红色斑块，分泌物增多，伴有性生活不适、出血、腰腹酸痛等症状。女性由于其特殊的解剖结构，阴道上接尿道、下邻肛门，容易感染厌氧菌，因此，妇科感染均不除外厌氧菌感染。

2. 西本有氧水由于在水中灌装了高纯度氧，含有活性氧原子等，可杀灭导致感染的病毒、细菌，尤其是厌氧菌等病原微生物，直接在下生殖道内的小环境发挥作用，有很强的杀菌、消炎作用，且足量的氧气可促进细胞代谢和细胞的分裂增殖，去除坏死组织使其脱落，加速溃疡愈合，治愈率高，治愈后宫颈表面光滑，不留疤痕，无创伤，无痛苦，无流血，无排液，治疗时间短，操作方便，疗效满意。配合康复灵栓清热解毒，燥湿杀虫，收敛止痒，能更有效地抑制女性生殖系统多种致病菌，对皮肤黏膜无毒性、无刺激性、无致敏性，有助于宫颈糜烂面的愈合，加速修复，且具有收敛功效。

综上所述，西本有氧水联合康复灵栓治疗宫颈炎疗程短、无不良反应、方便易行，对人体无创伤，很适用于未生育妇女，值得临床推广。

五、子宫动脉栓塞联合 GnRH-a 治疗子宫腺肌症的疗效观察

子宫腺肌症指子宫内膜腺体及间质侵及子宫肌层时引起的良性病变，多发生于经产的绝经前期妇女，临床上以子宫增大、月经增多、痛经进行性加重为主要表现，以往临床上的治疗手段有病灶局部切除，全子宫、次全子宫切除及激素治疗，以上治疗方法会出现影响生育、治疗不彻底及复发等并发症。子宫动脉栓塞术治疗子宫腺肌症作为微创的方式已广泛应用于临床，现介绍联合应用激素 GnRH-a 治疗子宫腺肌症的情况，并做出疗效分析。

（一）资料与方法

1. 临床资料选择

2008 年 1 月～ 2013 年 1 月，根据临床症状和彩超结果、CA125 检查诊断子宫腺肌症 84 例，按既往治疗情况分两组，患者均已婚，有生育史，有痛经史，观察组行子宫动脉栓塞术后予以 GnRH-a 治疗 3 个周期，共 34 例，平均年龄 38±3.6 岁，痛经史 3 ～ 14 年，平均 7.3±4.3 年；对照组仅行子宫动脉栓塞术，共 50 例，平均年龄 40 岁，平均年龄 38±3.6 岁，痛经史 4 ～ 13 年，平均 6.9±4.0 年。

2. 方法

对照组行常规子宫动脉栓塞术，选择月经后 3 ～ 7 天，应用 Seldinger 技术经右侧股动脉穿刺插管将 5F 子宫动脉导管超选择插入左侧子宫动脉，以聚乙烯醇颗粒 PVA 或栓塞微球对比剂混合液，透视下注入靶动脉直至子宫动脉血管轻微铸型为止，加以明胶海绵颗粒栓塞。复查造影见异常染色及迂曲的子宫动脉远端消失为栓塞成功。然后用同样的方法栓塞对侧子宫动脉。观察组于下次月经来潮第 2 ～ 5 天皮下注射 GnRH-a3.75mg，间隔 28 天 1 次，共 3 次。

3. 疗效观察

均随访至术后半年，观察月经痛经情况及临床症状的评分，记录观察组与对照组在治疗前，总频率为 1 周期和 3 个月经周期的治疗后痛经症状评分（总时间）和痛经症状严重程度评分；采用国际通用的视觉模拟评分法 Visual Analogue Scale（VAS），VAS ≥ 40mm。

（二）结果

1. 两组 3 个月经周期痛经症状总频率总分比较

结果见表 2-5。

表 2-5　月经周期痛经症状总频率总分比较（$\bar{x} \pm sd$，分）

组别	例数	治疗前	治疗后		
			第一月经周期	第二月经周期	第三月经周期
观察组	34	18.50±8.40	10.79±8.40	8.79±7.68	7.79±7.80
对照组	50	19.32±8.53	12.79±9.20	11.84±8.70	11.79±7.48

结果显示：子宫动脉栓塞术联合 GnRH-a 较单纯子宫动脉栓塞术更能有效减少痛经发作总时间（$P < 0.05$）。

观察组与对照组比较，$P < 0.05$。

2. 两组 3 个月经周期痛经症状严重程度总分比较

结果见表 2-6。结果显示：子宫动脉栓塞术联合 GnRH-a 较单纯子宫动脉栓塞术能更有效减轻痛经发作症状（P ＜ 0.05）。

表 2-6　月经周期痛经症状（持续总时间）总分比较（$\bar{x} \pm sd$，分）

组别	例数	治疗前	治疗后		
			第一月经周期	第二月经周期	第三月经周期
观察组	34	13.15±7.40	8.79±8.32	7.21±6.28	6.79±6.84
对照组	50	14.32±8.53	9.48±8.20	9.54±8.23	9.79±7.48

观察组与对照组比较，P ＜ 0.05。

（三）讨论

子宫腺肌症一般认为多次妊娠、分娩时子宫壁的创伤、子宫内膜炎及雌激素水平增高可能是导致此病的主要原因。近年来研究发病机制主要包括几个方面：①神经分布的异常机制：有学者研究发现子宫内膜异位症患者子宫内膜中的神经纤维数目以及神经元特异性烯醇化酶的表达要明显高于健康妇女，在内异位灶患者功能层中有感觉神经纤维 C 的分布。②炎症性机制：高浓度的前列腺素可引起子宫平滑肌痉挛性收缩，导致子宫低氧、缺血以及酸性代谢产物堆积于肌层，骨盆的神经末梢对物理、化学等刺激的痛阈减低，从而导致痛经。③机械拉伸机理：子宫内膜异位症的病理变化主要为异位植入子宫内膜，卵巢激素的周期性出血，病变的发生变化，局部复发性出血吸收缓慢从而导致周围纤维组织增生、粘连、和紫褐色斑点或囊泡的出现，最后发展成大量的瘢痕结节或囊肿形成，导致盆腔器官活动受限，甚至组织张力的变化和组织充血而引起盆腔疼痛。

（四）总结

子宫动脉栓塞术，治疗子宫腺肌症创伤小，并发症少，临床疗效好，能在短时间内缓解症状，子宫体积减小，同时最大限度保持子宫和卵巢的正常生理功能，联合使用 GnRH-a 类药物，不仅使痛经症状的改善更加有效，同时也更利于子宫体积的缩小，远期疗效更加显著。

第三章　严　炜

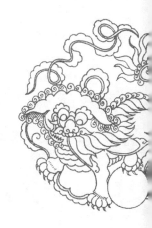

严炜简介

严炜，女，1962 年 8 月出生于福建省福州市。第四批全国老中医药专家吴熙教授的学术经验继承人。现任福建省中医药学会妇科分会副主任委员，世界中医妇科联合会常务理事，中国中医药学会妇科分会常务委员，国家级刊物《世界中西医结合杂志》编委。中医主任医师、副教授、博士、中医妇科硕士生导师。

严炜主任现就职于福建中医药大学附属人民医院。从医 28 年，硕果累累，其先后发表了 22 篇论文，其中"吴熙教授治疗血瘀型输卵管阻塞性不孕症患者 60 例临床疗效观察"荣获颜德馨基金会第二届优秀论文，"吴熙教授中医诊治不孕症特色"荣获2011–2012 年度福州市自然科学优秀学术论文评选活动三等奖。先后共编著了 4 本医学著作，均已正式出版。担任研究生导师期间，兢兢业业，两次获得"优秀教师"称号，三次获"先进临床带教教师"。先后共有 35 名研究生追随其学习临床经验（已毕业的18 名，尚在学习中的 7 名）。

作为吴熙教授学术经验继承人，严炜主任本着承古不固守，创新必严谨的思想，在向老中医学习学术经验的同时也将他们的宝贵经验应用于临床，并传授给年轻一代的医务人员，以更好地传承和发扬名老中医学术经验。

医案选萃

一、妇科手术后理气汤应用观察

妇科腹部手术后常出现腹胀、腹痛、纳呆、疲乏，数日不能排气、便秘，甚则恶心呕吐，影响术后机体的康复。福建中医药大学附属人民医院自拟理气汤应用于手术后 156 例患者，并设对照组 103 例，现将治疗情况报告如下。

（一）临床资料

本院于 1986 年 1 月～1991 年 5 月行妇科腹部手术共 259 例，其中全子宫并附件切除术 102 例，单纯全子宫切除术 46 例，子宫修补术 3 例，卵巢肿瘤切除术 63 例，输卵管手术 13 例，宫外孕 28 例，剖腹探查 4 例；年龄 15～80 岁，其中以 31～50 岁为多，占 75%。

（二）治疗方法

将 259 例随机分成 3 组，第一组（A）106 例，术后 6～8 小时给药；第二组（B）50 例，术后 24～30 小时给药；对照组（C）103 例，未给药。3 组均在连续硬膜外麻醉下施术，未排气前禁食。治宜行气消胀，降逆通腑。方用理气汤，方中以川厚朴、枳壳行气宽中消胀为主，砂仁、木香辛散温通为辅，陈皮、半夏理气和胃为佐，大黄通下导滞为使。给药一般两剂，每剂浓煎至 100mL。

（三）结果

1.疗效标准

药后无腹胀、腹痛、嗳气等症状，24 小时内肛门排气为显效；药后偶有腹胀，肠鸣音增强，24～48 小时肛门排气为有效；服药后腹部症状未见减轻，48 小时肛门仍未排气为无效。

2.疗效评定

在用药 156 例中，显效 71 例，有效 68 例，无效 17 例。3 组不同排气时间见表 3-1。

表 3-1　3 组手术后的排气时间（h）

组别	例数	＜12	12～＜24	24～＜48	48～＜96	96～120
A 组	106	3	60	39	4	0	0
B 组	50	0	8	29	13	0	0
C 组	103	0	7	46	47	2	1

A 组与 C 组，B 组与 C 组，A 组与 B 组经统计学处理，均有非常显著性差异（x^2 分别为 54.64、17.92、17.28，P 均＜0.01），说明 A、B 两组脾胃功能恢复优于 C 组。

（四）讨论

本资料表明，使用理气汤 156 例的腹胀、腹痛、嗳气等症状减轻，未出现呕吐，排气时间明显提前；C 组排气时间最长达 120 小时，终以肛管排气解除症状。因此，我们认为服用理气汤可尽早恢复脾胃正常运化功能，促进肛门自动排气。且排气时间不但与用药品种有关，还与用药时间的早晚密切相关。肛门排气后患者可进半流质饮食，避免或减少静脉输液带来的痛苦，提早下床活动的时间，减少或避免术后肠粘连的发生。

二、利多卡因、阿托品宫颈注射人工流产 200 例报告

以往人工流产由于未行局麻，术中常有疼痛反应，使子宫口开启不好，既增加病人痛苦，又给手术增添了许多麻烦。1992 年 1 月后使用利多卡因、阿托品宫颈注射再行人工流产术，迄今累积 200 例，效果满意，现报告如下。

（一）一般资料

治疗组：200 例，系 18 ～ 26 岁第 1 胎孕妇，孕期 ≤ 8 周。对照组：200 例，与治疗组同孕期、同年龄，亦为第 1 胎孕妇。

（二）方法

治疗组：取膀胱截石位，按常规消毒铺巾后用 1% 利多卡因 5mL 加阿托品 0.5mg 于宫颈两旁注射后立即按常规方法行人工流产术。对照组：术中不用任何治疗药物按常规方法进行人工流产术。

（三）结果

1. 观察内容

疼痛反应、人流综合征（按出现症状轻重分为三度，轻度：出汗、面色苍白；中度：轻度症状 + 恶心、呕吐；重度：中度症状 + 晕厥、休克）。

2. 两组人工流产术中反应

详见表 3-2。

表 3-2　人流术反应表

组别	例数	扩宫疼痛	人流综合征		
			轻	中	重
治疗组	200	3	80	4	0
对照组	200	198	118	52	20

从表 3-2 可见，治疗组宫颈扩张时疼痛者占 1.5%（3/200），显著低于对照组，后者疼痛占 98%（198/200 例），P < 0.01。治疗组人工流产综合征出现占 42%（84/200），显著低于对照组，后者占 95%（190/200 例），P < 0.01。

（四）讨论

利多卡因是一种酰胺类的麻醉药，效果为普鲁卡因的 2 ～ 3 倍，直接注射宫颈两旁，起直接局部麻醉作用，其作用强，显效快，无过敏反应。利多卡因 90% 左右在肝内代谢，作用持续时间达 2 小时，因此采用利多卡因局部麻醉，不但方法简便而且安全有效，使人工流产术时扩张宫颈不引起疼痛，尤其未产妇由于局麻使扩张宫颈和吸宫等宫腔操作等刺激被阻断，减少了向心传导，使疼痛得以解脱，再配合应用阿托品，两者共同作用使人工流产综合征的发生大为减少，即使发生人工流产综合征症状也很轻，使用 200 例人工流产术安全有效。使用利多卡因、阿托品宫颈注射人工流产术同样可扩大应用于药物引产失败、不全流产清宫术、稽留流产清宫术及诊断性刮宫等手术，均可减轻病人手术的痛苦。未产妇行人工流产术，一般比经产妇更为痛苦，所以临床上使用利多卡因、阿托品注射宫颈也同样适合于经产妇，疗效更为有效，目前本院已推广使用，深受受术者欢迎。

三、安乐阴治疗阴道炎 103 例疗效观察

我们自 1992 年 8 月～ 1994 年 8 月，采用安乐阴治疗阴道炎 103 例，并与 111 例用洁尔阴治疗者的疗效进行对比观察，现报告如下。

（一）一般资料

本文 214 例均为门诊病人，均经妇科检查和化验室检查，按文献标准明确诊断。最大年龄 72 岁，最小 8 岁。以 26 ～ 45 岁为多。病程最短 1 天最长 3 年，以 1 周为多见。将 214 例随机分为两组，其中 103 例采用安乐阴治疗（A 组），111 例采用洁尔阴治疗（B 组）。两组病种分布、外阴瘙痒程度及阴道分泌物量见表 3-3。安乐阴为本院制剂，洁尔阴为市售成药。

表 3-3　两组一般情况比较

组别	病种			瘙痒程度			阴道分泌量			
	霉菌性	滴虫性	非特异性	轻	中	重	无	多	中	少
A 组	59	30	14	17	38	45	3	63	37	3
B 组	61	24	26	15	56	36	4	63	44	4

（二）治疗方法

A组病人每日以安乐阴、B组病人每日以洁尔阴分别冲洗外阴阴道一次，并用浸渍药液带线棉球一枚塞阴道内，6～8小时取出，6天为1个疗程。冲洗液浓度10%，塞阴棉球药液浓度20%。禁用其他药物。

（三）治疗结果

经外阴阴道冲洗3～6次，阴痒消失，外阴阴道皮肤或黏膜恢复正常，阴道分泌物经实验室检查转阴者为痊愈；冲洗3～6次，阴痒消失，外阴阴道炎症消失或减轻，但分泌物检查未转阴，或阴痒减轻，外阴阴道炎症减轻，分泌物检查已转阴者为好转。阴痒未消失，外阴阴道炎症无改善，阴道分泌物检查未转阴者为无效。治疗结果：A组痊愈88例，好转13例，无效2例；B组痊愈54例，好转48例，无效9例。A、B组治愈率分别为85.44%、48.65%，有效率分别为98.06%、91.89%。两组治愈率、有效率经统计学处理P均<0.01，有非常显著性差异。不同病种疗效见表3-4。

表3-4　两组不同病种疗效对比

组别	病种例数	疗效				
		治愈	好转	无效	治愈率%	有效率%
A组	霉菌性	59　51	7	1	86.44	98.31
	滴虫性	30　24	5	1	80	96.67
	非特异性	14　13	1	0	92.86	100
B组	霉菌性	61　35	21	5	57.38	91.80
	滴虫性	24　6	14	4	25	83.33
	非特异性	26　13	13	0	50	100

表3-4两组中3种不同病种疗效经统计学处理P均<0.01，A组显著优于B组。在消除症状、体征和病菌转阴方面，两组依照外阴瘙痒程度相同分类进行比较，结果见表3-5。

表3-5　两组止痒效果比较

程度	组别	例数	治愈	好转	无效	P
轻度	A组	20	20	0	0	<0.05
	B组	19	12	5	2	-
中度	A组	38	33	5	0	<0.01
	B组	56	29	22	5	-

程度	组别	例数	治愈	好转	无效	P
重度	A组	45	35	8	2	＜0.01
	B组	36	13	18	5	–

在恢复外阴色泽方面A组痊愈96例，未愈7例；B组痊愈100例，未愈11例；P＞0.05。恢复阴道色泽方面，A组痊愈100例，未愈3例；B组痊愈84例，未愈27例；P＜0.01。阴道分泌物恢复正常方面，A组痊愈98例，未愈5例；B组痊愈73例，未愈38例；P＜0.01。在实验室致病菌转阴方面，A组转阴91例，未转阴12例；B组转阴61例，未转阴50例；P＜0.01。

（四）讨论

外阴炎、阴道炎所致带下增多、外阴瘙痒、灼痛属中医湿热湿毒内蕴下迫。湿热湿毒型带下病，治法为清热解毒，杀虫止痒。我们所配制的安乐阴选用草药一枝黄花为主药，取其辛凉苦之性味，具有消肿解毒疏风清热之效，伍以其他药物，成清热解毒燥湿杀虫止痒之剂。我们首次将一枝黄花为主药的制剂用于外阴阴道皮肤黏膜炎性反应的治疗，并采用冲洗后塞带线浸渍药液棉球法使药液充分接触阴道黏膜直接作用病变局部，效果满意。与洁尔阴组对照，本洗剂杀虫止痒效果明显优于洁尔阴。在治疗过程中，宫颈炎症随之减轻或少数痊愈，有进一步观察的必要。本洗剂使用过程中未发现毒副作用。因使用药液浓度严格规定，对不同病种最有效药液浓度有待以后进一步探讨。

四、宫切术后下肢静脉血栓形成的中医药治疗

下肢静脉血栓形成是妇科手术后的并发症，它与患者身体肥胖、术中输库存血、静脉输液消毒不严格及术后下床活动的迟早成正相关。一般在手术后一周出现，中医学上称之"痹病"。据统计其发病率2.6%，但它可引起肺栓塞及影响下肢功能，故及早采取必要的预防措施和治疗方法是其关键。我科自1990年至今采用自拟中药通痹祛瘀汤治30例下肢静脉血栓形成获得良效，现小结如下。

（一）一般资料

病例总数58例，均采用连续硬膜外麻醉行全子宫切除，术中出血量、手术时间均等，术前术后常规查血红细胞压积。年龄30～58岁，平均42岁，其中有输血者41例，肥胖30例，红细胞压积术后均高于正常值。58例患者随机分成治疗组30例，对照组28例。

（二）诊断标准及疗效判定标准

参照《新编实用妇产科学》（苏应宽等主编）、《中药新药临床研究指导原则》（中华人民共和国卫生部制定发布）。

1.诊断标准

患者下肢局部出现红肿索状物，肿胀明显，疼痛拒按，患侧皮肤温度高于对侧，行走时腓肠肌部发生撕裂样疼痛。舌质紫暗或有瘀斑，脉沉细涩。化验室检查示术后血红细胞压积高于 0.42L/L。

2.疗效判定标准

治愈：下肢疼痛症状消失，下地行走自如，局部无肿胀、触痛，血红细胞压积降至正常，舌淡红，脉缓。

显效：下肢疼痛基本消失，下地行走稍感沉重，患肢肿胀减轻，触痛不明显，舌淡暗，脉沉缓。

无效：症状无改善，甚或加重。

（三）治疗方法

治疗组 30 例，采用自拟通痹祛瘀汤治疗。药物主要有：玄参 30g，当归 15g，丹参 15g，赤芍 15g，红花 9g，鸡血藤 30g，金银花 18g，连翘 12g，薏苡仁 30g，木瓜 15g，防己 15g，牛膝 12g，甘草 3g。日 1 剂，温水浸泡半小时后煎服，头煎、二煎内服，第三煎熏洗患处，然后用金黄散调黄酒外敷患肢（本院自制），对照组 28 例，采用腹蛇抗栓酶［中外合资蓬莱华泰制药有限公司生产，批号鲁卫药准字（1990 年）第 126003 号］1～2g，加入 5% GS500mL 静脉滴注，局部热敷。58 例患者均要求抬高患肢，绝对卧床休息，保持大便通畅，避免屏气用力。治疗组与对照组均以 10 天为 1 疗程判定疗效。

（四）治疗结果

治疗组 30 例，1 个疗程完全治愈者 20 例，显效者 7 例，余 3 例使用两疗程症状也基本消失。总有效率 90%。对照组 28 例，治愈 10 例，显效 8 例，无效 10 例（这 10 例继以中药治疗，症状也得到不同程度改善），其有效率 64%。两组疗效经统计学处理有显著差异（P ＜ 0.05）。

（五）讨论

静脉血栓形成的因素为静脉血流缓慢，血液高凝状态及静脉管壁损伤。由于手术时麻醉致周围静脉扩张，血流缓慢，下肢肌肉处于松弛状态，致血流滞缓，加之手术创伤引起血小板凝集能力增强，纤维蛋白溶解能力下降；肥胖及术中输血也与血栓形成有密切关系，因肥胖者血脂水平高，血液黏度大，而库存血时间长，血液中颗粒、细胞碎片较多促进了血栓形成。从中医角度讲，术后体质虚弱，邪毒入侵，客于血脉，血行不畅，瘀血阻滞经脉而成瘀血阻络之痹病。该病证严重影响患者术后康复，重者可发生下肢青肿，甚至肺栓塞，危及生命。故输鲜血、成分输血、术后早下床活动或床上被动活动，以促进下肢静脉回流，是其预防措施。术后 3 天查血红细胞压积，如升高，可预防性使用活血化瘀中药。下肢静脉血栓形成一般发生在术后一周，一旦确诊，即予治疗，早期用药效果优于晚期。自拟方通痹祛瘀汤中玄参、连翘、金银花等清热解毒、消肿散结力强，丹参、当归、赤芍、红花、鸡血藤等活血祛瘀通经络效佳，木瓜、防己、薏苡仁等祛湿通经络而止痛，牛膝强筋骨，通血脉且引药下行，直达病所。全方共奏活血化瘀通络、清热利湿解毒之功，对瘀血阻滞之血栓闭塞性静脉炎疗效显著。随访两个月，无出现下肢功能活动障碍。本院自制之金黄散具有清热解毒、消肿散结之功。腹蛇抗栓酶虽有降低血液黏度、血浆纤维蛋白系、血脂以及抑制血小板黏附、聚集力之功能，但可引起皮下出血点、血小板下降、药物性肝炎等，且疗效低于中药组，用输液的方法也会增加病人的痛苦。故对全子宫切除术后引起的下肢静脉血栓形成之静脉炎，应用中医中药治疗，不失为价廉效优之良法，可供参考。

五、大蒜素注射液治疗白色念珠菌性阴道炎 131 例报告

白色念珠菌性阴道炎是妇科常见多发病，属中医"阴痒""带下症"范畴。笔者近 3 年来用大蒜素注射液治疗该病 131 例，并与洁尔阴等洗剂进行对比，疗效满意，现小结如下。

（一）一般资料

本组 260 例病例均为门诊病人，分为治疗组 131 例，对照组 129 例，年龄最大 58 岁，最小 18 岁，平均 38 岁。病程最长 2 年，最短 2 天。全部病例均经妇科检查及阴道分泌物化验室镜检确诊为白色念珠菌感染。

（二）诊断标准

诊断标准依据《中药新药临床研究指导原则》（中华人民共和国卫生部制定发布）、《临床疾病诊断治愈好转标准》、《妇产科学》（高等医药院校教材）。中医诊断标准：带下量多，色黄或黄白相间，质黏稠如豆渣状有臭气；外阴瘙痒，或有痛感；舌偏红，苔黄腻，脉濡数。西医诊断标准：阴道分泌物量多，黏稠，或呈豆渣样，有气味。化验室检查检出白色念珠菌，洁度 III ~ IV。妇科检查：阴道黏膜潮红分泌物多，呈渣样

或稠厚。

（三）治疗方法

大蒜注射液（上海禾丰制药厂生产，批号950401），是从大蒜中提取，稀释而成，本品原来用于静脉滴注，对深部白色念珠菌感染引起的疾病效果较好。1支2mL，含大蒜素30mg。笔者将260例病例分为两组，治疗组131例，患者阴道冲洗后直接注入2mL大蒜素液，静卧10分钟，日1次，连用6天，为1个疗程。治疗期禁止其他药物外用或内服，保持局部清洁，勤洗换内裤，治疗6天后判定疗效。对照组129例，使用洁尔阴洗剂（成都恩威制药有限公司生产，批号9508010），每日10mL加温水至100mL冲洗阴道，7天为1个疗程。疗效标准参照《临床疾病诊断治愈好转标准》。

（四）治疗结果

治疗组131例，痊愈100例（临床症状、体征全部消失，妇科检查外阴皮肤、阴道黏膜恢复正常，阴道分泌物病原菌检查转阴），好转31例（临床症状、体征基本消失，妇科检查外阴皮肤、阴道黏膜基本恢复正常，阴道分泌物病原菌检查转阴），无效0例（临床症状没有变化或加重，妇科检查阴道黏膜潮红，分泌物多，阴道分泌物病原菌检查阳性或洁度III～IV），总有效率100%。对照组129例，痊愈50例，好转30例。无效49例，总有效率62%，两组疗效经统计学处理有显著差异（$P < 0.05$）。大蒜素液除对皮肤有轻度刺激（短暂）外，无其他不良反应。

（五）典型病例

陈某，女，30岁，1995年3月5日初诊。诉阴痒，阴道分泌物多，反复2年，曾予洁尔阴等外用及氟康唑等口服，症状反复，近日症状加重。诊病前无用药。舌偏红，苔黄，脉濡。妇科检查：外阴皮肤粗糙，泛白，阴道黏膜潮红，分泌物呈豆渣样。化验室分泌物检查示病原为白色念珠菌。诊断：白色念珠菌性阴道炎。治宜解毒杀虫。鉴于患者症状反复2年，且使用过数种外用、内服药，收效甚微，故试用大蒜素注射液，嘱该药对外阴、阴道有烧灼感，患者愿试用，故先予阴道冲洗后，滴注大蒜素注射液，静卧10分钟门诊观察，药后30分钟烧灼感消失。复诊即告阴痒明显好转，分泌物减少，连续使用5天，患者诉症状消失。妇科检查：外阴及阴道黏膜恢复正常，阴道分泌物化验室检查洁度I度，白色念珠菌阴性。随访3次，无再复发，患者甚为感激。

（六）体会

《景岳全书·妇人规》有"瘴虫下蚀阴部""妇人阴痒虫蚀"之记载，认为阴痒往往是由于虫蚀所致。本病病因主要为虫扰阴部，发为阴痒。古代常有熏洗、外搽及阴道上药等，一般患者经过冲洗及上药多可治愈。但部分病例症状极为顽固，反复治疗，迁延不愈，甚为痛苦。笔者本着利湿杀虫止痒之原则，以其白色念珠菌性阴道炎局部用药优于全身，且大蒜素注射液对深部念珠菌感染效果理想。中医认为大蒜性味辛温，具有消肿、解毒、杀虫之功效，笔者大胆使用了百余例，反应效果均好，虽有局部烧灼感之副作用，但本组病例症状多较顽固，病程较长，故愿接受治疗。本组病例阴痒在用药后 2 ～ 3 天均显著减轻或消失，阴道分泌物明显减少。患者也可自行采用大蒜 5 ～ 6 枚捣烂，开水 500mL 浸泡 2 小时后，纱布过滤，用阴道冲洗器自行阴道冲洗，也可达满意效果。

六、子宫腔灌注再通液治疗输卵管阻塞

输卵管阻塞是引起妇女不孕的常见病因，通常采用西药糜蛋白酶、庆大霉素等混合液进行输卵管灌注治疗，有一定毒副作用，且临床效果欠佳。本组自 1998 年 1 月至 2000 年 6 月采用活血化瘀、消炎止痛、改善血液循环的中西药配制的再通液（丹参、川芎嗪、甲硝唑）进行宫腔输卵管灌注，治疗输卵管阻塞 35 例，并设对照组进行比较，取得较为满意的效果，现总结如下。

（一）材料与方法

1. 病例选择

选择共 70 例患者为研究对象，随机分成两组。这些患者在治疗前均经子宫输卵管碘油造影，了解其子宫形态、大小、宫角位置及输卵管是否通畅。输卵不畅者纳入研究对象。治疗组 35 例中，原发性不孕 9 例，继发性不孕 26 例，年龄 24 ～ 33 岁，平均 27 岁，不孕年限 2 ～ 9 年，平均 3 ～ 4 年；对照组 35 例中，原发性不孕 11 例，继发性不孕 24 例，年龄 24 ～ 34 岁，平均 27.5 岁，不孕年限 2 ～ 9 年，平均 3 ～ 4 年。两组均排除其他不孕因素，且基础体温测定提示及 B 超检测示有卵泡发育成熟者。

2. 方法

手术时间选择月经干净后 2 ～ 3 天开始，每天 1 次，7 ～ 10 天为 1 个疗程，手术前准备同一般的子宫造影及通水术。术时令患者排尿后取膀胱截石头低位，用子宫输卵管导管经宫腔注入药液至输卵管。

再通液由丹参注射液 2mL、川芎嗪 40mg、2％利多卡因 2mL、甲硝唑注射液 20mL（0.1g）组成。针筒抽吸再通液后接到子宫输卵管导管上，把导管头插入宫颈管将液体徐徐注入，注射过程中适当加压，注射完毕，让其臀部垫高，施压保持 10 分钟。术毕适当休息，禁盆浴与性交 2 周。可连续治疗 1 ～ 6 个疗程，一般 3 个疗程后行子宫输卵管造影检查输卵管通畅情况。如不通，休息 2 ～ 3 个月，再继续下一个疗程。也可根据病人情况适当延长治疗时间。

对照组：灌注液使用糜蛋白酶 5mg、庆大霉素 8 万 IU、地塞米松 5mg、生理盐水 20mL 混合液体，行宫腔灌注，手术操作方法同治疗组。

（二）诊断与疗效评定标准

1. 诊断标准

以《中医妇科学》（第 6 版）、《妇产科学》（第 4 版）关于不孕症诊断标准为诊断依据：女子婚后夫妇同居 2 年以上，配偶生殖功能正常，未避孕而未受孕者；或曾孕育过，未避孕又 2 年以上未再受孕者，称为"不孕症"。前者称为"原发性不孕症"，后者称为"继发性不孕症"。

2. 疗效评定标准

痊愈：治疗后 1 年内受孕。

好转：治疗后虽未受孕，但经辅助检查（子宫输卵管碘油造影）证实输卵管通畅或通而不畅。

无效：治疗后无进展。

（三）治疗结果

两组治疗结果见表 3-6：

表 3-6 子宫输卵管再通液疗效比较

组别	治愈	好	无效	总计
治疗组	20	8	7	35
对照组	10	8	17	35
总计	30	16	24	70

经统计学处理，治疗组与对照组治疗效果有显著差异。

用 Ridit 检验，得出 t=2.548 ＞ 1.96，故 P ＜ 0.05，说明两组疗效有显著差异。

（四）典型病例

陈某，女，32 岁，1998 年 2 月就诊。已婚 3 年未孕，患者与爱人婚后同居，其爱人体健，精液常规检查正常。曾在外院行输卵管通液示不通畅，曾服中药未奏效。妇科检查：外阴（－），阴道（－）。宫颈轻度糜烂样改变。子宫：中位，正常大小。附件：双侧输卵管增厚感，轻压痛。基础体温连续测定 2 个月，显示双相体温并 B 超证实有排卵，于月经干净后 3 天开始行子宫输卵管灌注术。连续注药 3 个疗程后行子宫输卵管碘油造影，提示双侧输卵管通畅，停止注药。3 个月后随访告已妊娠，继之足月顺娩一女婴，一般情况好。

（五）讨论

输卵管阻塞是女性不孕最常见的原因，据国外报道占女性不孕的 30%～40%，以往采用糜蛋白酶、庆大霉素等混合液进行通液治疗，再通成功率低。根据中医传统理论，认为输卵管阻塞属中医"瘀血阻滞，脉络不通"之症，故根据丹参、川芎有活血化瘀、消炎止痛、解痉、改善血液循环之功，能扩张血管，降低血液黏稠度，抑制血栓、抑制纤维细胞生长增殖，软化组织，促进增生组织分解和吸收的作用而采用之，加之有消炎、抗厌氧菌作用的甲硝唑，使输卵管管道疏通，炎症消退，从而达到受孕结果。但也有部分病人治疗后，输卵管管腔经碘油造影证实通畅，但不孕者，究其原因，可能是输卵管内膜被炎症破坏，管壁僵硬，内膜纤毛运动及管壁蠕动功能丧失，影响精子与卵子的相遇及运送所致。总而言之，通过临床治疗观察，我们认为利用丹参、川芎嗪等再通液体治疗输卵管阻塞有较显著疗效，它是治疗输卵管阻塞的有效药物，且无毒副作用，临床上值得推广。

七、针灸治疗原发性痛经 68 例临床观察

痛经是指行经前后或月经期出现下腹疼痛、坠胀伴腰酸或其他不适，程度较重，以至影响正常生活、学习和工作的妇科常见病。近年来我们采用针刺配合隔姜灸治疗原发性痛经，并与单纯药物对照组做了比较，取得满意疗效。现报道如下：

（一）一般资料

所有病例均在门诊收集，并经妇科检查排除生殖系统器质性病变，确诊为原发性痛经的病人。随机分为治疗组和对照组。2 组病人的年龄、病程、疼痛程度及月经状况无显著差异。治疗组 68 例，对照组 54 例。治疗组根据中医辨证分为寒湿凝滞、气滞血瘀及肾虚血亏三个证型。

寒湿凝滞：经前或经期小腹疼痛，重则连及腰背，得热痛减或伴经行量少，色暗，有血块，畏寒，苔白，脉沉紧。

气滞血瘀：经前或经期小腹胀痛，气滞者胀甚，血瘀者痛甚，血中有瘀块，瘀块下后腹痛则减，胸胁乳房胀痛，舌质暗红，有瘀斑，脉沉弦。

肾虚血亏：行经后期小腹隐痛，喜温喜按，经量少，色淡质稀，腰酸软，神疲乏力，头晕耳鸣，舌淡苔薄白，脉沉无力。

（二）治疗方法

1. 治疗组

关元、三阴交（双），穴位常规消毒后，选用 30 号 1.5 寸毫针快速刺入皮肤，直刺

1～1.2寸，施以提插捻转得气后，留针候气。每隔10分钟加强刺激1次，留针30分钟。起针后在关元穴上，置以约2.5cm×3cm×0.3cm刺数个小孔的鲜姜片，鲜姜片上置底面直径约1cm的圆锥形艾炷（约1.5g）连续灸3壮，如病人在施灸过程中觉局部有热痛感，可将姜片连同艾炷向上略提起稍停放下再灸。使腹部有温热感，局部皮肤潮红为度。

在月经前1周开始治疗，针刺每日1次，隔姜灸每日1次，经至时停止治疗，共治疗3个月经周期。

2. 对照组

口服去痛片0.5g，每日3次。经期疼痛时开始口服，疼痛消失停止，连续服用3个月经周期。

（三）治疗结果

1. 疗效标准

根据1994年国家中医药管理局发布的《中医病证诊断疗效标准》，治愈：疼痛消失，连续3个月经周期未见复发。好转：疼痛减轻或疼痛消失，但不能维持3个月以上。无效：疼痛未见改善。

2. 两组疗效比较

结果见表3-7。

表3-7　两组疗效比较

组别	例数	治愈	好转	无效	总有效率（%）
治疗组	68	39	27	2	97.06
对照组	54	16	25	13	75.93

经统计学卡方检验，χ^2=16.44，P＜0.01，两组有非常显著差异，提示针灸治疗组疗效明显优于单纯药物对照组。

3. 各证型疗效比较

结果见表3-8。

表3-8　各证型疗效比较

证型	例数	治愈	好转	无效
寒湿凝滞	28	17	10	1
气滞血瘀	26	15	10	1
肾虚血亏	14	7	7	0

经统计学处理，χ^2=2.04，P > 0.05，提示各证型之间疗效无显著差异。

（四）病例介绍

王某，女，19 岁，学生，1995 年 4 月初诊。自述痛经史 3 年，月经初潮有冒雨涉水史。曾服中西药治疗，效果不佳。现每遇经期则小腹经痛难忍，得热则舒，经量少，色暗夹块。伴形寒肢冷，乏力，便溏。经妇科检查排除器质性病变，舌质淡红苔白，脉细沉。诊断为原发性痛经。中医辨证属寒湿凝滞型痛经。患者就诊当时恰为月经前 1 周左右，即用上法治疗 5 天。经至停止治疗。当月小腹疼痛明显减轻，量稍增，经血转红，块减少，大便正常，连续治疗 3 个月经周期告愈，随访半年无复发。

（五）讨论

1. 西医学认为原发性痛经的发生主要与月经期子宫内膜合成和释放的前列腺素（PG）增加有关，痛经患者子宫内膜和月经血中 PG 含量较正常妇女明显升高，尤其 $PGF_{2\alpha}$ 增高，PGE_2 下降时疼痛加剧。而针刺关元、三阴交，能使患者增高的 $PGF_{2\alpha}$ 含量下降至正常，从而调节 $PGF_{2\alpha}$ 的分泌，解除子宫痉挛性收缩，从而达到止痛的目的。且通过关元隔姜灸的传热作用，使局部的毛细血管扩张，从而对盆腔脏器产生热效应，解除紧张，减少子宫收缩，使局部的微循环得以改善。

2. 中医学认为原发性痛经多由情志所伤，六淫为害，导致冲任气血不畅或冲任气血虚损以至"不通而痛"或"不荣而痛"。临床治疗当以行气活血、温通经脉、补益肝肾、调和气血为法。关元为足三阴与任脉交会穴，三阴交为脾经穴，又是足三阴交会穴，针刺可疏通经脉、调和气血、行瘀止痛，加之关元隔姜灸可温经通络、祛湿逐寒，二法配合，相得益彰，从而达到通经止痛的功效。临床观察证明，本法临床疗效好，明显优于单纯药物对照组（P < 0.01），且适用于各型痛经患者（P > 0.05），无不良反应，是一种理想的治疗方法。

八、中西医结合治疗更年期综合征 30 例

卵巢功能的衰退是引起更年期代谢变化和临床症状的主要因素，而雌激素分泌减少是更年期综合征的生理基础。中医认为，更年期综合征病机是肾脏虚损，临床以肾阴虚为多见。一些研究认为肾阴精相等于雌激素，肾阴愈虚，雌激素水平低下愈明显。为了进一步观察中西医结合治疗更年期综合征的疗效，我们将更年期患者 90 例，随机分成中医组、西医组和中西医结合治疗组，测定治疗前后的 E_2、FSH 变化及临床症状的改善程度，从而客观地判定疗效结果。

（一）临床资料

1. 病例来源

90 例具有较典型更年期临床症状，来自门诊或住院的患者。年龄最小 45 岁，最大 55 岁，平均 49.7 岁；病程最长 5 年，最短 1 年，平均 3.8 年。血清 FSH ＞ 40IU/L，血浆 E_2 ＞ 128pmol/L。

2. 诊断依据

参照 1997 年《中药新药临床研究指导原则》第 3 辑中更年期综合征的诊断标准。

3. 病例纳入标准及排除标准

①纳入标准：符合更年期综合征诊断标准者。②排除标准：原发性高血压、原发性低血压及慢性贫血患者，双侧卵巢切除、卵巢肿瘤和卵巢功能早衰者，年龄 45 岁以下或 55 岁以上者，过敏体质或对本药过敏者，合并心血管、脑血管、肝、肾和造血系统等严重原发性疾病、精神病患者，未按规定服药、无法判断疗效或资料不全影响疗效判定者。把以上病例随机分成中医组 30 例、西医组 30 例和中西医结合治疗组 30 例。

（二）治疗方法

1. 方法

中医组 30 例，肾阴虚型用六味地黄丸，每次 8 丸，每天 3 次。肾阳虚型用佳蓉片，每次 4 片，每天 3 次。西医组 30 例用妇复春胶囊，每次 2 粒，每天 1 次。未闭经者每月月经干净后开始服至下次月经来潮。中西医结合组 30 例，肾阴虚型用妇复春胶囊 1 粒，每天 1 次，六味地黄丸 8 丸，每天 3 次。肾阳虚型用妇复春胶囊 1 粒，每天 1 次。佳蓉片 4 片，每天 3 次。3 个月为 1 个疗程。治疗期间禁食辛辣煎炸之品，停服其他药物，多与患者谈心。

2. 观察指标

患者于治疗前与治疗 3 个月后各测定 1 次 FSH、E_2。血浆雌二醇及促卵泡激素检测采用放射免疫法，药盒由上海内分泌研究所提供。血浆雌二醇用西安 262 厂 FJ–2008 型 r 免疫计数器测定；血清促卵泡激素用 FJ–2101 型双道液体计数器测定。

3. 统计方法

计量资料采用 $\bar{x}\pm sd$ 表示，治疗前后比较用配对 t 检验，等级资料采用 Ridit 检验，数据采用 SPSS9.0 统计软件处理。

（三）治疗结果

1. 疗效判定标准

根据 1997 年《中药新药临床研究指导原则》第 3 辑中更年期综合征的疗效判定标

准。痊愈：临床症状消失，理化检查结果恢复相应水平；显效：症状明显好转，理化检查结果基本恢复至相应水平；有效：症状明显好转，理化检查结果有所改善；无效：症状、体征、理化指标均无好转或恶化。

2. 治疗结果

结果见表3-9、表3-10。

表3-9 3组疗效比较

组别	例数	治愈	好转	有效	无效	总有效率（%）
中西医组	30	10	12	7	1	96.01）
中医组	30	6	8	10	6	80.0
西医组	30	5	8	11	5	83.3

注：与中医组、西医组比较，$P < 0.05$。

表3-10 治疗前后 E_2、FSH 水平比较（$\bar{x} \pm sd$）

组 别	例 数	治疗前后	E_2（pmol/L）	FSH（IU/L）
西医组	30	治疗前	124.38±4.00	64.69±20.80
		治疗后	184.23±37.58	40.60±7.20
中医组	30	治疗前	121.80±7.52	62.31±15.80
		治疗后	203.32±56.66	47.28±10.20
西医组	30	治疗前	123.46±4.59	63.28±17.90
		治疗后	255.0±40.19	40.20±10.60

治疗前后3组的 E_2、FSH 比较，无显著差异（$P > 0.05$）。各组间治疗前后 E_2、FSH 比较，$P < 0.05$。说明治疗前后 FSH、E_2 有显著差别，尤其是 E_2 水平有较明显提高，并且中西医组 E_2 水平的提高，FSH 水平的降低均优于西医组和中医组，结果有显著差异（$P < 0.05$）。

（四）讨论

更年期综合征在中医学中没有对应的病名，至近代在中医妇科学教材中始称其为"绝经前后诸证"，其临床表现散见于郁证、眩晕、不寐、脏躁、百合病等证的论述中。中医对其辨证及病因病机的认识多是从"肾虚"入手，分为"肾阴虚""肾阳虚""阴阳俱虚"等，临床上肾阴虚占70%以上，且多夹有肝郁。中医治疗本病多以补肾为主，着眼于整体阴阳调节，不良反应少，但起效较慢，疗效不显著。笔者所用六味地黄丸，乃滋补肝肾阴虚之方，现代临床药理研究证实其有雌激素样作用。佳蓉片主要由五加皮、肉苁蓉、熟地黄、肉桂等组成，偏于补肾阳。西医学治疗更年期综合征以激素替代疗法为首选，疗效确切。妇复春胶囊的主要成分为雌激素、孕激素、钙及维生素 A、维生素 D、维生素 E 等，是新一代雌、孕激素产品，为亚洲型妇女性激素替代疗法的常用药，它能有效缓解更年期症状，预防泌尿生殖道萎缩性病变，预防骨量加速丢失，改善血脂代谢等。多年来，人们对激素替代疗法一直存有顾虑，恐其增加子宫内膜癌、乳癌的发生率。据报道激素量的多少与是否发生阴道出血、乳癌、子宫内膜癌有关。减量使用妇复春配合中药治疗，意在提高疗效，减少副作用的发生，易为患者所接受。从药物起效快慢来看，中医组平均 15 天，西医组平均 13 天，中西医组 7 天，对更年期潮热的控制有明显疗效。从治疗后 FSH、E_2 指标观察看，无论中药六味地黄丸、佳蓉片或妇复春，治疗后 FSH 均有不同程度的下降，E_2 有不同程度的提高。从统计分析看，中西医组 E_2 水平的提高及 FSH 的降低优于西医组和中医组，且临床症状改善也较明显，说明注重标本兼治，整体阴阳的调节，有利于更年期综合征患者疾病的好转。

九、女性围绝经期综合征中医证型与性激素关系的研究

妇女进入围绝经期，卵巢功能衰退，内分泌功能失调及自主神经系统功能紊乱，出现诸多围绝经期综合征症状，其症状繁杂。为准确分型、辨证施治，结合西医学实验室指标测定，探讨其发病机理，求得准确施治是治疗本病的关键。近两年来我们收集了大量病例，严格按照《中药新药临床研究指导原则》中制定的 7 大证型分型，并做了 E_2、FSH、LH、T 检测，以分清中医各型与实验室指标之间是否存在内在的联系。

（一）方法与结果

1. 诊断标准

根据《中药新药临床研究指导原则》中治疗女性围绝经期综合征的标准。选择年龄在 45～55 岁的妇女，除月经失调外，烘热汗出是其典型的特异性症状，可伴有烦躁易怒，心悸失眠，胸闷头痛，情志异常，记忆力减退，血压波动，腰腿酸痛等，内分泌测定选择 E_2 降低，FSH、LH 升高的病例。

2. 排除标准

①原发性高血压、原发性低血压及慢性贫血患者；②双侧卵巢切除、卵巢肿瘤和卵巢功能早衰者；③年龄在 45 岁以下或 55 岁以上；④合并有心血管、脑血管、肝、肾和造血系统严重的原发性疾病、精神病患者。

3. 临床资料

受试对象 150 例，年龄 45～55 岁，平均 49.8 岁；45～48 岁 68 例，49～52 岁 37 例，53～55 岁 45 例，分别占 45.3%、24.7%、30%。患者就诊前无围绝经期综合征治疗史，无原发性高血压或低血压、慢性贫血病史，妇科检查排除卵巢及子宫等生殖器官病变，心电图常规检查提示正常，患者血压波动均在正常范围内。根据《中药新药临床研究指导原则》中的证候分型，分阴虚内热证、阴虚精亏证、阴虚肝旺证、

肝肾阴虚证、脾肾阳虚证各30例。阴虚血燥证、心肾不交证病例不足10例，故不予分析。患者的症状情况见表3-11。

表3-11　围绝经期综合征患者的症状情况

项　目	症　状	例　数（百分比）
心血管症状	心悸怔忡	58（38.7）
胃肠道症状	口干，纳差，腹胀，大便干燥便秘，便溏	30（20.0）
内分泌症状	月经失调，量少，月经先期，性欲淡漠，白带清稀	89（59.3）
运动系统症状	腰膝酸软，腰腿酸痛，腰膝冷痛，骨节疼痛，足跟痛	34（22.7）
自主神经症状	烘热汗出或潮热面红，头晕，头痛，耳鸣，两目干涩，手足心热，皮肤痒，有蚁行感，阴部干涩	123（82.0）
睡　眠	失眠或失眠多梦，少寐多梦，多梦易惊	47（31.3）
感知觉	胸闷，胁痛	30（20.0）
思　维	健忘，记忆力减退	126（84.0）
情　感	心烦不宁或心烦易怒，情志异常	48（32.0）

所有研究对象检查前1个月无应用激素及其他围绝经期综合征治疗药物。

4. 检测方法

抽血检测血清FSH、LH、E_2、T等（未绝经者，月经第3～4天抽血）。采用酶放大发光免疫检测法（Access免疫检测仪，试剂采用贝克曼专用试剂），在采集病例时严格按照事先拟定的方案进行，尽量避免误差。

5. 统计方法

采用单因素方差分析（ANORA），分别比较5型的FSH、LH、E_2、T值间有无显著差异。

结果治疗结果见表3-12。

表3-12　不同证型性激素水平比较（$\bar{x} \pm sd$）

证　型	例　数	E_2（pmol/L）	FSH（μg/L）	LH（IU/L）	T（nmol/L）	LH/FSH
肝肾阴虚组	30	170.16±9.49	81.18±27.57	34.59±13.09	0.83±0.42	0.48±0.19
阴虚肝旺组	30	81.14±19.31	87.69±29.26	61.98±25.73	0.55±0.38	0.68±0.15
脾肾阳虚组	30	124.61±80.58	98.47±48.19	66.54±37.37	1.60±0.60	0.65±0.13
阴虚内热组	30	64.67±27.52	98.87±9.74	64.35±7.05	0.29±0.22	0.66±0.09
阴虚精亏组	30	89.86±7.18	104.06±3.81	64.99±11.85	0.97±0.90	0.63±0.12

表 3-7 结果显示：

① 5 组 E_2 值，组间采用单因素方差分析（F 检验），F=15.103，P=0，说明组间差异非常显著；且 E_2 值下降程度为阴虚内热型＞阴虚肝旺型＞阴虚精亏型＞脾肾阳虚型＞肝肾阴虚型；组间两两比较，肝肾阴虚型与其他 4 型比较差异显著，P＜0.05，脾肾阳虚型与阴虚肝旺型或阴虚内热型比较差别显著，P＜0.05。

② 5 组 FSH 值，F=3.234，P=0.014，说明组间差异显著；组间两两比较，只有肝肾阴虚型与阴虚精亏型比较，差别显著，P＜0.05。从数值上看，有上升趋势：肝肾阴虚型＜阴虚肝旺型＜阴虚内热型＜脾肾阳虚型＜阴虚精亏型。

③ 5 组 LH 值，F=11.232，P=0，说明组间差异非常显著；肝肾阴虚型与其他 4 型比较差别显著，P＜0.05，但其他组间两两比较，无显著差异。从数值上看，肝肾阴虚型＜阴虚肝旺型＜阴虚内热型＜阴虚精亏型＜脾肾阳虚型。

④ LH/FSH 比值：阴虚肝旺型＞阴虚内热型＞脾肾阳虚型＞阴虚精亏型＞肝肾阴虚。F=9.871，P=0，说明组间差异非常显著。

⑤ 5 组 T 值，F=22.853，P=0，说明组间差异非常显著，脾肾阳虚型 T 水平较其他 4 型均显著升高（P＜0.01）。脾肾阳虚型分别与阴虚肝旺型、肝肾阴虚型比较，阴虚内热型分别与阴虚肝旺型、肝肾阴虚型比较，阴虚精亏型分别与阴虚肝旺型、脾肾阳虚型、阴虚内热型两两比较，结果有显著差异（P＜0.01）。T 值上升趋势：脾肾阳虚型＞阴虚精亏型＞肝肾阴虚型＞阴虚肝旺型＞阴虚内热型。

（二）讨论

1. 从天癸、阴精关系看：天癸来源于先天，藏之于肾，养之于后天，它是一种阴精。近代医家罗元恺先生认为它相当于垂体、卵巢或睾丸的内分泌激素。肾为先天之本，主藏精（包括生殖之精，为天癸之源），精化气，气生精，精生血，精血同源，相互资生。精血是女性生理活动的物质基础，肾精所化之气主宰着天癸的盈与竭。绝经后因肾气虚衰，月经停止，肾藏五脏六腑之精，肾之精血虚损，即天癸竭，伤及五脏六腑，可出现诸多症状。

2. 在对围绝经期综合征患者的症状观察过程中发现，患者多出现烘热汗出或潮热面红、健忘、记忆力减退等自主神经症状和思维异常、头晕耳鸣、健忘、腰膝酸软等症状。从症状上看，以肝肾阴虚、阴虚内热、阴虚精亏表现为主，体现了围绝经期以肾虚，尤其阴精亏虚为主的观点。

3. 西医学认为围绝经期妇女卵巢功能衰退，卵泡对垂体所分泌的促性腺激（FSH、LH）敏感性下降，即使垂体分泌较多的 FSH、LH，仍不能促使卵巢排卵，也不能产生大量的雌激素和孕激素。所以，绝经后妇女血和尿中 FSH、LH 都比生育妇女高，卵巢所分泌的孕酮和雌二醇逐渐减少。围绝经期妇女由于卵巢功能衰退，雌激素分泌逐渐减少及垂体促性腺激素增多，造成神经内分泌一时性失调，下丘脑 - 垂体 - 卵巢轴反馈系统失常和自主神经系统功能紊乱，因而产生各种或轻或重的围绝经期综合征的症状。

4. 本研究中 E_2、FSH、LH、T、LH/FSH 在 5 个证型组间均有显著差异，说明 5 个证型在性激素水平上均有显著差异，并且阴虚肝旺、脾肾阳虚、阴虚内热、阴虚精亏组的 E_2 水平较肝肾阴虚组显著下降（$P < 0.05$），而前者的 LH、LH/FSH 较后者显著上升（$P < 0.05$）。提示随着阴虚程度的加重，出现阴虚内热、阴虚肝旺、阴虚精亏、脾肾阳虚等证型时，雌激素水平开始显著下降，LH、LH/FSH 值开始显著上升，卵巢功能逐渐下降。说明肝肾阴虚是围绝经期综合征患者共有的早期病理变化，在此阶段其雌激素水平尚未明显下降。因此，在围绝经期综合征患者中滋养肝肾应是基本治法。

5. 对 E_2 水平的观察中发现，肝肾阴虚型＞脾肾阳虚型＞阴虚精亏型＞阴虚肝旺型＞阴虚内热型，其中阴虚肝旺型及阴虚内热型较脾肾阳虚型 E_2 水平明显降低，提示围绝经期女性患者雌激素水平改变以阴虚为主，随着肝肾阴虚、阴虚肝旺、阴虚内热的程度加重，其雌激素水平随之下降。因此，根据患者的中医证型，在使用中医药治疗的同时，调整雌激素治疗的用量，尤其是阴虚肝旺型及阴虚内热型，可酌情加大剂量，这样就为指导临床治疗提示了方向。

6. FSH 值在各证型中仅阴虚精亏型与肝肾阴虚型间具有显著差异。以 FSH 水平看，肝肾阴虚型＜阴虚肝旺型＜阴虚内热型＜脾肾阳虚型＜阴虚精亏型，即在肝肾阴虚的基础上，随着阴虚肝旺、阴虚内热、阴虚精亏、脾肾阳虚的加重，FSH 值有随之上升的趋势，但大多数组间无统计学意义。

7. LH/FSH 值：据报道 LH/FSH ＞ 0.7 可作为卵巢功能衰竭的标志。虽各组 LH/FSH 比值平均数均未超过 0.7，但比值随证型加重呈上升趋势，阴虚肝旺型＞阴虚内热型＞脾肾阳虚型＞阴虚精亏型＞肝肾阴虚型，提示随着以上证型的加重，其卵巢功能呈衰退趋势，但前 4 个证型两两之间无显著差异。

8. 不同证型 LH 值的变化：肝肾阴虚型较其他 4 型的 LH 值显著降低（$P < 0.01$），提示随着阴虚肝旺、阴虚内热、阴虚精亏、脾肾阳虚的出现，LH 值随之升高，且雌激素缺乏随之加重，即肝肾阴虚型多为围绝经期女性患者的早期阶段。

9. 不同证型 T 的变化：脾肾阳虚型 T 水平较其他 4 型显著升高（$P < 0.01$），阴虚肝旺、阴虚内热型 T 水平较阴虚精亏型显著降低（$P < 0.01$），阴虚内热型较肝肾阴虚型 T 水平显著降低（$P < 0.01$）。

十、尿 LH 试纸在治疗无排卵型不孕症中的应用

1999 年 1 月～ 2005 年 1 月，笔者采用中西医结合方法治疗无排卵型不孕患者 44 例，应用尿 LH 试纸结合 B 超测定卵泡、基础体温、宫颈黏液，监测综合聚焦排卵日，受孕率明显提高，现报道如下：

（一）临床资料

1. 一般资料

选择本院门诊不孕症患者 88 例，经常规妇科检查、盆腔 B 超检查、输卵管通液术或子宫输卵管碘油造影术，排除阴道、宫颈、子宫、输卵管的器质性病变所致的不孕症；免疫不孕抗体检测，排除免疫性不孕；连续 3 个月基础体温测定，其配偶精液检查正常，确诊为无排卵型不孕。随机分为 2 组，治疗组 44 例，年龄 23～38 岁，平均 28.7 岁；不孕 2～8 年，平均 3.8 年；月经初潮 12～18 岁，平均 15.6 岁；月经周期规律 15 例，周期紊乱 21 例，闭经 8 例；原发不孕 31 例，继发不孕 13 例。对照组 44 例，年龄 23～36 岁，平均 27.3 岁；不孕 2～7 年，平 4.2 年；月经初潮 12～17 岁，平均 15.3 岁；月经周期规律 16 例，周期紊乱 26 例，闭经 2 例；原发不孕 34 例，继发不孕 10 例。2 组患者在年龄、病程上等无显著性差异（P > 0.05），具有可比性。

2. 排卵功能障碍诊断标准

根据《妇产科疾病诊断与鉴别诊断》。基础体温单相，系列 B 超检测无成熟卵泡及排卵征象，连续 3 个月经周期出现上述变化。

3. 不孕症诊断标准

根据乐杰主编的《妇产科学》。凡生育年龄的妇女，配偶生殖功能正常，婚后同居 2 年以上，未采取避孕措施而未能受孕者；或曾经受孕而 2 年以上又不再受孕者，经检查诊断为无排卵型不孕者。

（二）治疗方法

1. 治疗组

给予氯米芬每天 50mg 口服，连服 5 天。疗效不显著者，下个周期氯米芬加至 100mg。同时给予调经助孕促排卵中药口服。卵泡期治以补脾肾，调气血，固冲任。方用 1 号促卵泡汤：熟地黄 12g，山药 12g，菟丝子 12g，当归 12g，党参 15g，巴戟天 10g，肉苁蓉 10g，淫羊藿 10g，鹿角霜 10g，女贞子 12g，炙甘草 6g。连服 7 剂。排卵期治以疏肝理气，活血化瘀，佐以补肾。方用 2 号促排卵汤：柴胡 6g，白芍 12g，枳壳 9g，桃仁 6g，益母草 12g，川牛膝 9g，丹参 30g，牡丹皮 15g，当归 12g，菟丝子 15g。连服 5 剂。黄体期治以补肾养血，理气调经。方用 3 号促黄体汤：熟地黄 12g，枸杞子 12g，山药 10g，党参 15g，肉苁蓉 12g，当归 10g，黄芪 15g，菟丝子 12g，淫羊藿 10g，大枣 10g。连服 7 剂。自月经第 5 天开始顺序服用，每日 1 剂，临证加减。自服药第 1 天起，患者每天自测体温并描出曲线，治疗期间连续测量；每天留晨尿测定尿 LH，每天 1 次，至出现强阳性；尿 LH 出现强阳性时来院采取宫颈黏液，待干燥后观察结晶形状。根据尿 LH 出现强阳性时，将在 24～48 小时排卵的规律，结合当日基础体温若较以往低 0.2～0.3℃，B 超观察卵泡发育 ≥18mm 以上，且卵泡液透声好，宫颈黏液出现（+++）结晶形状，即与 5000UIM，嘱当晚同房。若尿 LH 未出现强阳性，且基础体温单相，视为该周期无排卵。1个疗程共3个周期。

2. 对照组

西药、中药的治疗同治疗组。自月经周期第9天起，经腹部对盆腔做多切面扫描，量取卵泡最大直径，记录卵泡数，每2天监测1次，至卵泡最大直径≥15mm时，改为每天监测1次，直至卵泡成熟及排卵后2天。B超观察卵泡发育≥18mm以上，且卵泡液透声好，即HCG5000IU，肌肉注射，嘱当晚同房。若无排卵征象出现，则继续监测至黄体期。1个疗程3个周期。

3. B超监测指标及方法

2组B超检查采用德国西门子中狮王超声扫描仪，频率3.5MHz，凸阵式探头。

4. 统计学处理

采用Ridit检验。

（三）结果

疗效判定标准：根据《中药新药临床指导原则》。治愈：妊娠或治疗3个月经周期均有排卵征象；显效：治疗3个月经周期2个周期出现排卵；有效：治疗3个月经周期1个周期出现排卵；无效：治疗3个月经周期均未排卵。结果见表3-13、表3-14。

表3-13　2组疗效比较

组　　别	例数	痊愈	显效	有效	无效	总有效率（%）
治疗组	44	4	16	18	6	86.4
对照组	44	4	10	10	20	54.5

注：与对照组比较，P < 0.05。

表3-14　2组妊娠率比较

组　　别	例数	妊娠例数	妊娠率（%）
治疗组	44	30	68.2
对照组	44	15	34.1

注：与对照组比较，P < 0.01。

（四）讨论

1. 西医学认为排卵障碍是下丘脑-垂体-卵巢轴功能失调的一种病理表现。中医认为肾藏精，为生殖之本；肝藏血，主疏泄；肾对"天癸"的成熟和冲任二脉的充盛，有着极为重要的作用。冲任气血和调是排卵的条件，而肾阴肾阳消长转化是本病病机关键所在。肾阴亏损，精血不足，冲任空虚，不能凝精成孕；肾阳不足，命门火衰，冲任失于温煦，亦不能受孕。调经助孕促排卵中药方根据月经周期的生理变化，在卵泡期滋肾育阴，填精益髓，养血扶脾；在排卵期疏肝解郁，活血理气；在黄体期补肾壮阳，使肾中阴阳对立统一，彼此依存，相互转化，刺激下丘脑－垂体－卵巢轴；同时加用氯米芬，可促进卵泡发育成熟。临证中辅以活血化瘀，助肾阴肾阳转化，改善卵巢血循环，促成熟卵泡排出。

2. 虽然现代医疗技术水平不断提高，但不孕症仍属疑难病证，中西医结合治疗无排卵型不孕症，疗效肯定。但氤氲时间转瞬即逝，由于排卵日监测的失误，常使患者错失良机，对治疗失去信心。上述实验组及对照组采用同样的治疗方法，只因监测手段不同，其排卵及受孕情况比较就存在着显著误差，故治疗需要医患之间密切配合，监测手段便捷，易于操作，对治疗效果有很大的影响。B超监测是根据促排卵周期卵泡平均每天增长 2.42mm，排卵前卵泡平均直径为 23.85mm，月经 8～9 天后，卵巢内其中之一卵泡迅速长大成为优势卵泡，在卵泡期及排卵期进行跟踪监测卵泡发育情况。目前生活的快节奏使许多患者在治疗中常常不能坚持来院监测卵泡，或来院监测也容易导致观察的遗漏。而尿 LH 排卵预测试纸是一种用于避孕、选择最佳受孕时机和女性不孕症检测的快速体外诊断用品，通过检测妇女尿液中黄体生成素的水平及其变化，预测和监测妇女的排卵情况，能准确掌握排卵日以选择最佳受孕时机。笔者采用尿 LH 排卵预测试纸，使患者可在家自行监测，根据尿 LH 出现强阳性，将在 24～48 小时排卵的规律，结合当日基础体温若较以往低 0.2～0.3℃，嘱患者来院 B 超观察卵泡，若卵泡发育 ≥ 18mm 以上且卵泡液透声好，宫颈黏液出现（+++）结晶形状，即予 HCG5000IU 肌肉注射，嘱当晚同房。这样减少复诊时间，提高检测的准确性及受孕率。尿 LH 试纸预测排卵的准确性为 88%，峰后排卵为 86.2%，在促排卵治疗中，监测卵泡生长，预测排卵，适时掌握 HCG 使用时机，增加妊娠机率等方面是有价值的。

十一、中西医结合治疗肾气虚型无排卵性不孕症 116 例临床观察

（一）临床资料

1. 一般资料

选择 2004 年 10 月～ 2007 年 10 月福建省人民医院门诊肾气虚型无排卵性不孕症患者 116 例，按随机数字法分为治疗组和对照组。治疗组 60 例，年龄 22～41 岁，平均 29.27±3.89 岁；病程 2～11 年，平均 3.12±1.62 年；原发不孕 34 例，继发不孕 26 例；中医证候积分为 7.63±2.53 分。对照组 56 例，年龄 24～39 岁，平均 28.53±4.04 岁；病程 2～9 年，平均 3.52±2.08 年；原发不孕 30 例，继发不孕 26 例；中医证候积分为 7.87±2.53 分。两组患者年龄、病程、中医证候积分等一般资料比较，无显著性差异（P ＞ 0.05），具有可比性。

2. 排卵功能障碍诊断标准

根据《妇产科疾病诊断与鉴别诊断》，基础体温单相，系列超声检测无成熟卵泡及排卵征象，连续 3 个月经周期出现上述变化。

3. 不孕症诊断标准

根据《妇产科学》，凡生育年龄妇女，配偶生殖功能正常，婚后同居 2 年以上，未采取避孕措施而未能受孕者；或曾经受孕而 2 年以上又不再受孕者，经检查诊断为无排卵型不孕者。

4. 肾气虚型诊断标准

婚后不孕，月经不调或停闭，经量或多或少，色暗，头晕耳鸣，腰酸膝软，精神疲倦，小便清长，舌淡，苔薄，脉沉细，两尺尤甚。中医证候积分标准：主要症状为月经周期，正常记 0 分，后期记 2 分，稀发记 4 分，闭经记 6 分；次要症状分为腰酸、头晕耳鸣、疲乏无力，无记 0 分，偶然发作记 2 分，时常发作但不影响生活，能坚持工作记 4 分，时常发作，影响生活，不能工作记 6 分；无眼眶暗黑记 0 分，有记 1 分；舌质正常记 0 分，淡红记 1 分；舌苔正常记 0 分，薄白记 1 分；脉象正常记 0 分，脉细或沉细记 1 分。

5. 排除标准

经常规妇科检查、盆腔超声、输卵管通液术或子宫输卵管碘油造影术，排除阴道、子宫颈、子宫、输卵管器质性病变所致不孕；免疫不孕抗体检测，排除免疫性不孕；连续 3 个月基础体温测定，其配偶精液检查正常。

6. 统计学处理

所有数据采用 SPSS13.1 软件辅助处理，计量资料以 $\bar{x} \pm sd$ 表示，采用 t 检验，计数资料采用 χ^2 检验，等级资料采用 Ridit 检验。

（二）方法

对照组患者于月经来潮或撤药性出血第 2 天起，服用枸橼酸氯米芬片 50mg，每日 1 次，连用 5 天；3 个月经周期后，若排卵状况无明显改善，枸橼酸氯米芬片可加至 100 ～ 150mg，每周期枸橼酸氯米芬片总量不超过 750mg。

治疗组在对照组基础上结合中药（自拟方）人工周期治疗。①卵泡期：从月经第 6 天起，服用促卵泡汤治疗，方药组成：熟地黄 15g，怀山药 12g，菟丝子 12g，当归 12g，太子参 15g，白芍 9g，枸杞子 15g，制首乌 15g，山茱萸 6g，鹿角霜 9g，砂仁 6g。每日 1 剂，连服 5 天。②排卵期：从月经第 11 天起，给予促排卵汤治疗，方药组成：淫羊藿 15g，菟丝子 12g，肉苁蓉 12g，枸杞子 15g，熟地黄 15g，炒当归 12g，怀山药 12g，续断 9g，桂枝 6g，丹参 12g，乌药 9g。每日 1 剂，连服 5 天。③黄体期：从月经前 16 天起，应用促黄体汤治疗，方药组成：淫羊藿 15g，巴戟天 12g，仙茅 12g，菟丝子 12g，枸杞子 15g，杜仲 9g，女贞子 12g，旱莲草 12g，当归 12g，党参

15g，怀山药 12g。每日 1 剂，至月经来潮。若月经未如期来潮，体温持续 37.0℃左右，子宫颈黏液持续呈椭圆体，则续服 14 天，并检查是否妊娠。④行经期：服用调经汤治疗，方药组成：当归 12g，川芎 6g，赤芍 9g，泽兰 9g，益母草 9g，制香附 6g，小茴香 6g，茯苓 12g。每日 1 剂，连服 3 天。

当基础体温降低 0.3℃或排卵胶体晶大卫诊断试纸呈强阳性，超声监测见优势卵泡（卵泡≥ 18 ～ 20mm），卵泡透声好，子宫内膜≥ 8mm，子宫颈黏液呈典型羊齿状结晶时，当日肌肉注射绒毛膜促性腺激素 5000U，并嘱当晚及隔日晚同房。两组患者均以治疗 3 个月经周期为 1 个疗程。

（三）结果

1. 疗效判定标准

（1）妊娠评价标准参照《中药新药临床研究指导原则》结合本研究特点制定。治愈：治疗后 1 年以内妊娠者；无效：治疗后 1 年以内未妊娠者；自然流产：经治疗后妊娠但流产者（自然流产率为经治疗后妊娠流产例数占妊娠例数的百分比）。

（2）卵泡发育评价及排卵标准参照《孕产超声诊断学》进行，临床治愈：卵泡发育正常，卵泡直径 18 ～ 25mm，有排卵征象；显效：卵泡发育基本正常，直径＞ 14mm 或≤ 18mm，接近排卵征象；有效：监测卵泡较治疗前体积增大，但增长缓慢；无效：治疗前后卵泡无明显变化。

（3）子宫颈黏液评分（CMS）参照 Insler's 标准进行子宫颈黏液评分。

（4）基础体温（BBT）评价标准典型双相：黄体期高温相较前升高 0.3 ～ 0.5℃，持续时间≥ 12 天；不典型双相：与典型双相相反；单相：基础体温呈无规律变化。有效：治疗后体温呈典型或不典型的双相；无效：仍为单相者。

2. 疗效观察

（1）两组患者治疗后妊娠情况结果见表 3-15。

表 3-15 两组患者治疗后中医证候积分比较（$\bar{x} \pm sd$）

组别	例数	治愈	自然流产	无效
对照组	56	13（23.2）	2（3.6）	41（73.2）
治疗组	60	32（53.3）	2（3.3）	26（43.3）

注：与对照组比较，P ＜ 0.01。

（2）两组患者治疗后中医证候积分情况结果见表 3-16。

表 3-16 两组患者治疗后中医证候积分比较（$\bar{x} \pm sd$）

组别	例数	治疗前	治疗后
对照组	56	7.87±2.53	7.67±1.37
治疗组	60	7.63±2.53	6.60±1.90

注：与本组治疗前比较，$P < 0.01$；治疗后组间比较，$P < 0.01$。

（3）两组患者治疗后临床各项目情况结果见表 3-17、表 3-18、表 3-19。

表 3-17 两组患者治疗后超声监测卵泡发育及排卵率比较（例）

组别	例数	临床治愈	显效	有效	无效	排卵率（%）
对照组	56	26	8	7	15	46.4
治疗组	60	44	4	8	4	73.3

注：与对照组比较，$P < 0.01$。

表 3-18 两组患者治疗后子宫内膜厚度、子宫颈黏液评分比较 [例（%）]

组别	例数	子宫内膜厚度		子宫颈黏液评分	
		9～12mm	< 9mm	≥ 8 分	< 8 分
对照组	56	26（46.4）	30（53.6）	15（26.8）	41（73.2）
治疗组	60	48（80.0）	12（20.0）	32（53.3）	28（46.7）

注：与对照组比较，$P < 0.01$。

表 3-19 两组患者治疗后基础体温（BBT）变化比较 [例（%）]

组别	例数	典型双相	不典型双相	单相	总有效率（%）
对照组	56	20（35.7）	20（35.7）	16（28.6）	71.4
治疗组	60	46（76.7）	8（16.7）	6（10.0）	90.0

注：与对照组比较，$P < 0.01$。

（四）讨论

无排卵不孕症多属肾虚，补肾中药可调节卵巢功能。中医月经周期的阴阳消长转化调节理论，与西医基础体温双相变化及卵巢激素周期性"涨落"是相似的。

卵泡破裂、排卵及子宫内膜周期性剥落等，可运用"补肾－活血－补肾－活血调经"治法，结合卵巢周期性变化用药，以激发卵巢功能，增强性腺受体对内、外激素敏感性，调整和维持性周期动态平衡，并配合枸橼酸氯米芬片与绒毛膜促性腺激素促排卵。

应用排卵胶体晶大卫诊断试纸预测排卵，无排卵性不孕症治疗周期长，氤氲期稍纵即逝。排卵胶体晶大卫诊断预测试纸是一种选择最佳受孕时机的快速体外诊断用品，通过检测妇女晨尿中 LH 的水平及其变化，能较准确预测排卵日以选择最佳受孕时机。

国外研究资料表明，枸橼酸氯米芬不仅直接影响子宫内膜发育，并具有在受体水平上阻断雌激素的作用，可致子宫内膜脱氧核糖核酸合成受阻，还可通过减少子宫血流供应影响子宫内膜发育，使部分患者子宫内膜发育迟缓，与卵泡发育不同步。故本研究从月经来潮第 2 天起，口服枸橼酸氯米芬片 50mg，以期实现卵泡与子宫内膜同步发育，提高受孕率。

当卵泡发育近成熟时肌肉注射绒毛膜促性腺激素 5000～10000U，造成 LH 高峰，诱发排卵，嘱研究对象当晚及隔日晚同房，提高受孕成功率。

应用枸橼酸氯米芬片或绒毛膜促性腺激素治疗后，部分患者仍存在黄体功能不全的情况，故排卵后应实施黄体支持疗法。药理研究证明，在月经中期以补肾为主兼行气活血，有促进孕酮合成和分泌的作用，又能提高黄体对绒毛膜促性腺激素的敏感性。促排卵汤在补肾基础上养血活血，理气温通，以促进卵子突破、排出；促黄体汤温肾助阳，激发并维持机体黄体功能，并针对枸橼酸氯米芬片或绒毛膜促性腺激素诱发排卵时黄体功能不足的缺点，与枸橼酸氯米芬片或绒毛膜促性腺激素协同作用，提高黄体对绒毛膜促性腺激素的敏感性。

将月经周期分为经后期、真机期、经前期及行经期，按"补肾（补肾阴为主）-补肾活血 - 补肾（补肾阳为主）- 活血行气"的周期治疗。非经期选用当归、怀山药、菟丝子、枸杞子、熟地黄等组成基本方，养血补肾填精；卵泡期酌加制首乌、山茱萸、太子参、鹿角霜、炒白芍等加强滋肾填精作用；砂仁健脾和胃以防滋补之品伤脾碍胃。排卵期酌加淫羊藿、肉苁蓉、续断、泽兰、桂枝等温肾助阳，并配伍丹参、乌药行气活血，促使卵泡破裂排卵。黄体期酌加淫羊藿、巴戟天、仙茅、杜仲等加强温补肾阳之力，配合旱莲草、女贞子滋补肾阴，燮理阴阳，正所谓："善补阳者，必于阴中求阳，则阳得阴助而生化无穷；善补阴者，必于阳中求阴，则阴得阳生而源泉不竭。"行经期选用当归、赤芍、泽兰、益母草等活血化瘀，制香附、川芎等理气疏肝，使静中有动，气行血行，共奏活血理气调经之功，促使子宫内膜剥脱。

孕育机制错综复杂，受诸多因素影响，涉及面广，且治疗周期长，故今后还需运用更多的病例进行更广泛、更深入的研究探讨。

十二、多囊卵巢综合征中医证型与性激素水平、胰岛素抵抗关系的研究

多囊卵巢综合征（PCOS）是指青春期前后发病，卵巢泡膜细胞良性增生引起的雄激素生成过多，造成以月经紊乱、持续排卵障碍、高雄激素血症、卵巢多囊样变等为主要表现的疾病。PCOS 是生育期妇女常见的内分泌紊乱性疾病，有复杂的内分泌异常：

高雄激素血症、胰岛素抵抗及高胰岛素血症、促性腺激素、催乳素水平异常等。其中高雄激素血症是其最突出的特征，与其他内分泌异常密切相关。辨证论治是中医诊断疾病和治疗疾病的基本原则及中医学的精华所在，其中辨证起着关键的指导作用，是论治的基础。本研究旨在探讨 PCOS 中医证型与血清性激素水平、胰岛素抵抗的相关性，为多囊卵巢综合征中医辨证的客观化及丰富辨证手段提供依据。

（一）资料与方法

1. 临床资料

（1）西医诊断标准：根据 2003 年鹿特丹会议（Rotteedam 标准）：①稀发排卵或无排卵；②有高雄激素血症的临床和／或生化特征；③超声表现为多囊卵巢（一侧或双侧卵巢有 12 个以上直径为 2～9mm 的卵泡，和／或卵巢体积大于 10mL）；排除其他原发性疾病（先天性肾上腺皮质增生、分泌雄激素的肿瘤、柯兴综合征、甲状腺功能紊乱、促性腺激素低下和卵巢早衰、高泌乳素血症等）符合以上三条中的两条即可诊断。

（2）中医辨证标准：根据其临床症状，参照《中医妇科学》妇科疾病常见证型及全身证候的辨证标准以及《中医病证诊断疗效标准》，结合本病的临床症状，将 PCOS 分为：肾虚型、痰湿阻滞型、血瘀型、肝郁气滞型。

（3）研究对象来源：PCOS 组来源于福建省人民医院妇科门诊患者（2007 年 2 月～2008 年 2 月）。正常对照组来源于福建省人民医院体检中心健康体检者（2007 年 2 月～2008 年 2 月）。共收集 PCOS 患者 91 例，实际纳入病例 91 例，最大年龄 37 岁，最小年龄 18 岁，平均年龄 26.33±4.47 岁。正常对照组 25 例，最大年龄 38 岁，最小年龄 19 岁，平均年龄 26.72±5.02 岁。

2. 研究方法

（1）研究对象分组：PCOS 患者 91 例，参照《中医妇科学》及《中医病证诊断疗效标准》，分为 4 组：肾虚组 30 例，痰湿阻滞组 20 例，血瘀组 18 例，肝郁气滞组 23 例，正常对照组 25 例。

（2）标本采集和检测方法：所有受试者应于自然月经周期的第 3、5 天抽取静脉血。对于闭经患者，应在 B 超检测未见优势卵泡及子宫内膜厚度 ≤ 4mm 时取血，或于安宫黄体酮撤药性出血第 3～5 天取静脉血，离心后取血清立即检测或 –20℃冰箱保存（不超过 1 周）。用放射免疫法测 FINS、E_2、T、L、P、LH、FSH、PRL、T；用氧化酶法测定 FPG；试剂采用贝克曼专用试剂，采用 Access 免疫仪检测。胰岛素抵抗的评价采用稳态模式评估法即：稳态模型胰岛素抵抗指数（HOMA–IR）=FPG×FINS/2×2.5（FPG 单位为 mmol/L，FINS 单位为 mIU/L）

（3）统计方法：计量资料采用均数 ± 标准差表示，计数资料采用例数或百分比表示；两组计量资料间比较采用 t 检验，多组计量资料间比较采用单向方差分析；计数资料采用卡方检验；各因素之间的相关关系用 Spearman 相关分析。用 SPSS13.1 统计学软件进行统计分析，以 P ＜ 0.05 为差异有显著性。

（二）结果

1. PCOS 证型分布的观察

本课题观察结果显示，PCOS 患者 91 例中，肾虚证者 30 例，痰湿阻滞证者 20 例，血瘀证者 18 例，肝郁气滞证者 23 例，4 个证型构成比从大到小依次排列为肾虚＞肝郁气滞＞痰湿阻滞＞血瘀证，其中肾虚证者占 32.97%，肝郁气滞证者占 25.27%。

2. PCOS 中医证型组、正常对照组间血清性激素水平的关系

（1）T 水平：肾虚组及肝郁气滞组均显著高于其他证型组及正常对照组（P ＜ 0.05 或 P ＜ 0.01）。

（2）E_2 水平：各证型组的血清 E_2 水平均低于正常对照组，有显著性差异（P ＜ 0.01），各证型组之间两两比较差异无统计学意义（P ＞ 0.05）。

（3）P 水平：各证型组的血清 P 水平与正常对照组之间比较差异无统计学意义（P ＞ 0.05）。

（4）PRL 水平：肝郁气滞组和血瘀组的血清 PRL 水平均高于其他证型组及正常对照组，有显著性差异（P ＜ 0.05 或 P ＜ 0.01）。

（5）LH 水平和 LH/FSH 比值：肾虚组与肝郁气滞组均显著高于其他证型组及正常对照组（P ＜ 0.05 或 P ＜ 0.01）。（表 3-20）

表 3-20 PCOS 中医证型组、正常对照组间血清 E_2、P、PRL、FSH/LH、LH、LH/FSH 比值的比较（$\bar{x} \pm sd$）

组别	例数	E_2（pg/mL）	P（ng/mL）	PRL（ng/mL）	FSH（mIU/mL）	LH（mIU/mL）	LH/FSH
正常对照组	25	74.78±20.40	0.69±0.15	16.42±7.02	6.62±1.42	8.87±2.80	1.36±0.38
肾虚组	30	44.38±22.30**	0.71±0.11	18.74±7.33	6.49±1.03	13.22±4.02**	2.08±0.70**
痰湿阻滞组	20	50.43±18.05**	0.74±0.13	17.29±7.38	6.44±1.28	8.81±3.79##	1.35±0.45##
血瘀组	18	55.33±23.56**	0.69±0.17	22.02±7.24*	6.09±1.19	10.16±4.48#	1.63±0.46##
肝郁气滞组	23	52.51±15.93**	0.71±0.15	24.33±9.97**#△	6.07±1.11	12.46±4.50**△△	2.07±0.72**△△☆☆

注：*、** 表示与正常比照组比较 P ＜ 0.05、P ＜ 0.01；#、## 表示与肾虚组比较 P ＜ 0.05、P ＜ 0.01；△、△△ 表示与痰湿阻滞组比较 P ＜ 0.05、P ＜ 0.01；☆ ☆表示与血瘀组比较 P ＜ 0.01。

3. PCOS 中医证型组、正常对照组间血清 FINS、FPG 水平和 HOMA-IR 值的关系

（1）FPG：各证型组及正常对照组之间血清 FPG 水平两两比较差异无统计学意义。

（2）FINS、HOMA-IR 水平：痰湿阻滞组高于正常对照组及其他证型组，且均有显著性差异（P ＜ 0.01）。（表3-21）

表3-21　PCOS 中医证型组、正常对照组间血清 FINS、FPG 和 HOMA-IR 水平值的比较（$\bar{x} \pm sd$）

组别	例数	FINS（mIU/ml）	FPG（mmol/L）	HOMA-IR
正常对照组	25	7.61±2.55	4.69±0.32	1.46±0.59
肾虚组	30	9.53±4.02	4.61±0.40	1.95±0.88
痰湿阻滞组	20	13.51±4.49[**##]	4.74±0.31	2.86±1.00[**##]
血瘀组	18	9.35±3.51[△△]	4.72±0.34	1.95±0.74[△△]
肝郁气滞组	23	10.06±3.81[*△△]	4.68±0.32	2.10±0.84[**△△]

注：经方差分析，*、** 表示与正常比照组比较 P ＜ 0.01；## 表示与肾虚组比较 P ＜ 0.01；△△ 表示与痰湿阻滞组比较 P ＜ 0.01。

（三）讨论

1. PCOS 证型分布的观察

传统中医学无 PCOS 病名，根据其临床表现属"崩漏""闭经""不孕"等病证的某些证型范畴。其病因复杂，现代中医学认为，PCOS 在病因病机上以肝、脾、肾三脏功能失调为本，血瘀、痰湿为标。而"肾主生殖""经水出诸肾"，月经的产生是以肾为主导，肾藏精，精化气，肾中精气的盛衰主宰着人体的生长、发育与生殖。本课题观察结果显示，PCOS 患者中肾虚证者占32.97%，肝郁气滞证者占25.27%，可见肾虚、肝郁气滞是其最重要的病机，这与"经本于肾""经水出诸肾""肝为女子之先天"理论相符。肾中阴平阳秘、肝气调达，是生殖功能正常的基础。肾为"肾－天癸－冲任－胞宫"轴的启动点，肾中阴阳失衡，生精、化气生血功能不足，天癸的产生与泌至失调，诸症遂生。本研究亦显示，PCOS 患者中肾虚证所占比例最高，其次为肝郁气滞证，可认为肾虚为 PCOS 的基本证候和原发病机，肝郁气滞在 PCOS 的发病中起重要作用。在肾虚、肝郁的基础上，变生出痰湿、血瘀的证候，以致膏脂充溢、胞膜增厚、排卵不利，表现为 PCOS 的临床特征，如肥胖、长期排卵障碍、卵巢多囊改变等。

2. 血清 T 水平升高与肝郁气滞证、肾虚证的关系

PCOS 具多型表现，而高雄激素血症仍是其突出的特征，临床上常伴有多毛、痤疮等表现。本研究结果提示各证型组的血清 T 水平均大于正常对照组，有显著性差异

（P ＜ 0.01）；肾虚组、肝郁气滞组大于其他证型组，均有显著性差异（P ＜ 0.05 或 P ＜ 0.01）。说明血清 T 水平升高与肝郁气滞证、肾虚证具有相关性。

肝气郁滞化火犯肺，则肺之郁蒸腾颜面，表现为面部痤疮，毛发浓密；肝肾同居下焦，肝血肾精同源互补，所以肝失疏泄、气郁日久，化火灼伤肝阴进而可损伤肾阴、肾阳，这也是本病患者临床表现每有肾虚见症的重要原因。已知雄激素有促进毛发生长、促进蛋白质合成、促进生长、增加水钠潴留、增加血流量等效应。过量雄激素可刺激面部、乳周、下腹部等处的性毛生长；同时又可导致能量代谢紊乱，能量代谢过盛致热，表现为咽干、口燥、便结而尿赤等；阳盛则易耗阴液，又复出现阴虚内热，虚火上浮，临床所见五心烦热、午后升火等证候。如此循环往复形成 PCOS 特有的阴阳失衡状态，故雄激素水平升高可能是产生阴虚火旺证候的物质基础之一。

已有研究显示 PCOS 肾阴虚与 T 水平升高有相关性，但本课题由于病例数限制，未对肾虚进行肾气虚、肾阴虚、肾阳虚区分，故有待大样本进一步证明 T 水平与肾阴虚的关系。

3. 血清 E_2、P 水平与 PCOS 中医证型的关系

E_2、P 直接关乎月经周期的变化，类似于天癸中的阴阳精气，其升高、降低或比例失调，表现为阴生、阳长或其相互转化的障碍，影响月经及卵泡的发育。

本研究显示 PCOS 患者 E_2 水平均显著低于正常对照组，有显著性差异（P ＜ 0.01），与文献报道相符，但各证型组之间两两比较差异无统计学意义。而血清 P 水平各证型组与正常对照组之间比较差异无统计学意义（P ＞ 0.05）。

4. 血清 PRL 水平与肝郁气滞证、血瘀证的关系

PRL 是垂体分泌的 3 种调节卵巢功能的激素之一，属多肽类激素。文献报道，约 27％的 PCOS 患者有高 PRL 血症。

本研究结果显示肝郁气滞组和血瘀组的血清 PRL 水平均高于其他证型组及正常对照组，有显著性差异（P ＜ 0.05 或 P ＜ 0.01），提示 PRL 水平的增高与肝郁气滞证、血瘀证有相关性。

5. 血清 LH 水平、LH/FSH 比值与 PCOS 中医证型的关系

本研究结果显示，PCOS 患者 LH 水平、LH/FSH 比值肾虚组显著高于正常对照组和血瘀组及痰湿阻滞组，除与肝郁气滞组无统计学意义外，并均有显著性差异（P ＜ 0.05 或 P ＜ 0.01）；痰湿阻滞组除与血瘀组无统计学意义外，LH 水平、LH/FSH 比值均小于其他证型组，且有显著性差异（P ＜ 0.01）。

中医学认为，月经的产生及孕育的完成是天癸、脏腑、气血、经络协调作用于子宫的生理现象，其中，我们认为肝肾的作用尤为重要。因肾藏精，主生长、发育、生殖；肝藏血，主疏泄。肾气旺盛，肝气条达，则天癸成熟，冲任通盛，经候如常，完成孕育。而本研究显示肾虚组和肝郁气滞组血清 LH 水平、LH/FSH 比值均显著高于正常对照组，可见肝肾在 PCOS 发病中的重要作用。

临床上，痰湿阻滞每见有胸腹痞满、形体肥胖等临床表现，有证据显示肥胖对GnRH/LH 脉冲分泌幅度的增高有负面影响，肥胖的 PCOS 妇女 GnRH/LH 脉冲振幅减弱，使 LH 水平升高甚少或不升，LH/FSH 比值可不高，24 小时平均 LH 水平仅增加 2 倍，较非肥胖 PCOS 少。本研究显示，痰湿阻滞组除与血瘀组无统计学意义外，LH 水平、LH/FSH 比值均小于其他证型组，且有显著性差异（P＜0.01），与文献报道相符。

6. 血清 FINS、FPG 水平和 HOMA-IR 值与痰湿阻滞证的关系

胰岛素抵抗已成为 PCOS 的基本病理生理特征，30%～70% 的 PCOS 患者存在高胰岛素血症（HI）。袁慧娟等研究表明，胰岛素抵抗是 PCOS 患者代谢异常的基本特征，肥胖是引起胰岛素抵抗、PCOS 的危险因素之一。而肥胖的主要病理基础为痰湿。经调查发现在肥胖人群中痰湿体质的发生率为 73.37%，故痰湿体质为肥胖人的主要体质类型。也是肥胖人常见易感病证发生的主要病理基础之一。临床研究表明，肥胖人常见的各种病理表现特征和表现证型，大多是以痰湿体质为病理基础的。

本研究表明，FINS、HOMA-IR 值痰湿阻滞组高于正常对照组及其他证型组，且均有显著性差异（P＜0.01）。说明 FINS 水平和 HOMA-IR 值是痰湿阻滞的特异性指标，痰湿阻滞与 PCOS 胰岛素抵抗有一定的相关性。

目前西医学对其病因病理的认识和治疗尚未取得突破性进展，近年来随着中医药对其研究的深入，中医药治疗 PCOS 越来越显示其优势，但目前尚无统一的辨证标准，经文献查阅，虽有一些专家对其进行证候研究，但仍欠缺系统的证型专题研究。本课题采用国际公认的 2003 年鹿特丹国际会议修订的西医 PCOS 诊断标准，并根据其临床常见症状参照《中医妇科学》《中医病证诊断疗效标准》分为 4 型：肾虚证、痰湿阻滞证、血瘀证及肝郁气滞证，且中医证型的诊断有明确的妇科证候和全身证候的要求，通过病证结合模式，发现肾虚、肝郁气滞与高雄激素血症、高黄体生成激素血症有相关性，PRL 水平变化与肝郁气滞证、血瘀证有相关性，凡FINS 水平和 HOMA-IR 值是痰湿阻滞的特异性指标，痰湿阻滞与 PCOS 胰岛素抵抗有一定的相关性。为多囊卵巢综合征中医辨证的客观化及丰富辨证手段提供了依据。

十三、妇科千金胶囊合康妇消炎栓对输卵管宫腹腔镜复通术后妊娠结局的影响

女性不孕症并不是一个独立的疾病，而是许多妇产科疾病的一种后遗症或结局。其中一个原因是输卵管阻塞或输卵管功能障碍，其发病率占各种不孕的30%～40%。近年来，随着内镜技术的发展成熟，宫腹腔镜越来越多地应用于该病的治疗，而术后如何预防再粘连、维持输卵管的通畅、提高宫内妊娠率仍然是困扰输卵管阻塞性不孕患者的问题之一。本研究探讨了妇科千金胶囊和康妇消炎栓对湿

热瘀阻型输卵管阻塞患者宫腹腔镜复通术后妊娠结局的影响，以寻求一种有效的术后药物辅助途径。

（一）资料与方法

1. 一般资料

收集近 3 年于我院妇科采用腹腔镜及宫腹腔镜联合手术治疗后至少有一条输卵管获得复通的湿热瘀阻型输卵管阻塞性不孕病例，并排除了合并其他原因如子宫内膜异位症、多囊卵巢综合征等引起的不孕。患者临床主要表现为带下量多、色黄质稠，小腹疼痛，腰骶酸痛，神疲乏力，舌质红或暗红，或见边尖瘀点或瘀斑，苔黄腻或白腻，脉弦滑或弦涩等湿热瘀阻证候。患者术后或口服妇科千金胶囊治疗（A 组）或康妇消炎栓肛门给药治疗（B 组）或口服妇科千金胶囊结合康妇消炎栓治疗（C 组），或未进行任何治疗（D 组），共 133 例。各组一般资料比较见表 3-22。

表 3-22　各组一般资料比较（例）

组别	例数	病程（年）						输卵管通畅情况（例）	
		23～26岁	27～30岁	31～35岁	1～2岁	3～4岁	5～6岁	单侧	双侧
A 组	34	6	13	15	12	18	4	25	9
B 组	32	5	11	16	10	20	2	23	9
C 组	34	7	14	13	14	17	3	24	10
D 组	33	5	14	14	13	18	3	25	8

2. 药物

妇科千金胶囊，株洲千金药业股份有限公司生产，批号：Z20020024。药物成分：千斤拔、金樱根、穿心莲、功劳木、单面针、当归、鸡血藤、党参。康妇消炎栓，葵花药业集团（伊春）有限公司生产，批号：Z23022143。药物组成：苦参、穿心莲、紫草、败酱草、蒲公英、地丁、芦荟、猪胆粉。

3. 治疗方法

A 组术后于我院门诊复查，口服妇科千金胶囊治疗。14 天为 1 个疗程，连续治疗 2 个疗程。服药期间禁止性生活。B 组术后于我院门诊复查，康妇消炎栓肛门给药治疗。9 天为 1 个疗程，连续治疗 3 个疗程。用药期间禁止性生活。C 组术后于我院门诊复查，口服妇科千金胶囊以及康妇消炎栓肛门给药治疗。用法同上。D 组术后未进行任何治疗。禁止性生活 1 个月。

4. 统计学方法

采用 SPSS13.0 统计软件，组间计量资料采用方差齐性检验后的 t 检验，组间计数资料采用卡方检验或四格表确切概率法，组间等级数据采用 Man-whitney 检验。

（二）结果

妊娠结局分析：各组 1 年内妊娠率结果见表 3-23。

表 3-23 各组 1 年内妊娠率结果比较 ［例（%）］

组别	例数	宫内妊娠	异位妊娠
A 组	34	10（30.40）	3（8.8）
B 组	32	10（29.41）	2（6.3）
C 组	34	15（44.12）	3（8.8）
D 组	33	6（18.18）	3（9.1）

经统计学分析：①A 组与 B 组宫内妊娠率比较，无显著性差异（P > 0.05），说明 A 组与 B 组疗效相当；②C 组分别与 A 组、B 组宫内妊娠率比较，均有显著性差异（P < 0.05），说明 C 组疗效优于 A 组、B 组；③A 组、B 组、C 组分别与 D 组宫内妊娠率比较，均有显著性差异（P < 0.05），说明 A 组、B 组、C 组疗效优于 D 组；而四组的异位妊娠率无统计学意义。

（三）讨论

输卵管是精子和卵子结合的场所，具有拾取卵子的作用，也是运送受精卵到达子宫腔的通道，因此，其功能正常是自然受孕的必要条件之一。女性不孕因素以排卵障碍和输卵管因素为主，而引输卵管阻塞的主要原因是输卵管炎症。炎症可以使输卵管黏膜破坏而形成瘢痕，导致输卵管僵硬和周围组织粘连、包裹，从而影响了输卵管的正常蠕动功能；输卵管炎症因子还可破坏其内膜、纤毛等输卵管的精细结构，导致其输送受精卵的功能障碍，引起不孕或输卵管妊娠。

宫腹腔镜治疗输卵管阻塞性不孕在临床已广泛应用，但是由于腹腔镜手术对创面出血采用电凝止血，大量的电热辐射易造成盆腔脏器、管壁组织的变性坏死，痂皮脱落可引起组织粘连或僵硬，即使疏通后的输卵管也较难维持，疏通的输卵管再闭塞率为 10%~50%，97% 的患者粘连再次形成，而且 12% 的患者有新生粘连发生，时间越长，粘连并机化的可能性越大，故输卵管阻塞患者宫腹腔镜术后的妊娠率较低。

中医学认为本病起因，多为经期摄生不慎，或情志所伤，或产后瘀血停滞，或手术损伤，湿热邪毒入侵胞宫胞络，气血不调，宿血积于胞中，与邪毒相搏结，致使胞络阻塞，使两精不能相搏而致不孕。如《针灸甲乙经》云："女子绝子，虾血在内不下。"这是瘀血不孕的最早记载。《石室秘录》云："任督之间倘尚有癥瘕之症，则精不能施，因外有所障也。"指出血瘀等有形之物可以阻碍精子通过胞络而影响受孕。总之，本病的病理基础为正虚邪侵，湿热、寒湿、气血瘀阻互结，胞脉气机阻滞不通，精卵相遇受阻而不孕。

湿为阴邪，其性重着趋下，易袭阴位。胞宫位于人体下焦，最易遭受湿邪侵袭而致病。湿浊蕴结下焦，邪与血气相搏，阻滞胞脉，日久则易生为湿热之邪。湿热与血搏结，瘀阻冲任，胞脉阻塞则两精不能相搏而致不孕。故对于湿热瘀阻型患者应从清热除湿、活血化瘀入手。妇科千金胶囊中千斤拔祛湿，金樱根固精涩肠治带下，穿心莲、功劳木清热解毒，单面针活血散瘀，当归、鸡血藤补血活血通络，党参益气，诸药共奏清热除湿、益气活血化瘀之功。现代研究也表明妇科千金胶囊具有改善和促进局部血液循环的作用，能促进炎性渗出物的吸收，从而消除炎症及慢性粘连，较快地改善输卵管病变，以使其机能恢复正常。而康妇消炎栓含有中药苦参、穿心莲、紫草、败酱草、蒲公英、地丁、猪胆粉等，具有清热解毒、利湿散结、杀虫止痒功效，药物经直肠吸收直接进入盆腔，从而起到局部杀菌消炎的作用。两药配合使用，相辅相成，相得益彰，疗效增强。

本研究表明，湿热瘀阻型输卵管阻塞性不孕患者经宫腹腔镜手术治疗并获得复通后，术后口服妇科千金胶囊以及康妇消炎栓肛门给药治疗可以提高宫内妊娠率，而且妇科千金胶囊结合康妇消炎栓效果更佳，可以预防再粘连，维持输卵管的通畅，提高再通术后患者的宫内妊娠率。

十四、硝呋太尔治疗混合性阴道炎 113 例疗效分析

引起阴道炎症的病原体很多，包括各种细菌、真菌、滴虫、支原体、衣原体等。根据病原体的种类不同，阴道炎可分为细菌性阴道病、外阴阴道假丝酵母菌病、滴虫性阴道炎和混合性阴道炎等。由念珠菌引起的阴道炎占阴道炎的 20%～25%，细菌引起者占 30%～35%，阴道滴虫引起者占 10%，混合感染占 15%～20%。各种阴道炎是已婚妇女的多发病、常见病，影响妇女的生活、健康及工作。以往对阴道炎用药种类繁多，有一定疗效，但易复发，并且对于由两种或两种以上的致病微生物导致的阴道炎症，比如真菌和滴虫混合感染、细菌和滴虫混合感染、细菌和支原体混合感染等，即混合性阴道炎，在临床上治疗比较棘手。我们对 113 例混合性阴道炎患者采用硝呋太尔治疗并进行观察对比分析，结果报告如下：

（一）临床资料

1. 病例来源

选 8 例 2007 年 8 月～ 2008 年 4 月在我院妇科门诊就诊，年龄 18～ 50 岁的非孕非哺乳期、已有性生活的阴道炎患者，经妇科检查及实验室分泌物镜检发现两种或两种以上的致病微生物阳性，确诊为混合性阴道炎的共 225 例，按单、双日分为试验组和对照组。两组研究对象在年龄、病程、分类方面进行比较，无统计学意义（P ＞ 0.05），具可比性。

2. 阴道炎诊断标准

根据《妇产科学》（第 6 版，乐杰主编）。白带增多和（或）外阴瘙痒等症状，妇

科检查阴道黏膜和（或）外阴部潮红，阴道内有脓样或乳酪样白带，经镜检找到滴虫或念珠菌，确诊滴虫性阴道炎或外阴阴道假丝酵母菌病；有鱼腥臭味阴道分泌物，胺臭试验阳性，线索细胞阳性，阴道 pH 值大于 4.5，上述 4 项中有 3 项阳性者确诊为细菌性阴道病；分泌物镜检发现两种或两种以上的致病微生物阳性者确诊为混合性阴道炎。

3. 排除入选

前 1 个月内使用过治疗滴虫性道炎或细菌性阴道病或外阴阴道念珠菌病的同类药物（口服制剂和栓剂）者、严重肝肾功能障碍及肿瘤患者。

4. 用药方法

于单日就诊被确诊为混合性阴道炎者（治疗组），共 113 例，均采用硝呋太尔治疗，睡前将硝呋太尔塞入阴道深处，每晚 1 次，每次 1 粒，6 天为 1 个疗程，1 个疗程结束停药后 3 天回院复诊观察。于双日就诊者（对照组）112 例，对照组按阴道炎的种类分别用药：①外阴阴道假丝酵母菌病合并滴虫性阴道炎患者当晚睡前 2%～4% 碳酸氢钠液冲洗外阴及阴道后，给制霉菌素片 100 万单位（2 片），置后穹隆，次日晚 1% 醋酸冲洗外阴及阴道后，给甲硝唑 0.4g（2 片），置后穹隆；②滴虫性阴道炎合并细菌性阴道病患者，睡前 1% 的醋酸冲洗外阴及阴道后给甲硝唑片 0.4g（2 片），每晚 1 次，置后穹隆；③外阴阴道假丝酵母菌病合并细菌性阴道病患者，当晚睡前 2%～4% 碳酸氢钠液冲洗外阴及阴道后，给制霉菌素片 100 万单位（2 片），次日晚 1% 醋酸冲洗外阴及阴道后，给甲硝唑 0.4g（2 片），置后穹隆。对照组患者均以 7 天为 1 个疗程，1 个疗程停药后 3 天回院复诊观察。

5. 疗效判定标准痊愈

自觉症状及体征均消失，白带镜检病原菌消失，清洁度为Ⅰ～Ⅱ度；显效：自觉症状及体征明显缓解，白带镜检病原菌消失，清洁度为Ⅱ～Ⅲ度；有效；自觉症状及体征减轻，白带镜检病原菌消失，清洁度为Ⅲ度以上；无效：自觉症状及体征无变化，病原体未消失。

（二）结果

表 3-24　治疗组在停药 3 天后组间疗效比较［例（%）］

组别	例数	无效（%）	有效（%）	显效（%）	治愈（%）	总有效率（%）
治疗组	113	7（6.2）	23（20.3）	53（46.9）	30（26.6）	93.8
治疗组 1	60	3（5.0）	10（16.7）	29（48.3）	18（30.0）	95.0
治疗组 2	30	2（6.7）	7（23.3）	13（43.3）	8（26.7）	93.3
治疗组 3	23	2（8.7）	6（26.1）	11（47.8）	4（17.4）	91.3

注：经 Ridit 分析，结果：R3 ＜ R2 ＜ R1，χ^2=2.24 ＜ 5.99，P ＞ 0.05。说明；停药 3 天后治疗组三组间疗效比较无显著性差异。

表 3-25　对照组在停药 3 天后组间疗效比较 ［例（%）］

组别	例数	无效（%）	有效（%）	显效（%）	治愈（%）	总有效率（%）
对照组	112	27（24.1）	30（26.8）	27（24.1）	28（25.0）	75.9
对照组 1	60	12（20.0）	15（25.0）	17（28.3）	16（26.7）	80.0
对照组 2	30	8（26.7）	11（36.7）	7（23.3）	4（13.3）	73.3
对照组 3	22	7（31.8）	10（45.5）	3（13.6）	2（9.1）	68.2

注：经 Ridit 分析，结果：R3＜R2＜R1，χ^2=17.5＞9.21，P＜0.01；tA–B=1.38＜1.96，P＞0.05；tA–C=2.08＞1.96，P＜0.05；tB–C=0.75＜1.96，P＞0.05。说明：停药 3 天后对照组三组间疗效比较有显著性差异，三组疗效依次为：对照组 1＞对照组 2＞对照组 3。

（说明：治疗组 1 与对照组 1 为外阴阴道假丝酵母菌病合并滴虫性阴道炎组；治疗组 2 与对照组 2 为滴虫性阴道炎合并细菌性阴道病组；治疗组 3 与对照组 3 为外阴阴道假丝酵母菌病合并细菌性阴道病组）

表 3-26　在停药 3 天后治疗组与对照组疗效比较 ［例（%）］

组别	例数	无效（%）	有效（%）	显效（%）	治愈（%）	总有效率（%）
治疗组	113	7（6.2）	23（20.3）	53（46.9）	30（26.6）	93.8
对照组	112	27（24.1）	36（32.1）	27（24.1）	22（19.7）	75.9

注：经 Ridit 分析，结果：R 对＜R 治，t=3.94＞2.58，P＜0.01。说明：停药 3 天后两组间疗效有极显著性差异，治疗组疗效明显优于对照组。

表 3-27　在停药 3 天后治疗组 1 与对照组 1 疗效比较 ［例（%）］

组别	例数	无效（%）	有效（%）	显效（%）	治愈（%）	总有效率（%）
治疗组 1	60	3（5.0）	10（16.7）	29（48.3）	18（30.0）	95.0
对照组 1	60	12（20.0）	15（25.0）	17（28.3）	16（26.7）	80.0

注：经 Ridit 分析，结果：R 对 1＜R 治 1，t=2.09＞1.96，P＜0.05。说明：停药 3 天后两组间疗效有显著性差异，治疗组 1 疗效优于对照组 1。

表 3-28　在停药 3 天后治疗组 2 与对照组 2 疗效比较 ［例（%）］

组别	例数	无效（%）	有效（%）	显效（%）	治愈（%）	总有效率（%）
治疗组 2	30	2（6.7）	7（23.3）	13（43.3）	8（26.7）	93.3
对照组 2	30	8（26.7）	11（36.7）	7（23.3）	4（13.3）	73.3

注：经 Ridit 分析，结果：R 对 2＜R 治 2，t =2.71＞2.58，P＜0.01。说明：停药 3 天后两组间疗效有极显著性差异，治疗组 2 疗效明显优于对照组 2。

表3-29　在停药3天后治疗组3与对照组3疗效比较［例（％）］

组别	例数	无效（％）	有效（％）	显效（％）	治愈（％）	总有效率（％）
治疗组3	23	2（8.7）	6（26.1）	11（47.8）	4（17.4）	91.3
对照组3	22	7（31.8）	10（45.5）	3（13.6）	2（9.1）	68.2

注：经Ridit分析，结果：R对3＜R治3，t=2.67＞2.58.P＜0.01。说明：停药3天后两组间疗效有极显著性差异，治疗组3疗效明显优于对照组3。

临床疗效分析如下：

①组间的比较

由表3-24可见，治疗组三组愈显率分别为95.0％、91.3％、90.3％，总有效率93.8％，各治疗组间疗效比较，无明显统计学差异（P＞0.05）。

由表3-25可见，对照组三组愈显率分别为80.0％、75.3％、68.2％，总有效率75.9％，对照组间疗效比较，有显著性差异，三组疗效依次为：对照组1＞对照组2＞对照组3（P＜0.01）。

②治疗组与对照组分别比较

表3-26示：总体上治疗组愈显率明显优于对照组（P＜0.01）。

表3-27示：治疗组1的愈显率优于对照组1（外阴阴道假丝酵母菌病合并滴虫性阴道炎组）（P＜0.05）。

表3-28示：治疗组2的愈显率明显优于对照组2（滴虫性阴道炎合并细菌性阴道病组）（P＜0.01）。

表3-29示：治疗组3的愈显率明显优于对照组3（外阴阴道假丝酵母菌病合并细菌性阴道病组）（P＜0.01）。

（三）讨论

生理情况下，阴道内有各种厌氧菌、需氧菌，其中以产生过氧化氢的乳杆菌占优势。细菌性阴道病系由多种病原体，主要为以加德纳菌为主的厌氧菌引起的无阴道黏膜炎症表现的综合征，可以导致上生殖道感染及羊膜绒毛膜炎、胎膜早破、早产、产后子宫内膜炎、剖宫产后及子宫全切术后感染等。外阴阴道念珠菌病主要由白念珠菌感染引起。阴道毛滴虫是一种主要寄居于女性阴道的医学原虫，可引起滴虫性阴道炎。下生殖道的微生物可依附于滴虫上行感染，导致盆腔感染性疾病、不育等，且阴道毛滴虫在外界生存能力很强，极易传播。临床上，混合性阴道炎较多见，因此，如何有效、快速治疗且减少复发是我们所期盼的。硝呋太尔是一种全新具有广谱活性的呋喃衍生物，该药通过对呋喃主核侧链上的改变，使得硝呋太尔片具有其他呋喃类药物所不具备的新的抗菌特点，它具有很强的杀菌、杀滴虫的活性，对真菌也有效，其中所含制霉菌素属多烯类抗生素，具有广谱抗真菌作用，主要治疗消化道及皮肤黏膜念珠菌感染，并且对念珠菌属的抗菌活性最高，也是目前治疗细菌性阴道病较理想的药物。我们的试验结果表明，硝呋太尔制霉素阴道软胶囊对细菌性阴道病、滴虫性阴道炎合或外阴阴道念珠菌病所引起的混合性阴道炎的治疗效果显著，通过比较，其疗效完全优于对照组，具有统计学意义。且用药简单，不需严格查找病原菌后针对用药，不良反应发生率低，主要是外阴阴道局部刺激症状，与其他的阴道用药相似。上述结果提示，国产硝呋太尔制霉素阴道软胶囊是一种可供选择的、能用于治疗细菌性阴道病、滴虫性阴道炎及外阴阴道念珠菌病的阴道局部药物。

十五、不孕症历代中医认识及治疗现状

（一）中医对不孕症的认识

中医学对不孕症的认识源远流长，公元前 11 世纪的《周易》中记载"妇三岁不孕"，首先提出了不孕病名及不孕年限界定。《诸病源候论》首提"断绪"病名："妇人吸之，阴气益盛，子道通。阴气长，益精髓脑。少小者妇人，至四十九以上，还生子。断绪者，即有子。"断绪，即断绝子绪之谓，相当于"继发性不孕"。

1. 对受孕机理的认识

《素问·上古天真论》曰："女子七岁，肾气盛，齿更发长……七七，任脉虚，太冲脉衰少，天癸竭，地道不通，故形坏而无子也。"该段论述了女子生长、发育、生殖与衰老的生理过程。《女科百问》中提出了孕育的最佳年龄："女人天癸既至，逾十年无男子合则不调，未逾十年男子合亦不调。不调则旧血不出……虽合而难子。"该理论与西医学倡导的最佳受孕年龄一致。《内经》提到"生之来，谓之精""两神相搏，合而成形，常先身生，是谓精""人始生，先成精""夫精者，生之本也""人之始生，以母为基，以父为楯"，这些观点说明精是生命的根本。故《内经》云："故人之生也，必合阴阳之气，构父母之精，两精相搏，形神乃成。"这为指导我们在临床上对生殖功能低下者，重视补肾益精和聚精之道，提供了一定的依据。

2. 对不孕病因病机的认识

（1）瘀致不孕：《诸病源候论·卷三十九·结积无子候》及《月水不利无子候》分别有谓："积气结搏于子脏，至阴阳血气不调和，故病结积而无子。""月水不利而无子者，由风寒邪气客于经血，则令月水否涩，血结子脏，阴阳之气不能施化，所以无子也。《备急千金要方·妇人方·求子第一》云："妇人者，众阴所聚，常与湿居，十四以上，阴气浮溢，百想经心，内伤五脏，月水去留，前后交互，瘀血停凝，中道断绝，其中伤堕，不可具论。"瘀血和阴湿是导致不孕症的关键因素之一。

（2）肾虚不孕：肾藏精，精化气，肾中精气的盛衰主宰着人体的生长、发育与生

殖，先天肾气不足或房事不节、久病大病、反复流产损伤肾气，或高龄、肾气渐虚，则冲任虚衰不能摄精成孕；或素体肾阳虚或寒湿伤肾、肾阳虚衰、命门火衰、阳虚气弱，则生化失期，有碍子宫发育致不能摄精成孕；或素体肾阴亏虚、房劳多产、久病失血耗损真阴，天癸乏源，冲任血海空虚；或阴虚内热、热扰冲任血海，均不能摄精成孕，发为不孕症。

（3）肝郁不孕：《傅青主女科》云："妇人有怀抱素恶，不能生子者，人以为天心厌之也，谁知是肝气郁结乎……妇人多肝郁气滞，常因肝阴血不足，难以疏泄，易致肝郁凌脾，肝火脾土两互伐肾，以致元精郁闭，不能受孕。"《济阴纲目》曰："凡妇人无子，多因七情所伤，致使血衰气盛，经水不调……或子宫虚冷，不能受孕。"认为心情抑郁可导致脾虚血少，月经不调而不孕。故不孕患者除药物治疗外，定兼心理开导。

（4）脾虚不孕："妇人有素性恬淡，饮食少则平和，多则难受，或作呕泄，胸膈胀满，久不受孕。人以为赋禀之薄也，谁知是脾胃虚乎……"（《傅青主女科》）该段主要说明的是如果妇人脾胃有寒、精微失运，以致冲任失荫，带脉不固，不能受孕；"妇人有身体肥胖痰涎甚多，不能受孕者。人以为气虚之故，谁知是湿盛之故乎……"形体肥胖者，多属气虚，此为辨证之常。今肥胖不孕，是因脾虚运化失常，痰湿留滞，壅积下焦，聚湿成痰，阻塞胞宫，而致不孕。

（5）气血薄弱导致不孕：《景岳全书·妇人规》："妇人所重在血，血能构精，胎孕乃成，欲察其病，唯于经候见之；欲治其病，唯以阴分调之。""男女孕育所由，总在血气，若血气和平壮盛者，无不孕育，亦育无不长。其有不能孕者，无非气血薄弱；育而不长者，无非根本不固。"指出女病不孕，在于经血不充盛，经候可见之，故见月经不调者，临床时刻记住"种子先当调经"。

（6）任、督、带脉不畅导致不孕：《傅青主女科》曰："妇人有少腹之间自觉有紧迫之状。急而不舒，不能生育。此人人之所不识也，谁知是带脉之拘急乎。""带脉者所以约束保胎之系也。"带脉绕腰脐而系于脾，冲任督皆受带脉约束，故带脉与胞胎关系密切。"妇人有腰酸背楚，胸满腹胀，倦怠欲卧，百计求嗣不能如愿。人以为腰肾之虑也，谁知是任督之困乎……故任脉虚则带脉坠于前，督脉虚则带脉坠于后，虽胞胎受精亦必小产。况任督之脉既虚，而疝瘕之症必起……往往精施而不能受。"

（7）夫妻双方因素：《校注妇人大全良方》指出："妇人之不孕，亦有因六淫七情之邪，有伤冲任；或宿疾淹留，传遗脏腑；或子宫虚冷；或气旺血衰；或血中伏热；又有脾胃虚损，不能营养冲任。""审此更当察其男子之形质虚实何如，有肾虚精弱，不能融育成胎者；有禀赋微弱，气血虚损者；有嗜欲无度，阴精衰惫者，各当求其源而治之。"故临床上诊病，需男女同时检查，因男方病因比较明确，可通过精液常规、性生活询问较快得出结论，避免在诊治女性不孕中无谓地耗时耗力。

从以上历代文献中对不孕的论述中可以看到，不孕症是一种相当复杂的疾病，可由多种病因引起。中医学认为，肾气充盛，天癸成熟，冲任通畅，气血调和，男精壮，女经调，适时而合，两精相搏，胎孕乃成。先天禀赋不足、后天饮食不节、起居失常等可伤及脏腑，损伤肾 – 天癸 – 冲任 – 胞宫轴，导致不孕。因此在治疗时提倡多角度、多方面、多方法综合治疗，以提高疗效。

（二）治疗现状

现代中医认为，女子受孕有三个条件：一是肾气盛，肾为五脏六腑之本，藏精气，主生殖，为孕育之源，若肾虚则影响受孕；二是胞络通畅，胞络是联系子宫的脉络，若胞络闭塞，则肾气无从输精于胞宫；三是胞宫寒温得宜，胞宫是孕育胞儿的器官，若气血功能紊乱，六淫七情、瘀血痰湿等宿疾影响胞宫，致胞宫寒温失宜、阴阳偏颇，则不能摄精成孕。先将目前治疗现状综述如下：

1. 辨证论治

李美生把本病分为 4 型：肾虚型，治以补肾养血；肾虚肝郁型，治以补肾调肝；肾虚血瘀型，治以补肾活血、佐以调肝；肾虚痰湿型，治以补肾扶脾，活血化瘀。朱南孙教授将不孕症分为虚实两大类，其中虚证又分为 2 型：肝阴虚型，方选傅氏调肝汤加减；脾肾阳虚型，方选参苓白术散加减；实证又可以分为 2 型：湿蕴冲任、络道受阻型，治以清热利湿，消炎通络；冲任阻滞、胞脉闭塞型，治以活血化瘀，消癥散结，疏肝理气，化痰通络。

2. 周期疗法

不少医家主张以补肾为基础来调整肾阴阳平衡，以调治月经周期的 4 期疗法。如蔡小荪教授主张在月经期采用疏理、温通、育肾、调冲诸法；经后期育肾种子、消癥通络；排卵期治疗以促使阴阳转化为基础；经前期治疗以维持肾气均衡为原则。宗淑云用周期疗法治疗女性不孕症 21 例，共妊娠 19 例。

3. 单方验方

李祥云教授用自拟"内异消""峻竣煎"等有效方剂治疗不孕症，治病助孕每收奇效。吴晓明和李鸿娟采用排卵汤治疗排卵功能障碍性不孕症 31 例。药物组成：桃仁、红花、当归、丹参、茺蔚子、泽兰、熟地黄、枸杞子、香附、川牛膝、王不留行、皂角刺、炮穿山甲、党参。结果：总有效率 90.3%。苏薇用以菟丝子为君药的补肾中药复方治疗 100 例不孕症患者，取效较佳。褚玉霞和王瑞杰应用二紫胶囊（处方：紫河车、紫石英、菟丝子、枸杞子、熟地黄、淫羊藿、丹参、香附、砂仁和川牛膝），治疗 60 例不孕症患者，使促其排卵率达 76.66%，妊娠率达 50.00%，取得良好疗效。

4. 针灸疗法

宁联芳在月经干净后 3 ～ 5 天针刺关元、归来、天枢、三阴交、中极、子宫穴。每隔 15 分钟刺激 1 次，1 日 1 次，每次 30 分钟，7 天为 1 个疗程。治疗 36 例输卵管阻塞性不孕症患者，总有效率达 88.89%。杨越红等针刺治疗多囊卵巢综合征所致不孕患者 66 例，于月经周期第 10 天开始，选取 3 组腧穴，第 1 组：三阴交、关元、地机、水道；第 2 组：归来、大赫、曲骨、血海；第 3 组：中极、水道、归来、三阴交。每天 1 组，3 组交替针刺，用平补平泻手法，连续 5～10 天。结果排卵率达 83.2%，妊娠率 60.61%。

5. 外治法

张丽敏等于月经干净后应用中药保留灌肠同时配合鱼腥草注射液行宫腔注射疗法治疗 40 例患者，治愈并怀孕 19 例，显效 15 例，好转 6 例，总有效率达到 100%。孙淑芳等用中药煎水（药物组成：鱼腥草 30g，连翘 30g，红藤 20g，益母草 20g，丹参 20g，皂角刺 15g，路路通 15g，生甘草 10g）外敷患侧腹部及腰骶部，治疗输卵管阻塞性不孕症患者 77 例，受孕 63 例，总有效率 84.8%。

6. 审因论治

（1）排卵功能障碍：多数学者认为，排卵功能障碍主要责之肾虚，故补肾为其主要治则。姜雪梅治疗 112 例排卵障碍性不孕患者，于月经周期第 5 天服克罗米芬 50mg，每日 1 次，连服 5 天。同时服育卵灵每日 1 剂（药物组成：巴戟天、淫羊藿、菟丝子、熟地黄、山茱萸、白术、党参、当归、白芍、香附、丹参、甘草），每日 1 剂，连服 7 剂。月经周期第 16 天时，再根据患者临床症状加服促排卵药及补充黄体功能的中药汤剂，即在补肾养血方中加理气活血之品。在经期第 1 天服失笑散合四物汤以化瘀生新，有利于下次卵泡的发育。用药 3 个月经周期为 1 个疗程，总有效率为 95.54%。张立华和乔秀枝以益肾健脾、活血化瘀中药为主，结合西药促排卵治疗排卵障碍性不孕症患者 58 例，3 个月经周期为 1 个疗程，总有效率达 88%。

（2）输卵管阻塞性不孕：陶静总结胥受天老中医辨证论治输卵管阻塞性不孕症经验，认为输卵管阻塞性不孕的中医常见证型可有气滞血瘀、湿热瘀阻、寒凝瘀滞等。故治疗当以行气化瘀通络为主，并可配合外敷，以提高疗效。输卵管阻塞病变性质多虚实夹杂，但其本在"瘀"，治疗首选活血化瘀。黄有彬用少腹逐瘀汤为主治疗输卵管阻塞性不孕症 32 例，治愈率 68.75%，22 例患者均在 8 个月之内怀孕，总有效率 81.25%。

（3）子宫内膜异位症：多数学者认为其机理为"血瘀"，以活血化瘀为主要治法。李秀琴等自拟止痛种子汤（药物组成：当归、丹参、白芍、川芎、柴胡、香附、延胡索、小茴香、熟地黄、川牛膝、炮姜）随证加减，治疗 56 例子宫内膜异位症不孕患者，总有效率为 96.4%。具春花和陈玲用补肾活血方（药物组成：由三棱、莪术、菟丝子、桑寄生、淫羊藿、丹参、红花、皂角刺等）治疗本病 30 例，妊娠 10 例，较对照组效优。

（4）免疫性不孕：刘静君和白志军指出，肾虚是免疫性不孕症的主要发病原因，血瘀是其主要致病因素。形成肾虚血瘀证，血瘀胞宫，阻碍精卵结合，导致不孕。郭勇义和陈冬梅根据中医辨证，以益肾填精为主，佐以活血除湿，自拟十子汤，猪肾子

150g，菟丝子、沙苑子、枸杞子、女贞子各 15g，覆盆子、金樱子、莲子各 10g，桃核、栀子各 8g。随症加减，1 日 1 剂，水煎 150mL，复煎。同时给予强的松 5mg，每 3 次，连续服用 3 个月，治疗 50 例患者，总有效率 90%。刘玉琴治疗本病分为中西医结合治疗组和单用西药对照组，治疗组口服当归尾、黄芪等，同时配伍维生素 C、肠溶阿司匹林（每日 25mg），强的松（每日 5mg）。对照组口服大剂量强的松，每日 30 ～ 40mg。服药 25 天为 1 个疗程。结果前者疗效较好。郑祖峰以口服自制消炎丹，1 日 3 次，维生素 C 0.1g，1 日 3 次，维生素 E 0.1g，1 日 1 次；配合泼尼松片采用"3、2、1"方案，即前 10 天每日 3 片，中 10 天每日 2 片，后 10 天每日 1 片。治疗期间采用工具避孕，每个疗程结束后复查抗精子抗体，待抗精子抗体（AsAb）转阴后嘱其排卵期同房，疗效较好。

总之，不孕症的病因复杂，既有功能性病变，也有器质性病变，如果不找出病因而盲目治疗，往往疗效欠佳。在女性一生中，肾 - 天癸 - 冲任 - 胞宫这一生殖轴贯穿始终，在月经、妊娠、带下、分娩生理的全过程均发挥着重要作用。此轴，肾为主导，肾气、天癸共同主宰，通过冲任二脉的通盛，相资为用，由胞宫具体体现其生殖功能。其中肾主生殖，藏精，为冲任之本而系胞；肝藏血，主疏泄，司血海；脾主中气统血、摄胞，又为气血生化之源而主司带脉。肾虚则阴精不足，天癸至期不定，冲任不盛，胞脉不荣，胞宫失养难以摄精成孕。而在女性的一生中，经、孕、产、乳都以血为用，气血虚弱，则冲任失养，以致月经不调，不能摄精成孕，另妇女往往有余于气而不足于血，又容易情绪激动或多郁，导致肝失调达、疏泄无度、冲任不调，致经、带、胎、产诸病由生，故调控此轴是治疗的关键。可以通过调补脏腑、调理气血、调治冲任督带、调养胞宫的直接或间接治疗来达到目的。我们在临证中要善于思辨，寻找病因所在，进行针对性治疗。同时我们还应当善于应用西医学有关理论和检查手段，明确病因、病位，这样才能更好地发挥中医治疗的特长，以提高疗效。

十六、卵巢储备功能下降的中医证治思路和优势

卵巢储备功能下降（DOS），是指卵巢产生卵子的能力减弱、卵母细胞质量下降，表现为月经初潮后到 40 岁前出现月经稀发、经量减少，渐至生育能力减退以及闭经。虽然辅助生育技术（assistedre-productivetechnology，ART）的发展，有效地解决了很多不孕症患者的生育需求；激素替代疗法（HRT）可以使患者出现规律的月经周期，改善了生殖器官萎缩、性欲淡漠等症状，但是 ART 远远没有达到人们期望的治疗效果，而 HRT 所致的副作用同样不容忽视。中医学虽无卵巢储备功能下降卵巢早衰（POF）的病名，但根据症状，本病当归属于"月经过少""闭经血枯""月经先闭""经水早断"等病证范畴。

（一）卵巢储备功能下降病因研究

1. 西医病因认识

西医学对于 DOS、POF 的病因尚不十分明确，近年来许多学者对其病因研究主要有以下几种认识：遗传学因素，已经发现 X 染色体 FMR1 基因前突变携带者，POF 发生率增加 3 倍；多种自身免疫性疾病，如自身免疫性甲状腺炎、系统性红斑狼疮等；促性腺激素受体异常；酶的缺陷及异常；医源性因素。此外，有以下几项高危因素：饮食与生活习惯、感染、精神因素及人工流产等。

2. 中医病因病机认识

（1）肾气不足、肾精亏耗是本病病发的基础：月经的正常与否与肾气的盛衰密切相关。《素问·上古天真论》明确指出了月经、孕育与肾气的关系："女子七岁，肾气盛，齿更发长；二七而天癸至，任脉通，太冲脉盛，月事以时下，故有子……七七任脉虚，太冲脉衰少，天癸竭，地道不通，故形坏而无子也。"《傅青主女科·调经》有"经本于肾""经水出诸肾""经水非血，乃天一之水，出自肾中""经水早断，似乎肾水衰涸"的论述，均强调肾与月经的关系密切，肾虚是女性经水早绝的主要病机。《医学正传》曰："月水全赖肾水施化，肾水既乏，则经水日以干涸……渐而至于闭塞不通。肾气旺盛，冲任充盈，则月经按时而至；反之肾气亏损，冲任虚衰，则月经停止不潮。"说明中医对本病的认识首先在肾。肾主藏精，先、后天之精合称肾精，精能生血，成为月经的物质基础，是孕育的必要条件。如中医文献有种子必先调经，精足者易于摄精，血足则子宫易于容物的理论。

（2）血虚、血瘀为本病发病的主要环节：中医认为，妇女以血为本、以血为用，经、孕、产、乳数伤于血，血不足而气有余，稍有感触则易致气血失调，气血失调是妇产科疾病发生的重要病机。观察妇产科疾病的发生发展，其病因并不是气有余，而更多的是气血两虚。气血虚弱无力改善这种状态致血瘀，所以血虚血瘀往往贯穿于妇产科疑难病证的病理过程之中，当然也包括卵巢储备功能下降。《本草衍义·总叙》云："夫人之生以气血为本，人之病未有不先伤其气血者……女则月水先闭。"《妇人大全良方·众疾门》中有言："又先唾血及吐血、下血，谓之脱血，名曰血枯，亦月水不来也。"可见气血为经水之本，无血则经无以下。也有久病气血亏虚之血枯闭经者，《景岳全书·妇人规》中说："正因阴竭所以血枯。枯之为义，无血而然，故或以羸弱，或以困倦，或以咳嗽，或以夜热，或以食饮减少，或以亡血失血，及一切无胀无痛，无阻无隔，而经有久不至者，即无非血枯经闭之候。"

气血虚弱，瘀血阻滞最终导致经闭不行。正如《女科百问》第九问指出："……使血枯于中，为积块、血瘤、血癥，名曰血聚，使荣结于内心。"《陈素庵妇科补解·调经门》曰："妇人月水不通，属瘀血凝滞者，十之七八。"衰老也存在血瘀的病理过程，血瘀致病可以表现为极度疲劳感，低位腰痛及自主神经系统紊乱的症状，如烦躁、易激动、情绪低落或心情忧郁、夜梦繁多等，与卵巢储备功能下降的临床表现相吻合，其基本病理表现为气血虚弱，瘀血阻滞。

3. 与肝脾密切相关

"肾非肝气之相通，则肾气不能开""女子以肝为先天"，足厥阴肝经与冲任二脉互为沟通；肝藏血，主疏泄，性喜条达，肝司血海，冲为血海。若肝气平和，则经脉流畅，血海宁静，月事正常；若妇女数伤于血，气分偏盛，七情内伤，则肝失条达，气机郁滞，从而可导致冲任充盈不足或失于通利，出现月经不调。脾为后天之本、气血生化之源，若脾气虚则精血化生乏源，可致肾精不足，经水干涸或血枯经闭；脾主运化，功能失常，则易聚湿生痰，阻滞冲任二脉，使血不得下而出现月经失调。

（二）卵巢储备功能下降的中医药治疗

在中医理论指导下，根据上述关于 DOS 和 POF 的病因病机，临证中当以滋肾填精、补血化瘀为大法，佐以补养脾胃、疏肝理气、祛痰化湿及气阴双补等治法。下面就目前关于本病的中医最新治疗方法进行介绍。

黄欲晓等认为，本病以肾虚、肾精不足为主要病机，兼有肝、脾等多脏腑、多经络的病证。临证运用填精补肾、养血疏肝中药为主（炙龟甲、熟地黄、菟丝子、女贞子、紫河车、当归、丹参、柴胡、合欢皮等）的内服加养血活血、温经通络的外敷方（当归、川芎、丹参、鸡血藤、红花、桂枝、透骨草、艾叶等）治疗。结果显示，治疗后症状体征均有明显改变，卵泡刺激素（FSH）下降，FSH/LH 下降，认为中药内服外用有改善卵巢储备功能的作用，对预防及延缓卵巢早衰有积极的临床意义。

金红花和夏阳使用补肾精益肾气的自拟益精补冲汤治疗本病，以鹿角片、紫河车为血肉有情之品，温养督脉，补益冲任，使月水调达；菟丝子补肾养肝，覆盆子入肝肾二经，补肾元阳，益肾阴气；熟地黄、山茱萸补肝肾、涩肾气；当归、白芍合用养血调经；羌活通督脉，有"通阳助孕"之功；路路通通经利水，治疗月经不调。诸药相合，调理肾 - 天癸 - 冲任 - 胞宫轴，以改善卵巢和黄体功能，使月经恢复正常，恢复生育能力。

李淑萍认为，本病以肾虚为本，与肝密切相关，故以滋肾疏肝立法，用龟甲、怀山药、山萸肉、生地黄、牡丹皮、泽泻滋肾填精泻火；醋柴胡与郁金相配，疏肝理气；紫贝齿泻心肝之火；炒当归、炒白芍和血养血。

许小凤等采用补肾活血冲剂（熟地黄 10g，当归 10g，山萸肉 10g，龟甲 10g，知母 10g，黄柏 10g，菟丝子 10g，丹参 10g，泽兰叶 10g，制香附 10g）对照知柏地黄冲剂（熟地黄 10g，怀山药 10g，山萸肉 10g，泽泻 10g，牡丹皮 10g，茯苓 10g，知母 10g，黄柏 10g），结果显示：补肾活血中药干预 DOS 疗效确切，对改善卵巢储备功能、提高辅助生殖技术（ART）的成功率、预防及延缓 POF 的发生有着不可估量的作用。

谢京红和姜坤认为，本病以肝肾阴虚、脾肾两虚或兼有瘀证为主证。肝肾阴虚证：

治以一贯煎合六味地黄汤加减滋补肝肾；脾肾两虚证：以四君子汤合右归丸加减健脾补肾，若兼有肝气郁结，可加川楝子、陈皮、柴胡、香附等；若兼有血瘀证，可加丹参、鸡血藤、泽兰、牛膝等。治疗的 18 例患者中，10 例症状完全消失，8 例好转。18 例中有 12 例 FSH 水平显著下降。

须义贞等自拟滋肾填精方，以淫羊藿、巴戟天、菟丝子、川续断、桑寄生等药阴阳双补，八珍汤养血补气，共奏益肾填精之效，对照组合以补佳乐加安宫黄体酮序贯疗法。结果：通过 3 个月的治疗，患者月经情况得到明显改善；FSHFSH/LH 较治疗前下降，E_2 值较治疗前上升，且优于对照组。

（三）卵巢储备功能下降的干预意义

卵巢储备功能下降导致越来越多的年轻妇女过早出现了月经稀发，甚至闭经、不孕和流产，并且大大降低了辅助生殖技术的成功率。本病患者有一个共同的特点，即先有排卵功能障碍，当长时间不能排卵时，如不及时予以干预，卵巢逐渐萎缩而致卵巢早衰，这个过程一般需要 1 ～ 6 年，进而出现骨质疏松、心血管疾病等远期并发症，不但使患者身心痛苦，对社会也造成了一定负担。

DOS 可认为是 POF 的"未病"阶段，POF 是"已病"阶段，而 POF 相继出现的骨质疏松、心血管疾病可认为是"传变之病"。"早衰"一词早在两千年前的《黄帝内经·素问》中即有提及："能知七损八益，则两者可调，不知用此，则早衰之节也。年过四十而阴气自半也，起居衰也。"说明我们的祖先早有预防早衰、"治未病"的见解。而在后汉张仲景所著的《金匮要略》一书中更明确提出"上工治未病，见肝之病，知肝传脾，当先实脾"。因此，本着中医学"不治已病治未病"的预防思想，要积极治疗 DOS，防止其向 POF 转变。对于 POF 也需积极治疗，防止骨质疏松、心血管疾病等"传变之病。"

（四）存在的问题与展望

卵巢储备能力下降是一种病因复杂，容易被忽视的疾病。目前，对于 DOS，西医学对其病因及发病机理仍不明确，在治疗上缺乏有效方法，多采用性激素治疗（雌、孕激素序贯疗法）为主，治疗时间长，药物有一定副作用，对子代的安全性尚存在争议，临床上如子宫内膜癌、乳腺癌、子宫肌瘤、脑血管疾病等也与之密切相关，且停药后复发率较高，患者难以接受。因此，近年来国内外的学者都在试图探索出一条安全、有效的途径，考虑从天然植物药中选择非化学合成成分的制剂，来改善卵巢储备功能、提高女性的生育潜能。

研究表明，中药具有多系统、多环节的整体调节功能，其作用机制主要有下丘脑 - 垂体 - 卵巢轴的调节，单胺类神经递质的释放，卵巢、子宫局部细胞因子的产生，自身免疫抑制等几个方面，其在改善卵巢储备功能，提高卵巢对促性腺激素的反应性及子宫内膜的容受性等方面具有优势。因此，中医药应发挥其特色与优势，对 DOS 患者进行积极的干预，辨证采用补肾养血、活血化瘀、疏肝理气等治法，以期改善患者症状、降低性激素水平、提高女性的生育能力，预防、延缓甚至逆转 POF 的发生。总之，中医药对 DOS 的干预和保护作用具有不可低估的广阔前景。

虽然在改善症状、降低实验室指标及避免副作用等方面，中医药治疗取得了一定的进展。但是，目前涉足该领域的相关文献、报道缺乏；临床及实验研究都有待改进，如中医对本病缺乏统一的诊断标准，辨证分型不一；大多数研究属于小样本，代表性不够，尚需临床的进一步验证。因此，如何有效干预 DOS 预防 POF，仍需要广大同仁的共同努力。

十七、吴熙教授中医诊治不孕症特色

凡生育年龄的妇女，配偶生殖功能正常，男女双方同居 1 年以上，未避孕而未受孕者；或曾经受孕而 1 年不孕者，称为不孕症。前者称为"原发性不孕症"，古称"全不产"；后者称为"继发性不孕症"，古称"断绪"。我国不孕症发生率为 7%～10%，不孕因素可能在女方、男方或者双方，其中女方因素约占 40%。西医学认为女方原因引起的不孕症，主要与排卵功能障碍、盆腔炎症、盆腔肿瘤和生殖器官畸形等疾病有关。不孕症是世界性共同关注的疑难病症，它不是一个独立的疾病，而是许多妇科疾病的一种结局或后遗症，例如先天发育不良、生殖器畸形、月经病、带下病、癥瘕等均可导致不孕，因此不孕症是临床上的常见病、疑难病。

导师吴熙教授系福建省著名中医妇科专家，国家名老中医，从事中医妇产科临床 50 余年，在妇科诊疗方面经验丰富。擅长不孕症、月经不调、妇科杂症等病的中医药治疗，疗效显著。笔者随师临诊，获益匪浅。现就其在辨病与辨证结合论治女性不孕症方面的经验总结如下：

导师在长期临床实践中观察发现造成女性不孕的原因很多，如盆腔炎、带下病、子宫肌瘤等，并率先提出了治疗不孕症首以祛邪为先，使邪去正自安，其后调经；经前以疏肝理气为主，经期以活血祛瘀为主，经后以补肾养血为主；且在排卵期善于采用益肾填精、调补肝肾，少佐活血之品之法，认为其有助排卵。然不孕妇女孕前或有诸症，或有不足，孕后的保胎工作就显得尤为重要。由此创造性地提出治疗女性不孕症的四步法："祛邪、调经、助孕、保胎"。详述如下：

1. 重视气血，扶正助孕

导师十分重视气血理论，根据"正气存内，邪不可干""邪之所凑，其气必虚""百病生于气"的理论，认为"气虚"是不孕症发病的一个重要病机。引起气虚的原因主要有二：一是气之化生不足，如先天禀赋不足、脾胃虚弱，使气之生成乏源；二是由于过于劳倦或房劳过度，日久伤精耗气而导致气虚。气虚在临床上可产生诸多的病证，如月经过多、经期过长、闭经、崩漏、带下、不孕等。不孕症大都病因复杂，病程缠绵，导师认为气虚日久则邪气久恋，气虚致瘀，"久病必有瘀"。如临床上常见的慢性盆腔炎、子宫内膜异位症等引起的不孕症，导师认为气虚血瘀为其常见证型。因此，导师在临证中，常以八珍汤加活血化瘀药，如泽兰、三棱、莪术、丹参、延胡索、蒲黄、益母草、苏木、茜草、地龙、土鳖虫、牛膝、五灵脂、乳香、没药等，在补益气血的同时达到祛瘀的目的。正如傅青主所云："久病不用活血化瘀，何除年深坚固之沉疾，破日久闭结之瘀滞？"

2. 求子之道，莫如调经

笔者在临床跟师过程中观察到不少不孕症患者伴有月经不调的症状，导师在临床遇到此类病人首以调经为第一要务，朱丹溪谓："求子之道，莫如调经。"月经不调包括月经先后无定期、月经先期（包括月经频发）、月经后期（包括月经稀发）、月经量过多或过少、闭经等，这些患者在进一步检查后可见基础体温单相、无排卵、黄体功能不足等症。调经必调冲任，治疗月经先期、后期、先后无定期等选滋肾健脾胃调肝之法取效显著，方选傅氏定经汤；兼有热象者选滋水清肝饮；兼有寒象者用定经汤加淫羊藿、肉苁蓉、肉桂、小茴香等。对于闭经虚证、月经稀发者选用通补奇经、健脾益气生血等法，方选八珍汤加减稍佐三棱、莪术等祛瘀之品。此类患者经过一段时间的调理后月经周期正常，往往基础体温可以恢复双相，排卵正常，最终受孕。

3. 化瘀通脉，不忘止带

针对临床上部分炎症性不孕如盆腔炎性不孕症、输卵管炎症、宫颈炎症等患者可有带下量多、色黄、稠厚之兼症，此类疾病属"瘀"的范畴。分泌物过多阻塞于宫颈管，影响精子穿透，或者炎症细胞对精子造成损害而不能孕育。对此，导师在临证时常用活血化瘀、清热解毒配以利湿止带的方法蠲痹通络，从而促进精卵结合，使受精卵着床。常用加味三妙丸（苍术、黄柏、薏苡仁、土茯苓、败酱草、忍冬藤、椿根皮等）止带，加地鳖虫、穿山甲、皂角刺等化瘀通络，自拟吴氏通管汤（莪术、丹参、细辛、大黄、炮山甲、水蛭、当归、桃仁、三棱、红花、甘草等）治疗输卵管阻塞性不孕，达到活血祛瘀、抗炎通络的目的，疗效显著。

4. 宫寒痰湿，温补命门之火

临床上亦见到不少不孕患者西医诊断为多囊卵巢综合征、子宫发育不良者，中医证属脾虚痰湿不孕、宫寒不孕。对于形体肥胖的不孕症患者，多责之于痰湿脂膜堵塞胞宫而不能摄精成孕，经临床观察，这类患者除体态肥胖外，其舌脉等还可见脾阳亏虚、痰湿郁阻之象，导师临证辨其为宫寒痰湿，治疗时在祛痰之余还善用温补命门之火之法温煦脾阳，温化痰湿。且宫寒不孕患者，往往受孕困难，或者即使受孕而易胎萎不长、流产，这类患者多有畏寒喜暖、四肢不温、舌质淡苔薄白等。在临床治疗时导师常用右归饮加减，寒甚者用张锡纯的温中汤，若畏寒、脉沉细、舌红、苔薄黄者选用五子衍宗丸加减，且紫石英为必要之品，现代药理研究证明紫石英有兴奋中枢神经、性腺，促进卵巢分泌、排卵的作用。

5. 行气解郁，调畅情志助孕

部分不孕症患者在婚前有素性抑郁、经前乳胀，甚则乳房结块等肝气郁结证表现，若婚后久不受孕，盼子心切，则更加情绪低沉、烦躁易怒。正如《傅青主女科》曰："妇人有怀抱素恶，不能生子者，人以为天心厌之也，谁知是肝气郁结乎！"妇人多肝郁气滞，常因肝阴血不足，难以疏泄，易致肝郁凌脾，肝火脾土伐肾，以致元精郁闭，不能受孕。《济阴纲目》曰："凡妇人无子，多因七情所伤，致使血衰气盛，经水不调……或子宫虚冷，不能受孕。"认为心情抑郁可导致脾虚血少，月经不调而不孕。在药物治疗方面常选"解肝脾心肾四经之郁，开胞胎之门"之方———开郁种玉汤加减。导师在药物治疗此类患者的同时总是耐心地做好患者的思想开导工作，并介绍相关科普知识及科学合理的生活常识，教会患者测量基础体温，于排卵期同房，增加受孕几率。

6. 夫妻双方同时检查治疗

《校注妇人大全良方》指出："妇人之不孕，亦有因六淫七情之邪，有伤冲任；或宿疾淹留，传遗脏腑；或子宫虚冷；或气旺血衰；或血中伏热；又有脾胃虚损，不能营养冲任。""审此更当察其男子之形质虚实何如，有肾虚精弱，不能融育成胎者；有禀赋微弱，气血虚损者；有嗜欲无度，阴精衰惫者，各当求其源而治之。"在临床诊病过程中，针对婚久不孕患者，在诊治过程中多动员男方同时检查，因男方病因比较明确，可通过精液常规、性生活询问较快得出结论，避免在诊治女性不孕中无谓地耗时耗力。

7. 孕后保胎

导师在长期的临床中总结的经验是：年久不孕患者，经治疗一旦怀孕，应特别重视早期的保胎工作。他在研究前贤总结自己临床经验的基础上，创造性地提出了安胎八法：①滋阴清热法：主要针对素体阴虚之人，症见口干、便燥、舌红、苔黄等，常用药物有黄芪安胎饮加减，渴甚者加竹茹，热甚者可以酌加知母，阴虚者重用生地黄，下血者加苎麻根、旱莲草。②补肾固本法：主要针对习惯性流产者，常用药物有：熟地黄、枸杞子、川断、菟丝子、桑寄生、杜仲、砂仁等。③健脾资源法：针对素来脾虚食少或久病后受孕者，常用药物有四君子汤减山药、紫苏梗等。④育阴和肝法：针对素来性情急躁易怒者，导师自制和肝安胎方：白芍 15g，当归身 10g，石斛 10g，桑寄生 10g，枸杞子 10g，麦冬 10g，女贞子 10g，随证加减。⑤和血疗损法：针对孕前有跌仆闪挫、劳倦过度者，常用药物有胶艾汤、加味佛手散（当归 10g，川芎 6g，黄芪 15g，川断 10g，杜仲 10g）。⑥益气温中法：针对素体阳虚病人，常用药物有：炒艾叶 10g，党参 10g，黄芪 15g，炒白芍 10g，炙甘草 5g，巴戟天 10g，生姜 5g。⑦祛湿除痰法：针对素体湿甚，孕后嗜食肥甘厚腻者，常用六君子汤加减治疗。⑧扶正解毒法：针对孕妇接触某些有害物质，或者误服某些可致堕胎的药物、食物，导师自拟扶正解毒方（大黑豆 30g，绿豆 30g，金银花 10g，甘草 6g）救治患者。导师主张在用上述方法安胎、保胎之前首先要"审证求因"，另外很重要的一点是要鉴别"胎元殒与未殒"。

8. 典型病例

史某，32 岁，2008 年 9 月 20 日就诊。主诉：自然流产后未避孕未孕 2 年余。病史：末次月经 2008 年 9 月 9 日。平素月经规律，15 岁初潮，平时月经多提前 3～5 天，色暗红，量中，无血块，经前腹痛乳胀，经行腰酸，白带量多，色黄，无异味。生育史 0—0—1—0。2006 年 5 月孕 50 余天自然流产 1 次，之后避孕 3 个月，后未避孕未孕。形体肥胖，面色欠华，腰酸，带多便溏，经前腹痛乳胀。曾有盆腔炎史。舌淡胖边有瘀斑，苔薄白，脉沉细涩。体格检查：形体肥胖，面色欠华，妇科检查：外阴（-）；阴道：畅，见黄色分泌物，稍多；宫颈：有轻度糜烂样改变；宫体：前位，常大，轻压痛；双侧附件：右侧附件区可触及一肿物，径约 3cm，质软，界清，活动可，压痛（-），左侧（-）。辅助检查：男方精液检查：正常。2008 年 8 月子宫双附件 B 超示：右卵巢增大，4.57cm×3.7cm，盆腔少量积液。中医诊断：①不孕症（湿瘀内结型）；②癥瘕（湿瘀内结型）。西医诊断：①继发性不孕；②右附件肿物。辨证分析：脾虚生内湿，湿邪重浊黏腻，郁滞下焦胞宫，阻遏气机，故带多便溏，经前腹痛乳胀，腰酸，不能孕；舌淡胖边有瘀斑，苔薄白，脉沉细涩为气滞瘀阻，湿瘀内结之征。治法：健脾活血，散瘀消结。处方：防己黄芪汤加味。方药组成：生黄芪 15g，防己 15g，炒白术 15g，茯苓皮 15g，当归 10g，牡丹皮 6g，赤芍 10g，生地黄 12g，制大黄 9g，红藤 30g，败酱草 30g，桔梗 5g，夏枯草 10g，海藻 12g，桃仁 6g。二诊：2008 年 12 月 14 日。如此调治 2 个月，B 超示：右卵巢较前已略小，3.8cm×2.2cm，盆腔少量积液。基础体温示黄体功能不足。B 超监测示卵泡发育至 2.0cm 后排出。予健脾补肾，前方去夏枯草、海藻、桔梗、桃仁，加川续断 10g，炒杜仲 12g，巴戟天 12g，14 剂。三诊：2009 年 3 月 7 日。患者坚持服用上方 4 个月，复查 B 超示子宫附件未见异常，盆腔少量积液。基础体温双相，右下腹时有掣痛，原方加苦参 6g，再进 1 个月。四诊：2009 年 5 月 12 日。末次月经 4 月 8 日，月经愆期，尿妊娠试验阳性而告怀孕。继予健脾补肾安胎论治。

按：该患者系脾虚生内湿，湿邪重浊黏腻，郁滞下焦胞宫，阻遏气机所致。防己黄芪汤健脾利水，通阳化气。方中以防己祛风行水，黄芪益气固表，且能行水消肿，两者配伍，祛风不伤表，固表不留邪，且又行水气，而共为君药。臣以白术补气健脾祛湿，与黄芪为伍则益气固表之力增，与防己相配则祛湿行水之功倍，加入夏枯草、海藻、桔梗、桃仁活血消癥，待湿邪消退，加川续断、巴戟天、杜仲等脾肾同治，故能受孕。

该病例充分体现了吴熙教授在论治不孕症中善于应用"祛邪、调经、助孕、保胎"的思想。

十八、吴熙教授治疗血瘀型输卵管阻塞性不孕症 60 例临床观察

吴熙教授是全国中医妇科名师，国家级中医专家，笔者有幸作为全国第四批全国名老中医学术经验继承人跟随吴熙教授学习，现将老师治疗输卵管阻塞性不孕症的临床经验结合临床研究总结如下：

（一）资料与方法

1. 临床资料

（1）不孕症的诊断标准参考《妇产科学》与《中医妇科学》：凡生育年龄的妇女，配偶生殖功能正常，男女双方同居 1 年以上，未避孕而未受孕者；或曾经受孕而又 1 年不孕者，称为不孕症。前者称为"原发性不孕症"，古称"全不产"；后者称为"继发性不孕症"，古称"断绪"。

（2）输卵管阻塞性不孕症的诊断标准参考《中药新药临床研究指导原则》制定：①不孕患者经泛影葡胺造影显示两侧输卵管通而不畅；②一侧不通另一侧通而不畅；③两侧全不通者。以上 3 点符合任意一条即诊断为输卵管阻塞性不孕症。

（3）血瘀型不孕中医辨证诊断标准参考《中药新药临床研究指导原则》制定：①婚久不孕；②月经后期，经量多少不一；③少腹疼痛拒按，临经尤甚；⑤舌暗有瘀点；⑥脉弦或涩。

（4）病例排除标准：①先天性生理缺陷或畸形、遗传因素所致不孕；②排卵障碍所致不孕；③经检查证实子宫内膜异位症、子宫肌腺病、子宫肌瘤、子宫发育不良所致者；④男方生殖功能异常；⑤年龄在 18 岁以下或 45 岁以上者；⑥合并有心血管、肝、肾和造血系统等严重原发性疾病，精神疾病者；⑦对研究药物过敏者；⑧不符合纳入标准，未按规定用药，无法判断疗效或资料不全等影响疗效或安全性判断者。

（5）研究对象来源：全部病例均来自 2008 年 2 月～ 2010 年 6 月吴熙妇科中医院门诊患者。

2. 研究方法

（1）研究对象分组：60 例患者随机分为 2 组，治疗组 30 例，年龄 21 ～ 42 岁，平均 30.7±5.82 岁；病程 1 ～ 7 年，平均 3.47±1.50 年；原发性不孕 8 例，继发性不孕 22 例，单侧输卵管阻塞 18 例，双侧输卵管阻塞 12 例。对照组 30 例，年龄 20 ～ 41 岁，平均 30.2±6.26 岁；病程 1 ～ 5 年，平均 2.97±1.07 年；原发性不孕 9 例，继发性不孕 21 例，单侧输卵管阻塞 16 例，双侧输卵管阻塞 14 例。2 组一般资料经齐同检验无显著性差异（P ＞ 0.05），具有可比性。

（2）治疗方药及用药方法：①口服中药：桂枝 10g，茯苓 15g，三棱 15g，莪术

15g，败酱草 15g，紫花地丁 15g，路路通 15g，牛角丝 15g，牛膝 15g，皂角刺 15g，甘草 3g。于月经干净后服药，水煎，日 1 剂，连用 2 周，1 个月为 1 个疗程，共 3 个疗程。②外敷中药：乳香 15g，王不留行 15g，当归 15g，肉桂 15g，牛膝 15g，透骨草 15g 等。将药物粉碎后的颗粒混匀，装入布袋隔水蒸热，外敷于脐部或两侧小腹，每晚 1 次，每次 30 分钟，1 个月为 1 个疗程，共 3 个疗程，经期停用。加减：患者炎症较重，附件区有包块、压痛者，酌加牛角丝 9g（水牛角切丝）、人字草、川牛膝、皂角刺各 6g 以清热凉血，消肿排脓；白带多，色浓，味臭，酌加白冠花 12g，白果仁 6g，金银花 6g，紫花地丁 6g；若遇宫冷不孕者配以附子 3g，肉桂 6g，紫石英 6g；若腰骶酸痛甚者，加独活、续断、杜仲各 6g；若兼有气虚证者，酌加党参 15g，黄芪 9g 等。药物剂量视患者症状轻重调整。对照组：单纯口服中药。治疗组：在对照组治疗基础上加用中药外敷。

（3）统计学处理：用 SPSS13.0 软件进行统计分析，计数资料采用例数或百分比表示；两组计量资料间比较采用 t 检验，计数资料采用卡方检验，等级资料采用秩和检验，以 $P < 0.05$ 为差异有显著性。

（二）治疗结果

1. 疗效标准参考

依据《中药新药临床研究指导原则》并结合本研究制定：①治愈：治疗 3 个疗程后受孕者；②有效：治疗 3 个疗程后，虽未受孕但输卵管单侧通畅者；③无效：经连续治疗，未受孕且双侧均不通畅者。

2. 治疗结果

见表 3-30。

表 3-30　治疗后两组结果比较

组别	例数	治愈	有效	无效	治愈率（%）	总有效率（%）
治疗组	30	10	12	8	33.31	73.01
对照组	30	7	10	13	23.3	57.0

注：与对照组比较，$P < 0.05$。

（三）病例介绍

李某，女，31 岁。就诊时间 2008 年 5 月 20 日。继往有盆腔炎病史，人工流产 1 次，药物流产 1 次。2006 年 3 月末次药物流产后至今夫妇同居未避孕而未孕。月经周期为 28 ～ 30 天，量少，色紫暗夹血块，经行腰腹疼痛加重，舌暗边有瘀点，脉涩，末次月经为 2008 年 5 月 13 日，至就诊时月经干净 4 天。曾于外院行子宫、输卵管造影术，结果示双侧输卵管阻塞。即予中药口服：桂枝 10g，茯苓 15g，三棱 15g，莪术 15g，败酱草 15g，紫花地丁 15g，路路通 15g，牛角丝 15g，牛膝 15g，皂角刺 15g 等，水煎，日 1 剂，连用 2 周。另用外敷中药，组成：乳香 15g，王不留行 15g，当归 15g，肉桂 15g，牛膝 15g，透骨草 15g 等。将药物粉碎后颗粒混匀装入布袋隔水蒸热，外敷于两侧小腹，每晚 1 次，每次 30 分钟，经期停药。连续用药 3 个疗程。2008 年 10 月 28 日复诊，已停经 46 天，B 超示宫内早孕，可见胚芽心管搏动。

（四）讨论

中医学认为受孕主要在于肾中精气旺盛，天癸至而成熟，任通冲盛，月经调和，男女生殖之精相搏而成形，发育于胞中，乃成胎孕。根据输卵管阻塞性不孕的临床表现，可归于中医的"断绪""小腹痛""无子""带下""月经不调""癥瘕"等范畴。古代医籍中提及"胞络""两歧"阻塞不通，必有血瘀、痰湿等有形之物阻于内，致胞络阻滞不通，无法摄精成孕。其中"胞络""两歧"相当于西医学中的输卵管。《针灸甲乙经》云"女子绝子，衃血在内不下"，就指出了瘀血为本病的病因。《石室秘录》也提到"任督之间倘尚有癥瘕之症，则精不能施，因外有所障也。"《傅青主女科》曰："疝瘕碍胎而外障，则胞胎必缩于疝瘕之内，往往精施而不能受。"均指出本病总病机为瘀血阻络，致使胞脉不通，无法摄精成孕，乃致不孕。有学者对输卵管性不孕症的中医分型进行回归分析，结果显示血瘀是不孕症的重要病机，尤其在输卵管阻塞性不孕症中更为突出，其构成比为 88.2%。研究证明，活血化瘀、行气通络的药物具有改善血液流变学、血液动力学和微循环的作用，同时可以降低毛细血管通透性，减少炎性渗出，从而有利于受损组织内膜的修复、再生和闭塞管腔的再通等；还可以改善输卵管平滑肌功能，促进输卵管的蠕动及纤毛摆动等功能的恢复，从而提高受孕率，减少异位妊娠的发生。

输卵管阻塞是女性不孕尤其是继发性不孕的重要原因之一，占 20%～40%，临床又以慢性输卵管炎所致多见。多因盆腔慢性炎症，形成输卵管管腔粘连、僵硬，或者受周围瘢痕组织牵拉，扭曲或者闭塞，使输卵管丧失输送功能，导致不孕。究其原因，可因人工流产术后，或其他妇科手术创伤，伤及脏腑、经络、气血，使气血运行不畅而为血瘀；或因经期产后，余瘀未净，残瘀留阻；或摄生不慎，感受外邪，侵入生殖道后，致气血运行不利而成瘀；或情志抑郁，思想负担较重，肝气郁结，气滞血瘀。一般病程较长，临床常虚实夹杂，但其根本因素在于"瘀滞"二字，故用活血化瘀、理气通络之法。

西医通常应用抗感染治疗、输卵管通液术、输卵管手术矫正术等，但疗效欠满意，存在副作用多、有创、费用偏高等问题。为探索一种复通率更高，且副作用明显降低的治疗输卵管阻塞性不孕症方法，现代中医妇科多采用活血化瘀、软坚散结法，中药口服加局部外用等综合疗法并结合患者体质随证治疗。

吴熙教授临床常应用经验方"吴氏通管汤"加减，并配合局部中药外敷治疗输卵管阻塞性不孕症，疗效颇佳。本方主要针对血瘀型输卵管阻塞性不孕症患者。口服药物方中桂枝、茯苓、莪术、三棱行血破瘀，攻逐积滞，通络止痛，共为君药；败酱草、紫花地丁、路路通、水牛角丝清热解毒，活血祛瘀，扩张血管为臣药；牛膝引药下行，皂角刺抑菌拔毒共为佐使；甘草调和诸药。外用药乳香、王不留行活血祛瘀，清热解毒，消肿止痛，共为君药；当归、肉桂活血行气，温经止痛，为臣药；牛膝、透骨草活血化瘀，通透筋骨，引药直达病所。外用药物热敷下腹部，可以通过温热的物理刺激和局部药物渗入，使药物迅速渗透到病灶，增加局部药物的浓度，最终达到促进炎症、肿块消散和吸收的作用。

口服与外敷两者合用可起到协同增效的作用，改善局部血液循环，促进炎症病灶的吸收、抑制结缔组织增生，使粘连阻塞的管腔逐渐恢复通畅，提高输卵管运送卵子和精子的功能，从而提高了输卵管的复通率和患者受孕率。中药治疗对患者来说具有依从性好、无创、患者痛苦小、疗效确切等优点，值得在临床中推广。

十九、中药口服结合康妇消炎栓对湿热瘀结型慢性盆腔炎腹腔镜术后的影响

盆腔炎性疾病是女性上生殖道感染引起的一组疾病，为常见的妇科疾病之一。临床上有急性和慢性之分，尤以慢性者多见。对于慢性盆腔炎性疾病，过去多采用单纯药物治疗，缺点是病情容易迁延、反复，继发的盆腔粘连则容易引起慢性盆腔痛、不孕及异位妊娠等。近年来，随着腹腔镜技术的发展成熟，腹腔镜越来越多地应用于该病的治疗，但临床上仍存在术后并发症，防止盆腔再发粘连以及减少复发率等问题成为研究重点。本研究探讨中药口服结合康妇消炎栓对湿热瘀结型慢性盆腔炎腹腔镜术后的影响，寻求一种有效的术后药物辅助途径。

（一）资料与方法

1. 一般资料

收集近 2 年于福建省人民医院妇科就诊的腹病患者。患者临床主要表现为下腹胀痛、腰骶胀痛、带下量多、色黄质稠、小便黄、大便干燥或溏而不爽、舌质红或暗红、或见边尖瘀点或瘀斑、苔黄腻或白腻、脉弦滑或弦涩等湿热瘀结证候。患者 120 例，等分为 4 组。年龄为 23～34 岁的育龄妇女，病程为 1～6 年。

2. 药物

中药口服方：

（1）Ⅰ号方：败酱草 15g，生薏苡仁 15g，丹参 15g，赤芍 10g，黄柏 10g，泽泻

10g，桃仁 6g，三棱 6g，莪术 6g，当归 9g，延胡索 9g，甘草 5g。

（2）Ⅱ号方：陈皮 10g，厚朴 10g，苍术 6g，黄芩 9g，柴胡 10g，党参 10g，法半夏 5g，苏梗 10g，败酱草 10g，生薏苡仁 10g，丹参 10g，赤芍 10g，当归 9g，延胡索 9g，甘草 5g。并随证加减，若气短乏力，加黄芪以益气扶正；若大便干燥，加麻子仁、大黄（后下）以润肠通便等。

康妇消炎栓，葵花药业集团（伊春）有限公司生产，批准文号：Z23022143。药物组成：苦参、穿心莲、紫草、败酱草、蒲公英、紫花地丁、芦荟、猪胆粉。

3. 治疗方法

根据术后治疗情况分为 A、B、C、D 四组。A 组术后予中药口服＋康妇消炎栓治疗，B 组术后予中药口服治疗，C 组术后予康妇消炎栓治疗，D 组未进行任何治疗。

（1）A 组：腹腔镜术后予中药口服＋康妇消炎栓治疗。中药口服方：①Ⅰ号方；②Ⅱ号方。于术后麻醉清醒后开始服用，连服 10 天，前 5 天服Ⅱ号方，后 5 天服Ⅰ号方，每日 1 剂，分 2 次服用，早晚各 1 次。同时直肠置康妇消炎栓，1 次 1 粒，1 日 1 次，晚上睡觉前用药，经期停止治疗。

（2）B 组：中药口服方法同上。

（3）C 组：康妇消炎栓用法同上。

（4）D 组：术后未进行任何治疗。

以上治疗均以 10 天为 1 个疗程，并于下次月经干净后再重复治疗 1 个疗程，治疗 3 个月经周期（后 2 个周期中药口服Ⅰ号方）。

4. 统计学处理

采用 SPSS13.0 软件，组间计量数据采用方差齐性检验后的 t 检验，组间计数数据采用卡方检验或四格表确切概率法，组间等级数据采 Mann-whitney 检验。

（二）结果

1. 4 组年龄比较

见表 3-31。

表 3-31　4 组年龄比较（例）

分组	例数	23～26（岁）	27～30（岁）	30～34（岁）
A 组	30	15	9	6
B 组	30	14	9	7
C 组	30	17	8	5
D 组	30	16	7	7

经统计学分析，$P > 0.05$，4 组的年龄分布无显著差异，具有可比性。

2. 4 组病程比较

见表 3-32。

表 3-32　4组病程比较（例）

分组	例数	1～2（年）	3～4（年）	5～6（年）
A 组	30	12	13	5
B 组	30	11	13	6
C 组	30	12	12	6
D 组	30	13	11	6

经统计学分析，$P > 0.05$，4 组的病程分布无显著差异，具有可比性。

3. 4 组病情评分比较

见表 3-33。

表 3-33　4组治疗前病程比较（例）

分组	例数	轻度	中度	重度
A 组	30	17	10	3
B 组	30	16	12	2
C 组	30	17	9	4
D 组	30	18	9	3

经统计学分析，$P > 0.05$，4 组的病情分布无显著差异，具有可比性。

综上，4 组之间的年龄、病程、病情指标比较均无统计学意义，具有可比性。

4. 4 组临床有效率分析

见表 3-34。

表 3-34　4组疗效比较（例）

分组	痊愈	显效	有效	无效
A 组	15	13	1	1
B 组	10	8	6	6
C 组	9	6	7	8
D 组	1	2	6	21

注：与 D 组比较，$P < 0.01$；与 B、C 组比较，$P < 0.05$。

（三）讨论

盆腔炎性疾病是女性上生殖道感染引起的一组疾病，为常见的妇科疾病之一。慢性盆腔炎若长期反复发作，则盆腔组织增厚、粘连，甚至包裹形成包块，以致局部循环障碍。对于这些患者，若单纯采用抗菌药物治疗，药物不易达到局部发挥作用，同时也不具备松解粘连、恢复盆腔生理功能作用，且长期、反复应用抗生素可使细菌产生耐药性。对于已形成输卵管积水或输卵管卵巢囊肿的患者，因常无病原体，抗生素治疗常常无效，应行手术治疗。

腹腔镜治疗慢性盆腔炎在临床现已广泛应用，但是由于腹腔镜手术对创面出血采用电凝止血，产生的大量电热辐射可能造成盆腔脏器、管壁组织的变性坏死，创面痂皮脱落亦可引起组织粘连或僵硬。对于有生育要求者，即使疏通后的输卵管也难以恢复原有功能，从而影响受精卵的运送，可能造成异位妊娠等。且腹腔镜独特的 CO_2 人工气腹对胃肠的机械性压力以及刺激腹腔引起迷走神经兴奋等，可引起恶心呕吐、腹胀腹痛、肩背酸痛等并发症。

中医认为，慢性盆腔炎性疾病的主要病因病机为频繁人流、药流，经行产后，胞脉空虚，外感风寒湿热之邪，或虫毒乘虚内侵，与冲任气血相搏结，蕴积于胞宫，耗伤气血，虚实错杂，缠绵难愈。

研究表明腹腔镜手术后联合中药治疗可以提高临床疗效，减少术后并发症的发生。湿为阴邪，其性重着趋下，易袭阴位。胞宫位于人体下焦，最易遭受湿邪侵袭而致病。湿浊蕴结下焦，邪与血气相搏，阻滞胞脉，日久则易生湿热之邪。故对于湿热瘀阻型患者应从清热除湿、活血化瘀入手。中药Ⅰ号方中败酱草味辛、苦，性微寒，功用清热解毒，消痈排脓，祛瘀止痛。《本草纲目》描述："败酱乃手足阳明厥阴药也，善排脓破血，故仲景治痈及古方妇人科皆用之。"生薏苡仁甘、淡、微寒，善于利水渗湿健脾，清热排脓，生用清热利湿作用较强。与败酱草相须为用，清热利湿作用加强，共为君药。结合患者术后脏腑及中下焦气机阻滞的特殊体质，Ⅱ号方着重于理气降逆和胃，陈皮善理气和胃，厚朴下气除湿而散满，苍术健脾燥湿，半夏降逆和胃，大枣、生姜健脾和胃，黄芩与柴胡相伍清解少阳郁结并抑前药之过分温燥。两者配合具理气和胃止呕、活血化瘀止痛之功，用于防治湿热瘀结型慢性盆腔炎性疾病腹腔镜术后并发症。而康妇消炎栓含有中药苦参、穿心莲、紫草、败酱草、蒲公英、紫花地丁、猪胆粉等，具有清热解毒、利湿散结、杀虫止痒的功效，经直肠给药，药物经直肠吸收直接进入盆腔，从而起到局部杀菌消炎的作用。两者配合使用，相辅相成，相得益彰，疗效增强，一则改善局部血液循环，促进药物吸收；二则运行经脉，调和气血。

本研究表明，湿热瘀结型慢性盆腔炎腹腔镜术后，通过中药口服以及康妇消炎栓肛门给药治疗可以提高疗效。可见，中药口服结合康妇消炎栓通过改善血循环，促进炎症吸收等作用，在减少术后并发症、改善临床症状和预防复发上有较好的效果，并且多途径给药也较单一途径治疗显示出更好的优势，值得进一步研究和推广。

二十、多囊卵巢综合征中医证型与性激素水平、胰岛素抵抗关系的研究

多囊卵巢综合征多青春期前后发病，卵巢泡膜细胞良性增生引起的雄激素生成过多，造成月经紊乱、持续排卵障碍、高雄激素血症、卵巢多囊样变等一系列表现。首先于 1935 年由 Stein 和 Leventhal 描述。PCOS 的发病原因至今尚不能肯定，临床表现为闭经、月经稀发或无排卵型功能失调性子宫出血、不孕、多毛和肥胖，伴有双侧卵巢多囊性改变。因其是女性最常见的内分泌紊乱性疾病，在闭经妇女中占 25%，在无排卵性不孕妇女中占 50%～70%，至今发病机制仍不明确，故成为妇科内分泌领域的研究热点。中医学无此病名，根据其临床表现属"崩漏""闭经""不孕""癥瘕"等病证的某些证型范畴。

辨证论治是中医诊断疾病和治疗疾病的基本原则，是中医学的精华所在，其中辨证起着关键的指导作用，是论治的基础。然而，目前中医学对 PCOS 的辨证仍仅仅依靠症状，没有将临床常用的、与 PCOS 相关性好的客观指标纳入辨证体系中，这限制了 PCOS 辨证论治的发展。准确分型、辨证施治，结合西医学实验室指标测定，探讨其发病机理，求得准确施治是治疗本病的关键。因此，探求 PCOS 证型的客观化、丰富中医辨证手段是现代中医研究 PCOS 的重要课题。

PCOS 是生育期妇女常见的内分泌紊乱性疾病，有复杂的内分泌异常：高雄激素血症、胰岛素抵抗及高胰岛素血症、促性腺激素、催乳素水平异常等。其中高雄激素血症是其最突出的特征，与其他内分泌异常密切相关。2003 年鹿特丹会议的 Rotterdam 标准把高雄激素血症的临床和生化特征列入 PCOS 的诊断标准中；而血 LH 水平、LH/FSH 比值增高则曾经作为 PCOS 诊断的必要生化指标，在 PCOS 患者中约占 60%，鹿特丹会议认为对瘦 PCOS 患者是有用的次要诊断参数；在 PCOS 不孕患者中同时伴有催乳素升高者占 10%～30%，高催乳素可能是 PCOS 不排卵的主要原因之一，有必要进行检测；一般认为，胰岛素抵抗（IR）的发生率为 10%～25%，但育龄期 PCOS 患者 IR 的发生率可达 50%～70%，明显高于普通人群，近年的研究表明，IR 在 PCOS 的发病中扮演了重要角色。高胰岛素正糖钳夹技术是目前公认的评价胰岛素敏感性的金标准，但因其技术复杂、费用昂贵，难以普遍应用于临床研究。稳态模式评估法（HOMA）是评价胰岛素敏感性、胰岛素抵抗的最简易方法，仅需测定空腹血糖和空腹胰岛素，通过公式计算来评价胰岛素抵抗。国内外研究表明 HOMA 与高胰岛素正糖钳夹技术有很好的相关性，并将其运用于大样本的流行病学调查和前瞻性临床研究，李旻等采用该方法评价胰岛素抵抗的结果也表明两组 PCOS 患者稳态模型胰岛素抵抗指数（HOMA-IR）值显著高于对照组，存在胰岛素抵抗。因此本研究选取血清雄激素

（T）、孕激素（P）、雌二醇（E$_2$）、促卵泡生成素（FSH）、促黄体生成素（LH）、催乳素（PRL）水平以及空腹血糖（FPG）、空腹胰岛素水平（FINS）以及稳态模型胰岛素抵抗指数（HOMA-IR）值作为观察指标，旨在探讨其与 PCOS 中医证型的相关性，寻求一条 PCOS 中医辨证客观化之路。

（一）资料与方法

1. 病例选择标准

（1）西医诊断标准：根据 2003 年鹿特丹会议的 Rotterdam 标准。

①稀发排卵或无排卵。

②有高雄激素血症的临床和 / 或生化特征。

③超声表现为多囊卵巢（一侧或双侧卵巢有 12 个以上直径为 2 ~ 9mm 的卵泡，和 / 或卵巢体积大于 10mL）。

排除其他原发性疾病（先天性肾上腺皮质增生、分泌雄激素的肿瘤、柯兴综合征、甲状腺功能紊乱、促性腺激素低下和卵巢早衰、高泌乳素血症等）

符合以上三条中的二条即可。

（2）中医辨证标准：根据其临床症状，参照《中医妇科学》妇科疾病常见证型及全身证候的辨证标准以及《中医病证诊断疗效标准》，结合本病的临床症状，将 PCOS 分为以下几种：

①肾虚型候

妇科证候：月经初潮延迟，月经周期时有提前时有延迟，经量少，色淡质稀，渐至闭经，或经行泄泻，或婚久不孕。

全身证候：腰腿酸软，头晕耳鸣，神疲乏力，或五心烦热，潮热盗汗，失眠健忘，或面色㿠白，形寒畏冷，性欲减退等。

舌脉：舌淡暗，苔薄白，两尺脉沉弱。

②痰湿阻滞型

妇科证候：月经周期延后，经量少、质黏，甚至月经闭阻，带下量多，质黏稠，或婚久不孕。

全身证候：形体偏胖，胸胁满闷，泛恶痰多，面色㿠白，口淡而腻。

舌脉：质淡、胖嫩，苔白腻，脉滑。

③血瘀型

妇科证候：月经周期延后或闭经，经量少或多，色暗红，质稠或有血块，月经期腹痛或头痛，经期淋漓不净，月经中期出血，或小腹结块，推之不移，或婚久不孕。

全身证候：口干不欲饮，小腹痛如针刺状，痛有定处，或小腹结块，质硬，推之不移。

舌脉：舌质暗或边有瘀点，苔薄白，脉沉弦或沉涩。

④肝郁气滞型

妇科证候：月经先后不定期，经量时多时少，色紫有块，行经前后乳房胀痛，或婚久不孕。

全身证候：情志抑郁，胸胁胀痛，乳房胀痛，喜叹息，或毛发浓密。

舌脉：舌暗红，苔薄白，脉弦。

（3）病例纳入标准

符合 2003 年鹿特丹会议关于 PCOS 的诊断标准以及中医辨证标准的 18 ～ 40 岁之间的患者。

（4）病例排除标准

①年龄在 18 岁以下或 40 岁以上者。

②经临床或生化检查证实有先天性肾上腺皮质增生、分泌雄激素的肿瘤、柯兴综合征、甲状腺功能紊乱、促性腺激素低下和卵巢早衰等。

③由于垂体肿瘤引起的高泌乳素血症。

④先天性生理缺陷或畸形者。

⑤经妇科检查或 B 超等检查证实有生殖器官器质性疾病如子宫内膜异位症、子宫肌腺病、子宫肌瘤、子宫发育不良者。

⑥合并有心血管、肝、肾和造血系统等严重原发性疾病，精神疾病者。

⑦近期手术或创伤的患者。

⑧不符合纳入标准，无法判断或资料不全者。

2. 正常对照组选择标准

18 ～ 40 岁的健康体检者，经详细体检及必要时胸透、心电图、血、尿、粪常规、血糖、肝、肾功能等理化检查，评定无心、脑、肝、肾、肺和内分泌等主要脏器、系统的疾病。

3. 研究对象来源

PCOS 组来源于福建省人民医院、漳州市中医院及福建省立医院妇科门诊患者（2007 年 2 月 ～ 2008 年 2 月）。正常对照组来源于福建省人民医院体检中心健康体检者（2007 年 2 月 ～ 2008 年 2 月）。共收集 PCOS 患者 91 例，实际纳入病例 91 例，最大年龄 37 岁，最小年龄 18 岁，平均年龄 26.33±4.47 岁。正常对照组 25 例，最大年龄 38 岁，最小年龄 19 岁，平均年龄 26.72±5.02 岁。

表 3-35　PCOS 中医证型组、正常对照组间年龄的比较（$\bar{x}\pm sd$）

组别	例数	年龄（岁）
正常对照组	25	26.72±5.02
肾虚组	30	25.70±4.89

续表

组别	例数	年龄（岁）
痰湿阻滞组	20	26.80±4.52
血瘀组	18	27.11±5.30
肝郁气滞组	23	26.13±3.12

注：经卡方检验，各证型组及正常对照组之间比较差异无统计学意义（P > 0.05）。

（二）研究方法

1. 研究对象分组

PCOS 患者 91 例，参照《中医妇科学》及《中医病证诊断疗效标准》，分为 4 组：肾虚组 30 例，痰湿阻滞组 20 例，血瘀组 18 例，肝郁气滞组 23 例。正常对照组 25 例。

2. 标本采集和检测方法

所有受试者应于自然月经周期的第 3 ～ 5 天抽取静脉血。对于闭经患者，应在 B 超检测未见优势卵泡及子宫内膜厚度 ≤ 4mm 时取血，或于安宫黄体酮撤药性出血第 3 ～ 5 天取静脉血，离心后取血清立即检测或 –20℃冰箱保存（不超过 1 周）。用放射免疫法测 FINS、E_2、P、FSH、LH、PRL、T；用氧化酶法测定 FPG；试剂采用贝克曼专用试剂，采用 Access 免疫仪检测。胰岛素抵抗的评价采用稳态模式评估法，即：

稳态模型胰岛素抵抗指数（HOMA–IR）=FPG×FINS/22.5

（FPG 单位为 mmol/L，FINS 单位为 mIU/L）

3. 统计方法

计量资料采用均数 ± 标准差表示，计数资料采用例数或百分比表示；两组计量资料间比较采用 t 检验，多组计量资料间比较采用单向方差分析；计数资料采用卡方检验；各因素之间的相关关系用 Spearman 相关分析。用 PEMS3.1 统计学软件进行统计分析，以 P < 0.05 表示有显著性差异。

（三）结果

1. 多囊卵巢综合征的中医证型分布

由图 3–1 可见，PCOS 的 4 个证型构成比从大到小依次排列为肾虚组＞肝郁气滞组＞痰湿阻滞组＞血瘀组，其中肾虚组占 32.97%，肝郁气滞组占 25.27%。

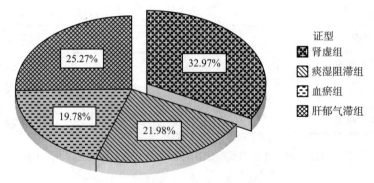

图 3-1　PCOS 的 4 个证型分布

2. PCOS 中医证型组、正常对照组间血清 T 水平的关系

由表 2-36、图 3-2 可见，各证型组的血清 T 水平均大于正常对照组，有显著性差异（P ＜ 0.01）；肾虚组、肝郁气滞组大于其他证型组，并均有显著性差异（P ＜ 0.05 或 P ＜ 0.01）；各证型组的血清 T 水平由高到低顺序为肝郁气滞组＞肾虚组＞痰湿阻滞组＞血瘀组。

表 3-36　PCOS 中医证型组、正常对照组间 T 水平的比较

组别	例数	T（ng/mL）
正常对照组	25	0.38±0.19
肾虚组	30	1.12±0.42**
痰湿阻滞组	20	0.87±0.27**#
血瘀组	18	0.82±0.44**##
肝郁气滞组	23	1.13±0.44** △ ☆

注：经方差分析，** 表示与正常比照组比较 P ＜ 0.01；#、## 表示与肾虚组比较 P ＜ 0.05、P ＜ 0.01；△表示与痰湿阻滞组比较 P ＜ 0.05；☆表示与血瘀组比较，P ＜ 0.05。

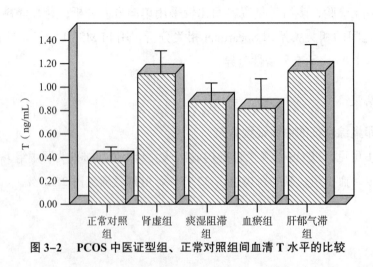

图 3-2　PCOS 中医证型组、正常对照组间血清 T 水平的比较

3. PCOS 中医证型组、正常对照组间血清 E_2 水平的关系

由表 3-37、图 3-3 可见，各证型组的血清 E_2 水平均小于正常对照组，有显著性差异（$P < 0.01$），各证型组之间两两比较差异无统计学意义（$P > 0.05$）；各证型组的血清 E_2 水平由高到低顺序为血瘀组＞肝郁气滞组＞痰湿阻滞组＞肾虚组。

表 3-37 PCOS 中医证型组、正常对照组间血清 E_2 水平的比较

组别	例数	E_2（pg/mL）
正常对照组	25	74.78±20.40
肾虚组	30	44.38±22.30**
痰湿阻滞组	20	50.43±18.05**
血瘀组	18	55.33±23.56**
肝郁气滞组	23	52.51±15.93**

注：经方差分析，** 表示与正常比照组比较 $P < 0.01$。

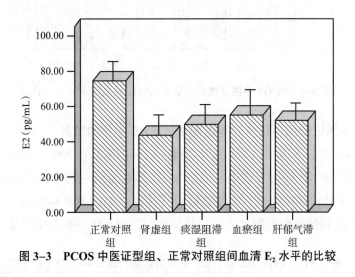

图 3-3 PCOS 中医证型组、正常对照组间血清 E_2 水平的比较

4. PCOS 中医证型组、正常对照组间血清 P 水平的关系

由表 3-38、图 3-4 可见，各证型组及正常对照组之间血清 P 水平比较无统计学意义（$P > 0.05$）。

表 3-38 PCOS 中医证型组、正常对照组间血清 P 水平的比较

组别	例数	P（ng/mL）
正常对照组	25	0.69±0.15
肾虚组	30	0.71±0.11
痰湿阻滞组	20	0.74±0.13

续表

组别	例数	P（ng/mL）
血瘀组	18	0.69±0.17
肝郁气滞组	23	0.71±0.15

注：经方差分析，各证型组及正常对照组之间比较差异无统计学意义（P＞0.05）。

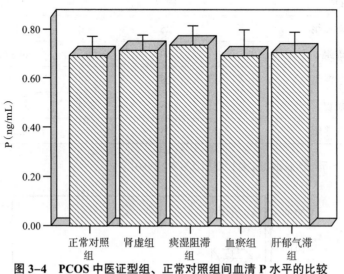

图 3-4　PCOS 中医证型组、正常对照组间血清 P 水平的比较

5. PCOS 中医证型组、正常对照组间血清 PRL 水平的关系

由表 3-39、图 3-5 可见，血瘀组和肝郁气滞组的血清 PRL 水平均大于正常对照组，有显著性差异（P＜0.05 或 P＜0.01）；肝郁气滞组除与血瘀组无统计学意义外，PRL 水平均大于其他证型组，且有显著性差异（P＜0.05 或 P＜0.01）；各证型组的血清 PRL 水平由高到低顺序为肝郁气滞组＞血瘀组＞肾虚组＞痰湿阻滞组。

表 3-39　PCOS 中医证型组、正常对照组间血清 PRL 水平的比较

组别	例数	PRL（ng/mL）
正常对照组	25	16.42±7.02
肾虚组	30	18.74±7.33
痰湿阻滞组	20	17.29±7.38
血瘀组	18	22.02±7.24*
肝郁气滞组	23	24.33±9.97**# △

注：经方差分析，*、** 表示与正常比照组比较 P＜0.05、P＜0.01；# 表示与肾虚组比较 P＜0.05；△表示与痰湿阻滞组比较 P＜0.05。

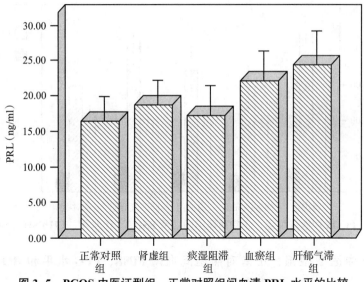

图 3-5 PCOS 中医证型组、正常对照组间血清 PRL 水平的比较

6. PCOS 中医证型组、正常对照组间血清 FSH、LH 水平、LH/FSH 比值的关系

由表 3-40、图 3-6 可见，各证型组及正常对照组之间血清 FSH 水平两两比较差异无统计学意义（$P > 0.05$）。

LH 水平、LH/FSH 比值肾虚组、肝郁气滞组大于正常对照组，并均有显著性差异（$P < 0.05$ 或 $P < 0.01$）；痰湿阻滞组除与血瘀组无统计学意义外，LH 水平、LH/FSH 比值均小于其他证型组，且有显著性差异（$P < 0.01$）；各证型组的血清 LH 水平、LH/FSH 比值由高到低顺序为肾虚组＞肝郁气滞组＞血瘀组＞痰湿阻滞组。

表 3-40 PCOS 中医证型组、正常对照组间血清 FSH、LH 水平、LH/FSH 比值的比较

组别	例数	FSH（mIU/mL）	LH（mIU/mL）	LH/FSH
正常对照组	25	6.62±1.42	8.87±2.80	1.36±0.38
肾虚组	30	6.49±1.03	13.22±4.02**	2.08±0.70**
痰湿阻滞组	20	6.44±1.28	8.81±3.79##	1.35±0.45##
血瘀组	18	6.09±1.19	10.16±4.48#	1.63±0.46##
肝郁气滞组	23	6.07±1.11	12.46±4.50**△△	2.07±0.72**△△☆☆

注：经方差分析，** 表示与正常比照组比较 $P < 0.01$；#、## 表示与肾虚组比较 $P < 0.05$、$P < 0.01$；△△表示与痰湿阻滞组比较 $P < 0.01$；☆☆表示与血瘀组比较，$P < 0.01$。

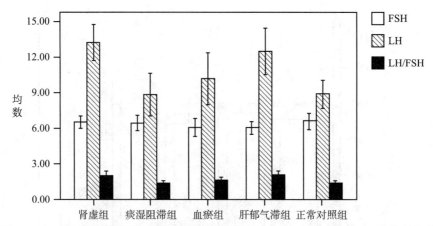

图 3-6　PCOS 中医证型组、正常对照组间血清 FSH、LH 水平、LH/FSH 比值的比较

7. PCOS 中医证型组、正常对照组间血清 FINS、FPG 水平和 HOMA-IR 值的关系

表 3-41　PCOS 中医证型组、正常对照组间血清 FINS、FPG 水平和 HOMA-IR 值的比较

组别	例数	FINS（μIU/mL）	FPG（mmol/L）	HOMA-IR
正常对照组	25	7.61±2.55	4.69±0.32	1.46±0.59
肾虚组	30	9.53±4.02	4.61±0.40	1.95±0.88*
痰湿阻滞组	20	13.51±4.49**##	4.74±0.31	2.86±1.00**##
血瘀组	18	9.35±3.51△△	4.72±0.34	1.95±0.74△△
肝郁气滞组	23	10.06±3.81*△△	4.68±0.32	2.10±0.84**△△

注：经方差分析，*、** 表示与正常比照组比较 P＜0.01；## 表示与肾虚组比较 P＜0.01；△△ 表示与痰湿阻滞组比较 P＜0.01。

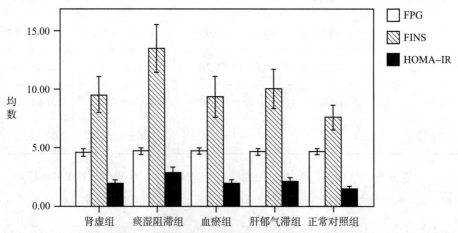

图 3-7　PCOS 中医证型组、正常对照组间血清 FINS、FPG 水平和 HOMA-IR 值的比较

由表 3-41、图 3-7 可见，各证型组及正常对照组之间血清 FPG 水平两两比较差异无统计学意义。

FINS 水平痰湿阻滞组、肝郁气滞组大于正常对照组，并均有显著性差异（P ＜ 0.01、P ＜ 0.05）；痰湿阻滞组大于其他证型组，并均有显著性差异（P ＜ 0.01）；各证型组的血清 FINS 水平由高到低顺序为痰湿阻滞组＞肝郁气滞组＞肾虚组＞血瘀组。

HOMA-IR 值痰湿阻滞组、肾虚组、肝郁气滞组大于正常对照组，并均有显著性差异（P ＜ 0.05 或 P ＜ 0.01）；痰湿阻滞组大于其他证型组，并均有显著性差异（P ＜ 0.01）；各证型组的血清 HOMA-IR 值由高到低顺序为痰湿阻滞组＞肝郁气滞组＞血瘀组＞肾虚组。

（四）讨论

1. 中医学对 PCOS 的研究概况

（1）中医学对 PCOS 病名认识：传统中医学无此病名，根据其临床表现属"崩漏""闭经""不孕""癥瘕"等病证的某些证型范畴。

（2）中医学对 PCOS 病因病机的认识

①肾虚：中医学认为"肾主生殖""经水出诸肾"，月经的产生是以肾为主导，肾藏精，精化气，肾中精气的盛衰主宰着人体的生长、发育与生殖。

早在《素问·上古天真论》中就已客观地载入了人体生长发育与肾的关系，《素问·上古天真论》曰："女子七岁，肾气盛，齿更发长；二七天癸至，任脉通，太冲脉盛，月事以时下，故有子……"这里提示了两方面与肾有关，一是月经，二是孕育。

《傅青主女科》中也强调月经与肾的关系，指出："经水出诸肾。""经原非血也，乃天一之水，出自肾中。"说明月经的来潮是青春期到来的明显标记，与肾密切相关，肾阴是月经的物质基础，肾气盛是月经产生的先决条件。肾精亏虚，冲任失于充养，血海不能按时满盈，可致月经后期；或肾精亏虚，无以化为经血，无血可下则致闭经，《医学正传·月经》中有"月经全借肾水施化，肾水既乏，则经血日以干涸……渐而至闭塞不通"的记载。肾气亏虚，封藏失司，冲任失固，不能制约经血，则致崩漏，又或肾阴虚，阴虚失守，虚火动血，而成崩漏，正如《东垣十书·兰室秘藏》云："肾水阴虚，不能镇守胞络相火，故血走而崩也。"阐述了肾阴虚致崩之机理。在特定的年龄阶段内，肾气初盛，天癸尚微；肾气既盛，天癸蓄极泌至，月事以时下。此后，随肾气的充盛，每月天癸泌至，呈现消长盈亏的月节律，经调而有子嗣；其后又随肾气的虚衰，天癸亦渐竭，经断无子。而 PCOS 患者在月经初潮后，经过一段时期的发育，本应逐渐出现规律的月经，与其相反，非但不规律，反而出现诸如月经稀发、闭经或是崩漏等异常症状，应当责之于肾，故 PCOS 是以肾虚为先导而诱发。

二是孕育问题，相当一部分 PCOS 患者进入育龄期后表现为不孕症，不孕与肾关系密切。《傅青主女科》云："妇人受妊，本乎肾气之旺也，肾气是以摄精，然肾一受精而成孕。""人之育胎，阳精之施也，阴血能摄之，精成其子，血成其胞，胎孕乃成。"肾藏精，主生殖，胞脉系于肾，正如《圣济总录·妇人无子》云："妇人所以无子者，由冲任不足，肾气虚弱故也。"肾气虚，则冲脉不盛、任脉不通，冲任虚衰则不能摄精成孕；或素体肾阳虚或寒湿伤肾，肾阳亏虚，命门火衰，阳虚气弱，则生化失期，有碍子宫发育不能触发氤氲乐育之气，故不能摄精成孕；或素体肾阴亏虚，或久病失血，耗损真阴，天癸乏源，冲任血海空虚，或阴虚生内热，热扰冲任血海，均可致不孕。

由此可见，肾通过多渠道、多层次、多位点对月经的产生及孕育发挥主导作用，肾、天癸、冲任、胞宫在女性生殖生理活动中成为一条主线，形成了肾—天癸—冲任—胞宫轴，而肾是该轴的主导，起决定性作用。先天禀赋不足，或房事不节，或惊恐伤志，或邪气损伤，造成肾的生理功能失常，致使肾的阴阳失衡，生精化气生血功能不足，天癸的产生与泌至失调，冲任失养或不畅，均可导致多囊卵巢综合征而引起月经失调和不孕。

蔡丽慧等报道说明补肾益精药如熟地黄、山萸等有类激素样作用，能使下丘脑–垂体–卵巢轴分泌功能趋于正常，恢复排卵。俞瑾等认为补肾促排卵机理可能作用在下丘脑，促排卵作用与继 LH/FSH 比下降后的 IgT/IgE_2 比下降直接相关，提示补肾治疗在下丘脑–垂体–卵巢各环节有一定作用。实验表明补肾中药能增强下丘脑–垂体–卵巢轴功能，提高卵巢 HCG/LH 受体功能，从而改善神经内分泌调节功能。进一步体现了肾虚在 PCOS 发病中的作用。

②痰湿阻滞：PCOS 患者每多表现为肥胖，其病因病理关系到脾肾两脏。脾肾阳虚，运化失调，水精不能四布，反化为饮，聚而成痰，痰饮黏滞，纯属阴邪，最易阻滞气机，损伤阳气，痰湿阻滞，气机不畅，冲任不通，生化机能不足，月事不调，故不能受孕。元代医学家朱丹溪明言："若是肥盛妇人，禀受甚厚，恣于酒食之人，经水不调，不能成胎，谓之躯脂满腔，闭塞子宫。"朱丹溪首倡痰湿不孕之说，与当今临床观察的多囊卵巢综合征半数以上伴有肥胖症的报道极为近似。

中医学认为肥胖属痰湿内盛，自朱丹溪后，较多医家从痰湿角度对本病进行探讨。《女科切要·经行闭止》曰："肥人经闭，必是痰湿与脂膜壅塞之故。"进一步阐明了痰湿经闭的机理。明代《万氏妇人科》亦有与本病相似病证的描述："唯彼肥硕者，膏脂充满，元室之户不开；挟痰者，痰涎壅滞，血海之波不流，故有过期而经始行，或数月一行，及为浊，为带，为经闭，为无子之病。"清代《傅青主女科》也有类似记载："肥胖之妇，内肉必满，遮隔子宫，不能受精，此必然之势也。"卢晔等认为肾虚致痰阻是 PCOS 的基本病机。肾主水，水泛亦为痰，肾气不足，气化失司，水液代谢失常，湿聚成痰，痰浊阻滞冲任胞络，致月经稀发或闭止；痰本于血，如《景岳全书》所述："痰即人之津液，无非水谷所化……但化得其正，则形体强，营卫充，而痰涎本皆血气；若化失其正，则脏腑病，津液败，而血气即成痰涎……使血气俱盛，何痰之有？"田萍等认为本病的发生责之于痰湿壅阻，精髓不利或脂膏夹湿阻滞冲任及胞宫胞脉，影响"两神相搏"而致不孕。夏阳认为痰湿脂膜壅塞胞宫，冲任阻滞，发为月经稀发、闭经，并采用苍附导痰汤加减治疗，获得一定疗效。尤昭玲教授认为，脾气虚衰，运化失调，水精不能四布，聚为痰饮，此为阴邪，最易阻滞气机，损伤阳气，致冲任不通，生化机能不足，月事不调，不能成孕。

③血瘀：女子以血为本，气血以周流调畅为顺。任通冲盛，气血畅达，方能顺利排卵。寒、热、虚、实外伤均可致瘀滞冲任，胞宫、胞脉阻滞不通导致月经不调、不孕。如《诸病源候论》引养生方说："月水未绝，以合阴阳，精气入内，令月水不节，内生积聚，令绝子。"《万氏妇人科》亦云："忧愁思虑，恼怒怨恨，气郁血滞而经不行。"

气为血之帅，气滞可以引起血行迟滞，导致血瘀；经期产后，余血未净之时，感受寒热之邪，寒性收引凝涩血脉，血行不畅，凝结血瘀；感受热邪，热灼津血，煎熬成块，停留致瘀；脏腑的功能失常也可以导致血瘀证的产生。寒热虚实皆可致瘀，使血瘀为患，而气血之根本在于肾。肾藏精，精血同源，血液的生成及运行赖肾精元气的蒸腾气化推动。肾中阴阳充盛协调，则气化有常，气血旺盛流畅。肾阳虚血失温煦，肾气虚运血无力，肾阴虚内热灼血，皆可致瘀，肾虚冲任失养，血瘀冲任失畅，血海不能按时满溢，导致月经不调；肾虚血瘀不能摄精成孕而致不孕。肾虚为致病之本，血瘀乃肾虚所致，而血行不畅有碍肾精的充养及肾气的化生，从而加重肾虚。

血瘀证的形成亦与肝的功能失调有密切关系。叶天士云："女子以肝为先天。"《妇人规》云："女子以血为主，血旺则经调子嗣。"肝藏血，主疏泄，故血之为病与肝的功能失调关系密切。肝气郁滞，气机不利，气为血之帅，气滞则血行瘀滞。若肝郁日久，化热化火，灼烁阴液，阴血凝聚，血行不畅以致瘀。

增厚而坚韧的卵巢包膜成为机械性因素导致排卵障碍，这可作为血瘀证的诊断依据；此外，代谢失调、免疫功能障碍、体液调节功能和内分泌紊乱的一部分变化及表现也属于血瘀证范畴。现代药理研究亦表明，活血化瘀法有改善血液循环、调整脂代谢、保护血管平滑肌、改善胰岛素抵抗、增强胰岛素效应等作用。

④肝郁气滞：女子以肝为先天，以血为用。肝体阴而用阳，血为阴，气为阳。如肝血不足，则影响冲任血海的调节充盈，表现为月经失调、闭经等；肝为风木之脏，易横逆克土，致脾胃受制，运化失司，痰湿脂膜积聚，表现为体胖丰盛；肺居上焦而合皮毛，若肝气郁滞化火犯肺，则肺之郁蒸腾颜面，表现为面部痤疮，毛发浓密；肝肾同居下焦，肝血肾精同源互补，所以肝失疏泄，气郁日久，化火灼伤肝阴，进而可损伤肾阴、肾阳，这也是本病患者临床表现每有肾虚见症的重要原因。PCOS发病多为青壮年妇女，正是女子一生中对家庭、对社会承担责任最重、付出最多的阶段，尤其是当今社会竞争激烈，此阶段女子不仅易于因七情不遂而伤及肝脏，导致肝气郁结，也可由于其他诸多病因而"因病致郁"。如肝气郁结不能得到及时治疗，疏泄失职，则可导致经闭不行。《万氏女科·经闭》云："忧愁思虑，恼怒怨恨，气郁血滞而经不行。"

此之谓也。清代名医陈修园也在《妇科要旨·种子篇》中论述:"妇人无子,皆因经水不调,经水所以不调者,皆由内有七情之伤,外有六淫之感,或气血倡盛,阴阳相乘所致。"

有研究表明,重度精神紧张妇女,无排卵性闭经极为常见。过度焦虑或抑郁可以通过下丘脑－垂体－卵巢轴而影响激素水平,激素水平的改变则可导致不孕症的发生。而在不孕症妇女中,焦虑发生率为78.1%,抑郁发生率为46.8%,都明显高于正常育龄妇女。疏肝益肾方剂可通过补肾及调养气血使PCOS患者下丘脑－垂体－卵巢轴的功能得到调整恢复,从而达到恢复排卵及促进孕卵着床受孕的目的,其排卵率可达76%。根据七情以肝为先的观点,这些西医学研究的结果恰恰从另一个侧面为从肝气郁结立论辨治PCOS提供了理论支持。闵静红根据多囊卵巢综合征的临床特点及现代研究,阐述了肝气郁结是本病最基本的病理变化,而肾虚、痰瘀交阻等则是其病理发展的结果,强调了药治之外,心理调适对本病病程亦具有积极的影响。

(3)中医辨治PCOS的研究进展:中医学对本病尚无统一的辨证标准,根据PCOS临床常见症状——月经失调、不孕、多毛痤疮、肥胖、卵巢增大/多囊等,属中医学"崩漏""闭经""不孕""癥瘕"等病证的某些证型范畴。王东梅等根据PCOS患者的临床症状,分析其证候分布规律,结果发现,肾系证占68.0%,肝系证占19.8%,脾系证占6.1%,血瘀证占6.1%,其中肾阳虚、肾阴虚、肾阴阳两虚共占39.7%,肝郁气滞占19.8%,肾虚血瘀占19.1%,痰凝胞宫、脾虚痰湿共占15.3%。梁瑞宁等通过观察PCOS伴胰岛素抵抗患者的临床表现,进行中医证候的分类研究发现,134例患者中,肾系证占34.29%、肝系证占8.21%、脾系证占11.79%、血瘀证占24.29%、痰湿证占21.43%,其中单个证型以肾气虚证最多见(25.36%),其次为血瘀证(24.29%)、痰湿证(21.43%)。李淑玲等对PCOS中医证候分布规律进行研究结果显示,肾阳虚与肾阴虚共占49.2%,肝郁占20.8%,血瘀占16.7%,痰湿占13.3%。李霞等对PCOS的现代中医文献进行研究发现,PCOS证型的频率分别为肾虚占30.22%,血瘀占24%,痰湿占22.22%,脾虚占11.11%,肝郁占8.44%。可见,PCOS中医病机以肾、肝、脾三脏功能失常为本,血瘀、痰湿阻滞为标,其中肾虚是本病发生的最重要的病机。

《中医妇科学》按肾虚、痰湿阻滞、气滞血瘀、肝经湿热进行辨证;《中西医结合妇产科学》将其分为肾虚夹痰、阴虚夹瘀、气滞痰湿、肝火郁结4型进行辨证;徐宏生等按肾气虚弱、肝火郁结、痰湿阻滞进行分型;尤昭玲按脾肾阳虚、气滞湿阻进行辨证;张鲜桃将其分为脾肾阳虚、肝肾阴虚、气滞血瘀、脾虚湿阻4型治疗;褚玉霞认为本病是脾肾阳虚为本,气滞湿阻、痰瘀互结为标,并以此辨证治疗,均取得了较好疗效。

综上所述,PCOS在病因病机上以肝、脾、肾三脏功能失调为本,血瘀、痰湿为标,现代中医学在临床上多以肾虚、肝郁气滞、痰湿阻滞、血瘀等进行分型论治,因此，本课题亦将收集到的 91 例 PCOS 患者分为上述 4 型，并根据《中医妇科学》以及《中医病证诊断疗效标准》拟定辨证标准。

2. PCOS 与性激素水平、胰岛素抵抗的关系

PCOS 典型的内分泌特征是：高 LH/FSH 比值，高雄激素血症，高雌酮血症，高催乳素血症，胰岛素抵抗等。所以，在中医证型与客观检测指标相关性的研究中，以性激素、胰岛素抵抗的变化为主。

（1）血清 LH 水平与 PCOS：多年来 LH 升高被认为是诊断 PCOS 的主要内分泌变化之一。PCOS 患者无论肥胖与否，均有促性腺激素释放激素（gonadotropinreleasinghormone，Gn-RH）/LH 脉冲频率增高的现象。非肥胖的患者 GnRH/LH 脉冲分泌振幅也增大，使 24 小时 LH 平均水平升高 3 倍，LH/FSH 比值增高到 2 ～ 3 以上。LH 的升高在临床上往往造成不孕和流产。这主要是由于卵泡期高 LH 水平（＞10IU/L）对卵子、胚胎和着床前子宫内膜均有损害，特别是 LH 诱导卵母细胞过早成熟，造成受精能力下降和着床困难。

（2）血清 T 水平与 PCOS：在 PCOS 中，卵巢和肾上腺分泌的雄激素不同程度的升高。同时，性激素结合球蛋白（sexhormonebindingglobulin，SHBG）则减少，致使未结合的游离雄激素增多，从而导致其生物活性增强，而出现 PCOS 的高雄激素临床表现。

杨池荪等通过观察 PCOS 患者几种雄激素水平的变化及其间的相互关系，结果显示：PCOS 患者血清 T、雄酮（androsterone，A）、硫酸脱氢表雄酮（dehydroepiandrosteronesulfate，DHEAS）值均明显高于正常组。在 LH/FSH ≥ 2 的 PCOS 组中表现更为明显。PCOS 患者中 55.5% 有 T 高于正常范围。因此在 PCOS 的诊断中，LH 的增高、T 增高是诊断 PCOS 的最好指标。

雄激素过高时易在脂肪组织中转化为雌酮，使雌酮 / 雌二醇比例上升，既影响卵泡的发育，又反馈性引起中枢分泌 LH 增加，LH/FSH 比值上升，导致排卵障碍。PCOS 是临床上引起多毛最常见的病因，高雄激素血症是其最直接的原因。雄激素使脂肪分布于腹部和内脏，呈男性型肥胖。高雄激素血症使 PCOS 患者甘油三酯、低密度脂蛋白、载脂蛋白水平均升高，而高密度脂蛋白水平下降，从而增加了心血管疾病的发生率。

（3）血清 E_1、E_2 水平与 PCOS

体内雌酮维持在一个较高的水平是 PCOS 的又一个内分泌特征。PCOS 卵巢内卵泡分泌的 E_2 相当于正常早、中卵泡期水平，但血清高雄激素在外周组织（皮肤、肌肉、大脑及脂肪组织等）转变为 E_1，尤其是肥胖患者转换率更高，因此，血 E_1 的水平增高，E_1/E_2 浓度比＞1；E_1 腺外生成量无周期性变化，形成对下丘脑、垂体异常反馈信号。高雄激素使 SHBG 降低，游离 E_2 也相对增高。导致无排卵及无孕酮对抗，子宫内膜增生，甚至子宫内膜腺癌。

（4）血清 PRL 水平与 PCOS

PRL 是垂体分泌的 3 种调节卵巢功能的激素之一，属多肽类激素。文献报道，约 27% 的 PCOS 患者有高 PRL 血症。

过高的 PRL 可以抑制促性腺激素释放激素及促性腺激素的分泌、释放，抑制性激素的合成及分泌，高泌乳素血症同时也抑制人卵泡颗粒细胞诱导的芳香化酶活性物质的产生，抑制 FSH 诱导颗粒细胞雌激素的合成，从而影响卵泡的发育排卵及黄体功能，导致不孕。

（5）胰岛素抵抗与 PCOS

胰岛素抵抗已成为 PCOS 的基本病理生理特征，30%～70% 的 PCOS 患者存在高胰岛素血症（hyperinsulinemia，HI），通过胰岛素受体和胰岛素样生长因子 21（insulin-like growth factor 21，IGF21）受体刺激卵巢合成雄激素。研究显示 IR 和 HI 在 PCOS 发病机制中起关键性作用。严重 IR 和 HI 的女性患者常常表现为多毛和男性化。袁慧娟等研究表明，胰岛素抵抗是 PCOS 患者代谢异常的基本特征，肥胖是引起胰岛素抵抗、PCOS 的危险因素之一。有报道，PCOS 患者中有 30%～40% 存在着糖耐量异常和糖尿病。PCOS 患者伴有升高的甘油三酯、胆固醇、游离脂肪酸（free fatty acids，FFA），高密度脂蛋白（high density lipoprotein，HDL）降低而低密度脂蛋白（low density lipoprotein，LDL）升高，纤维蛋白酶原激活抑制因子 –1（plasminogen activator inhibitor-1，PAI-1）升高。这些糖脂代谢异常导致 PCOS 患者的肥胖，肥胖反过来加重 IR；也可以成为日后代谢并发症的高危因素，并可导致心血管疾病发生和发病时间提前。

3. PCOS 中医证型与性激素水平、胰岛素抵抗关系的研究

（1）研究的目的与意义：辨证论治是中医诊断疾病和治疗疾病的基本原则，是中医学的精华所在，其中辨证起着关键的指导作用，是论治的基础。然而，目前中医学对 PCOS 的辨证仍仅仅依靠症状，没有将临床常用的、与 PCOS 相关性好的客观指标纳入辨证体系中，这限制了 PCOS 辨证论治的发展。准确分型、辨证施治，结合西医学实验室指标测定，探讨其发病机理，求得准确施治是治疗本病的关键。因此，探求证型的客观化、丰富中医辨证手段是现代中医研究 PCOS 的重要课题。

中医证型形成必然与其诱因相关，不同的致病原可以产生不同的证型，而 PCOS 的多因、多态性恰与中医同病异证有异曲同工之处，中医认为"有诸于内，必形于外"，功能改变应该有其物质基础，本课题采用病证结合模式，其结果可以反映病和证两方面情况，选取 PCOS 患者的性激素水平、胰岛素抵抗等指标作为观察对象，探讨其与中医证型关系，旨在为多囊卵巢综合征中医辨证的客观化及丰富辨证手段提供依据。

（2）PCOS 证型分布的观察：既往对于 PCOS 的中医论述多认为以肾虚为主要病机。在临床上我们也发现 PCOS 患者中肾虚为相对多见的一种证型，但在肾虚证型中又有阴阳之辨，由于本课题的时限及病例数限制，现均从肾虚辨证。

本课题观察结果显示，PCOS 患者 91 例中，肾虚证者 30 例，痰湿阻滞证者 20 例，血瘀证者 18 例，肝郁气滞证者 23 例，4 个证型构成比从大到小依次排列为肾虚＞肝郁气滞＞痰湿阻滞＞血瘀证，其中肾虚证者占 32.97%，肝郁气滞证者占 25.27%，可见肾虚、肝郁气滞是其最重要的病机，这与"经本于肾""经水出诸肾""肝为女子之先天"相符。肾中阴平阳秘、肝气调达，是生殖功能正常的基础。肾为"肾—天癸—冲任—胞宫"轴的启动点，肾中阴阳失衡，生精化气生血功能不足，天癸的产生与泌至失调，诸症遂生。本研究亦显示，PCOS 患者中肾虚证所占比例最高，其次为肝郁气滞证，可认为肾虚为 PCOS 的基本证候和原发病机，肝郁气滞在 PCOS 的发病中起重要作用。在肾虚、肝郁的基础上，变生出痰湿、血瘀的证候，以致膏脂充溢、胞膜增厚、排卵不利，表现为 PCOS 的临床特征，如肥胖、长期排卵障碍、卵巢多囊改变等。

已有许多研究显示，PCOS 患者中医证型分布中肾虚证占多数，本研究结果基本与文献报道相符，但由于病例数限制，故有待大样本进一步观察证实。

（3）血清 T 水平升高与肝郁气滞证、肾虚证的关系：PCOS 具多型表现，而高雄激素血症仍是其突出的特征，临床上常伴有多毛、痤疮等表现。本研究结果提示各证型组的血清 T 水平均大于正常对照组，有显著性差异（$P < 0.01$）；肾虚组、肝郁气滞组大于其他证型组，均有显著性差异（$P < 0.05$ 或 $P < 0.01$）。说明血清 T 水平升高与肝郁气滞证、肾虚证具有相关性。

肝气郁滞化火犯肺，则肺之郁蒸腾颜面，表现为面部痤疮，毛发浓密；肝肾同居下焦，肝血肾精同源互补，所以肝失疏泄、气郁日久，化火灼伤肝阴进而可损伤肾阴、肾阳，这也是本病患者临床表现每有肾虚见症的重要原因。已知雄激素有促进毛发生长、促进蛋白质合成、促进生长、增加水钠潴留、增加血流量等效应。过量雄激素可刺激面部、乳周、下腹部等处性毛的生长；同时又可导致能量代谢紊乱，能量代谢过盛致热，表现为咽干口燥、便结而尿赤等；阳盛则易耗阴液，又复出现阴虚内热，虚火上浮，临床所见五心烦热、午后升火等证候。如此循环往复形成 PCOS 特有的阴阳失衡状态，故雄激素水平升高可能是产生阴虚火旺证候的物质基础之一。

已有研究显示 PCOS 肾阴虚与 T 水平升高有相关性，但本课题由于病例数限制，未对肾虚进行肾气虚、肾阴虚、肾阳虚区分，故有待大样本进一步证实 T 水平与肾阴虚的关系。

（4）血清 E_2、P 水平与 PCOS 中医证型的关系：E_2、P 直接关乎月经周期的变化，类似于天癸中的阴阳精气，其升高、降低或比例失调，表现为阴生、阳长或其相互转化的障碍，影响月经及卵泡的发育。

本研究显示 PCOS 患者 E_2 水平均显著低于正常对照组，有显著性差异（$P < 0.01$），与文献报道相符，但各证型组之间两两比较差异无统计学意义。而血清 P 水平各证型组与正常对照组之间比较差异无统计学意义（$P > 0.05$）。由于本研究的病例数限制，故有待大样本进一步研究。

（5）血清 PRL 水平与肝郁气滞证、血瘀证的关系：PRL 是垂体分泌的 3 种调节卵巢功能的激素之一，属多肽类激素。文献报道，约 27% 的 PCOS 患者有高 PRL 血症。

本研究结果显示肝郁气滞组和血瘀组的血清 PRL 水平均高于其他证型组及正常对照组，有显著性差异（P ＜ 0.05 或 P ＜ 0.01），肝郁气滞组除与血瘀组比较无统计学意义外，其 PRL 水平均高于其他证型组，且有显著性差异（P ＜ 0.05 或 P ＜ 0.01）。提示 PRL 水平的增高与肝郁气滞证、血瘀证有相关性。

（6）血清 LH 水平、LH/FSH 比值与 PCOS 中医证型的关系：本研究结果显示，PCOS 患者 LH 水平、LH/FSH 比值肾虚组显著高于正常对照组和血瘀组及痰湿阻滞组，除与肝郁气滞组无统计学意义外，并均有显著性差异（P ＜ 0.05 或 P ＜ 0.01）；痰湿阻滞组除与血瘀组无统计学意义外，LH 水平、LH/FSH 比值均小于其他证型组，且有显著性差异（P ＜ 0.01）。

中医学认为，月经的产生及孕育的完成是天癸、脏腑、气血、经络协调作用于子宫的生理现象，其中，我们认为肝肾的作用尤为重要。因肾藏精，主生长、发育、生殖；肝藏血，主疏泄。肾气旺盛，肝气条达，则天癸成熟，冲任通盛，经候如常，完成孕育。而本研究显示肾虚组和肝郁气滞组血清 LH 水平、LH/FSH 比值均显著高于正常对照组，可见肝肾在 PCOS 发病中的重要作用。

临床上，痰湿阻滞每见有胸腹痞满、形体肥胖等临床表现，有证据显示肥胖对 GnRH/LH 脉冲分泌幅度的增高有负面影响，肥胖的 PCOS 妇女 GnRH/LH 脉冲振幅减弱，使 LH 水平升高甚少或不高，LH/FSH 比值可不高，24 小时平均 LH 水平仅增加 2 倍，较非肥胖 PCOS 少。本研究显示，痰湿阻滞组除与血瘀组无统计学意义外，LH 水平、LH/FSH 比值均小于其他证型组，且有显著性差异（P ＜ 0.01），与文献报道相符。

（7）血清 FINS、FPG 水平和 HOMA-IR 值与痰湿阻滞证的关系：胰岛素抵抗已成为 PCOS 的基本病理生理特征，30% ～ 70% 的 PCOS 患者存在高胰岛素血症（HI）。袁慧娟等研究表明，胰岛素抵抗是 PCOS 患者代谢异常的基本特征，肥胖是引起胰岛素抵抗、PCOS 的危险因素之一。

而肥胖的主要病理基础为痰湿。经调查发现在肥胖人群中痰湿体质的发生率为73.37%，故痰湿体质为肥胖人的主要体质类型。也是肥胖人常见易感病证发生的主要病理基础之一。临床研究表明，肥胖人常见的各种病理表现特征和表现证型，大多是以痰湿体质为病理基础的。

本研究表明，FINS 水平痰湿阻滞组、肝郁气滞组大于正常对照组，并均有显著性差异（P ＜ 0.05 或 P ＜ 0.01）；痰湿阻滞组大于其他证型组，并均有显著性差异（P ＜ 0.01）；HOMA-IR 值痰湿阻滞组、肾虚组、肝郁气滞组大于正常对照组，并均有显著性差异（P ＜ 0.05 或 P ＜ 0.01）；痰湿阻滞组大于其他证型组，并均有显著性差异（P ＜ 0.01）。说明 FINS 水平和 HOMA-IR 值是痰湿阻滞的特异性指标，痰湿阻滞与

PCOS 胰岛素抵抗有一定的相关性。

（8）本课题的特点、存在问题与展望：本课题特点：目前西医学对其病因病理的认识和治疗尚未取得突破性进展，近年来随着中医药对其研究的深入，中医药治疗 PCOS 越来越显示出其优势，但目前尚无统一的辨证标准，经文献查阅，虽有一些专家对其进行证候研究，但仍欠缺系统的证型专题研究。本课题采用国际公认的 2003 年鹿特丹国际会议修订的西医 PCOS 诊断标准，并根据其临床常见症状参照《中医妇科学》《中医病证诊断疗效标准》分为 4 型：肾虚证、痰湿阻滞证、血瘀证及肝郁气滞证，且中医证型的诊断有明确的妇科证候和全身证候的要求，通过病证结合模式，发现肾虚、肝郁气滞与高雄激素血症、高黄体生成激素血症有相关性，PRL 水平变化与肝郁气滞证、血瘀证有相关性，FINS 水平和 HOMA-IR 值是痰湿阻滞的特异性指标，痰湿阻滞与 PCOS 胰岛素抵抗有一定的相关性。

存在问题：由于时间、经费、病例数等原因，本课题研究方面尚有欠缺和不足：①由于时间局限性，在收集样本量方面还不够理想，难以做出良好的结论，这有待进一步扩大样本量，使其在具体运用时更具有准确性、可靠性、重复性。②肾虚证由于例数太少，未能进行肾阳虚、肾阴虚、肾气虚辨证并纳入统计比较。③由于时间短，不能对研究对象进行跟踪随访，进一步观察 PCOS 证候变化规律。

今后的展望：①在证型的标准化、客观化方面：对中医的证型判断不是一两个客观指标所能决定的，其证的变化有其一系列的客观物质基础，因此应从更广的范围，用循证医学的方法来研究中医证型的客观指标。②在中医证型与各种理化指标的特异性方面：应从大规模、多中心、多渠道收集，得出不同证型与指标的相关性程度及相对应的具体参考值，为判断证型提供更为客观、临床实用的证据。

（五）结论

1. 结果

（1）PCOS 肾虚组、肝郁气滞组患者 T 水平显著高于其他证型组及正常对照组，PCOS 肾虚证与肝郁气滞证与 T 水平升高有相关性。

（2）PCOS 患者的 E_2 水平显著低于正常对照组，肾虚组的血清 E_2 水平均小于其他证型组及正常对照组，但各证型组间未见差异。

（3）PCOS 的 P 水平与正常对照组间未见差异。

（4）肝郁气滞组和血瘀组的血清 PRL 水平均高于其他证型组及正常对照组，有显著性差异；肝郁气滞组除与血瘀组无统计学意义外，PRL 水平均大于其他证型组，且有显著性差异。

（5）PCOS 肾虚组、肝郁气滞组患者 LH 水平、LH/FSH 比值显著高于其他证型组和正常对照组，PCOS 肾虚证和肝郁气滞证与 LH、LH/FSH 水平增高有相关性。

（6）PCOS 痰湿阻滞证 FINS 水平和 HOMA-IR 值显著高于正常对照组及其他证型

组，PCOS 痰湿阻滞证与 FINS 水平和 HOMA-IR 值升高有相关性。

2. 结论

PCOS 患者不同证型间 T、LH、LH/FSH、PRL、FINS、HOMA-IR 指标存在差异，可以作为 PCOS 患者中医证型的参考依据。

二十一、试论《金匮要略》之"肝着"

《金匮要略》是东汉著名医学家张仲景《伤寒杂病论》的杂病部分，此书一直被后世尊为经典，被古今医家誉为方书之祖、医方之经、治疗杂病的典范，但是由于原著年代久远、辗转传抄，脱简、错误、杜撰在所难免，如今已难觅其最初版本，古今医家在搜集、整理后出现了多种版本，其集注、校勘繁多，形成了学术上的争论。笔者就各医家对"肝着"的不同阐释加以陈述，力求探究其本源，拓宽思路，以便在临床实践中发挥指导作用。

（一）"肝着"的由来

"肝着，其人常欲蹈其胸上，先未苦时，但欲饮热，旋覆花汤主之。旋覆花汤方：旋覆花三两，葱十四茎，新绛少许，上三味，以水三升，煮取一升，顿服之。""肝着"之名首见于《伤寒杂病论》，但类似于"肝着"症状的描述可上溯到《黄帝内经》，在《灵枢·胀论》中就有关于气机失调后脏腑的异常症状的描述："肝胀者，胁下满而痛引小腹。"这与"肝着"很相似，并提出针刺治疗的方法。长期以来众多医家对此文的内容提出了质疑，认为旋覆花汤应是错附于条文之后。《医宗金鉴》云："'旋覆花汤主之'六字，与'肝着'之病不合，当是衍文。"渊雷案中有更有力的论据："《千金》无'旋覆花汤主之'六字。赵刻本及徐镕、俞桥本，皆不载方。"丹波元简谓："原著同字，恐阙字之误。而徐、程诸医家以为即妇人杂病篇中方。然真方治妇人半产漏下，与"肝着"之证不合。"陆渊雷在《金匮要略今释》的论述中可以提供几条线索：此方原缺，今天的版本见到的旋覆花汤方是据程云来、徐忠可的注本添补出来的，程注本作"方见妇人杂病"六字，也说明此问题。原著"旋覆花汤皆同"，丹波元简说"同"恐"阙"字之讹，丹波氏也是想说明他看到的版本原方应是丢失的。新世纪教材《金匮要略》在此条的校勘中亦说："原本缺旋覆花汤方药物及服法，现将妇人杂病篇所载移于此。"在林亿等人编次《金匮要略方论》之前，就有一本《伤寒杂病论》的节略本《金匮玉函要略方》被重新发现，此书上卷讲伤寒，中卷讲杂病，下卷记载方剂及妇科病的治疗。钱超尘教授经过考证后认为最早的《伤寒杂病论》应是对条文、方药的分章论述，并不是目前多见的条文之后附方的编排体例。由此可以推想后世医家在整理、编排散失文章的过程中，由于各种原因造成此后《金匮要略》版本内容的错误。

（二）"肝着"的病位、病因及病机的辨析

"肝着"之意即为肝之气机着而不行之意，但关于病位、病因及病机的争论历代医家观点各异，可谓百家争鸣，通过学习各医家的论述，结合临床应用可使后辈医者窥见医理，从而丰富和提高理解、认识能力。

首先应辨明病位，对于病位的判断更多依赖于症状的描述。庞德湘参考唐容川著《金匮要略浅注补正》云："盖肝主血，肝着，即使血黏着而不散也……今着于胸前膜膈中，故欲人蹈其胸以通之也。"认为病位在膜膈。余国俊认为"肝着"病位在胸，有别于胁痛。李赛等认为原文的论述，如其人欲蹈其胸上，而非胁下，胸者肺之位，而非肝之位，由此突出了胸中肺气不畅，但欲饮热，热饮入胃最先缓解胃之症状，据此认为病位在肺胃，出现肺胃气机失调，上下不通所致。原文"肝着"的症状在胸膈以上，笔者同意徐云生的观点，认为"肝着"的病位就在肝之经脉——足厥阴肝经。"足厥阴肝经起于足大趾爪甲后丛毛处，绕阴器，抵少腹，上行至章门穴，循行至期门穴入腹，挟胃两旁，属肝，络胆，向上穿过膈肌，分布于胁肋部，上行连于目系，出于额，直达头顶部；分支：从肝分出，穿过膈肌，向上注入肺中，交于手太阴肺经。"由此可以看出，条文所描述的症状皆为肝之经脉所行部位，而胃脘、胸胁、肺等部位均可为病邪所困，表现出胃脘、胸胁及肺气血郁滞的症状。由此推测，肝经不利除胸闷欲捶打，欲热饮外，还可能有胁胀、腹满、少腹胀闷窜痛、目眩、巅顶痛、脉弦等症状，妇女可有月经不调等表现，故《妇人杂病并治第二十二》中妇人半产漏下也用旋覆花汤治疗。

关于病因、病机的分歧亦不少见。依据"三因学说"的观点，各医家主要从内伤和外感的角度论述。《医宗金鉴》认为："肝主疏泄，着则气郁不伸。"这便是肝气郁结说。高学山认为是阳虚寒凝，其在《高注金匮要略》中云："着者留滞之义。脏中阳虚，而阴寒之气不能融合舒畅，且肝络从少阳之胁而上贯于肺，故其黏滞之气留着于胸也。"尤在泾认为："肝脏气血郁滞，着而不行，故名肝着。然肝虽着，而气反注于肺，所谓横之病也，故其人常欲蹈其胸上。胸者肺之位，蹈之欲使其气内鼓而出肝邪。以肺犹枣翕，抑之则气反出也。先未苦时，但欲热饮者，欲著之气，得热则行。迨既著，则亦无益矣。"也有医家认为其致病与情志有关，"怒则气上、喜则气缓、悲则气消、恐则气下、惊则气乱、思则气结"，由于情志导致气机失调，故属于"七情内伤"范畴。

新世纪教材《金匮要略》认为"肝着"是肝脏受邪而疏泄失职，其气血经脉郁滞，着而不行所致，其与众多医家认为是外邪入侵肝络的观点一致。魏念庭在《金匮要略方论本义》述："'肝着'者，风寒湿合邪如痹病之义也……以气邪而凝固其血，内着于肝，则为之'肝着'也。"提出是风、寒、湿三种邪气致病。笔者的理解倾向于外邪为风寒之邪，理由是"肝着"见于《五脏风寒积聚病脉证并治第十一》，但与《伤寒论》

外感病循经相传的症状不同，故无鼻塞、声重、流涕、恶寒、发热或不发热等风寒侵袭肺卫的症状，此处应是风寒直中脏腑后肝之气机着而不行。在《五脏风寒积聚病脉证并治第十一》中提到："肝中风者，头目瞤，两胁痛，行常伛，令人嗜甘。""肝中寒者，两臂不举，舌本燥，喜太息，胸中痛，不得转侧，食则吐而汗出也。"条文中有关于肝中风及肝中寒的表述，但是肝中风寒以上症状似乎并非悉俱，甚至存在差别，这是由于病为初起，病位轻浅，故有其特殊表现，或者是条文的描述只是提及最具代表性的症状。且此书脱简较多，脾中寒、肾中风、肾中寒和肺、脾、肝、肾四脏"所伤"等内容均丢失无从可考。新世纪教材《金匮要略》将"肝着"归属于五脏病证治，并将其与五脏风寒划分开来还有待商榷，造成这种现象的原因可能就是由于条文丢失太多，以致很难找到各条文间的联系，但笔者仍认为"肝着"应属于五脏风寒。

明确病位、病因、病机后，关于原文所描述的症状便可以得到更充分合理的解释。"风为百病之长""寒性凝滞""肝主疏泄"，当风寒之邪合病客于肝，必可导致气血运行障碍。同时依据五行生克乘侮的理论，在病理状态下可出现肝侮肺、肝乘脾的情况。陈修园在《金匮要略浅注》中论："胸者，肺之位也。肝病而气注于肺，所以为横也。"并引《伤寒论》第 109 条"此肝乘肺也，名曰横"为证。另有周扬俊的肝乘脾说，《金匮玉函经二注》中述："肝主疏泄，言其用也。倘郁不舒，势必下乘中土，土必弱而时满，气必结而不开，故喜人按之揉之也。"另外从肝主疏泄的功能来讲，肝有调畅气机和促进脾胃运化的功能，故肝气郁结可致胸中满闷不舒及脾胃的不适症状。

（三）方药

旋覆花汤组成：旋覆花、葱茎、新绛。旋覆花苦、辛、咸，微温，归肺胃经，可降气化痰，降逆止呕。葱白辛、温，归肺胃经，发汗解表，散寒通阳。新绛争议较大，目前倾向于陶弘景的茜草的见解，茜草苦、寒，归肝经，凉血化瘀止血，通经。三药共用可奏行气活血、通络散结之功效。正如尤在泾《金匮要略心典》云："旋覆花咸温下气散结，新绛和气血，葱叶通其阳，结散阳通，血气以和而肝着愈，肝愈而肺亦和矣。"

叶天士擅用辛温通络，温润通补，旋覆花汤是叶天士"络以辛为泄"，辛温通阳的渊源，为后世医家推崇的通络治疗的祖方，辛泄通瘀便是在本方基础上的进一步发挥。叶氏认为"肝体本刚，相火内寄"，"若以刚治刚，一派苦、辛、燥，势必劫伤营络"，加重病情，故主张用柔药以治，以润血通络之品配合疏肝理气，以防伤阴劫液。药用旋覆花、新绛、青葱管、当归须、桃仁、柏子仁、郁金等。吴以岭也认为该方体现了流畅络气、辛温通阳、活血通络的治法。近代曹颖甫在《金匮发微》中亦认为"新绛以通络"，"初病气结在经，久则血伤入络"，病久已非热饮、蹈胸可以缓解，非得汤药荡涤之，此时病邪已由足厥阴肝经至其络脉。肝失疏泄，气血运行不利，如何治疗？

后世医家有二仁绛覆汤、连茹绛覆汤、四物绛覆汤、清宣瘀热汤等，皆取此义。

（四）病案

谭某，女，55岁。2007年4月11日就诊。左乳下连及胁肋疼痛持续6天，刺痛夜甚，影响睡眠，眼眶周围黑，舌淡暗，脉沉弦。已去医院做过多项检查，仅心电图提示心肌缺血。中医诊断：肝着。辨证：肝气郁滞。用旋覆花汤加减。药物组成：旋覆花10g，茜草10g，当归须10g，桃仁10g，丹参15g，川芎6g，赤芍10g，白芍10g，香附10g，绛香6g，全瓜蒌30g，青葱管6根。服用12剂而愈。

（五）结论

"肝着"的病变是肝失疏泄、气机不畅、血行不利、着而不行，尽管对"肝着"的考证尚无定论，但综合以上观点可以看到，在临床中并不拘泥于书中的观点及临床医家的阐释，病因不限于外感、内伤，甚至可以是外伤。"肝着"的发作有前兆且病情初起轻浅（先未苦时，但欲饮热）。"肝着"的病变部位重点在肝经，病证却可表现在胸，治疗用药偏于辛温，即使是热证运用清热药时也应酌情配伍温热药，以活血通络；少佐苦寒药物（新绛少许）以疏肝理气，又可防止过用苦寒药物伤气、伤阴劫液从而加重病情。同时也启示我们学习研究不能限于文字的束缚，尊崇经典但切不可望文生义，生搬硬套，综合先贤观点探讨医理，用实践检验才是医学的本源。

二十二、单味中药体外抑菌活性的研究进展

近年来，随着合成及半合成抗生素的增多和广泛使用，临床上细菌耐药性问题日趋严重，面对这一严峻现状，发挥中药的治疗优势将成为重要课题。中药作为我国传统医学的重要组成部分，药源广泛，价格低廉，含有多种活性成分，具有广谱抗菌作用，在动物体内不易产生抗药性，尤其在一些慢性感染过程中和急性感染的后期使用中草药不仅能抗菌消炎，还具有全面的调理作用。因此系统地研究中药的抑菌活性，进一步开发研究新的抗菌药物，成为越来越多学者关注的目标，并且对开发和利用我国宝贵的中药植物资源，亦有十分重要的意义。以往抑菌中药的筛选主要集中于清热药，包括清热解毒药、清热燥湿药等，近年来随着中药抑菌作用研究的进一步深入，发现解表药、泻下药、化湿药、理气药、收涩药、补虚药、止咳平喘药、利水渗湿药和活血化瘀药等也具有良好的抗菌功效，包括对革兰阴性菌，如：金黄色葡萄球菌、表皮葡萄球菌、肠球菌、白色念珠菌、肺炎球菌、淋球菌、枯草芽孢杆菌、链球菌、八叠球菌等；对革兰阴性菌有：大肠杆菌、痢疾杆菌、绿脓杆菌、肺炎克雷伯菌、伤寒杆菌、幽门螺杆菌、变形杆菌、产气杆菌、流感杆菌、巨大芽孢杆菌、巴氏杆菌、志贺菌属、霍乱弧菌等。本文就我国近年来不同功效的单味中药在体外的抑菌活性研究做一概述。

（一）单味中药体外抑菌作用

1. 清热药

具有抑菌作用的清热药共37种。其中清热解毒药23种，包括：连翘、马齿苋、射干、蒲公英、金银花、鹿藿、紫花地丁、穿心莲、白头翁、白毛藤、大青叶、鱼腥草、龙珠果、半边莲、白花蛇舌草、仙人掌、千里光、灰白毛莓、草木樨（野苜蓿）、地锦草、土茯苓、翻白草、鸦胆子；清热燥湿药7种，包括：黄连、黄芩、黄柏、苦参、苦楝叶、藤茶、苦豆子；清热凉血药3种，包括：生地黄、赤芍、牡丹皮；清热泻火药3种，包括知母、栀子、夏枯草；清虚热药主要为青蒿。

杨敬芳等通过实验发现黄连、苦参、连翘、大黄、生地黄、知母等6种中药水提物对淋球菌有一定的抑菌作用，可以用于防治淋病。李淑梅等研究黄连、黄芩、栀子等5味中药的有效成分对致病性大肠杆菌的抑菌效果，结果表明不同中药提取物在不同浓度时对大肠杆菌有不同的抑制作用。陈娟等采用平板稀释法从10种中药中筛选出马齿苋、射干、蒲公英、金银花，研究发现其对临床分离的绿脓杆菌具有较强的抑菌作用。管淑玉等采用纸片法和试管法研究苦楝叶等5种中药对致病弧菌的抑菌活性，结果表明其可抑制致病弧菌的生长。张海青等采用滤纸片法测定藤茶硒多糖对常规致病菌的体外抑制作用，发现藤茶硒多糖对6种致病菌均有抑菌作用，其中对巨大芽孢杆菌的抑菌效果最为明显。徐惠敏等对几种女性生殖道常见致病菌和条件致病菌进行了体外抑菌实验，发现鹿藿对金黄色葡萄球菌、淋病奈瑟菌和大肠杆菌有抑制作用，并可抑制常见耐药菌株的生长。周汛等观察了10种中药对金黄色葡萄球菌、表皮葡萄球菌、大肠杆菌、伤寒杆菌、绿脓杆菌的体外抗菌活性，发现以黄连抗菌活性最强。王晓晖等观察了黄连、黄芩、紫花地丁、金银花、栀子、柴胡、大黄、穿心莲、白头翁、苦参等14味中药及其组方的水煎剂对金黄色葡萄球菌、大肠杆菌、巴氏杆菌等临床常见致病菌的体外抑菌作用，以及对鸡体内大肠埃希菌－巴氏杆菌联合攻毒保护作用的差异，结果表明：黄连、黄芩、金银花对大肠杆菌有明显抑制作用；黄连、黄芩、金银花对巴氏杆菌抑制作用较好；黄芩、黄连对金黄色葡萄球菌体外抑菌作用明显。田应彪等观察了16种中药对耐甲氧西林金黄色葡萄球菌和甲氧西林敏感的金黄色葡萄球菌的抑菌效果，结果显示：16种中药对两种菌株均有不同程度的抑菌作用，其中黄连和黄柏的抑菌作用最强，其次为黄芩。段玲等观察苦豆子对幽门螺杆菌的体外抑菌作用，发现两种苦豆子提取物均有较好的体外抗幽门螺杆菌作用，其乙醇提取物抑菌效果优于水煎剂。薛建江等对黄连、苦参、连翘、生地黄、知母6种中药水提物应用液体稀释法测定对金黄色葡萄球菌、大肠埃希菌和铜绿假单胞菌的最低抑菌浓度，结果发现黄连与连翘抑菌的作用较强。杨惠麟等实验发现白毛藤多糖对链球菌、沙门氏菌、巴氏杆菌、大肠杆菌、金黄色葡萄球菌均有较强的抑菌作用，且抑菌作用随多糖浓度增大而增强。李国旺研究大青叶水浸的体外抑菌作用，结果表明：其对革兰阴性菌有较强的抑制作用，特别是金黄色葡萄球菌。段世俊运用试管稀释法对几种中药抑制金黄色葡萄球菌作用进行研究，发现鱼腥草抑菌作用最强，黄连次之，连翘最弱。曾健滢等采用平板打洞法和试管倍比稀释法分别测定了金银花、夏枯草、龙珠果、半边莲、黄鹤菜、白花蛇舌草、马齿苋等 8 种中药对大肠杆菌、大肠埃希菌、金黄色葡萄球菌、葡萄球菌、沙门菌 5 种细菌的抑菌活性，结果显示：除黄鹤菜、白花蛇舌草、马齿苋外，其他均对上述 5 种细菌有抑制作用。叶波采用滤纸片法，对仙人掌醇提物进行抑菌活性实验，结果表明：仙人掌醇提物对大肠杆菌、酵母菌、枯草杆菌、金黄色葡萄球菌和青霉有抑制作用。刘胜贵等选用了 18 种中药进行抑菌实验，发现千里光对大肠埃希菌、金黄色葡萄球菌、变形杆菌、粪肠球菌及鸡沙门杆菌的抑菌效果最强。边才苗和李涛分别采用不同方法观察白花蛇舌草提取物的抗菌实验效果，结果表明白花蛇舌草提取物对金黄色葡萄球菌、大肠埃希菌、绿脓杆菌、白色念球菌均有较强的抑杀作用，且对革兰阴性菌的抑菌作用较革兰阴性菌明显。时维静等采用 K-B 纸片扩散法测定白头翁素、白头翁总皂苷和白头翁浸膏对金黄色葡萄球菌、大肠杆菌、绿脓杆菌、副伤寒杆菌进行抑菌作用，结果表明白头翁不同提取物对以上细菌均有抑制作用，以白头翁素抑菌效果最好。付明等比较了苍耳和灰白毛莓的体外抑菌作用，结果显示灰白毛莓的抑菌范围较苍耳广，且灰白毛莓全株对金黄色葡萄球菌、鸡沙门菌的抑制作用较苍耳强。张海峰和徐艳等实验发现草木樨提取物和大黄中 5 种羟基蒽醌均具有对金黄色葡萄球菌的抑制作用。宓伟、王志强、孟玮和刘现兵等采用 K-B 纸片扩散法测定地锦草、土茯苓等 5 种中药对金黄色葡萄球菌、白色葡萄球菌、绿脓杆菌、大肠杆菌、伤寒杆菌、甲型链球菌、乙型链球菌的抑菌作用，结果发现其在体外有明显的抑菌作用。伍贤进等运用二倍稀释法测定翻白草不同药用部位对大肠埃希菌、普通变形杆菌、铜绿假单胞菌、金黄色葡萄球菌、粪肠球菌、八叠球菌的抑菌作用，结果表明：其抑菌作用存在差异，以带根全草抑菌作用最强，地上部分次之，根部最弱。邸大琳和陈蕾等采用 K-B 纸片扩散法检测苦参和黄柏对大肠埃希菌、金黄色葡萄球菌、甲型链球菌、乙型链球菌和变形杆菌的影响，结果发现苦参和黄柏在体外有明显的抑菌作用。陈万平采用几何级稀释法测定马齿苋提取液对临床分离得到的志贺菌、大肠埃希菌、金黄色葡萄球菌、肠球菌体外抗菌实验效果，结果发现马齿苋仅对志贺菌和大肠埃希菌具有较强的抑菌作用。杜凡等考查了牡丹皮中抑菌药效成分牡丹皮酚、总苷、多糖单用及合用后的协同抑菌作用，结果发现牡丹皮总苷及牡丹皮酚具有一定的抑菌活性，且二者合用效果更强。梅林等考察了中药黄芩及其含药血清的抑菌活性效果，结果显示：黄芩对大肠杆菌、铜绿假单胞菌、金黄色葡萄球菌、乙型链球菌、葡萄球菌均有较强的抑制作用，其抑菌活性为中敏，而其含药血清抑菌活性为中低敏。陈泽慧等观察中药对产与非产金属 β–内酰胺酶（MBL）铜绿假单胞菌（PAE）的抑菌效果，借此了解中药对两类细菌的抑菌作用是否存在差异，从而为产 MBL 菌株感染的临床治疗寻求新的途径，研究结果显示：黄芩、连翘、鸦胆子等 14 种中药对产与非产 MBL PAE 具有一定的抗菌作用，而且敏感性差异无统计学意义。

2. 收涩药

具有抑菌作用的收涩药共 4 种，包括石榴皮、五倍子、诃子、五味子。李淑梅等研究石榴皮等 5 味中药的有效成分对致病性大肠杆菌的抑菌效果，结果表明不同中药提取物在不同浓度时对大肠杆菌有不同的抑制作用。王晓晖等观察了诃子、五味子等 14 味中药及其组方的水煎剂对金黄色葡萄球菌、大肠杆菌、巴氏杆菌等临床常见致病菌的体外抑菌作用，以及对鸡体内大肠杆菌–巴氏杆菌联合攻毒保护作用的差异，结果表明：诃子、五味子对大肠杆菌有明显抑制作用，对巴氏杆菌抑制作用较好，对金黄色葡萄球菌体外抑菌作用明显。田应彪等观察 16 种中药对耐甲氧西林金黄色葡萄球菌和甲氧西林敏感的金黄色葡萄球菌的抑菌效果，结果显示：16 种中药对两种菌株均有不同程度的抑菌作用，其中五倍子、黄连和黄柏的抑菌作用最强。宓伟、王志强、孟玮和刘现兵等采用 K-B 纸片扩散法测定五倍子等中药对金黄色葡萄球菌、白色葡萄球菌、绿脓杆菌、大肠杆菌、伤寒杆菌、甲型链球菌、乙型链球菌的抑菌作用，结果证实其在体外有明显的抑菌作用。边才苗等采用滤纸片法和平板二倍稀释法研究了五味子 70% 乙醇提取液对大肠埃希菌、金黄色葡萄球菌、绿脓杆菌和肺炎克雷伯菌的抑制作用，结果表明其具有明显的抑菌作用，且其抑菌成分是热稳定的。

3. 化湿药

具有抑菌作用的化湿药共 2 种，包括苍术、厚朴。陈娟等采用平板稀释法从 10 种中药中筛选出苍术、马齿苋等药材，研究发现苍术对临床分离的绿脓杆菌具有较强的抑菌作用。宓伟、王志强、孟玮和刘现兵等采用 K-B 纸片扩散法测定厚朴等中药对金黄色葡萄球菌、白色葡萄球菌、绿脓杆菌、大肠杆菌、伤寒杆菌、甲型链球菌、乙型链球菌的抑菌作用，结果证实厚朴在体外有明显的抑菌作用。

4. 止咳平喘药

具有抑菌作用的止咳平喘药共 2 种，包括芒果叶、羊蹄甲叶。管淑玉等采用纸片法和试管法研究芒果叶、羊蹄甲叶等 5 种中药对致病弧菌的抑菌活性，结果发现芒果叶、羊蹄甲叶可抑制致病弧菌的生长。

5. 利水渗湿药

具有抑菌作用的利水渗湿药共 3 种，包括夹竹桃叶、虎杖、薏苡仁。管淑玉等采用纸片法和试管法研究了夹竹桃叶等 5 种中药对致病弧菌的抑菌活性，结果发现其可抑制致病弧菌的生长。田应彪等观察了 16 种中药对耐甲氧西林金黄色葡萄球菌和甲氧西林敏感的金黄色葡萄球菌的抑菌效果，结果发现虎杖对 2 种菌株有较好的抑菌作用。曾健滢等采用平板打洞法、试管倍比稀释法分别测定了薏苡仁等 8 种中药对大肠杆菌、大肠埃希菌、金黄色葡萄球菌、葡萄球菌、沙门菌 5 种细菌的抑菌活性，结果发现薏苡仁对上述 5 种细菌有抑制作用。

6. 解表药

具有抑菌作用的解表药共 3 种，包括柴胡、香薷、苍耳子。王晓晖等观察柴胡等 14 味中药及其组方的水煎剂对金黄色葡萄球菌、大肠杆菌、巴氏杆菌等临床常见致病菌的体外抑菌作用，以及对鸡体内大肠杆菌 – 巴氏杆菌联合攻毒保护作用的差异，结果表明：柴胡对大肠杆菌有明显抑制作用。刘胜贵等选用了 18 种中草药进行抑菌实验，发现香薷对大肠杆菌、金黄色葡萄球菌、变形杆菌、粪肠球菌及鸡沙门杆菌的抑菌效果最强。付明等比较了苍耳和灰白毛莓的体外抑菌作用，结果表明苍耳的茎叶对铜绿假单胞菌的抑制作用较灰白毛莓强。

7. 活血化瘀药

具有抑菌作用的活血化瘀药共 3 种，包括刘寄奴（奇蒿）、丹参。谭蔚锋等研究了中药奇蒿 80% 乙醇粗提取物及其石油醚、氯仿、乙酸乙酯、正丁醇提取物对临床常见菌种的抗菌活性，发现奇蒿不同提取物对临床多种致病菌表现出了良好的杀菌作用。周静等采用平板二倍稀释法考察了丹参中水溶性成分与脂溶性成分对金黄色葡萄球菌、大肠埃希菌、铜绿杆菌和大肠杆菌的抑菌作用，结果发现丹参具有一定的抑菌活性，且水溶性成分的抑菌作用强于脂溶性成分。

8. 泻下药

具有抑菌作用的泻下药主要为大黄。杨敬芳等实验发现大黄等 6 种中药水提物对淋球菌有一定的抑菌作用，可以用于防治淋病。李淑梅等研究了大黄等 5 味中药的有效成分对致病性大肠杆菌的抑菌效果，结果发现不同中药提取物在不同浓度时对大肠杆菌有不同的抑制作用。

9. 补虚药

具有抑菌作用的补虚药主要为女贞子和白芍。宓伟、王志强、孟玮和刘现兵等采用 K–B 纸片扩散法测定女贞子等 5 种中药对金黄色葡萄球菌、白色葡萄球菌、绿脓杆菌、大肠杆菌、伤寒杆菌、甲型链球菌、乙型链球菌的抑菌作用，结果证实女贞子在体外有明显的抑菌作用。陈泽慧等观察了中药对产与非产 MBL PAE 的抑菌效果，借此了解中药对 2 类细菌的抑菌作用是否存在差异，从而为产 MBL 菌株感染的临床治疗寻求新的途径，研究结果显示：女贞子等 14 种中药对产与非产 MBL PAE 具有一定的抗菌作用，而且敏感性差异无统计学意义。

（二）单味中药体外抑菌机制及其成分分析

目前对于中药抑菌机制的研究报道较少，研究表明中草药抑菌效果与其有效成分的分子结构密切相关，各种精油、酚类、醌类、有机酸、生物碱、多糖、萜类和黄酮类等化合物是中药抑菌的主要成分。其抑菌机制可能为：①能破坏细菌的新陈代谢，降低其生物膜的稳定性，干扰能量代谢的酶促反应。②通过改变细菌细胞的通透性，使其蛋白质变性发挥杀菌作用。③小电离的分子透过细菌的细胞膜杀灭细菌。④氧化细菌体内的活性基团，破坏菌体蛋白或酶蛋白。更多时候，中草药抑菌是多种成分，多个抑菌途径共同起作用的结果。

（三）展望

目前国内大多数研究都是体外实验，抗菌中药的体内实验还相对较少，且抑菌中药主要以清热药为主，对抑菌机制研究尚不深入，对其抑菌活性成分亦不清楚，加上中药成分复杂多样性，进一步加剧了其作用机制的复杂性。因此，有必要对中药的全组分进行提取分离，研究不同组分的药效和机制，明确中药抑菌有效部位和有效成分，进而阐明其抑菌作用机制，确保药物的安全性和有效性，开发高效低毒的中药抑菌剂。

二十三、老年性阴道炎的中西医治疗进展

老年性阴道炎见于自然绝经及卵巢去势后的妇女，因卵巢功能衰退，雌激素水平降低，阴道壁萎缩，黏膜变薄，上皮细胞内糖原减少，阴道内 pH 值增高，局部抵抗力降低，致病原菌入侵繁殖引起的炎症。是绝经后妇女的常见病、多发病，严重影响绝经后妇女的生活质量。现将近年来国内文献有关老年性阴道炎的中西医治疗进展报道综述如下：

（一）现代西医治疗

1. 以雌激素为主的激素替代疗法（HRT）

白晓瑞认为本病主要由于内源性雌激素减少所致，予阴道塞入灭滴灵栓 0.5g，同时倍美力 0.625mg/ 天，口服，连服 22 天，在第 13 天加服安宫黄体酮片，每天 6mg，连服 10 天，增加体内雌激素含量，增强阴道自净作用，明显改善了阴道的健康状态。赵宇清等用含 50%～ 60% 硫酸雌酮和 20%～ 35% 硫酸孕稀雌酮的结合雌激素软膏，每次 1g 放置阴道，治疗绝经后老年性阴道炎及尿道炎，表明其可逆转阴道、尿道的萎缩性改变而缓解症状，并可使血中 E_2 水平上升和 FSH、LH 下降。林天秀等选用天然雌激素——雌三醇栓剂 1 枚（2mg），加甲硝唑片 0.2g 放入阴道后穹隆部，每周 1 次，

连用 8 周，总有效率 98.21%。周萍用呋喃西林 1.0g，乙蔗酚 15mg，硼酸 11g，甘油明胶适量，制成 100 粒呋乙栓，1 粒/天，阴道给药，治愈率达 100%。张玉玢等用妇复春（含醋酸甲孕酮 0.25mg，炔雌醇 0.625mg，葡萄糖酸钙和维生素 E、维生素 D 等）2 粒/天，早晨 8 时口服，配合洁尔阴洗液冲洗、洁尔阴泡腾片 1 片置于阴道，14 天为 1 个疗程，治愈率达 91.2%。但研究表明长期单用雌激素治疗可使子宫内膜增生，甚至可能发展为子宫内膜癌，使用雌激素 5～10 年以上可能增加患乳腺癌的危险性。雌激素联合用药还可引起突破性出血或周期性阴道出血，甚至引起恶心、呕吐、头晕、乳房胀痛、情绪改变、体重增加等副反应。陈玉梅用倍美力 1 片（0.625mg）经阴道给药，2 次/周，连用 8 周，既无口服给药的胃肠道刺激作用，又避开了药物经过肝脏的首过效应及皮肤给药对皮肤的刺激作用，使阴道维持较高的药物浓度，有效地发挥了雌激素对阴道黏膜的生理和药理作用，治疗效果满意。

2. 其他西药综合治疗

王琳等以隔日用倍美力 0.3mg 或奥平栓 1 枚（含 α–干扰素 $6×10^4$U）放入阴道深部，7 次为 1 个疗程，总有效率 98.2%。郭香等用可宝净（主要成分氯喹那多、普罗雌烯）片剂 1 片湿润后阴道纳药，7 天为 1 个疗程，恢复阴道正常生态系统，治愈率 98%。何秀莹等用氯霉素 1%，己烯雌酚 0.01%，鱼肝油 25% 配制成氯雌霜，涂搽外阴及阴道壁，10 天为 1 个疗程，总有效率 100%。信军等用自制三合栓（每枚含红霉素 0.25g，甲硝唑 400mg，利福平 300mg）放置阴道深部，连用 7 天，总有效率 99%。高玲等用乳酸菌阴道胶囊 2 粒放入阴道深部，连用 7 天，疗效满意。

3. 其他特殊疗法

吕亚秋等常规消毒外阴阴道，用自行设计的一端有球面反光镜的玻璃管插入阴道，以输出功率＞20W 的 He-Ne 激光，照射阴道周围，促使阴道上皮细胞分裂繁殖增生、合成糖元，提高阴道局部的抗病能力，总有效率达 100%。赵留情用专用阴道探头，微波阴道理疗，功率 20～30W，然后置药（甲硝唑粉 0.2g，己烯雌酚 0.125mg），总有效率达 100%。

（二）中西医结合治疗

周淑红等用蛋清煎炸存油，加黄柏粉、蛇床子粉、葡萄糖粉各 50g，鱼肝油 50mL，乙蔗酚、甲硝唑各 7 片，研末自制成蛋黄软膏外涂，有效率达 94.7%。刘保兰用蛇床子、苦参、炉甘石等中药配制成的复方沙棘籽油栓加甲硝唑片 0.2g 阴道上药，清热燥湿、杀虫止痒、滋阴补肾，总有效率 97.7%。张先艳用由氯苯咪唑硝酸盐、莪术油、冰片等组成的康妇特栓 1 粒/天，睡前阴道放置，总有效率 96%。于建华等用苦参、金银花、连翘、蛇床子、蒲公英、椿根皮、黄柏、白鲜皮各 20g 水煎外洗，再用复合抗炎胶囊（甲硝唑 10 片，氯霉素 5 片，乙蔗酚 1 片，研末制成胶囊 10

粒）1 粒 / 天放入阴道，治愈率 96%。高瑾等用生地黄、山药、山萸肉、泽泻各 10g、女贞子、旱莲草、制首乌各 12g，赤茯苓、蒲公英各 20g，枸杞子 15g，甘草 6g 为主方，湿热下注者加用鱼腥草 20g，黄柏 15g，车前子 15g，水煎分服，再外用 0.5% 金霉素软膏 3g 与己烯雌酚 1mg 的混合膏剂外用，总有效率达 96.51%。林洪珍等用败酱草、蒲公英、大青叶、苦参、蛇床子、白鲜皮各 20g，煎液，冲洗阴道和外阴，后将甲硝唑 0.2g，己烯雌粉 0.25mg 放置阴道后穹隆处，治愈率 93%。王小霞自拟补肾活血方（生地黄、熟地黄、知母、山萸肉、赤芍、当归、丹参、蜈蚣等）煎汁早晚分服，辅以 5% 硼酸溶液抹洗阴道，外涂呋喃西林粉，总有效率达 99%，停药 30 天后复发率 5%。

（三）中医综合治疗

孙泼玲等将本病辨证分为三型：肝经湿热型用龙胆泻肝汤加减内服以泻肝清热，除湿止痒；湿虫滋生型用萆薢渗湿汤加减头煎、二煎内服，二剂加川椒 15g，食盐 2匙外洗以清热利湿，解毒杀虫；肝肾阴虚型用知柏地黄汤加味内服以调补肝肾，滋阴降火；并配合熏洗方（苦参 20g，蛇床子 15g，明矾 12g，川椒 15g，黄柏 12g，土茯苓 30g，百部 15g，肝肾阴虚去川椒，加野菊花 15g，生大黄 12g，白花蛇舌草15g）外用，治愈率达 86%，显效率 9.6%。车遵莹等认为本病分为肝肾阴虚、湿热下注两型，分别用知柏地黄丸加减滋补肝肾，清热止带，止带方（《世补斋不谢方》）清热利湿止带，配合黄柏、苦参各 20g，白鲜皮 30g，明矾 10g，煎汁外洗，总有效率 97%。欧晓青外用清带汤熏洗坐浴，滋阴清热，凉血止带，总有效率 98%。郑红用易黄汤清肾火，除湿热，补任摄带，总有效率 88.1%。胡剑秋等自拟补肾止痒汤（菟丝子、山药、白术、炒柴胡、白芍、薏苡仁各 15g，仙茅、椿根皮各 12g，党参 25g，茯苓 20g，莲须 10g，甘草 5g）内服补益肝肾，健脾除湿，总有效率达82.14%。

另有人活用五官科药物治疗本病，如：崔宏外用双料喉风散（人工牛黄、珍珠、球片、山豆根、青黛、甘草）治疗本病，总有效率 100%。苏佩清等外用六神栓，以解毒、消炎、止痒，总有效率 100%。也有人用单味中药治疗本病，张丽君等研究甘草提取物中具有女性激素样作用（50mg 相当于 0.1mL 雌二醇的效力），又有抗炎、镇痛作用，故单用生甘草 30g 熏蒸外洗、坐浴治疗老年性阴道炎，疗效理想。蔡碧芬等用山葡萄根 200g 煎汁坐浴、外洗，总有效率 100%。

（四）回顾与展望

目前，对于老年性阴道炎具体病因基本明确，西医治疗通常以雌激素、抗生素等内服、外用，补充体内的雌激素水平，改善阴道菌群的失调状态，增强阴道自净作用。

中医认为本病主要与肝、脾、肾三脏功能失调有关，且因其多发于绝经期妇女，故多考虑以肝肾亏虚、天癸竭止、任脉不固、带脉失约为本，治疗上以补肾滋阴、固冲止带为主，兼活血行气、清热利湿之品，既可内服、外用，又可内外兼用，且剂型多样，应用灵活，值得临床上更进一步研究。现代药理研究表明，具有补肾功效的中药如菟丝子、仙茅、枸杞子、黄芪、丹参均有雌激素样作用，均能调节内分泌；牡丹皮、地骨皮、山药、党参、白术、茯苓、旱莲草、薏苡仁均有增强人体免疫功能的作用；莪术油、甘草提取物对阴道上皮也具有雌激素样作用，还可以抗炎、灭菌；知母、蒲公英、金银花、黄柏等药具有广谱抗菌作用，可增强局部巨噬细胞的吞噬功能，显著缩短疮面的愈合时间；蛇床子具有抗病原菌、寄生虫，抗变态反应等作用；百部、鹤虱、雄黄等具有杀虫止痒、解毒燥湿之功效。综合来说，笔者及导师吴熙教授认为，中医综合治疗老年性阴道炎，在临床上不仅取得了较满意的疗效，且可避免西药治疗因雌激素使用不当所带来的不可预料的风险性，又解除了患者对于激素治疗的抵触心理，易于被老年患者接受，可以从根本上改善老年妇女的生活质量，但对于老年性阴道炎，目前存在中医辨证分型不统一、诊断不规范等不足，且对于中医药治疗老年妇女阴道内菌群变化的研究不甚明确，有待于在今后的理论及临床研究中进一步规范，并更深入研究。

二十四、中药内服、灌肠结合盆腔微波治疗湿热瘀结型慢性盆腔炎的临床研究

慢性盆腔炎（chronic pelvic inflammatory disease，CPID）大多发生在性活跃期有月经的妇女中，常因急性盆腔炎未能彻底治疗或患者体质较差、病程迁延所致，亦可无急性盆腔炎病史。在女性生殖道及盆腔感染的发病中，慢性盆腔炎的患病率较高，其结果是带来长期慢性盆腔疼痛、不孕不育、异位妊娠及反复发作等一系列家庭和社会问题，严重影响了患者的生存质量，故为医家所重视。

古医籍中无此病名，根据其症状表现而散见于"热入血室""妇人腹痛""带下病""癥瘕""不孕症""经病疼痛""产后发热""经行发热""经期延长"等文献中。中医学认为慢性盆腔炎多因经期、产后胞宫空虚，摄生不慎，湿浊热毒之邪乘虚而入侵，与气血相搏，蓄积胞中，瘀阻冲任，脏腑经络因而受累致病。而具有清热利湿、活血化瘀功能的中药可以治疗本病。西医学也发现此类中药能不同程度地改善免疫功能和血液循环，对敏感细菌有抑制或杀灭作用。慢性盆腔炎常见的治疗方法有中药内服法、中药外治法、内外合治法及物理疗法等。但往往单一的治疗方法有一定的局限性，而联合疗法在很大程度上弥补了单一疗法的不足，特别在治疗慢性、顽固性、难愈的盆腔炎中，凸现了其优势，提高了疗效。

另外，血液流变学是研究血液及其组成成分的流动及变形的科学。血液流变性的改变，是血液循环和微循环障碍发生的原因和基础。一些研究表明，慢性盆腔炎患者存在着不同程度的血液流变学指标异常。因此，血液流变学指标的改变为认识慢性盆腔炎发病机制及运用"活血化瘀"方法来治疗慢性盆腔炎提供了依据。

本课题中的中药内服及灌肠方是吴熙教授在长期临床实践中治疗湿热瘀结型慢性盆腔炎的有效方剂，具有清热利湿、活血化瘀之功。对于反复发作、缠绵难愈的慢性盆腔炎患者有较好的疗效，并具有改善患者血液流变性，降低其血液黏滞度的作用。本研究通过观察比较了患者治疗1个疗程后、治疗2个疗程后的临床症状、体征、盆腔B超及血液流变学指标的变化，和停药3个月后的复发率来评价三联疗法治疗湿热瘀结型慢性盆腔炎的疗效。

（一）资料与方法

1. 临床资料的选择

（1）西医诊断标准：参照《中药新药临床研究指导原则》（2002年版）的有关内容制定。

①病史：此次发病前可有盆腔炎性疾病病史，亦或此前没有此类病史。

②症状：下腹胀痛或刺痛，腰骶部酸痛或胀痛，常在劳累、性交后、排便时及月经前后加重。可伴有白带增多、低热和月经过多。

③体征：子宫常呈后位，活动受限或粘连固定；输卵管炎时在子宫一侧或两侧触及条索状物，并有轻度压痛；盆腔结缔组织发炎时，子宫一侧或两侧有片状增厚、压痛；或在子宫一侧或两侧摸到包块。

④辅助检查：血常规检查：若有炎性肿块形成，可有白细胞或中性粒细胞轻度升高。盆腔B超检查：可探及子宫直肠凹陷积液或输卵管增粗、积液或盆腔炎性包块，无子宫腺肌症及盆腔瘀血症声像。

根据上述主要症状、体征，结合病史及辅助检查即可诊断。

（2）中医辨证标准：参照《中医新药临床研究指导原则》（2002年版）有关内容拟定。

湿热瘀结型：

主症：①下腹胀痛或刺痛，痛处固定；②腰骶胀痛；③带下量多，色黄，质稠，有臭气。

次症：①经行腹痛加重；②月经量多或经期延长或见不规则阴道出血；③性交痛；④婚久不孕；⑤低热。

舌脉：舌质红或暗红或边尖有瘀点瘀斑，舌苔黄腻，脉弦滑或弦数。

以上主症必备，次症具备2项，结合舌脉可诊断。

（3）症状、体征量化评分标准：参照《中药新药临床研究指导原则》（2002年版）中关于慢性盆腔炎的"中医症状量化评分标准"以及"局部体征量化评分标准"。

①评分量化表

表 3–42 评分量化表

项目	指标	评分标准
中医证候	下腹胀痛或刺痛	5分：疼痛持续存在，痛处固定 3分：疼痛频作，痛处固定 1分：疼痛时作时止，劳累后出现 0分：无
	腰骶胀痛	5分：腰骶胀痛，影响日常生活 3分：腰骶胀痛，不影响日常生活 1分：腰骶胀痛不适，劳累后出现 0分：无
	带下量多	3分：较平时增多约1倍以上 2分：较平时增多约1/2 1分：较平时增多约1/3 0分：无
	经行腹痛	1分：有 0分：无
	月经失调	1分：有 0分：无
	性交痛	1分：有 0分：无
	婚久不孕	1分：有 0分：无
	低热	1分：有 0分：无
	舌质红或暗红或边尖有瘀点瘀斑，苔黄腻	1分：有 0分：无
	脉弦滑或弦数	1分：有 0分：无
体征	子宫	5分：粘连固定，压痛明显 4分：活动受限，压痛 3分：活动轻度受限，压痛轻 0分：无
	附件	5分：双侧附件呈条索状或增厚，压痛明显 4分：一侧附件呈条索状或增厚，压痛明显 3分：一侧附件呈条索状或增厚，压痛轻 0分：无

项目	指标	评分标准
辅助检查	B超	3分：有附件包块 0分：无附件包块 1分：有盆腔积液 0分：无盆腔积液

病程每增加一年加 0.5 分。

②病情分度标准：

根据上表累积评分（n），将病情程度分为轻度、中度和重度：

轻度：10 分 ≤ n ≤ 16 分；

中度：16 分 < n ≤ 23 分；

重度：n > 23 分。

（4）纳入标准：①年龄在 20 ～ 50 岁之间有性生活的育龄期妇女；②符合慢性盆腔炎的西医诊断标准；③符合慢性盆腔炎的中医辨证诊断标准；④此次发病 2 周内未进行任何治疗；⑤已签署知情同意书，愿意接受治疗，且能配合定期随访至疗程结束者。

符合以上所有标准者方可纳入。

（5）排除标准：①年龄在 20 岁以下或 50 岁以上，月经不规律者；②不符合慢性盆腔炎西医诊断标准及中医证候诊断标准；③妊娠期或哺乳期妇女，或近期准备妊娠妇女；④无法合作者，如合并有神经、精神疾患或不愿合作者；⑤合并有心、肝、肾和造血系统等严重疾患者；⑥过敏体质或对多种药物过敏者；⑦合并有妇科肿瘤、急性阴道炎、重度宫颈炎，子宫内膜异位症、盆腔瘀血综合征，结核性盆腔炎者；⑧急性盆腔炎患者，慢性盆腔炎急性发作和亚急性发作者；⑨两周内实施相关治疗者；⑩未按规定用药者。

符合以上标准任意一项者即可排除。

（6）病例的剔除和脱落：①凡不符合纳入标准，未能按规定用药，无法判断疗效或资料不全等影响疗效和安全性判断者；②观察中自然脱离、失访者；③受试者依从性差、发生严重不良反应、发生并发症、不宜继续接受试验、自行退出者均为脱落病例。

2. 研究对象

按上述纳入排除标准，选择 2008 年 1 月 ～ 2008 年 9 月就诊于福建省人民医院中医妇科的湿热瘀结型慢性盆腔炎患者 80 例为研究对象。按随机数字表法，将其分为治疗组与对照组；并按慢性盆腔炎量化评分标准将两组分别分出轻度、中度及重度患者。

3. 研究方法与临床治疗

（1）一般资料

①两组患者年龄比较

表 3-43 两组患者年龄比较

组别	例数	20～<30 岁	30～<40 岁	≥ 40 岁	$\bar{x}\pm sd$（岁）
治疗组	40	12	19	9	34.18±7.66
对照组	40	13	17	10	34.38±7.52

注：经 t 检验，P＞0.05。其中治疗组最小年龄为 21 岁，最大年龄为 50 岁，平均年龄为 34.18±7.66 岁；对照组最小年龄为 22 岁，最大年龄为 50 岁，平均年龄为 34.38±7.52 岁。由表 3-43 可知，两组患者年龄分布无显著性差异（P＞0.05），具有可比性。

②两组患者病程比较

表 3-44 两组患者病程比较

组别	例数	病程分布				$\bar{x}\pm sd$
		1～<13 个月	13～<25 个月	25～<37 个月	≥ 37 个月	
治疗组	40	7	15	11	7	24.23±14.64
对照组	40	6	15	12	7	25.35±14.39

注：经 t 检验，P＞0.05。其中治疗组最短病程 3 月，最长病程 6 年，平均病程 24.23±14.64 月；对照组最短病程 3 月，最长病程 5 年，平均病程 25.35±14.39 月。由表 3-44 可知，两组患者病程无显著差异（P＞0.05），具有可比性。

③两组患者治疗前病情程度比较

表 3-45 两组治疗前病情程度比较

组别	例数	轻度	中度	重度
治疗组	40	10	19	11
对照组	40	11	19	10

注：经卡方检验，P＞0.05。由表 3-45 可知，两组患者的病情程度差异无显著性（P＞0.05），具有可比性。

（2）研究方法：治疗组予中药内服、灌肠结合盆腔微波三联疗法治疗，对照组予妇科千金胶囊口服治疗。以 14 天为 1 个疗程，共 2 个疗程。

（3）治疗方法

①治疗组（其中所用中药均从福建省医药公司统一购买）

中药口服方（系吴熙经验方）：红藤 30g，赤芍 10g，桃仁 6g，牡丹皮 10g，薏苡仁 15g，香附 10g，败酱草 10g，川牛膝 10g，川楝子 6g。煎服法：每日 1 剂，分两次服用，于早晚饭后 1 小时各 1 次（由我院统一代煎）。

中药灌肠方（系吴熙经验方）：红藤 20g，蒲公英 15g，紫花地丁 15g，赤芍 12g，败酱草 10g，当归 10g，丹参 10g，延胡索 10g，川楝子 10g。嘱患者灌肠前排空二便，取左侧卧位，取中药浓煎灌肠液一剂（由我院统一代煎，每剂 100mL），开水浸泡 5 分钟至手取微烫，倒入本科自制灌肠器内，并连接导尿管，用石蜡油润滑 2/3 长度，插入肛门 20～25cm，缓慢注入药液，灌肠完毕后取平卧位，臀部稍垫高，药物保留 3 小时以上。

盆腔微波：用 WB-100 型微波多功能治疗机（成都锦江微波电器厂）对准下腹部照射，患者可根据自己具体的疼痛部位侧重照射，1 日 1 次，频率（25Hz），每次共 20 分钟。

②对照组：妇科千金胶囊（株洲千金药业股份有限公司，国药准字 Z20020024），每日 3 次，每次 2 粒，饭后半小时温开水送服。

（4）观察方法：治疗组和对照组均自月经干净后第 2 天开始治疗，连续治疗 14 天为 1 疗程，观察两组治疗 1 个疗程后、治疗 2 个疗程后患者临床症状、体征、盆腔 B 超情况及血液流变学指标的变化，以及停药 3 个月后的复发率。

（5）观察指标

①安全性观测：一般体检项目；血、尿、便常规化验；心电图、肝、肾功能检查；服药期间对胃肠道的影响。

②疗效性观测：治疗前后临床症状的改善；治疗前后妇科检查的情况；治疗前后盆腔 B 超检查的结果；治疗前后血液流变学指标检测：高切全血黏度、低切全血黏度、血浆黏度、红细胞电泳时间、血沉。

（6）疗效判定标准

①综合疗效判定标准

参照《中药新药临床研究指导原则》中慢性盆腔炎的疗效判定标准拟定。

痊愈：症状、体征及检查均恢复正常，积分 0 分。

显效：症状消失，妇科检查有明显改善，治疗后比治疗前积分降低 2/3 以上。

有效：症状、体征及检查均有减轻，治疗后比治疗前积分降低 1/3 以上。

无效：治疗后无改善。

②中医证候疗效判定标准

疗效指数（n）=（治疗前评分 – 治疗后评分）/ 治疗前评分 ×100%

痊愈：n ≥ 90.00%。

显效：90.00% ＞ n ≥ 66.67%。

有效：66.67% ＞ n ≥ 33.33%。

无效：n < 33.33%。

③单个症状、体征疗效判定标准

痊愈：治疗后症状或体征消失，分值为 0。

显效：治疗后症状或体征明显减轻，分值降低 2 个等级。

有效：治疗后症状或体征有所减轻，分值降低 1 个等级。

无效：治疗后症状或体征无减轻或有加重，分值无变化或分值等级升高。

（7）统计学处理

①计量资料以（x̄±sd）表示，两组计量资料间比较采用 t 检验，多组计量资料间比较采用单向方差分析。

②计数资料采用卡方检验，计数资料采用例数或百分比表示。

③等级资料采用 Ridit 检验。

④采用 PEMS3.1 软件辅助处理。

（二）结果

1. 治疗 1 个疗程后临床症状疗效比较

（1）两组综合疗效比较

表 3-46　两组综合疗效比较

组别	例数	痊愈	显效	有效	无效	总有效（%）
治疗组	40	14	10	8	8	80.00
对照组	40	4	5	13	18	55.00

注：经 Ridit 分析，P < 0.05。由表 3-46 可见，两组综合疗效比较，治疗组在治疗 1 个疗程后疗效明显优于对照组，差异有显著性（P < 0.05）。

（2）两组中医证候疗效比较

表 3-47　两组中医证候疗效比较

组别	例数	痊愈	显效	有效	无效	总有效（%）
治疗组	40	16	11	8	5	87.50
对照组	40	5	8	13	14	65.00

注：经 Ridit 分析，P < 0.05。由表 3-47 可见，两组中医证候疗效比较，治疗组在治疗 1 个疗程后疗效明显优于对照组，差异有显著性（P < 0.05）。

（3）两组体征疗效比较

表 3-48　两组体征疗效比较

体征	治疗组						对照组					
	例数	痊愈	显效	有效	无效	总有效率（%）	例数	痊愈	显效	有效	无效	总有效率（%）
子宫粘连固定、压痛	25	8	6	5	6	76.00*	24	2	4	6	12	50.00
附件增厚或条索状	40	15	9	7	9	77.50*	40	4	7	9	20	50.00

注：经 Ridit 分析，与对照组比较，*P＜0.05。由表 3-48 可见，在治疗 1 个疗程后两组体征均有改善，治疗组疗效均明显优于对照组，差异有显著性（P＜0.05）。

2. 治疗 2 个疗程后临床症状疗效比较

在治疗 1 个疗程后，治疗组中的 14 名患者及对照组中的 4 名患者的综合疗效达痊愈标准，故未行第 2 疗程治疗。

（1）两组综合疗效比较

表 3-49　两组综合疗效比较

组别	例数	痊愈	显效	有效	无效	治疗 2 疗程后总有效率（%）
治疗组	26	8	14	3	1	97.50
对照组	36	5	9	10	12	70.00

注：经 Ridit 分析，P＜0.05。由表 3-49 可见，两组综合疗效比较，治疗组在治疗 2 个疗程后疗效明显优于对照组，差异有显著性（P＜0.05）。

（2）两组中医证候疗效比较

表 3-50　两组中医证候疗效比较

组别	例数	痊愈	显效	有效	无效	治疗 2 疗程后总有效率（%）
治疗组	26	11	13	2	0	100.00
对照组	36	6	10	10	10	75.00

注：经 Ridit 分析，P＜0.05。由表 3-50 可见，两组中医证候疗效比较，治疗组在治疗 2 个疗程后疗效明显优于对照组，差异有显著性（P＜0.05）。

（3）两组体征疗效比较

表 3-51　两组体征疗效比较

体征	治疗组						对照组					
	例数	痊愈	显效	有效	无效	治疗 2 疗程后总有效率（%）	例数	痊愈	显效	有效	无效	治疗 2 疗程后总有效率（%）
子宫粘连固定、压痛	20	7	4	5	4	84.00*	23	3	3	5	12	50.00
附件增厚或条索状	40	15	9	7	9	77.50*	40	4	7	9	20	50.00

注：经 Ridit 分析，与对照组比较，*P < 0.05。由表 3-51 可见，在治疗 2 个疗程后两组体征均有改善，治疗组疗效均明显优于对照组，差异有显著性（P < 0.05）。

3. 辅助检查指标改善比较

（1）两组盆腔 B 超情况比较

表 3-52　两组盆腔 B 超情况

组别	治疗组			照组		
	治疗前	治疗 1 疗程后	治疗 2 疗程后	治疗前	治疗 1 疗程后	治疗 2 疗程后
子宫直肠凹陷积液	12*	5#	1△	13	10	8
一侧或双侧附件包块（积液）	8*	4#	2△	7	7	5

注：经卡方检验，* 表示两组治疗前比较 P > 0.05，# 表示治疗 1 个疗程后比较 P < 0.05，△ 表示治疗 2 个疗程后比较 P < 0.05。由表 3-52 可见，两组患者盆腔 B 超的两项指标在治疗前比较，差异均无显著性（P* > 0.05），具有可比性。治疗 1 个疗程后，盆腔 B 超两项指标的改善情况均优于对照组，有显著性差异（P# < 0.05）；治疗 2 疗程后，盆腔 B 超两项指标的改善情况均优于对照组，有显著性差异（P △ < 0.05）。

（2）两组血液流变学指标比较

表 3-53　两组血液流变学指标比较（$\bar{x} \pm sd$）

血液流变学	治疗组			对照组			正常值
	治疗前	治疗1个疗程后	治疗2个疗程后	治疗前	治疗1个疗程后	治疗2个疗程后	
高切全血黏度（mpa.s）	5.66±0.67#*	4.87±0.68△	4.84±0.53##△△	5.59±0.67#*	5.27±0.60	5.15±0.64##△△	4.51±0.37
低切全血黏度（mpa.s）	12.68±1.58#*	10.91±0.97△	9.28±1.38##△△	13.04±1.44#*	12.76±1.56	11.51±1.11##△△	9.28±1.38
血浆黏度（mpa.s）	1.99±0.16#*	1.71±0.12△**	1.44±0.11##△△	1.95±0.17#*	1.90±0.18	1.73±0.12##	1.32±0.09
红细胞电泳时间（s）	21.36±1.13#*	20.46±0.58△**	18.72±0.78##△△	21.22±0.95#*	20.99±0.86	20.30±0.41##	17.00±1.87
血沉（mm/h）	34.25±6.39#	33.75±5.67	33.15±5.43△△	31.72±11.10#	30.99±9.12	26.33±8.40△△	32.25±7.53

注：正常值由福建省人民医院提供。经方差分析，# 表示两组治疗前各血液流变学指标比较 $P > 0.05$，* 表示两组治疗前各血液流变学指标与正常值比较 $P < 0.05$，△ 表示治疗 1 个疗程后各血液流变学指标与治疗前比较 $P < 0.05$，** 表示治疗 1 个疗程后各血液流变学指标与正常值比较 $P < 0.05$，## 表示治疗 2 个疗程后各血液流变学指标与治疗前比较 $P < 0.05$，△△ 表示治疗 2 个疗程后各血液流变学指标与正常值比较 $P > 0.05$。

由表 3-53 可见，治疗前两组患者的高切全血黏度、低切全血黏度、血浆黏度、红细胞电泳时间及血沉比较，差异无显著性（$P > 0.05$），具有可比性。两组除血沉外，余 4 项指标均明显高于正常值，有显著性差异（$P < 0.05$）。

治疗组在治疗 1 个疗程后高切全血黏度、低切全血黏度、血浆黏度、红细胞电泳时间与治疗前相比有显著性差异，但血浆黏度、红细胞电泳时间和正常值相比有显著性差异。治疗组在治疗 2 个疗程后高切全血黏度、低切全血黏度、血浆黏度、红细胞电泳时间与治疗前相比有显著性差异，和正常值相比无显著性差异。

对照组在治疗 1 个疗程后高切全血黏度、低切全血黏度、血浆黏度、红细胞电泳时间与治疗前相比无显著性差异。对照组在治疗 2 个疗程后高切全血黏度、低切全血黏度、血浆黏度、红细胞电泳时间与治疗前相比有显著性差异，但血浆黏度、红细胞电泳时间和正常值相比有显著性差异。

两组治疗前后血沉值相比无显著性差异，与正常值相比亦无显著性差异。

4. 两组停药 3 个月后复发率比较

停药 3 个月后的随访中，治疗组失访 9 例，对照组失访 7 例，予剔除。

表 3-54　两组停药 3 个月后复发率比较

组别	例数	临床有效率（%）	复发率（%）
治疗组	31	30（96.77）	1（3.23）
对照组	33	14（42.42）	19（57.57）

注：经 Ridit 分析，P < 0.05。由表 3-54 可见，两组在停药后 3 个月后的复发率比较上有极显著性差异（P < 0.05）。

5. 治疗组综合疗效与相关资料分析

（1）年龄与综合疗效的关系比较

表 3-55　年龄与治疗 2 个疗程后综合疗效的关系

组　别	例数	痊愈	显效	有效	无效
20 ～ <30 岁	12	7	4	1	0
30 ～ <40 岁	19	10	7	1	1
≥ 40 岁	9	5	3	1	0

注：经 Ridit 分析，P > 0.05。由表 3-55 可见，治疗组患者年龄与疗效间无显著性差异（P > 0.05）。

（2）病程与综合疗效的关系比较

表 3-56　病程与治疗 2 个疗程后综合疗效的关系

病程（月）	例数	痊愈	显效	有效	无效
1 ～ <13	7	5	2	0	0
13 ～ <25	15	9	5	1	0
25 ～ <37	11	6	4	1	0
≥ 37 [#]	7	2	3	1	1

注：经 Ridit 分析，P # < 0.05。由表 3-56 可见，治疗组患者病程 1 ～ <13、13 ～ <25 和 25 ～ <37 个月组间疗效比较无显著性差异（P > 0.05），≥ 37 个月病程的患者与其他 3 组病程的疗效比较有显著性差异（P # < 0.05）。

（3）病情与综合疗效的关系比较

表 3-57　病情与治疗 2 个疗程后综合疗效的关系

病情	例数	痊愈	显效	有效	无效
轻	10	7	3	0	0
中	19	12	6	1	0
重*	11	3	5	2	1

注：经 Ridit 分析，$P^* < 0.05$。由表 3-57 可见，治疗组轻度与中度患者疗效间比较无显著性差异（$P > 0.05$），重度组患者与另两组疗效比较有显著性差异（$P^* < 0.05$）。

6. 安全性观察

两组治疗前后一般项目检查，血、尿、粪常规及心电图，肝、肾功能检查均无明显异常。在服药期间发现，治疗组有 3 例患者内服中药后出现轻微恶心、呕吐、胃脘不适感，追问后了解，这 3 例患者均为空腹服药，嘱其改饭后服药，其中有 2 例患者症状消失，1 例患者经口服维生素 B_6 后症状缓解，未影响治疗研究；对照组有 4 例患者口服妇科千金胶囊后出现胃脘不适感，追问后了解，其中有 2 例患者既往有慢性胃炎病史，2 例患者为空腹服药，均嘱其改饭后服药，并配合口服维生素 B_6 后症状缓解，未影响治疗研究。

（三）讨论

1. 中医学对慢性盆腔炎的认识

（1）对慢性盆腔炎病名的认识：中医古籍无"慢性盆腔炎"这一病名，但有关慢性盆腔炎的症状和病因病机的记载，早在《内经》中就有描述。在历代中医文献中，有关慢性盆腔炎记载多见于"热入血室""妇人腹痛""带下病""癥瘕""不孕症""经病疼痛""产后发热""经行发热""经期延长"等门类中。

（2）对慢性盆腔炎病因及临床症状的认识：《金匮要略·妇人杂病脉证并治》云："妇人中风七八日，续来寒热，发作有时，经水适断，此为热入血室，其血必结，故使如疟状，发作有时。"此条文言妇人患太阳中风证，历时已七八日，应无寒热，而今仍继续寒热，发作有时，询知其续来寒热之前适值经期，经水行而刚断，可知是邪热乘虚侵入血室，热与血结所致，这似是有关本病病因及临床症状的最早记载。其后《景岳全书·妇人规》曰："瘀血留滞作癥，唯妇人有之，其证则或由经期，或由产后……或喜怒伤肝，气逆血留……一有所逆，留滞日积，渐以成癥矣。"此论述言经行产后，胞脉空虚，正气不足，湿热之邪内侵，与余血相结，滞留于冲任胞宫，气血运行不利，湿热瘀阻不化，久而渐生癥瘕；或是情志内伤，肝气郁结，阻滞经脉，血行受阻，气聚血凝，积而成块；这与慢性盆腔炎的发病与临床特点相似。又如《温病条辨》言："热入血室……为热邪陷入，搏结而不行，胸腹少腹，必有牵引作痛拒按者。"指出热与血搏结成瘀，阻碍气机运行，不通则痛，而见胸肋及少腹牵引作痛。另《灵枢》中对小腹疼痛的病位定位如此阐述："肝足厥阴之脉……环阴器，抵少腹。"说明本病之病位在厥阴肝经循行部位。而对于黄色带下的论述，见《傅青主女科·带下》："夫黄带乃任脉之湿热也。"《景岳全书·妇人规》亦曰："湿热下注，而为浊带。"《医宗金鉴·妇科心法要诀》亦云："五色带下也，皆湿热所化。"皆表明了因湿热之邪内侵下注，损伤任带二脉，使任脉不固，带脉失约，而致带下色黄、臭秽。

综上所述，对于以小腹疼痛，带下量多色黄、质稠臭秽为主症的慢性盆腔炎，其主要辨证分型当属湿热瘀结型。由于湿热之邪内侵，与余血相结，滞留于冲任胞宫，气血循行不利，胞脉不畅，"不通则痛"，胞宫位于带脉之下，下腹正中，故痛以下腹为显，可兼见下腹坠胀；湿热蕴结于下，损伤任带二脉，浊秽下流，则带下量多色黄；湿热瘀结内伤，则口干便溏或秘结，小便黄赤；邪正交争，病势进退，故低热起伏；舌红，苔黄腻，均属湿热瘀结之候。

2. 西医学对慢性盆腔炎的认识

（1）病因及感染途径：慢性盆腔炎是指女性盆腔生殖器官及其周围结缔组织、盆腔腹膜发生的慢性炎症性病变。常为急性盆腔炎未能彻底治疗，或患者体质较差病程迁延所致，但亦可无急性盆腔炎病史。女性生殖道的解剖、生理、生化及免疫学特点具有比较完善的自然防御功能，在健康妇女阴道内虽有某些病原体存在，但并不引起炎症。当自然防御功能遭到破坏，或机体免疫功能下降、内分泌发生变化或外源性致病菌侵入时，则可导致炎症发生。其病因及感染途径综合如下：多孕与多产；性交；吸烟可降低抗感染的免疫反应和雌激素的活性，增加患病的风险；滥用药物和嗜酒也与此病有关；避孕措施；人工流产；阴道炎；阴道冲洗；性传播疾病；直接蔓延；经血液循环传播。

（2）慢性盆腔炎的病理类型：炎症的实质是局部发炎组织的变性、渗出、增生等病理改变过程，三者互为因果。由于人体的免疫反应性不同，炎症累及的部位和发展阶段不同，以及致炎因素的性质不同，炎症可分为以变质为主、以增生为主或以渗出为主三类。依照部位，慢性盆腔炎大致可分为三种，详见如下：

①慢性子宫内膜炎：可发生于产后、流产后或剖宫产后。因胎盘、胎膜残留或子宫复旧不良，极易感染；也见于绝经后雌激素低下的老年妇女，由于子宫内膜菲薄，易受细菌感染，严重者宫颈管粘连形成宫腔积脓。子宫内膜充血、水肿，间质大量浆细胞或淋巴细胞侵润。

②慢性输卵管炎、输卵管积水、输卵管卵巢炎及输卵管卵巢囊肿：慢性输卵管炎双侧居多，输卵管呈轻度或中度肿大，伞端可部分或完全闭锁，并与周围组织粘连。若输卵管伞端及峡部因炎症粘连闭锁，浆液性渗出物积聚形成输卵管积水；有时输卵

管积脓中的脓液被吸收，浆液性液体继续自管壁渗出充满管腔，亦可形成输卵管积水。输卵管发炎时波及卵巢，输卵管与卵巢相互粘连形成炎性肿块，或输卵管伞端与卵巢粘连并贯通，液体渗出形成输卵管卵巢囊肿，也可由输卵管卵巢脓肿的脓液被吸收后由渗出物替代而形成。

③慢性盆腔结缔组织炎：多由慢性宫颈炎症发展而来，由于宫颈的淋巴管与宫旁结缔组织相通，宫颈炎症可蔓延至宫骶韧带处，使纤维组织增生、变硬。若蔓延范围广泛，可使子宫固定，宫颈旁组织增厚。

（3）治疗方法：田永杰等总结了目前西医学治疗慢性盆腔炎最常用的几种方法：①针对不同的致病菌使用不同的抗生素。②局部注射治疗：目的为阻断恶性刺激，改善局部组织营养。③改善机体抗病能力。④其他外用疗法：短波、高频、激光、红外线、药物离子透入、温热水阴道灌洗等，以温热刺激促进盆腔血液循环，以利于炎症吸收和消退。⑤手术治疗：输卵管积水、输卵管卵巢囊肿及反复发作的感染病灶，经上述治疗无效者，可行手术治疗。

慢性盆腔炎的治疗是一个较为棘手的问题，对该病迄今尚无一种疗效显著的特异疗法。西医学主要应用抗菌药物治疗，对杀伤致病菌有一定的疗效，但对致病菌所产生的一系列病理损害无修复作用。此外，因为慢性盆腔炎长期反复发作，盆腔组织增厚、粘连、包裹形成包块，局部循环障碍，使抗菌药物不易达到局部而发挥作用，同时也不具备缓解粘连和止痛的作用。且长期、反复应用抗生素可使细菌产生耐药性，使耐药菌株增加，从而导致机体免疫功能下降，阴道与菌群之间的生态平衡被打破，又可形成条件致病菌延长了疾病治疗的时间。因此，如何从根本上治疗慢性盆腔炎的各种临床症状和体征，提高治愈率，减少复发率，仍是治疗慢性盆腔炎需要进一步研究的课题。

3. 本课题的立题思路

（1）证候分析：慢性盆腔炎主要的三大临床表现为下腹痛、腰骶部酸痛、带下量多，其中以下腹痛及带下量多较为常见。中医学认为痛之为病，不外乎"不通则痛""不荣则痛"。妇女其性阴柔，易感阴邪。慢性盆腔炎多由湿、热之邪所感，湿邪下注使下焦气机壅滞，引发"不通则痛"，且湿邪易与热邪搏结为病，湿热流注带脉，带脉失约则见带下量多。其病缠绵，与湿邪致病特点有关；其病久入络，久病成瘀，瘀阻气滞，冲任失调，胞宫胞脉气血运行失常则见下腹痛、腰骶部酸痛。故我们考虑，慢性盆腔炎其发病离不开湿，其致病离不开瘀，湿为因，瘀为果，且以瘀为主要的病理改变。由此，本研究以清热利湿、活血化瘀为法治疗本病，并观察其临床疗效。

（2）病因病机分析：慢性盆腔炎多是由于经行、产后胞脉空虚，摄生不慎，感受湿热或虫毒之邪，以致冲任胞脉受阻，气血失和而致不通则痛，甚则瘀积成癥。如《东垣十书·兰室秘藏》有"湿热下迫，经漏不止淋漓不断，腹中作疼，乃寒热邪气客于胞中，留滞血络作疼也"的认识；《医学入门》有"间有痛者，湿热怫郁，甚则肚腹引痛，妇人服食燥热，性行乖戾，以致肝旺脾亏，而生湿热，热则流通"的记载。湿热虽有内生、外感之别，但无论内生抑或是外感之湿热均能引起脏腑气血运行障碍，湿热与血相搏结，而致瘀阻冲任，血行不畅。另外，《陈素庵妇科补解·调经门卷之一》云："经正行男女交合，败血不出，精射胞门，精与血搏入于任脉，留于胞中，轻则血沥不止，阴络伤则血内溢，重则瘀血积聚，少腹硬痛，小便频涩，病似伏梁，甚则厥气上冲，奔窜胸隔，病似癫状，终身不愈，皆由经行房合所致。"此文言就冲任胞宫的藏泻来说，经期及分娩期处于泻而不藏的特殊时期，冲任胞宫溢泻之血总以排除排尽为顺。当此之时，若感受外邪，正邪搏结；或内伤七情，气机郁结；或劳伤经脉，气血不和；或脏腑功能失调，致使冲任损伤，都有可能影响胞宫的泻溢功能，使离经之血停蓄体内，成为瘀血。可见，慢性盆腔炎发病主要与经期、产后摄生不慎，湿热之邪乘虚入侵，湿热蕴结下焦，阻滞气机，气滞血瘀，冲任受损有关。

（3）临床辨证多见湿热瘀结型：慢性盆腔炎在证候表现上，以实证居多，且以湿热瘀结型占绝大多数。就其临床症状来讲，盆腔炎无论急性或慢性都有小腹或少腹疼痛，这是血瘀的表现；其月经不调、月经提前、月经过多，甚至崩漏者，是经期胞血满溢，瘀血随下的表现；有脓样或水样带下，这是湿浊或湿热下注的表现；输卵管积水或输卵管卵巢囊肿，盆腔结缔组织肿胀增厚的现象，这是血瘀积结的表现。尤其是妇科检查所表现出的宫体痛或增大，附件增厚压痛，拒按，甚至包块及粘连引起的宫体活动受限等阳性体征，为辨证论治增添了新的内容和有力的证据。

（4）清热利湿、活血化瘀为慢性盆腔炎的治疗大法：吴熙教授根据"实邪为病，治以攻邪为主，邪去则正安"的治疗原则，提出了清热利湿、活血化瘀的治疗大法。本课题中的中药内服方及中药灌肠方即为吴熙教授在这个治疗大法指导下，结合临床经验所拟定的。

4. 关于治疗方法的选择

（1）盆腔炎在急性发作阶段可以采用抗生素治疗，但对于慢性期的治疗尚无有效的方法。目前对慢性盆腔炎的治疗方法众多，临床上多采用中药内服、外治（包括中药保留灌肠、中药外敷、针灸等）及物理疗法。但单一的治疗方法常常存在治疗疗程过长、药力不能直达病所等不足，联合治疗（包括中西医疗法并用、多种途径给药）在很大程度上弥补了单一疗法的不足，特别在治疗慢性、顽固性、难愈的慢性盆腔炎中，凸显了其优势，提高了疗效。故本研究采用中药内服、灌肠结合盆腔微波三联疗法。

①关于中药口服：近年来，一些文献资料对清热解毒化湿、活血化瘀止痛中药有详细分析，具有改善血循环、组织微循环，扩张血管作用，改善病灶周围血氧供应；降低毛细血管通透性，促使炎症感染过程终止；抗菌解毒作用；清热解毒作用；解痉止痛作用；抑制免疫反应；对垂体－肾上腺功能有一定影响作用。

②关于中药灌肠：中药灌肠药物由直肠静脉丛直接进入下腔静脉，降低了肝脏的

首过效应，减少了其对药力的影响，发挥作用快，有利于炎症的消退；且药物经直肠直接吸收作用于病灶，加大了盆腔血液中的药物浓度，促进了局部组织血行，从而能松解盆腔粘连，改善子宫及输卵管的病变情况；并且可使局部温度升高，通过温热刺激作用，促进盆腔局部血液循环，改善局部的通透性，使局部组织营养状态得到改善，从而促进炎症的吸收，并能改善患者血液流变学指标。

③关于盆腔微波治疗：盆腔微波是一种较新的理疗技术。其原理是应用波在组织介质中传播，细胞内外液中的各种粒子，在微波作用下，获得能量，产生振动，运动中的粒子产生磨擦碰撞，粒子得到的能量不断转化为热能，由于温度升高，一些对热敏感的微生物将被直接杀灭，或被抑制。机械效应和热效应，可使组织血管扩张，促进血液循环，改善组织通透性，促进离子交换和新陈代谢，改善组织营养，促进药物透入到病变部位，增强药物疗效，从而促进炎症吸收和炎性渗出液的消散，同时能减少一些致疼物质的产生和释放，因而还具有解痉镇痛作用，可以明显减轻病人的疼痛症状，另外还能调节免疫功能，增强淋巴细胞的吞噬作用。

但是，中药灌肠与盆腔微波仅改善了盆腔局部的血液循环，对患者整体的体质调节作用力弱。中药内服方则是根据患者整体阴阳气血盛衰进行辨证论治，从而促进患者阴阳气血的平衡。因此，本研究采用中药内服、灌肠结合盆腔微波三联疗法，在常规中药内服治疗的基础上联合应用中药灌肠和盆腔微波热疗，使之与内服中药产生协同作用，达到事半功倍的治疗效果，以促进病人的康复。

（2）对照组选择妇科千金胶囊为治疗慢性盆腔炎的中成药：妇科千金胶囊由千斤拔、金樱根、穿心莲、功劳木、单面针、当归、鸡血藤、党参等中药组成，具有清热除湿、益气化瘀之功。用于湿热瘀阻所致的慢性盆腔炎、带下病、腹痛，症见带下量多色黄质稠、臭秽，小腹疼痛，腰骶酸痛，神疲乏力。贾丽娜、赵世萍等对妇科千金软胶囊进行了实验研究，结果表明妇科千金软胶囊具有消炎、抗菌及改善血液流变学指标的作用，故以此为对照组。

5. 本课题所用方药解析

盆腔位于下焦，湿热留滞，瘀血留着，湿热之邪与瘀血互结而致病，其病胶结难解，缠绵难愈。本研究的中药口服方及中药灌肠方是吴熙教授依照清热利湿、活血化瘀治疗原则所拟定的。现分析如下：

（1）中药口服方（系吴熙经验方）：红藤30g，赤芍10g，桃仁6g，牡丹皮10g，薏苡仁15g，香附10g，败酱草10g，川牛膝10g，川楝子6g。

方中以红藤为君药；赤芍、桃仁、牡丹皮为臣药；佐以薏苡仁、香附、败酱草；川牛膝、川楝子为使药。共奏清热利湿、活血化瘀之效。

红藤味苦性平，归肝、大肠经（《四川中药志》），为清热药，用之一可清热利湿解毒，二则活血通络，理气散结，重用30g为君。赤芍味酸苦性凉，"主破散，主通利，专入肝家血分，故主邪气腹痛……入肝行血，故散恶血，逐贼血。"（《本草经疏》）李杲曾云："赤芍药破瘀血而疗腹痛,仲景方中多用之者。"桃仁味苦甘,《用药心法》有云："桃仁,苦以泄滞血,甘以生新血,故凝血须用,又去血中之热。"《本草经疏》亦云："夫血者阴也,有形者也,周流夫一身者也,一有凝滞则为癥瘕,瘀血血闭,或妇人月水不通,或击扑损伤积血及心下宿血坚痛,皆从足厥阴受病,以其为藏血之脏也。"牡丹皮味苦辛微寒,王学权曾云："牡丹皮虽非热药,而气香味辛为血中气药。专于行血破瘀,故能堕胎消癥。"以上三药为臣,助君药化瘀消癥,活血养血,并能清退瘀久所化之热,祛一切浊瘀留滞。薏苡仁味甘淡而微寒,归脾、胃、肺经,《本草新编》有云："薏仁最善利水,不至损耗真阴之气,凡湿盛在下身者,最宜用之,视病之轻重,准用药之多寡,则阴阳不伤,而湿病易去。"香附味辛微苦微甘性平,《药鉴》中记载："香附,气微热,味甘辛,气重味轻,乃血中气药,同气药则入气分,同血药则入血分,女科之圣药也。大都甘能理气和血,辛能散滞消食。此药能疏气解郁,气疏郁散,则新血生而百体和矣。"败酱草味辛苦微寒,"败酱,善排脓破血,故仲景治痈,及古方妇人科皆用之,乃易得之物,而后人不知用,善未遇识者耳"(《本草纲目》),并"主破多年瘀血"(《药性论》)。以上三药并用为佐,一可清热利湿,二可活血化瘀,助君臣药清热解毒利湿,破散瘀血,理气止痛,共奏调经脉、止腹痛之效。另《内经》云:"病在下者,引而竭之。"使以川牛膝既可活血化瘀,并引药下行。川楝子主入肝经,二药引诸药直达病所。全方旨在清热利湿、活血化瘀,配伍得当。

(2)中药灌肠方(系吴熙经验方):红藤20g,蒲公英15g,紫花地丁15g,赤芍12g,败酱草10g,当归10g,丹参10g,延胡索10g,川楝子10g。

方中以红藤为君药;蒲公英、紫花地丁、赤芍共为臣药;佐以败酱草、当归、丹参、延胡索;川楝子为使。全方共奏清热利湿、活血化瘀之功。

其中红藤、赤芍、败酱草、川楝子分析同前内服方。

蒲公英味苦甘寒,归肝、胃经,可清热排脓,亦可利湿利水,张山雷有云:"蒲公英,其性清凉,治一切疔疮、痈疡、红肿热毒诸证,可服可敷,颇有应验。"(《本草正义》)。紫花地丁味苦辛寒,《本草纲目》中云:"主治一切痈疽发背,疔肿瘰疬,无名肿毒,恶疮。"紫花地丁配伍蒲公英,二者均可清热解毒消肿,二药合用,有清热解毒、消肿行滞之功效。二者与赤芍共为臣药,助君药清热解毒消痈肿,活血化瘀止腹痛。当归味甘辛温,具有补血、活血、调经、止痛之功效,张景岳有云:"当归,其味甘而重,故专能补血,其气轻而辛,故又能行血,补中有动,行中有补,诚血中之气药,亦血中之圣药也。"丹参味苦微寒,功擅活血祛瘀善治癥瘕积聚,陈士铎有云:"丹参味苦,气微寒,无毒,入心、脾二经。专调经脉,理骨节酸痛,生新血,去恶血,落死胎,安生胎,破积聚瘕坚,止血崩带下"(《本草新编》)。倪朱谟亦云:"丹参,善治血分,去滞生新,调经顺脉之药也……或瘀血壅滞而百节攻痛,或经闭不通而小腹作痛……或癥瘕积聚而胀闷痞塞……故《明理论》以丹参一物,而有四物之功。"延胡索味辛苦温,为血中气药、气中血药,李时珍曰:"延胡索,能行血中气滞,气中血滞,故专治一身上下诸痛，用之中的，妙不可言。盖延胡索活血化气，第一品药也。"以上三药与败酱草共为佐药，一可清热解毒而利湿排脓，二可理气活血而化瘀止痛，助君臣药清热利湿、活血化瘀。

6. 研究结果分析

（1）临床疗效分析：本研究结果显示，①由表3-42、3-43、3-44可知，治疗1个疗程后，治疗组的综合疗效、中医证候疗效及体征的改善均明显优于对照组，其中有14例患者达到痊愈标准。表明治疗组疗效好、起效快，从而能缩短治疗的时间，增加患者的依从性。②由表3-45、3-46、3-47可知，治疗2个疗程后，治疗组的综合疗效、中医证候疗效及体征的改善亦均明显优于对照组。表明经第2疗程治疗后，治疗组的治愈率和有效率较前一疗程治疗后有了进一步提高。③由表3-48可知，治疗组改善盆腔B超情况的疗效明显优于对照组，表明治疗组能有效吸收、减少子宫直肠凹陷积液，促进盆腔炎性包块和输卵管积液的吸收消散。④表3-51、3-52、3-53总结了治疗组治疗2疗程后综合疗效与相关资料的分析。其中各年龄组的疗效无显著性差异，而病程大于3年及重度慢性盆腔炎患者的疗效明显与病程3年内及轻中度慢性盆腔炎患者的疗效不同。表明本研究三联疗法治疗慢性盆腔炎疗效不受年龄的影响，但对病程长、病情程度重患者的治愈率和有效率低于病程3年内及轻中度慢性盆腔炎患者。

（2）关于改善血液流变学指标的疗效分析：由表3-49可知，两组患者在治疗前除血沉外，其余血液流变学指标均存在不同程度的升高，表明湿热瘀结型慢性盆腔炎患者的血液呈浓、黏、凝、滞状态。两组患者在治疗2疗程后血液流变学指标都有不同程度的改善，其中治疗组中患者全血黏度、血浆黏度、红细胞电泳时间均呈下降趋势，且下降幅度显著（$P < 0.05$）；并与正常值相比较无显著性差异（$P > 0.05$）；对照组在改善全血黏度指标方面效果显著（$P < 0.05$），而对血浆黏度、红细胞电泳时间指标虽有明显改善，但与正常值比较有显著性差异（$P < 0.05$）。表明治疗组能有效改善患者血液的浓、黏、凝、滞状态，经2个疗程的治疗，患者的全血黏度、血浆黏度、红细胞电泳时间均能恢复到正常人水平。

本研究发现治疗组与对照组血沉指标在治疗前后均未见明显变化（$P > 0.05$），说明两组治疗后患者血沉指标均无变化。分析原因可能因血沉的变化涉及多个方面，如血浆中的一些不对称的大分子蛋白质如纤维蛋白原、γ-球蛋白（尤其是巨球蛋白）其次如 α-球蛋白质、β-球蛋白、免疫复合物、清蛋白等，均可影响到血沉的变化，且红细胞本身的数量、大小也可影响血沉值，本研究未对上述指标进行观察，故无法区别血沉在治疗前后的表现是否与此类物质有关。另外，仅从本研究的资料数据分析，治疗前治疗组与对照组的血沉值基本在正常范围，也可能为两组治疗前后血沉值无变化的原因。

（3）停药3个月后复发率比较分析：由表3-50可知，治疗组患者停药3个月后的复发率明显低于对照组，表明本研究的三联疗法治疗组对于患者停药后疗效的维持优于对照组，并能有效降低其复发率。

7. 本研究三联疗法治疗慢性盆腔炎可能的作用机理探讨

本研究中患者与正常人血液流变学指标比较，全血黏度、血浆黏度、红细胞电泳时间等都处于异常状态，表明湿热瘀结型慢性盆腔炎患者的血液呈浓、黏、凝、滞状态。慢盆腔炎病程较长，中医学认为"病久入络、久病成瘀"，经脉气血瘀结，从而影响盆腔血液循环。西医学认为，其主要是由于患者发病前免疫力低下，抗病能力明显减退，使盆腔易致需氧菌和厌氧菌的混合感染，炎性细胞不断浸润，使宫体、宫旁、附件及盆腔结缔组织反复受炎症刺激，病变局部微血栓形成而成高凝状态。本研究中的中药内服方及灌肠方组方严谨，探讨其可能的作用机理为：改善盆腔微循环、镇痛、抗炎及促进炎症吸收。

现代药理研究证明，清热药有抗病原微生物作用，其中大多数都有不同程度的抗菌、抗病毒或抗原虫作用。通过不同程度增强机体特异性或非特异性免疫功能，如刺激网状内皮系统增生，增强白细胞及巨噬细胞的吞噬能力，促进机体产生相应的抗体，增强抗病能力，从而起到抗病原微生物的作用。同时清热药还能抑制对机体不利的免疫反应。现代药理研究证明，活血化瘀药能改善毛细血管通透性，增强吞噬细胞功能，抑制炎症反应，促进炎症的局部化和吸收；某些活血祛瘀药还具有抑制细菌、真菌、病毒的作用。而且能促进损伤组织的修复及细胞再生；可以调节免疫机能，改善机体反应性。活血化瘀、祛瘀生新的作用，能调整机体的免疫平衡，类似于机体免疫系统的自稳作用。红藤煎剂对金黄色葡萄球菌及乙型链球菌均有较强的抑制作用，其水溶液提取物能抑制血小板聚集。赤芍对金黄色葡萄球菌、大肠杆菌、宋内志贺菌和伤寒杆菌均有一定的抑菌作用。赤芍总苷具有降低红细胞比容、全血高切黏度和低切黏度的作用，同时降低血小板聚集率，延长凝血时间。《中药全书》中记载，桃仁对血流阻滞、血行障碍有改善作用，能使各脏器各组织机能恢复正常；动物实验证明：桃仁有促进炎症吸收作用，对炎症初期有较强的抗渗出作用。《中药全书》中指出牡丹皮有抗炎、抗变态反应及镇静抗惊的作用。薏苡仁中的脂肪油成分有解热、镇痛的作用。香附挥发油对金黄色葡萄球菌有抑制作用，香附提取物亦可抑制某些真菌的生长（《中药全书》）。实验证明败酱草能增强网状细胞和白细胞的吞噬能力，提高机体抗感染力，促进抗体形成及提高血清中溶菌酶水平，从而达到抗菌消炎的目的。川牛膝偏于活血祛瘀，其提取物有降压及利尿作用（《中药全书》）。川楝子具有抗菌作用，对金黄色葡萄球菌及铁锈色小芽孢癣菌有抑制作用。

本研究结果显示，治疗组能明显改善患者血液流变学的各项指标，对患者下腹胀痛和带下异常等症状的改善也明显优于对照组。其治疗机理可能为中药内服方和灌肠液中的中药成分通过降低血小板的聚集率，从而降低血浆黏度，纠正血液的浓、黏、凝、聚状态；同时促毛细血管增生，改善局部病灶的血液循环及组织的低氧状态，促进局部水肿的消退和炎症的吸收，从而起到改善治疗患者临床症状的作用。中药内服，药物通过胃肠黏膜吸收，进入血液循环，改善患者整体的体质，促进组织的修复再生，促进炎症的吸收。中药灌肠，药物经直肠黏膜静脉丛吸收，直接作用于盆腔，改善盆腔局部血液循环，促进局部炎症的吸收、消散。给药途径不同，使药物治疗部位的效应强弱不同，协同发挥最佳疗效。而盆腔微波热疗又可促进中药渗透到病变部位，增强药物疗效。故三者结合，可使药物充分发挥作用，而使治疗效果好、疗程短、复发率低。

8. 本课题的存在的问题及进一步研究方向

通过临床研究提示，本课题三联疗法治疗湿热瘀结型慢性盆腔炎有较好的疗效，但鉴于临床条件限制，本研究仅采用了随机数字表法，未能使用更为客观的盲法等遮蔽措施，故在结果中不能绝对排除不客观的因素。由于时间和经费等客观条件的限制，本课题观察例数有限，研究指标选取不够全面，所以对其机理的探讨，有待进一步扩大样本量及研究指标，在今后做更深入的研究。另外，由于课题研究时间的限制，对停药半年、一年以上的患者未能进一步跟踪随访，今后将在临床工作中进一步观察。

（四）结论

慢性盆腔炎是威胁女性健康的十大疾病之一，本研究对中药内服、灌肠结合盆腔微波三联疗法治疗湿热瘀结型慢性盆腔炎的疗效及作用机理进行了初步的探讨，认为在清热利湿、活血化瘀治疗原则的指导下，三联疗法能有效改善盆腔微循环、促进炎症吸收，并具有镇痛、抗炎的作用。本研究表明：①中药内服、灌肠结合盆腔微波三联疗法能消除或有效改善湿热瘀结型慢性盆腔炎患者的临床症状及体征。②湿热瘀结型慢性盆腔炎患者的血液呈浓、黏、凝、滞状态，血液流变学各指标有不同程度升高；本研究的三联疗法能明显改善其血液流变学指标。③本研究三联疗法于患者停药3个月后，仍能维持较好的治疗效果，减少其复发率，并且使用安全。

二十五、血瘀型输卵管阻塞性不孕症宫腹腔镜复通术后中医综合治疗的临床观察

凡婚后有正常性生活未避孕，同居1年未受孕者称为不孕症。婚后未避孕而从未妊娠者称原发性不孕；曾有过妊娠而后未避孕持续1年不孕者称继发性不孕。引起女性不孕症的病因很多，但占首位的是输卵管因素，据报道有30%～40%的不孕症属于输卵管阻塞所致。

目前公认的治疗输卵管阻塞的有效方法是宫腹腔镜联合手术。通过宫腹腔镜手术可以快速、准确诊断输卵管阻塞的情况，同时于镜下行复通术，能够使70%～90%的

输卵管恢复通畅。但手术只是疏通输卵管，恢复输卵管的物理性通畅，并不能恢复输卵管的正常功能，且术后仍存在输卵管再粘连的问题。故如何防止术后输卵管的再粘连、再阻塞，恢复输卵管的蠕动、拾卵等功能，达到妊娠的目的，仍然是困扰输卵管阻塞性不孕者的问题之一。

中医学认为，受孕的机理主要在于肾中精气旺盛，天癸至而成熟，任通冲盛，月经调和，男女生殖之精相搏而成形，发育于胞中，乃成胎孕。对于输卵管阻塞性不孕并没有系统的阐述。根据本病的临床表现可归于"断绪""小腹痛""无子""带下""月经不调""癥瘕"等范畴。古代医籍中提及"胞络""两歧"阻塞不通，必有血瘀、痰湿等有形之物阻于其内，致胞络阻滞不通，无法摄精成孕。其中"胞络""两歧"相当于西医学中的输卵管。《针灸甲乙经》云"女子绝子，衃血在内不下"，就指出了瘀血为本病的病因。《石室秘录》也中提到"任督之间倘尚有癥瘕之症，则精不能施，因外有所障也。"《傅青主女科》云："疝瘕碍胎而外障，则胞胎必缩于疝瘕之内，往往精施而不能受。"均指出了本病总的病机为瘀血阻络，致使胞脉不通，无法摄精成孕，乃致不孕。现代有研究对输卵管性不孕症的中医分型做回归分析，结果显示血瘀型是不孕症的重要病机，尤其在输卵管阻塞性不孕症中更为突出，其构成比为88.2%。因此本病在治疗上应注重活血化瘀，疏通经脉，在化瘀通络的基础上再根据兼夹证给予加减。研究证明，活血化瘀行气通络的药物具有改善血液流变学、血液动力学和微循环的作用，同时可以降低毛细血管通透性，减少炎症渗出，从而有利于受损组织内膜的修复、再生和闭塞管腔的再通等；还可以改善输卵管平滑肌功能，促进输卵管的蠕动及纤毛摆动等功能的恢复，从而提高受孕率，减少异位妊娠的发生。

本课题旨在发挥中医综合治疗的优势，充分运用中医辨证论治的特色，通过观察血瘀型输卵管阻塞性不孕症宫腹腔镜复通术后中医综合治疗与宫腹腔镜复通术后单纯西医期待疗法的临床疗效，分析两组患者的妊娠情况、术后输卵管通畅率、输卵管再粘连率及两组患者中医症状、局部体征改变情况，初步评价中医综合治疗本病的临床疗效。

（一）临床资料

1. 病例来源

本课题研究对象均来自福建省人民医院妇科2009年2月～2009年8月住院及门诊患者。

2. 研究对象

本课题研究对象共60例，按随机数字表法分为治疗组和对照组，每组各30例。

（1）一般资料：治疗组年龄最大36岁，年龄最小22岁，平均年龄27.60±4.02岁；病程最长7年，最短1年，平均3.47±1.50年；原发性不孕8例，继发性不孕 22 例；术后单侧输卵管通畅 5 例，术后双侧输卵管通畅 25 例；中医症状积分 16.13±3.16，局部体征积分 8.57±1.70。对照组年龄最大 35 岁，年龄最小 23 岁，平均 27.43±2.58 岁；病程最长 5 年，最短 1 年，平均 2.97±1.07 年；原发性不孕 9 例，继发性不孕 21 例；术后单侧输卵管通畅 6 例，术后双侧输卵管通畅 24 例；中医症状积分 15.33±2.76，局部体征积分 8.70±1.64。两组间一般资料比较，无显著性差异（P＞0.05），具有可比性。具体情况如下所示：

表 3-58　两组病人年龄（岁）分布比较（$\bar{x}\pm sd$）

组别	例数	最小（岁）	最大（岁）	$\bar{x}\pm sd$
治疗组	30	22	36	27.60±4.02
对照组	30	23	35	27.43±2.58

注：经 t 检验，P＞0.05，无显著差异，具有可比性。

表 3-59　两组病人病程（年）分布比较（$\bar{x}\pm sd$）

组别	例数	最短（年）	最大（年）	$\bar{x}\pm sd$
治疗组	30	1	7	3.47±1.50
对照组	30	1	5	2.97±1.07

注：经 t 检验，P＞0.05，无显著差异，具有可比性。

表 3-60　两组患者不孕类型比较

组别	例数	原发	继发
治疗组	30	8	22
对照组	30	9	21

注：经卡方检验，P＞0.05，无显著差异，具有可比性。

表 3-61　两组患者输卵管单、双侧通畅情况比较

组别	例数	单侧	双侧
治疗组	30	5	25
对照组	30	6	24

注：经卡方检查，P＞0.05，无显著差异，具有可比性。

备：治疗前两组患者中因为先天缺如或后天手术等因素一些患者输卵管只剩单侧或只有单侧输卵管通畅。

表 3-62 两组患者的中医症状及局部体征积分比较

组别	例数	中医症状积分	局部体征积分
治疗组	30	16.13±3.61	8.57±1.70
对照组	30	15.33±2.76	8.70±1.64

注：经 t 检验，P ＞ 0.05，无显著差异，具有可比性。

3. 材料

（1）中药口服方：桃仁 6g，红花 6g，赤芍 9g，丹参 9g，香附 6g，川芎 6g，当归 6g，败酱草 9g，蒲公英 9g（为颗粒剂，均由本院中药房提供）。

中药灌肠方：红藤 30g，延胡索 15g，王不留行 15g，路路通 10g，乳香 15g，没药 15g，透骨草 15g（均由本院中药房提供，并统一代煎）。

（2）仪器设备：B 超仪（西门子 SONOLINE 型号，3.5MHZ 转换器，凸阵式探头，德国）。X 光机（西门子 R200 型号）。

4. 病例选择

（1）诊断标准

①西医诊断标准

不孕症的诊断依据：参照 1995 年世界卫生组织编印的《不育夫妇标准检查与诊断手册》拟标准如下：

婚后夫妇同居 1 年以上，性生活正常，未采取任何避孕措施，女方未孕者。从未有过妊娠的称为原发性不孕，如曾有过妊娠，但未采取避孕措施 1 年以上未再孕，则称为继发性不孕。

输卵管阻塞诊断依据：参照 1995 年《中药新药临床研究指导》中"输卵管炎症所致不孕"的诊断标准：

子宫输卵管造影证实输卵管不通畅、阻塞或积水；

宫腹腔镜检查下做输卵管通液，证实输卵管不通畅或不通；

输卵管通液或通气 2 次均不通。

以上 3 项中有 1 项符合即可诊断。

同时符合不孕症的诊断依据和输卵管阻塞的诊断依据即可诊断为输卵管阻塞性不孕症。

②中医辨证标准：参照《中医妇科学》（高等中医药院校国家规划教材新世纪第 1 版）有关内容拟定血瘀证的中医辨证标准如下：

主症：不孕（1 年以上包括 1 年）；下腹刺痛，痛有定处，拒按；经色紫暗，夹血块。

次症：月经后期；经行腹痛，呈进行性加重；经行不畅，淋漓难净；经间出血；肛门坠胀不适；劳累、性交后腹痛复发或加重。

舌脉：舌质紫暗，或见瘀点或瘀斑；舌苔薄白，脉弦或弦细涩。

以上证候主症第一项为必备，后两项至少具备 1 项，次症具备任意 2 项，结合舌脉方可诊断。

（2）病例选择标准

①纳入标准

符合输卵管阻塞性不孕西医诊断标准及中医辨证诊断标准者；

已采用宫腹腔镜联合治疗，并至少有一条输卵管获得复通者；

年龄在 22 ～ 36 岁之间；

男方生殖功能正常者；

以上 4 点均符合并愿意配合者。

②排除标准

年龄在 22 岁以下及 36 岁以上；

合并有子宫及阴道先天性生理缺陷或畸形、占位性病变者；

合并有淋病、梅毒、艾滋病、恶性肿瘤者；

合并子宫内膜异位症及子宫肌瘤者；

有排卵障碍及免疫因素者；

输卵管结核者及染色体异常者；

夫妻双方性生活不正常者；

男方生殖功能异常者；

严重过敏体质者；

不符合纳入标准及未按规定用药者。

③病例剔除及脱落标准

不符合纳入标准而被误纳入者；

虽符合纳入标准而纳入后未曾按试验方案规定服药者；

试验过程中，受试者依从性差，影响有效性评价者；

发生严重不良事件、出现并发症和特殊生理变化，不宜继续接受试验者；

因其他各种原因疗程未结束退出试验、失访的病例。

5. 疗效观察

（1）安全性观测

①一般体检项目，包括呼吸、心率、血压、脉搏等。

②血、尿、粪常规检查。

③心、肝、肾功能检查。

（2）疗效性观测

①妊娠情况（宫内妊娠率及异位妊娠率）。

②治疗6个月经周期后仍未受孕者，输卵管泛影葡胺造影情况。

③治疗前与治疗6个月经周期后两组患者中医症状及局部体征变化情况，并予以评分。

（3）疗效判定标准

①中医症状疗效评定标准：主症与次症的评分标准参照卫生部颁发的《中药新药临床研究指导原则》（2002年版）制定。各项症状中，主症程度轻度为2分，中度为4分，重度为6分；次症程度轻度为1分，中度为2分，重度为3分；局部体征评分标准参照1994年国家中医药管理局颁布的国家中医药行业标准《中医病证诊断疗效标准》制定，子宫活动受限、压痛轻度4分，中度5分，重度6分；子宫一侧或两侧附件区情况轻度2分，中度3分，重度4分。疗效指数 n ＝（疗前积分 – 疗后积分）/ 疗前积分 ×100%。

痊愈＝中医症状消失，疗效指数 n ≥ 95%。

显效＝中医症状明显好转，疗效指数 70% ≤ n ＜ 95%。

有效＝中医症状减轻，疗效指数 30% ≤ n ＜ 70%。

无效＝中医症状未见改善，疗效指数 n ＜ 30%。

②输卵管疏通疗效的判定：术后6个月经周期后行输卵管泛影葡胺造影情况。

参照输卵管通畅度分类标准：Ⅰ度：输卵管间质部梗阻；Ⅱ度：输卵管峡部完全性梗阻；Ⅲ度：输卵管伞部完全性梗阻；Ⅳ度：造影剂排出输卵管，但有粘连，未至盆底；Ⅴ度：造影剂排出输卵管，虽有粘连，但已达盆底；Ⅵ度：正常图像，输卵管通畅，盆腔内造影剂弥散均匀。

显效：复通的输卵管通畅度为Ⅵ度。

有效：复通的输卵管通畅度为Ⅴ度。

无效：复通的输卵管通畅度变为Ⅰ、Ⅱ、Ⅲ、Ⅳ度。

（二）治疗方法

1. 分组方法

（1）询问病史，进行体检、妇科检查以及相关的辅助检查，选择符合纳入标准的对象。

（2）所有病例均为在月经干净3～7天内行宫腹腔镜检查，并于镜下行输卵管复通（包括输卵管整形术、造口术、输卵管卵巢周围粘连松解术等），且镜下用美蓝液行输卵管通液术提示至少一条输卵管通畅。对符合纳入标准的60例病人，按随机数字表法分为治疗组和对照组，每组各30例。

2. 治疗方法

治疗组：术后给予中医综合治疗。

中药口服（吴熙经验方）：桃仁 6g，红花 6g，赤芍 9g，丹参 9g，香附 6g，川芎 6g，当归 6g，败酱草 9g，蒲公英 9g。

临床随证加减：寒凝者加炮姜；气虚者加党参、黄芪；气滞者加柴胡；肾虚者加菟丝子、仙茅。

将中药口服方（选用我院统一制剂的中药单位农本颗粒剂）共 7 剂，发放至病人手中，用开水 100mL 冲服，早晚各 1 次。

中药灌肠（吴熙经验方）：红藤 30g，延胡索 15g，王不留行 15g，路路通 10g，乳香 15g，没药 15g，透骨草 15g。

将灌肠中药（我院统一代煎，浓煎至 100mL）共 7 剂发放至病人手中，嘱患者灌肠前排空二便后，取侧卧位，小枕头垫高臀位，药汤经加热后，待温度至 37℃左右（温度计测量），倒出药汤用灌肠器连接肛管插入肛门 10～15cm，缓慢注入药液，保留灌肠 30 分钟以上，每日 1 次，连续 7 天。另嘱患者将外用方药渣带回家。药渣经微波炉加热 1～2 分钟，装入事先做好的纱袋中，置两侧小腹部（药渣温度以 40℃左右为宜），表面可放置热水袋保温，每天 1 次，每次 20 分钟，连续 7 天。

空白对照组：术后未进行任何相关治疗。

具体方法：第一次于术后第 3 天开始治疗，连续 7 天，以后每次于月经干净后第 3 天开始。同时两组患者自月经第 9 天开始，应用 B 超隔日或每日测量卵泡的长、宽及深度，直至排卵前 1 天。如优势卵泡达到 18～20mm 或以上，嘱于当晚及隔日晚同房。共治疗 6 个月经周期。治疗期间无需避孕，妊娠者停止治疗。

3. 观察方法

（1）治疗 6 月经周期后两组妊娠情况。

（2）治疗 6 个月经周期后未受孕者，输卵管泛影葡胺造影情况。

（3）观察治疗前与治疗 6 个月经周期后两组患者中医症状及局部体征变化情况。

4. 技术路线

（1）研究人员根据诊断标准、纳入标准选择符合要求的病例。

（2）完成所需的各项检查，包括血、尿、粪常规，肝肾功能，心电图等。

（3）研究人员对患者进行症状询问，同时进行症状评分，并随时记录。

（4）完成所有病例后，将取得的全部资料进行分析与整理，并做统计学处理、相关分析等，从而得出科学的结论。

（5）撰写论文。

5. 统计方法

（1）计量资料以（$\bar{x}\pm sd$）表示，采用 t 检验。

（2）计数资料采用卡方检验。

（3）等级资料采用秩和检验。

（4）采用 SPSS13.0 软件辅助处理。

（三）结果

1. 两组患者妊娠情况比较

表 3-63 及图 3-8 显示：治疗组 30 例中有 12 例妊娠，18 例未妊娠，总妊娠率为 40.00%；对照组 30 例中 5 例妊娠，25 例未妊娠，总妊娠率 16.67%。两组患者妊娠率有显著差异（P ＜ 0.05）。

表 3-63　两组患者妊娠情况比较（n%）

组别	例数	妊娠	未妊娠
治疗组	30	12（40.00）	18（60.00）
对照组	30	5（16.67）	25（83.33）

注：经卡方检验，P ＜ 0.05，两组妊娠率有显著差异。

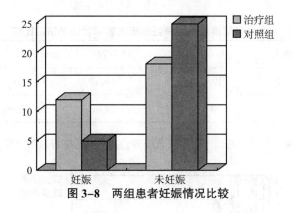

图 3-8　两组患者妊娠情况比较

2. 两组患者异位妊娠情况比较

表 3-64 及图 3-9 显示：治疗组 12 例妊娠中有 2 例异位妊娠，异位妊娠率为 16.67%；对照组 5 例妊娠中有 1 例异位妊娠，异位妊娠率为 20.00%。两组患者异位妊娠率无显著差异（P ＞ 0.05）。

表 3-64　两组患者异位妊娠情况比较（n%）

组别	例数	是	否
治疗组	12	2（16.67）	10（83.33）
对照组	5	1（20.00）	4（80.00）

注：经卡方检验，P ＞ 0.05，两组异位妊娠率无显著差异。

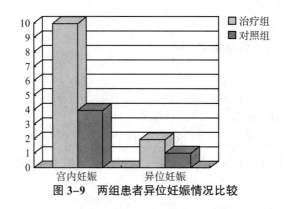

图 3-9　两组患者异位妊娠情况比较

3. 个月经周期后两组未妊娠患者输卵管通畅情况比较

表 3-65 及图 3-10 显示：治疗组在治疗 6 个月经周期后未妊娠患者输卵管通畅显效率为 66.66%，有效率为 16.67%，无效率为 16.67%，总有效率为 83.33%；对照组在 6 个月经周期后未妊娠患者输卵管通畅显效率为 40.00%，有效率为 24.00%，无效率为 36.00%，总有效率为 64.00%。两组患者输卵管通畅有效率有显著差异（P ＜ 0.05）。

表 3-65　6 个月经周期后两组未妊娠患者输卵管通畅情况比较（n%）

组别	例数	显效	有效	无效	总有效率（%）
治疗组	18	12（66.66）	3（16.67）	3（16.67）	83.33
对照组	25	10（40.00）	6（24.00）	9（36.00）	64.00

注：经秩和检验，P ＜ 0.05，两组未妊娠患者输卵管通畅有效率有显著差异。

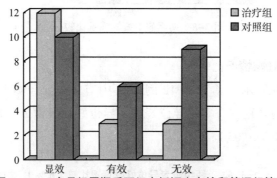

图 3-10　6 个月经周期后两组未妊娠患者输卵管通畅情况

4. 个月经周期后未妊娠患者手术输卵管复通成功条数与治疗后输卵管通畅条数及粘连条数比较

表 3-66 及图 3-11 显示：治疗组在治疗 6 个月经周期后未妊娠患者输卵管通畅率为 84.38%，输卵管再粘连率为 15.62%；对照组在 6 个月经周期后未妊娠患者输卵管

通畅率为 63.64%，输卵管再粘连率为 36.36%；两组输卵管通畅率及粘连率有显著差异（P ＜ 0.05）。

表 3-66　6 个月经周期后未妊娠患者手术再通成功条数与治疗后通畅条数及粘连条数比较（n%）

组别	手术再通成功条数	治疗后通畅条数	治疗后粘连条数
治疗组	32	27（84.38）	5（15.62）
对照组	44	28（63.64）	16（36.36）

注：经卡方检验，P ＜ 0.05，6 个月经周期后未妊娠患者输卵管通畅率及粘连率有显著差异。

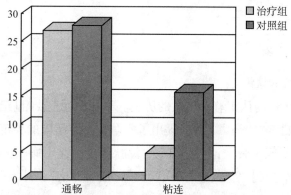

图 3-11　6 个月经周期后未妊娠患者手术再通成功条数与治疗后通畅条数及粘连条数比较

5. 6 个月经周期后治疗组与对照组中医症状积分的比较

表 3-67 显示：6 个月经周期后治疗组中医症状积分为 5.83±3.16，对照组中医症状积分为 12.40±2.63。两组中医症状积分有显著差异（P ＜ 0.05）。

表 3-67　治疗组与对照组治疗 6 个月经周期后中医症状积分的比较（x̄±sd）

组别	例数	中医症状积分
治疗组	30	5.83±3.16
对照组	30	12.40±2.63

注：经经 t 检验，P ＜ 0.05，6 个月经周期后治疗组与对照组中医症状积分有显著差异。

6. 6 个月经周期后治疗组与对照组局部体征积分的比较

表 3-68 显示：6 个月经周期后治疗组局部体征积分为 2.80±1.45，对照组局部体征积分为 5.70±1.47。两组局部体征积分有显著差异（P ＜ 0.05）。

表 3-68　6 个月经周期后治疗组与对照组局部体征积分的比较（$\bar{x} \pm sd$）

组别	例数	局部体征积分
治疗组	30	2.80±1.45
对照组	30	5.70±1.47

注：经 t 检验，$p < 0.05$，6 个月经周期后治疗组与对照组局部体征积分有显著差异。

7. 安全性检测

治疗期间，治疗组出现 1 例轻微腹痛、1 例恶心、2 例轻微腹泻，未做特殊处理而症状逐步消失。

（四）分析与讨论

1. 中医学对本病的认识

中医学对于不孕症的认识有着悠久的历史。早在公元前 11 世纪的《周易·九五爻辞》中就记载了"妇三岁不孕"。首次提出了不孕及不孕年限的界定。而"不孕"作为病名出现则是在《素问·骨空论》，其曰："督脉者……此生病……其女子不孕。"《素问·上古天真论》中提到"肾气盛""天癸至""任通冲盛""月事以时下"是"有子"的受孕生理。

中医学中没有对输卵管阻塞性不孕的系统阐述。根据本病的临床表现可归于"断绪""小腹痛""无子""带下""月经不调""癥瘕"等范畴。目前大多医家认为输卵管阻塞的形成，主要是因为瘀血阻滞，胞脉、胞络闭阻不通，使两精不能相搏而致不孕。归纳起来病因病机如下：湿热：经期产后，余血未尽，感受湿热之邪，湿热与血相搏结，瘀阻冲任，胞脉血行不畅而闭阻；或素有湿热内蕴，流注下焦，阻滞气血，瘀积冲任。气滞：素性抑郁，或愤怒过度，肝失条达，肝气郁结，气机不利，气滞血瘀，闭阻胞脉。气虚：素体气虚，或久病气虚，不能推动血液运行，气虚血瘀，冲任不养，瘀闭胞脉。痰湿：素体肥胖，痰湿内盛，或脾肾阳虚，运行失调，水精不能四布，反化为饮，聚而成痰，阻滞气机，血行不畅，留而成瘀，痰湿瘀互结，冲任不通，闭阻胞脉。寒湿：经行产后，余血未尽，冒雨涉水，感寒饮冷，或久居湿地，寒湿伤及胞脉，血为寒湿所凝，瘀血与寒湿互结，冲任阻滞，阻塞胞脉。

西晋《针灸甲乙经·妇人杂病》中记载"女子绝子，衃血在内不下，关元主之"，第一次提出瘀血是导致不孕的机理。唐代《备急千金要方》指出"瘀血内停……恶血内漏"是无子原因之一。《石室秘录》中记载："任督之间倘尚有癥瘕之症，则精不能施，因外有所障也。"《傅青主女科》中提到："疝瘕碍胎而外障，则胞胎必缩于疝瘕之内，往往精施而不能受。"《医宗金鉴》中指出："女子不孕之故，由伤其冲任也。或因胞寒、胞热不能摄精成孕，或因体盛痰多，胞阻不孕。"《冯氏锦囊秘录·女科精要》

论述本病病因为"妇人不孕亦有六淫七情之邪伤冲任，子宫虚冷……或血中伏热……或有积血积痰凝滞胞络。"均指出血瘀、癥瘕等可以阻塞胞络而影响受孕。

治疗上以活血化瘀为主组方，结合辨证或辨病加减用药。《神农本草经》亦有云："谓主妇人多无子，因无子者多系冲任瘀血，瘀血去自能有子也。"《备急千金要方》云："女服紫石门冬丸及坐浴、荡胞汤，无不有子。""陈良蒲于二三十年全不产育者，胞中必有积血主以荡胞汤。"荡胞汤在《备急千金要方》中为妇人求子第一方，以行气活血化瘀、温通胞络为法，方中有朴硝、牡丹皮、当归、大黄、桃仁、细辛、厚朴、水蛭等，"治以妇人立身以来全不产，及断绪久不产三十年者方"。清代王清任所著《医林改错》重视活血化瘀治不孕，认为少腹逐瘀汤"种子如神"，并开创对经服药法，即月经来潮之日起服 5 天以祛瘀生新、调经种子治疗。

2. 西医学对本病的认识

西医认为阻碍受孕的因素可能在女方、男方或男女双方。女方因素占 60%，男方因素占 30%，男女双方因素占 10%。引起女性不孕的因素主要包括排卵障碍、输卵管因素、子宫因素、宫颈因素及阴道因素等。其中以排卵障碍和输卵管因素居多。输卵管阻塞或输卵管通而不畅占女性不孕因素的 1/3。输卵管在受孕过程中占据着非常重要的地位，它是精子和卵子相遇受精的场所，也是向宫腔运送受精卵的通道。因此任何影响输卵管正常功能的因素都可以造成女性不孕。研究表明，影响输卵管阻塞性不孕的因素很多，盆腔感染、采用宫内节育器、结核病史和阑尾炎手术史都是输卵管性不孕的危险因素。其中因盆腔感染后延误治疗造成的输卵管阻塞或与输卵管有关的盆腔粘连是不孕的主要原因之一，占女性不孕症的 20%～40%。慢性输卵管炎绝大多数是因急性炎症未得到及时有效的治疗，炎症遗留管内迁延所致。随着病变的进展，输卵管管壁因炎症淋巴细胞浸润，充血、水肿、积脓积水以及肉芽组织增生，最终引起输卵管功能的改变。炎症还可造成输卵管与周围粘连，改变了输卵管与卵巢的关系，阻碍了输卵管的拾卵功能，从而影响受孕。

目前临床治疗输卵管阻塞性不孕的方法很多，包括输卵管通液术、开腹手术、腔镜技术、辅助生殖技术等。因输卵管通液术治疗的盲目性，及输卵管碘油造影术的副作用较多，例如可引起肺动脉栓塞，引起肉芽肿等，故目前输卵管通液术与输卵管碘油造影术常作为输卵管通畅检查的初筛手段。随着内镜技术的发展，宫腹腔镜手术在临床上逐渐推广开来。宫腹腔镜可以在镜下直接观察子宫、附件的形态，并于镜下用美蓝液行输卵管通液，直接观察输卵管通畅度，更准确地判定输卵管阻塞的部位。同时宫腹腔镜还可以根据检查病变情况，直接进行治疗。通过宫腹腔镜手术可以矫正输卵管管腔内和管外的解剖异常，使输卵管得到复通。但手术只能恢复输卵管的物理性通畅，并不能改善长期炎症所致的输卵管功能的破坏。且手术中多用电凝和电切，也增加了术后输卵管再次粘连的机会。近年来，大量研究表明宫腹腔镜手术后给予中医治疗可以提高宫内妊娠率，降低术后输卵管粘连率。

3. 立题依据

不孕症是现在全世界共同关注的人类自身生殖健康问题，而输卵管阻塞是女性不孕的常见原因。随着腔镜技术的不断发展，宫腹腔镜联合治疗已成为了治疗输卵管阻塞不孕的首选方法。二镜联合治疗，使输卵管复通率大大提高，但手术只是矫正输卵管管腔内和管外的解剖异常，使输卵管得到机械复通，并没有针对本病的根本病因进行治疗，故仍存在术后输卵管再次粘连的问题。且输卵管是提供卵子受精，受精卵早期发育的微环境，其协调蠕动，纤毛摆动及输卵管液流动在精子输送、卵子摄取、受精卵送入宫腔等过程中起重要作用。故输卵管的生殖状态不仅取决于管腔的通畅程度，还取决于输卵管功能的正常与否。手术造就的输卵管解剖的复通并不等于其正常功能的恢复，尤其是对输卵管壁僵硬、增厚、黏膜破坏、粘连致密且广泛者来说，单纯的输卵管管腔的通畅并不能提高术后的妊娠机会。

中医学认为本病病因很多，经期、产后余血未净；房事不节、摄生不慎，久病大病，损伤肾气，日久致瘀；素性忧郁，情怀不畅，导致气机不畅，气滞血瘀；饮食失节，水湿内停，湿聚成痰，痰阻气机，气滞血瘀，瘀血阻于胞络胞脉，致使胞络阻塞，无以摄精成孕，乃致不孕。但归根结底其主要的病因病机是血瘀，而肝郁、气滞、湿热、气虚、脾虚、肾虚等均可以相互兼夹、转化，最后均可导致血瘀。现代中医认为瘀血留结于下腹，久之则瘀阻冲任、胞宫，瘀积日久可形成癥瘕，瘀血留在体内也将刺激机体，促使机体产生自身免疫反应，影响排卵、凝集精虫，并影响受精卵着床，最后导致不孕，这也属于中医之"瘀血内结"。引起腹腔镜术后输卵管粘连、闭塞的主要病因是"瘀"，血瘀引起冲任脉闭涩，胞脉不畅或阻塞不通，精卵不能交融而不孕。若不彻底治疗瘀证，复通的输卵管又可重新闭塞。

故本课题针对血瘀型输卵管阻塞不孕症宫腹腔镜复通术后，采用活血化瘀法，改善输卵管局部及盆腔的内环境，防止输卵管再粘连，促使输卵管功能恢复，从而提高妊娠机会。现代药理研究证明，活血化瘀散结药物有增加血流量、扩张血管的作用，可改善血液循环，并能抑菌，有预防感染的疗效，还可促进吞噬细胞移向凝血块，增加吞噬机能，促进盆腔内血液和血肿吸收，起到逐瘀消癥的作用，从而达到治愈输卵管损伤及恢复输卵管功能的作用；还可减少因手术形成的瘢痕、粘连等造成术后输卵管阻塞。本课题采用中药口服配合中药灌肠以及中药外敷的综合治疗，弥补了单用中药口服时药物经肝脏及消化道黏膜的首过效应，降低了病变局部的药物浓度的不足。保留灌肠使药物直接作用于病变部位，使盆腔内迅速达到药物有效浓度，促进局部组织血液循环，分解局部组织粘连。中药外敷则借助药物的走窜及穿透能力，透过肌肤，促使炎症消退和吸收。不同的治疗方法起到了不同的治疗效果，使本病得到了多角度、全方位的治疗，这也是中医药的治疗优势所在。因此输卵管阻塞性不孕症经宫腹腔镜复通术后，配合中医综合治疗，是一种有良好应用前景的方法。

4. 研究结果分析

（1）两组患者妊娠情况的分析：从表 3-63 可知：6 个月经周期后治疗组 30 例患者中有 12 例妊娠，总妊娠率为 40.00%；对照组 30 例患者中有 5 例妊娠，总妊娠率为 16.67%。两组患者妊娠率有显著差异（P ＜ 0.05）。治疗组的妊娠率高于对照组。表 3-64 所示：治疗组 12 例妊娠中有 2 例为异位妊娠，异位妊娠率为 12.67%，对照组 5 例妊娠中有 1 例异位妊娠，异位妊娠率为 20.00%，两组患者异位妊娠率无显著差异（P ＞ 0.05）。由于本课题纳入病例数有限及观察时间不足，只进行了 60 例患者术后 6 个月经周期的妊娠情况的统计，未对术后 1 年、2 年妊娠情况进行统计，这需要进一步的追踪随访。本课题针对本病的根本病机"血瘀"，以"活血化瘀"为治疗大法，改善输卵管及盆腔局部环境，防止输卵管术后再粘连，促使输卵管功能恢复，提高妊娠机会，使患者不会错过术后最佳的妊娠时机。

（2）6 个月经周期后两组未妊娠患者输卵管通畅情况分析：由表 3-65、表 3-66 可知，6 个月经周期后两组未妊娠患者输卵管通畅情况比较，治疗组显效率为 66.66%，有效率为 16.67%，无效率为 16.67%，总有效率为 83.33%；对照组显效率为 40.00%，有效率为 24.00%，无效率为 36.00%，总有效率为 64.00%；两组患者输卵管通畅有效率有显著差异（P ＜ 0.05）。6 个月经周期后两组未妊娠患者输卵管通畅条数及粘连条数比较：治疗组 32 条输卵管中，有 27 条通畅（84.38%），5 条粘连（15.62%）；对照组 44 条输卵管中，有 28 条通畅（63.64%），16 条粘连（36.36%）。治疗组的输卵管通畅率优于对照组，术后再粘连率低于对照组。这也证实了腹腔镜术后输卵管再粘连、闭塞的主要病因是"瘀"的观点，术后采用中医综合治疗，以活血化瘀、疏通经络为治则，确实可以改善盆腔环境，维持输卵管通畅，防止术后输卵管再粘连。有研究表明活血化瘀中药可以降低毛细血管壁和细胞膜的通透性，改善盆腔微循环，促使炎症吸收，阻止输卵管机械通畅后的再粘连，从而使输卵管通畅率得到明显提高，最终提高妊娠机会。

（3）6 个月经周期后两组患者中医症状积分及局部体征积分的分析：由表 3-67、表 3-68 可知，6 个月经周期后治疗组与对照组中医症状积分、局部体征积分均有显著差异（P ＜ 0.05）。6 个月经周期后治疗组中医症状总有效率为 83%，对照组中医症状总有效率为 30%。说明治疗组在改善患者中医症状及体征方面优于对照组，这充分体现了中医综合治疗在患者的中医症状及体征方面的改善具有很大的优势。中医学认为：瘀血内阻，"不通则痛"，故血瘀型不孕症患者常伴有下腹疼痛坠胀、经期腹痛、舌质紫暗或舌体瘀斑等临床症状和局部体征，故给予中药口服可以调节机体的阴阳平衡，消除或减轻患者的全身症状。同时配合药物的灌肠和中药外敷，使药物直达病所，可以提高盆腔血液中的药物浓度，促进局部组织血液循环。

综上所述，输卵管阻塞性不孕经宫腹腔镜复通术后给予中药口服、灌肠、外敷等中医综合治疗，可以提高术后患者妊娠率、维持输卵管通畅，降低术后输卵管再粘连率，改善患者的中医症状、体征，值得临床推广应用。然而在异位妊娠率方面，因纳入病例数较少，观察时间有限，尚未发现中医综合治疗的优势，有待以后进一步的观察研究。

5. 对本课题所用方药解析

严炜经验方口服：桃仁 6g，红花 6g，赤芍 9g，丹参 9g，香附 6g，川芎 6g，当归 6g，败酱草 9g，蒲公英 9g。

本方中桃仁、红花共为君药，二者相须为用共奏活血化瘀之功。

桃仁苦甘性平，归心、肝、大肠经。具有活血祛瘀、润肠通便、止咳平喘之功效。其善泄血滞，祛瘀力强，又称破血药。《神农本草经》曰："主瘀血，血闭癥瘕，邪气，杀小虫。"现代药理研究发现，桃仁中含苦杏仁苷（amygdalin）及挥发油能提高血小板中 CAMP 水平，可使小鼠的出血及凝血时间明显延长，抑制血液凝固，抗血栓形成；能扩张血管，降低血管阻力，增加组织血流量。

红花辛散温通，归心、肝经。具有活血通经、祛瘀消癥止痛之功效。《本草汇言》曰："红花，破血、行血、和血、调血之药也。"现代药理研究发现，红花内含红花黄色素（safflor yellow 分为Ⅰ、Ⅱ、Ⅲ、Ⅳ等组分）及红花苷能抑制血小板聚集及实验性血栓形成，且能延长凝血酶原时间、缩短血栓长度，增强纤维蛋白溶解，从而抗血栓形成。

赤芍、丹参、香附、川芎共为臣药。

赤芍，性苦、微寒，入肝经血分，具有活血散瘀止痛之功。据《神农本草经》记载："主邪气腹痛，除血痹，破坚积，止痛，利小便。"现代药理研究表明，赤芍水提物有明显改善微循环、抑制血小板聚集和抑制内、外凝血系统等作用。赤芍苷还具有镇静、抗炎、镇痛、解热及抗惊厥、抗溃疡和降压作用。对多种病原微生物有不同程度的抑制作用。

丹参，味苦性微寒，归心、心包、肝经，具有活血调经、祛瘀止痛、凉血消痈之效。《本草纲目》谓其"能破宿血，补新血"。《本草遍读》曰："丹参，功同四物，能祛瘀以生新，善疗风而散结，性平和而走血……味甘苦以调经，不过专通营分。丹参虽有参名，但补血之功不足，活血之功有余，为调理血分之首药。"现代药理研究发现，丹参中含有的物质可改善微循环，还可降低血液黏度，抑制血小板和凝血功能，激活纤溶，对抗血栓形成。与赤芍共为臣药，共奏活血祛瘀之功效，还可防止瘀久化热。

香附辛行苦泄，善于疏理肝气，调经止痛。《本草纲目》曰："利三焦，解六郁，消饮食积聚，痰饮痞满，跗肿腹胀，脚气，止心腹肢体头目齿诸痛……妇人崩漏带下，月候不调，胎前产后百病……乃气病之总司，女科之主帅也。"现代药理研究发现，本品含挥发油、生物碱、黄酮类及三萜类等，醇提物有抗炎、镇痛、镇静及一定的解热作用。其挥发油有轻度雌激素样作用，香附油对金黄色葡萄球菌有抑制作用，其提取物对某些真菌有抑制作用。

川芎辛散温通，既能活血化瘀，又能行气止痛，为"血中气药"。现代药理研究表明，川芎中含有的生物碱能降低血小板表面活性，抑制血小板聚集，预防血栓形成。与香附合用意在加强活血、理气之功。

当归、败酱草、蒲公英同为佐药。

当归甘、辛、温，归心、肝、脾经。具有补血调经、活血止痛之功。《景岳全书·本草正》曰："其气轻而辛，故能行血，诚血中之气药，亦血中之圣药也。"现代药理学研究表明，当归及其阿魏酸钠有明显的抗血栓形成作用。

败酱草味辛、苦，性微寒，具有清热解毒、消痈排脓、祛瘀止痛之功。《本草纲目》曰："败酱乃手足阳明厥阴药也，善排脓破血，故仲景治痈及古方妇人科皆用之。"现代药理研究表明，其含齐墩果酸、常春藤皂苷元、黄花龙芽苷、胡萝卜苷及多种皂苷，对金黄色葡萄球菌、痢疾杆菌、伤寒杆菌、绿脓杆菌、大肠杆菌均有抑制作用，其乙醇浸膏或挥发油均有明显镇静、镇痛作用。

蒲公英，性苦、甘、寒，入肝胃经，长于清热解毒、消痈散结、利湿通淋。本品苦以泄降，甘以解毒，寒能清热兼散滞气，用于热毒疮痈、湿热诸症。《新修本草》曰："主妇人乳痈肿。"《本草备要》曰："专治痈肿、疔毒，亦为通淋妙品。"现代药理研究，蒲公英含有蒲公英固醇、蒲公英素、蒲公英苦素、肌醇等，对金黄色葡萄球菌、溶血性链球菌及卡他球菌有较强的抑制作用，对肺炎双球菌、脑膜炎双球菌、白喉杆菌、福氏痢疾、绿脓杆菌等也有一定的抑制作用。

外用方方药如下：红藤 30g，延胡索 15g，王不留行 15g，路路通 10g，乳香 15g，没药 15g，透骨草 15g。

本方中红藤苦、平，归大肠经。具有活血止痛、清热解毒之功效。《本草图经》曰："行血，治血块。"现代药理研究表明，红藤中含有的成分可以抑制血小板聚集，对抗血栓形成。且有实验研究表明红藤有镇痛作用。延胡索辛散温通，具有活血、行气、止痛之功效，为活血行气止痛之良药。《本草纲目》曰："延胡索，能行血中气滞，气中血滞，故专治一身上下诸痛，用之中的，妙不可言。盖延胡索活血化气，第一品药也。"二者为君药，共奏活血化瘀止痛之功。王不留行苦平，归肝、胃经。具有活血通经、下乳消痈、利尿通淋之功效。《本草纲目》曰："王不留行能走血分，乃阳明冲任之药。俗有'穿山甲、王不留行，妇人服了乳长流'之语，可见其性行而不住也。"路路通苦平，归肝、肾经。具有祛风通络、利水、通经之功效。二者共为臣药，再佐以乳香、没药活血行气止痛，化瘀散结、透骨草引药直达病所，三者共同辅佐主药。

中药口服方全方具有活血化瘀、行气通络的作用。同时通过中药保留灌肠能增强活血化瘀散结、行气通络止痛的功效，使药物的有效成分直达病所，通过肠壁黏膜的吸收及渗透作用起到对整个盆腔的消炎及活血的作用，更有利于输卵管蠕动，减轻盆腔充血症状，加快粘连的松解，包块的消散，起到口服药物不能代替的作用，从而提高疗效。

6. 对中药保留灌肠、外敷的探讨

输卵管阻塞多由炎症引起，临床表现以"瘀"为主，所以治疗首选活血化瘀之品。现代药理研究证明，活血化瘀中药能改善盆腔局部的微循环和组织营养，调节合成代谢，吸收炎性病灶，有利于输卵管粘连的松解，促进管腔黏膜上皮的修复。

在口服中药的同时配合中药灌肠，外敷具有以下优点：①直肠与子宫、附件相邻。直肠黏膜血管丰富，黏膜下组织疏松，且盆腔静脉丰富，并与相应器官及周围形成的静脉丛吻合，与痔静脉丛交通。中药的保留灌肠，起着口服药不能代替的作用，可以使药物的有效成分直接经直肠黏膜吸收后作用于盆腔，改善盆腔局部微循环，改善子宫输卵管内环境，使变硬、纤维化的输卵管软化而恢复功能。②药渣热敷下腹部，可以通过温热的物理刺激和局部药物渗入，促进局部的血液循环，使药物迅速渗透到病灶，增加局部药物的浓度，最终达到炎症、肿块消散和吸收的作用。两者合用可起到协同增效的作用，改善局部血液循环，促进炎症病灶的吸收，抑制结缔组织增生，使粘连阻塞的管腔维持通畅，恢复其正常的生育功能，从而提高了输卵管的复通率和术后受孕率。③缩短疗程。通过药物的灌肠和外敷避免长期使用口服药物造成对胃肠道的刺激，减轻肝脏负担，同时也减低了服药引起的抗药性。而且还可以减少口服中药时，肝脏及消化道黏膜的首过效应，增加药物的吸收利用度。

（五）结论

本课题针对血瘀型输卵管阻塞性不孕症宫腹腔镜复通术后给予中医综合治疗，并对其临床疗效进行观察，结果表明：

1. 血瘀型输卵管阻塞性不孕症宫腹腔镜复通术后给予中医综合治疗可以提高妊娠率。

2. 血瘀型输卵管阻塞性不孕症宫腹腔镜复通术后给予中医综合治疗可以提高术后输卵管通畅率，降低术后输卵管再粘连率。

3. 血瘀型输卵管阻塞性不孕症宫腹腔镜复通术后给予中医综合可以改善患者的中医症状及局部体征。

二十六、补肾活血法治疗宫腹腔镜术后 Ⅰ～Ⅱ 期子宫内膜异位症不孕的临床观察

凡婚后有正常性生活未避孕，同居 1 年未受孕者称为不孕症。婚后未避孕而从未妊娠者称原发性不孕；曾有过妊娠而后未避孕持续 1 年不孕者称继发性不孕。引起不孕的原因中占第 2 位的是子宫内膜异位症（内异症）。据统计，不孕患者中 25%～35% 合并内异症。

目前，诊断和治疗内异症不孕的首选方法是宫腹腔镜术。美国《ESHRE 子宫内膜异位症诊疗指南（2005）》提出腹腔镜术可有效减灭病灶、松解粘连，有助于增加病理分期为Ⅰ～Ⅱ期内异症不孕患者的妊娠率。但是，如果只是单纯地采取保守型手术治疗，有可能对微小病灶和深层病变漏诊，且术中行囊肿剥除、电凝止血等操作都会或多或少损伤卵巢，降低卵巢功能而影响排卵，术后手术部位还有可能形成疤痕而影响输卵管的蠕动，所以保守型术后妊娠情况并不理想。

郎景和教授提出单纯药物治疗内异症复发率较高，手术对改善生育有益处，手术配合药物治疗可减少复发，促进生育。因此，腹腔镜术联合药物治疗有助于提高患者的妊娠能力。术后西医治疗内异症不孕常用性激素类药物，但性激素类药物存在用药期间抑制排卵的弊端，还有副作用大，费用高，疗程长，复发率高，影响卵巢储备功能等缺点，因此不易被患者接受。据报道，对术后病理分期为Ⅰ～Ⅱ期内异症不孕患者用性激素类药物治疗的效果也不确切，如廖文燕等报道，Ⅰ～Ⅱ期内异症不孕患者腹腔镜术后观察 1 年，GnRH-a 组与期待组的妊娠率分别为 42.9% 和 47.8%，妊娠率比较两组无显著性差异。丁颖认为内异症不孕患者术后 1 年内自然妊娠率最高，术后在输卵管通畅的情况下，有自然妊娠的机会，术后 GnRH-a 组与期待组比较不提高妊娠率。

内异症不孕患者术后性激素类药物治疗效果不佳，所以对腹腔镜术后Ⅰ～Ⅱ期内异症不孕的患者部分学者仍支持期待疗法。期待疗法指患者确诊为内异症后，在一定时期内不采取任何的治疗措施，仅予临床随访。据统计，腹腔镜术后Ⅰ～Ⅱ期内异症不孕期待疗法 1 年妊娠率在 31%～39%。Donnez 等报道腹腔镜术后 1 年，内异症期待疗法妊娠率可达 45%，与术后用药无明显差异。Kirsten Duckitt 报道期待疗法和卵巢抑制药相比，妊娠率没有显著性差异。王刚认为术后Ⅰ～Ⅱ期内异症不孕的患者在输卵管通畅的情况下，术后不需加用药物治疗，而应抓紧黄金时间尽早怀孕。正常妊娠要经历排卵、受精、胚胎运送、胚胎着床等一系列过程，其中任何环节受阻都可能导致妊娠失败。研究证实轻中度内异症不孕与盆腔微环境的改变关系密切，盆腔内异常的微环境通过影响排卵功能、影响精子活动、干扰受精卵的运送及胚胎着床等过程而阻碍受孕。腹腔镜术可清除异位病灶、分离组织粘连、恢复盆腔解剖，改善内异症患者的盆腔环境。例如，术中使用大量生理盐水反复冲洗盆腔，可祛除盆腔局部对精子、卵巢和受精卵有毒害作用的免疫因子和自由基，从而为Ⅰ～Ⅱ期内异症不孕患者术后自然妊娠创造了条件。

内异症不孕的患者恢复生育是关键，对Ⅰ～Ⅱ期内异症不孕术后性激素类药物治疗效果不佳，而术后 6～8 个月内最易受孕，10～11 个月受孕率较前降低。西药治疗对提高妊娠状况不佳，而期待疗法妊娠率也不理想。因此，宫腹腔镜术后如何更好地提高妊娠情况，改善患者临床症状，仍然是当前较棘手的问题之一。

司徒义教授指出术后Ⅰ～Ⅱ期内异症不孕患者可采用中医治疗。中医通过恢复人体阴阳的平衡，协调脏腑的功能，恢复性腺轴的功能，以达恢复生育的目的，因此研究中医治疗术后Ⅰ～Ⅱ期内异症不孕的学者越来越多。如赵红艳报道，腹腔镜术后内异症不孕患者用中药与孕三烯酮做对比，观察1年后，中药组与孕三烯酮组的妊娠率分别为60%和32%，妊娠率比较两组有显著性差异。徐满如对内异症不孕患者腹腔镜术后观察2年，中药组妊娠率（54.3%）高于期待组妊娠率（16.7%）。

中医学无"内异症不孕"的病名，但据其临床表现，可归属于"不孕""痛经""癥瘕""月经不调"等范畴。《素问·上古天真论》曰："二七而天癸至，任脉通，太冲脉盛，月事以时下，故有子。"指出受孕的机理是肾气盛，天癸至，任通冲盛，月经调和，男女生殖之精相搏而成形，发育于胞中，乃成胎孕。在此过程中肾气具有关键作用。《灵枢·决气》云："两神相搏，合而成形。"指出肾气为孕育的动力。因肾虚冲任虚损，胞宫血海蓄溢失常，经血不循常道，而为离经之血，结于少腹，积久成癥；肾虚冲任虚损，瘀血内阻，阻碍精卵相遇，导致不孕。研究也证实内异症不孕证型分布中肾虚血瘀型最多见，约占49.35%。内异症不孕术后治疗的重点是不孕，但同时需兼顾血瘀的特点，故内异症不孕的患者肾虚为本，血瘀为标，采用补肾活血周期法治疗本病是恰当的方法。补肾活血周期疗法以"补肾（补肾阴为主）－补肾活血－补肾（补肾阳为主）－活血调经"为立法公式，利用肾－天癸－冲任－胞宫平衡理论来改善性腺功能，即兴奋下丘脑－垂体－卵巢轴，诱发黄体生成激素高峰，促进排卵，提高妊娠率。

本课题旨在发挥补肾活血周期疗法的优势，充分运用中医辨证论治的特色，比较补肾活血组与期待组治疗经宫腹腔镜手术治疗后确诊为Ⅰ～Ⅱ期内异症不孕，且中医辨证为肾虚血瘀型患者的临床疗效，分析两者术后的妊娠情况、中医证候、痛经的改善情况，初步评价补肾活血周期疗法治疗本病的临床疗效。

（一）资料与方法

1. 临床资料

（1）病例来源及研究对象

①病例来源：所有病例均来源于2010年1月～2010年9月在福建省人民医院妇科住院部行宫腹腔镜术，且术后确诊为Ⅰ～Ⅱ期内异症不孕，中医辨证为肾虚血瘀型的患者。

②研究对象：课题开始选择符合标准的患者共48例，按随机数字表法分为治疗组24例，对照组24例。其中，治疗组脱落2例（1例因未能规律用药予以剔除，1例因治疗2个月经周期后失访）；对照组脱落4例（1例因观察3个月经周期后症状加重予西药治疗，3例失访）。最后纳入本课题研究对象共42例，治疗组22例，对照组20

例。各组患者在服药期间门诊复查血、尿、粪常规，心、肝、肾功能无一例异常。

表 3-69　两组脱落率比较

组别	收集例数	脱落例数	纳入例数	脱落率（%）
治疗组	24	2	22	8.33%
对照组	24	4	20	16.67%

注：经卡方检验，两组脱落例数比较，两组无显著性差异（P ＞ 0.05），两组脱落人数无统计学意义。

（2）一般资料：两组患者在年龄、病程、不孕类型、术后输卵管通畅情况、术后病理分期、中医证候积分、痛经积分上进行比较，无统计学意义（P ＞ 0.05），具有可比性。具体情况如表 3-70 ～表 3-76 所示：

表 3-70　两组患者年龄比较

组别	例数	最小（岁）	最大（岁）	平均年龄（岁）
治疗组	22	22	38	29.33±4.08
对照组	20	21	36	29.03±3.50

注：经 t 检验，P ＞ 0.05，无显著性差异，具有可比性。其中治疗组最大年龄 38 岁，最小年龄 22 岁，平均年龄 29.33±4.08 岁；对照组最大年龄 36 岁，最小年龄 21 岁，平均年龄 29.03±3.50 岁。

表 3-71　两组患者病程情况比较

组别	例数	最短（年）	最长（年）	平均病程（年）
治疗组	22	1	8	3.92±2.00
对照组	20	1	8	3.85±2.00

注：经 t 检验，P ＞ 0.05，无显著性差异，具有可比性。治疗组病程最长 8 年，最短 1 年，平均 3.92±2.00 年；对照组病程最长 8 年，最短 1 年，平均 3.85±2.00 年。

表 3-72　两组患者不孕类型比较

组别	例数	原发	继发
治疗组	22	14	8
对照组	20	12	8

注：经卡方检验，P ＞ 0.05，无显著差异，具有可比性。治疗组原发性不孕 14 例，继发性不孕 8 例；对照组原发性不孕 12 例，继发性不孕 8 例。

表 3-73　两组患者输卵管单、双侧通畅情况比较

组别	例数	单侧	双侧
治疗组	22	3	19
对照组	20	2	18

注：经卡方检验，P > 0.05，无显著差异，具有可比性。治疗组术后单侧输卵管通畅 3 例，术后双侧输卵管通畅 19 例；对照组术后单侧输卵管通畅 2 例，术后双侧输卵管通畅 18 例。

备：治疗前两组患者中因为先天缺如或后天手术等因素一些患者输卵管只剩单侧或只有单侧输卵管通畅。

表 3-74　两组患者治疗前内异症 rAFS 评分比较（$\bar{x}$±sd）

组别	例数	最低分	最高分	评分
治疗组	22	4	14	9.14±3.20
对照组	20	4	14	9.20±3.03

注：经 t 检验，P > 0.05，无显著性差异，具有可比性。治疗组与对照组内异症评分无统计学意义，具有可比性。

表 3-75　两组患者治疗前中医证候积分的比较（$\bar{x}$±sd）

组别	例数	中医证候积分
治疗组	22	8.94±2.99
对照组	20	8.25±2.87

注：经 t 检验，P > 0.05，无显著性差异，具有可比性。治疗组与对照组中医证候积分比较均无显著性差异，具有可比性。

表 3-76　两组患者治疗前痛经积分比较（$\bar{x}$±sd）

组别	例数	无痛经（n）	有痛经（n）	痛经阳性率	治疗前痛经积分
治疗组	22	11	11	50.0%	3.64±1.91
对照组	20	12	8	40.0%	3.92±1.98

注：经 t 检验，治疗前两组患者的痛经积分未见显著性差异（P > 0.05），具有可比性。

（3）药物：中药（均由本院中药房提供中药单位农本颗粒剂）。

①月经期（第 1～4 天服药）：当归 15g，丹参 15g，蒲黄 9g，五灵脂 9g，川芎 9g，延胡索 9g，赤芍 6g，莪术 6g，三棱 6g，泽兰 6g，香附 6g，甘草 3g。

②月经后期（第 5 ～ 10 天服药）：熟地黄 15g，女贞子 15g，旱莲草 15g，菟丝子 9g，蒲黄 9g，五灵脂 9g，当归 6g，丹参 6g，三棱 6g，莪术 6g，香附 6g，甘草 3g。

③排卵期（第 11 ～ 14 天服药）：菟丝子 15g，熟地黄 15g，桑寄生 9g，续断 9g，巴戟天 9g，当归 9g，丹参 9g，川牛膝 6g，路路通 6g，川芎 6g，香附 6g，甘草 3g。

④月经前期（第 25 ～ 28 天服药）：菟丝子 15g，淫羊藿 15g，仙茅 15g，巴戟天 9g，熟地黄 9g，香附 9g，续断 6g，桑寄生 6g，当归 6g，丹参 6g，泽兰 6g，甘草 3g。

（4）仪器设备

① B 超仪（西门子 SONOLINE 型号，3.5mHZ 转换器，凸阵式探头，德国）。

② CA125：采用 Access 免疫仪检测。

2. 病例选择

（1）诊断标准

①西医诊断标准

不孕症的诊断依据：参照 1995 年世界卫生组织编印的《不育夫妇标准检查与诊断手册》拟标准如下：

婚后夫妇同居 1 年以上，性生活正常，未采取任何避孕措施，女方未孕者。从未有过妊娠的称为原发性不孕，如曾有过妊娠，但未采取避孕措施 1 年以上未再孕，则称为继发性不孕。

子宫内膜异位症的诊断标准：参照《中药新药临床研究指导原则》（第一辑，1993 年）之《中药新药治疗盆腔子宫内膜异位症的临床研究指导原则》。

腹腔镜检查诊断：子宫直肠窝、后腹膜见多个紫蓝色小点，伴腹腔液增多（常为血性）；子宫骶骨韧带增粗、灰白色结节，伴有疏松粘连，输卵管多数通畅；卵巢包膜增厚、表面不平、粘连并常见表面有褐色陈旧性出血斑块，卵巢穿刺得巧克力样陈血；卵巢有粘连，而输卵管大多通畅。

病理诊断标准：（切片中有以下证据）子宫内膜腺体；子宫内膜间质；有组织内出血证据，可见红细胞，含铁血黄素，局部结缔组织增生可确诊。

子宫内膜异位症分期标准：参照美国生育学会（AFS）1985 年提出的"修正子宫内膜异位症分期法（rAFS 分期法）"。

②中医辨证标准：肾虚血瘀证诊断标准参照《中药新药临床研究指导原则》（第一辑，1993 年）之"中药新药治疗盆腔子宫内膜异位症的临床研究指导原则"及《中医妇科学》（高等中医药院校国家规划教材新世纪第 1 版）之"子宫内膜异位症"，并结合本研究实际情况制定为：

主症：a 不孕（1 年以上包括 1 年）；b 经行腰腹疼痛。

次症：c 月经周期或先或后；d 经量或多或少；e 色暗淡、质稀夹血块；f 阴部、肛门空坠；g 性欲减退；h 大便频、质稀；i 头晕耳鸣。

舌脉：j 舌暗淡，或边有瘀斑，苔薄，脉沉细。

凡符合 a、b 和 j，及 c 至 i 中任一项即可诊断。

（2）病例选择标准

①纳入标准

年龄在 20 ～ 40 岁的原发或继发性不孕的患者。

经腹腔镜及病理证实为子宫内膜异位症，并行宫腹腔镜保守性手术治疗。

经宫腹腔镜证实输卵管至少有一侧完全通畅。

宫腹腔镜保守型手术后未经任何药物治疗。

根据 AFS 修订的子宫内膜异位症分期法为 Ⅰ～Ⅱ期。

中医证型符合肾虚血瘀型的诊断标准。

以上 6 点均符合并愿意配合者。

②排除标准

根据 AFS 修订的子宫内膜异位症分期法为 Ⅲ～Ⅳ期者。

合并多囊卵巢、卵巢早衰、高催乳素血症、免疫性因素等不孕者。

子宫发育不良或畸形、先天性生理缺陷等所致不孕者。

合并有淋病、艾滋病、梅毒等传染病者。

合并男方不育因素者。

合并子宫肌瘤、子宫腺肌病、恶性肿瘤者。

合并全身性疾病：如心血管、肝、肾等严重原发性疾病者。

夫妻双方性生活不正常者。

合并双侧输卵管阻塞，经宫腹腔镜再通术后双侧均不通者。

严重过敏体质者。

合并甲亢、甲低等内分泌疾病者。

不符合纳入标准或未按规定用药，无法判断疗效或资料不全等影响疗效或安全性判断者。

③剔除标准

凡不符合纳入标准而被误纳入者。

虽符合纳入标准而纳入后未使用本课题研究方案治疗者。

受试者依从性差，非疗效原因或不良反应而试验终止者。

没有规律用药或加用其他药物者。

资料不全不能统计者。

发生严重不良事件、严重并发症或出现特殊生理变化等不宜接受试验者。不可预见的其他情况。剔除和脱落率＜ 20%。

（3）疗效观察

①安全性观测

一般体检项目，包括呼吸、心率、血压、脉搏等。

血、尿、粪常规检查。

心、肝、肾功能检查。

②疗效性观测

观察方法：本课题选取随访过程中的二次时间进行统计。第一次随访统计时间：术后第 1 次经潮的第 1 ～ 3 天。第二次随访统计时间：治疗 6 个月经周期后第 1 次经潮的第 1 ～ 3 天（已孕者从 B 超确认为宫内妊娠，即进行妊娠情况，中医证候、痛经变化情况的评价），并填写观察表。

观察指标：基础体温测定；B 超卵泡监测；统计分析两组术后 6 个月经周期内的累积妊娠率；治疗前与治疗 6 个月经周期后两组患者中医证候、痛经变化情况，并予以评分。

③随访方式

治疗组采取门诊随访的方式，随访观察 6 个月经周期。

对照组采取电话随访联合门诊随访的方式，随访观察 6 个月经周期。电话随访时间：每个月经周期的第 1 ～ 3 天。门诊随访时间：第一次门诊随访时间：术后第 1 次经潮的第 1 ～ 3 天。第二次门诊随访时间：6 个月经周期后第 1 次经潮的第 1 ～ 3 天（已孕者从 B 超确认为宫内妊娠即门诊随访，进行妊娠情况、中医证候、痛经变化情况的评价）。

④妊娠的疗效标准：参照《中药新药临床研究指导原则》（1993 年版）并结合本课题具体情况而拟定。

痊愈：观察的 6 个月经周期内妊娠。

无效：观察的 6 个月经周期内未妊娠。

（4）中医证候

①中医证候疗效标准：参照卫生部颁发的《中药新药临床研究指导原则》（2002 年版）制定，并结合本课题具体情况而拟定。

②中医证候疗效评定标准：参照《中药新药临床研究指导原则》（2002 年版）制定，并结合本课题具体情况而拟定。（参照尼莫地平法）：疗效指数 N ＝（疗前积分 − 疗后积分）/ 疗前积分 ×100%。

治愈：症状全部消失，证候积分减少 ≥ 95%，或 6 个月经周期内已妊娠。

显效：症状基本消失，证候积分减少 ≥ 70%。

有效：症状减轻，停药后的一个疗程内症状不加重，证候积分减少 ≥ 30%。

无效：主要症状无变化或恶化，证候积分 < 30%。

（5）痛经

①痛经疗效标准：痛经程度评分参照《中药新药临床研究指导原则》（1993 年版）。

②痛经疗效判定标准：参照《中药新药临床研究指导原则》（1993 年版）并结合本病实际情况拟定。

痊愈：6 个月经周期后积分恢复至 0 分，腹痛及其他症状消失，或 6 个月经周期内已妊娠。

显效：6个月经周期后积分降低至治疗前积分的1/2以下，腹痛明显减轻，其余症状好转。

有效：6个月经周期后积分降低至治疗前积分的1/2～3/4，腹痛减轻，其余症状好转。

无效：6个月经周期后腹痛及其症状无改变者。

（二）治疗方法

1. 一般资料

询问病史，详细记录术后主要临床症状、伴随症状、体征、舌脉象、既往史、经带胎产史、妇科检查、相关的辅助检查以及术中、术后观察情况等，选择符合纳入标准的患者。

2. 分组方法

将符合纳入标准的患者按随机数字表法分为治疗组24例，对照组24例。

3. 治疗方法

（1）治疗组：补肾活血周期疗法＋基础体温测定（BBT）+B超卵泡监测

①补肾活血周期疗法

月经期（第1～4天服药）活血化瘀，佐调经理气。

当归15g，丹参15g，蒲黄9g，五灵脂9g，川芎9g，延胡索9g，赤芍6g，莪术6g，三棱6g，泽兰6g，香附6g，甘草3g。

月经后期（第5～10天服药）补肾养阴，佐活血化瘀。

熟地黄15g，女贞子15g，旱莲草15g，菟丝子9g，蒲黄9g，五灵脂9g，当归6g，丹参6g，三棱6g，莪术6g，香附6g，甘草3g。

排卵期（第11～14天服药）调和阴阳，佐活血通络。

菟丝子15g，熟地黄15g，桑寄生9g，续断9g，巴戟天9g，当归9g，丹参9g，川牛膝6g，路路通6g，川芎6g，香附6g，甘草3g。

月经前期（第25～28天服药）补肾助阳，佐理气活血。

菟丝子15g，淫羊藿15g，仙茅15g，巴戟天9g，熟地黄9g，香附9g，续断6g，桑寄生6g，当归6g，丹参6g，泽兰6g，甘草3g。

随证加减：兼寒凝者加炮姜、艾叶；兼气虚者加黄芪、党参；兼痰湿者加陈皮、茯苓；兼阴虚火旺者加黄柏、知母。

从术后第1个月经周期的第1天起，将中药（选用福建省人民医院统一制剂的中药单位农本颗粒剂）用开水100mL冲服，每日2次，早晚各1次。随访观察1～6个月经周期。

②基础体温测定：从观察第1天起，连续测1～6个月经周期。

③卵泡监测：从术后第 1 个月经周期的第 9 天起，连续监测卵泡直至排卵。若最大卵泡直径＜ 10mm，每 3 天测 1 次；最大卵泡直径为 10 ～ 17mm，每 2 天测 1 次；最大卵泡直径≥ 18mm 为成熟卵泡，每日测 1 次，并指导患者同房。连续监测 1 ～ 6 个月经周期。

（2）对照组：期待观察（随访观察 1 ～ 6 个月经周期）。

（3）观察方法

①观察 6 个月经周期后两组妊娠情况。

②观察 6 个月经周期后两组患者中医证候积分变化情况，并进行疗效评价。

③观察 6 个月经周期后两组患者痛经积分变化情况，并进行疗效评价。

（4）技术路线

①研究人员详细记录术前主要临床症状、伴随症状、体征、舌脉象、既往史、经带胎产史、妇科检查、相关的辅助检查以及术中、术后观察情况等。

②研究人员根据纳入标准、排除标准选择符合要求的病例。

③将选定的患者按随机数字表法分为治疗组与对照组进行治疗。

④将取得的全部资料进行分析与整理。

⑤做统计学处理、相关分析等，从而得出研究结论。

⑥撰写论文。

（5）统计学方法

①计量资料以（$\bar{x}$±sd）表示，用成组 t 检验。

②计数资料用卡方检验。

③等级资料用秩和检验。

④用 SPSS 16.0 软件辅助处理。

（三）结果

1. 6 个月经周期后两组患者妊娠情况比较

由表 3-77 及图 3-12 显示：治疗组 22 例中有 11 例妊娠，11 例未妊娠，总妊娠率为 50.00％；对照组 20 例中 7 例妊娠，13 例未妊娠，总妊娠率 35.00％。两组患者妊娠率无显著差异（P ＞ 0.05）。

表 3-77　6 个月经周期后两组患者妊娠情况比较（n，％）

组别	例数	妊娠	未妊娠
治疗组	22	11（50.00％）	11（50.00％）
对照组	20	7（35.00％）	13（65.00％）

注：经卡方检验，P ＞ 0.05，两组妊娠率无显著差异。

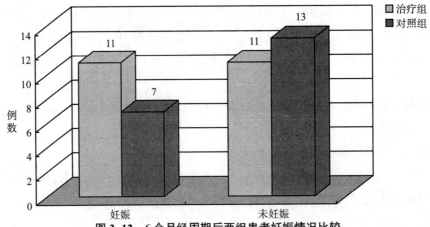

图 3-12　6 个月经周期后两组患者妊娠情况比较

2. 6 个月经周期后两组中医证候疗效的比较

由表 3-78 及图 3-13 显示：治疗组治愈 15 例，显效 4 例，有效 1 例，无效 2 例，总有效率 90.91%；对照组治愈 8 例，显效 2 例，有效 3 例，无效 7 例，总有效率 65.00%。两组患者中医证候疗效有显著差异（P＜0.05）。

表 3-78　6 个月经周期后两组患者中医证候疗效比较（n，%）

组别	例数	痊愈	显效	有效	无效	有效率（%）
治疗组	22	15（68.18%）	4（18.18%）	1（4.55%）	2（9.10%）	90.91%
对照组	20	8（40.00%）	2（10.00%）	3（15.00%）	7（35.00%）	65.00%

注：经秩和检验，P＜0.05，两组患者中医证候疗效比较有显著差异。

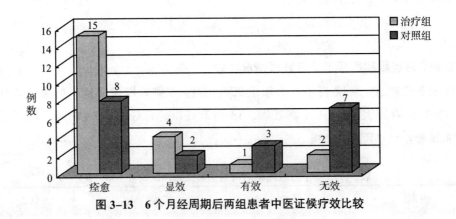

图 3-13　6 个月经周期后两组患者中医证候疗效比较

3. 6个月经周期后两组中医证候积分的比较

表3-79　6个月经周期后两组患者的中医证候积分比较（$\bar{x} \pm sd$）

组别	例数	中医证候积分
治疗组	22	3.04±1.75
对照组	20	8.68±2.94

注：经秩和检验，P＜0.05，有显著性差异。6个月经周期后两组患者的中医证候积分有显著性差异。

4. 6个月经周期后两组痛经积分的比较

由表3-80及图3-14显示：治疗6个月经周期后，治疗组22例中有痛经者为6例妊娠，16例无痛经，痛经阳性率为27.27%，痛经积分为2.57±1.60；对照组20例中有痛经者为7例妊娠，13例无痛经，痛经阳性率为35.00%，痛经积分为3.72±1.93。两组患者痛经积分有显著性差异（P＜0.05）。

表3-80　6个月经周期后两组患者的痛经积分比较（$\bar{x} \pm sd$）

组别	例数	无痛经（n）	有痛经（n）	痛经阳性率	治疗后痛经积分
治疗组	22	16	6	27.27%	2.57±1.60
对照组	20	13	7	35.00%	3.72±1.93

注：经t检验，两组患者治疗6个月经周期后痛经积分比较，两组有显著性差异（P＜0.05）。

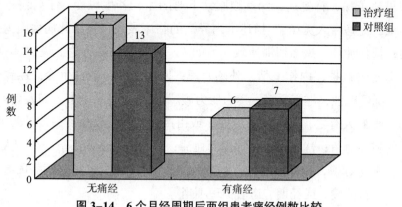

图3-14　6个月经周期后两组患者痛经例数比较

5. 6个月经周期后两组痛经疗效的比较

由表3-81及3-15显示：治疗组治愈5例，显效2例，有效2例，无效2例，总有效率81.81%；对照组治愈1例，显效0例，有效2例，无效5例，总有效率37.50%。两组患者痛经疗效有显著性差异（P＜0.05）。

表 3-81　6 个月经周期后两组患者的痛经疗效比较（n，%）

组别	例数	痊愈	显效	有效	无效	总有效率（%）
治疗组	11	5（45.45%）	2（18.18%）	2（18.18%）	2（18.18%）	81.81%
对照组	8	1（12.50%）	0（0.00%）	2（25.00%）	5（62.50%）	37.50%

注：经秩和检验，P ＜ 0.05，两组患者痛经疗效有显著差异。

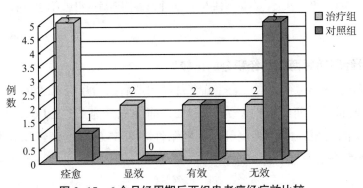

图 3-15　6 个月经周期后两组患者痛经疗效比较

（四）分析与讨论

1. 中医学对子宫内膜异位症不孕的认识和治疗

（1）中医学对本病病因的认识：中医学对此病的认识有着悠久的历史。对病因的认识如《诸病源候论》曰："为血瘕之聚，令人腰痛，不可俯仰，横骨下有积气，牢如石，小腹里急苦痛，背膂痛，深达腰腹，下弯阴里，若生风冷，子门僻，月水不时，乍来乍不来，此病令人无子。"描述了内异症的临床表现，指出此病病因为外邪内侵，客于胞络，损伤冲任，瘀血留滞所致。另如《三因极一病证方论》说："多由经脉失于将理，产褥不善调护，内作七情，外感六淫，阴阳劳逸，饮食生冷，遂致营卫不输，新陈干忤，随经败浊，淋露凝滞，遂为瘕为痕。"又如《景岳全书·妇人规》云："瘀血留滞作瘕，唯妇人有之，其证或由经期，或由产后，凡内伤生冷，或外受风寒，或患怒伤肝，气逆而血留；忧思伤脾，气虚而血滞；或积劳积弱而不行……妇人久瘕宿痞，脾肾必亏，邪正相搏，牢固不动，气联子脏则不孕。"综上可见本病病因有外感六淫、七情内伤，饮食劳倦，或经期、产后护理不当等。

（2）中医学对本病病机的认识

①肾虚为本：肾为先天之本，主藏精。肾气是生育功能的动力，肾精是生殖的物质基础。《素问·六节藏象论》云："肾者主蛰，封藏之本，精之处也。"指出肾藏精，主生殖，为冲任之本。只有在肾气盛，任通冲盛，经脉调畅的情况下才能孕育。又如《素问·奇病论》说："胞络者，系于肾。"说明肾通过冲任二脉调节女子胞的功能，从

而影响妊娠。《肾虚血瘀论》曰："久病及肾，久病则虚。久病则瘀……脏腑之虚则以肾虚为本……脏腑虚弱，气血运行无力，则瘀滞丛生，瘀滞成则怪病生。"指出各种病变皆以肾虚为本。在不孕的治疗中，肾通过对肾－天癸－冲任－胞宫轴的调节而恢复生育功能，结合本病患者多有不孕、腰膝酸软、月经不调等症状，故本病以肾虚为本。肾虚冲任虚损，胞宫血海蓄溢失常，经血不循常道，成离经之血，结于少腹，日久成癥；冲为血海，任主胞胎，肾为冲任之本，肾虚冲任虚损，瘀血内阻，阻碍精卵相遇，导致不孕。

②血瘀为标：《针灸甲乙经》记载："女子绝子，㿉血在内不下。"《医宗金鉴》曰："女子不孕之故，由伤其任冲也……因宿血积于胞中，新血不能成孕。"《石室秘录》中记载："任督之间倘尚有癥瘕之症，则精不能施，因外有所障也。"《傅青主女科》中提到："癥瘕碍胎而外障，则胞胎缩于癥瘕之内，往往施而不能受。"均指出离经之血，瘀阻体内，留于下焦日久成癥。瘀血阻塞胞络，冲任不通，留于下焦，日久而出现下腹包块；瘀血留滞冲任二脉，肾－天癸－冲任－胞宫轴功能紊乱，继而出现月经失调。瘀血内阻，不通则痛，而出现周期性下腹痛。瘀滞冲任、胞脉，难以摄精成孕。

③肾虚血瘀的相互作用：张景岳云："妇人久癥宿痞，脾肾必亏。"指出瘀血内阻，气血运行不畅，耗气伤阴，累及于肾，日久则肾虚。王清任言："元气既虚，必不能达于血管，血管无气，必停留而瘀。"表明肾气不足，肾的温熏、气化、推动功能不足，会进一步加重血瘀。金季玲教授认为内异症不孕基本病机是肾虚血瘀。肾气虚运血乏力，肾阳虚血失温煦，肾阴虚内热灼血，都可致瘀血的产生。旧血不去，新血不生，瘀血停留体内又阻碍了气血的生成，日久而肾虚。可见在本病的发展过程中肾虚日久可致血瘀，血瘀日久又加重了肾虚，二者相互作用，互为因果。

（3）中医学对本病的治疗：治疗上应"必伏其所主，而先其所因"，禀着"输其血气，令其调达，以致平和"的原则。本病是内异症和不孕同时存在，不孕是治疗的主要目的。据"肾主生殖"及"肾－天癸－冲任－胞宫生殖轴"理论，治疗应以补肾为本，活血为辅。所以本课题采用补肾（补肾阴为主）－补肾活血－补肾（补肾阳为主）－活血调经"的补肾活血周期治疗模式。因为肾气充盛有利于发挥肾主生殖的作用，而配少量活血药，可祛瘀生新，气血调和，任通冲盛，更易孕育。补肾可促进活血，而活血又有助于补肾。活血即可祛瘀又有助于益肾，补肾不仅有利于祛瘀，最重要的是能提高患者的生育能力。故补肾活血法治疗内异症不孕的学者逐渐增多。

①补肾活血内服法

司徒仪认为内异症不孕的病机是肾虚血瘀，肾虚表现为抗氧化能力如超氧化物歧化酶的下降，血瘀表现为病理产物如肿瘤坏死因子的增多、堆积。采用补肾活血法治疗内异症不孕可通过降低超氧化物歧化酶的水平而改善生殖机能，提高受孕能力。治疗6个月经周期后妊娠率达50%。

潘荣用补肾化瘀方（基本组成：紫石英、丹参、三棱、莪术、淫羊藿、巴戟天、补骨脂、鹿角霜）与桂枝茯苓胶囊对比，治疗子宫内膜异位症相关不孕 30 例，观察组妊娠率（36.7%）大于对照组（15.0%），总有效率观察组（90%）大于对照组（60%）。

②中药周期疗法

邢玉霞以中医调周的温肾养精、活血化瘀、软坚消癥方法治疗内异症不孕 42 例（包括卵巢巧克力囊肿 7 例），经后期用补肾养精兼化瘀消癥法；排卵期用温阳通络兼理气活血促排卵法；经前期用补肾助阳兼活血化瘀法；月经期用活血化瘀兼止血止痛法。连续服 6～9 个月经周期，有效率为 85.7%，妊娠率为 47.6%。

陈金娇用周期疗法治疗内异症不孕 30 例（包括巧克力囊肿 18 例），月经后期选补肾活血汤，月经中期选血府逐瘀汤加减，月经前期选四二五汤加减，月经期选少腹逐瘀汤加减。总有效率 86%，2 年内妊娠率 53%。

③腹腔镜术联合补肾活血中药内服疗法

王希波观察腹腔镜术后补肾活血解毒方治疗巧克力囊肿 34 例，认为此法是治疗内异症合并不孕的首选方法。中药基本方：枸杞子、菟丝子、黄芪、血竭、丹参等。治疗 6 个月，妊娠率治疗组（中药）72.73%、对照组（孕三烯酮）45%。

李清秀对腹腔镜术后巧克力囊肿不孕患者 45 例以益气温肾、活血化瘀法治疗。观察 1 年后，总有效率中药组（91.3%）优于期待组（69.6%）；受孕率中药组（69.6%）优于期待组（45.4%）。

2. 西医对子宫内膜异位症不孕的认识和治疗

（1）西医对子宫内膜异位症不孕病因的认识：西医学对内异症引起不孕的机制尚未完全阐明，可能原因为：①内分泌异常，包括黄体功能不足、卵巢功能下降、高催乳素血症、未破裂卵泡黄素化综合征等。内分泌的异常最终影响到卵泡的发育、成熟、排卵过程发生异常，或胚胎的发育、种植能力受损而致不孕。②免疫功能的异常和自身免疫反应，包括巨噬细胞、炎症介质、细胞因子、前列腺素等的改变。巨噬细胞不仅可吞噬精子，还可产生一些细胞因子，细胞因子中白细胞介素、肿瘤坏死因子可激活淋巴细胞，介导免疫炎症反应，阻碍受精，影响胚胎发育。炎症介质在腹腔液中被活化，产生过多的氧化自由基，抑制了精子活性，并产生毒性干扰受精。③盆腔解剖改变与输卵管阻塞。内异症引起盆腔组织粘连，使正常盆腔解剖结构发生改变，当囊肿破裂后甚至形成冰冻骨盆。内异症病灶引起输卵管扭曲、粘连或阻塞，影响排卵、拾卵及卵子输送的功能而致不孕。内异症不孕的病因各期有所不同。轻度内异症不孕的机制可能与患者腹腔液中免疫功能异常和自身免疫反应有关，而中、重度内异症不孕可以破坏正常盆腔解剖结构。

（2）西医对子宫内膜异位症不孕的治疗：刘嘉茵总结内异症不孕的治疗分为三步。首先是腹腔镜手术。手术的目的是确诊并最大限度地清除病灶，恢复盆腔解剖，改善盆腔内环境；其次是药物治疗。药物通过降低雌激素和提高孕激素来抑制子宫内膜异位病灶，控制内异症造成的异常免疫环境；再次是助孕。但并不是每个内异症不孕的患者都必须按顺序走全这三步，而是要根据患者年龄、病程、rRAS 分期等因素采用个体化的治疗方案。

（3）宫腹腔镜术后内异症不孕期待疗法的认识：郎景和教授指出腹腔镜术后轻中度内异症不孕患者可期待半年后采取诱导排卵的方法，若不成功则选择辅助生殖技术。内异症不孕患者术后采取期待疗法显示Ⅰ～Ⅱ期妊娠率明显高于Ⅲ～Ⅳ期。如王玉洁报道 46 例内异症不孕患者腹腔镜术后期待疗法中Ⅰ～Ⅱ期妊娠率 50.0%；Ⅲ～Ⅳ期术后妊娠率 26.7%。张璇等认为腹腔镜术后内异症不孕患者累计妊娠率在 6 个月内逐渐增加，6 个月后保持稳定。其观察腹腔镜术后 94 例Ⅰ～Ⅱ期内异症不孕患者 6 个月经周期后期待组 33%，GnRH-a 组为 26.67%。

3. 本课题的立题依据及优势

（1）西医治疗的不足：内异症不孕发病率逐年增高，宫腹腔镜手术已被公认为诊断和治疗的金标准，但手术不能改善卵子质量和恢复卵巢功能。相反，术中会损伤卵巢，对微小的病灶也不能完全清除，所以术后妊娠情况仍不理想。多项研究表明，病理分期为Ⅰ～Ⅱ期内异症不孕的患者术后应用期待疗法与性激素类药物治疗相比无明显差异。因此，如何从根本上调节人体机能，促进生育，解除病痛，控制疾病的发展才是治疗的关键。

（2）补肾活血周期疗法治疗本病的依据：中药发挥了整体调节的优势，克服了西药的不足，对促进生育、改善症状均有较好的效果，且治疗期间不影响受孕。中药既能抑制手术中不能清除干净的微小病灶，使残余的异位症病灶萎缩坏死，又可恢复性腺轴功能，以达到提高妊娠的目的。因此，腹腔镜术联合中药治疗已成为内异症不孕的有效手段。特别是补肾活血周期疗法，根据月经周期的阴阳转化、气血变化的情况，顺应月经周期变化用药，已取得了较好效果。卢如玲用补肾活血周期疗法观察腹腔镜术后内异症不孕患者 25 例。随访 1 年后，中药组和内美通组总有效率分别为 88.0%、84.0%，妊娠率分别为 64.0%、32.0%，两组妊娠率差异有显著性。聂润球用补肾活血周期疗法观察腹腔镜术后Ⅰ～Ⅱ期内异症不孕 17 例，对照组予期待疗法，治疗 6 个月经周期后，中药组妊娠率 46.2%，期待组妊娠率 18.8%。

（3）补肾活血周期疗法的认识

中药周期疗法是根据女性生殖生理周期活动中月经周期性的藏泻、肾之阴阳的转化、气血盈亏的变化规律而施治，其核心在"肾"，以肾的阴阳转化为依据，调整其生理功能，达到受孕的目的。张玉珍教授将月经周期概括为：经后期血海空虚，子宫表现为"藏而不泻"；经间期为阴生阳长、由阴转阳的过渡期；经前期为肾阳增长，阳中有阴，阴阳平衡中阳功能渐趋充盛时期；行经期为"重阳则开"的阶段，子宫表现为"泻而不藏"，故提出治疗大法为"补肾（补肾阴为主）-补肾活血-补肾（补肾阳为主）-活血调经"。此法是补肾法与活血法的完美组合，补肾可促进活血，活血又有益于补肾。补肾活血法在提高生育能力及防治本病的发展及增强机体抗病能力等方面起到了积极的作用。故补肾活血法治疗内异症不孕的学者逐渐增多。

实验研究证实，补肾活血药能增加大鼠卵巢重量和卵巢各级卵泡总数，增强卵巢促黄体生成素受体在卵泡发育及排卵过程中的表达强度，并能增大主卵泡的直径，刺激雌孕激素分泌而促使卵泡发育及排卵。现代药理学也证实，补肾药多具有类似性激素样作用，能调整性腺轴功能，如通过提高黄体功能，调节性腺和肾上腺功能而促进卵泡发育、促进排卵及调整月经周期。活血类中药能改善局部血液循环，纠正内异症患者血液浓、黏、凝、聚状态，增强子宫、输卵管的收缩蠕动功能，促进疤痕组织的软化和吸收，松解粘连，减轻局部微循环障碍，有利于受损组织的修复。同时活血类中药能增加卵巢内分泌腺的血供，诱发卵泡成熟并排卵，同时改善子宫血液供应，有利于孕卵着床。所以，补肾活血中药可恢复生殖轴的功能，而改变免疫功能，改善腹腔内异常环境，降低血液黏稠状态，提高受孕能力。

（4）本方治疗的优势

①分期论治：本方根据月经周期中阴阳、气血的变化规律而采取"补肾（补肾阴为主）– 补肾活血 – 补肾（补肾阳为主）– 活血调经"为原则的周期用药。

月经后期

月经后期血海空虚，君以二至丸和熟地黄补肾阴。二至丸出于《医方集解》，原方"补腰膝，壮筋骨，强阴肾"，熟地黄可滋肾水，益真阴。臣以失笑散和菟丝子，失笑散出自《太平惠民和剂局方》，治"腹痛、少腹痛……百药不效，服此顿愈"。蒲黄、五灵脂能入厥阴而活血止痛。菟丝子助君药加强补肾之力。佐以三棱丸和当归、丹参、香附活血化瘀止痛。三棱丸出自《经验良方》，治疗血滞经闭之腹痛，癥瘕积聚。张锡纯曰："三棱气味俱淡，微有辛意；莪术味微苦，气微香，亦微有辛意，性皆微温，为化瘀血之要药。"使以甘草调和诸药。

排卵期

排卵期由阴转阳，采用阴阳双补之法。方取寿胎丸之意补肾固冲。寿胎丸出自《医学衷中参西录》，多用于肾虚滑胎、妊娠下血、胎动不安等。原方以菟丝子为君，补肾益精，平补阴阳，固摄冲任；臣药为桑寄生、续断补养肝肾，固冲任；佐药为阿胶，养血止血。因阿胶性滋腻，有碍气机运行，遂去除。本方君以菟丝子和熟地黄，菟丝子补肾阳，熟地黄补肾阴。臣以巴戟天补肾阳，桑寄生、续断补肝肾，当归、丹参活血调经止痛。佐以川牛膝、路路通、川芎、香附活血调经。使以甘草和药性。

月经前期

月经前期肾阳增长，阳中有阴。本方取二仙汤之意温肾阳。二仙汤是张伯纳教授的名方，功效为温肾阳、补肾精、泻肾火、调冲任。其中仙茅、淫羊藿为君药，巴戟天为臣药，黄柏、知母为佐药，当归为使药。本方去黄柏、知母泻相火作用而取温肾阳作用。本方君以仙茅、淫羊藿和菟丝子温肾阳，臣以巴戟天补肾阳，熟地黄补肾阴，香附理气活血。佐为桑寄生、续断补肝肾。当归、丹参活血调经。使以甘草调和药性。

月经期

月经期阴阳气血变化剧烈,血海由满而溢。君药当归、丹参活血调经止痛,臣以失笑散和川芎、延胡索活血化瘀止痛。佐以三棱丸和赤芍、泽兰、香附活血止痛调经。甘草为使,缓和药性。

②阴阳互补:月经后期在大量补肾阴药基础上加菟丝子,有"善补阴者,必于阳中求阴,则阴得阳升而泉源不竭"之妙。月经前期在补肾阳基础上配用熟地黄,有"善补阳者,必于阴中求阳,则阳得阴助而生化无穷"之意。

③补肾调经而助孕:《素问·上古天真论》曰:"二七而天癸至,任脉通,太冲脉盛,月事以时下,故有子……七七,任脉虚,太冲脉衰少,天癸竭,地道不通,故形坏而无子也。"说明肾气的盛与衰,天癸的至与竭,主宰者女子的生殖功能。肾为天癸之源,冲任之本,任通冲盛,月事以时下方能有子。若任虚冲衰则经断而无子。本方补肾为主,活血为辅,通过恢复肾-天癸-冲任-胞宫轴的功能而调节月经,恢复排卵功能,从而提高妊娠率。西医学认为补肾活血调周法是通过调节性腺轴的功能而使卵巢的内分泌功能趋于正常而调节月经。

④心理需求:本方用药期间可以怀孕,满足了患者迫切求子的心理需要,减轻了患者的精神负担。心情舒畅则气机调达,有助于肝的疏泄功能,从而更利于妊娠。

4. 本课题所用方药解析

(1)月经期:活血化瘀,佐调经理气(君药:当归、丹参;臣药:蒲黄、五灵脂、川芎、延胡索;佐药:赤芍、莪术、三棱、泽兰、香附;使药:甘草)。

当归味甘辛,性微温,归肝、心、脾经。功效:补血活血、调经止痛。《景岳全书·本草正》言:"当归,补中有动,行中有补,诚血中之气药,亦血中之圣药也。"现代药理研究表明,当归有抗贫血、抗血小板聚集、抗血栓形成及抗菌、镇静及免疫调节的作用。

丹参味苦,性微寒。功效:活血调经,祛瘀止痛。《妇人明理论》曰:"一味丹参散功同四物汤。"《本草汇言》描述:"丹参,善治血分,去滞生新,调经顺脉之药也。"现代药理研究表明,丹参含有丹参酮和丹酚酸等化合物,有抗肿瘤、抗菌消炎、抗过敏、调节组织修复与再生、抗脂质过氧化和清除自由基等作用。

蒲黄、五灵脂可活血祛瘀,散结止痛。蒲黄性滑而行血,五灵脂气燥而散血,皆能入厥阴而活血止痛。蒲黄味甘,性平。功效:化瘀止血,利尿。蒲黄具有镇静、促凝、抗凝、促进血液循环、兴奋收缩子宫、增强免疫力、抗炎等作用。五灵脂味苦咸,性温。功效:活血止痛,化瘀止血。五灵脂有提高机体免疫力、抗炎、抗凝、抗血小板聚集等作用。

川芎味辛,性温。功效:活血行气,化瘀止痛。《本草汇言》曰:"川芎,上行头目,下调经水,中开郁结,血中气药。"川芎有镇静、镇痛、使聚集的血小板解聚、降低血黏度、改善血液流变的作用。

延胡索味苦，性平，归肝、肾经。功效：活血行气止痛，治一身上下诸痛。现代药理研究表明，延胡索有止痛、镇静、催眠作用，此外，延胡索能用于分娩痛及产后宫缩痛。

赤芍味苦，性微寒，归肝经。功效：清热凉血，祛瘀止痛。主治血滞经闭、痛经及跌打损伤瘀滞肿痛，温热病热在血分，血热所致吐血、衄血。《神农本草经》云："气味苦平无毒，主治邪气腹痛，除血痹，破坚积寒热、癥瘕，止痛。"赤芍抗炎、镇痛、抗氧化，并可抑制血小板聚集，抗血栓形成。

三棱、莪术：破血行气、消积止痛。《开宝本草》曰："主老癖癥瘕结块。"药理研究表明，三棱可抑制体外血栓形成。莪术能抑制金黄色葡萄球菌、伤寒杆菌、大肠杆菌等。

泽兰：味苦辛，性微温；归肝、脾经。功效：活血祛瘀调经。主治妇科血瘀经闭、痛经、产后瘀滞腹痛等。泽兰有抑制小板聚集、抗血栓、抗凝、改善微循环、镇静、镇痛作用。

（2）月经后期：补肾养阴，佐活血化瘀（君药：熟地黄、女贞子、旱莲草；臣药：菟丝子、蒲黄、五灵脂；佐药：当归、丹参；三棱、莪术、香附；使药：甘草）。

熟地黄味甘，性微温，归肝、肾经。功效：补血养阴，填精益髓。《本草经疏》曰："填精髓，长肌肉，生精血，补五脏内伤不足，通血脉。"熟地黄可增强人体造血机能，调节机体免疫，增强记忆及抗衰老作用。

女贞子、旱莲草可补肾养肝。女贞子甘苦凉，旱莲草甘酸寒。药理研究表明，女贞子对免疫系统的变态反应有抑制作用，有增强体液免疫及抗衰老作用。旱莲草有免疫调节、止血、降血脂等作用。

菟丝子味甘，性温，归肝、肾、脾经。功效：补肾之阴阳，偏于补阳。《本草汇言》云："菟丝子补肾养肝，温脾助胃之药也。但补而不峻，温而不燥，故入肾经，虚可以补，实可以利，寒可以温，热可以凉，湿可以燥，燥可以润。"药理研究表明，菟丝子可延缓衰老、提高免疫力，具性激素样作用，可提高性能力、防止流产，增强肾脏功能及肝损害，预防骨质疏松。

香附辛行苦泄，善调经止痛，疏肝理气。《本草纲目》云："利三焦，解六郁，消饮食积聚，痰饮痞满，胕肿腹胀，脚气，止心腹肢体头目齿诸痛……妇人崩漏带下，月候不调，胎前产后百病……乃气病之总司，女科之主帅也。"香附有抗炎、镇痛、镇静及解热作用。

（3）排卵期：调和阴阳，佐活血通络（君药：菟丝子、熟地黄；臣药：桑寄生、续断、巴戟天、当归、丹参；佐药：川牛膝、路路通、川芎、香附；使药：甘草）。

桑寄生：味甘，性平，归肝、肾经。功效：益肝肾、强筋骨、安胎。《神农本草经》言："主腰痛……安胎，充肌肤，坚发齿，长须眉。"

续断味甘辛，性微温，归肝、肾经。功效：补肝肾、安胎。续断有抑制子宫平滑肌收缩、抗菌、抗炎、抗衰老等作用。

巴戟天：味甘辛，性微温，归肝、肾经。功效：补肾阳，强筋骨，祛风湿。巴戟天在改善阳虚证的内分泌机能障碍方面有调整作用，还有增强机体的非特异性和（或）特异性免疫功能、抗衰老、抗疲劳等作用。

路路通味辛苦，性平，归肝、胃、膀胱经。功效：通经活络。

（4）月经前期：补肾助阳，佐理气活血（君药：菟丝子、淫羊藿、仙茅；臣药：巴戟天、熟地黄、续断；佐药：桑寄生、当归、丹参、泽兰、香附；使药：甘草）。

淫羊藿味辛甘，性温，归肝、肾经。功效：温肾壮阳。现代研究表明，淫羊藿可提高肾虚病人免疫功能低下的作用，并具有雄性激素样作用，还有改善微循环，增加血流量等作用。

仙茅味辛甘，性温，归肝、肾经。功效：温肾壮阳。仙茅有直接促进雌二醇分泌的作用，并能促进卵泡生长，进而抑制卵巢的萎缩。仙茅有延缓生殖系统老化、抗衰老、抗骨质疏松、耐缺氧、镇静、抗惊厥、抗炎、增强免疫功能等作用。

甘草味甘，性平，归肝、心、脾、胃经。功效：益气补中，缓急止痛，调和药性。《本草正》云：“得中和之药，有调补之功……随气药入气，随血药入血，无往不可。”甘草具有抗炎及免疫抑制作用和解毒、肾上腺皮质激素样作用、解痉、抗病毒、抑菌、防治肝损害、降血脂与抗动脉粥样硬化等药理作用。

（5）研究结果分析

① 6个月经周期后两组患者妊娠情况的分析：从表3-73可知：6个月经周期后治疗组22例患者中有11例妊娠，妊娠率为50.00%；对照组20例患者中有7例妊娠，妊娠率为35.00%。两组患者妊娠率无显著差异（P＞0.05）。经统计学处理，宫腹腔镜术后病理分期为Ⅰ～Ⅱ期内异症不孕患者补肾活血周期组与期待组妊娠结局相比无统计学差异（P＞0.05）。但从妊娠率的数值来看，补肾活血周期组患者妊娠率优于期待组。可能原因是本课题纳入病例数少及观察时间不足，只进行了42例患者术后6个月经周期妊娠情况的统计，未跟踪随访患者术后1年或2年妊娠情况，故不能证明术后Ⅰ～Ⅱ期内异症不孕患者运用补肾活血周期疗法对提高生育更有效，这需要进一步扩大样本量及进一步追踪随访。肾主生殖，本课题针对本病为“肾虚为主，血瘀为标”的病机，遂以“补肾（补肾阴为主）–补肾活血–补肾（补肾阳为主）–活血调经”为治疗大法，利用生殖与肾–天癸–冲任–胞宫平衡理论来改善性腺功能，从而提高妊娠率。

② 6个月经周期后两组患者中医证候的分析：由表3-78、3-79可知，6个月经周期后治疗组与对照组中医证候积分、证候疗效方面比较均有显著性差异（P＜0.05）。6个月经周期后治疗组中医证候总有效率为90.91%，对照组中医证候总有效率为65.00%。说明治疗组在改善患者中医证候方面优于对照组，这充分体现了术后Ⅰ～Ⅱ期内异症不孕补肾活血周期疗法较期待疗法可明显改善患者的中医证候，提高患者生

活质量。中医学认为：久病及肾，久病则虚瘀血内阻，不通则痛，故肾虚血瘀型内异症不孕患者常伴有经潮腹痛、月经失调、舌质暗淡或舌体瘀点瘀斑等血瘀证候，故予补肾活血中药可"扶正祛邪"，以达"去菀陈莝"的目的，从而调节机体阴阳平衡，消除或减轻患者的症状。

③6个月经周期后两组患者的痛经的分析：由表3-80、3-81可知，6个月经周期后治疗组与对照组痛经积分、痛经疗效方面有显著差异（P＜0.05）。6个月经周期后治疗组痛经总有效率为81.81％，对照组痛经总有效率为37.50％。说明内异症不孕患者术后运用补肾活血周期疗法可改善患者痛经症状。西医学认为内异症患者血液呈浓、凝、黏、聚的状态，采用活血化瘀的中药可改善患者异常血液状态。中医学认为"不通则痛"，故肾虚血瘀型内异症不孕患者常伴有经潮下腹疼痛、腰骶酸痛等痛经表现，予补肾活血中药可改善或消除患者的痛经症状。

（五）结论

本课题针对经宫腹腔镜术后确诊为肾虚血瘀型Ⅰ～Ⅱ期内异症不孕的患者予补肾活血周期治疗，并对其临床疗效进行观察，结果表明：

1. 宫腹腔镜术后肾虚血瘀型Ⅰ～Ⅱ期内异症不孕的患者给予补肾活血周期治疗对提高妊娠率有一定帮助。

2. 宫腹腔镜术后肾虚血瘀型Ⅰ～Ⅱ期内异症不孕的患者给予补肾活血周期治疗可以改善患者中医证候。

3. 宫腹腔镜术后肾虚血瘀型Ⅰ～Ⅱ期内异症不孕的患者给予补肾活血周期治疗可以改善患者痛经症状。

二十七、通管汤辨治血瘀型输卵管阻塞性不孕症临床研究

人类孕育生命是一个十分复杂的生理过程，其中需要有女性内生殖器官发育正常，排卵功能正常，输卵管拾卵，运送精子，精子获能，精卵结合，受精卵输送等过程。这其中许多环节需要输卵管结构和功能正常来完成。近年来，随着人们生活观念的改变，各类宫腔操作例如人流术、节育器取放术等逐年增加。这些操作若未严格执行无菌操作，或者患者术后过早、过频的性生活会导致盆腔炎性疾病的发病率增加，炎症感染后引起的输卵管结构功能改变，成为增加输卵管阻塞性不孕发病的一个高危因素。

针对本病的治疗，目前西医治疗多采用口服或者静脉应用抗生素、子宫输卵管通液术、输卵管矫正手术等，往往疗效欠佳。且治疗过程中存在抗生素对慢性炎症疗效不理想、复通术后输卵管再次粘连率高、副作用多、费用偏高等问题。

寻求治疗本病成功率高、操作简便、安全、无明显并发症的治疗途径，是众多医家努力研究的方向。中医学认为输卵管阻塞性不孕的病机在于诸邪瘀阻于胞中、胞络

受阻。现代中医妇科采用活血化瘀、软坚散结的中药并结合病人体质随证加减，经临床观察能够明显提高患者的输卵管复通率及受孕率，减少副作用，解除输卵管阻塞性不孕症患者的困扰。

严炜教授 2008 年起作为全国第四批全国名老中医学术经验继承人，跟随全国中医妇科名师吴熙教授主要学习不孕症的治疗经验，获益匪浅，将所学经验加以继承、创新。在长期的临床实践中，结合吴熙教授"活血化瘀，疏通经脉"治疗血瘀型输卵管阻塞性不孕症的理念，针对输卵管阻塞的病理特点，将吴熙教授临床经验方"吴氏通管汤"加减化裁，自拟"通管汤"治疗血瘀型输卵管阻塞性不孕。本研究通过观察通管汤辨证治疗血瘀型输卵管阻塞性不孕症患者临床疗效，希望能给这些患者提供帮助。

（一）理论研究

1. 中医学对人类起源及女性不孕的认识

中医学在对人类生命起源的认识上，很早就接受了易学的"天地人三才说"。例如在《素问·宝命全形论》中提到："天覆地载，万物悉备，莫贵于人，人以天地之气生，四时之法成。"意为苍天下所覆盖的，大地上承载的所有一切，可谓万物具备了，但是所有这些没有一样能比得上"人"的宝贵。人凭借天地之气而生，顺应着四季变化规律而成长。在《灵枢·决气》中指出："两神相搏，合而成形，常先身生，是为精。"意指男女之精媾合而产生新的生命体。又在《素问·上古天真论》中明确提到"肾气盛""天癸至""冲任通盛""月事以时下"是"妊娠有子"的受孕生理机理。历史上目前现存的第一部妇产科巨著《妇人大全良方》，继承了易学和《内经》的学术思想，在其章节"胎教门——凝形殊禀章"中指出："天地者，形之大也；阴阳者，气之大也，唯形与气相资而立，未使偏废。男女媾精，万物化生，天地阴阳之形气寓焉。语七八之数，七少阳也，八少阴也，相感而流通。故女子二七而天癸至，男子二八而天癸至，则以阴阳交合而兆始故也。"

不孕的研究是人类社会中生命科学的一个部分，《周易》中记载"妇三岁不孕"，是国内首次对不孕的年限提出界定，并注意到"妇人不育"对嗣续后代的影响。而"不孕"一词作为病名首次出现则是在《素问·骨空论》："督脉者……此生病……其女子不孕。"

2. 中医对输卵管阻塞性不孕的认识

（1）中医对输卵管阻塞性不孕病名的认识：查阅古代文献，本病在古代医籍中尚无明确的阐述，但从其症状的描述可认为本病散见于"妇人症瘕""断绪""带下""月经不调""妇人腹中痛""癥瘕"等篇章。《女科经纶》指出"夫症瘕癥瘕，不外气之所聚，血之所凝，故治法不过破血行气"，这对我们认识输卵管阻塞性不孕的病机和治疗有所启迪。金元中医名家朱丹溪曰："阴阳交媾，胎孕乃凝，所藏之处，名曰子宫，一系在下，上有两歧，中分为二，形如合钵，一达于左，一达于右。"所谓两歧相当于输卵管。

（2）中医对输卵管阻塞性不孕病因病机的认识：中医学认为"瘀"是本病的病机核心，多种因素均可致瘀血阻络不能摄精成孕，瘀又常与其他病机兼见。清代陈士铎在《石室秘录·卷五·十六·论子嗣》中提到："任督之间，倘有疝瘕之症，则精不能施因外有所障也。"说明古时医家已认识到输卵管的生理结构在人类生殖中所具有的重要作用，因生殖系统某些部位的堵塞可导致不孕。《神农本草经》云："谓主妇人多无子，因无子者多系冲任瘀血，瘀去自能有子也。"晋代医家皇甫谧《针灸甲乙经·妇人杂病》云："女子绝子，虾（瘀血）血在内不下，关元主之。"《冯氏锦囊秘录·女科精要》指出："妇人不孕亦有六淫七情之邪伤冲任，子宫虚冷……或血中伏热……或有积血积痰滞胞络。"《医林改错》中指出："元气既虚，必不能达于血管，血管无气，必停留于瘀，以致气虚血瘀证。"说明先天肾气不足可致气虚血瘀，而瘀血阻于胞脉、胞络则可发生不孕；或命门火衰，肾阳不足，不能化气行水，寒湿滞于冲任，湿壅胞脉；或寒邪伤肾或肾气虚寒，寒凝血瘀，瘀血阻于胞络。

3. 西医学对本病的认识

（1）西医学对本病的流行病学认识：孕育生命是人类各个生理过程中是最为复杂的，在不孕患者中，因输卵管因素导致的不孕约占总致病因素的1/2。据国内知名妇科专家郎景和报道，在不孕症患者中有78.8%患者有输卵管阻塞，由此可见输卵管阻塞是女性不孕的重要原因。

（2）西医学对输卵管的解剖生理认识：输卵管自两侧宫角向外伸展，长8～14cm，是精、卵相遇受精的场所，并且也是向宫腔运送受精卵的通道。由此可见输卵管在受孕过程中占据着非常重要的地位。

（3）西医学对本病病因病机的认识：西医认为任何影响输卵管功能的因素，如输卵管异常、输卵管非特异性炎症，子宫内膜异位症，各种输卵管的手术如结扎术、复通术，甚至是盆腹腔内输卵管周围的其他脏器病变比如其他器官手术后的粘连和肿瘤压迫等，引起输卵管的伞端包裹、闭锁或输卵管管壁黏膜破坏造成输卵管闭塞，均可导致不孕。有资料提到部分行输卵管结扎者行复通术，由于输卵管吻合部位废用输卵管切除不充分，也成为输卵管阻塞性不孕的原因。目前也有学者通过研究发现，医源性输卵管性不孕发病率上升，可能是人工流产增加导致的。

（4）西医对本病治疗的概况：西医在输卵管阻塞性不孕症治疗上多采用的方式有：抗生素治疗、子宫输卵管通液术、输卵管手术矫正等，这些方法往往疗效欠佳，介入疗法的产生、应用，即在B超、X线、宫腔镜等监视下插管疏通，提高了输卵管的再通率，但术后再粘连率、异位妊娠率高。腹腔镜手术或体外受精、胚胎移植，这些治疗措施都要求设备复杂，技术性强，有创伤，费用偏高，部分患者难以承受。

4. 本课题立题依据

近年来不孕症发病率呈上升趋势，困扰社会和家庭。输卵管的通畅度和功能是引起女性不孕的重要原因。目前西医在本病治疗中采用的前述方法往往疗效欠佳。近年来妇科内镜广泛应用于本病，成为治疗输卵管阻塞性不孕的首选方法。虽然内镜技术的成熟大大提高了输卵管的复通率和术后妊娠率，但手术只是机械性地矫正输卵管管腔内和管外的解剖异常，并没有针对本病的根本病因进行治疗，故术后存在再次粘连和异位妊娠的问题。因此术后如何持久维持输卵管的通畅、预防其再次粘连，提高患者妊娠率、降低宫外孕发生率，仍是难题之一。

中医学认为本病的产生是因多种因素产生瘀血，瘀血阻于胞络胞脉，致使胞络阻塞，无法摄精成孕。有学者通过临床实验研究对输卵管性不孕症患者的中医分型做回归分析，得出结论显示血瘀型是不孕症的重要病机，尤其在输卵管阻塞性不孕症中其构成比约为88.2%。瘀血内阻是引起输卵管阻塞性不孕的主要发病机制，因此在治疗上很多医家从"瘀"字着手，在药物选择上多采用活血化瘀药物，结合患者体质偏颇制定综合方案。有研究表明活血化瘀中药具有增加血流量、扩张血管等作用，可改善血液循环。

中医药对输卵管阻塞性不孕症患者治疗具有独特的优势和广阔的前景，本课题研究在充分采用西医学手段明确病因的同时，从中医角度整体着手，针对病因采用药物辨证论治，并结合外治法，使药效"直达病所"，增加药物利用度，缩短疗程，为病人节约治疗成本。改善患者临床症状、体征，提高输卵管复通率以及受孕率。

（二）资料与方法

1. 一般资料

本课题来源于2011年1月至2011年12月福建省人民医院妇科门诊、病房，符合诊断和纳入标准的输卵管阻塞性不孕患者。

2. 研究对象分组

共纳入90例患者，随机分为三组，每组各30例，A组：少腹逐瘀汤口服组；B组：通管汤口服组；C组：通管汤口服加药渣外敷组。各组均以1个月经周期为1个疗程，连续观察3个疗程。

3. 病例选择标准

（1）不孕症诊断标准参考第7版《妇产科学》制定：正常性生活，未避孕一年未孕，称为不孕症。未避孕而从未妊娠者称为原发性不孕；曾有过妊娠而后未避孕连续一年未孕者称为继发性不孕。

（2）输卵管阻塞性不孕症诊断标准：参考《中药新药临床指导原则》（第一辑）相关内容制定。

①不孕患者经宫、腹腔镜下输卵管间质部插管通液术或者子宫输卵管碘油、泛影葡胺造影显示两侧输卵管通而不畅。

②或经以上检查显示双侧输卵管一侧不通，一侧通而不畅。

③或者两侧全不通者。

（3）中医证候诊断标准参考《中医妇科学》相关内容制定。

①主症：婚久不孕，平素一侧或两侧少腹隐痛，或痛而拒按、痛连腰骶，月经期或者劳累时加重，月经周期紊乱先后不定，月经量或多或少，经行不畅，经色紫暗或夹杂有血块。

②次症：月经来潮前胸闷急躁，或者情志失畅；月经前乳房胀闷不适。

③患者舌质颜色暗红或者正常，苔薄白或者薄黄，脉弦。

主症必备，次症具备 1～2 项，即可诊断。

（4）中医证候积分标准参考 2002 版《中药新药临床指导原则》相关内容制定。

（5）局部体征积分判定标准参考 2002 版《中药新药临床指导原则》相关内容制定。

（6）病例排除标准

①不孕患者经宫、腹腔镜下输卵管间质部插管通液术或者碘油、泛影葡胺造影显示：两侧输卵管有任何一条完全通畅者。

②先天性生理缺陷或畸形、遗传因素所致不孕（例如：两性畸形、子宫先天性发育异常包括纵隔子宫、双子宫畸形等）。

③排卵障碍所致不孕（指导患者监测基础体温，或者来院行 B 超监测卵泡等排除）。

④经超声影像学或者其他检查证实合并其他妇科疾病（合并有子宫腺肌症、卵巢巧克力囊肿、子宫肌瘤等）。

⑤男方生殖功能异常（弱精、死精、精子畸形比率过高等）。

⑥患者年龄小于 22 岁，或大于 35 岁者。

⑦合并有心、肝、肾和其他系统严重原发性疾病、精神疾病者。

⑧对本次研究药物过敏者。

⑨不符合纳入标准，未按规定用药，无法判断疗效或资料不全影响疗效或安全性判断者。

（7）病例剔除标准（脱落标准）

①无法按规定服药或者临床资料不全者。

②课题研究过程中发生意外情况而不能坚持治疗者。

③课题研究过程中因其他原因接受了其他治疗方法者。

4. 分组及治疗方法

（1）对照组：中药少腹逐瘀汤口服。

药物组成：小茴香 3g，干姜 6g，延胡索 6g，没药 12g，当归 18g，川芎 6g，官桂 6g，赤芍 12g，生蒲黄 9g（包），五灵脂 6g（包）。

服药方法：自患者月经第 5 天开始用药，1 日 1 剂，水煎，早晚饭后分次温服，1 个月经周期中连用 10 天，视为 1 个疗程。

（2）治疗组：单纯中药口服，采用吴熙临床经验方通管汤辨证加减。

药物组成：桃仁 9g（捣碎），红花 9g，香附 9g，柴胡 9g，丹参 9g，三棱 9g（醋制），莪术 9g（醋制），泽泻 6g，大黄 9g（酒制），当归 6g，水蛭 2g，细辛 2g，甘草 3g。

服药方法：自患者月经第 5 天开始用药，1 日 1 剂，水煎，早晚饭后分次温服，1 个月经周期中连用 10 天，视为 1 个疗程。

（3）中药口服加药渣外敷组：采用吴熙临床经验方通管汤辨证加减。

药物组成：桃仁 9g（捣碎），红花 9g，香附 9g，柴胡 9g，丹参 9g，三棱 9g（醋制），莪术 9g（醋制），泽泻 6g，大黄 9g（酒制），当归 6g，水蛭 2g，细辛 2g，甘草 3g。

用药方法：自月经第 5 天开始用药，1 日 1 剂，水煎，早晚饭后分次温服，同时将每剂药两煎后药渣，用布包蒸热，热敷于两侧小腹，每晚一次，每次 30 分钟左右，1 个月经周期中连用 10 天，为 1 个疗程。

根据患者情况辨证加减：

如果检查患者附件区有包块、压痛明显者，可酌情加入水牛角丝、皂角刺。

如果患者有出现白带多、色黄、味重等情况，酌加败酱草、蒲公英、白果仁。

若患者腰骶酸痛甚特别在经前疲劳加重者，可以酌加桑寄生、独活、续断、杜仲。

备注：部分纳入患者采用碘油或泛影葡胺造影考虑到射线影响，为本课题疗效观察的齐同，故三组患者在治疗期间第 1 个疗程均禁性生活，后两个疗程性生活不采取避孕措施。

5. 疗效判定标准

（1）治愈：治疗 3 个月经周期后，输卵管泛影葡胺造影或者碘油造影显示双侧输卵管至少一侧通畅或者半年内受孕者。

（2）有效：经连续治疗，虽未受孕但复查输卵管阻塞情况有所改善者（结合造影检查结果前后比较，例如原来为完全不通后复查显示输卵管通而不畅者）。

（3）无效：经连续治疗，未受孕且输卵管阻塞情况未见改善者。

6. 观测指标

（1）安全性观测：①一般项目（生命征情况）；②三大常规检查；③心电图、生化功能检查。

（2）疗效性观测：①妊娠情况及证候变化；②碘油或者泛影葡胺造影显示输卵管情况。

7. 统计学方法

所有资料建立数据库，使用 SPSS17.0 统计软件进行统计处理。其中计量资料以（x̄±sd）表示，先进行正态性分布检验与方差齐性检验，若呈正态分布、方差齐，用 t 检验；若非正态分布则采用非参数检验。组内前后比较采用配对 t 检验。计数资料用卡方检验。等级资料用秩和检验。P ＜ 0.05 表示结果具有统计学意义。

（三）结果

纳入病例 90 例，年龄 23～35 岁，平均年龄 29.56±2.91 岁，病程在 2～8 年不等，平均病程 3.69±1.58 年。各组在年龄、病程输卵管阻塞情况等方面无统计学差异，均具有可比性（P ＞ 0.05）。一般资料如下：

表 3-82　三组患者的年龄比较（x̄±sd）

组别	例数	年龄（岁）	F	P
A 组	30	28.63±3.54	2.405	0.096
B 组	30	29.87±2.25	–	–
C 组	30	30.17±2.65	–	–

注：三组年龄情况经单因素方差分析比较，P=0.096（P ＞ 0.05），无统计学差异。

表 3-83　三组患者的病程比较（x̄±sd）

组别	例数	平均病程（年）	F	P
A 组	30	3.53±1.59	0.549	0.580
B 组	30	3.60±1.69	–	–
C 组	30	3.93±1.46	–	–

注：三组病程情况经单因素方差分析比较，P=0.580（P ＞ 0.05），无统计学差异。

表 3-84　三组患者输卵管阻塞情况比较

组别	例数	双侧不通	双侧不畅	一侧不通一侧不畅	P
A 组	30	1	18	11	0.619
B 组	30	1	23	6	–
C 组	30	2	20	8	–

注：三组患者输卵管阻塞情况经统计学分析比较，P=0.619（P ＞ 0.05），无统计学差异。

表 3-85　三组患者不孕类型比较

组别	例数	原发	继发
A 组	30	6	24
B 组	30	7	23
C 组	30	8	22

注：三组患者不孕类型经统计学分析比较，P > 0.05，无显著差异，具有可比性。

表 3-86　三组患者中医证候总积分比较（ $\bar{x} \pm sd$ ）

组别	例数	中医证候积分	F	P
A 组	30	20.23±3.03	0.330	0.967
B 组	30	20.03±2.83	−	−
C 组	30	20.13±3.14	−	−

注：三组患者的中医证候积分情况经单因素方差分析比较，P=0.967 > 0.05，无统计学差异。

表 3-87　三组患者局部体征积分比较（ $\bar{x} \pm sd$ ）

组别	例数	局部体征积分	F	P
A 组	30	9.33±1.84	1.022	0.364
B 组	30	9.13±1.84	−	−
C 组	30	9.80±1.85	−	−

注：三组患者术前局部体征积分别经秩和检验，P=0.364 > 0.05，无统计学差异。

（四）临床疗效分析

1. 三组患者妊娠情况比较

表 3-88 显示：A 组 30 例中有 26 例未妊娠，4 例妊娠，总妊娠率 13.30%；B 组 30 例中 24 例未妊娠，6 例妊娠，总妊娠率为 20.00%；C 组 30 中 18 例未妊娠，12 例妊娠，总妊娠率为 40.00%。三组患者之间两两比较，其中 A 组与 C 组，B 组与 C 组之间两组患者妊娠率有显著差异（P < 0.05），B 组与 A 组之间妊娠率无显著性差异（P > 0.05）。

表 3-88　三组妊娠率比较（n）

组别	例数	未妊娠	妊娠	妊娠率（%）
A 组	30	26	4	13.30
B 组	30	24	6	20.00
C 组	30	18	12	40.00

2. 三组未妊娠者疗程结束后输卵管通畅情况比较

表 3-89 显示：A 组在治疗 3 个月经周期后未妊娠患者输卵管通畅 7 例，通畅率为 26.92%；B 组在 3 个月经周期后未妊娠患者输卵管通畅 11 例，通畅率为 45.83%；C 组在 3 个月经周期后未妊娠患者输卵管通畅 10 例，通畅率为 55.56%。三组患者两两之间比较均有显著差异（P ＜ 0.05）。

表 3-89　三组未妊娠患者输卵管通畅情况比较（n）

组别	未妊娠例数	通畅	不通畅	通畅率（%）
A 组	26	7	19	26.92
B 组	24	11	13	45.83
C 组	18	10	8	55.56

3. 三组患者治愈率比较

因本课题研究时间有限，且已经排除排卵障碍性不孕患者，故三组患者治疗后已经妊娠者和未妊娠者但是复查输卵管至少一侧恢复通畅者均算作治愈。表 3-90 显示：A 组 30 例患者在治疗 3 个月经周期后，妊娠共 4 例，妊娠率 13.30%，未妊娠患者输卵管通畅 7 例，治愈率为 36.7%；B 组 30 例患者在治疗 3 个月经周期后，妊娠共 6 例，妊娠率 20.00%，未妊娠患者输卵管通畅 11 例，治愈率为 56.67%；C 组 30 例患者在治疗 3 个月经周期后，妊娠共 12 例，妊娠率 40.00%，未妊娠患者输卵管通畅 18 例，治愈率为 73.33%；三组患者治愈率有显著差异（P ＜ 0.05）。

表 3-90　三组患者治愈率比较（n）

组别	例数	妊娠	未妊娠	妊娠率	通畅	不通畅	通畅率（%）	治愈率（%）
A 组	30	4	26	13.30	7	19	26.92	36.70
B 组	30	6	24	20.00	11	13	45.83	56.67
C 组	30	11	19	40.00	10	8	55.56	73.33

4. 中医证候积分比较

表3–91显示：三组各自治疗前后经配对样本t检验，均有显著性差异（P＜0.05）；再进行两两检验，A组与B组，B与C组治疗后比较均有显著性差异，A组与C组治疗前后比较，有显著性差异（P＜0.05）。

表3–91　三组治疗前后中医证候积分比较（x̄±sd）

组别	治疗前	例数	治疗后	例数
A组	20.23±3.03	30	13.77±2.20	30
B组	20.03±2.83	30	9.93±1.70	30
C组	20.13±3.14	30	6.90±1.83	30

5. 体征积分比较

表3–92显示：三组各自治疗前后分别配对样本t检验，均有显著性差异（P＜0.05）。三组治疗后经秩和检验，有显著性差异（P＜0.05）；再进行两两检验，A组与B组，B与C组治疗后比较均有显著性差异，A组与C组治疗前后比较，有显著性差异（P＜0.05）。

表3–92　三组治疗前后体征积分比较（x̄±sd）

组别	治疗前	例数	治疗后	例数
A组	9.33±1.84	30	6.16±1.82	30
B组	9.13±1.84	30	5.53±2.11	30
C组	9.80±1.85	30	3.03±1.69	30

6. 安全性检测

治疗期间，A、B组各有1名患者出现恶心，C组2名患者出现轻微腹泻、1名患者轻微腹痛未做特殊处理而症状逐步消失。所有组治疗期间均无宫外孕发生。

（五）分析讨论

1. 本课题所用方药解析

理、法、方、药是中医辨证论治具体表现的四个环节，"理"是指辨证，"法"是指立法，"方"是指选方，"药"是指遣药，四者是相互联系、不可分割的整体。历代医家认为输卵管阻塞性不孕症的主要发病机制是瘀血内阻，也有不少学者对本病的证型进行分析得出结论认为血瘀证最为常见，故在治疗时临床医家治疗本病多从"瘀"字着手，采用活血化瘀为治疗大法。本课题中的"通管汤"是以治疗血瘀型输卵管阻塞性不孕症为主的基础方，随证加减，全方具有行气活血、祛瘀通络之功效。

（1）方药组成：桃仁 9g（捣碎），红花 9g，香附 9g，柴胡 9g，丹参 9g，三棱 9g（醋制），莪术 9g（醋制），泽泻 6g，大黄 9g（酒制），当归 6g，水蛭 2g，细辛 2g，甘草 3g。

（2）方义解析：方中桃仁、红花活血通经，祛瘀止痛，相须为用为君药；香附、柴胡理气行滞，助三棱、莪术、丹参活血行气消积、祛瘀生新，共为臣药；大黄、泽泻、水蛭、当归、细辛加强上药清热逐瘀、活血祛瘀之功，为佐药；甘草调和诸药为使药。

（3）部分药物解析

桃仁：苦、甘、平，入心肝血分，善泄血滞，祛瘀力强。

《用药心法》认为桃仁具有"苦以泄滞，甘以生新"的作用。《本经逢原》曰："桃仁，为血瘀血闭之专药。"现代药理研究证实，桃仁提取液能降低血管阻力，改善血流动力学状况。桃仁煎剂对体外血栓有抑制作用，水煎液有纤溶促进作用。

红花：辛、温，入心肝经，具有活血通经、祛瘀止痛之功效。常用于治疗血滞经闭、痛经、产后瘀滞腹痛、癥瘕积聚等症。

《药品化义》曰："红花，善通利经脉，为血中气药，能泻而又能补，各有妙义。"《本草衍义补遗》记载："红花，破留血，养血。多用则破血，少用则养血。"现代药理学研究表明，红花对子宫有明显的兴奋作用，并有显著的镇痛效果，特别对妇女痛经有较好的疗效。

香附、柴胡：疏肝解郁，理气调中，通经止痛。

香附为妇科理气之要药。《本草纲目》称香附具有"利三焦，解六郁，消饮食积聚，痰饮痞满，胕肿腹胀，脚气，止心腹肢体头目齿诸痛……妇人崩漏带下，月候不调，胎前产后百病……乃气病之总司，女科之主帅也。"现代药理研究证实香附有抗炎、镇痛、镇静及解热作用。《本草求真》曰："香附，专属开郁散气，与木香行气，貌同实异……且性和于木香。"女子婚后久而不孕，情绪低落，忧郁寡欢，必致肝失调达，肝气郁结，而见经前烦闷，乳房胀痛，脉弦，故临证中，当以香附理气解郁。妇人多肝郁气滞，柴胡为疏肝解郁要药，此处用柴胡意在"女子以肝为先天"。《本草新言》中柴胡有"宣畅气血、散结调经"之用，另外因福建地处岭南，气候偏潮湿，故严炜临证多用香附与柴胡相须共同起到疏肝理气燥湿之功用。

丹参：丹参味苦，性微寒，具有活血调经、祛瘀止痛之效。丹参，功同四物，为调理血分之首药。

《重庆堂随笔》描述："丹参，降血而行血，血热而滞者宜之，故为调经产后要药。"《本草汇言》描述："丹参，善治血分，去滞生新，调经顺脉之药也……妇人诸病，不论胎前产后，皆可常用。"丹参能扩张外周血管，改善微循环，抑制血栓形成；同时有抑制多种细菌及增强免疫的作用。

三棱、莪术：三棱辛、苦、平，莪术辛、苦、温，三棱、莪术二药共奏破血行气、消积止痛之功效。《医学衷中参西录》曰："三棱气味俱淡，微有辛意；莪术味苦亦微有辛意，为化瘀之要药。"现代药理研究表明，三棱含挥发油，通过减少血小板数，促进纤溶活性等抑制体外血栓形成。莪术中挥发油能抑制金黄色葡萄球菌、大肠杆菌、伤寒杆菌等，姜黄素能抑制血小板聚积，抗血栓形成。

泽泻：甘、寒，具有利水消肿、渗湿泄热之功效，东汉张仲景在《金匮要略·水气病》中提出："血不利则为水。"意即：血液瘀滞、脉络不畅可导致水肿发生。故在大量的活血化瘀药中酌加泽泻，因泽泻利水渗湿起到利水活血之功效。

大黄：味苦、寒，泻下攻积，清热泻火，凉血解毒，逐瘀通经。《神农本草经》曰："下瘀血，血闭寒热，破癥瘕积聚。"现代药理研究证实，大黄具有抗菌、抗炎、解热以及免疫调节作用。大黄酒制泻下之力较弱，而善于活血祛瘀。

水蛭：咸、苦、平，破血通经，逐瘀消癥。《神农本草经》曰："主逐恶血、瘀血、月闭、破血消积聚。"现代药理研究证实水蛭煎剂能改善血液流变学，具有抗凝血、改善微循环的作用。

当归：甘、辛、温，归心、肝、脾经。补血调经，活血止痛。为血中气药。具有补血调经、活血止痛之功。《景岳全书·本草正》曰："其气轻而辛，故能行血，诚血中之气药，亦血中之圣药也。"现代药理学研究表明，当归有明显的抗血栓作用。

细辛：味辛、温，具有散寒止痛、祛风止痛、通鼻窍之功效。现代药理研究证实，细辛挥发油具有解热、抗炎、镇静作用。

2. 对中药药渣外敷的探讨

外治法在妇产科临床上应用已久，形式多样，中药药渣外敷就属于中医外治法的一种。外治法可使药物直达病所，利于吸收，见效快。在口服中药的同时配合药渣外敷具有使药性通过皮毛腠理由表入里，从而达到治疗疾病的目的。输卵管阻塞性不孕多是由慢性盆腔炎发展而来，在该病的发展过程中，由于炎性物质反复渗出、极化、粘连，逐渐形成纤维包裹，从而导致血液循环障碍。中药中许多活血化瘀之品具有促进局部血液循环、改善组织新陈代谢、抗菌消炎以利炎症吸收和消退的作用。用软坚散结、活血止痛中药外敷可促进局部组织的吸收，发挥抗炎作用。药渣外敷就是通过热的传导作用使较高浓度的药物直接渗透吸收，直达病所，有利于改善盆腔的血液循环、促进炎症吸收，达到调整局部气血的目的，同时避免了苦寒药物对胃黏膜的刺激。具有方便、经济、无痛苦、副作用小、患者依从性高的优点。

3. 治疗结果的分析

（1）三组患者妊娠情况的分析：《千金方衍义》中提到："土中有石则草不生，渠中有阜则水积阻。妇人立身不产，断续不孕，皆子脏有瑕之故。"认识到女性不孕大多是受精孕胎的器官有气血阻闭，治疗时需要用大量峻破瘀血的药物方能有效。由表3-88显示：A组30例中有26例未妊娠，4例妊娠，总妊娠率13.30%；B组30例中24例未妊娠，6例妊娠，总妊娠率为20.00%；C组30中18例未妊娠，12例妊娠，总妊娠率为40.00%。三组患者之间两两比较，B组和C组之间患者妊娠率有显著差异（P＜0.05），A组和C组之间患者妊娠率有显著差异（P＜0.05），A组与B组之间妊娠率无显著性差异（P＞0.05），C组优于A组与B组。

（2）治疗3个月经周期后三组未妊娠患者输卵管通畅情况分析：由表3-88～表3-89显示：A组30例患者在治疗3个月经周期后，妊娠共4例，妊娠率13.30％，未妊娠患者输卵管通畅7例，通畅率为26.92％，治愈率为36.7％；B组30例患者在治疗3个月经周期后，妊娠共6例，妊娠率20.00％，未妊娠患者输卵管通畅11例，通畅率为45.83％，治愈率为56.67％；C组30例患者在治疗3个月经周期后，妊娠共12例，妊娠率40.00％，未妊娠患者输卵管通畅10例，通畅率为55.56％，治愈率为73.33％；三组患者治愈率有显著差异（P＜0.05）。中医学认为本病病机为瘀血阻络，遵循《内经》"病在脉，调之血"，"疏其气血，令其调达，留者攻之，闭者宜攻宜通"之旨，用活血化瘀之法。本课题研究药物中，桃仁苦以泄滞，甘以生新。红花善通利经脉，为血中气药，能泻而又能补。三棱气味俱淡，微有辛意；莪术味苦亦微有辛意，为化瘀之要药。丹参，善治血分，去滞生新，调经顺脉。当归补血、活血。大黄、水蛭祛瘀消癥，另外病位在少腹，属厥阴经所过之处，故配以香附、柴胡疏肝理气，使得气行则血行。这也证实了采用中医综合治疗，以活血化瘀、疏通经络为治则，确实可以改善盆腔环境，提高输卵管通畅率。

有研究表明活血化瘀中药可以降低毛细血管壁和细胞膜的通透性，改善盆腔微循环，促使炎症吸收，阻止输卵管机械通畅后的再粘连，从而使输卵管通畅率得到明显提高，最终提高妊娠机会。

（3）治疗3个月经周期后三组患者中医症状积分及局部体征积分的分析：由表3-91～表3-92可知，三组各自治疗前与治疗后分别配对样本t检验，均有显著性差异（P＜0.05）；再进行两两检验，A组与B组，B与C组治疗后比较均有显著性差异，C组优于A、B两组（P＜0.05）。说明C组在改善患者中医症状及体征方面优于A、B组，体现了中医综合治疗在改善患者症状及体征方面具有优势，给予中药口服可以调节机体的阴阳平衡，减轻患者相关症状，如桃仁、红花善泄血滞，祛瘀力强，具有活血调经、祛瘀止痛之功，故试验组患者使用药物后经期下腹痛明显改善。女子以肝为先天，乳房属肝，输卵管阻塞性不孕症患者辨证多属血瘀，而患者大多年久不孕，多合并有肝气郁结，气滞加重血瘀，经脉瘀阻又反向加重气滞，故有的患者会出现经前乳房胀闷不适，方中在大队活血化瘀药物中配合香附、柴胡疏肝理气使肝气得舒。另外配合中药药渣外敷，使药物直达病所，可以提高盆腔局部的药物浓度，促进局部组织血液循环，改善患者下腹以及腰骶胀痛，以及子宫活动度等情况。现代药理研究表明：①活血化瘀药具有抗炎抗菌作用；②具有改善血液流变学的作用；③具有改善血液动力学的作用。

综上所述，本课题中的通管汤全方药物具有行气活血、祛瘀通络的"决渠开荒"之功，对血瘀型输卵管阻塞性不孕患者通过给予通管汤口服可以改善患者全身血瘀状态，结合药渣外敷使得药效直达病所，可以显著改善局部微循环功能，促进炎性组织的吸收和消退，加快组织的修复和再生，利于输卵管维持和恢复输卵管通畅。从而提高患者妊娠率，并且改善患者的中医症状、体征。

（六）结论

本课题针对血瘀型输卵管阻塞性不孕症患者给予通管汤口服＋药渣外敷的中医综合治疗，并对其临床疗效进行观察，结果表明：

1. 血瘀型输卵管阻塞性不孕症给予通管汤口服＋药渣外敷的中医综合治疗可以提高妊娠率。

2. 血瘀型输卵管阻塞性不孕症给予通管汤口服和通管汤口服＋药渣外敷的中医综合治疗均可以提高输卵管通畅率，降低术后输卵管再粘连率，但相对来说综合疗法疗效更为显著。

3. 血瘀型输卵管阻塞性不孕症给予通管汤口服和通管汤口服＋药渣外敷的中医综合治疗可以改善患者的中医症状及局部体征，但是综合疗法疗效更佳。

二十八、扶正祛湿方联合 LEEP 术治疗脾虚湿蕴型 CIN Ⅱ合并 HR-HPV 感染的临床研究

宫颈上皮内瘤病变（cervical intraepithelial neoplasis，CIN）是与宫颈浸润癌密切相关的一组癌前病变，它反映了宫颈癌发生发展的连续过程。CIN 主要分级为Ⅰ级：轻度不典型增生；Ⅱ级：中度不典型增生；Ⅲ级：重度不典型增生和原位癌。随着分子生物学的发展和临床研究的深入，发现 CIN 并非是单向的病理生理学发展过程，而是具有两种不同的结局。一种是病变自然消退，很少发展为浸润癌，另一种是病变具有癌变潜能，可能发展为浸润癌。60%～85% CINⅠ会自然消退，目前 CINⅠ的治疗趋于保守，可定期复查 HPV 及 TCT，而 CINⅡ和 CINⅢ的组织学区分极为困难，因此，为了预防、阻断该病发展，故采用 CINⅡ作为治疗的起端。

大量的流行病学和分子生物学资料已经证明，HPV 持续感染是 CIN 的主要病因，尤其是 HR-HPV 的感染，97%以上的 CINⅡ、CINⅢ及子宫癌患者的 HR-HPV 检测结果为阳性，其中 CINⅡ和 CINⅢ主要与 HPV16、18、33 及 58 有关。故其防治重点是及时发现并积极治疗 CIN，同时预防和消除 HR-HPV 感染。因此，宫颈病变的筛查、HR-HPV 的检测具有重要的意义，在此基础上应进行积极的治疗，做到早发现、早诊断、早治疗，这也充分体现了中医"治未病"的思想。

中医学虽然没有宫颈上皮内瘤变的病名，但根据其临床表现，如带下量多或带下夹有血丝等，其与"带下病""五色带"等病证及病因病机有很大相似之处，故暂把它归属于"带下病"范畴。带下病的主要分型有脾虚湿蕴型、肾虚型、冲任虚寒型、湿

热蕴结型。研究表明，脾虚湿蕴型的发病率为24%，该证型带下病多表现为带下量多，色白或黄白，质黏稠，伴或不伴有臭气，外阴瘙痒，小腹作痛，口淡口腻，胸闷纳呆，月经过多，或经期延长，神疲倦怠，纳少，便溏，面色萎黄或㿠白，眼睑浮肿等临床症状。中医学认为早婚、早育、多产、房劳、情志不舒或饮食失宜可导致脏腑功能失调，气血失衡，脾气损伤，脾虚失司，水谷精微不能上输以化血，反聚而成湿，流注下焦，伤及任带而成带下；若本已脾虚湿困，又因久居湿地，或淋雨涉水等感受外来湿邪，内外相合，湿蕴更盛，病程日久，可成瘀毒。

我们认为HR-HPV感染应为外邪感染，当机体正气不足，御邪无力，邪气内袭胞宫，客于胞门，导致气血瘀阻，郁久而成瘀毒，继而发展为宫颈癌前病变，甚至宫颈癌。根据中医"治未病"的思想，我们应积极治疗，做到"未病先防，已病防变"，通过扶正固本，健脾祛湿，防止CIN转化为宫颈癌。

故本课题选取脾虚湿蕴型CINⅡ合并HR-HPV感染患者为研究对象，因该病属虚实夹杂证，故治疗采用益气健脾、清热祛湿的补清兼施之法，以口服中药扶正祛湿方联合LEEP术治疗，观察术后1个月创面愈合情况、中医证候积分情况，术后3个月HR-HPV的转阴率以及术后6个月CIN的复发率。

（一）临床资料与研究方法

1. 临床资料

（1）病例选择标准

①西医诊断标准：参照普通高等教育"十一五"国家级规划教材《妇产科学》（第2版，丰有吉、沈铿主编）制定。

②临床表现：阴道分泌物增多。分泌物呈乳白色黏液状，有时呈淡黄色脓性，可有血性白带或性交后出血，亦可无明显临床症状。

③妇科检查：宫颈可见不同程度的宫颈柱状上皮异位表现，或仅见局部红斑、白色上皮，或宫颈肥大、息肉，或宫颈光滑，无明显病灶。

④阴道镜下组织病理学检查：送检组织结果为CINⅡ。

⑤HPV检测报告：HR-HPV感染（包括HPV16、18、31、33、45、52、58、67型等）

（2）中医辨病辨证标准：参照高等中医药院校规划教材《中医妇科学》（张玉珍主编）制定。

①临床表现：带下量多，色白或黄白，质黏稠，伴或不伴有臭气；外阴瘙痒，小腹作痛，口淡口腻，胸闷纳呆；月经过多，或经期延长；神疲倦怠，纳少，便溏，面色萎黄或㿠白，眼睑浮肿；舌淡，舌体胖嫩或边有齿痕，苔白或腻，脉滑或弦滑。

②中医症状评分标准：参照中国中医药管理局1993年出版的《中药新药临床研究指导原则：中药新药治疗带下病的临床研究指导原则》制定。

带下量多：2～3分。

色白或黄白，质黏稠，伴或不伴有臭气：1～2分。

外阴瘙痒：1～2分。

小腹作痛或胸闷纳呆：1～2分。

腰腹坠胀：1～2分。

口淡口腻：1分。

脉滑或弦滑：1分。

舌淡，苔白或腻：1分。

舌体胖嫩或边有齿痕：1分。

（3）纳入标准

①年龄25～45周岁，经产妇，无生育要求。

②参照《妇产科学》（第2版，丰有吉、沈铿主编），于非经期行宫颈液基细胞学检查（TCT），发现TCT（报告示：ASC-US、LSIL、ASC-H、HSIL等）异常后，行阴道镜下活检及HR-HPV检测，组织病理结果为CINⅡ，并有HR-HPV感染者。

③符合中医辨证属脾虚湿蕴证。

④肝、肾功能无异常者。

⑤接受本次治疗前3个月内未进行过其他相关治疗。

⑥无盆腔放射治疗史。

⑦签署知情同意书。

（4）病例排除标准

①治疗前阴道分泌物检查提示清洁度Ⅲ、Ⅳ度，或合并内外生殖器急性炎症（包括霉菌性或滴虫性阴道炎）。

②妊娠期及哺乳期患者。

③无法按规定用药或无法按时回访观察疗效者。

④对研究药物过敏者。

⑤合并有心血管、肝、肾和造血系统等严重原发性疾病、精神疾病者。

2. 研究方法

（1）研究对象：选取2012年1月～2012年12月在福建省人民医院妇科门诊就诊的60例脾虚湿蕴型CINⅡ合并HR-HPV感染患者，均符合纳入标准。

（2）四诊信息资料收集：安排专人负责，在获得患者知情同意的基础上，通过问卷的形式，对就诊于我院妇科门诊，并符合各项诊断标准的患者的术前及术后证候表现进行调查登记。

（3）数据分析：将完整的四诊信息及时准确地录入电脑，并对其进行统计分析，记录所属证型。

（4）统计方法：所有资料建立数据库，使用SPSS16.0统计软件进行统计处理。其中计量资料以（$\bar{x}\pm sd$）表示，先进行正态性分布检验与方差齐性检验，若呈正态分布，方差齐，观察组内前后变化情况，采用配对样本 t 检验，观察组间差异情况，采用单因素方差分析；若非正态分布则采用非参数检验，等级资料用秩和检验。

3. 分组及治疗方法

（1）分组：治疗组 30 例；对照组 30 例。

（2）治疗方法

①治疗组：LEEP 术当天开始口服扶正祛湿方中药全成分颗粒（北京康仁堂药业有限公司），每次 1 包，早晚各 1 次，连服 4 周。每周复诊 1 次，根据患者舌脉及相关症状随证加减。

扶正祛湿方：黄芪 20g，党参 10g，白术 15g，薏苡仁 15g，猪苓 15g，赤芍 6g，甘草 6g 等。若热重时，加紫花地丁、败酱草以清热解毒；若带下臭味甚、外阴瘙痒者，加土茯苓、苦参、地肤子；若湿热俱甚者，加鱼腥草、蒲公英、龙胆草；若口苦者，加炒栀子、牡丹皮清泄肝火；若小便赤热者，加车前子、茵陈泻火利湿。

②对照组：LEEP 术当天开始以重组干扰素阴道泡腾胶囊（上海华新生物高技术有限公司，国药准字：S20050075）每晚睡前塞阴，1 次 1 粒，连用 4 周（经期或阴道出血量多停止用药）。

③两组患者分别在术前、术后 1 个月统计中医证候积分，术后 1 个月复查宫颈愈合情况，术后 3 个月复查 HR-HPV，术后 6 个月复查 TCT。

4. 观测指标

（1）安全性观测：①一般体检项目；②血、尿、便常规化验；③心、肝、肾功能检查。

（2）疗效性观测：①创面愈合质量；②中医证候积分情况；③ TCT 复查结果；④ HR-HPV 复查结果。

（二）结果

1. 临床资料

纳入病例 60 例，分对照组、治疗组，年龄 25 ～ 42 岁，平均年龄 33.82 岁。各组在年龄、中医证候积分、宫颈糜烂程度等方面无统计学差异，均具有可比性（P ＞ 0.05）。一般资料如下：

表 3-93　两组患者的年龄比较（$\bar{x} \pm sd$）

组别	例数	年龄（岁）	F	P
对照组	30	34.03±4.30	0.141	0.709
治疗组	30	33.60±4.45	–	–

注：两组年龄情况经 t 检验，P=0.931（P ＞ 0.05），无统计学差异。

表 3–94　两组患者的中医证候积分比较（$\bar{x} \pm sd$）

组别	例数	中医症候积分	F	P
对照组	30	10.43±1.94	1.88	0.175
治疗组	30	10.37±2.34	–	–

注：两组患者的中医证候积分情况经 t 检验，P=0.175＞0.05，无统计学差异。

表 3–95　两组患者宫颈糜烂情况比较

组别	例数	轻糜	中糜	重糜	P
对照组	30	5	14	11	1.00
治疗组	30	4	14	12	–

注：两组患者宫颈糜烂情况经统计学分析比较，P=1.00（P＞0.05），无统计学差异。

2. 临床疗效分析

表 3–96 显示：治疗组的中医证候积分在治疗前后经配对样本 t 检验，有显著性差异（P＜0.05）。

表 3–96　治疗组患者前后中医证候积分比较（$\bar{x} \pm sd$）

组别	治疗前	例数	治疗后	例数
治疗组	10.37±2.34	30	7.03±1.75	30

表 3–97 显示：对照组的中医证候积分在治疗前后经配对样本 t 检验，有显著性差异（P＜0.05）。

表 3–97　对照组患者治疗前后中医证候积分比较（$\bar{x} \pm sd$）

组别	治疗前	例数	治疗后	例数
对照组	10.43±1.94	30	8.33±1.94	30

表 3–98 显示：对照组与治疗组的中医证候积分在治疗后经配对样本 t 检验，有显著性差异（P=0.013＜0.05）。在术前对照组的平均中医证候积分为 10.43±1.94，治疗组的平均中医证候积分为 10.37±2.34；术后，对照组的平均中医证候积分为 8.33±1.94，治疗组的平均中医证候积分为 7.03±1.75。

表 3–98　两组患者术后中医证候积分比较（$\bar{x} \pm sd$）

组别	治疗组	例数	对照组	例数
中医证候积分	7.03±1.75	30	8.33±1.94	30

表 3-99 显示：对照组在术后宫颈光滑的有 21 例，宫颈完全恢复率有 70%；轻糜的有 5 例，占 16.7%；中糜的有 3 例，占总数的 10%；重糜的有 1 例，占 3.3%；治疗组在术后宫颈光滑的有 25 例，宫颈完全恢复率为 83.3%；轻糜的有 3 例，占 10%；中糜的有 1 例，占总数的 3.3%，重糜的有 1 例，占 3.3%。两组患者经秩和检验，无统计学差异（P=0.21 ＞ 0.05）。

表 3-99　两组患者术后宫颈愈合情况比较

组别	光滑	轻糜	中糜	重糜	例数
治疗组	21	5	3	1	30
对照组	25	3	1	1	30

表 3-100 显示：对照组 30 例中查 TCT，无一例发现异常，CIN 复发率为 0%；治疗组 30 例中也是无一例发现异常，CIN 复发率为 0%，对照组与治疗组之间的 CIN 复发率比较无显著差异。

表 3-100　两组患者术后 TCT 情况比较

组别	NILM	异常	例数
对照组	30	0	30
治疗组	30	0	30

表 3-101 显示：对照组 30 例中查 HR-HPV，有 22 例转阴，转阴率 73.3%；治疗组 30 例中有 25 例转阴，转阴率 83.3%，对照组与治疗组之间 HR-HPV 转阴率比较，经卡方检验，有显著性差异（P=0.005 ＜ 0.05）。

表 3-101　两组患者术后 HR-HPV 情况比较

组别	HR-HPV（+）	HR-HPV（-）	例数
对照组	8	22	30
治疗组	5	25	30

（三）分析与讨论

1. CIN

CIN 是与宫颈浸润癌密切相关的一组癌前病变，它反映了宫颈癌发生发展的连续过程。在临床表现方面，无特殊症状和体征，偶有阴道分泌物增多，白带夹有血丝，伴或不伴臭味，可在妇科检查或同房后出血。检查时宫颈可见不同程度的宫颈柱状上皮异位表现，或仅见局部红斑、白色上皮，或宫颈肥大、息肉，或宫颈光滑，无明显病灶。故单凭肉眼观察无法诊断 CIN，目前 CIN 的检查方法遵循"三阶梯式"诊断程序——细胞学、阴道镜及组织病理学检查，可发现早期病变。

大量的流行病学和分子生物学资料已经证明，HPV 持续感染是 CIN 的主要病因，尤其是 HR-HPV 的感染，97%以上的 CIN Ⅱ、CIN Ⅲ及子宫癌患者的 HR-HPV 检测结果为阳性，其中 CIN Ⅱ和 CIN Ⅲ主要与 HPV16、18、33 及 58 有关。近年来宫颈癌的发病率和死亡率的增加，逐渐引起人们对宫颈癌前病变的高度重视，宫颈癌已经成为目前最常见的妇科恶性肿瘤之一，因此，宫颈病变的筛查、HR-HPV 的检测具有重要的意义，在此基础上应进行积极的治疗，做到早发现、早诊断、早治疗。

（1）CIN 病因：CIN 与性活跃、HPV 感染、性生活过早（＜16 岁），性传播疾病、经济状况低下、口服避孕药和免疫机制有关。

①高危 HPV 感染是宫颈癌的主要危险因素，90%以上宫颈癌患者伴有高危感染。约 20%有性生活妇女感染有 HPV，但 HPV 感染可自然消退而无临床症状。研究证明，HR-HPV 持续感染是 CIN 和宫颈癌发病的必要条件。当 HPV 感染持续存在且有吸烟、使用避孕药、性传播疾病等因素作用下，可诱发 CIN。机体感染 HPV 后，抗病毒免疫系统受到影响，使细胞免疫、体液免疫以及局部免疫功能降低，故感染 HPV 后病毒能否被清除以及是否发生持续高危型病毒感染进而发展为 CIN 或宫颈癌，与机体的免疫力有一定联系。当免疫能力足够强大时，HPV 可能会被清除。

②宫颈的组织学特殊性是 CIN 的病理学基础。宫颈鳞状上皮与柱状上皮交接部，称为鳞柱交接部，根据其形态发生学变化，鳞-柱状交接部又分为原始鳞-柱状交接部和生理鳞-柱状交接部，它们之间的区域称移行带区。移行带成熟的化生鳞状上皮对致癌物质的刺激相对不敏感。但未成熟的化生鳞状上皮代谢活跃，在 HPV、精子及精液组蛋白等物质的刺激下，可发生细胞分化不良，排列紊乱，细胞核异常，有丝分裂增加，易形成宫颈上皮内瘤变。

（2）CIN 的诊断：遵循"三阶梯式"诊断程序——细胞学、阴道镜及组织病理学检查。

（3）CIN 的治疗：CIN 并非是单向的发展过程，而是具有两种不同的结局。一种是病变自然消退，很少发展为浸润癌，另一种是病变具有癌变潜能，可能发展为浸润癌。

CIN Ⅰ：60%～85% CIN Ⅰ会自然消退，目前 CIN Ⅰ的治疗趋于保守，可定期复查 HPV 及 TCT。

CIN Ⅱ和 CIN Ⅲ：CIN Ⅱ和 CIN Ⅲ的组织学区分极为困难，约 20% CIN Ⅱ会发展为原位癌，5%发展为浸润癌，为了预防、阻断该病的发展，故采用 CIN Ⅱ作为治疗的起端。目前治疗 CIN Ⅱ和 CIN Ⅲ的方法有激光、冷冻、宫颈环形电切术（loop electrosurgical excision procedure，LEEP）等，较好的治疗方法是 LEEP 术。研究表明 LEEP 术具有操作简便，出血少，恢复快，治疗 CIN 具有安全可靠、术后并发症少的优点。

2. 中医学对宫颈上皮内瘤变以及 HR-HPV 的认识

中医学虽然没有宫颈上皮内瘤变的病名，但根据其临床表现，如带下量多或带下夹有血丝等，其与"带下病""五色带"等病证及病因病机有很大相似之处，故暂把它归属于"带下病"范畴。带下病的主要分型有脾虚湿蕴型、肾虚型、冲任虚寒型、湿热蕴结型。研究表明，脾虚湿蕴型的发病率为 24%，该证型带下病多表现为带下量多，色白或黄白，质黏稠，伴或不伴有臭气，外阴瘙痒，小腹作痛，口淡口腻，胸闷纳呆，月经过多，或经期延长，神疲倦怠，纳少，便溏，面色萎黄或㿠白或眼睑浮肿等临床症状。中医学认为早婚、早育、多产、房劳、情志不舒或饮食失宜可导致脏腑功能失调，气血失衡，脾气损伤，脾虚失司，水谷精微不能上输以化血，反聚而成湿，流注下焦，伤及任带而成带下；若本已脾虚湿困，又因久居湿地，或淋雨涉水等感受外来湿邪，内外相合，湿蕴更盛，病程日久，可成瘀毒。

"带下"之名首见于《素问·骨空论》，其记载："任脉为病，男子内结七疝，女子带下瘕聚。""带下"有广义、狭义之分。广义带下泛指妇产科疾病而言，由于这些疾病都发生在带脉之下，故称为"带下"。中医学认为带下生理病理与带脉的循行密切相关，带下的正常生理功能有赖于带脉及肾、肝、脾等脏腑功能的调节。正如张子和曰："唯带脉起于少腹侧季胁之端，乃章门穴是也，环身一周无上下之源，包络而过，如束带之于身。"带有束带之义，其脉起于季胁之端的足厥阴肝经的期门穴，环绕腰部一周，如带束腰，故称带脉。带脉过期门与肝经相通，于五枢、维道与足少阳经相会。故带下与带脉、肾、肝、脾等有密切联系。狭义带下是指妇人阴中流出的黏液，如唾如涕，绵绵不断，其又有生理、病理之别。生理性带下是正常生理现象，女子发育成熟，肾气冲盛，肝气疏达，脾气健运，任通带固所产生的一种润泽于阴道的无色、透明、质稠、无臭的阴液。如近代张山雷《沈氏女科辑要笺正》引王孟英言："带下，女子生而即有，津津常润，本非病也。"生理性带下常在月经前后、妊娠初期适量增多，而无其他明显不适。病理性带下是指带下病，该病的发生由于带脉失约所致，傅青主说："而以带名者，因带脉不能约束，而有此病，故以名之。"

关于脾虚湿蕴型带下病，金·朱丹溪《丹溪心法》曰："带下赤属血，白属气。主治燥湿为先。"指出带下病多与湿痰有关，因有虚实两类，治疗以燥湿为主，佐以升提。明代薛己在《女科撮要》中提出带下过多是由于脾胃亏虚、阳气下陷所致，主张健脾升阳止带。清·傅山《傅青主女科》提出："带下俱是湿证。"概括而言，带下病主要由于湿邪影响任、带二脉，以致带脉失约，任脉不固所致。湿邪有内外之别，外湿指外感湿邪，内湿一般指脾失健运，肾虚失固所致，其发病机理主要为脾虚湿蕴，外感湿邪，导致湿邪下注，任脉不固，带脉失约。

关于 HR-HPV，我们认为属于外邪感染，该病由早婚、早育、多产、房劳、情志不舒或饮食失宜，导致脏腑功能失调，气血失衡，正气不足所致。正如《黄帝内经》曰："正气存内，邪不可干。""邪之所凑，其气必虚。"当机体正气不足，御邪无力，则邪气内袭胞宫，客于胞门，导致气血瘀阻，郁久而成瘀毒，继而发展为宫颈癌前病变甚至宫颈癌。因此，该病的发展扩散、疾病转归取决于邪正相搏的胜负。清代叶天士提出"先安未受邪之地"的预防学观点，强调采取主动措施防变于先的重要意义。遵循"既病防变，已病防传"的原则，我们可以通过扶正固本、健脾除湿的方法，辅助机体祛邪外出，固护正气，免受外邪侵扰，同时祛除已感湿邪，防止病情进一步恶化，达到标本兼治的目的。

中医学理论奠基之作《黄帝内经》最早提出了"治未病"的思想，《素问·四气调神大论》说："是故圣人不治已病治未病，不治已乱治未乱，夫病已成而后药之，乱已成而后治之，譬犹渴而穿井，斗而铸锥，不亦晚乎？"《难经·七十七难》曰："所谓治未病者，见肝之病，则知肝当传之与脾，故先实其脾气，无令得受肝之邪，故曰治未病焉。"成为指导"治未病"的一大法则。历代医家对"治未病"屡有发挥，如唐代孙思邈强调"上医医未病之病，中医医欲起之病，下医医已病之病"，将医学的功能区分为上、中、下三个层次。元代朱丹溪在其著作《丹溪心法》中专论"不治已病治未病"，将"治未病"作为重要内容进行深入研究。故治疗宫颈上皮内瘤变合并 HR-HPV 感染防止病变发展，符合中医学"治未病"的思想，我们选用扶正固本、健脾除湿的方法，就是为了达到"既病防变，已病防传"的目的。

3. 扶正祛湿方组方分析

（1）立法依据：该病多由脏腑功能失调，气血失衡，脾气损伤，脾虚失司，水谷精微不能上输以化血，反聚而成湿，流注下焦，伤及任带而成带下；或本已脾虚湿困，又因久居湿地，或淋雨涉水等，感受外来湿邪，内外相合，湿蕴更胜，病程日久，而成瘀毒。针对脾虚湿蕴型 CIN 合并 HR-HPV 感染者，遵循"既病防变，已病防传"的原则，本课题采用了扶正固本、健脾除湿的方法。

（2）方义分析：扶正祛湿方以黄芪益气健脾、益卫固表为君药；党参、白术补气健脾、燥湿，共为臣药；佐以薏苡仁、猪苓以淡渗利湿，赤芍清热凉血，活血化瘀，清泻肝火；以甘草补益脾气，清热解毒，调和药性为使药。全方补中有清，使脾气得补，正气得固，既可祛邪外出，使湿邪有所出路，又能防止病情进一步恶化。若热重时，加紫花地丁、败酱草以清热解毒；若带下臭味甚、外阴瘙痒者，加土茯苓、苦参、地肤子；若湿热俱甚者，加鱼腥草、蒲公英、龙胆草；若口苦，加炒栀子、牡丹皮清泻肝火；若小便赤热，加车前子、茵陈泻火利湿。

（3）药理分析

黄芪：味甘，气微温，气薄而味浓，可升可降，阳中之阳也，无毒，专补气。归脾、肺经。功能补脾肺气，益卫固表，托毒生肌，补血，活血。主治：脾虚中气下陷之内脏下垂、久泻脱肛等脾气虚证；咳喘日久，肺气虚弱，气短神疲之肺气虚证。《本草汇言》曰："黄芪补肺健脾，实卫敛汗，驱风运毒之药也。"《医学衷中参西录》曰："黄芪能补气，兼能升气，善治胸中大气下陷。"现代药理研究证明，黄芪具有增强免疫功能、对抗干扰素、增强机体耐缺氧及应激能力、促进机体代谢、抗菌及抑制病毒作用。

白术：气温，味甘。苦而甘温，味厚气薄，归脾、胃经。白术具有健脾益气、燥湿利水、止汗、安胎的功效。用于脾虚食少，腹胀泄泻，痰饮眩悸，水肿，自汗，胎动不安。《医学启源》记载："除湿益燥，和中益气，温中，去脾胃中湿，除胃热，强脾胃，进饮食，止渴，安胎。"《本经逢原》曰："白术，生用有除湿益燥，消痰利水，治风寒湿痹，死肌痉疸，散腰脐间血，及冲脉为病，逆气里急之功；制熟则有和中补气，止渴生津，止汗除热，进饮食，安胎之效。"现代药理研究表明，白术具有强壮作用，能促进小鼠体重增加，且可双向调节肠管活动，防治实验性胃溃疡，促进小肠蛋白质的合成，促进细胞免疫功能，提升白细胞，还具有提高机体抗病能力、利尿、降血糖、镇静及保肝、抗菌、抗血凝等作用。

党参：性平、味甘，入脾、肺经。党参具有补中益气、健脾益肺的功效。用于脾肺虚弱，气短心悸，食少便溏，虚喘咳嗽，内热消渴等。《本草正义》指出："党参力能补脾养胃，润肺生津，健运中气，本与人参不甚相远。其尤可贵者，则健脾运而不燥，滋胃阴而不湿。"《本草从新》记载："补中益气、和脾胃、除烦渴。中气微弱，用以调补，甚为平妥。"现代药理研究证明，党参具有调节胃肠运动、抗溃疡、增加动物体重、增强免疫功能、增强机体抵抗力等作用。另外党参还具有镇静、催眠、抗惊厥、促进学习记忆作用，能显著提高超氧化物歧化酶的活性，对抗超氧自由基损伤，延缓衰老，还有抗缺氧、抗辐射、抗癌、抗菌、抗炎、镇痛等作用。

薏苡仁：味甘淡，性凉，归脾、胃、肺经。具有健脾渗湿、清热排脓、除痹、利水的功能。生薏苡仁性偏寒凉，长于利水渗湿，清热排脓，除痹止痛，常用于小便不利，水肿，脚气，肺痈，肠痈，风湿痹痛。《本草新编》曰："薏仁最善利水，不至损耗真阴之气，凡湿盛在下身者，最宜用之，视病之轻重，准用药之多寡，则阴阳不伤，而湿病易去。"《本经疏证》曰："论者谓益气、除湿、和中。"早期药理研究表明，薏苡仁具有解热、镇静、镇痛等功效，对离体心脏、肠管、子宫有兴奋作用。现代药理学研究表明，薏苡仁具有抗肿瘤、提高免疫力、降血糖血钙、降压、抗病毒及抑制胰蛋白酶、诱发排卵等药理活性。

猪苓：味甘、淡、平，归肾、膀胱经。功能利水渗湿，主治小便不利、水肿、泄泻、淋浊、带下。《珍珠囊》曰："渗泄，止渴，又治淋肿。"《本草纲目》曰："开腠理，治淋、肿、脚气、白浊、带下、妊娠子淋、小便不利。"现代药理研究表明猪苓具有利尿、抗肿瘤、保肝、抗辐射、抗诱变和抗菌等作用，另有研究表明猪苓有调控脐血造血干细胞的扩增及移植、作为卡介苗的免疫佐剂、对肿瘤细胞具有免疫抑制作用等多途径、多靶点发挥免疫调节作用。

赤芍：苦，微寒，归肝经。清热凉血，活血化瘀，清泻肝火。多用于温病热入营血之温毒发斑，亦可用于血滞经闭、痛经、癥瘕腹痛、跌损瘀痛等瘀血证，同时还可用于痈肿疮疡。《神农本草经》曰："芍药，味苦平。主邪气腹痛，除血痹、破坚积寒热疝瘕、止痛、利小便。"《本草汇言》曰："泻肝火，消积血、散疮疡。"现代药理研究表明该药能扩张冠状动脉、增加冠脉血流量；并有抑制血小板聚集、抗血栓形成、降低血压、改善微循环等作用。该药尚具有镇静、镇痛、抗炎、抗惊厥、解痉等作用；赤芍对肝细胞 DNA 的合成有明显的增强效果，对多种病原微生物有较强的抑制作用。

甘草：甘，微寒，归心、脾、肺、胃经。补心气，益脾气，祛痰止咳平喘，缓急止痛，清热解毒，调和药性。用于心气虚，心悸怔忡，脉结代，以及脾胃气虚，倦怠乏力及咳喘证等，亦可调和药性。《药性论》曰："主腹中冷痛，治惊痫，除腹胀满；补益五脏；制诸药毒；养肾气内伤，令人阴（不）痿。"《日华子本草》记载："补五劳七伤，一切虚损、惊悸、烦闷、健忘。通九窍，利百脉，益精养气，壮筋骨，解冷热。"现代药理研究证实，甘草含有大量甘草甜素、甘草苷、甘草苷元、异甘草苷、异甘草元、新甘草苷、新异甘草苷等，具有抗溃疡、抗炎、抗惊厥、抗肿瘤、抗艾滋病毒、解毒、镇咳、镇痛、解痉、降低血胆固醇、增加胆汁分泌等药理作用。

4. 重组干扰素药理分析

重组人干扰素具有广谱抗病毒作用，他的抗病毒机制主要是通过干扰素同靶细胞表面干扰素受体结合，诱导靶细胞内 2-5（A）合成酶、MX 蛋白、蛋白激酶 PKR 等多种抗病毒蛋白，阻止病毒蛋白质的合成、抑制病毒核酸的复制和转录而实现。干扰素还具有多重免疫调节作用，可增强淋巴细胞对靶细胞的特异性细胞毒和提高巨噬细胞的吞噬活性等，促进和维护机体的免疫监视、免疫防护和免疫自稳功能。研究表明 LEEP 术后，以干扰素阴道用药，在控制阴道炎症、改善清洁度和白带性状，减少术后出血、减少阴道排液量，缩短术后创面愈合时间等方面疗效显著。

5. 治疗结果的分析

（1）两组患者中医症状积分的分析：由表 3-91～表 3-93 可知，治疗组与对照组的中医证候积分在治疗前后分别进行 t 检验，均有显著性差异（P < 0.05）；两组治疗后经 t 检验，有显著性差异（P < 0.05）。在术前对照组的平均中医证候积分为 10.43±1.94，治疗组的平均中医证候积分为 10.37±2.34；在术后，对照组的平均中医证候积分为 8.33±1.94，治疗组的平均中医证候积分为 7.03±1.75。说明治疗组在改善患者中医症状及体征方面优于对照组，体现了中医药在改善患者症状及体征方面具有优势。扶正祛湿方以黄芪、党参、白术补气健脾、燥湿；以薏苡仁、猪苓淡渗利湿；赤芍清热凉血，活血化瘀，清泻肝火；以甘草补益脾气，清热解毒。全方补中有清，使脾气得补，正气得固，湿邪得出。

（2）两组患者宫颈愈合情况分析：由表 3-94 可知，对照组在术后宫颈光滑的有 21 例，宫颈完全恢复率有 70%；轻糜的有 5 例，占 16.7%；中糜的有 3 例，占总数的 10%；重糜的有 1 例，占 3.3%；治疗组在术后宫颈光滑的有 25 例，宫颈完全恢复率为 83.3%；轻糜的有 3 例，占 10%；中糜的有 1 例，占总数的 3.3%，重糜的有 1 例，占 3.3%。两组患者经秩和检验，无统计学差异（P=0.21 > 0.05）。说明在促进宫颈愈合方面，治疗组与对照组疗效相当。扶正祛湿方以黄芪为君，该药补血生血，托脓生肌，为疮家圣药。现代药理研究表明，黄芪有促进机体代谢、使细胞和生长和再生、延长寿命、抗菌及抑制病毒作用，白术、党参、薏苡仁、猪苓均有提高免疫、抑制病毒或抗菌作用。全方可降低术后阴道炎症的发病率，对促进创面愈合起到一定作用。研究表明，干扰素能调节机体免疫功能，增强机体抗病毒能力，减轻组织充血、水肿及渗出，使组织流液量明显减少，促进鳞状上皮再生，减少出血，加速创面愈合。

（3）两组患者 TCT 情况分析：由表 3-95 可知，2 组患者术后 6 个月 TCT 结果均为阴性，表明治疗组与对照组在术后 CIN 的复发率无明显差异。LEEP 术对 CIN Ⅱ 的治疗在短期内效果可靠。两组患者的 CIN 复发率均低于李航的研究结果。

（4）两组患者 HR-HPV 的情况分析

由表 3-96 可知，对照组 30 例中查 HR-HPV，有 22 例转阴，转阴率 73.3%；治疗组 30 例中有 25 例转阴，转阴率 83.3%，对照组与治疗组之间 HR-HPV 转阴率比较，经卡方检验，有显著性差异（P=0.005 < 0.05）。说明治疗组 HR-HPV 的转阴率高于对照组，可见中药在提高 HR-HPV 转阴率方面有优势，扶正祛湿方以大量补气健脾药为主，现代药理研究表明这几味药具有提高免疫力、抗病毒的作用，加上薏苡仁、猪苓具有淡渗利湿的功效，扶正加祛湿，双管齐下，从而达到使 HR-HPV 转阴的效果。

综上所述，本课题中的扶正祛湿方具有扶正固本、健脾除湿、祛邪外出之功，该方结合 LEEP 术治疗脾虚湿蕴型 CIN Ⅱ 合并 HR-HPV 患者，具有抗病毒、促进 HR-HPV 转阴作用。还可以改善宫颈愈合情况，改善患者中医症状及体征，提高疗效。

6. 存在的问题和今后的思路

因课题由于时间的限制以及观察例数有限，未能对患者进行长期随访，也未对方药的机制进行更深入的阐述，这有待于今后长时间、大样本的临床研究，进一步制定更为有效的治疗方案，同时对方药的作用机制做更进一步的研究，以提高临床疗效。

关于本课题中仍沿用"宫颈糜烂"病名的问题，是考虑到在临床实践中，此病名仍普遍提及，容易被患者接受和理解，本课题为了更好地服务于临床，所以在病例收集与数据处理中仍采用了"宫颈糜烂"这一病名。

（四）结论

1. 扶正祛湿方联合 LEEP 术可明显改善脾虚湿蕴型 CIN Ⅱ 合并 HR-HPV 感染患者的中医症状和体征。

2. 在改善脾虚湿蕴型 CIN Ⅱ 合并 HR-HPV 感染患者术后创面愈合情况方面，治疗组与对照组疗效相当。

3. 在降低脾虚湿蕴型 CIN Ⅱ 合并 HR-HPV 感染患者术后 CIN 的复发率方面，治疗组与对照组疗效相当。

4. 扶正祛湿方联合 LEEP 术治疗可提高脾虚湿蕴型 CIN Ⅱ 合并 HR-HPV 感染患者术后 HR-HPV 的转阴率。

5. LEEP 术后配合中药口服治疗脾虚湿蕴型 CIN Ⅱ 合并 HR-HPV 感染患者，有机地将"整体与局部"相结合，中药扶正祛湿不但能扶正固本，改善体质，提高机体抗病毒能力，达到提高病毒转阴率的效果，还可以清除体内已感湿邪，达到标本兼治的效果，弥补了 LEEP 术后不能有效调节全身证候的缺点，所以，在这一方面可以充分发挥中医药的优势。

二十九、中药人工周期辨治肾虚型黄体功能不全性不孕症的临床观察

人类生命的孕育是一个复杂而神秘的生理过程，其中的一个重要环节就是需要黄体功能的正常，以调节卵泡发育，促进排卵功能，维持黄体期的生理功能及孕早期的激素水平等。目前，随着物质经济水平的高速发展，人们生活节奏的加快，工作压力的增大，饮食不节，作息无常，情志不舒等因素都很大程度地影响着正常的黄体功能，造成月经周期缩短、月经频发、不孕或流产（孕早期），从而使黄体功能不全性不孕症成为当前研究不孕症的一个重要课题。

对于黄体功能不全性不孕症的治疗，目前西医所应用的氯米芬（CC）、人绝经期促性腺激素（HMG）、人绒毛膜促性腺激素（HCG）、溴隐亭等都已经能够很好地解决卵泡问题，但由于这些药物在受体水平阻断雌激素的作用，使其子宫内膜 DNA 合成受阻，并且容易引起子宫内膜发育迟缓及不同步现象，最终导致妊娠率降低或早期流产率增加，同时西医在治疗过程中存在的副作用多、费用偏高等，这在一定程度上要求一种标本兼治的治疗方法来解决这些问题。

寻求治疗本病操作简便、用药安全、无明显并发症，且成功率高的治疗途径是众多医家努力研究的新方向。近年来，中医药对本病的认识和治疗已显示出愈来愈大的优势。现中医药治疗黄体功能不全性不孕症多运用中药经验方、中药调周法、针灸治疗法、综合治疗法（包括中西医结合治疗法、心理干预疗法）等，比单纯西医治疗具有排卵率及妊娠率增高、流产率降低的优势；而中西医结合治疗方法有疗程短、疗效高的明显优点，具有良好的发展前景。但由于疗效标准不甚统一，疗效判定指标较少，故有待于进一步的探讨。众多医家认为黄体功能不全性不孕的病因为寒凝、血瘀、肝郁、气滞等，病机为肾中精气不足，不能摄精成孕。现代中医妇科临床多采用口服"补肾调经助孕"的中药治疗本病，并结合病人体质、兼症随证加减，以提高患者的受孕率，减少流产率，解除黄体功能不全性不孕症给患者造成的困扰。

严炜主任医师为全国第四批全国名老中医学术经验继承人，跟随全国中医妇科名师吴熙教授多年，在长期的临床实践中，结合吴熙教授"补肾、调经、助孕"治疗黄体功能不全性不孕症的理念，综合月经周期的变化特点，将吴老"中药人工周期辨治法"运用于本病的治疗，自拟人工周期的方药治疗本病取得了较好疗效，本研究通过观察中药人工周期辨证治疗肾虚型黄体功能不全性不孕症患者的临床疗效，希望能给黄体功能不全性不孕患者提供帮助并带来希望。

（一）临床研究方法

1.临床病例资料

（1）病例的选择标准

①不孕症的诊断标准：参考乐杰主编的第 7 版《妇产科学》教材。

有正常的性生活，未经避孕一年而未妊娠者，称为不孕症。未避孕而从未妊娠者称为原发性不孕；曾有过妊娠而后未避孕连续一年不孕者称为继发性不孕。男方生殖相关检查正常。

②黄体功能不全性不孕症的诊断标准：参考 1993 年卫生部颁发的《中药新药临床指导原则·黄体功能不全所致不孕症的诊断标准》。

基础体温双相，但月经后期（即黄体期）上升不典型或少于 12 天。

经前期子宫内膜呈分泌期变化，但与正常月经周期的反应日相比相差 2 天以上。

黄体期卵巢 B 超显像见黄体表现而不孕。

排卵后 6 天，尿孕二醇量＜ 5mg/24h，或两次血清孕酮量＜ 10ng/mL。

以上四项中具备 2 项，结合临床，可作诊断。

③中医证候的诊断标准：肾虚型，参照 1993 年《中药新药临床研究指导》。

婚久不孕。

月经不调或是停闭，经量或多或少，色暗。

头晕耳鸣，腰酸膝软，精神疲倦，小便清长。

舌脉：舌质淡，苔薄，脉沉细，两尺尤甚。

④中医证候的积分标准：

（2）病例的排除标准：参照 1993 年《中药新药临床研究指导》。

①不孕患者泛影葡胺造影显示：两侧输卵管不通或一侧不通，一侧通而不畅者。

②先天性生理缺陷或畸形、遗传因素所致不孕者。

③经检查证实有子宫内膜异位症、子宫肌腺病、子宫肌瘤、子宫发育不良者。

④男方生殖功能异常者。

⑤年龄在 22 岁以下或 45 岁以上者。

⑥合并有心血管、肝、肾和造血系统等严重原发性疾病，精神疾病者。

⑦对研究药物过敏者。

⑧未按照规定而用药，无法判断疗效或资料不全等影响疗效或安全性判断者。

（3）病例的纳入标准。

①年龄 22～45 周岁者。

②符合不孕症的诊断标准者。

③符合黄体功能不全性不孕症的诊断标准者。

④符合中医证候辨证为肾虚型者。

⑤肝、肾功能健全者。

⑥配合治疗，按规定用药者。

⑦签署知情同意书者。

（4）病例的剔除标准（脱落标准）

①无法按照规定服药或者临床资料不全者。

②课题研究过程中发生意外的情况而最终不能坚持接受继续治疗者。

③课题研究过程中因其他原因接受了额外的治疗方法者。

2. 临床研究方法

（1）一般资料：所有的病例均来源于 2011 年 12 月～ 2012 年 12 月就诊于福建省中医药大学附属人民医院妇科门诊的患者，共 60 例，病程在 1～6 年不等。

（2）研究对象分组：严格按照本课题的诊断标准、纳入标准及排除标准来执行，共纳入的病例 60 例，年龄 22～35 岁，平均年龄 26.87±3.35 岁，病程在 1～6 年不等，平均病程 2.85±1.49 年。所有的病例按照就诊时间的先后，以随机数字表法分为 A、B 两组。A 组：中药人工周期组；B 组：西药组（氯米芬＋地屈孕酮）。两组均以 1 个月经周期作为 1 个疗程，连续观察 3 个疗程。

（3）统计学方法

①计量资料经过统计学检验服从正态分布以（$\bar{x}±sd$）表示，采用 t 检验；呈非正态分布，等级资料，采用秩和检验。

②计数资料采用卡方检验。

③采用 SPSS16.0 软件辅助处理。

3. 分组及治疗方法

（1）对照组：氯米芬＋地屈孕酮口服。服药方法：于月经第 1 天开始服用 CC（高特制药有限公司，批号：E0406），每日 50mg，连服 5 天为 1 个疗程，于 B 超监测排卵后加用地屈孕酮（Abbott，批号：42988），每次 10mg，每 12 小时 1 次，连服 14 天后复诊，若月经未潮，查血 β–HCG、P 值，观察 BBT 变化。

（2）治疗组：中药（全成分颗粒，北京康仁堂制药有限公司）口服，根据经方和临床经验，自拟方药加减。

①行经期（月经期）：自拟补肾调经汤。

药物组成：当归 15g，熟地黄 12g，赤芍 15g，川芎 6g，丹参 12g，蒲黄 9g，五灵脂 6g，路路通 9g，制香附 9g，枳壳 6g，怀牛膝 9g。

服药方法：于月经第 1 天开始用药，1 日 1 剂，水冲服，日两次，连用 5 天为 1 个疗程。

功效：补肾活血，调经助孕。

②经后期（卵泡期）：自拟促卵泡汤。

药物组成：熟地黄 15g，炙黄芪 30g，当归 6g，白芍 10g，女贞子 12g，墨旱莲 12g，石斛 10g，黄精 10g，制首乌 10g，香附 9g，菟丝子 9g，炙甘草 9g。

用药方法：自月经第 6 天开始用药，连用 5 剂，1 日 1 剂，一般于月经第 11 ～ 12 天开始 B 超监测卵泡（根据尤昭玲教授 B 超监测卵泡时间推算法制定监测卵泡时间：10mm ≥卵泡≥ 15mm 时，每天生长速度为 1mm；卵泡≥ 15mm 时，每天生长速度为 1.5 ～ 2mm），观察卵泡变化，根据卵泡情况在此方的基础上加减应用，待卵泡发育至优势卵泡后改用促排卵方案。

功效：补肾滋阴，养血助孕。

③经间期（排卵期）：自拟促排卵汤。

药物组成：菟丝子 15g，巴戟天 12g，泽兰 12g，丹参 9g，怀牛膝 9g，枸杞子 12g，当归 6g，赤芍 9g，桂枝 9g，香附 6g，车前子 9g，炙甘草 6g。

用药方法：待卵泡发育至优势卵泡开始服用，1 日 1 剂，连用两天，并指导同房，第 3 天监测卵泡已排出则改用黄体汤，若卵泡未排且见卵泡开始萎缩则视卵泡排出失败。

功效：补肾活血，促排助孕。

④经前期（黄体期）：自拟促黄体汤。

药物组成：山药 15g，肉苁蓉 12g，党参 12g，续断 12g，覆盆子 9g，补骨脂 9g，女贞子 10g，墨旱莲 10g，白术 10g，桑寄生 12g，杜仲 15g，炙甘草 6g。

用药方法：于 B 超监测卵泡已排出开始加用本方，1 日 1 剂，连用 14 天，若见卵泡萎缩同样服用以调节黄体功能，有利于下个周期的排卵助孕。

功效：温补脾肾，扶阳助孕。

可根据患者兼夹症状不同，酌情加减。

4. 疗效判定及观测指标

（1）疗效判定标准：根据《中医病证诊断疗效标准》。

①治愈：治疗 3 个疗程受孕者。

②有效：经连续治疗，虽未受孕但卵泡发育正常、BBT 双相、P 值改善者。

③无效：经连续治疗，未受孕且卵泡发育、BBT、P 值未见改善。

（2）观测指标

①安全性的观测指标：一般项目（生命征情况）；血、尿、粪三大常规检查；心、

肝、肾功能检查。

②疗效性的观测指标：妊娠情况及中医证候变化；基础体温变化及孕酮（P）值情况；B超检查显示卵泡发育情况及子宫内膜变化情况。

5. 安全性检测

治疗期间，A、B组患者均未诉特殊不适。

（二）临床试验研究

1. 一般资料分析

各组在年龄、病程等方面经过统计学分析处理，无统计学差异，均具有可比性（P ＞ 0.05）。

表 3-102　两组患者的年龄比较（x̄±sd）

组别	例数	年龄（岁）	F	P
A 组	30	27.07±3.40	3.88	0.577
B 组	30	26.67±3.35	—	—

注：两组年龄情况经单因素方差分析比较，P=0.577 ＞ 0.05，无统计学差异。

表 3-103　两组患者的病程比较（x̄±sd）

组别	例数	平均病程（年）	F	P
A 组	30	2.87±1.50	1.61	0.910
B 组	30	2.83±1.51	—	—

注：两组病程情况经单因素方差分析比较，P=0.910 ＞ 0.05，无统计学差异。

表 3-104　两组患者中医证候总积分比较（x̄±sd）

组别	例数	平均病程（年）	F	P
A 组	30	10.27±2.72	3.46	0.754
B 组	30	10.47±2.61	—	—

注：两组患者的中医证候积分情况经单因素方差分析比较，P=0.754 ＞ 0.05，无统计学差异。

2. 临床疗效分析

（1）两组患者妊娠情况比较：表 3-105 显示可见：A组 30 例中有 18 例未妊娠，12 例妊娠，妊娠率 40％；B组 30 例中 20 例未妊娠，10 例妊娠，妊娠率为 33.33％。A组与B组两组患者妊娠率比较无显著差异（P ＞ 0.05）。A组妊娠者流产 1 例，流产率 8.33%，B 组流产 7 例，流产率 53.85%。两组患者在流产率方面有显著性差异（P ＜ 0.05）。

表 3-105　两组妊娠情况比较（n，%）

组别	例数	未妊娠	妊娠	妊娠率（%）	流产	流产率
A 组	30	18	12	40%	1	8.33%
B 组	30	20	10	33.33%	7	53.85%

注：两组患者治疗后妊娠情况比较，P=0.592 ＞ 0.05，无统计学差异。

两组患者治疗后流产情况比较，P=0.03 ＜ 0.05，有统计学差异。

（2）未妊娠者 3 个疗程结束后临床疗效比较：

由表 3-106 ～表 3-110 显示可见：A 组在治疗 3 个疗程后未妊娠者共 18 例，卵泡发育正常（见到优势卵泡）者 12 例，有效率为 66.67%；B 组在治疗 3 个疗程后未妊娠者共 20 例，卵泡发育正常者 10 例，有效率为 50%，两组患者卵泡发育情况无显著差异（P ＞ 0.05）。在排卵方面，A 组排卵正常者 12 例，有效率 66.67%；B 组排卵正常者 5 例，有效率为 25%，两组患者排卵情况方面有显著差异（P ＜ 0.05）。在改善 P 值方面，A 组 P 值正常者 10 例，有效率 55.56%；B 组 P 值正常者 3 例，有效率为 15%，两组患者在改善 P 值情况方面有显著差异（P ＜ 0.05）。在改善子宫内膜情况方面，A 组子宫内膜正常者 14 例，有效率 77.78%；B 组子宫内膜正常者 8 例，有效率为 40%，两组患者在改善子宫内膜情况有显著差异（P ＜ 0.05）。在改善 BBT 方面，A 组 BBT 双相者 12 例，有效率 66.67%；B 组 BBT 双相者 3 例，有效率为 15%，两组患者在改善 BBT 情况方面有显著差异（P ＜ 0.05）。

表 3-106　两组未妊娠患者卵泡发育情况比较（n，%）

组别	未妊娠例数	卵泡发育正常	无效	有效率（%）
A 组	18	12	6	66.67%
B 组	20	10	10	50%

注：两组患者治疗后未妊娠者卵泡发育情况比较，P=0.342 ＞ 0.05，无统计学差异。

表 3-107　两组未妊娠患者排卵情况比较（n，%）

组别	未妊娠例数	排卵正常	无效	有效率（%）
A 组	18	12	6	66.67%
B 组	20	5	15	25%

注：两组患者治疗后未妊娠者排卵情况比较，P=0.021 ＜ 0.05，有统计学差异。

表 3-108　两组未妊娠患者 P 值情况比较（n，%）

组别	未妊娠例数	P 值正常	无效	有效率（%）
A 组	18	10	8	55.56%
B 组	20	3	17	15%

注：两组患者治疗后未妊娠者 P 值情况比较，P=0.016 ＜ 0.05，有统计学差异。

表 3-109　两组未妊娠患者子宫内膜情况比较（n，%）

组别	未妊娠例数	子宫内膜正常	无效	有效率（%）
A 组	18	14	4	77.78%
B 组	20	8	12	40%

注：两组患者治疗后未妊娠者子宫内膜情况比较，P=0.025 ＜ 0.05，有统计学差异。

表 3-110　两组未妊娠患者 BBT 情况比较（n，%）

未妊娠例数（n）	BBT 双相	无效	有效率（%）	有效率（%）
A 组	18	12	6	66.67%
B 组	20	3	17	15%

注：两组患者治疗后未妊娠者 BBT 情况比较，P=0.002 ＜ 0.05，有统计学差异。

（3）中医证候积分比较：表 3-111 显示：两组各自治疗前与治疗后分别经配对样本 t 检验，均有显著性差异（P ＜ 0.05）；再进行 A 组与 B 组治疗后比较有显著性差异（P ＜ 0.05）。

表 3-111　两组治疗前后中医证候积分比较（$\bar{x} \pm sd$）

未妊娠例数（n）	治疗前	例数	治疗后	例数
A 组	10.47±2.61	30	4.53±1.81	30
B 组	10.27±2.72	30	8.27±1.72	30

注：两组患者治疗后中医证候积分情况比较，P=0.00 ＜ 0.05，有统计学差异。

A 组治疗前后中医证候积分比较，P=0.00 ＜ 0.05，有统计学差异。

B 组治疗前后中医证候积分比较，P=0.00 ＜ 0.05，有统计学差异。

（三）分析与讨论

1. 西医学对黄体功能不全性不孕症的认识

（1）西医学对本病的流行病学认识：不孕症现已是一种世界性的并呈现上升趋势的常见病、疑难病，是一个严重困扰社会和家庭和谐稳定的实际问题。孕育生命本身就是人类各个生理过程中最为复杂的一环。在我国，不孕症的患病率达5%～20%，其中黄体功能不全性不孕占3.5%～10%，由此可见黄体功能不全是女性不孕的重要原因之一。

（2）西医学对黄体功能的生理认识：黄体是由卵巢中的卵泡排出卵子之后，卵泡膜细胞形成的黄色脂肪样物质，其具有分泌雌孕激素的功能，可维持黄体期功能稳定及妊娠期黄体功能。

（3）西医学对本病病因病理的认识：女性正常的排卵过程是由下丘脑－垂体－卵巢性腺轴协调控制的。它们之间存在着自上而下和自下而上的正负反馈调节。下丘脑脉冲式的分泌促性腺激素释放激素（GnRH），可作用于垂体，刺激垂体前叶的促性腺细胞分泌FSH、LH，而后FSH、LH又作用于卵巢，在卵泡的发育、成熟、排卵、黄体形成以及卵巢类固醇激素的分泌中起着调控的作用。卵巢分泌的雌激素和孕激素又对其上一级中枢起到反馈性作用。下丘脑－垂体－卵巢这三个环节其中任何一个环节功能异常，均可导致排卵障碍。引起排卵障碍的因素广泛，涉及精神性因素、全身性疾病、下丘脑－垂体－卵巢轴病变或者是其功能失调、肾上腺或甲状腺功能异常等。排卵障碍性不孕症在原发性不孕症中占据着重要的地位，是女性不孕不育病证的常见病证之一。排卵障碍包括了无排卵型和黄体功能不全型。

（4）西医对本病治疗方案的概况：对黄体功能不全性不孕症患者，目前西医主要采取的治疗方法是维持黄体功能及促排卵治疗，适用于年轻妇女、无子女、要求生育的下丘脑型黄体功能不全患者。遵照个体化原则，制定促排卵方案。常用疗法：促性腺激素释放激素激动剂（GnRH-a）脉冲治疗及使用CC-HCG疗法及使用促性腺激素、溴隐亭等。

CC-HCG疗法：适用于卵巢小黄体细胞型黄体功能不全的患者，以辅助黄体功能。克罗米酚（CC）为诱发排卵的首选药物，可利用其与垂体激素受体结合所产生的低雌激素效应，反馈性诱导内源性促性腺激素分泌，促使卵泡生长、发育。CC只能对已发育卵泡起刺激作用，因而必须在体内有一定的内源性雌激素水平的作用下才能发挥促卵泡作用，且满足H-P-O轴有健全的正反馈功能。王玫利用CC和人绒毛膜促性腺激素（HCG）的特殊生理功能，探讨治疗黄体功能不全性流产的疗效，提出黄体功能不全的发病原因主要是前期卵泡发育不健全导致黄体功能不全和孕酮分泌不足，利用克罗米酚的促排卵作用和人绒毛膜促性腺素生理功能，改善黄体功能，使孕激素增加，子宫内膜呈分泌期变化，有利于绒毛植入和孕卵着床，维持妊娠状态，但是 CC-HCG 疗法容易引起子宫内膜发育迟缓及不同步现象，最终导致妊娠早期流产率增加。

2. 中医学对黄体功能不全性不孕症的认识

（1）中医学对人类起源及不孕的认识：中医学很早就认识到"天地人"三者是密不可分的。例如在《素问·宝命全形论》中所提到的"天覆地载，万物悉备，莫贵于人，人以天地之气生，四时之法成"，意指天下所覆盖的、大地所承载的一切，可谓万物具备，然而所有这些没有一样能比得上"人"宝贵，人凭借天地的精气得以生成，顺应四季变化的规律而成长。《灵枢·决气》指出："两神相搏，合而成形，常先身生，是为精。"意指男女之精交媾结合而产生新的生命。《素问·上古天真论》曰："二七而天癸至，任脉通，太冲脉盛，月事以时下，故有子。"明确指出女子"妊娠有子"的受孕生理基础在于肾中精气的充盈。现存的第一部妇产科专著《妇人大全良方》，继承并发扬了《黄帝内经》的学术思想，在其章节《胎教门·凝形殊禀章》中说："天地者，形之大也；阴阳者，气之大也、唯形与气相资而立，未使偏废。男女媾精，万物化生，天地阴阳之形气寓焉。语七八之数，七少阳也，八少阴也，相感而流通。故女子二七而天癸至，男子二八而天癸至，则以阴阳交合而兆始故也。"进一步阐明了人类生命之起源赖精气而成。

不孕症的研究是人类生命科学研究的一个重要组成部分，不仅符合人类社会伦理道德的要求，而且也是计划生育范畴的重要课题。《周易》中所记载的"妇三岁不孕"，首次指出了不孕之名，并对不孕的年限做了界定，且注意到"妇人不育"对于延续后代的影响。而"不孕"一词作为病名首次出现则是在《素问·骨空论》，其曰："督脉者……此生病……其女子不孕。"并阐述了"不孕"的病理在于督脉总司阳气功能失职。

（2）中医学对黄体功能不全性不孕症的认识：查阅古代相关文献资料，关于本病中医学并没有明确的阐述，但从其症状的描述可散见于"无子""断绪""月经不调""胎漏""胎动不安"等篇章。《内经》曰："肾者主蛰，封藏之本，精子处也。"《素问·奇病论》指出："胞脉系于肾。"阐明了肾与胞脉的关系密切。《圣济总录》云："妇人无子，由于冲任不足，肾气虚寒故也。"这对于我们认识黄体功能不全性不孕的病机有很大的启迪。《傅青主女科》谓："夫妇人受妊，本于肾气之旺也。"《医学衷中参西录》亦云："男女生育，皆赖肾气作强，肾旺自能荫胎也。"这些论述皆阐明了受孕与否和肾中精气盛衰的关系密不可分。胞宫为奇恒之腑，主藏泻，其泻者，除了排泄经血，娩出胎儿之外，还包括排卵之意。若胞宫行泻功能失职，则可导致排卵障碍。中医学认为本病的最重要原因在于肾虚，肾 – 天癸 – 冲任 – 气血间的平衡失调是引起黄体功能不全性不孕症的主要因素。

3. 本课题的立题依据

不孕症是目前困扰人类生殖健康的首要问题，黄体功能不全是女性不孕及孕早期流产的重要原因之一，卵泡的发育、排卵功能正常及黄体功能的维持是正常妊娠过程的必要因素。虽然近年来西医学不断发展，西医在黄体功能不全不孕症的治疗上所采用的方式解决了排卵问题，使受孕的几率大大提升，但同时又带来流产率上升的风险，并加重了卵巢负担，出现了卵巢过度刺激、卵巢早衰等问题。因此，如何针对本病根本原因进行治疗，寻找一种能够促进卵泡发育、诱发排卵，提高患者妊娠率、降低流产率等副作用的治疗方法，是我们治疗本病的关键。

目前，中医药对本病的治疗认识已显示出越来越大的优势，具有广阔的发展前景。中医学认为本病的产生，肾虚是根本，由于肾中精气虚弱，化生精微不足，不能摄精成孕。本课题研究从中医整体辨证论治的角度出发，结合胞宫气血阴阳变化的特点而制定。严炜主任在临床上，总结各家经验并结合临床实际，认为"补肾"是治疗黄体功能不全不孕症的根本，兼顾其他脏腑气血，制定相应的方药（中药人工周期）来治疗本病，并在临床中加以验证，有效地改善了患者临床症状、体征，提高了妊娠率，减少了流产率。

4. 中药人工周期组方分析

（1）本课题组方解析：严炜在长期的临床实践中，结合吴熙教授"补肾、调经、助孕"方法治疗黄体功能不全性不孕症的理念，综合月经周期的变化特点把中药人工周期疗法运用于肾虚型黄体功能不全性不孕症的治疗，效果显著。

①自拟补肾调经汤

药物组成：当归 15g，熟地黄 12g，赤芍 15g，川芎 6g，丹参 12g，蒲黄 9g，五灵脂 6g，路路通 9g，制香附 9g，枳壳 6g，怀牛膝 9g。

方义解析：此期重阳转阴，让位于阴，是新旧交替时期，此时应排出该泄的经血，祛除陈旧的瘀浊，以利于新周期的开始，促进重阳必阴的顺利转化。此期胞宫由经前的充盛而渐至空虚，此时胞宫的生理特点是"泻而不藏"，经血以通为顺。方中君药当归活血化瘀，养血调经，熟地黄填骨髓、生精血、通血脉，以助补肾气、生阴血；臣药以赤芍、川芎、丹参助君药活血养血调经，五灵脂、蒲黄、路路通活血祛瘀，通利经脉；制香附、枳壳为佐理气调经；怀牛膝为佐使之药引血下行，使冲任、胞宫气血调和畅利，以助胎孕。经现代医家研究证明，补肾活血之法，可调节内分泌，促进生殖器官发育，并能促使病变组织的修复和再生，改善血液循环，促使瘀血吸收，使子宫得以维持正常的功能，故此补肾活血之法可治疗大部分妇女原发性不孕症。

②自拟促卵泡汤

药物组成：熟地黄 15g，炙黄芪 30g，当归 6g，白芍 10g，女贞子 12g，墨旱莲 12g，黄精 10g，制首乌 10g，石斛 10g，香附 9g，菟丝子 9g，炙甘草 9g。

方义解析：此期即从经净后至排卵前的一个时期，此时胞宫气血由虚渐盈，血海逐渐恢复并充盛，呈现出阴气逐渐增长的生理特点。机体处于阴血不足的状态，胞宫在肾气的作用之下，行使着"藏精气而不满"的特殊功能，故在经后阴血的不断新生滋长时，加用滋养阴血的药物以滋养精卵，使精卵逐渐发育成熟，顺利地进入氤氲时期，此期的主要治法为补肾滋阴养血。方中君药熟地黄补助肝肾，补血养阴；以黄芪、当归为臣药补气生血，即符合"有形之血不能速生，无形之气所当急固"之理；以女贞子、墨旱莲、石斛、黄精、制首乌滋补肝肾之精气、阴血，帮助卵泡更好地增长；以少量菟丝子为佐补助肾阳之品，取其"少火生气"之意，正如张景岳所说"善补阴者，必阳中求阴，则阴得阳升而泉源不竭"；香附亦为佐药调经理气，以防诸药滋腻太过，以促使气血通畅，卵泡发育正常；炙甘草调和诸药为使。

若卵泡发育迟缓，可加重补气理气药物的应用，如加用西洋参补气滋阴；若卵泡较扁，可加用北沙参、玄参以滋阴活血，或可加用紫河车气血双补，促使卵泡发育正常；若内膜较薄，可重用熟地黄，加山萸肉以补血养阴促进内膜增长。

③自拟促排卵汤

药物组成：菟丝子15g，巴戟天12g，泽兰12g，丹参9g，怀牛膝9g，枸杞子12g，当归6g，赤芍9g，桂枝9g，车前子9g，香附6g，炙甘草6g。

方义解析：此期为阴长至重阴，重阴转阳而排出卵子，让位于阳的关键时期。重阴失常是经间期的最主要病理变化过程，若重阴不及或者不足，均可影响转阳。故此时常采取补肾活血的方法，加用鼓动阳气的药物，促使卵子的排出。方中君药菟丝子、丹参以补肾温阳，活血促排；臣药以巴戟天、泽兰助君药加强温阳活血促排之功，以枸杞子、怀牛膝补益肾中精气，促进阴阳的转化；佐药用当归、赤芍、香附以理气养血活血通络，辅助卵泡的排出，桂枝亦为佐药辛温助阳、温经通脉；车前子为佐使药以通利引经，炙甘草调和诸药。

④自拟促黄体汤

药物组成：山药15g，肉苁蓉12g，党参12g，续断12g，覆盆子9g，补骨脂9g，女贞子10g，墨旱莲10g，白术10g，杜仲15g，桑寄生12g，炙甘草6g。

方义解析：此期最大的特点为阳气增长的过程，作为阳长运动的重要时期。经间期排卵期之后，是重阴下泄，让位于阳的过程。注重扶助阳气，以达重阳是此期治疗的重点。方中君药以山药、肉苁蓉补肾健脾、扶阳助孕；臣药续断、覆盆子、补骨脂以加强补肾助阳之力，党参益气健脾，扶助正气；佐药用女贞子、墨旱莲补肾滋阴养血，此有张景岳"善补阳者，必阴中求阳，则阳得阴助而生化无穷"之意，杜仲、桑寄生、白术为佐药补肾健脾以助胎孕；炙甘草调和诸药。

（2）方中部分药物解析

当归：辛、苦，性温，归肝、心、脾经。功以补血、活血，调经止痛，润燥滑肠。

明·张介宾著《景岳全书·本草正》言："当归，其味甘而重，故专能补血，其气轻而辛，故又能行血，补中有动，行中有补，诚血中之气药，亦血中之圣药也。大约佐之以补则补，故能养营养血，补气生精，安五脏，强形体，益神志。"现代药理研究表明，当归对子宫平滑肌具有双向调节（兴奋和抑制）的作用，在本病治疗中运用其兴奋子宫平滑肌的作用，以活血调经助孕。

熟地黄：甘、微温，归肝、肾经。功以补血养阴，填精益髓。

本品质润入肾，善滋补肾阴，填精益髓，为补肾阴之要药。古人谓之曰"大补五脏真阴""大补真水"。《本草纲目》言："填骨髓，长肌肉，生精血。补五脏内伤不足，通血脉，利耳目，黑须发，男子五劳七伤，女子伤中胞漏，经候不调，胎产百病。"

菟丝子：甘、温，归肝、肾、脾经。功以补肾益精，养肝明目，健脾固胎。

《本草汇言》言："菟丝子，补肾养肝，温脾助胃之药也。但补而不峻，温而不燥，故入肾经，虚可以补，实可以利，寒可以温，热可以凉，湿可以燥，燥可以润。非若黄柏、知母苦寒而不温，有泻肾经之气；非若肉桂、益智辛热而不凉，有动肾经之燥；非若苁蓉、锁阳甘咸而滞气，有生肾经之湿者比也。如《神农本草》称之为'续绝伤，益气力，明目精，皆由补肾养肝，温理脾胃之征验也'。"现代药理研究表明，菟丝子具有壮阳的作用，对内分泌有调节的功能，可以增加下丘脑－垂体－卵巢的促黄体功能，这种作用并不是由于它们直接刺激垂体促黄体激素的分泌，而是由于提高了卵巢对 LH 的反应性。

女贞子、墨旱莲：均入肝、肾经。功以补肾滋阴、养肝。

《本草经疏》记载："女贞子，气味俱阴，入肾除热补精之要品，肾得补，则五脏自安，精神自足，百病去而身肥健矣。"现代研究，女贞子中既有雌激素样物质，也有雄激素样的物质存在，经放射免疫测定，女贞子含睾丸酮 428.31pg/g，雌二醇 139.02pg/g，证明了女贞子既有睾丸酮样作用，又具有雌二醇样的激素类似物，即同一药物具有双向调节作用。运用女贞子等补肾阴的中药在去势小白鼠阴道黏膜上产生了雌激素样作用，服药组兔卵巢的大卵泡数明显增多，雌激素升高。女贞子与墨旱莲组成成药称"二至丸"，可加强补益肝肾、滋阴养血之功。

巴戟天：辛、甘，微温，入肝、肾经，功以补肾助阳，祛风除湿，强筋壮骨。

《本草新编》记载："夫命门火衰，则脾胃寒虚，若不能大进饮食，用附子、肉桂以温命门，未免过于太热，何如用巴戟天之甘温，补其火而又不烁其水之为妙耶？或问巴戟天近人止用于丸散之中，不识亦可用于汤剂中耶？曰：巴戟天正汤剂之妙药，温而不热，健脾开胃，既益元阳，复填阴水，真接续之利器，有近效而又有速功。"现代研究证明，巴戟天具有增加体重、抗疲劳、提高机体免疫功能的作用。

肉苁蓉：甘、咸，温，归肾、大肠经。功以补肾阳，益精血，润肠通便。

《本草经疏》记载："肉苁蓉，滋肾补精血之要药，气本微温，相传以为热者误也。甘能除热补中，酸能入肝，咸能滋肾，肾肝为阴，阴气滋长，则五脏之劳热自退，阴茎中寒热痛自愈。肾肝足，则精血日盛，精血盛则多子。妇人癥瘕，病在血分，血盛则行，行则癥瘕自消矣。膀胱虚，则邪客之，得补则邪气自散，腰痛自止。久服则肥健而轻身，益肾肝补精血之效也，若曰治痢，岂滑以导滞之意乎，此亦必不能之说也。"《本草汇言》言："肉苁蓉，养命门，滋肾气，补精血之药也。男子丹元虚冷而阳道久沉，妇人冲任失调而阴气不治，此乃平补之剂，温而不热，补而不峻，暖而不燥，滑而不泄，故有从容之名。"现代研究证明，肉苁蓉抗衰老、调整内分泌（增强下丘脑－垂体－卵巢的促黄体功能）促进代谢及强壮作用，并增强机体免疫功能。

石斛：微寒、甘，归胃、肾经，性属清润，清中有补，补中有清。功以益精强阴，益胃生津，滋阴清热。

《本草新编》记载："石斛味甘、微苦，性微寒，无毒。不可用竹斛、木斛，用之无功，石斛却惊定志，益精强阴，尤能健脚膝之力，善起痹病，降阴虚之火，大有殊功……相火者，虚火也，虚火必补而后息。石斛之补肾，岂及熟地黄，然以轻虚之体，潜入于命门阴火之中，能引入命门之火，仍归于肾，舍石斛更无他药可代。大寒之药，有泻而无补；微寒之药，有补而无泻。"现代研究证明，石斛有抗衰老、提高机体免疫能力的作用。

5. 西药组方分析

（1）克罗米酚的药理分析：CC 为非甾体类化合物，是诱发排卵的首选药物，主要利用其与垂体激素受体结合所产生的低雌激素效应，并反馈性诱导内源性促性腺激素分泌，而促使卵泡生长、发育。CC 只能对已经发育的卵泡起到刺激作用，因此必须在体内有一定内源性的雌激素水平作用下才能发挥其促卵泡的作用，且满足 H–P–O 轴有健全的正反馈功能。

（2）地屈孕酮的药理分析：地屈孕酮是一种口服的天然孕激素，可以使子宫内膜进入完全的分泌相，从而降低由于雌激素的作用而引起子宫内膜增生和癌变的风险，临床上可运用其治疗内源性的孕酮不足所引起的诸多病症，例如：痛经、子宫内膜异位症、继发性闭经、月经周期不规则、功能失调性子宫出血、经前期综合征等以及由于孕激素的缺乏所导致的先兆性流产或者是习惯性流产和黄体功能不足所导致的不孕症等，且采用后不影响血 HCG 及孕酮的监测。

6. 治疗结果的分析

（1）两组患者妊娠情况的分析：表 3–105 显示：A 组 30 例中有 18 例未妊娠，12 例妊娠，妊娠率 40%；B 组 30 例中 20 例未妊娠，10 例妊娠，妊娠率为 33.33%。A 组与 B 组两组患者妊娠率比较无显著差异（$P > 0.05$）。这可能与纳入样本量较少、观察时间较少有关。A 组妊娠者流产 1 例，流产率 8.33%，B 组流产 7 例，流产率 53.85%。两组患者在流产率方面有显著性差异（$P < 0.05$）。

（2）治疗 3 个月经周期后两组未妊娠患者临床疗效分析：表 3–106～表 3–110 显示：A 组在治疗 3 个疗程后未妊娠者共 18 例，卵泡发育正常（见到优势卵泡）者 12 例，有效率为 66.67%；B 组在治疗 3 个疗程后未妊娠者共 20 例，卵泡发育正常者 10 例，有效率为 50%，两组患者卵泡发育情况无显著差异（$P > 0.05$）。在排卵方面，A 组排卵正常者 12 例，有效率 66.67%；B 组排卵正常者 5 例，有效率为 25%，两组患者排卵情况有显著差异（P ＜ 0.05）。在改善 P 值方面，A 组 P 值正常者 10 例，有效率 55.56%；B 组 P 值正常者 3 例，有效率为 15%，两组患者在改善 P 值方面有显著差异（P ＜ 0.05）。在改善子宫内膜方面，A 组子宫内膜正常者 14 例，有效率77.78%；B 组子宫内膜正常者 8 例，有效率为 40%，两组患者在改善子宫内膜有显著差异（P ＜ 0.05）。在改善 BBT 方面，A 组 BBT 双相者 12 例，有效率 66.67%；B 组BBT 双相者 3 例，有效率为 15%，两组患者在改善 BBT 方面有显著差异（P ＜ 0.05）。临床上本病病机以肾虚为多见，结合"补肾 - 调经 - 助孕"的理论，运用中药人工周期方法治疗本病。本课题中的自拟补肾调经方、促卵泡方、促排卵方、促黄体方，都针对不同时期的生理特点，结合肾虚的病机，辨证配方，确实可以改善黄体功能，提高妊娠率，改善卵泡发育，诱发排卵并维持黄体期水平。

（3）治疗 3 个月经周期后两组患者中医症状积分分析：表 3-111 显示：两组各自治疗前与治疗后分别经配对样本 t 检验，均有显著性差异（P ＜ 0.05）；再进行 A 组与B 组治疗后比较均有显著性差异（P ＜ 0.05）。说明 A 组在改善患者中医症状方面明显优于 B 组。在此，中药人工周期用于调节机体的气血阴阳平衡具有较好的疗效。

自拟调经活血汤结合了"行经期"的胞宫"泻而不藏"及经血以通为顺的生理特点，帮助"瘀祛生新"，使胞宫气血调和畅利，以助胎孕。

自拟促卵泡汤在补肾气的基础上加用滋养阴血的药物是在考虑机体处于阴血不足的状态，胞宫在肾气的作用之下，行使着"藏精气而不满"的特殊功能，结合"阴长阳消"的生理特点而组方，用以滋养精卵，使精卵逐渐发育成熟，顺利地进入经间的排卵期。

自拟促排卵汤是考虑此时是重阴转阳而排出卵子，阴让位于阳的关键时期，必需采取补肾活血的方法，在补助肾气的基础上加用鼓动阳气的药物，促使卵子的排出。

自拟黄体汤结合"阳长阴消"的生理特点，考虑到排卵期之后，是重阴下泄，而让位于阳的过程，故在补肾气的基础上注重扶助阳气，以达重阳。

综上所述，黄体功能不全性不孕患者给予中药人工周期治疗，可大大提高患者的妊娠率、维持黄体功能、帮助卵泡发育、诱发排卵、改善患者的中医症状。

（四）结论

1. 两组患者采用不同的治疗方法，治疗 3 个疗程后，A、B 组在妊娠率方面无统计学差异，但是 A 组在流产率及临床疗效方面要明显优于 B 组；在中医证候改善方面两组患者在治疗前后对照，经统计学分析有显著性差异（P ＜ 0.05）；两组患者总有效率比较 A 组要优于 B 组，经统计学比较有显著性差异（P ＜ 0.05）。

2. 通过中药人工周期辨证治疗可以提高肾虚型黄体功能不全性不孕患者的妊娠率，降低流产率，帮助卵泡发育，诱发排卵，改善子宫内膜、P 值、BBT，以及患者的中医症状等。

三十、治瘀汤治疗气滞血瘀型子宫内膜异位症慢性盆腔疼痛的临床研究

子宫内膜异位症（endometriosis，EM）（简称内异症）是指有活性的子宫内膜组织出现在子宫内膜以外部位时所发生的疾病。内异症近年的发病率呈上升趋势，是妇科的多发病、常见病，其中有 70%～ 80% 的内异症患者可表现为慢性盆腔疼痛及痛经。内异症慢性盆腔疼痛患者常伴有焦虑、不安和抑郁，存在着复杂的心理和生理危机，严重影响着广大女性患者的身心健康及生活质量，故内异症慢性盆腔疼痛成为困扰广大女性患者自身和家庭的实际问题。因此，对内异症的研究和诊治，不仅符合患者本身的要求，也是促进社会和谐、家庭和睦的重要内容。目前国内外治疗内异症的常用方法是采用激素保守治疗或手术治疗。激素治疗不仅药价昂贵，且副作用较大，而且易复发；手术治疗则具有一定的创伤性，年轻且未生育过的患者较难以接受，且手术有可能造成医源性内膜异位种植。因此，为该病寻找一种更安全、更有效、更经济的治疗途径成为众多医家努力研究的方向。

中医学古文献中并无"子宫内膜异位症"病名记载，但据内异症的主要临床表现，如有异位包块、结节等；经潮下腹痛甚；月经淋漓不净，经期前后不一，量时多时少等；或盆腔粘连，卵泡发育不良，多年不孕等，可归属在"癥瘕""痛经""月经不调""不孕"等病证中。如《诸病源候论·八瘕候》中记载："血瘕之聚令人腰痛不可俯仰，横骨下有积气，牢如石，少腹里急苦痛，背脊疼，深达腰腹下挛，阴里若生风冷，子门擗，月水不时，乍来乍不来，此病令人无子。"本条经文描述了本病腹痛、包块、月经不调、不孕等症状，与西学所说的内异症症状大部分相似，为近代中医研究内异症不孕奠定了理论基础；又如《灵枢·水胀》中记载："石瘕生于胞中，寒气客于子门。子门闭塞，气不得通，恶血当泻不泻，衃以留止，日以益大，状如怀子，月事不以时下。皆生于女子，可导而下。"本条经文不仅描述了癥瘕的病位在胞中，由于寒气客于子门，使应当排出的恶血不能排出，月经不能按时来潮，瘀血内留，故腹部膨大如怀子之状，若能将蓄积之血导下，则症状可除。这是早期对内异症的研究与诊疗。通过多年来中医对内异症较为系统的研究，认为本病的基本病机是"瘀血阻滞胞宫、冲任"。异位内膜周期性出血，即"离经之血"，血滞于脉外或血溢于脉外就失去脉气的鼓动及脉道的约束，停滞积聚即为瘀。因此中医认为"血瘀"是内异症的病理实质。

本课题中的"治瘀汤"是严炜临床经验方，本方通过活血化瘀，使瘀血得化，气血通畅，冲任调和，对本病有较好的临床疗效。本课题通过采用"治瘀汤"辨证治疗

气滞血瘀型内异症，寻找理论依据及观察临床疗效，希望能为临床治疗气滞血瘀型内异症提供更多样的思路与途径，为气滞血瘀型内异症患者提供更多的选择与帮助。

（一）临床资料与研究方法

1. 病例选择标准

（1）西医诊断标准：符合子宫内膜异位症的诊断标准：参照中华医学会 2007 年第三届妇科学新进展学术大会妇产科分会子宫内膜异位症协作组制定的《子宫内膜异位症诊断与治疗规范》。

①临床表现为盆腔疼痛，包括痛经、性交痛及非经期腹痛。

②腹腔镜检查确诊为子宫内膜异位症。

③妇科检查子宫后位或固定，盆腔扪及触痛结节，附件区触及囊性不活动包块，酶学测定 CA-125 > 35U/mL。

④B 超示附件区无回声区，内部点状细小光点回声，壁厚，界尚清。

以上符合①和②、③、④符合两项或以上者，即可诊断。

（2）中医诊断标准：中医辨证为气滞血瘀型，参照张玉珍主编的新世纪（第 2 版）《中医妇科学》。

①月经前后少腹、腰骶部疼痛不适，或经行腹胀疼痛，甚或前后阴坠胀欲便。

②经血或多或少，经色暗，夹有血块。

③盆腔有结节、包块。

④性交痛。

⑤胸闷乳胀，口干便结。

⑥舌紫暗、边尖有瘀斑，苔薄白，脉弦或涩。

以上符合①和②、③、④、⑤符合两项或以上者，并参考⑥项，即可诊断。

（3）纳入标准。

①年龄 25 ~ 45 岁。

②符合子宫内膜异位症的西医诊断标准、中医辨证为气滞血瘀的患者。

③心、肝、肾等无明显异常者。

④知情同意，自愿参与该项目，并如实回答调查问题者。

（4）排除标准

①原发性痛经，或由其他原因导致的痛经或盆腔包块、结节者。

②生殖器官癌，或其他局部或全身性恶性肿瘤者。

③合并子宫肌瘤或子宫腺肌瘤者。

④患有心脑血管、肝、肾或造血系统等严重疾病或精神疾患者。

⑤年龄在 25 岁以下或 45 岁以上者。

⑥对研究药物过敏者。

⑦符合纳入标准，未按规定用药，无法判断疗效或资料不全等影响疗效者。

凡符合以上任意一条者均排除。

2. 病例脱落标准

①不符合纳入标准而被误纳入者。

②信息资料收集不全，影响有效性评价者。

③出现并发症和特殊生理变化，或发生严重不良事件，不能继续接受回访者。

④患者的依从性差，影响有效性评价者。

⑤回访过程中患者或家属要求退出者，或因其他各种原因失访的病例。

3. 研究对象

本课题 90 例患者均来自福建中医药大学附属人民医院妇科门诊及住院部病人。按随机数字表法分为 A 组（中药口服组）、B 组（中药口服加药渣外敷组）、C 组（对照组），每组患者各 30 例。

4. 治疗方案

（1）中药口服组：采用严炜临床经验方（治瘀汤加减）。

药物组成：丹参 30g，莪术 15g，三棱 12g，桃仁 9g，柴胡 15g，香附 15g，当归 15g，黄芪 15g，赤芍 9g，甘草 3g。

服药方法：于月经第 15 天开始用药，1 日 1 剂，水煎，早晚分服，1 个月经周期中连用 2 周，为 1 个疗程。

（本方采用本院药房提供的草药，随证加减）

（2）中药口服加药渣外敷组：采用严炜临床经验方（治瘀汤加减）。

药物组成：同中药口服组。

服药方法：于月经第 15 天开始用药，1 日 1 剂，水煎，早晚分服，每剂中药 2 煎后，药渣用布包热敷下腹部，或者两侧小腹，1 日 1 次，每次 30 分钟左右，1 个月经周期中连用 2 周为 1 个疗程。

（3）对照组：口服丹莪妇康煎膏。

药物组成：紫丹参、莪术、竹叶、柴胡、三七、赤芍、当归、三棱、香附、延胡索、甘草。

服药方法：于月经第 15 天开始用药，1 日 2 次，1 次 10g，1 个月经周期中连用 2 周为 1 个疗程。

5. 观察方法

（1）安全性观测

①一般体格检查项目，包括心率、脉搏、血压、呼吸。

②血、尿、粪常规。

③肝、肾功能及凝血功能检查。

④常规心电图检查。

⑤不良反应观察：如实记录治疗出现的任何不良反应。

（2）疗效性观测

①CA-125：观察治疗组（A组、B组）和对照组（C组）在治疗1个月经周期、2个月经周期、3个月经周期后的实验室指标CA-125值，与治疗前的CA-125值水平比较。

②慢性盆腔疼痛的改善情况：观察治疗组（A组、B组）和对照组（C组）在治疗1个月经周期、2个月经周期、3个月经周期后的慢性盆腔疼痛程度，与治疗前比较，对其疗效进行评价。

参照《中药新药临床研究指导原则》中《中药新药治疗盆腔子宫内膜异位症的临床研究指导原则》的慢性盆腔痛（CPP）疗效标准：

痊愈：患者月经前后下腹疼痛及腰骶部胀痛等症状完全消失，停药一个月未见复发；显效：患者月经前后下腹疼痛、腰骶胀痛等症状完全消失或明显减轻。

有效：患者月经前后下腹疼痛、腰骶胀痛等症状有所减轻。

无效：患者月经前后下腹疼痛、腰骶胀痛等症状并无减轻甚至有加重现象。

［注：总有效率 =（痊愈 + 显效 + 有效）/ 总病例数 ×100%］

6. 疗效标准

（1）总的疗效标准：参照《中药新药临床研究指导原则》。

①治愈：症状全部消失；妇科检查及理化检查正常；证候、体征积分和减少 ≥ 95%。

②显效：症状基本消失或明显减轻；妇科检查及理化检查明显改善；证候、体征积分和减少 95% > n ≥ 70%。

③有效：症状减轻，妇科检查及理化检查有所改善；证候、体征积分和减少 70% > n ≥ 30%。

④无效：主要症状无变化或恶化，妇科检查及理化检查较前无改善或有加重；证候、体征积分和减少 < 30%。

（2）中医证候疗效判定标准：参照《中医病证诊断疗效标准》根据积分法判定。

①痊愈：n ≥ 90%。

②显效：90% > n ≥ 66.67%。

③有效：66.67% > n ≥ 33.33%。

④无效：n < 33.33%。

［注：疗效指数（n）=（疗前积分 – 疗后积分）/ 疗前积分 ×100%］

7. 统计方法

本研究的设计类型是完全随机设计，所有资料建立数据库，结论数据用 SPSS18.0 统计软件进行数据统计分析处理。计数资料用卡方检验；等级资料用秩和检验；计量资料采用（均数 ± 标准差）描述，符合正态分布及方差齐性用 t 检验，不符合正态分布用秩和检验。以 P ＜ 0.05 作为评价差异有统计学意义的标准。

（二）结果

1. 临床资料

纳入病例 90 例，分为 A 组（中药口服组）、B 组（中药口服加药渣外敷组）、C 组（对照组），年龄 25 ～ 45 岁，平均年龄 33.92±5.10 岁；病程最短为 6 个月，最长为 9 年。各组在年龄、病程、中医证候积分无统计学差异，均具有可比性（P ＞ 0.05）。一般资料如下：

（1）3 组年龄比较

表 3–112 3 组患者的年龄比较（x̄±sd）

组别	例数	年龄（岁）	F	P
A 组	30	33.53±5.00	0.835	0.659
B 组	30	34.53±4.89	–	–
C 组	30	33.70±5.50	–	–

注：经统计学分析，P ＞ 0.05，3 组的年龄分布无显著差异，具有可比性。

（2）3 组病程比较

表 3–113 3 组患者的病程比较（x̄±sd，年）

组别	例数	病程	F	P
A 组	30	3.18±2.17	0.173	0.917
B 组	30	3.22±1.91	–	–
C 组	30	3.38±2.16	–	–

注：经统计学分析，P ＞ 0.05，3 组的病程分布无显著差异，具有可比性。

（3）3 组病情评分比较

表 3–114 3 组治疗前的中医证候积分比较（x̄±sd）

组别	例数	中医证候积分	P
A组	30	14.13±6.52	0.946
B组	30	13.83±7.10	8.70±1.64
C组	30	13.77±7.16	–

注：经统计学分析，P ＞ 0.05，3 组治疗前的中医证候积分无显著差异，具有可比性。

2. 临床疗效分析

（1）CA-125 测定：将 3 组治疗前与治疗后 1 个月经周期（表 3-115）、2 个月经周期（表 3-116）、3 个月经周期（表 3-117）复查的实验室指标 CA-125 值作比较，均显著降低（P ＜ 0.05）；治疗 3 个月经周期后 3 组组间比较有差异（P ＜ 0.05），提示 B 组降低 CA-125 值优于 A 组和 C 组。

表 3-115　3 组治疗后 1 个月经周期 CA-125 值比较（x̄ ± sd）

组别	治疗前	治疗后 1 个月经周期
A 组	47.18±10.63	43.63±9.92
B 组	49.09±10.62	46.22±10.41
C 组	48.85±10.03	45.48±9.80

注：经统计学分析，P ＞ 0.05，3 组治疗前的 CA-125 值无显著差异，具有可比性。

经统计学分析，P ＜ 0.05，3 组治疗后 1 个月经周期与治疗前比较有显著差异。

经统计学分析，P=0.585（P ＞ 0.05），3 组治疗后 1 个月经周期组间比较无显著差异。

表 3-116　3 组治疗后 2 个月经周期 CA-125 值比较（x̄ ± sd）

组别	治疗前	治疗后 2 个月经周期
A 组	47.18±10.63	38.77±7.89
B 组	49.09±10.62	36.99±6.77
C 组	48.85±10.03	38.51±7.10

注：经统计学分析，P ＞ 0.05，3 组治疗前的 CA-125 值无显著差异，具有可比性。

经统计学分析，P ＜ 0.05，3 组治疗后 2 个月经周期与治疗前比较有显著差异。

经统计学分析，P=0.432（P ＞ 0.05），3 组治疗后 2 个月经周期组间比较无显著差异。

表 3-117　3 组治疗后 3 个月经周期 CA-125 值比较（x̄ ± sd）

组别	治疗前	治疗后 3 个月经周期
A 组	47.18±10.63	28.94±5.84
B 组	49.09±10.62	24.20±6.23
C 组	48.85±10.03	29.30±6.71

注：经统计学分析，P ＞ 0.05，3 组治疗前的 CA-125 值无显著差异，具有可比性。

经统计学分析，P ＜ 0.05，3 组治疗后 3 个月经周期与治疗前比较有显著差异。

经统计学分析，P=0.003（P ＜ 0.05），3 组治疗后 3 个月经周期组间比较有显著差异。

（2）慢性盆腔疼痛的改善情况：将3组治疗前与治疗后1个月经周期（表3–118）、2个月经周期（表3–119）、3个月经周期（表3–120）患者的慢性盆腔疼痛（CPP）程度作比较，均能有效地缓解患者慢性盆腔痛症状（P＜0.05）；治疗3个月经周期后3组组间比较有差异（P＜0.05），提示B组改善慢性盆腔疼痛优于A组和C组。

表 3–118　3 组治疗后 1 个月经周期慢性盆腔疼痛程度比较

组别		无	轻	中	重	CPP（%）
A组	治疗前	2	14	10	4	93.33
	治疗后	8	12	7	3	73.33
B组	治疗前	1	14	11	4	96.67
	治疗后	9	10	8	3	70.00
C组	治疗前	1	11	12	5	93.33
	治疗后	8	10	8	4	73.33

注：经统计学分析，P＞0.05，3组治疗前慢性盆腔疼痛程度无显著差异，具有可比性。

经统计学分析，P＞0.05，3组治疗后1个月经周期与治疗前比较无显著差异。

经统计学分析，P＞0.05，3组治疗后1个月经周期组间比较无显著差异。

表 3–119　3 组治疗后 2 个月经周期慢性盆腔疼痛程度比较

组别		无	轻	中	重	CPP（%）
A组	治疗前	2	14	10	4	93.33
	治疗后	15	8	5	2	50.00
B组	治疗前	1	14	11	4	96.67
	治疗后	17	6	5	2	43.33
C组	治疗前	1	11	12	5	93.33
	治疗后	16	7	5	3	46.67

注：经统计学分析，P＞0.05，3组治疗前慢性盆腔疼痛程度无显著差异，具有可比性。

经统计学分析，P＜0.05，3组治疗后2个月经周期与治疗前比较有显著差异。

经统计学分析，P＞0.05，3组治疗后2个月经周期组间比较无显著差异。

表 3-120　3 组治疗后 3 个月经周期慢性盆腔疼痛程度比较

组别		无	轻	中	重	CPP（%）
A 组	治疗前	2	14	10	4	93.33
	治疗后	17	7	4	2	43.33
B 组	治疗前	1	14	11	4	96.67
	治疗后	25	2	2	1	16.67
C 组	治疗前	1	11	12	5	93.33
	治疗后	17	7	3	3	43.33

注：经统计学分析，$P > 0.05$，3 组治疗前慢性盆腔疼痛程度无显著差异，具有可比性。

经统计学分析，$P < 0.05$，3 组治疗后 3 个月经周期与治疗前比较有显著差异。

经统计学分析，$P < 0.05$，3 组治疗后 3 个月经周期组间比较有显著差异。

（3）中医证候疗效判定标准：参照《中医病证诊断疗效标准》，结合表 3-121，测得 3 组治疗后 3 个月经周期与治疗前的中医证候积分作比较，均能有效改善中医证候积分（$P < 0.05$）；治疗 3 个月经周期后 3 组组间比较有差异（$P < 0.05$），A 组有效率为 60%，B 组有效率为 70%，C 组有效率为 63.33%，提示 B 组的中医证候改善有效率优于 A 组和 C 组。

表 3-121　3 组治疗后 3 个月经周期中医证候疗效比较（%）

组别	治疗前	治疗后	痊愈	显效	有效	无效
A 组	14.13 ± 6.52	9.03 ± 3.68	0（0.00）	2（6.67）	16（53.33）	12（40.00）
B 组	13.83 ± 7.10	7.63 ± 4.34	1（3.33）	4（13.34）	16（53.33）	9（30.00）
C 组	13.77 ± 7.16	9.10 ± 5.06	0（0.00）	1（3.33）	18（60.00）	11（36.67）

注：经统计学分析，$P > 0.05$，3 组治疗前中医证候积分无显著差异，具有可比性。

经统计学分析，$P < 0.05$，3 组治疗后 3 个月经周期与治疗前比较有显著差异。

经统计学分析，$P < 0.05$，3 组治疗后 3 个月经周期组间比较有显著差异。

（4）总的疗效标准：参照《中药新药临床研究指导原则》，结合表 3-122，测得 3 组总有效率分别为：A 组 70%，B 组 86.67%，C 组 73.33%。经统计学分析，3 组之间总疗效有差异，$P=0.034$（$P < 0.05$），提示 3 组总疗效有统计学意义。其中，A 组与 B 组比较，$P=0.019$（$P < 0.05$），提示 A 组与 B 组总疗效不同，B 组优于 A 组；A 组与 C 组比较，$P=0.813$（$P > 0.05$），提示 A 组与 C 组总疗效相同；B 组与 C 组比较，$P=0.034$（$P < 0.05$），提示 B 组与 C 组总疗效不同，B 组优于 C 组。

表 3-122 　3 组总疗效统计表（%）

组别	治愈	显效	有效	无效
A 组	1（3.33）	7（23.33）	13（43.34）	9（30.00）
B 组	5（16.67）	11（36.67）	10（33.33）	4（13.33）
C 组	2（6.67）	6（20.00）	14（46.67）	8（26.66）

注：经统计学分析，P=0.034＜0.05，3 组的总疗效间有显著差异。

3. 安全性检测

本临床研究中，治疗前及治疗结束均对 3 组患者生命征、三大常规、肝肾功能、凝血功能及常规心电图进行检查。3 组患者均未出现安全性指标异常，且未发现明显不良反应。

（三）讨论

1. 治瘀汤治疗气滞血瘀型子宫内膜异位症慢性盆腔疼痛

（1）中医学对本病的认识：中医学古文献中无"子宫内膜异位症"的病名记载，但根据其主要临床表现，可归于"痛经""不孕""月经不调""癥瘕"等范畴。中医学认为"血瘀"是子宫内膜异位症的病理实质，异位内膜周期性出血，即中医所言"离经之血"。血溢于脉外或血滞于脉外即失去脉气的鼓动及脉道的约束，停滞积聚而为瘀。瘀血阻滞胞宫、冲任，故表现为"盆腔痛""痛经"等痛证；两精不能相合则不孕；瘀血不去，新血不能归经，故月经量多，经期延长；瘀血积留日久，或与外邪相搏结，积聚成块，形成癥瘕。

子宫内膜异位症常见临床证型有气滞血瘀证、寒凝血瘀证、肾虚血瘀证、气虚血瘀证、痰瘀互结证、热郁血瘀证、阳虚血瘀证等。江宛蓉等研究发现内异症最常见的证型为气滞血瘀证，其所占比例高达 64%，远远高出本病的其他证型。临床研究表明，气滞血瘀型内异症患者，其微循环血流速度降低，其血液的主要特点是黏、浓、凝、聚。所谓"不通则痛"，故内异症患者中有 70%～80% 可表现为慢性盆腔疼痛及痛经，必然影响了女性的身心健康及生活质量。

（2）治瘀汤辨证思路

①概述：本课题之治瘀汤是严炜教授针对本病气滞血瘀证型肝气郁滞、瘀血内阻的病机，以"急则治其标，缓则治其本"为基本治则，治以"理气行滞，化瘀止痛"之法，气顺血调则疼痛自止。

②方解释义：治瘀汤以丹参、莪术、桃仁、三棱活血祛瘀，共为君药；香附、柴胡疏肝行气，共为臣药；当归、黄芪、赤芍补气养血使正气不伤，共为佐药；甘草调和诸药，为使药。本方重在活血祛瘀，但由于本病疗程较长，用药又多为攻伐之剂，故应注重"消补结合"，避免一味攻伐祛瘀。配伍时佐以益气、养血之品，以预培

其损。

同时根据疼痛的部位、性质、程度及伴随症等，随证加减。如：盆腔疼痛属寒者加肉桂、茴香以温经散寒；肛门下坠加党参、升麻、木香以上提清气；月经量多去桃仁，加蒲黄、阿胶珠、艾叶以固经止血；不孕加淫羊藿、菟丝子、山萸肉以补肾助孕等。

③药理分析

丹参：苦、微寒，归心、肝经。有活血祛瘀、凉血消痈、除烦安神之效。《本草正义》记载："丹参，专入血分，其功在于活血行血，内之达脏腑而化瘀滞。"在本方中主要取之活血化瘀的功效，药性平和，能祛瘀生新、活血而不伤正。现代药理研究表明：丹参素具有抗血栓形成、抗血小板聚集及促进纤维蛋白（原）降解等作用，故能抑制异位内膜增生。

莪术：辛、苦、温，归肝、脾经。有破血行气、消积止痛功效。《日华子本草》中记载莪术："治一切气，开胃消食，通月经，消瘀血，止扑损痛，下血及内损恶血等。"在本方中取莪术破血行气的作用，目的使异位包块得以消散，气行则血行，改善慢性盆腔疼痛症状。现代药理研究表明：莪术油具有抗血栓形成的作用，抑制外源性ADP的诱聚，也能抑制血小板的自身释放功能，明显使血小板黏附率降低，故能改善子宫和异位内膜微循环，促进血块吸收。

三棱：辛、苦、平，归肝、脾经。有破血行气、消积止痛功效。《本草经疏》中提到："三棱，从血药则治血，从气药则治气，老癖癥瘕积聚结块，未有不由血瘀、气结、食停所致，苦能泄而辛能散，甘能和而入脾，血属阴而有形，此所以能治一切停滞有形之坚积也。"三棱的功效主治与莪术相似，常相须为用。然三棱破血强于莪术，破气不如莪术。两者相配既破血中之气，又破气中之血，其破血祛瘀、行气消积止痛之力强。三棱水提物能显著延长凝血酶对人纤维蛋白的凝聚时间。显著抑制血小板聚集，使血小板计数降低，使全血黏度降低，故能抑制内膜异位继续增生。

桃仁：苦、甘、平，归心、肝、肺、大肠经。有活血祛瘀、润肠通便、止咳平喘功效。本方取之活血祛瘀之效，配伍三棱、莪术等活血消癥之品，能加强活血祛瘀的作用。《神农本草经》记载："主瘀血，血闭癥瘕，邪气，杀小虫。"现代药理表明，桃仁有使出、凝血时间明显延长，镇痛等作用，能改善慢性盆腔疼痛的症状。

柴胡：苦、辛、微寒，归肝、胆经。有解表退热、疏肝解郁、升举阳气功效。《临证指南医案》谓："柴胡气平……轻清，升达肝气，肝气条达，则十一脏从之宣化，故心腹肠胃中凡有结气皆能散之也。"本方取之"疏肝解郁"之效，目的是使肝气调达，气行则血行，通则不痛，以达到缓解内异症慢性盆腔痛的目的。现代药理表明，柴胡及其有效成分柴胡皂苷有抗炎作用，故能消炎止痛。

香附：味辛、微苦、微甘，平，归肝、脾、三焦经。有行气解郁、调经止痛、消肿之功效。《本草纲目》记载："香附之气平而不寒，香而能窜，其味多辛能散，微苦能降，微甘能和……乃气病之总司，女科之主帅也。"本方取之"行气解郁，调经止痛"之效，目的是活血行气，理气止痛，气为血之帅，血为气之母，气行则血行。

当归：甘、辛，性温，归心、肝。具有补血、活血、调经、止痛、润肠等功效。主治用于月经不调、经闭、痛经，血虚、血瘀兼寒凝所致诸痛证，疮疡痈疽，肠燥便秘等。当归为妇女调经的要药，既能补血又能活血。本方多破血行气之药，且本病病程较长，故需添加养血之品，以预培其损。《日华子本草》曰："破恶血，养新血，及主癥癖。"现代药理表明，当归能促进造血、抗凝和抗溶作用，能双向调节子宫平滑肌。故能起到吸收和消散异位内膜，抑制结缔组织增生的作用。

黄芪：味甘，归脾、肺经。主治脾虚中气下陷之内脏下垂、久泻脱肛等脾气虚证；咳喘日久，肺气虚弱，气短神疲之肺气虚证。《医学衷中参西录》曰："黄芪能补气，兼能升气，善治胸中大气下陷。"本方用黄芪，目的是"消补结合、预培其损"。现代药理研究证明黄芪具有增强免疫作用，故能增强患者的免疫机能，能与病邪相抗衡。

赤芍：味苦，微寒，归肝经。有清热凉血、散瘀止痛的功效。《神农本草经》中记载赤芍："主邪气腹痛，除血痹，破坚积，寒热疝瘕，止痛，利小便，益气。"《本草备要》提到："赤芍主治略同白芍，尤能泻肝火，散恶血，治腹痛坚积，血痹疝瘕，经闭肠风，痈肿目赤，能行血中之滞。"现代药理研究表明：赤芍能明显延长体外血栓形成时间，减轻血栓的湿、干重量，使 PT 及 KPTT 延长，抗血栓形成作用显著；同时能使 ADP 诱导的血小板聚集功能显著降低，并使血小板的黏附功能降低；对腹腔注射醋酸引起的小鼠扭体反应有明显抑制作用，故能改善子宫和异位内膜的微循环，促进血块吸收。

甘草：甘，微寒，归心、脾、肺、胃经。补心气，益脾气，祛痰止咳平喘，缓急止痛，清热解毒，调和药性。《日华子本草》记载："补五劳七伤，一切虚损，惊悸，烦闷，健忘。通九窍、利百脉、益精养气、壮筋骨、解冷热。"本方主要取甘草"缓急止痛、调和药性"之效。现代药理显示，甘草有抗肿瘤、镇痛等药理作用，故能改善慢性盆腔疼痛的症状。

（3）本课题治疗组结果分析：本课题治疗组分为 A 组（中药口服组）、和 B 组（中药口服加药渣外敷组）各 30 例患者，经治疗 3 个月经周期后，2 组治疗组均有效降低了患者的 CA-125，改善了患者的慢性盆腔痛及中医证候，其中，A 组的总有效率为 70%，B 组总有效率为 86.67%。B 组的治疗效果优于 A 组。

2. 丹莪妇康煎膏治疗气滞血瘀型子宫内膜异位症慢性盆腔疼痛

（1）药理分析：丹莪妇康煎膏是目前中医临床广泛应用于子宫内膜异位症、痛经、盆腔炎等妇科疾病的药物，临床疗效好。其成分主要由紫丹参、莪术、竹叶、柴胡、三七、赤芍、当归、三棱、香附、延胡索、甘草等数味中药组成。功效为活血化瘀，疏肝理气，调经止痛，软坚化积。现代研究证实，当归、三七等活血化瘀药物有促进腹腔血液和血凝块吸收，改善子宫和异位内膜微循环，促进血肿血块吸收，抑制异位内膜增生，吸收和消散异位内膜，抑制结缔组织增生的作用。该药的药效学研究表明，子宫平滑肌及药物所致离体平滑肌收缩，降低血浆前列腺素 PGFIa、TXB_2 的浓度，具有镇痛、消炎、增强免疫功能作用。

（2）本课题对照组结果分析：本课题观察对照组（丹莪妇康煎膏组）30 例，经丹莪妇康煎膏治疗 3 个月经周期后，有效降低了患者的 CA-125，改善了患者的慢性盆腔痛及中医证候，丹莪妇康煎膏组的总有效率为 73.33%。

丹莪妇康煎膏是中医临床用于治疗子宫内膜异位症慢性盆腔痛的首选药物，疗效显著。但丹莪妇康煎也存在着一些不足：一方面，该药口感较差，故部分病人依从性较差；另一方面，服用膏方要取得好的效果，胃肠能充分消化吸收是关键。有些人脾胃运化功能欠佳，临床常见舌苔厚腻、纳欠纳呆、脘腹胀闷、胸胁痞满等，此时服用丹莪妇康煎膏，不但影响到对该药的消化吸收，而且会加重脾胃负担，出现各种不适症状。此外，该药膏不能随症加减，故未能取到更为理想的临床疗效。

3. 本课题的创新、不足及今后的思路

本课题的创新之处：目前中医临床研究中关于子宫内膜异位症的方药颇多，对照组丹莪妇康煎膏是中医常用的治疗本病的首选药品。本课题在严炜经验方治瘀汤口服的基础上加上药渣外敷，敷于体表的中药通过温热刺激，促进局部血液循环，改善周围组织营养，达到消肿、消炎和镇痛的目的。

（四）结论

本课题治疗组采用导师经验方治瘀汤口服、治瘀汤口服加药渣外敷，对照组采用丹莪妇康煎膏，观察治疗前、治疗后 1 个月经周期、2 个月经周期、3 个月经周期治疗组与对照组患者中医证候、实验室指标及慢性盆腔痛改善程度，结果显示如下：

1. 治疗的 3 个月经周期内，A 组（治瘀汤口服组）、B 组（治瘀汤口服加药渣外敷组）和 C 组（丹莪妇康煎膏组）均有效降低了患者的 CA-125 值，改善了患者的慢性盆腔痛程度及中医证候。

2. 治疗的 3 个月经周期内，3 组的总疗效改善有效率分别为 A 组 70%，B 组 86.67%，C 组 73.33%。B 组的总疗效改善有效率优于 A 组和 C 组（P < 0.05），A 组与 C 组总疗效改善有效率无差异（P > 0.05）。

综上，3 组均能有效降低 CA-125 值，改善慢性盆腔痛程度及中医证候，提高总疗效，均具有较好的临床疗效。其中，治瘀汤口服加药渣外敷临床疗效优于治瘀汤单纯口服及丹莪妇康煎膏。

第四章　王小红

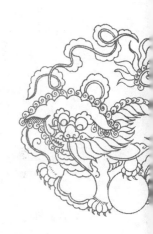

王小红简介

　　王小红，女，1972 年 9 月生。籍贯福州。主任医师、副教授，硕士生导师，教研室主任，福建中医药大学附属人民医院妇科科副主任。中华中医药学会妇科分会委员，世界中医药学会联合会妇科专业委员会理事，福建中医药学会中医妇科分会副主任委员，福建省医学会盆底学组委员，福建中医药学会治未病分会委员。

　　1994 年 7 月毕业于福建中医学院中医专业，学制五年，本科，获学士学位。

　　2008 年 12 月毕业于福建中医药大学中西医结合临床专业，学制 3 年，获硕士学位。

　　2014 年 12 月毕业于福建中医药大学中西医结合临床专业，学制 4 年，获博士学位。

　　1994 年 8 月～2000 年 11 月为福建建瓯市立医院妇产科住院医师。

　　2006 年 12 月为福建中医药大学附属人民医院副主任医师。

　　2013 年 12 月至今为福建中医药大学附属人民医院主任医师。

　　2008 年 7 月对口支援四川彭州 3 个月，在彭州结石病院指导并开展妇科门诊及病房各项工作。

　　长期从事妇科临床及教学、科研工作，多次参加各种进修学习班，并取得相关证书。已发表国家级论文多篇，省级论文数篇，参与编写专著 3 部，参编高等教育中医药"十二五"规划教材两部，主持省级课题 1 项，及多项厅级、校级科研课题，2011年主持国家自然基金课题 1 项，目前为学科后备人才。

　　承担本科生、研究生的课堂教学工作，并长期担任临床教学工作，指导进修生、研究生、本科生的学习、工作。

医案选萃

一、《黄帝内经》论闭经

经、带、胎、产是妇女特有的生理特点，其正常与否反映了女性身体的健康状况。

闭经作为妇科月经病中的常见病和多发病之一，困扰并影响着许多女性的生活。西医认为闭经是妇科常见的一种症状，可因全身或局部性病变引起，根据既往有无月经来潮，分为原发性闭经和继发性闭经两类。原发性闭经指年龄超过16周岁，第二性征已发育、月经还未来潮者；或年龄超过14岁，第二性征未发育者。继发性闭经指正常月经建立后月经停止6个月者，按自身原有月经周期计算停止3个周期以上者。中医学将闭经称之为"经闭""血枯""不月""月事不来""经水不通"等。

现就《内经》对其的认识，从概念、病因病机、诊断与治疗等方面进行探讨、阐述。

有关闭经的论述最早见于《素问·腹中论》，其称为"血枯"，为《内经》中论述较详备的一种妇科疾病。其云："有病胸胁支满者，妨于食，病至则先闻腥臊臭，出清液，先唾血，四肢清目眩，时时前后血，病名如何？何以得之？岐伯曰：'病名血枯，此得之年少时，所大脱血，若醉入房中，气竭肝伤，故月事衰少不来也。'"该节详细论述了闭经的证候、病因病机。其主症为月事衰少不来，兼症有"病至先闻腥臊臭，唾血，时时前后血，带下清液，胸胁支满，妨于食，目眩，四肢不温"等；病因为"年少时，有所大脱血，醉入房中"。"有所大脱血"可因素体气血不足，或思虑、饮食不节损伤脾胃，生化不足，营血亏虚；或产后大出血，久病大病；或虫积噬血，耗伤气血，以致肝肾失养、冲任不充，血海空虚，无血可下而致闭经。"醉入房中"，房事不节，日久伤及肾气，使冲任亏损，血海不足亦可致闭经。病机为"中气竭，肝伤"，张志聪注："气生于精血，精血虚脱则气竭矣。"马莳注："醉以入房，醉则损伤其中气而竭绝，入房则劳其肝气而受伤。盖司闭藏者肾也，司疏泄者肝也，故入房不唯伤肾而且伤肝也。"血枯之病机主要是伤肝。肝脾肾受损，精、气、血俱虚，久则兼有瘀滞是其主要机理。《内经》还首次提出了治疗闭经的方药———四乌鲗骨一藘茹丸。岐伯曰："以四乌鲗骨一藘茹丸，二物并合之，丸以雀卵，大如小豆，以五丸为后饭，饮以鲍鱼汁，利肠中及伤肝也。"四乌鲗骨一藘茹丸是妇产科史上第一首方剂，方中乌鲗骨为君，即乌贼骨，功能补肾固涩；藘茹后世多解为茜草，主散恶血，又能生血通经。血枯经闭虽属虚证，因精血亏虚，血海不充所致，但血亏日久，血少而乏于畅行，常可致瘀，故治疗不宜一味大补，宜养血活血，先祛其瘀，继养其正，瘀祛则新血生。配雀卵补精血，鲍鱼汁益阴气、通血脉。四药俱入肝肾以滋精血，共奏补而不滞、行而不破、经来而血止之效。从其治疗上可以看出，治"血枯"之病，既要补养阴血、精气，使其血充，又要祛瘀活血，使生新血，寓攻于补。该方开创了妇产科补肾活血治法的先河，对后世治疗精血亏虚之闭经有很大的影响。如现在治疗多囊卵巢综合征还多采用补肾活血法。梁静、张华、张昱等采用补肾活血祛瘀法治疗多囊卵巢综合征引起的闭经疗效显著。

《素问·阴阳别论》云："二阳之病发心脾，有不得隐曲，女子不月。其传为风消，其传为息者，死不治。"二阳谓阳明大肠及胃之脉也。隐曲，谓隐蔽委曲之事也。胃主受纳，为之海，乃多气多血之腑，胃中水谷盛，则冲脉之血盛，月事以时下。故心脾平和，则百骸五脏皆润泽，而经候如常。夫肠胃发病，心脾受之，心受之则血不流，脾受之则味不化。血不流故女子不月，味不化则精血乏源。心脾受累后女子不月。明确指出心脾失调，隐情不发，所欲不遂是产生妇女病理变化的内在因素。古代医家提出："调经之要，贵在补脾胃以资血之源，养肾气以安血之室。"（《景岳全书》）后世采用归脾汤治疗妇科闭经应是基于此。

《素问·评热病论》指出："月事不来者，胞脉闭也；胞脉者，属心而络于胞中，今气上迫肺，心气不得下通，故月事不来也。"本节之月事不来，属于肾风误治，病变为风水的兼症。心主血脉，心气有推动血液在经脉内运行的作用。胞脉属心而络于胞中，心又通过胞脉与胞宫相通。心气不通，则血液运行受阻，月事不来。强调了闭经与心气畅通与否有关。

《灵枢·五音五味》云："妇人之生，有余于气，不足于血，以其数脱血也。"由于有月经每月应时而泄、受孕怀子血聚养胎的生理特殊性，所以妇女血常不足。所谓有余于气，是和不足于血相对而言，并非真正有余，气血互生互化，血亏日久必然导致气虚。本节应是旨在强调血常不足的特点，女性因其生理有周期耗血的特点，若不善于养血，就容易出现面色萎黄、唇甲苍白、肢涩、发枯、头晕、眼花、乏力、气急等血虚证。此论对后世的影响极大，诸如"妇女以血为基本"（《妇人良方大全》）、"女子以血为主"（《景岳全书·妇人规》）等说无不源于此。而养血调血的四物汤方成为妇科的常用方剂也就理所当然，甚至有谓"四物汤乃妇人经产、一切血病通用之方"（《医宗金鉴·妇科心法要诀》）。因此在治疗闭经的过程中，不可忘记补血。

《素问·上古天真论》云："女子七岁，肾气盛，齿更发长；二七而天癸至，任脉通，太冲脉盛，月事以时下，故有子；三七，肾气平均，故真牙生而长极；四七，筋骨坚，发长极，身体盛壮；五七，阳明脉衰，面始焦，发始堕；六七，三阳脉衰于上，面皆焦，发始白；七七，任脉虚，太冲脉衰少，天癸竭，地道不通，故形坏而无子也。"本节较为系统而完整地论述了女子一生生殖生理的功能活动及其演变过程。胞宫、天癸、冲任、肾气等与月事相关，说明了肾气旺盛、天癸的充盛是女子发育成熟过程中的动力。其表现在于月经的来潮与绝经，以及从产生孕育能力到丧失孕育能力。冲任二脉的通盛，是排出月经、孕育胎儿的条件。也就是说，月经的来潮与肾气盛、天癸至、任脉通及太冲脉的盛衰紧密相关。它们起着协同作用，是一个有机整体的合理分工，共同维护着女子的生理功能。

综上所述，肾、天癸、冲任、胞宫是产生月经的主要环节，其中任何一个环节发生功能失调都可以导致血海不能满溢。闭经的病因可责之于肝、脾、肾三脏，与胞宫、天癸、冲任密切相关，又与心气畅通相关。胞宫是发生月经的器官，月经的产生是肾气、天癸、冲任、脏腑、气血协调作用于胞宫，使之定期藏泻的生理现象。而一切功能正常的前提是肾气盛。因肾通过多渠道、多层次、多位点对月经的产生发挥作用，在月经的产生中起主导作用，所以肾之虚实直接影响月经的正常与否。肝主藏血，肝的功能正常，蓄藏于肝脏的血液才能布散于全身。肝的藏血与疏泄功能是协调平衡的，影响着胞宫的藏泻功能。妇女经孕产乳、数伤阴血的生理特点决定了其更易因阴血相对不足而影响肝之疏泄，导致情志不遂，肝郁不舒，肝郁气滞，气血不畅，阻滞冲任，阴血无以下注，胞宫不能按时满溢，则成闭经。脾主运化，为气血生化之源，木郁克土，脾失健运，气血化生不足，不仅冲脉空虚，经血无以生成，还可加重肝血不足，肝气不舒；脾虚水湿不化，凝聚为痰，阻滞冲任，亦可导致闭经。另外，《黄帝内经》将人之五志归于五脏，由五脏精气所化生，是脏腑功能的外在表现，五志过激可伤及五脏，直接表现为月经失调。临床治病中，应联系其出现的症状，明确闭经原因，对因治疗。

中医的肾－天癸－冲任－胞宫轴与西医下丘脑－垂体－卵巢轴相对应。西医学认为正常月经的发生是基于排卵后黄体期结束，雌激素和孕激素撤退，使子宫内膜功能层皱缩坏死而脱落出血。其建立和维持有赖于下丘脑－垂体－卵巢轴的神经内分泌调节、靶器官子宫内膜对性激素的周期性反应和下生殖道的通畅，其中任何一个环节发生障碍均可导致闭经。而下丘脑性闭经是继发性闭经中最常见的。下丘脑受中枢神经系统控制，过度精神紧张、忧虑、恐惧，生活环境改变，均可引起中枢神经系统与丘脑下部功能失调，出现闭经。其他如严重营养不良，特别是神经性厌食症、消耗性疾病、严重贫血等，都可影响下丘脑 GnRH 的合成分泌，而引起闭经。长期服用某些药物，如利血平、氯丙嗪、眠尔通及避孕药等，也可引起闭经。另外还有垂体性闭经、卵巢性闭经和子宫性闭经。如：垂体瘤引起的闭经属于垂体性闭经，其除影响 GnRH 合成分泌外，还可使 PIF 及多巴胺受抑制，出现闭经及泌乳，称闭经泌乳综合征。多囊卵巢综合征属于卵巢性闭经，其多引起月经稀发或继发闭经，由于月经失调、无排卵，体内雄激素分泌过多，可伴有不孕、多毛或肥胖等症。双侧卵巢呈多囊性增大，比正常大 1～3 倍，有坚韧感，卵巢包膜肥厚，皮质下出现多个发育不同程度的滤泡，子宫内膜呈不同的状态。西医治疗闭经主要包括全身治疗、激素治疗、辅助生殖技术及手术治疗等。

闭经是妇科的常见疾病。随着人们生活节奏越来越快，女性的心理压力也越来越大。由各种精神情志因素引起内分泌紊乱进而导致的功能性闭经也越来越多；不良的生活习惯，如通宵、熬夜、缺少运动、饮食不节，日积月累都会损害女性健康，使得闭经的发病率逐年上升。我们在充分理解中西医基本理论的前提下，进行中西医结合治疗，通过中医辨证与西医辨病相结合，双管齐下，争取收到较好的效果。一方面用西医的激素疗法建立月经周期，使用性激素促成撤药性出血，起到精神治疗的目的；在建立月经周期后，采用诱发排卵的方法治疗。另一方面使用中药对证治疗，调节身体各脏器的功能，根据临床病证辨证施治进行治疗，从药物上和心理上治疗根本。另外在日常生活中，女性还应该避免不良的生活习惯，避免精神紧张，调畅情志，加强身体锻炼，合理安排生活、工作，增加营养，注意调节身心，防患于未然。

二、41例盆底功能障碍患者行盆底重建手术的疗效分析

随着人口的老龄化和对生活质量要求的提高，女性盆底障碍性疾病（pelvic floor dysfunction，PFD）的发病率和就诊率逐年增高。近几年来，对盆底缺陷疾病的认识及修复和重建手术有了较大的进步，认为盆底功能障碍是由于其解剖异常，进而发生功能障碍，以致引起症状。手术的基本原则为维持解剖、修复缺陷、重建结构、应用组织替代物和恢复功能。我院自2006年9月起，对41例有不同盆底缺陷的女性患者，根据病情从前、中、后3个区域对盆底进行重建，全面纠正盆底缺陷，取得了较满意的临床效果。现报道如下：

（一）资料与方法

1. 研究对象

选择2006年9月～2007年12月期间我院妇科选择收治盆底功能障碍患者46例。年龄62.6岁，平均52～79岁，其中合并高血压10例，糖尿病2例，冠心病3例。

2. 手术材料

聚丙烯补片采用强生（中国）医疗有限公司提供的嘉美诗聚丙烯补片及弧形送针器1副。TVT-0装置也采用美国强生医疗有限公司产品，包括螺旋穿刺棒、蝶型导引器和聚丙烯纤维吊带。

3. 术前评估

结合患者泌尿系统症状、肠道症状、其他局部症状，运用由国际尿控协会制定，并被我国列入妇产科学教材（第6版）的国际化量化分期法（pelvic organ prolapse quantitatian，POP-Q）评估体系。在患者术前进行妇科检查，根据其年龄、对性功能保留的要求、阴道壁膨出的程度、宫颈长度和病变、有无子宫和附件疾病、合并证、尿失禁患者尿流动力学情况及以往治疗情况等进行充分评估。

4. 评估情况

23例为子宫脱垂合并阴道前和（或）后壁膨出，其中4例合并有压力性尿失禁，10例为单纯的子宫脱垂，2例为子宫肌瘤合并子宫脱垂，2例为子宫切除术后阴道穹隆膨出，另4例为单纯阴道前和（或）后壁膨出。41例患者属于盆腔脏器膨出I度2例，II度9例，III度20例，IV度10例，有前盆腔（阴道前壁、膀胱）缺陷40例，伴有压力性尿失禁症状4例；中盆腔（子宫和穹隆）缺陷32例；后盆腔（阴道后壁、直肠）缺陷35例。

5. 方法

（1）术前准备：术前行宫颈组织学检查，行超声检查以排除子宫及双侧附件病变，

患者术前常规 1:5000 高锰酸钾溶液行阴道冲洗及坐浴。术前 1 天行肠道准备, 术前 1 小时行静脉点滴抗感染。

（2）麻醉方法: 阴式手术以连续硬膜外阻滞麻醉为主, 腹腔镜采用全身麻醉。

（3）手术方法: 41 例患者均行手术治疗, 并根据患者具体病情选择恰当的手术方式。其中 2 例子宫切除术后阴道穹隆膨出行阴式全盆底修复术, 6 例单纯子宫脱垂患者及 2 例子宫脱垂合并子宫肌瘤患者行腹腔镜下全子宫切除术 + 骶骨胛补片置入悬吊术。另 4 例单纯子宫脱垂患者因要求保留子宫, 行腹腔镜下骶骨胛补片置入悬吊术。对子宫脱垂合并阴道前和（或）后壁膨出行阴式全子宫切除 + 全盆底修复术, 对单纯阴道前后壁膨出的患者采用经阴道前路或后路修复术。

具体操作步骤: ①阴式全子宫切除按常规进行。②阴式全盆底修复术（含阴道前、后路修复）: 阴道前壁膨出修复采用经闭孔修补术, 纵行切开阴道前壁黏膜层, 上至尿道外口下 1cm, 下至阴道顶端, 充分游离膀胱, 打开两侧的膀胱侧窝, 手指于耻骨坐骨支后作为指示, 于阴蒂水平近闭孔边缘的皮肤上行 5mm 的切口, 耻骨坐骨支下的手指指示针尖, 引导针尖穿过闭孔膜并从皮肤切口穿出。后将补片剪裁成 H 型, 覆盖于膀胱筋膜之上, 补片在膀胱下形成吊带结构, 由穿刺针分别引导补片的两角穿过闭孔, 再用可吸收线将补片固定在尿道下方筋膜上, 后不修剪阴道黏膜间断缝合阴道黏膜。阴道后壁修复术采用 P-IVS 术（posterior IVS）, 打开阴道后壁黏膜, 充分分离阴道后壁暴露直肠阴道筋膜前壁, 分离阴道和直肠旁间隙直达双侧坐骨棘和骶棘韧带水平, 选择肛门左右外 3cm、下 3cm 皮肤处做一长约 0.8cm 切口, 以直肠指诊指示, 避免对直肠及周围静脉和神经的损伤, 穿隧器（阴道后路悬吊术助推器针）在手指引导下穿过直肠坐骨间隙, 根据膨出直肠面积修剪相应大小桥式补片, 平铺在膨出的直肠表面, 再将补片两侧向下通过两侧隧道拉出, 剪去皮肤外多余的吊带, 缝合切口。吊带保持无张力, 有助于避免过度的组织紧张引起撕拉造成新的盆底损伤。③腹腔镜下全子宫切除 + 骶骨胛补片置入悬吊术: 患者在全身麻醉下, 先常规行腹腔镜下全子宫切除术, 再沿右侧阴道残端处盆壁至骶骨胛之间打开盆腔腹膜呈一隧道, 将条状补片埋入打开的盆腔腹膜下, 补片一端固定在阴道残端（如要求保留子宫者, 补片一端固定于骶韧带处）, 另一端固定在骶骨胛上, 再将盆腹膜缝合使之腹膜化。④合并压力性尿失禁患者 1 例行 TVT-O: 于阴道前壁中线尿道外口下 1cm 起做一矢状切口长约 1.5cm, 平阴蒂水平旁 4cm, 腹股沟皱折外上 2cm 做 0.5cm 切口。分离两侧阴道黏膜达耻骨降支上 1/3 内侧闭孔膜处, 锐性分离闭孔膜, 插入蝶型导引器, 将螺旋穿刺棒沿蝶型导引器紧贴降支穿过闭孔, 从皮肤切口穿出, 退出穿刺针, 抽出网带, 对侧同样处理。将网带中段置于尿道中段下, 轻拉网带并调整其松紧度, 术后保留尿管。另 3 例压力性尿失禁患者行套管辅助吊带悬吊术（TASS）: 经阴道打开尿道周围间隙和耻骨宫颈筋膜增厚部分, 在下腹部两侧距腹白线 4cm, 耻骨上 2 ~ 3cm 各切开皮肤 0.5cm, 套管经切口进入耻骨后间隙, 将 1 条 2cm 经切口进入耻骨的折叠聚丙烯网带从阴道切口置入,两端分别用腹腔镜钳经套管拉出腹部切口。同样将网带中段置于尿道中段下，轻拉网带并调整其松紧度，术后保留尿管。

（二）结果

41 例患者手术全部顺利完成，无 1 例发生周围组织脏器损伤，无 1 例术中输血，无 1 例发生术中膀胱或直肠穿孔等严重并发症，手术时间平均为 95.2 分钟（55 ～ 120 分钟），术中出血量平均 90mL（40 ～ 120mL），术后常规应用抗生素，观察患者阴道出血情况，阴式手术 24 ～ 48 小时取出阴道内纱条，无 1 例术后病例发生，住院时间平均为 5.2 天（4 ～ 9 天）。出院后定期随访，随访时间为：术后 1、3、6、12、18 和 24 个月，妇科检查局部愈合情况，注意有否复发，SUI 症状采用 Grouts–Blaivas 评分法评价手术治疗效果。3 项相加总分等于 0 为治愈，1 ～ 2 分为改善良好，3 ～ 4 分为改善中等，5 分为改善较差，6 分为失败。术后随访时间平均为 11 个月（2 ～ 18 个月），随访率 100%，随访期间无网片侵蚀或机体排斥反应等个案发生。根据 POP–Q 分度法及问卷评价手术效果，41 例患者手术后盆底功能障碍症状全部得以纠正，无局部疼痛、尿潴留病症。

（三）讨论

盆腔脏器的脱垂多发生于产后，与分娩损伤有关，由于分娩时会阴保护不佳，发生会阴撕裂或过分伸展，以及产后过早从事体力劳动，使盆底组织的正常功能受到削弱，从而导致阴道、子宫或直肠脱垂。另外，绝经后妇女由于卵巢功能减退，分泌雌激素减少或缺乏，筋膜支持结构开始有退行性变、松弛甚至萎缩，加上年龄、肌张力低下等因素，使盆底组织薄弱而发生脱垂。而子宫切除术后发生阴道穹隆脱垂的比例较高，其原因为：正常成年妇女的盆腔脏器作为一整体是互相协调并保持平衡的，任何影响、减弱各组织器官作用和破坏其协调与平衡的因素均可导致盆腔脏器脱垂。子宫切除术后，去除了女性盆腔的重要脏器，可能打破了原有的协调与平衡，影响了阴道穹隆的固定。传统手术方式把重力支点落在萎缩、无力的阴道壁、韧带、尿道旁支持结构上，手术的远期效果无法保证，术后复发率高，且传统的盆底手术大量剪除阴道壁，使阴道缩窄及影响功能，同时未重视尿失禁的问题。对盆底功能障碍的应行全盆底重建（tatol pelvic mesh repair，TPMR），盆底重建手术的最终目标不仅是修复受损组织，而且要通过提供各种形式的支持物使组织替代和再生。

新的盆底修复术是建立在盆底功能障碍诊断和治疗的整体理论上的，因全盆底支持结构解剖异常，进而发生功能障碍，故应把结缔组织、肌肉、神经等作为整体的动力系统考虑，用正确的手术、补片等针对肌肉和韧带损伤进行修复，达到解剖和功能的重建，并使病人减少痛苦、恢复快，实现微创，尽早消除症状及恢复功能，同时减少复发率，避免二次手术。本院针对患者病情进行术前评估并根据阴道前后壁膨出和子宫脱垂、压力性尿失禁等具体情况选择恰当的手术方式。其中阴道前壁修复采用经闭孔修补术，阴道后壁修复采用经阴道后路悬吊术，部分要求保留子宫的子宫脱垂患者采用腹腔镜下骶骨胛补片置入悬吊术。压力性尿失禁采用 TVT-O 及 TASS，方法简便可靠，大大简化了盆底重建手术，改善了局部阴道壁的薄弱性。补片及吊带置入后，提供了组织再生的支持物，起加固膀胱阴道筋膜、膀胱宫颈筋膜、直肠阴道筋膜及盆底的作用。具微创效果且复发率低。

重要的盆底组织替代物主要是人工合成的不可吸收聚丙烯补片（mesh），补片在外科损伤、疝修补中的应用已被公认，在妇科损伤领域的应用起步较晚，国外大量文献均提示补片在阴道前后壁修补、盆底重建手术中应用取得了较好的效果，优于传统的术式，在国内尚处于探索阶段。最常见的补片并发症为补片侵蚀和感染，而侵蚀是应用补片以来困扰盆底重建外科医师的主要问题，因阴道黏膜的侵蚀容易并发感染，感染会进一步加剧侵蚀，这可通过将补片置于无张力状态下来降低其发生率，用一块较大的补片，用多个缝线将补片固定于一定的区域，降低补片在任何领域的张力；另外我院所用的补片为人工合成的不可吸收材料聚丙烯无菌补片，属于孔径大于 75U 的大孔型补片（Ⅰ型补片），通过巨噬细胞聚集阻止细菌的停留和生长，并且可以在大孔内迅速产生纤维增生和血管生成，从而阻止细菌的滤过和生长。其具有较好的抗感染和组织相容性，补片还具有较好的伸展性，可更好地修补组织缺损，在肌体中会很快引起成纤维作用，交叉穿过补片空隙，从而形成一个很坚韧的结构，在手术中用于加强修补薄弱组织，提供额外的支持力，无明显异物反应，可被任意剪裁成各种形状而不会影响张力。

本院以上手术方式实施简单，疗效较满意，但尚无大量临床随机对照研究和缺乏长期随访资料（5～10 年），有待于资料的进一步积累与临床循证数据支持，延长随访时间进行观察。目前妇科泌尿学和女性盆底重建外科学这门新学科正在形成并迅速发展，值得继续探索和实践。

三、补肾活血方对绝经前子宫切除术后妇女性激素及阴道健康影响的临床研究

子宫切除术是治疗子宫良性病变常用的手术方式之一，临床观察表明绝经前行子宫切除术后由于卵巢血供减少而影响卵巢性激素的产生，发生卵巢功能衰退，由此出现阴道症状的尤为常见，并常伴随有一系列的围绝经期症状，如潮热、出汗、情绪波动、烦躁、心悸、失眠、头晕、耳鸣等，严重影响妇女的心身健康。采用雌激素替代治疗（HRT），患者常因有禁忌证无法服用，以及因惧怕可能产生的副作用而拒绝使用。而对阴道干涩患者采用局部用药不便，依从性差。为探讨中医中药对绝经前子宫切除术后患者性激素的影响及对阴道健康度的改善作用，以便于指导临床分型辨证用

药，提高患者的生活质量，本文通过对 150 例患者采用补肾活血方加减进行治疗观察，现将结果报告如下：

（一）资料与方法

1. 临床资料

收集 2004 年 7 月～2006 年 12 月行绝经前全子宫切除以阴道症状为主诉的门诊病例 150 例，患者年龄 33～48 岁，平均年龄 44.30 岁，术前月经周期正常或基本正常，均排除心血管、肝、肾功能障碍及糖尿病患者，术后出现以阴道症状为主的围绝经症状者，采用中药治疗，治疗前 3 个月内未服用激素类药物。

2. 研究方法

对绝经前子宫切除出现以阴道症状为主诉的病人，进行阴道健康度测评，采用阴道健康评分（VHS），标准根据参考文献，包括阴道弹力性、湿润度、pH 值、阴道黏膜情况、分泌物多少等，分值 1～4 分不等，总分 20 分。并根据患者病情分为肾阳虚夹瘀型、肾阴虚夹瘀型、肾阴阳俱虚夹瘀型，每型取 50 例。诊断标准参照新世纪版《中医妇科学》。绝经前后诸证诊断，于治疗前（相当于月经周期的第 8～10 天，于预期的卵泡晚期）抽血检测血清内分泌激素 E_2（雌二醇）、FSH（卵泡刺激素）、LH（黄体生成素），均于早上 8：00 点空腹抽血，以了解体内激素水平变化。后根据中医辨证分型分别给予补肾活血方随证加减治疗。选择名老中医赵松泉的补肾活血经验方。药物由柴胡、赤芍、白芍、泽兰、牛膝、益母草、生蒲黄、鸡血藤、女贞子、菟丝子、枸杞子、肉苁蓉、淫羊藿、仙茅各 9g，覆盆子 15g 组成。肾阳虚夹瘀者用补肾活血经验方原方；肾阴虚夹瘀者原方去肉苁蓉、淫羊藿、仙茅，加大补阴丸；肾阴阳俱虚夹瘀者原方加大补阴丸。1 日 1 剂，每月连服 10 剂，3 个月为 1 个疗程。3 个月后复测以上指标。治疗前后激素水平测定均根据患者原月经周期的时间拟定，相当于预期的卵泡晚期。

3. 检验方法

内分泌激素测定严格采用酶放大化学发光免疫分析法（Access 免疫检测仪，试剂采用贝克曼专用试剂）。

4. 统计学方法

本实验结果除阴道症状外均采用 x̄±sd 表示，各组之间均数比较采用 t 检验，阴道症状发生率之间的比较采用卡方检验。

（二）结果

1. 术后 3 组围绝经期症状出现频率比较

3 组治疗前均有不同程度的围绝经期症状，术后结果见表 4-1。表 4-1 显示，治疗前后阴道健康度及症状上存在显著性差异（P＜0.05），服补肾活血方后各组阴道健康度及其他症状均明显改善。

表 4-1　3 组治疗前后阴道健康度评分比较及其他症状发生率比较（n，%）

组别	例数		阴道健康度评分（$\bar{x}\pm sd$）	性欲低下	性交痛	腰膝酸软	心悸失眠	头晕耳鸣
肾阳虚夹瘀组	50	治疗前	6.82±1.09	39（78）	34（68）	45（90）	20（40）	18（36）
		治疗后	17.23±0.97	4（8）	3（6）	5（10）	1（2）	2（4）
肾阴虚夹瘀组	50	治疗前	6.96±1.21	38（76）	45（90）	46（92）	44（88）	31（62）
		治疗后	16.88±1.08	3（6）	2（4）	4（8）	3（6）	2（4）
阴阳俱虚夹瘀组	50	治疗前	5.78±0.95	41（82）	38（76）	50（100）	42（84）	48（96）
		治疗后	15.19±1.89	6（12）	5（10）	5（10）	7（14）	2（4）

2.3 组激素水平检测

3 组激素测定上治疗后较治疗前雌激素明显增高，FSH、LH 降低，存在显著性差异（P < 0.05）。

（三）讨论

1. 关于子宫切除术

绝经前行子宫切除的手术病人多为年龄 30～50 岁的妇女，以 40～50 岁为多见。此期女性脏腑功能开始由全盛逐渐转为衰退已是不争的事实。《素问·阴阳应象大论》曰："年四十而阴气自半也。"而子宫，即女子胞，又名胞宫、胞脏，有发生月经和孕育胎儿的功能，《黄帝内经》将其列为奇恒之府，功能上以贮藏阴精为主。绝经前对子宫进行手术切除，不仅切除连于子宫的胞脉、胞络，而且必然损伤冲任二脉。《素问·奇病论》谓："胞络者系于肾。"冲为血海，任主胞胎，肾精亏虚，冲任二脉气血亏耗，术后胞脉不会再有月经，不会再孕育胎儿，从而丧失了生殖能力，以上因素均导致患者虽未到绝经期但却出现了《素问·上古天真论》所记载的"七七，任脉虚，太冲脉衰少，天癸竭，地道不通，故形坏而无子也"的临床表现。而肾和血有密切的关系。肾藏精，主生长、发育、生殖，对女子天癸的成熟和冲任二脉的通盛起着至关重要的作用。妇女以血为主、为用。《女科撮要》中说："夫经水阴血也，属冲任二脉主，上为乳汁，下为月水。"肾和血相互资生、相互依存，肾藏精，精生血，血化精；肾精亏虚，冲任二脉气血亏耗，血行无力，易致瘀血阻滞。故肾和血的病理变化，必然导致肾虚血瘀的病证。西医学认为，子宫不仅仅是内生殖器官，还参与体内的多种生理及病理过程。近年研究表明，子宫不仅是性激素的靶器官，而其本身也产生许多生物活性物质及激素，如前列腺素、松弛素、泌乳素等，且子宫内膜中含有丰富的受体，受体的内分泌调节及相互作用已被证明。子宫切除术后切断了来自子宫动脉的卵巢血供，影响了卵泡发育和性激素的合成，且子宫切除术后还可通过心理因素而影响下丘脑－垂体－卵巢轴功能，以上均导致性激素水平的改变。临床观察表明绝经前子宫切除会使围绝经期提前出现。

2. 活血补肾法

肾虚血瘀是本病的病理基础，对本病的发生发展起着重要作用，故补肾活血为本病的重要治法。药理研究表明补肾中药本身不直接刺激激素分泌，但是具有激素活性，可提高下丘脑－垂体－卵巢的反应性，能改善机体内分泌功能及机体的内环境，使下丘脑－垂体－卵巢轴功能得到改善，消除各种临床症状，有抗氧化、抗衰老作用。活血化瘀药多数都有改善血流动力学、扩张外周血管、增加器官血流量、降低血管阻力、改善各组织器官微循环等作用，还能促使增生性病变的转化和吸收，故使用活血化瘀药无论对卵巢中结缔组织增多或血管硬化，抑或脑组织及其他组织器官的血液循环障碍都将有改善、预防或延缓作用。此外，活血化瘀药还有免疫调节作用。本研究结果表明，补肾活血方不仅对于绝经前行子宫切除术后出现的肾虚症状有明显的改善作用，且从治疗前后性激素测定结果表明其可提高雌激素水平，降低卵泡刺激素、黄体生成素，治疗前后激素水平有显著差异（P ＜ 0.05），维持正常性激素水平，提高阴道健康度，从而改善围绝经期症状。本研究表明，补肾活血方对于绝经前子宫切除术后患者因卵巢功能减退，导致围绝经期症状提早出现有明显改善作用，并能提高雌激素水平，降低FSH、LH。补肾中药具有雌激素样作用而无其他副反应及禁忌证，而活血化瘀药能扩张血管，改善微循环障碍，使气血流畅，体内瘀积消除，虚损的脏器得到正常濡养。对传统的雌激素替代疗法治疗有禁忌或有顾虑，阴道局部用药依从性差的患者，中药治疗提供了一种安全、有效的治疗方法，对提高妇女的生活质量及延缓衰老具有重要意义。

四、垂体后叶素在腹腔镜下子宫肌瘤剔除术中止血效果的临床观察

子宫肌瘤是女性生殖器中最常见的良性肿瘤，由平滑肌及结缔组织组成，多见于30～50岁女性。因渴望再生育及女性对子宫的完整性需求等，患子宫肌瘤的女性常迫切要求剔除瘤体、保留子宫，而腹腔镜下子宫肌瘤剔除手术就成为了医者和患者认为理想的手术方式。

腹腔镜下子宫肌瘤剔除术中的常见问题是出血较多，这不仅加重了患者的创伤，而且使手术野暴露不清楚，增加了手术的难度。既往临床上常用缩宫素止血，但部分患者止血效果欠佳。我院在腹腔镜子宫肌瘤剔除手术中应用垂体后叶素，并与术中采用缩宫素的止血效果进行了分析比较，现报告如下：

（一）资料与方法

1. 研究对象

选择 2011 年 7 月～ 2012 年 7 月我院妇科收治的子宫肌瘤患者 90 名，年龄 20 ～ 45 岁，平均 34.21 岁。其中未婚 14 例，不孕 12 例，伴月经改变者 52 例，有腹部手术史者 16 例（剖宫产 8 例，结扎 6 例，阑尾切除 2 例）。均经 B 超或彩超及妇科检查而确诊。手术前常规行宫颈细胞学检查，术前排除高血压、哮喘、冠心病、肺心病、慢性心肾功能不全及出血性疾病。月经不正常者术前行诊断性刮宫排除子宫内膜恶性病变。两组患者的年龄、既往腹部的手术史、肌瘤部位、大小、数目、手术前血压、手术医师比较差异均无统计学意义（P ＞ 0.05）。术后标本送病理检查，以进一步确诊。

2. 手术方法

术前做好各项准备，手术均选择在月经干净后进行，设备采用 Storz 公司电视腹腔镜系统与器械，使用 30°镜，CO_2 气腹压力 13mmHg 左右。在全身麻醉下，于脐轮、左右下腹对称点位置避开血管，穿刺 trocar。置入腹腔镜后行腹盆腔探查，观察瘤体的位置、大小、数目。用 7 号穿刺针经耻骨联合上腹壁穿刺入子宫肌壁，避开瘤体。垂体后叶素组于子宫肌层注射垂体后叶素 6U，用钳尖轻压针孔 1 ～ 2 分钟，使药物吸收，可见子宫收缩变白。于各瘤体最突出处做切口，用单极电钩切开子宫浆肌层，暴露瘤核，大抓钳钳夹瘤体将瘤体完整剔除。用 1 号可吸收线快速连续缝合关闭瘤腔。用旋切器旋切取出肌瘤。吸净盆腹腔积血，记录出血量。常规缝合关腹，肌瘤标本送病检。缩宫素组术中探查后用 7 号穿刺针经耻骨联合上腹壁穿刺入子宫肌壁，同样避开瘤体，于子宫肌层注射缩宫素 20U，其余手术操作步骤同垂体后叶素组。

3. 观察项目

术中运用心电监护仪记录注射药物前、注射药物后 10 分钟、30 分钟患者的血压、脉搏及血氧饱和度的变化。术中出血均采用负压吸引至引流瓶，记录术中净出血量；记录手术时间；术后检测血常规，观察血红蛋白情况；记录肛门排气时间。

4. 统计学方法

应用 SPSS17.0 的统计学软件进行统计分析，计量资料用均数 ± 标准差（x̄±sd）表示，采用 t 检验，计数资料用率表示，采用卡方检验，P ＜ 0.05 为差异有统计学意义。

（二）结果

全部患者腹腔镜下手术均获成功，无 1 例发生手术并发症，术后病理报告均为子宫平滑肌瘤。与缩宫素组比较，垂体后叶素组术中出血量较缩宫素组明显减少，术后血红蛋白下降幅度小，手术时间也显著缩短（P ＜ 0.05），而两组肛门排气时间差异无统计学意义（P ＞ 0.05）。用药 10 分钟后，垂体后叶素组收缩压上升，显著高于缩宫素组（P ＜ 0.05）。垂体后叶素组 15 例患者术中注射垂体后叶素后 10 分钟，血压曾一过性升高，达 155 ～ 135mmHg/85 ～ 95mmHg，持续时间 5 ～ 10 分钟，未做任何处理，注射 30 分钟后恢复到注射前水平。全部患者术后 24 小时拔除导尿管，术后 4 天出院。详见表 4-2 和表 4-3。

表 4-2　两组患者术中、术后观察指标比较

组别	例数	手术时间（分钟）	术中出血量（mL）	血红蛋白术前与术后 3 天差值（g/L）	术后排气时间（小时）
垂体后叶素组	45	62.26±10.74	61.35±15.24	10.3 ± 3.5	15.26 ± 8.74
缩宫素组	45	83.34 ±12.53	89.26±20.56	12.6±3.8	17.65 ± 9.15

表 4-3　两组患者术中、术后血压比较

组别	例数	收缩压（mmHg）用药前 / 舒张压（mmHg）用药前	用药后 10 分钟 / 用药 10 分钟	30 分钟 / 30 分钟
垂体后叶素组	45	122.26±8.34	145.3±10.5	126.12 ± 7.12
		76.12 ± 7.48	89.62 ± 9.14	75.23 ± 8.16
缩宫素组	45	119.34 ± 9.13	131.6 ± 11.6	123.45 ± 8.41
		81.45 ± 8.63	80.12 ± 8.35	58.062 ± 7.72

（三）讨论

近年来子宫肌瘤的发病率有所上升，并趋于年轻化，其导致的经量增多、不孕、流产、压迫症状等困扰着女性患者。因未婚、已婚未育、渴望再生育及女性对子宫的完整性需求等因素，临床医师根据患者病情、年龄、生育状况及患者自身要求，常选择剔除瘤体，保留子宫，既解除患者的病痛，又提高生活质量。

近年来，随着微创外科的发展，腹腔镜下子宫肌瘤剔除术以其微创、对腹腔干扰小、粘连少、术后恢复快成为了保留子宫的一种理想的、主要的手术方式，但出血量多为其术中常见问题。正确选择适应证及术者镜下娴熟的缝合技术是减少出血的关键，合理选择止血药亦可提高腹腔镜下子宫肌瘤剔除术的成功率并减少术中出血。由于静脉使用缩宫素和止血药的效果不佳，使得局部用药成为控制术中出血的最佳选择。目前临床使用较多的是术中在子宫肌层注射缩宫素，其机理是子宫肌层的缩宫素受体与缩宫素相结合后增加细胞内钙离子从而促进子宫平滑肌组织的收缩，可压迫子宫肌层血管而达到止血效果。但缩宫素对妊娠期子宫收缩作用效果较好，对非妊娠期子宫效果欠佳，可能与缩宫素受体表达量少有关。而从动物的脑垂体后叶提取的垂体后叶素，最早应用于上消化道出血及咯血患者，其中的血管加压素可作用于血管平滑肌细胞膜上的血管加压素（Via）受体，其通过鸟苷酸调节蛋白激活细胞膜内磷脂酶 C 使磷脂醇二磷酸生成三磷酸肌醇，内质网释放钙离子，使得血管平滑肌收缩。有研究表明，子宫血管平滑肌细胞膜及子宫肌膜上含有大量的 Via 受体，可引起子宫平滑肌组织的强烈收缩，且妊娠期、非妊娠期和绝经期的女性子宫均有此受体的表达。垂体后叶素为水溶性成分，其内除含加压素外，还含有缩宫素，其半衰期短，在体内维持作用时间为 20～30 分钟。垂体后叶素注射于子宫肌层后引起血管平滑肌及子宫平滑肌的双重收缩，且作用时间快，对非妊娠期子宫产生同样作用，可达到较理想的止血效果。因此近年来也逐渐应用于子宫肌瘤剔除手术中。本研究显示，腹腔镜下的子宫肌瘤剔除术中，于子宫肌层注射垂体后叶素者术中出血量明显少于注射缩宫素者，且手术时间明显缩短（P＜0.05）。由于术中出血减少，术者缝合时更加从容镇定，并减少了使用电凝止血以及由此产生的烟雾，使腹腔镜下视野清楚，手术难度降低了，手术时间也缩短了；同时 CO$_2$ 气腹使用时间也缩短，减少了血气栓、高碳酸血症等并发症的发生，从而降低了手术的风险。本研究还显示，两组患者术后肛门排气的时间差异无统计学意义（P＞0.05），说明术中应用垂体后叶素不影响术后胃肠功能的恢复。但是有学者发现术中患者血压有较大的波动。而在本组资料中，垂体后叶素组有 15 例患者于注射后 10 分钟内血压一过性升高，30 分钟内恢复正常，可能与垂体后叶素仅局部应用且用量小，减少了其对血压的影响有关。虽然是局部使用，但应注意的是，垂体后叶素有收缩毛细血管前括约肌和内脏小动脉作用，可导致内脏循环血量减少，故冠心病、高血压、肺心病、心力衰竭等患者忌用。临床医师在使用此药前，术前应详细询问、了解患者既往的病史，掌握适应证，避免不良反应的发生。同时，由于垂体后叶素的半衰期短，维持时间为 20～30 分钟，故要求术者应娴熟掌握各种缝合技巧，尽量在有效时限内完成子宫肌瘤剔除手术。

子宫肌瘤好发于 30～50 岁的女性，此年龄段的女性一般内科合并证比较少，且许多患者因各种原因迫切希望能够保留子宫。小剂量垂体后叶素（6U）局部注射于子宫肌层，对于减少术中出血是一种行之有效且较安全的方法，可缩短手术的时间，降低患者因手术失血而输血的可能性，术后恢复快，可在临床上推广使用。

五、扶正祛邪法治疗卵巢癌 27 例临床观察

卵巢恶性肿瘤是女性生殖器常见的三大恶性肿瘤之一。由于缺乏早期诊断手段，卵巢恶性肿瘤死亡率居妇科恶性肿瘤首位，已成为严重威胁妇女生命和健康的主要肿瘤。卵巢癌目前常规的治疗是以手术治疗为主，化学药物治疗为辅的综合治疗。紫杉醇和铂类的联合化疗方案目前是卵巢癌一线的重要化疗方案。但是由于多数卵巢癌患

者诊断时属于中晚期，手术配合化疗后的 5 年生存率仍然较低。虽然在开始化疗时，化疗药物对大部分的病人有效，但最终还是因为癌细胞对化疗药物出现耐药性而复发。我们以扶正祛邪为大法，采用自拟益气抑瘤汤加减配合化疗治疗卵巢上皮癌术后患者，对 2005～2009 年在我院收治的原发性卵巢癌患者 53 例进行分组对比治疗，治疗情况如下：

（一）临床资料

1. 研究对象

收集 53 例患者均系我科 2005 年 6 月～ 2005 年 6 月的住院手术患者，并由病理证实为卵巢癌，术后 2 周开始化疗。按照住院日期，单号编入治疗组（27 例），双号编入对照组（26 例）。手术病理分期参考 1988 年修订的国际妇科联盟（FIGO）的手术病理分期，体力状况参照《临床中医肿瘤学》中的 Karnofsky 评分法评分。对照组平均年龄为（54.96. 对照组平）岁；治疗组平均年龄为（55.86 组平均年龄）岁，2 组患者平均年龄、肿瘤病理类型、手术—病理分期、Karnofsky 评分比较无显著性差异（P > 0.05），具有可比性，见表 4-4～表 4-6。

表 4-4　2 组肿瘤病理类型比较

组别	例数	浆液性癌	黏液性癌	子宫内膜样癌	其他
治疗组	27	16	8	3	0
对照组	26	14	8	4	0

表 4-5　2 组手术病理分期比较

组别	例数	Ⅰ期	Ⅱ期	Ⅲ期	Ⅳ期
治疗组	27	2	16	8	1
对照组	26	1	17	6	2

表 4-6　2 组治疗前 Karnofsky 评分比较

组别	例数	<40 分	40～<50 分	50～<70 分	≥ 70 分
治疗组	27	0	2	5	20
对照组	26	0	3	3	20

2. 统计学处理

采用 SPSS14.0 软件包，计量资料以 $\bar{x}\pm sd$ 表示，采用 t 检验，计数资料采用卡方检验，等级资料采用 Ridit 检验。

（二）治疗方法

治疗组术后予以化疗配合服用益气抑瘤汤加减。对照组术后单纯予以化疗。

1. 手术治疗

2 组 53 例患者均经手术治疗，并经过病理检查确诊为卵巢上皮癌患者，术中全面探查腹腔，FIGOI–II 期患者一般在全身麻醉下行腹腔镜下全子宫切除术加双侧附件切除术（卵巢动静脉高位结扎）、大网膜加阑尾切除术、盆腔淋巴结清扫术，术中同时取腹水进行细胞学检测。III 期、IV 期患者行肿瘤减灭术。

2. 化疗

患者于术后均常规辅以化疗治疗，主要采用 TP 方案（顺铂腹腔灌注化疗、紫杉醇静脉化疗），每 4 周为 1 个化疗疗程，常规行 6 ～ 10 个疗程，在 10 ～ 12 个月内完成。TP 方案：化疗前一天予以地塞米松防过敏。化疗第一天：紫杉醇 $135 \sim 175\text{mg/m}^2$ 加 5% 葡萄糖盐水配制后静脉滴注，同时继续予以地塞米松及非那根抗过敏，同时每 15 分钟测血压、脉搏、血氧饱和度 1 次。第二天：顺铂 $60 \sim 80\text{mg/m}^2$ 加生理盐水 1500mL 或 2000mL 腹腔灌注。化疗过程中配合水化，每日静脉输液量不少于 3000mL，保证充足尿量；同时常规予以格拉司琼止呕、奥美拉唑护胃等治疗。观察有无过敏反应，同时记录 24 小时尿量。

3. 中药治疗

治以扶正祛邪，采用自拟益气抑瘤汤。方药组成：生黄芪 30g，太子参 30g，炒白术 10g，茯苓 10g，鸡血藤 30g，三棱 9g，莪术 6g，白花蛇舌草 12g，甘草 3g。辨证加减：兼肝肾阴虚者加熟地黄、白芍等；兼气滞者加柴胡、川芎等；兼热毒郁结者减少黄芪、太子参用量，加半枝莲等；恶心呕吐明显者加姜半夏等；血尿加石韦等；中重度贫血者加当归、白芍等。在每个化疗间歇期服用益气抑瘤汤，即从每个化疗疗程结束第 2 天起，到下个化疗周期的前一天。中药药材购自福建中医药大学附属人民医院中药房，头煎加水 500mL，浸泡 30 分钟，煮沸后文火煎煮 30 分钟，取汁 100mL；二煎加水 200mL，煎煮 30 分钟，取汁 100mL，两煎相混，装袋，分别于早、晚餐后 1 小时服用，有恶心、呕吐者可择时少量频服。

4. 观察指标和疗效判定标准

（1）近期疗效判定标准根据世界卫生组织（WHO）所颁布的有关实体瘤药物治疗的疗效指标：完全缓解（CR）：肿瘤消失并持续 4 周以上；部分缓解（PR）：肿瘤缩小 50% 以上，并持续 4 周以上，无新的病变出现；无缓解（NC）：肿瘤缩小 50% 以下或增大在 25% 以内，持续 4 周以上，无新的病变出现；恶化（PD）：肿瘤增大 25% 以上，有新的病变出现。

（2）肿瘤标志物 CA125 数值的变化参照《妇产科学》中所述，90% 以上卵巢上皮性癌患者的 CA125 水平的消长与病情缓解或恶化相一致，因此 CA125 一样可作为观察指标之一。

（3）中医证候疗效判定参照《中药新药临床研究指导原则》。根据卵巢上皮癌下腹疼痛、腹胀、纳差、乏力、消瘦、面色紫暗黧黑、舌有瘀斑、脉细涩或弦细等常见症状和体征，分为 0（无）、I（轻度）、II（中度）、III（重度）级，对应的记录为 0、1、2、3 分。治疗前后进行累积对比，按积分比法评价疗效。积分比＝[（治疗前总积分－治疗后总积分）/治疗前总积分]×疗前总积。显效：70%：积分比＜100%；有效：30%：积分比＜70%；无效：达不到有效标准。

（4）人体健康状况变化参照《临床中医肿瘤学》中的 Karnofsky 评分标准。

（三）结果

1. 2 组近期疗效比较

表 4-7　2 组近期疗效比较

组别	例数	CR	PR	NC	PD	有效率（%）
治疗组	27	11	10	5	1	77.77
对照组	26	7	9	3	7	61.53

2. 2 组治疗前后 CA125 值比较

表 4-8　2 组治疗前后 CA125 值比较（$\bar{x} \pm sd$）

组别	例数	治疗前	治疗后
治疗组	27	251.96±20.36	79.97±15.361*△
治疗后	26	255.33±19.57	115.33±16.57

注：与治疗前比较，* $P < 0.05$；与对照组比较，△ $P < 0.05$。

3. 2 组中医临床证候疗效比较

表 4-9　2 组中医临床证候疗效比较

组别	例数	显效	有效	无效	有效率（%）
治疗组	27	10	12	5	81.48
治疗后	26	3	11	12	53.84

注：与对照组比较，$P < 0.05$。

4. 2 组多药耐药发生率比较

表 4-10　2 组多药耐药发生率比较

组别	例数	有多药耐药	无多药耐药	多药耐药发生率	有效率（%）
治疗组	27	2	25	7.4	81.48
治疗后	26	7	19	26.9	53.84

注：与对照组比较，$P < 0.05$。

5. 2 组治疗后 Karnofsky 评分比较

表 4-11　2 组治疗后 Karnofsky 评分比较

组别	例数	<40 分	40～<50 分	50～<70 分	≥ 70 分
治疗组	27	0	4	16	7
治疗后	26	2	10	11	3

注：与对照组比较，$P < 0.05$。

（四）讨论

目前卵巢癌的治疗还是以手术为主配合化疗的综合疗法。但手术无法彻底清除癌细胞，因此术后化疗对卵巢癌治疗非常重要。但化疗在杀伤肿瘤细胞的同时，也破坏了人体正常细胞，有一定的毒副作用。中医药治疗卵巢癌在临床实践中日益显示出优势。因此中药配合腹腔化疗可以取长补短，既可减轻化疗毒性，又能增强全身抗癌疗效。

中医学中，卵巢癌属"癥瘕"范畴。《医宗必读·积聚篇》提到："按积之成也，正气不足，而后邪气聚之。"中医学认为，中晚期卵巢癌患者病情虽然复杂，但仍有共同性，即正虚邪实，气虚血瘀。卵巢癌术后化疗后的患者正气已虚，如不加以扶正，复感受邪气，必复发癥瘕，即卵巢癌复发。故以扶正祛邪为大法，使用自拟益气抑瘤汤加减配合化疗治疗卵巢癌术后患者，对改善近期疗效、降低 CA125、改善中医临床证候、改善人体健康状况、预防多药耐药发生等方面取得一定的效果，说明中医扶正祛邪法在治疗卵巢癌方面有一定优势。

自拟益气抑瘤汤取《太平惠民和剂局方》四君子汤之意，以益气扶正，配合活血行气、化瘀解毒之药，全方能益气扶正，化瘀解毒。方中重用黄芪、太子参大补元气为君药，使正气足则无"虚"，达到"养正积自除"的效果。炒白术、茯苓益气健脾，扶助气血，资助后天；鸡血藤活血补血；三棱、莪术有破血行气，消积止痛之功，既入血分以破血散瘀消癥，又入气分以行气消积止痛，为攻坚破积之要药；以上诸药共为臣药。白花蛇舌草清热解毒为佐药，甘草调和诸药为使药。全方合用，标本兼顾，共奏益气扶正、化瘀解毒之功。临床研究证明，补气扶正法主要作用为：①改善机体的免疫功能；②改善机体的内分泌功能；③改善机体的代谢功能；④改善机体的消化吸收功能；⑤改善机体的骨髓造血机能。活血化瘀法主要作用为：①改善微循环；②改善血液流变学；③改善局部组织的供氧；④抑菌及抗肿瘤作用。故化疗合中医辨证论治能取得增效减毒的效果。

六、腹腔镜层次分离法子宫切除与开腹子宫切除之临床比较

子宫切除是妇科最常见的手术之一。由开腹过渡到腹腔镜下手术，为当今妇科医生所关注和采用。为了使手术更安全，减少术中、术后并发症，提高手术质量，我们在充分了解 TLH 术式的基础上，对其关键施术部位进行技术改进，与开腹术比较，取得了明显的临床效果，现报道如下：

（一）资料与方法

1. 临床资料

2005 年 1 月～ 2007 年 7 月，在入院行子宫切除术患者中，选择相似病种及 B 超提示子宫大小相仿者 300 例。其中，组 I：189 例施行腹腔镜下层次分离法全子宫切除术（total laparoscopic hysterectomy，TLH）层次分离法；组 II：111 例施行开腹全子宫切除术（abdominal hystetectomy，AH）。两组病种、年龄、一般情况及子宫大小见表 4-12，具有可比性。

表 4-12 两组患者术前情况比较

项目	组 I （n=189）	组 II （n=111）
年龄	43.4±4.3	44.2±3.8
体重（kg）	65.0±7.2	66.3±7.3
子宫大小（mm³）	512.32±61.40	560.16±43.51
以往盆腔手术史	46	22
子宫肌瘤	157	94
子宫腺肌病	8	4
子宫功能性出血	12	7
子宫内膜不典型增生	5	3
宫颈 CIN	5	2
宫颈原位癌	2	1

2. 手术方式

（1）TLH 组气管插管麻醉后，取膀肌截石头低足高位，采用德国 Storz 腹腔镜，取脐孔、下腹左右两侧相应部位共 3 个穿刺孔。于脐孔做一长约 1cm 的切口，注入 CO_2 气体形成气腹，置入腹腔镜，在镜子光源自视下避开腹壁血管，分别于下腹左右两侧相应部位各切开 0.5cm 切口留置套管，按需置入手术器械，仔细检查腹腔、盆腔，评价子宫卵巢情况及有无粘连，如有粘连则分解粘连。由助手经阴道山颈管放入举宫器固定子宫位置，PK 刀分别凝切两侧圆韧带、卵巢固有韧带及输卵管峡部，如行附件切除者则凝切骨盆漏斗一韧带。举宫器向头部牵张子宫。剪开子宫膀肌反折腹膜，PK 刀点状内凝推离膀肌与宫颈达阴道前穹隆水平，宫旁、宫颈周围行层次分离，即用 PK 刀紧贴子宫、宫颈逐次将周围组织削薄层凝切，暴露子宫血管，依次凝切两侧子宫血管、主韧带及骶韧带，游离子宫自肠陷凹，剪开阴道穹隆，子宫及瘤体均从阴道取出，0 号可吸收线在腹腔镜下连续缝介阴道残端及两侧骶韧带断端，连续缝介腹膜反折与后腹膜，重建盆底。

（2）AH 组采用硬膜外麻醉，111 例全子宫切除按常规方法进行。

3. 观察项目

观察项目包括：①手术时间。开始时间：组 I 从脐孔做切口开始计算；组 II 以腹部做切口开始计算。结束时间：两组均以腹部伤口处理完毕为止。②术中出血：两组手术方式均采用吸引器吸净手术创面出血，尽可能少用纱布，术后观察负压瓶中积血作为出血量。③术后体温：以术后 3 天最高体温为主，呼吸道、泌尿道感染发热体温升高除外。④术后疼痛评分（自评）：0 分为小痛，5 分为疼痛，10 分为剧痛。⑤术后住院天数。

4. 统计学方法

采用 t 检验和卡方检验。

（二）结果

1. 两组术后情况比较

表 4-13　两组患者术后情况比较

指标	组 I（n=189）	组 II（n=111）	P 值
手术时间（min）	88.89±25.65	103.56±29.72	< 0.05
术中出血量（mL）	36.68±24.31	150.24±29.49	< 0.01
术后体温（℃）	37.4±0.5	38.4±7.6	> 0.05
排气时间（h）	38.40±6.63	43.28±83.00	< 0.01

续表

指标	组 I （n=189）	组 II （n=111）	P 值
住院天数（d）	5.1±.0.4	7.7±0.6	＜0.05
术后疼痛评分（分）	5.0±1.7	7.6±1.95	＜0.0

2. 手术体会

TLH 是在腹腔镜下处理圆韧带、附件、子宫动静脉、子宫主骶韧带、穹隆部切开从阴道取出子宫，在镜下缝介阴道残端的手术。术中在处理韧带时，避免一次切割整个韧带，因为韧带内有血管，要经双极电凝多次，电凝后切割可获得更好的止血效果，使切割更干净清晰。下推膀肌要牵引子宫、点状内凝，避免可能的出血及额外的电流损伤膀肌。在处理子宫血管及主骶韧带时，我们采用层次分离法即分层凝切，将宫旁、宫颈周围组织削为薄层，逐层凝切，避免厚组织切割造成的小血管出血，这样可以减少术中出血，甚至做到无血手术，又不损伤输尿管。

3. 镜下子宫手术的优越性

本资料证实了需开腹进行的子宫手术，同样适合在腹腔镜下进行。腹腔镜下操作在完全封闭的腹腔内进行，感染机会小；照明深达术野，且明亮清晰，可以利用体位改变和气体压力以及适当的牵拉达到手术所需的术野显露充分，如受气腹限制者可选择免气腹腔镜手术，这样可以扩大腹腔镜手术的适应证。因镜头的放大作用而且操作器械显微化，可做到精确到位，损伤小，术中出血少；术者手少进入腹腔减少被膜的损伤和脏器功能的干扰，术后胃肠功能恢复快（P＜0.01），腹腔粘连少，表面切口小，使术后发病率显著降低。金凤斌等研究表明，TLH 层次分离法术式与 AH 术式相比，具有创伤小，手术时间短（P＜0.05），出血少（P＜0.01）的优点，可能与手术医生操作技能熟练、手术技巧、设备完善、能源先进等有关。术后疼痛少（P＜0.05），恢复快，住院时间短（P＜0.05），TLH 术式费用较高，这主要与一次性使用腹腔镜器械较昂贵有关。相信随着科技的进步，腹腔镜的普及，器械成本的下降，这部分费用会逐渐减少，而且患者住院天数减少，也节省了医疗费用，这将越来越为广大患者接受。

七、腹腔镜配合自拟逐瘀汤治疗血瘀型子宫内膜异位症的临床观察

子宫内膜异位症是指子宫内膜组织（腺体和间质）出现在了宫体以外部位的疾病，症状与体征及疾病的严重性不成比例。

近年来内异症发病率不断增高，国内有学者统计在妇科开腹手术中发现其患病率约为 20%，国外报道开腹和腹腔镜术中患有内异症的病人也高达 25% 以上。因其发病原因和发病机制尚未清楚，故给治疗带来了一定的困难。目前，ELVI 使用腹腔镜进行

手术治疗是首选。术后常规联合药物治疗，本文通过对血瘀型子宫内膜异位症患者经腹腔镜手术配合中药自拟逐瘀汤进行治疗，探讨腹腔镜配合自拟逐瘀汤对本型子宫内膜内异症的治疗作用及安全性。

（一）资料与方法

1. 病例选择

符合 ENl 西医诊断标准、中医血瘀辨证标准的 18 ～ 45 岁患者。

（1）西医诊断标准：根据中华医学会妇产科学分会子宫内膜异位症协作组的子宫内膜异位症的诊断与治疗规范的标准。

本研究选取经腹腔镜检查确诊为腹膜型以及卵巢型内异症的患者。

（2）中医辨证诊断标准：根据中国中西医结合学会妇产科专业委员会第三届学术会议（1990，西安）修订的盆腔子宫内膜异位症的中西医诊断标准辨证为血瘀证的患者。

本课题观察患者均来源于 2007 年 12 月～ 2008 年 11 月就诊于福建中医学院附属省人民医院妇科的患者。共收集符合标准的 ENI 患者 90 例，按随机数字表法 1:1:1 随机分配，其中中药组 30 例，西药组 30 例，对照组 30 例（表 4-14 ～表 4-16）。

表 4-14　3 组患者年龄比较

组别	例数	年龄（岁）
中药组	30	34.03±6.51
西药组	30	32.27±5.61
对照组	30	33.77±6.70
合计	90	33.36±6.27

注：经单因素方差分析 ANOVA，F= 0.687，P = 0.506，P > 0.05。

表 4-15　病情程度比较

组别	例数	病情程度		
		轻	中	重
中药组	30	19	2	9
西药组	30	17	3	10
对照组	30	15	6	9
合计	90	51	11	28

注：经卡方检验，χ^2=2.906，P=0.574，P > 0.05。

表 4-16　术前 CA125 比较

组别	例数	CA 125（U /mL）
中药组	30	55.41± 48.14
西药组	30	51.46 ±34.49
对照组	30	70.64± 69.78

注：经 Kruskal Wallis 检验 χ^2=0.699，P=0.705，P > 0.05。

2. 治疗方法

（1）腹腔镜手术配合自拟逐瘀汤组：手术方式：全身麻醉下于脐孔切开 10mm 插入 Trocar，由此放入腹腔镜，分别于双侧下腹行第 2、3 穿刺点，均采用全身麻醉。手术开始后首先探查盆腔各器官及盆腔腹膜，术式根据病灶情况选用以下几种：①术中全面探查腹腔，分离粘连，基本恢复盆腔解剖结构；②行盆腔浅表异位病灶电灼术；③行子宫内膜异位囊肿剥除术或附件切除术；④不孕症患者术中同时行宫腔镜探查术加双侧输卵管间质部插管通液术，输卵管堵塞者行输卵管造口术。术毕放置透明质酸钠及生物蛋白胶防止粘连。术后采用自拟逐瘀汤。基本处方：君：蒲黄 9g，五灵脂 15g；臣：当归 12g，川芎 9g，桃仁 9g；佐：马鞭草 9g，延胡索 9g；使：炙甘草 6g。临床随证加减：兼寒加小茴香、桂枝；兼热加栀子；兼气虚加党参、黄芪；兼气滞加柴胡、白芍、香附；兼湿热加苍术、黄柏、薏苡仁。1 日 1 剂，水煎 2 次，分 2 次服，服用 3 个月。月经期如果患者经量明显增加则停服，如果怀孕则停药。

（2）腹腔镜配合孕三烯酮组：腹腔镜手术方式同前，术后采用孕三烯酮口服，术后月经周期第 1 天开始服用，每周服 2 次，每次 2.5mg，服用 3 个月。

（3）对照组：单纯腹腔镜手术，手术方式同前。

3 组腹腔镜手术患者在手术后常规用抗生素 3 天预防感染。3 组均以 3 个月经周期为 1 个疗程，治疗 1 个疗程，随访 1 年。

3. 观察项目

疗效判定标准：参照《新药临床研究指导原则》的症状评分与分度标准计算疗效指数，判定痊愈、显效、有效、无效、复发。复发判定标准：手术和规范药物治疗，病灶缩小或消失以及症状缓解后，再次出现临床症状且恢复至治疗前水平或加重，或再次出现了宫内膜异位病灶。

4. 统计学方法

所有数据应用 SPSS13.0 软件统计分析。

（二）结果

1. 疗效比较

经 Ridit 检验中药组与西药组差别无统计学意义；而中药组、西药组与对照组差别有统计学意义；按等级排列，西药组略优于中药组，中药组优于对照组（表 4-17）。

表 4-17 两组患者的中医症状及局部体征积分比较

组别	例数	痊愈		显效		有效		无效	
		例数	%	例数	%	例数	%	例数	%
中药组	30	18	60%	7	23%	5	17%	0	0
西药组	30	20	67%	7	23%	3	10%	0	0
对照组	30	8	27%	8	27%	14	46%	0	0
合计	90	46（51%）		22（24.5%）		22（24.5%）		0	

经 Ridit 检验分析，R 中药 =0.45，总体均数的 95% 的 CI 为（0.35 ~ 0.54）；R 西药 =0.41，总体均数的 95% 的 CI 为（0.32 ~ 0.49）；R 对照 =0.65，总体均数的 95% 的 CI 为（0.55 ~ 0.74）。结果中，中药组与西药组的 95% 的 CI 重叠，故按 a=0.05 水准认为两组间差别无统计学意义；而中药组、西药组与对照组的 95% 的 CI 无重叠，故按 a=0.05 水准认为对照组与中、西药组间差别有统计学意义；本例疗效等级按由"好"到"差"排列，R 值较小者疗效好，按等级排列，西药组略优于中药组，中药组优于对照组。

2. CA125 比较

治疗后，3 组 CA125 均较手术前明显降低，经统计学处理有显著差异，停药半年后各组 CA125 无明显上升，但 3 组间比较无显著性差异，可能因研究时间过短及手术中对异位症的清除较彻底有关（表 4-18）。

表 4-18 3 组患者术前、服药 3 月及停药 6 月的血清 CA125 检测结果比较

组别	例数	手术前（U /mL）	服药 3 个月（U /mL）	停药 6 个月（U /mL）
中药组	30	55.41±48.14	20.50±10.52	26.19± 11.61
西药组	30	51.46± 34.49	18.90±15.49	23.21± 10.60
对照组	30	70.64± 69.78	20.23± 15±06	28.27± 13.81

3 组经治疗前后 CA125 比较经 F 检验，P=0.000 < 0.05，治疗后各组 CA125 F=0.116，P=0.891 > 0.05，停药半年后 F=1.3，P=0.27 > 0.05。

3. 妊娠情况比较

在随访的所有患者中合并不孕的有 17 例，中药组 6 例，有 3 例受孕；对照组 5 例，有 0 例受孕；西药组 6 例，有 1 例受孕，中药组及西药组受孕率分别为 50% 和 17%。患者服用孕三烯酮及停药 3 个月内均应避孕，中药组无需避孕，患者不会错过术后最佳怀孕期。

4. 药物副反应比较

中药组在服药期间门诊复查肝、肾功能无 1 例异常，仅 2 例患者出现轻度胃肠道反应，不影响治疗，1 例患者诉口服中药后，自觉喉咙发热，疼痛辨证后加用栀子、黄芩口服后症状消失。服药期间无一例患者出现阴道不规则出血以及闭经。西药组在服药期间有 2 例患者出现体重增加，分别增加 3kg 及 2.5kg，1 例患者面部出现痤疮，4 例患者出现肝转氨酶增高，最高的达到 234IU/L。经口服护肝药物如联苯双酯、肝泰乐后，转氨酶很快恢复正常，停药后所有副作用均逐渐减轻至消失，5 例患者出现月经少量，阴道不规则出血，其余患者出现闭经。两组药物治疗期间副反应发生率分别 10% 和 40%。经 Fisheis Exact Test 检验，两组比较差异有统计学意义（（P=0.008 ＜ 0.05）。

5. 复发率比较

3 组患者随访 1 年后复查 B 超，对照组 1 例患者发现盆腔包块，1 例患者出现阳性体征，复发率约为 7%，中药、西药组无复发。

（三）讨论

本研究的 90 例患者中，经腹腔镜手术后取得良好的效果。由此可见，腹腔镜不仅是诊断内异症的"通用标准"，而且是治疗的首要手段。

临床上大部分医家经过临床研究证实腹腔镜手术配合孕三烯酮治疗子宫内膜异位症可以提高 ENI 的手术疗效，缓解盆腔疼痛，提高术后妊娠率，降低术后复发率。但是该药物的副作用也是经过临床证实的，如：低雌激素症状、雄性化表现及骨质疏松、肝功能损害、水钠潴留且费用高等问题，使得部分患者可能难以接受，甚或因肝功能受损肝酶升高而被迫停止继续用药，个别患者还出现过敏现象。国内报道，术后配合孕三烯酮治疗 3 个月至半年，随访 1 ～ 3 年的复发率为 12.8% ～ 28.3%。

在中医典籍中，并没有和子宫内膜异位症完全对应的病名，有关该病的论述，根据其主要的临床表现，常见于"痛经""不孕""癥瘕""月经不调"等论述中。极似隋代巢元方著《诸病源候论》中"为血瘕之聚，令人腰痛不可以俯仰……小腹里急苦痛，背膂疼，深达腰腹，下挛……月水不时，乍来乍不来，此病令人无子"所论述的表现。

宋代陈自明著《妇人大全良方》提出："由劳伤气血，致令体虚，风冷之气客于胸络，损于冲任之脉……经血虚，则受风冷。故月水将行之际，血气动于风冷，风冷与血气相击，故令痛也。"另有："寒气客于血室，血凝不行，结积血为气所冲，新血与故血相搏，所以发痛。譬如天寒地冻，水凝成冰。"另有论述："夫妇人腹中瘀血者，由月经滞涩不通，或产后余秽未尽，因而乘风取凉，为风冷所乘，血得冷则成瘀血也。血瘀在内则时时体热面黄，瘀久不消则变成积聚癥瘕。"

明代张介宾著《景岳全书·妇人规》云："瘀血留滞作癥，唯妇人有之，其证则或由经期，或由产后，凡内伤生冷或外受风寒，或积劳积弱，气弱而不行。总有血动之时，余血未尽，而一有所逆，则留滞日积而渐以成癥矣。"说明瘀血留积日久，是癥瘕形成的关键因素。

清代王实颖著《广嗣五种备要》关于女子不孕的病因提出："女以血为主，女病有四：一经来前后，二临经作痛，三赤白带下，四崩隔枯淋。凡此皆血气不调，或经行之时恼怒过甚，饮食过多，交接不已。以致真元耗竭，诸病交侵，不可不加意疗治。"

清代傅山著《傅青主女科》则提出："热，为致病机理的理论。"

清代吴谦著《医宗金鉴·妇科心法要诀》关于癥瘕的病机做如下论述："《巢氏病源》载七癥八瘕，抵以癥为气病，而瘕为血病也。夫病皆起于气，必气聚而后血凝，但以不动有定处者，为癥为积。若腹中未成坚块者，乃血瘀之名，蓄之即久不散成血蛊。关于其病因病机提出：凡此诸证，皆由新产之后，经行之时，不知谨避，以致风冷外袭，邪正相搏，结于腹中而成也。"

自拟逐瘀汤组成：蒲黄 9g，五灵脂 15g，当归 12g，川芎 9g，桃仁 9g，马鞭草 9g，延胡索 9g，炙甘草 6g。功用：活血化瘀止痛。

近年来学者们研究的大量资料表明，免疫因素在 EM 的发病机理中起重要作用，在免疫治疗方面，中医中药的优势已初见端倪。中药特别是补益类及活血化瘀类中药对机体免疫系统的调节具有双相性和多效性，尤适合于治疗存在免疫紊乱的子宫内膜异位症，且与手术及性激素治疗相比，具有无损伤、副反应小、远期疗效好等特点。本方中大多数药物为活血化瘀中药，由此可见，该方在改善微循环、免疫调节方面亦有一定的作用。

因此，我们认为，通过中西医结合治疗，腹腔镜配合中药，可以弥补腹腔镜配合西药之不足，减少副作用的发生，合并不孕症的患者更加不会错过手术后怀孕的最佳时机，且与腹腔镜配合西药疗效相当，值得临床推广应用。

今后的展望：扩大样本量，使该方法在临床运用时更具可靠性、可重复性；疗效判定减少主观性，增加客观性；加强研究设计的严密性，及观察。

八、宫腔镜监测下热球子宫内膜治疗仪治疗功能失调性子宫出血 108 例分析

功能失调性子宫出血是妇科常见病，以往病情严重的功能失调性子宫出血患者在药物治疗无效后往往需要切除子宫以防止复发。我院自 2006 年 9 月以来，将宫腔镜监测下热球子宫内膜治疗仪治疗方法用于功能失调性子宫出血患者，取得了满意的临床效果。现将结果报告如下：

（一）资料与方法

1. 一般资料

选取 2006 年 9 月～ 2009 年 3 月在我院妇科住院的功能失调性子宫出血患者 108 例，年龄 37 ～ 55 岁，平均 43.5±2.6 岁；绝大多数为激素治疗或诊刮治疗无效，不愿切除子宫且无生育要求者；病程 6 ～ 96 个月。合并证：贫血 90 例（重度贫血 38 例），高血压 14 例，肾功能不全 5 例。术前常规 B 超检查及诊刮行子宫内膜病理学检查，排除恶性病变，并除外黏膜下肌瘤、子宫内膜息肉等宫腔病变。子宫内膜病理学检查结果：子宫内膜单纯型增生 38 例，子宫内膜复杂型增生 42 例，子宫内膜息肉样增生 15 例，其余为子宫内膜分泌期改变。

2. 手术方法

采用迈德士（中国）医械制造有限公司 TB 型子宫内膜治疗仪及一次性使用药筒，美国 Stryker 公司宫腔镜。治疗时，患者静脉麻醉后取膀胱截石位，常规外阴阴道消毒，探测宫腔深度。行宫腔镜检查，了解宫腔形态、大小、内膜厚度。将治疗仪药筒上刻度标志调到宫腔相应深度，将药筒插至热控制器加热腔中，加热至 173℃后自动停止加热，将药筒球囊端置入宫腔，叩动启动开关后自动按程序开始治疗，128 秒后停止治疗，按提示取出球囊。再次用宫腔镜检查子宫内膜改变情况，如受热不均匀，可补充治疗 1 ～ 2 次。

3. 疗效评定

治疗后随访 3 ～ 9 个月。①有效：治疗后出现闭经或月经量减少；②无效：月经增多或无改变。

（二）结果

1. 治疗时情况

治疗前宫腔深度 7 ～ 12cm，手术时间为 20 ～ 30 分钟，平均 23 分钟。热球子宫内膜治疗仪治疗次数为 1 ～ 3 次，术中出血量 0 ～ 10mL。术中宫腔镜监测治疗前后子宫内膜改变，所有患者子宫内膜均由术前粉红色或白色变为焦黄，部分区域焦黑者，占 38.5%；部分患者输卵管开口周围内膜无改变，占 22.5%。108 例患者均完成治疗过程，89 例（82.4%）患者无不适，16 例（14.8%）轻度腹痛，3 例（2.8%）中度腹痛。

2. 治疗后情况

108 例患者术后均出现不同程度的阴道排液 / 流血。其中，72 例（66.7%）阴道排黄色液体，持续时间 5 ～ 12 天，平均 7±1.2 天，36 例（33.3%）阴道流血，持续时间 8 ～ 15 天，平均 11±1.5 天，程度的阴道其中血量少于月经量 25 例，等同月经量 10 例，多于平时月经量 1 例。

3. 并发证

所有患者均未出现子宫穿孔及盆腔邻近脏器热损伤的相应表现，如腹膜炎、血尿、肠穿孔等。9 例出现低热，持续 1 ～ 3 天，平均 1 ± 1.3 天。1 例治疗后阴道出血较多，多于平时月经量，经对症处理后停止。

4. 治疗效果

108 例患者完成 3 ～ 9 个月定期门诊随访，56 例（51.9%）无月经来潮，50 例（46.3%）月经量明显减少，2 例（1.8%）月经量无明显改变。治疗有效率为 98.2%。

（三）讨论

随着妇科内镜技术的发展，功能失调性子宫出血的治疗步入了一个新的阶段。子宫内膜热疗手术系统是将含加热介质的球囊置入宫腔，与子宫内膜接触，利用高温的作用使子宫内膜功能层、基底层，甚至肌层破坏，造成月经量减少，甚至闭经，从而达到治疗子宫内膜出血性疾患的目的。

热球子宫内膜治疗仪治法在我国是近几年才开展起来的。根据本组病例治疗观察，该法具有如下优点：①治疗时间短，只需 128 秒，依据宫腔镜检查情况，必要时补充治疗 1 ～ 2 次；②操作方便，有设置好的自动控制程序，在液晶显屏上显示相应的提示，方便医生了解并控制整个手术过程；③安全性高，术中无电流通过身体造成危害，导管前端具独特的软性设计，可避免子宫穿孔等意外发生；④住院时间短，该方法治疗均采用一日制住院。随着热球子宫内膜治疗仪治疗方法的推广应用，在临床实践中需注意如下事项：①患者无生育要求且宫腔深度达 6 ～ 12cm；②术前常规 B 超检查及诊刮行子宫内膜病理学检查，排除恶性病变，并除外黏膜下肌瘤、子宫内膜息肉、纵隔子宫等宫腔病变；③术前行宫颈病变筛查及下生殖道检查；④无下生殖道急性期感染；⑤患者无合并重要脏器功能障碍者；⑥无静脉麻醉禁忌证；⑦热球子宫内膜治疗仪治疗时间最好在月经干净后第 2 ～ 3 天。

综上所述，热球子宫内膜治疗仪治疗方法是一种侵害性很小的治疗功能失调性子宫出血的外科手术方法。对无生育要求的功能失调性子宫出血患者，是一种更易接受且具有吸引力的治疗方法。

九、论女子两先天说

肾为先天之本，脾为后天之本。先天不足重在补肾，后天失调重在治脾。此为人所共知，后叶天士提出"女子以肝为先天"，形成女子独具肾肝两先天之说。后世对叶氏"女子以肝为先天"大为推崇。但对女子之先天只言肝而不言肾，我们认为这是失之偏颇的。本篇从肾主封藏与肝主疏泄的对立统一关系探析了女子的两先天说。

（一）肾为先天之本

先天与后天是相对而言的，一般以胎儿娩出时间为界划分先后天。肾为封藏之本，主藏精，其所藏精气包括"先天之精"和"后天之精"。先天之精是禀受于父母的生殖之精，它与生俱来，是构成胚胎发育的原始物质，即《灵枢·本神》所谓"生之本，谓之精"。后天之精既包括通过脾胃运化功能产生的水谷精气，又包括脏腑生理活动过程中余剩的脏腑精气。先后天之精虽来源不同，但均归藏于肾，在肾中相互依存，相互为用，密切结合组成肾中精气。先天之精必须得到后天之精的不断培育和充养，才能发挥其生理功能；后天之精的化生，又依赖于先天之精的支持，两者相辅相成，不仅共同主宰着机体的生长发育，还总司着机体的生殖繁育功能，并最终产生了新的生殖之精。《素问·上古天真论》言："女子七岁，肾气盛，齿更发长。二七而天癸至，任脉通，太冲脉盛，月事以时下，故有子……七七，任脉虚，太冲脉衰少，天癸竭，地道不通，故形坏而无子也。"又言："丈夫八岁，肾气实，发长齿更。二八，肾气盛，天癸至，精气溢泻，阴阳和，故能有子……八八，则齿发去……而无子耳。"可见，肾中精气的盛衰决定着男女机体生长发育和生殖功能，强调肾为先天之本，实是为了强调肾中所藏先天之精对机体生长发育的推动作用。

（二）女子以肝为先天

首先提出"女子以肝为先天"观点的是叶天士的《临证指南医案》，从文义分析，肝之为先天者仅是在女子的特定范畴内，由此可见肝之为先天是以性别为界限。女子独具肝为先天是由女子的生理特性所决定的，这也反映了肝与女子生理特性密切关联。后人据女子特殊的生理病理特点阐发此论主要依据有四。第一，女子生理功能之经、孕、胎、乳皆以血为本，以气为用，血的生成及功用虽涉及心、脾、肝、肾，却以肝藏血最为重要。第二，治疗妇科病证，有"少年治肾，中年治肝，老年治脾"之法，肝脏在中年女子病理治疗上具有重要地位。第三，肝主疏泄而喜条达，肝气郁结易产生诸多妇科病证，强调疏肝理气在调治妇科病证时的重要性。第四，肝经环绕阴部，由少腹沿两胁上行，女子孕育、生殖、哺乳等方面的病证多发于肝经部位，肝经为标，肝脏为本，强调肝经和肝脏在女子病机诊断上的重要意义。上述各论，从不同角度强调了肝脏在女子生理、病理、诊断、治疗上的特殊重要性，把女子肝突出到"先天"的位置。这就是"女子以肝为先天"的生理病理基础。

（三）女子以肝肾为先天

"肾为先天之本"的观点男女皆相同。强调"女子以肝为先天"是重视肝藏血、主疏泄在女子生理病理中的地位。上述论述虽有所是，但又似乎未尽其意，细究女子生理病理，单独强调肾或肝为先天皆失之偏颇。肾藏精肝藏血，肾肝两脏具有母子关系，生理上精血互化，阴阳互济互助。但是肾为封藏之本，以藏精为能；肝为将军之官，以疏泄为用。我们认为从肝疏泄与肾封藏共同构成脏腑功能的调控机制来探析，则女子以肝肾为两先天的意义会更准确而深刻。肾主封藏，肝主疏泄，两种功能与特性互相对立，互相制约，又相互依存，互动互协，共同构成了一个矛盾统一体。肝疏肾藏所构成的矛盾统一体对全身各脏腑组织的藏泻功能均有调控作用，而以经、孕、胎、产、乳为特点的女子的所有生理病理内容中几乎均含藏泻概念，以肾藏肝疏调控机制共同分析方能相对完整地阐释女子经、孕、胎、产、乳等特殊生理功能。

女子的特殊生理最主要是月经，而月经取决于天癸与冲任二脉。《素问·上古天真论》曰："女子……二七而天癸至，任脉通，太冲脉盛，月事以时下，故有子。"女子月经与天癸、任脉、太冲脉三者关系最密切。王冰注云："冲为血海，任主胞宫，两者相资，故能有子。"女子之所以能有月经，孕育胎儿，必以任脉通调、冲脉盛满、血海充盈为必要条件；冲脉又为全身气血运行之要冲，有调节十二经脉气血的作用。张景岳云："经本阴血，何脏无之，唯脏腑之血皆归冲脉，而冲为五脏六腑之海，故经言太冲脉盛，则月事以时下，此可见冲脉为月经之本也。"而肝藏血，肾主胞宫，故肝主冲脉，肾司任脉。实际上血海盈满、冲任通调均是封藏与疏泄机制协调作用的结果，封藏使冲任充盈且不溢于脉外，疏泄使冲任通调而不瘀滞，藏泄平衡，才使冲任通调，精血充盈。另外，女子月经又以天癸为基础，天癸是肾气充盈到一定程度的产物，它的主要功能是促进并维持人的生殖机能。天癸是先天之精，藏于肾，并随肾气的生理消长而变化，肾气盛则天癸至，肾气衰则天癸竭。实际上天癸的盛衰虽以肾气的作用为主导，但同样离不开疏泄作用的制约作用，是封藏与疏泄共同主司的，封藏使天癸蓄积渐多而不妄耗，疏泄使天癸动而不息，从而能充分发挥其鼓舞和促进生殖机能的作用，两者对立互协，才使天癸更好地主持了月经的有无。可见，与月经来潮密切相关的天癸、任脉、冲脉功能的正常发挥均赖于封藏与疏泄机制的调控作用，故女子以肝肾为先天当从藏泻机制来把握。

另外，女子月经的按期来潮也受肝肾藏泻机制的共同调控。肾之封藏、摄纳使天癸充盛，经血充盈；肝之疏畅、开泄则令经血满溢，胞宫按月来潮。藏泻互制，精充血盛，气机调畅，才能经候如期。若藏泻失衡，封藏太过，疏泄不及易致月经延期、痛经甚或闭经；封藏不及、疏泄太过又易出现经量过少、崩漏等病证。同理，女子的孕、胎、产、乳也有赖于藏泻机制的共同调控，如子胞乃孕育的苗床，胎儿寄居其中，十月怀胎，一朝分娩，势必得向外输送，孕育养胎是藏，分娩生产以及排乳则属疏泄现象，藏由肾司，泄由肝主，封藏不及易致胎漏、胎动不安；疏泄不及又会致分娩不畅，产后恶露不尽，产后缺乳等症。

所以，女子经、孕、胎、产、乳功能异常所产生的各种病证均可从肝肾入手。正所谓女子以肝肾为两先天，此说的生理基础当是肝肾藏泻机制对女子特殊生理功能的共同调控作用。

十、论膀胱气化及其临床应用

《素问·灵兰秘典论》曰："腑膀胱者，州都之官，津液藏焉，气化则能出矣。"指出膀胱为藏津液的地方，在气化的作用下才能出。那么，膀胱气化，所出为何呢？气化不出会如何？膀胱，是州都之官，其职责为何？

（一）气化所出为何

膀胱者，津液藏焉，气化则能出。所出为何？关于津液代谢，《素问·经脉别论》做了一个详细的描述。该篇云："饮入于胃，游溢精气，上输于脾，脾气散精，上归于肺，通调水道，下输膀胱，水精四布，五经并行，合于四时五脏阴阳，揆度以为常也。"津液的代谢是一个涉及全身多脏腑功能的综合调节过程。脾气散精，肺通调水道，而膀胱则是水精四布，也就是说膀胱对于水液代谢的作用在于"水精四布"。《灵枢·五癃津液别》云："水下留于膀胱，则为溺为气。"溺就是排出体外的尿。而"气"，在这里指何？《灵枢·五癃津液别》云："天暑衣厚则腠理开，故汗出……天寒则腠理闭，气湿不行，水下留于膀胱，则为溺为气。"从这里而言，此气指"汗"。说明水液在肺气的肃降、通调水道作用下，输布至全身各处。经机体利用后的剩余部分（包括津液和废料），赖命门真火作用，通过三焦气化，渗入膀胱。肾与膀胱的气化作用，将膀胱贮藏的水液中有用的部分气化上腾，通过肺气的作用再化为津，这就是水化为气，气化为津的过程；另一方面，将浊中之浊者，排出体外。所以水下留于膀胱有"化气""为溺"两个出路。这是从津液代谢的角度而言的，认为气化则能出，所出"为溺"与"为汗"。无论是"溺"还是"汗"，都是津液所化，是由膀胱津液气化所出。《血证论·脏腑病机论》说："经谓州都之官，津液藏焉，气化则能出矣。此指汗出，非指小便。"又说："所谓气化则能出者，谓膀胱之气载津液上行外达，出而为汗，则有云行雨施之象……汗出于毫毛皮腠，而毫毛皮腠为膀胱之所应。"临床上嘱发热病人大量喝水，一方面考虑其热伤津耗气，需饮水自救；另一方面，饮水多则小便多、汗多，热邪随着汗与小便"气化而出"，邪有出路，热方能解。

（二）从气化所出谈州都之官

膀胱气化，气化则能出，所出"为溺为气"，这是符合水液代谢过程的，但这种解释低估了膀胱在人体脏腑中的作用。膀胱所藏为津液，何谓"津""液"，《灵枢·决气》云："腠理发泄，汗出溱溱，是谓津。""谷入气满，淖泽注于骨，骨属屈伸，泄泽补益脑髓，皮肤润泽，是谓液。"膀胱藏津液，气化所出不仅有溺、气（汗），应该还有津、液。唐容川在《医经精义·上卷》中说："凡人饮食之水，无不入于膀胱。膀胱如人身之州渚，故曰州都之官。人但知膀胱主溺，而不知不入膀胱化气上行，则为津液。其所余质，经文所谓气化则能出者，谓出津液，非出溺也。"巢元方在《诸病源候论·膀胱病候》中曰："五谷五味之津液悉归于膀胱，气化分入血脉，以成骨髓也；而津液之余者，入胞则为小便。"更明确地指出，膀胱藏有来源于饮食的津液。在膀胱的气化作用下，津液中的清者分入血脉，从而发挥营养全身的作用；其浊者则化为尿液，并在膀胱开阖之功正常的情况下，当尿液贮存到一定程度时排出体外。从这个角度而言，对于"州都之官"，各注家或以膀胱"位当孤腑"（王冰等）；或以膀胱为"三焦水液所归""是同都会之地"（张介宾等）；或以州、都分别通"洲""渚"二字，而解为水液积聚之处来解释"州都之官"。这些显然低估了膀胱的职责。据考，"州都"之官名最早见于《傅子》，其中提到"魏司空陈群始立九品之制。郡置中正，平次人才之高下，各为辈目。州置都而揔其议"。在《中国历代职官词典》中指出在汉献帝延康元年（220），曹丕代汉自立前，尚书陈群于州郡各置中正，任识别人才之责。魏曹芳时，司马懿执政，于州置大中正，于是又有大小中正之别。州的大中正，亦称州都。"州都之官"用于品评人才，掌握着用人的原则，故其有向上推举贤才、向下传达命令的作用。与之相应，在人体，"州都之官"则职司津液的管理，把对人体有用的津液蒸腾输布至全身，无用的津液向下排出体外。这也符合《黄帝内经》"援物比类"的思想。可以认为，州都之官官阶很小，可能只是"七品芝麻官"，但却是父母官，一官虽小，职责却大，关系全身。

从临床实践来看，膀胱出现气化失常，主要表现为小便不利、汗出异常、口渴等。乃太阳经证不解，而致邪入膀胱，膀胱气化不利，津液蒸腾输布受阻，则水蓄于膀胱而小便不利，津不上承而口渴，即五苓散证。五苓散中的桂枝入膀胱经、心经、肺经，且系通阳化气之品，与诸药合用旨在恢复膀胱化气行水之功，使蓄积过多的水液通过气化作用，一方面向下从小便排出，另一方面则化为津液，向上布散周身而解口渴。这些正体现了"州都之官"交通上下的职能。州都之官失职，水液代谢失常的各种病证皆可应用该方。

（三）膀胱气化的意义

《医学实在易》对膀胱有个精妙解释："膀胱属水，为肾之腑。又膀者，旁也，胱者，光也。言气血之元气足，则津液旁达不穷，而肌腠皮毛皆因以光泽也。"津液旁达，不仅尿正常，而且"汗出溱溱"，"淖泽注于骨，骨属屈伸，泄泽补益脑髓，皮肤润泽"，充分发挥了津液的功能。这种功能对于人体有着重要意义。"天暑衣厚则腠理开，故汗出……天寒则腠理闭，气湿不行，水下留于膀胱，则为溺为气。"汗、尿作为最基本的生理现象，对人体却有着重要的作用。这种基本生理现象，是人的本能，是机体主动调节以维持机体内外平衡的重要机制，是"阴阳自和"的表现。可以说这是外感多饮暖水自愈的机理。临床实践中，观察尿的多少及汗的有无已成为判断病情的一个基本依据。

（四）膀胱气化临床应用

膀胱气化临床应用很多，兹举临证一例，治疗思路浅析之。张某，女，42岁，体胖。2010年5月5日，因子宫肌瘤行腹腔镜手术，术后3天，开始发热，37.5～38.8℃，持续2周，使用抗生素热不减，渴不欲饮，汗多，咳嗽痰多不易咯，小腹胀，压痛，小便不利，大便欠畅，舌红，苔黄干，脉数稍涩，血常规中白细胞达$10.9×10^9$/L。处方：沉香6g，乌药9g，木香9g，瓜蒌30g，黄芩9g，杏仁9g，滑石30g，茯苓12g，制半夏12g，枳实9g。1剂，小便通，体温37.4℃。2剂后，大便畅，热退，咳减，复查血常规恢复正常。2010年5月7日：体温正常，咳嗽，痰多位深，难咯，汗多，疲乏，腹软，无压痛，二便畅，舌红，苔较前退，稍腻，脉浮缓。处方：麻黄8g，杏仁9g，桔梗9g，枳壳9g，苏子10g，甘草6g，前胡9g，瓜蒌20g，黄芩9g，黄芪30g，茯苓12g，制半夏9g，川黄连6g。3剂，咳愈。出院。

病人因腹腔镜术后持续高烧近2周，抗生素大量使用，血象近$10.9×10^9$/L，开始咳嗽，医院会诊考虑盆腔感染。然而，病人在医院已使用了大量抗生素，虽血象高，何来感染？虽小腹胀，有轻压痛，但其小便不利。虽发热、口渴，但口渴不欲饮。医生嘱其饮水，一喝则大汗出，饮不解渴，汗出而热不退。舌红苔黄干，脉数稍涩欠畅。证属湿热蕴结三焦。腹腔手术损及膀胱，膀胱州都之官失职，气化不利，气有余便是火，火热上熏，肺金受灼，故咳。因用抗生素，且时间长，热郁湿阻，酿生痰热，故痰多位深咯不出。体温持续不退，故退热为首务。"通阳不在温，而在利小便"，小便如果畅通，则热自然消退。药用沉香、乌药助膀胱气化，滑石利小便。处方后仍有余虑，由于病人在住院，上午开药，到晚上才喝。药后便觉小便畅，体温下降，心中方安。次日继服，小大便皆通畅，体温恢复正常，复查血常规也恢复正常。此例治疗，热退以及血常规恢复正常之速皆有点出乎意料，正是"膀胱者，州都之官，津液藏焉，气化则能出矣"，膀胱气化正常，小便通则热退。

十一、盆腔器官脱垂不同气虚分级MMP-9、TIMP-1 mRNA表达差异性的研究

盆腔器官脱垂（pelvic organ prolapse，POP）发病率和求治率正逐渐增加，其产生的排尿、排便及性生活障碍，给患者生活带来严重的影响。近年来西医学对临床手术的研究已经有进一步的发展，但基础研究相对较少，涉及的领域比较局限。另外POP的中西医结合研究较少，且大多集中在各个复合证型间差异的临床报道、治疗上，缺少对POP患者中医病理要素与现代分子生物学机制关系的研究。本研究通过临床调

查，基于胶原纤维降解途径中相关因子基质金属蛋白酶 –9（matrix metal loproteinase-9，MMP-9）基质金属蛋白酶抑制剂 –1（tissue inhibitor of metalloproteinese-1，TIMP-1）mRNA 表达水平研究 POP 气虚证的分子生物学机制，采用证素辨证方法及实时荧光PCR，分析不同的气虚积分在相关因子 MMP-9、TIMP-1 mRNA 表达上的差异性，作为寻求 POP 发病病因病机的研究之一，从而有利于临床针对病因寻找有效的预防方法，达到降低 POP 发病率、手术率及复发率的目的。

（一）临床资料

1. 研究对象

观察病例共 74 例，均来源于在 2012 年 1 月～ 2013 年 1 月福建中医药大学附属人民医院妇科因 POP 住院治疗，辨证为气虚的 POP 患者。

2. 诊断标准

（1）西医诊断标准：临床以 POP 为主症的病变。以第七版《妇产科学》为依据，根据国际节制协会 1996 年公布的 POP-Q 分类法，诊断为 POP 患者。

（2）中医辨证标准：采用"证素辨证"方法，使用福建中医药大学的健康状态辨识信息采集软件，以各症状要素的积分和阈值法来确定证候、各个辨证要素权重。各辨证要素以 100 作为诊断确定的通用阈值，各症状对各辨证要素贡献度之和≥ 100 时，即可诊断为这些辨证要素（各症状的轻重，以中等程度为基准，该症状轻时，其定量诊断值乘以 0.7，该症状重时，则乘以 1.5）。辨证时，先分别将患者的症状按提示的辨证要素进行累加，取≥ 100 阈值的项目作为辨证诊断，再将诊断结果相结合，继而构成完整的证名诊断。当某一辨证要素 70 ≤贡献度积分＜ 100 时，虽然该证素的诊断不能确立，但说明存在相应的病理变化。

（3）纳入与排除标准纳入标准：①符合 POP 诊断标准；②本人同意参加本次调查；③能够配合完成中医四诊资料收集者；③证素辨证气虚积分达到或超过 100 阈值。排除标准：①同时患有生殖系统恶性病变或功能性卵巢肿瘤、子宫内膜异位症、生殖系统急性炎症、结缔组织疾病等与 TIMP、MMP-9 相关的疾病；②近 3 个月内服用性激素类药物；③合并有心血管、肝、肾和造血系统等严重疾病或精神病患者；④不符合纳入标准、资料不全等影响疗效观察的患者。

（二）方法

1. 气虚积分、分级的计算方法

根据朱文锋的《证素辨证学》，将患者的临床表现中属于气虚要素的贡献度进行累积相加，所得的贡献度之和作为积分。积分＜ 70，归为 0 级，说明基本无气虚病变；70 ≤积分＜ 100，归为 1 级，说明存在轻度气虚病变；100 ≤积分＜ 150，归为 2 级，说明存在中度气虚病变；积分≥ 150，归为 3 级，说明存在严重气虚病变。

2. 标本采集

患者均行腹腔镜或阴式手术，术中取阴道前壁全层组织，根据实时荧光定量PCR（Real time PCR）实验标本要求进行组织样本采集、保存。从手术中取材，放入 RNAlater 保护液中，首先在 2～8℃孵育过夜，然后去除保护液，直接将组织放到 −80℃。

3. 主要仪器和试剂

Realplex4s 实时荧光定量 PCR 仪（德国 Eppendorf），NANODROP2000 超微量紫外分光光度计（美国 THERMO）；Veriti 基因扩增仪（美国 ABI）；Chemi DocXRS+ 凝胶成像系统（美国 Bio-Rad）；DEPC（上海生工生物工程有限公司）；Thunderbird SYBR PCRMix（日本 TOYOBO 公司，批号：QPK-201）；RNeasyMiniKit（德国 QIAGEN 公司，批号：74104；QuantiTect Reverse TranscriptionKit（德国 QIAGEN 公司，批号：205311）；RNAlater RNA Stabilization Reagent（德国 QIAGEN 公司，货号：76104）。

4. Real time PCR 检测

应用 RN Apreppure 组织总 RNA 提取试剂盒提取总 RNA。反转录反应体系总体积为 20μL，按照反转录说明书合成 cDNA。荧光定量 PCR 条件：95℃预变性 1 分钟，然后 95℃ 15 秒，58℃ 15 秒，72℃ 30 秒共 40 个循环。由 PCR 反应标准曲线得到 △ Ct值，采用 $2^{-\triangle\triangle Ct}$ 法计算相对定量结果。应用 Premier5.0 软件设计引物，由上海申友生物科技有限公司合成。引物设计见表 4-19。

表 4-19　RealtimeqPCR 引物序列及条件

基因	序列	长度（bp）	温度（℃）	GC 含量（%）
MMP-9-F	ACG CCG CTC ACC TTC ACT C	182	59.3	63.2
MMP-9-R	AGG GAC CAC AAC TCG TCA TCG	59.3	57.1	–
TIMP1-F	CTG GCT TCT GGC ATC CTG TTG	162	58.8	57.1
TIMP1-R	ACG CTG GTA TAA GGT GGT CTG G	59.2	54.5	–

5. 统计学方法

两组计量资料间比较采用 t 检验，等级资料采用 Ridit 检验；数据采用 SPSS16.0 软件进行处理。以 P < 0.05 作为差异具有统计学意义。

（三）结果

1. 两组气虚证积分、分级比较

由表 4-20 可见，气虚 2 级 36 例，气虚 3 级 38 例，两组气虚积分比较，有显著性差异（P < 0.01）。

表4-20　POP患者不同气虚分级与MMP-9、TIMP-1 mRNA △Ct值表达差异性（$\bar{x}\pm sd$）

组别	例数	气虚积分
气虚2级组	36	125.67±13.46
气虚3级组	38	176.56±11.23**

注：与气虚2级组比较，**P＜0.01。下表同。

2. POP患者不同气虚分级与MMP-9、TIMP-1mRNA △Ct值表达差异性

如表4-21，统计结果显示POP患者不同气虚分级与MMP-9、TIMP-1 mRNA △Ct值表达差异性比较有统计学意义（P＜0.01）。

表4-21　两组患者的中医症状及局部体征积分比较（$\bar{x}\pm sd$）

组别	例数	MMP-9	TIMP-1
气虚2级组	36	12.059±0.968	3.475±0.649
气虚3级组	38	15.626±0.990**	2.009±0.623**

3. POP患者不同气虚分级的MMP-9、TIMP-1 mRNA相对表达量

气虚3级组相对于气虚2级组相关因子的相对表达量结果如表4-22，相对表达量结果显示：MMP-9：气虚3级为气虚2级的1.4512倍（P＜0.05）。TIMP-1 mRNA：气虚3级为气虚2级的0.5326倍（P＜0.05）。

表4-22　POP Real time PCR检测相对表达量（$\bar{x}\pm sd$）

指标	$2^{-\Delta\Delta Ct}$
MMP-9	1.4512±0.0323
TIMP-1	0.5326±0.0422

（四）讨论

POP是因各种原因引起盆底肌肉筋膜及子宫韧带损伤，未能很好恢复，或因其他原因导致其张力减低，支持功能薄弱时，盆腔器官发生移位。临床及基础研究已证实盆腔支持结构中结缔组织薄弱是POP发生的病理基础。而胶原纤维是盆底筋膜、韧带的主要成分，是支持盆腔器官的主要组织结构。多数研究认为POP患者盆底结缔组织中总胶原含量下降导致了韧带、筋膜等支持结构的松弛，最终导致POP的发生。进一步研究发现，POP患者胶原含量明显减少，而前胶原蛋白基因表达量并未发生明显改变，因此认为盆底组织胶原含量减少可能是由胶原酶的降解增多所致。胶原蛋白降解过程的重要酶类为基质金属蛋白酶（matrix metalloproteinase，MMPs）家族。而组织性基质金属蛋白酶抑制剂（tissue inhibitor of metailoproteinese，TIMPs）是一组结构和功能相关的高度保守的锌离子依赖性内切蛋白水解酶，能与相应的 MMP 酶原及其活化形式的酶以 1：1 的比例非共价键不可逆结合形成复合物，从而抑制 MMPs 的产生及活性，抑制其对胶原的降解。正常情况下，体内胶原酶的活化和抑制保持相对平衡。研究证实，细胞外基质中 MMPs 与 TIMPs 的失衡与胶原的代谢密切相关。而其中 TIMP-1 表达的减少、MMP-9 表达的增加是胶原降解增加的重要原因。POP 患者与正常对照组比较，前者阴道壁组织的 MMP-9 表达相对增多，且其表达强度随 POP 程度的加重而增多。同时，Chen HY 等将 DNA 序列测定技术应用于台湾女性的 DNA 序列检测，发现她们 MMP-9 基因中的第 6 外显子区 rs17576 单核苷酸多态（SNP），而正常对照人群 rs17576 位点 GG/AG 基因型少见。赵红等发现 TIMP-1 可随Ⅲ型胶原的增加而增加，与 MMP-9 共同协调控制 SUI、POP 患者Ⅲ型胶原的分解。TIMP-1 属于 TIMP 家族中的一种，可以特异性地抑制 MMP-9 活性。如两者平衡被破坏，以盆底超微结构改变为特征的 POP 就会产生，而产生 POP 后脱垂脏器产生的细胞因子等将进一步激活 MMP-9 的表达，加重 POP 症状。

而 POP 在中医文献中属阴挺、阴脱、阴菌、阴痔、产肠不收、葫芦颓等范畴。属于妇人杂病、外阴病的范畴。在病因上，隋代巢元方在《诸病源候论·妇人杂病诸候四·阴挺出下脱候》云："胞络损伤，子脏虚冷，气下冲，则令阴挺出，谓之下脱。亦有因产而用力偃气而阴下脱者。"阐述了其主要病机为脾虚气弱，中气下陷，维系子宫的胞络松弛，不能固摄宫体，移位下坠；或产育过多，肾气损耗，不能维系盆腔器官，因而下坠。笔者对历代医家的文献研究及前期研究均证实 POP 与气虚密切相关。

本研究应用 Real time PCR 技术检测 74 例 POP 患者 MMP-9、TIMP-1 mRNA 的表达，采用证素辨证观察中医病理因素与分子生物学指标关系，研究分析不同气虚积分、分级的 POP 患者 MMP-9、TIMP-1 mRNA 表达的差异性，将辨病与辨证相结合、中医理论与 POP 的分子生物学特点结合，从分子生物学水平探讨 POP 气虚证的病理机制，为临床 POP 的中医防治、预后判断提供依据，实现中西医优势互补，为养生防病、提高健康水平和生存状态提供基础。从研究结果可看出 MMP-9、TIMP-1 mRNA 在气虚证素的不同分级表达差异上有统计学意义，且气虚分级的高低与相关因子的表达存在倍数关系，因此这两项指标在一定程度上可作为评估 POP 患者气虚程度的参考，也启发我们采用分子生物学相关因子检测结果可作为评估 POP 患者某些中医证素病理改变的参考依据。融合分子生物学相关因子研究对 POP 的辨证与辨病相结合有重要意义。

随着 POP 的发病率和求治率的增加，如何明确并针对不同 POP 患者的病理特点采取个体化的治疗、提高 POP 患者的生活质量、减少发病率、手术率及复发率是中西医结合治疗 POP 的热点问题。医者将临床与实验的研究方法相结合，进一步研究 POP 发生的危险因素、分子生物学特点、证素病理学特点以及其与一些临床常用检测指标间的关系，通过中西医结合的研究方法更充分地认识 POP，从而寻求针对 POP 的疾病特点和临床证素病理特点研究有效的疗法和方药。

十二、盆腔器官脱垂的中医证候特点研究

女性盆底器官正常位置的维持依赖于盆底组织的支持作用，因各种原因引起盆底韧带及筋膜等组织损伤，或导致其张力减低使支持功能薄弱时，导致女性盆底器官向下移位，称为盆腔器官脱垂（pelvic organ prolapse，POP）。POP 是现代妇科常见病之一，产伤直接影响造成产后即发生的 POP 已经明显减少，而因社会人口老年化、子宫切除手术的增加，可导致 POP 的病因病机改变而致新的证候研究缺乏。本课题应用"证素辨证"方法研究了 POP 患者中医证素分布与演变，探讨 POP 的中医证候特点，现总结如下：

（一）资料

1. 一般资料

收集 2010 年 8 月～ 2012 年 8 月来福建中医药大学附属人民医院以 POP 为主要表现的患者 222 例。患者年龄 35 ～ 85 岁，平均年龄 56.1±3.4 岁。其中绝经前 46 例，绝经后 176 例。

2. 诊断标准

（1）西医诊断标准：以第 7 版《妇产科学》为依据，符合 POP 的诊断标准，根据国际节制协会 1996 年公布的 POP-Q 分类法进行诊断和记录。

（2）中医辨证标准：根据朱文锋《证素辨证学》，采用"证素辨证"方法，以各症状要素积分和阈值确定证候及各个辨证要素的权重。各辨证要素的诊断确定以 100 作为通用阈值，各症状对各辨证要素贡献度之和 ≥ 100 时，即可诊断为这些辨证要素。每一症状的轻重，以中等程度为准，若该症状重时，其定量诊断值乘以 1.5，若该症状轻时，乘以 0.7。辨证时，先分别将患者的症状按提示的辨证要素进行累加，取超过 100 阈值的项目作为辨证诊断，最后将诊断结果有机结合，从而构成完整的证名诊断。

3. 纳入与排除标准

纳入标准：①符合盆腔器官脱垂诊断标准；②中医辨证诊断经 2 名主治医师进行诊断且意见一致者；③能配合调查的患者。排除标准：①合并有心血管、肝、肾和造血系统等严重疾病或精神病患者；②不符合纳入标准、资料不全等影响观察的患者。

（二）方法

1. 气虚积分、分级的计算方法

根据《证素辨证学》，将患者临床表现中属于气虚要素的贡献度进行累积相加，所得贡献度之和为积分。积分 < 70，归为 0 级，说明基本无气虚病变；70 ≤ 积分 < 100，归为 1 级，说明存在轻度气虚病变；100 ≤ 积分 < 150，归为 2 级，说明存在中度气虚

病变；积分≥150，归为3级，说明存在严重气虚病变。

2. 统计学方法

采用SPSS17.0统计软件，计量资料以x̄±sd表示，两组计量资料间比较采用t检验，多组计量资料间比较采用单因素方差分析；计数资料采用卡方检验；等级资料采用Ridit检验；两因素之间的相关性用等级相关分析。

（三）结果

1. 基本证素分布的统计分析

结果见表4-23、表4-24。222例盆腔器官脱垂患者，病位证素6个，病性证素10个。病位证素：肾84.68%，脾58.56%，肝18.02%，胞宫16.22%；病性证素：气虚100.00%，气陷94.59%，阳虚79.28%。

表4-23 盆腔器官脱垂的病位证素分布（例，%）

病位证素	频数	病位证素	频数
肾	188（84.68）	胞宫	36（16.22）
脾	130（58.56）	膀胱	20（9.01）
肝	40（18.02）	心	8（3.60）

表4-24 盆腔器官脱垂的病性证素分布（例，%）

病性证素	频数	病性证素	频数
气虚	222（100.00）	血瘀	50（22.52）
气陷	210（94.59）	气滞	48（21.62）
阳虚	176（79.28）	湿	39（35.14）
血虚	140（63.06）	精亏	30（13.51）
阴虚	88（39.64）	热	26（11.71）

2. 盆腔器官脱垂度与证素关系

对各个证素数据和脱垂度进行相关性分析，得出结果，脱垂度与肾、脾、气虚、气陷、阳虚、血虚有关，Kendall相关系数分别为0.358、0.499、0.435、0.569、0.519、0.309，双侧P值均小于0.05，差异具有统计学意义。

3. 盆腔器官脱垂不同脱垂度气虚积分、分级比较

由表4-25可见盆腔器官脱垂Ⅰ、Ⅱ度与脱垂Ⅲ度、Ⅳ度，其气虚的积分、分级有显著性差异（P＜0.01），而脱垂Ⅲ度与Ⅳ度之间其气虚的积分、分级有显著性差异（P＜0.01）。随着气虚积分、分级的升高，其脱垂程度加重。

表 4-25　各组患者气虚积分及分级的比较（$\bar{x} \pm sd$）

盆腔器官脱垂程度	例数	气虚积分	气虚分级			
			0级	1级	2级	3级
Ⅰ度	20	148.62±52.63	0	0	10	10
Ⅱ度	68	153.89±33.56	0	4	32	32
Ⅲ度	90	190.60±28.82**	0	0	10	80
Ⅳ度	44	214.72±33.25**△△	0	0	3	41

注：与脱垂Ⅰ、Ⅱ度比较，$**P < 0.01$；与脱垂Ⅲ度比较，$△△ P < 0.01$。

4. 盆腔器官脱垂不同脱垂度证型分布情况

结果见表 4-26，通过证素辨证系统得出结果，盆腔器官脱垂共有中焦虚寒、脾气下陷、血虚证、脾肾阳虚证、肾阴阳气血亏虚证、湿阻证、气滞证等 52 种证型。病位病性相兼者多，单纯证型者少，仅有少数病例可见单纯脾气虚气陷、气陷证型，大部分均涉及脾肾气虚、脾肝肾气虚、阴阳气血亏虚，或兼夹湿阻、气滞等。同一患者可出现多证素错杂，不同患者证型相间错杂，而将其进行盆腔器官脱垂不同脱垂度证型分布情况分析，发现不同脱垂度在中焦虚寒、中气（脾气）下陷证型的构成比差异有统计学意义。

表 4-26　盆腔器官脱垂不同脱垂度中焦虚寒、中气（脾气）下陷证型的构成比（例，%）

盆腔器官脱垂程度	不同脱垂度总例数	中焦虚寒，中气（脾气）下陷
Ⅰ度	20	0（0.00）
Ⅱ度	68	20（14.71）*
Ⅲ度	90	44（48.89）*△△
Ⅳ度	44	32（72.73）*△△

注：与脱垂Ⅰ度比较，$*P < 0.01$；与脱垂Ⅱ度比较，$△△ P < 0.01$。

（四）讨论

盆腔器官脱垂发病率呈增高趋势，严重影响到广大女性的健康和生活质量，而子宫切除术后导致阴道穹隆膨出，尤其是子宫脱垂的患者行单纯子宫切除术后的阴道穹隆膨出发生率更高，对各种盆腔器官脱垂预防、尽早治疗尤为重要。

通过本课题的研究发现：气虚、气陷是盆腔器官脱垂的基本病理因素。研究表明盆底功能障碍导致的器官脱垂是由"气"的不足、下陷所导致的。本研究资料显示气虚、气陷贯穿盆腔器官脱垂的始终，222 例临床病例中气虚占 100.00%，气陷占

94.59%，而且盆腔器官脱垂度与气虚、气陷、阳虚、不固、血虚呈正相关，随着气虚的积分、分级的提高，其脱垂的程度加重，是盆腔器官脱垂的证候学特点。

脾肾两脏与盆腔器官脱垂密切相关。盆腔器官脱垂主要涉及肾、脾、肝三脏及胞宫、膀胱，而肾、脾所占比例又远远高于其他因素，只是肾、脾在各个阶段所占的比例各有偏重。由此可见肾、脾在盆腔器官脱垂的病理过程中起着重要的作用。进一步研究发现脱垂度与脾、肾两脏呈正相关，与肝无直线相关。脾为气血生化之源，居中焦，主升清，脾虚中气不振，气陷于下，冲任不固，带脉失约，无力提系则子宫脱垂。肾藏精，肾具有贮存、封藏人身精气的作用，其主一身之阴阳。机体的生长、壮、老、已与肾精盛衰密切相关，而胞络又系于肾，肾的功能相对失常，肾气不足，封藏失职，冲任损伤，而致盆腔器官脱垂。

盆腔器官脱垂证型相兼者多。盆腔器官脱垂病程较长，笔者所统计的患者中病程最长者达40余年，病久累及多脏，故病位病性相兼者多，单纯证型者少，仅有少数病例可见单纯气陷证型，或脾气虚气陷，大部分均涉及脾肾气虚、脾肝肾气虚或阴阳气血亏虚，以两器官以上相兼证型为多。

笔者通过研究发现，盆腔器官脱垂属于多因素共同作用而致病，脱垂度与病位、病性间存在联系。在疾病的早期，其气虚积分、分级无显著差异，随着疾病发展，气虚积分、分级的升高，其脱垂程度加重。而中焦虚寒、脾气下陷也随着脱垂的发展所占比例而增加。从中我们可看出，POP虽与肾气的虚衰密切相关，为其基本证素，但其脱垂的程度，却与脾阳气虚衰相关，以脾虚中气不振、气陷于下为其主要特点。

本研究所收集的临床资料222例，绝经前46例，占20.72%，绝经后176例，占79.28%。盆腔脏器脱垂年龄分布以绝经后居多，这首先是由本病发病特点所决定的，一方面近年来女性生产由于分娩手术的改进，由分娩所致的盆腔脏器脱垂相对减少；另一方面，是由于人口的老年化及人们对生活质量的要求提高，以及妇科微创手术在盆腔脏器脱垂中的成功开展。因此，所收集的临床资料以绝经后居多。

综上所述，盆腔器官脱垂的形成是多脏腑功能失调的表现，其中肾的病理变化贯穿于盆腔器官脱垂的始终，脾的阳气虚衰与脱垂程度密切相关，而肝郁可能为重要的诱发因素。气虚、气陷作为POP的中医病理因素，贯穿于整个病程始终，随着气虚的加重，其脱垂程度加重。随着病情的进展，临床证素复杂多见，证候组合也越复杂。本课题就盆腔器官脱垂以证素辨证方法进行证候学的探讨，弥补了因发病人群的变化所导致的新的证候研究缺乏，为临床的准确辨证及治疗以及进一步的研究提供了客观依据。

十三、盆腔脏器脱垂中医证的规律探讨及其与胶原纤维关系的研究

盆底器官主要包括子宫、阴道、膀胱、尿道及直肠，由于盆底肌肉、筋膜及子宫

韧带的支持作用，使它们保持在相对固定的位置。因各种原因引起盆底肌肉、筋膜及子宫韧带损伤，未能很好恢复，或因其他原因导致其张力减低使支持功能薄弱时，盆底器官发生移位，称为盆底脏器脱垂。本课题在中医理论指导下，探讨了盆腔脏器脱垂的中医"证"的规律及其与西医学相关指标的关系，为辨证提供了坚实基础，对临床的准确辨证及预防、治疗提供了客观依据。现总结如下：

（一）资料与方法

1. 临床资料

收集 2007 年 5 月～2009 年 1 月来我院以"盆腔脏器脱垂"为主要症状的患者 51 例。患者年龄 35～77 岁，平均年龄 47.45 岁。同时抽取 20 例证候相对单纯的具有气虚的病人（POP 组）于手术时同时行标本取材，进行 I 型、III 型胶原纤维的观察。选择同期收住院的无盆腔脏器脱垂、因子宫良性肿瘤行子宫切除术的气虚患者 20 例为对照组，所有入选者近 3 个月内均未服用性激素类药物，无功能性卵巢肿瘤，且无阴道手术史。2 组间平均年龄无显著差异。

2. 研究方法

以第 6 版《妇产科学》为依据，根据国际节制协会 1996 年公布的 POP-Q 分类法进行临床诊断，对确诊为盆腔脏器脱垂患者设计统一的科研调查表，进行临床调研，采用国家标准术语。根据《中医妇科学》（新世纪规划版）及卫生部制定的《中药新药临床研究指导原则》，辨证采用国家标准术语，参照朱文锋《中医主症鉴别诊疗学》中"600 常见症状的辨证意义"，以各症状要素积分和阈值法确定各个辨证要素的权重。通过四诊资料规范化采集、统计学分析，探讨了现代社会盆腔脏器脱垂的中医证候及其与现代医学相关指标的关系。

3. 检测指标与方法

（1）主要试剂：鼠抗人单克隆抗体 I 型胶原工作液编号：ZM-0080（北京中杉金桥生物技术有限公司）；鼠抗人单克隆抗体 III 型胶原工作液编号：ZM-0456（北京中杉金桥生物技术有限公司）；Elivisionplus 免疫组化试剂盒（福州迈新生物技术开发公司）。

（2）方法：取阴道前壁上段全层组织，立即浸泡于 10% 中性甲醛溶液中 24 小时，送我院病理科，行常规石蜡包埋，切片厚度约为 4μm；先行 masson 三色染色，光镜下观察阴道壁组织形态学结构；再采用免疫组化二步法检测 I 型、III 型胶原的含量。每张切片取 5 个或 10 个视野，测每个视野的灰度值，以灰度值表示胶原含量，使用全自动图像分析系统（采用我院武汉同济千屏公司的图像分析系统），分析免疫组化结果，灰度越大，染色越浅，I 型、III 型胶原含量越少。

4. 统计学方法

（1）中医证素积分统计采用 EXCEL 建立数据库，录入数据，并进行二次检验，最后将 EXCEL 数据导入 SPSS，应用 SPSS10.0 软件再次建立数据库，进行频数和频率的统计分析。盆腔脏器脱垂度与病位证素关系采用等级相关 Kendall 分析法，假设 H0：$\rho=0$，无直线相关性；H1：$\rho \neq 0$，呈直线相关。

（2）2 组间胶原纤维灰度值比较灰度值采用 $\bar{x} \pm sd$ 表示，POP 组与对照组比较采用 t 检验。

（二）结果

1. 病性证素分布

51 例子宫脱垂患者，病性证素 12 个，其中气虚占 100%，气陷占 86.3%，气滞占 54.9%，不固占 31.4%（表 4-27）。

表 4-27 病性证素分布统计分析

病性	气虚	气陷	气滞	不固	精亏	阴虚	阳虚	血瘀	湿	寒	痰	火热
频数 /n	51	44	28	16	14	10	18	15	16	6	3	4
频率 /%	100	86.3	54.9	31.4	27.5	19.6	35.3	29.4	31.4	11.8	5.9	7.8

2. 病位证素分布

结果见表 4-28。

表 4-28 病位证素分布统计表

病性	肾	脾	肝	胞宫
频数 / n	49	47	45	16
频率 /%	96.1	92.2	88.2	31.4

3. 盆腔脏器脱垂度与病位证素关系

利用 SPSS 统计软件对各个证型数据和脱垂度进行相关性分析，得出结果。下垂度与肾、脾、气滞、不固、阴虚、精亏有关，Kendall 相关系数分别为 0.621、0.521，双侧 P 值均 < 0.05，具有统计学意义。统计肝与下垂度关系，Kendall 相关系数为 -0.162，双侧 P > 0.05，所以无直线相关性。

4. POP 组和对照组辅助检查结果比较

（1）胶原纤维 masson 三色染色情况比较：结果见图 4-1。对照组 Masson 染色可见胶原纤维为蓝色，染色均匀，细胞排列规整，呈束状、编织状排列，致密。POP 组 Masson 染色可见胶原纤维萎缩，染色不均匀，细胞排列松散稀疏、断裂、扭曲。

（2）免疫组化结果比较：见表 4-29、表 4-30 和图 4-2。

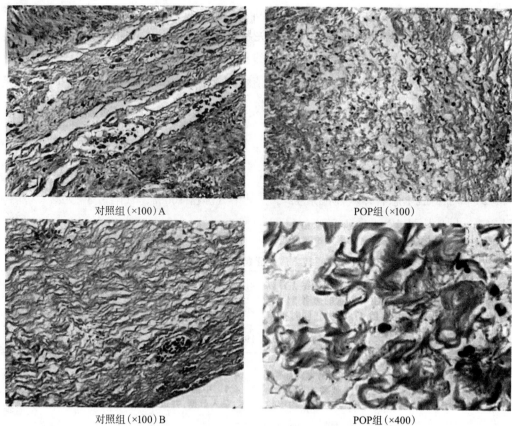

对照组（×100）A

POP组（×100）

对照组（×100）B

POP组（×400）

图 4-1　2 组胶原纤维 masson 三色染色情况

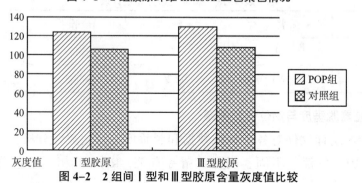

图 4-2　2 组间Ⅰ型和Ⅲ型胶原含量灰度值比较

表 4-29　2 组间Ⅰ型胶原含量灰度值比较（ $\bar{x} \pm sd$ ）

项目	POP 组	对照组	P
灰度值	123.48±10.25	106.68±14.40	< 0.01

表 4-30　2 组间Ⅲ型胶原含量灰度值比较（ $\bar{x} \pm sd$ ）

项目	POP 组	对照组	P
灰度值	129.59±11.05	109.45±12.40	< 0.01

Masson 三色染色及免疫组化检查显示，胶原纤维存在于阴道壁组织中，POP 组胶原形态改变，排列紊乱、疏松，POP 组的 I 型、III 型胶原阳性细胞灰度值与对照组比较，差异均有显著性（P ＜ 0.01）。可见 POP 患者盆底结缔组织中 I 型、III 型胶原蛋白显著含量下降。

（三）讨论

随着人的老龄化进程，盆底损伤、机能退化和功能障碍等造成的盆腔脏器脱垂如子宫脱垂，阴道前后壁膨出，张力性尿失禁等问题日益突出，且发病率呈增高趋势，严重影响到广大女性的健康和生活质量。而随着子宫切除术应用的增多和人类寿命的延长，子宫切除术后发生阴道穹隆膨出，在临床上也是个棘手的问题，发生率为 20%～40%，尤其是子宫脱垂的患者，单纯子宫切除术后的阴道穹隆膨出发生率更高，对阴道穹隆膨出的治疗和预防，也越来越受到重视。

中医学中并没有盆腔脏器脱垂这一名称，长期以来在中医传统理论中，原称"阴挺""阴脱""阴菌""阴痔""产肠不收"，只相当于西医学的子宫脱垂及阴道前后壁膨出。近年在中医理论方面也没有进一步的研究。随着医学及疾病谱的发展，有必要进一步在中医理论指导下，进行相关病因、病机、证候学的研究，为临床诊治提供依据。通过本课题的研究发现如下：

1. 气虚、气陷贯穿盆腔脏器脱垂的始终

气虚、气陷是盆腔脏器脱垂的基本病机。中医将人体功能变化多归之于"气"的盛衰，气是构成人体和维持人体生命活动的基本物质。妇女由于素体虚弱，中气不足，加之分娩所伤，冲任不固，带脉失约而失于提摄，故致阴挺下脱。盆底功能障碍导致的脏器脱垂即由"气"的不足所导致。本研究资料显示，盆腔脏器脱垂虽有子宫脱垂和阴道壁脱垂等不同，但下垂的表现是一致的，在病机病性上有其共性，气虚、气陷贯穿盆腔脏器脱垂的始终。51 例临床病例中气虚者占 100%，气陷者占 86.3%，而且盆腔脏器脱垂度与气虚、气陷、阳虚、不固呈正相关，气虚、气陷、阳虚、不固越重，脱垂度越重。辨证皆属气虚下陷而致脱垂者，治以补气升提为主。

2. 脾肾两脏与盆腔脏器脱垂密切相关

本组临床资料显示盆腔脏器脱垂涉及脾、肾、肝三脏，脱垂度与脾、肾两脏呈正相关，与肝无正相关。脾居中焦，为气血生化之源，主升清，脾虚中气不振，气陷于下，冲任不固，带脉失约，无力提系则子宫脱垂。肾藏精，主一身之阴阳，机体的生、长、壮、老、已的自然规律与肾精盛衰密切相关，而胞络又系于肾，若先天肾气不足或房劳多产，或久病大病"穷必及肾"，导致肾的功能相对失常，肾气不足，封藏失职，冲任损伤，而致盆腔脏器脱垂。

3. 盆腔脏器脱垂证型相兼者多

盆腔脏器脱垂病程较长，我们所统计的最长者达 20 年，病久累及多脏，故病位病

性相兼者多，单纯证型者少，仅有少数病例可见单纯脾气虚气陷，肝气虚气陷证型，大部分均涉及脾肾气虚、肝肾气虚、肝脾气虚、脾肝肾气虚，以两脏器以上相兼证型为多。对临床辨证选方用药提供了依据。

4. 盆腔脏器脱垂气虚证与客观指标关系

本实验中盆腔脏器脱垂气虚患者经 Masson 三色染色示阴道黏膜胶原纤维密度降低，比较细碎，排列较为稀疏，胶原纤维明显萎缩，染色不均匀。表明盆腔脏器脱垂气虚患者盆底组织胶原纤维有萎缩、变性改变。从而导致盆底筋膜组织松弛，盆底功能障碍。以往对免疫组化染色的显色反应程度，即阳性程度多用"−、±、+、++、+++、++++"表示，结果判断带有一定的主观性，影响数据的准确性和可比性，并使数据的统计分析方法受到限制。本实验用灰度值表达免疫组织化学的显色反应程度，则可将定性检测变为定量检测。根据仪器测算，得到免疫组织化学显色反应程度的量化结果。POP 组的 I 型、III 型胶原灰度值与对照组比较，差异均有显著性（$P < 0.01$）。胶原纤维灰度增加，表明气虚证盆腔脏器脱垂患者盆底组织 I 型、III 型胶原纤维含量减少。说明盆底组织胶原结构及生化的异常，与盆腔脏器脱垂的发生有关。可以将盆底结缔组织中 I 型、III 型胶原蛋白含量的下降视为气虚证在盆腔脏器脱垂的一个重要表现。

胶原蛋白通过纤维连接蛋白与蛋白聚糖连接在一起，分子间由广泛的共价交联，互相交织构成多层次、多方面、复杂的三维空间结构，具有高度抗张能力，是决定结缔组织韧性的主要因素，并具有一定的弹性。盆底的结缔组织主要由 I 型胶原和 III 型胶原组成。胶原纤维是盆底筋膜和韧带的主要组成成分，其韧性和弹性发挥了对盆底器官的支持作用。I 型胶原与支持作用有关，硬度较大，直径较粗，影响筋膜、韧带的张力强度和盆底器官的支持作用；III 型胶原与组织的弹性有关，弹性大，直径较细。结缔组织异常是盆底支持功能障碍的关键因素。盆腔脏器脱垂气虚患者盆底结构中胶原的含量、组成和超微结构均有改变，提示胶原作为结缔组织的主要成分，参与气虚证盆腔脏器脱垂的发生，分析胶原在 POP 发生中的作用，为阐明 POP 的病因提供了证据。

根据我们研究表明，气虚是盆腔脏器脱垂的基本病机。由于气虚清阳不升，升举无力反而下陷，POP 组 I 型、III 型胶原蛋白含量下降，Masson 染色胶原纤维萎缩，染色不均匀，细胞排列松散稀疏、断裂、扭曲。因此，胶原纤维弹性变小，支持能力减弱，而对照组无此显著变化。从这点而言，说明胶原纤维等是反映气虚导致盆腔脏器脱垂的一个比较有意义的客观指标。

盆腔脏器脱垂是现代妇科常见病之一，对盆腔脏器脱垂进行相关病因、病机、证候学，及其与相关客观指标的关系进行研究，具有一定的临床意义。弥补了因社会人口老年化、子宫切除手术的增加，病因病机改变而导致的新的证候研究缺乏。对临床的准确辨证及治疗，以及进一步的研究提供了客观依据。

十四、益气升提法干预治疗盆腔器官脱垂的临床研究

因各种原因引起盆底肌肉筋膜及子宫韧带损伤，未能很好恢复，或因其他原因导致其张力减低使支持功能薄弱时，盆底器官发生移位，称为盆底器官脱垂（pelvic organ prolapse，POP）。盆腔器官脱垂是中老年妇女多发病。50～79岁年龄段妇女中，大约有40%的妇女有不同程度的脱垂。MacLennan等调查了1546名年龄19～97岁的女性，发现46%患有盆腔器官脱垂，或以前接受过盆底修复手术。另外盆腔器官脱垂患者有1/3需要进行再次手术。本论文以盆腔器官脱垂的患者为观察对象，通过采用补中益气汤配合聚丙烯网片盆底重建术综合治疗盆腔器官脱垂的方法，降低盆腔器官脱垂术后复发率及减少并发症，以期达到较好治疗盆腔器官脱垂的目的。

（一）临床资料

1.研究对象

观察病例共68例，均为在2008年10月1日～2010年5月1日期间在福建中医药大学附属人民医院妇科因盆腔器官脱垂住院患者，将符合纳入标准的68例患者随机分为中药加手术组（盆底重建术配合补中益气汤）34例和单纯手术组（单纯行盆底重建术）34例。患者年龄35～65岁，平均年龄49.2±2.4岁；术前盆腔器官脱垂程度无显著差异。为较好地观察手术后局部病变变化，同时选择同期住院的无盆腔脏器脱垂，因子宫良性肿瘤行子宫切除术的患者按证素辨证为气虚者为对照组30例，年龄40～58岁，平均年龄为48.5±4.7岁。各组年龄、孕产次及有无合并内科病（慢性呼吸道疾病、高血压、糖尿病、心脏病、长期便秘等）、术前中医气虚积分比较，无显著差异。

2.诊断标准

西医诊断标准：临床以盆腔器官脱垂为主症的病变。以第7版《妇产科学》为依据，根据国际节制协会1996年公布的POP-Q分类法进行临床诊断和记录。

中医分型辨证标准：参照"医分型种常见症状的辨证意义"，依据国家标准术语，采用"证素辨证"方法，以各症状要素积分和阈值法确定证候及各个辨证要素的权重。各辨证要素的诊断确定以100作为通用阈值，各症状对各辨证要素贡献度之和达到或超过100时，即可诊断为这些辨证要素。每一症状的轻重，以中等程度为准，若该症状重时，其定量诊断值乘以1.5，若该症状轻时，乘以0.7。辨证时，先分别将患者的症状按提示的辨证要素进行累加，取超过100阈值的项目作为辨证诊断，最后将诊断结果有机结合，从而构成完整的证名诊断。

3.纳入与排除标准纳入标准

①符合盆腔器官脱垂Ⅱ度及以上诊断标准；②证素辨证气虚积分达到或超过100阈值；③入院后行聚丙烯网片盆底重建术的患者；④知情同意，并愿意配合术后随访者。

排除标准：①同时患有功能性卵巢肿瘤，或生殖系统恶性病变、生殖系统急性炎症；②既往有阴道手术史，或近3个月内服用过性激素类药物；③合并有心血管、肝、肾和造血系统等严重疾病或精神病患者；④不符合纳入标准、未按规定用药或中途停药、资料不全等影响疗效观察的患者。

（二）方法

1. 治疗方法

POP两组术前均常规用1∶5000高锰酸钾溶液进行阴道冲洗，术前备皮、灌肠，根据患者病情的不同，采用腹腔镜或阴式手术。聚丙烯网片统一采用强生（中国）医疗有限公司提供的嘉美诗聚丙烯补片，产品规格：SMPL-01。两组手术方式无显著差异。单纯手术组仅采用盆底重建术；中药加手术组术前加服补中益气汤2周，手术1周后继续服用补中益气汤，连服20天为1个疗程，每月服用1个疗程，共服用3个月。其中补中益气汤（黄芪18g，人参6g，陈皮6g，当归3g，升麻6g，白术6g，柴胡6g，炙甘草9g）药材来源于福建中医药大学附属人民医院中药房；并由中药制剂室代煎，每剂煎2袋，每袋150mL药液，2袋/天，分早晚各1袋，温服。

2. 实验检测指标及方法

（1）主要试剂：鼠抗人单克隆抗体Ⅰ型胶原工作液，编号：ZM-0080（北京中杉金桥生物技术有限公司）；鼠抗人单克隆抗体Ⅲ型胶原工作液，编号：ZM-0456（北京中杉金桥生物技术有限公司）；Elivisionplus免疫组化试剂盒（福州迈新生物技术开发公司）。

（2）方法：术中取阴道壁全层组织，立即浸泡于10%中性甲醛溶液中24小时，送福建中医药大学附属人民医院病理科，行常规石蜡包埋，切片厚度约为4μm；先行Massan三色染色，光镜下观察阴道壁组织形态学结构，再采用免疫组化二步法检测Ⅰ、Ⅲ型胶原的含量。以灰度值表示胶原含量，使用全自动图像分析系统（采用武汉同济千屏公司的图像分析系统）分析免疫组化结果。

3. 临床指标观察

（1）临床疗效判定方法参照卫生部制定的《中药新药临床研究指导原则》及朱兰主编的《女性盆底学》，结合临床，根据POP-Q分度法及问卷评价治疗效果，拟疗效评判标准如下：治愈：无复发、无主观感觉不适；显效：无复发、临床症状明显好转；有效：复发脱垂Ⅰ度，症状有所好转；无效：复发脱垂Ⅱ度及以上，临床症状无改善或恶化（复查时发现患者阴道穹隆脱垂、阴道前壁膨出、阴道后壁膨出中任何1项诊断Ⅰ度或以上即列为复发）。

（2）气虚积分、气虚分级的计算方法参照"照积分种常见症状的辨证意义"，将患者的临床表现中属于气虚要素的贡献度进行累积相加，所得的贡献度之和作为积分。积分＜70，归为0级，说明基本无气虚病变；70≤积分＜100，归为1级，说明存在轻度气虚病变；100≤积分＜150，归为2级，说明存在中度气虚病变；积分≥150归为 3 级，说明存在严重气虚病变。

4. 统计学方法

计量资料以 x̄±sd 表示，两组计量资料间比较采用 t 检验，多组计量资料间比较采用单因素方差分析；计数资料采用卡方检验；等级资料采用 Ridit 检验；应用 SPSS15.0 统计软件辅助处理数据，P ＜ 0.05 表示差异具有显著性意义。

（三）结果

1. 各组气虚证积分、分级比较

治疗前单纯手术组、中药加手术组两组间气虚证积分、分级无显著差异；治疗后比较，有显著差异（P ＜ 0.05），中药加手术组治疗前后气虚总积分、分级有明显下降（P ＜ 0.05），说明中药加手术组较单纯手术组有显著优势。见表 4–31、表 4–32。

表 4–31　各组间手术中取材Ⅰ、Ⅲ型胶原含量灰度值比较（x̄±sd）

组别	例数	治疗前	治疗后
对照组	30	112.26±30.74	114.26±39.68
单纯手术组	34	115.67±53.74	112.67±43.74
中药加手术组	34	109.56±46.43	68.36±12.33*

注：与单纯手术组同期比较，*P ＜ 0.05。下 6 表同。

表 4–32　各组患者治疗前后气虚分级比较（例）

组别	例数	治疗前气虚分级				治疗后气虚分级			
		0 级	1 级	2 级	3 级	0 级	1 级	2 级	3 级
对照组	30	0	0	17	13	0	0	19	11
单纯手术组	34	0	0	17	17	0	0	18	16
中药加手术组 *	34	0	0	16	18	19	15	0	0

2. POP 两组疗效比较

结果见表 4–33。差异有显著性，说明中药加手术组疗效优于单纯手术组。

表 4–33　POP 两组患者总疗效比较（例）

组别	例数	治愈	显效	有效	无效	总有效率（%）
单纯手术组	34	14	12	4	4	88.23
中药加手术组	34	17	14	2	1	97.05*

3. POP 两组治疗后复发率比较

结果见表 4-34。差异有显著性，说明中药加手术组疗效优于单纯手术组。

表 4-34　两组患者复发率比较（例）

组别	例数	复发（有）	复发（无）	复发率（%）
单纯手术组	34	8	26	23.53
中药加手术组	34	3	31	8.82*

4. POP 两组患者治疗后网片侵蚀、断端增厚触痛的比较

结果见表 4-35。差异有显著性，说明中药加手术组疗效优于单纯手术组。

表 4-35　两组患者有无网片侵蚀、断端增厚触痛的比较（例）

组别	例数	有侵蚀	无侵蚀	侵蚀率（%）
单纯手术组	34	4	30	11.76
中药加手术组	34	1	33	2.94*

5. POP 两组患者治疗后恢复性生活有不适感的比较

结果见表 4-36。差异有显著性，中药加手术组效果优于单纯手术组。

表 4-36　两组患者性生活有无不适感或阴道疼痛的比较（例）

组别	例数	有	无	发生率（%）
单纯手术组	34	10	24	29.41
中药加手术组	34	4	30	11.76*

6. 各组患者阴道壁标本免疫组化结果比较

Masson 三色染色及免疫组化检查显示，胶原纤维存在于阴道壁组织中，对照组 Masson 染色可见胶原纤维为蓝色，染色均匀，细胞排列规整，呈束状、编织状排列，致密。POP 患者 Masson 染色见胶原纤维萎缩，染色不均匀，细胞排列较松散稀疏，断裂，扭曲。但对照组、中药加手术组的 Ⅰ 型、Ⅲ 型胶原阳性细胞灰度值与单纯手术组比较，差异有显著性（$P < 0.05$）。结果见表 4-37。

表 4-37　各组间手术中取材 Ⅰ、Ⅲ 型胶原含量灰度值比较（$\bar{x} \pm sd$）

组别	例数	Ⅰ型胶原灰度值	Ⅲ型胶原灰度值
对照组	30	129.32±11.21*	126.32±15.02*
单纯手术组	34	98.68±14.40	92.45±12.40
中药加手术组	34	118.48±10.25*	117.59±11.05*

（四）讨论

中医认为补中益气、升阳举陷为气虚型盆腔器官脱垂之治疗大法。本病治疗上各代医家以《内经》"虚者补之、陷者举之"为治疗原则，以益气升提固脱为主，采用益气升提法代表方剂补中益气汤治疗。《校注妇人良方·妇人阴挺下脱方论》曰："一妇人阴中挺出五寸许，闷痛重坠……与补中益气汤，升补脾气，诸证渐愈。"有学者报道采用补中益气汤治疗子宫脱垂，疗效满意。本研究结果表明，采用益气升提法代表方剂补中益气汤配合盆底重建术治疗 POP，其疗效高于单纯手术组。说明中西医综合治疗提高了手术疗效，其利用中药升提、固摄的原理，提高了疗效，有效改善临床症状体征，有利于阴道壁局部病变的恢复，能减少手术后阴道壁膨出复发及并发症的产生。

补中益气汤出自李杲的《脾胃论》，由黄芪、人参、白术、炙甘草、当归、陈皮、升麻、柴胡组成，为益气升提法代表方剂。补中益气汤方中重用黄芪，味甘微温，入脾肺经，补中益气，升阳固表，为君药；配伍人参、炙甘草、白术补气健脾为臣，与黄芪合用，以增强其补中益气之功；气虚时久，营血亏虚，故用当归养血和营，协人参、黄芪以补气养血，陈皮理气和胃，使诸药补而不滞；并以少量升麻、柴胡升阳举陷，协助君药以升提下陷之中气。《本草纲目》曰："升麻引阳明清气上行，柴胡引少阳清气上行，此乃禀赋虚弱，元气虚馁，及劳役饥饱，生冷内伤，脾胃引经最要药也。"诸药合用，使气虚者补之，气陷者升之。现代药理研究证明该药方可为病人补充微量元素、维生素、叶酸、蛋白质等，明显恢复脾虚小鼠低下的非特异性免疫功能，能使巨噬细胞吞噬百分率及吞噬指数显著上升，对体液免疫、细胞免疫均有促进作用，能降低毛细血管通透性，减少渗出水肿，改善局部微循环障碍，有利于功能的恢复，从而改善盆底局部的微循环和组织营养。研究报道黄芪、人参能抑制组织内单氨氧化酶活力，增强网状内皮系统的吞噬功能，使血白细胞及多核白细胞数量显著增加，提高免疫力，调节合成代谢，吸收炎性病灶。方中君药黄芪对免疫功能不仅有增强作用，还有双向调节作用。白术可提高动物脾细胞体外培养存活率，延长淋巴细胞寿命，增强机体清除自由基的能力，具有明显的抗氧化作用。因此该方对术后由于恢复不佳引起的阴道疼痛、流血及断端增厚触痛、肉芽形成，网片侵蚀等术后常见并发症有明显的改善作用。

本研究从多个角度较全面地探讨了益气升提法对 POP 的作用，并在手术中局部取材，采用免疫组化方法从微观角度进一步了解其作用。研究表明患者手术前后口服补中益气汤后气虚积分及分级降低，复发率降低，患者临床并发症减少。手术中取材后进行免疫组化试验提示胶原纤维含量明显改善，表明运用益气升提法治疗后盆腔结缔组织韧带、筋膜中胶原纤维含量增加，提高了结缔组织抗张能力，从而增强盆底组织支持力量。

中医药复方从整体调整人体机能，使气虚者补之，气陷者升之，元气内充，清阳得升，则诸证自愈，因此采用益气升提法代表方剂补中益气汤配合盆底重建术可明显减少盆腔器官脱垂复发率及并发症，提高手术效果。另外中草药资源丰富，价格便宜，有独特的优势。本研究显示了中西医结合治疗盆腔器官脱垂的优越性。随着人类进入老龄化社会，盆底损伤和机能退化造成的盆腔脏器脱垂日益严重影响中老年女性的健康和生活质量，治疗盆腔器官脱垂、减少盆底重建修复术后的复发率及并发症是一个具有经济效益和社会效益的课题。

十五、子宫内膜异位症患者周期性瘀血的临床研究

子宫内膜异位症（endometriosis，EMT）简称内异症，是指具有活性的子宫内膜组织（腺体和间质）出现在子宫腔被覆黏膜及宫体肌层以外的身体其他部位而引起的疾病。本病是引起盆腔疼痛与不孕的主要原因之一，其严重地影响着妇女的生活质量，且近年发病率呈明显上升趋势，为3.1%～21.5%。目前中医学针对其治疗的研究较多，但对其病机、证候的研究较少。

本研究通过观察子宫内膜异位症患者在月经不同时期的病理变化，进一步阐释了其血瘀程度的周期性变化及与相关指标的关系，并探讨了子宫内膜异位症的发病机制。

（一）临床资料

1. 一般资料

观察病例共80例，均为2011年1月1日～2011年6月30日期间在福建中医药大学附属人民医院妇科因子宫内膜异位症住院手术患者，将患者按入院时间与末次月经的关系及子宫内膜病理检查结果分为月经前组（分泌晚期）38例和月经后组（增生早期）42例。患者平均年龄31.5±2.4岁。所有病例均经病理检查确诊为子宫内膜异位症，两组患者病程、子宫内膜异位症分期无显著差异。

2. 诊断标准

（1）西医诊断标准：根据中华医学会妇产科学分会子宫内膜异位症协作组2007年制定的子宫内膜异位症的诊断与治疗规范的标准。

（2）中医分型辨证标准：根据朱文锋《证素辨证学》中的标准。采用"证素辨证"方法，以各症状要素积分和阈值法确定证候及各个辨证要素的权重。各辨证要素的诊断确定以100作为通用阈值，各症状对各辨证要素贡献度之和达到或超过100时，即可诊断为这些辨证要素。每一症状的轻重以中等程度为准，若该症状重时，其定量诊断值乘1.5，若该症状轻时，乘0.7。辨证时，先分别将患者的症状按提示的辨证要素进行累加，取超过100阈值的项目作为辨证诊断，最后将诊断结果有机结合，从而构

成完整的证名诊断。

（3）纳入与排除标准纳入标准：①符合子宫内膜异位症诊断标准；②证素辨证血瘀积分达到或超过100阈值；③入院后行腹腔镜手术的患者；④知情同意，并愿意配合术后随访者。排除标准：①同时患有功能性卵巢肿瘤，或生殖系统恶性病变、生殖系统急性炎症；②近3个月内服用性激素类药物；③合并有心血管、肝、肾和造血系统等严重疾病或精神病患者；④不符合纳入标准、资料不全等影响疗效观察的患者。

（二）方法

1. 血瘀积分、血瘀分级的计算方法

根据朱文锋《证素辨证学》，将患者的临床表现中属于血瘀要素的按贡献度进行累积相加，所得的贡献度之和作为积分。积分< 70，归为0级，说明基本无血瘀病变；70 ≤积分< 100，归为1级，说明存在轻度血瘀病变；100 ≤积分< 150，归为2级，说明存在中度血瘀病变；积分≥ 150，归为3级，说明存在严重血瘀病变。

2. 实验检测指标及方法

（1）标本采集：各组均于入院后早7点采静脉血3mL，并在手术进腹后即取腹腔液2～5mL，位置为子宫膀胱反折腹膜处和子宫直肠陷凹处，血及腹腔液标本均3000r/min离心10分钟后取上清液置–20℃冰箱内保存待测。

（2）检测方法：癌抗原125（CA125）测定采用美国Beckman Unicel DXI800型电化学发光免疫分析仪，试剂为美国Beckman公司提供的定量检测试剂盒，采用化学发光法，操作按说明书进行，血清及腹腔液采用相同方法进行检测。血清CA125参考值< 35U/mL，腹腔液CA125参考值< 800U/mL。并同时测定血液流变学（含高切全血黏度、低切全血黏度、血浆比黏度、红细胞聚集指数、红细胞压积）。

（3）手术方式：3组病例均采用腹腔镜手术，全身麻醉下全面探查盆腔各器官及盆腔腹膜，子宫内膜异位症患者详细观察和记录内膜异位病灶的部位、数目、大小、深度和粘连程度，最后以评分法确定临床分期。

（4）统计学方法：计量资料以x±sd表示，两组计量资料间比较采用t检验，多组计量资料间比较采用单因素方差分析；计数资料采用卡方检验；等级资料采用Ridit检验；两因素之间的相关性用等级相关分析。应用SPSS15.0统计软件处理数据，$P < 0.05$表示具有显著性差异。

（三）结果

1. 各组血瘀证积分、分级比较

由表4-38可见，月经前组、月经后组与对照组比较有显著性差异（$P < 0.01$）；月经前组与月经后组比较有显著性差异（$P < 0.05$）。

表 4-38 各组患者血瘀证积分及分级的比较（x̄±sd）

组别	例数	血瘀证积分	血瘀证分级（例）			
			0 级	1 级	2 级	3 级
对照组	40	66.78±31.04	28	7	4	1
月经前组	38	145.67±33.40 ** △	0	0	25	13
月经后组	42	101.56±33.10 ** △	0	5	31	6

注：与对照组比较，**$P < 0.01$；与月经后组比较，△$P < 0.05$，下 2 表同。

2. 血液流变学比较

见表 4-39。月经前组、月经后组高切全血黏度、低切全血黏度、血浆比黏度、红细胞聚集指数、红细胞压积均较对照组高，有显著性差异（$P < 0.01$）。月经后期组与月经前组比较，各指标均显著下降（$P < 0.05$）。

表 4-39 各组患者血液流变学的比较（x̄±sd）

组别	例数	全血黏度（高切）（mPa.s）	全血黏度（低切）（mPa.s）	血浆比黏度（mPa.s）	红细胞聚集指数	红细胞压积（HCT%）
对照组	40	4.26±1.74	6.15±1.62 28	1.52±0.24	1.55±0.68	34.41±2.54
月经前组	38	7.26±1.74 ** △	12.24±1.52 ** △	2.67±0.34 ** △	2.57±2.74 ** △	46.42±4.28 ** △
月经后组	42	5.65±1.61 **	9.15±1.43 **	2.06±0.20**	2.06±1.33 **	39.71±3.62 **

3. 血清 CA125 比较

由表 4-40 可见，月经前组、月经后组较对照组血清 CA125 显著升高（$P < 0.01$）；月经前组较月经后组显著升高（$P < 0.05$）。

4. 腹腔液 CA125 比较

结果见表 4-40。

表 4-40 各组患者血清、腹腔液 CA125 比较（x̄±sd，U/mL）

组别	例数	血清 CA125 值	腹腔液 CA125 值
对照组	40	16.54±4.01	521.12±87.23
月经前组	38	94.83±27.99 ** △	1 417.23±174.31 ** △
月经后组	42	60.21±26.12 **	1 038.58±162.20 **

5. 内异症组血清和腹腔液中 CA125 水平间的关系

对血清和腹腔液中 CA125 水平进行相关性分析，结果显示两者有关联性，相关系数为 0.541（P＜0.01）。

6. 血液流变学、CA125 值与血瘀分级关系

对血清、腹腔液 CA125、血液流变学各个数据和血瘀分级进行相关性分析，得出结果血瘀分级与血清、腹腔液 CA125 值呈正显著相关，与全血黏度（高切、低切）红细胞聚集指数、红细胞压积呈正相关性，Kendall 相关系数分别为 0.623、0.616、0.421、0.396、0.452、0.345，差异具有统计学意义（P＜0.01）。

（四）讨论

子宫内膜异位症以"瘀血阻滞胞宫、冲任"为其基本病机。多由感受外邪、七情内伤、劳伤气血、房事不洁或手术损伤等原因导致机体脏腑功能失调，冲任损伤，气血失和，经血不循常道，离经之血蓄于体内而成瘀血，瘀血留结于下腹而发病。唐容川《血证论》说："既然是离经之血，虽清血、鲜血，亦是瘀血。"此瘀血不能正常的"排泄"，久停必成癥瘕，且以血瘀为主。隋代巢元方所著《诸病源候论》中有"为血瘕之聚，令人腰痛不可以俯仰……小腹里急苦痛，背膂疼，深达腰腹，下挛……月水不时，乍来乍不来，此病令人无子"的论述。瘀血阻滞，脉络不通，则见痛经；瘀血不去，新血不能归经，因而月经量多或经期延长；瘀积日久，而成癥瘕；瘀血阻滞胞脉，且因离经之血积聚，造成盆腔器官严重粘连，破坏了生殖器官正常解剖与生理功能，两精不能结合，往往造成不孕。瘀血既是原发病的病理产物，又是继发病的起因。总之，本病的关键在于瘀，瘀血内停是发病的基础，患者致病因素加之于经期或经期前后血动之时是发病的条件，在月经前、经期气血下注冲任，血海满盈，出现周期性瘀血阻滞更甚。历代医家对其多有论述。

近年来，随着腹腔镜手术的开展，腹腔镜检查是目前国际公认的诊断内异症的最佳方法。由于腹腔镜能放大 6～8 倍，可以更清楚地直接观察病灶的形态，如盆、腹腔内紫蓝、蓝黑、红色、白色等典型病灶。而 CA125 是卵巢上皮性癌相关抗原，存在于胚胎体腔上皮，是 Mullerium 管衍生物及其赘生组织中的糖蛋白抗原成分，因子宫内膜是 Mullerium 衍生组织，亦含有 CA125 抗原，1986 年 BarbierRL 等首次报道子宫内膜异位症患者血清 CA125 水平明显升高，故临床上常把血清 CA125 测定作为子宫内膜异位症辅助诊断方法之一。另外腹腔液是异位子宫内膜生存的重要环境，腹腔液中 CA125 的来源有腹膜上皮细胞、逆流经血中的内膜细胞及异位子宫内膜，腹腔液与异位内膜直接接触，能直接反映子宫内膜异位症是否发生及其严重程度。

本研究结果显示，子宫内膜异位症患者血瘀证的积分、分级，血液流变学，血清及腹腔液中的 CA125 表达明显高于对照组；子宫内膜异位症两组间比较血瘀积分、血液流变学变化月经前期（分泌晚期）高于月经后期（增生早期），提示子宫内膜异位症患者存在血瘀的周期性变化，研究还表明患者血液流变学变化中高切全血黏度、低切全血黏度、红细胞聚集指数、红细胞压积，及血清、腹腔液中 CA125 表达与血瘀积分呈正相关。本研究结合现代妇科微创诊断，运用最新证素分析系统，通过四诊资料规范化采集，以各症状要素积分和阈值法确定各个辨证要素的权重，进行中医证素积分、分级的统计，进一步对子宫内膜异位症的病机、证候进行研究，并观察与西医学各指标的关系，具有创新性。本研究进一步阐释了 EMT 患者瘀血阻滞的病机及周期性瘀血的病理变化，并结合血清及腹腔液 CA125 表达将西医学的辨病与中医的辨证相结合，发挥中医特色，探讨其发生机制，为本病的辨证提供了基础，并为临床中医结合月经周期诊治提供了依据。

十六、盆腔器官脱垂证素特点及不同气虚分级 MMP9、TIMP-1 mRNA 表达差异性的研究

盆腔器官脱垂是因各种原因引起盆底肌肉筋膜及子宫胞带损伤，未能很好恢复，或因其他原因导致其张力减低，支持功能薄弱时，盆腔器官发生移位的疾病。其产生的排尿、排便及性生活障碍，给患者的工作、社会交往、家庭生活等带来了严重的负面影响。世界卫生协会在妇女激素替代疗法的临床试验中总结出，有子宫的 16616 名妇女中出现膀胱脱垂的有 34.3%，子宫脱垂 14.2%，直肠脱垂 18.6%；在切除子宫的 10727 名妇女中出现膀胱膨出的有 32.9%，而出现直肠膨出的有 18.3%。一项荷兰问卷调查显示盆腔器官脱垂的发病率达 2.9%～11.4%。按照盆腔器官脱垂定量分期法（POP-Q）分析调查人群后，结果显示 POP 的发病率是 31.8%～97.7%，大于 70 岁的患者进行手术治疗的比例为 70%。对北京市房山区某村问卷调查及妇科检查显示，18 岁以上尿失禁的患病率为 35.3%，60 岁以上老年女性患病率高达 73.9%，尿失禁合并子宫脱垂者占 31.3%，合并阴道前壁膨出者占 59.7%，合并阴道后壁膨出者占 44.8%。

随着 POP 的发病率和求治率的增加，如何寻求一种有效的方法预防和治疗盆腔器官脱垂是摆在临床医务人员面前的一项挑战。近年来西医学对临床手术的研究已经有了进一步的发展，但基础研究相对较少，涉及的领域比较局限，研究结果也存在争议。正是由于基础研究的不足，制约了临床研究的进一步深入，尤其是预防和早期干预有一定的困难。流行病学调查显示阴道分娩、年龄、慢性腹内压增加性疾病、绝经、雌激素下降、肥胖等是目前普遍认同的 POP 危险因素。但这仍无法解释某些多产妇女并未发生 POP，因此推测认为 POP 可能与个体相关。

POP 其确切发病机制目前并不完全明确。近年来关于盆腔支持结构的组织病理学改变的研究较多，许多临床及基础研究证实盆腔支持结构中结缔组织薄弱是 POP 发生的病理基础。盆腔支持组织细胞外基质（extracellular matrix，ECM）主要包括胶原蛋

白、弹力蛋白、蛋白聚糖、纤连蛋白和层粘连蛋白。胶原是细胞外基质中最主要的成分。胶原蛋白主要由成纤维细胞合成和分泌，其降解通过胶原酶实现，盆底组织胶原含量减少可能是胶原酶的降解增多所致。Chen 等发现，POP 患者盆底筋膜中胶原含量减少不是成纤维细胞合成减少所致，而是胶原降解增多所致，提示胶原降解加速是POP 患者胶原总含量降低的原因。基质金属蛋白酶（matrix metalloproteinase，MMPs）家族是 ECM 胶原蛋白降解过程中的重要酶类。而组织性金属蛋白酶抑制物是一组结构和功能相关的高度保守的锌离子依赖性内切蛋白水解酶，能与相应的基质金属蛋白（MMP）酶原及其活化形式的酶以 1:1 的比例非共价键不可逆结合形成复合物，从而抑制 MMPs 的产生及活性，抑制其对胶原的降解。正常情况下，体内胶原酶的活化和抑制保持相对平衡。研究证实，细胞外基质中 MMPs 与 TIMPs 的失衡与胶原的代谢密切相关，TIMPs 与 MMPs 之间平衡关系在调节 ECM 的稳态中有重要作用，TIMP-1 表达的减少、MMPs 表达的增加可导致胶原降解的增加。近几年，一些研究发现人体内广泛表达的 MMPs、TIMPs，特别是 MMP-9、TIMP-1，参与了人体许多生理和病理过程。有研究表明，POP 患者与正常对照组比较，前者阴道壁组织的 MMP-9 表达相对增多，且其表达强度随 POP 程度的加重而增多同时，Chen 等将 DNA 序列测定技术应用于台湾女性 DNA 序列检测，在她们 MMP-9 基因中的第 6 外显子区 rsl7576 发现了单核苷酸多态（SNP），而正常对照人群较 POP 患者 rsl7576 位点 GG/AG 基因型要少见。TIMP-1 属于 TIMP 家族中的一种，可以特异性地抑制 MMP-9 活性，赵红等研究发现 TIMP-1 可随 III 型胶原的增加而增加，与 MMP-9 共同协调控制 SUI、POP 患者 III 型胶原的分解。

盆腔器官脱垂在古典医籍中记载较少。中医文献称其为阴挺、阴脱、阴菌、阴痔、产肠不收、葫芦颓等。属于妇人杂病、外阴病的范畴。根据《中医妇科学》将其分为脾气虚及肾气虚两个证型。在病因上，隋代巢元方在《诸病源候论·妇人杂病诸候四·阴挺出下脱候》云："胞络损伤，子脏虚冷，气下冲，则令阴挺出，谓之下脱。亦有因产而用力偃气而阴下脱者。"阐述了其主要病机多为身体素虚，或分娩时难产用力太过，或产后过早地参加体力劳动，以致脾虚气弱，中气下陷，维系子宫的胞络松弛，不能固摄宫体，移位下坠；或产育过多，肾气损耗，不能维系盆腔器官，因而下坠。另外，导师吴熙教授对历代医家的文献研究及导师前期研究已证实 POP 与气虚密切相关。

因近年盆腔器官脱垂患者的增多，对 POP 的研究开始逐步深入，但因时间较短，研究较少，涉及的领域还较局限，尚存在一些亟待解决的问题：①许多 POP 患者均有气虚的病因，其 POP 发病与否、发病的兼证、发病部位、发病后临床特点、气虚的严重度各不相同，这一现象不能单纯用脾、肾气虚来阐释。②目前 POP 的中西医结合研究较少，大多集中在某指标在各个复合证型间差异的研究上，缺少对 POP 患者单一中医病理要素与分子生物学机制关系的研究。如何明确并针对不同 POP 患者的病理特点采取个体化的治疗、提高 POP 患者的生活质量、减少发病率、手术率及复发率是中西医结合治疗 POP 的热点问题。鉴于以往认识的不足和临床诊疗的需求，本研究通过临床调查，在规范收集 POP 患者临床资料的基础上，采用中医计量诊断的方法，利用证素辨证对证属气虚的 POP 患者进行具体的气虚积分计算及分级，分析气虚证 POP 患者的兼证、发病部位不同与脱垂严重度的关系，弥补中医系统对 POP 研究的缺乏。再者，胶原纤维降解途径中相关因子 MMP-9、TIMP-l mRNA 表达水平研究盆腔器官脱垂气虚证的分子生物学机制，分析不同的气虚积分在相关因子 MMP-9、TIMP-l mRNA 表达上的差异性，作为寻求 POP 发病病因病机的研究之一，从而有利于临床针对病因寻找有效的预防方法，达到降低 POP 发病率、手术率及复发率的目的。充分通过中西医的优势互补，为养生防病、提高健康水平和生存状态提供理论基础。

十七、POP 中医证素病理特点的临床研究

收集可靠的临床资料是正确辨证论治的保障。本次研究对中医四诊资料进行规范化采集，运用计量诊断及证素辨证理论，经过统计方法处理后，深入研究了 POP 中医证素病理特点，从而明确了 POP 的中医证素的分布特点，为今后的相关研究提供了参考。

（一）对象与方法

1. 研究对象

研究对象为 2012 年 1 月 ～ 2013 年 1 月在福建中医药大学附属人民医院治疗的辨证为气虚的 POP 患者 60 例。

2. 纳入标准

（1）符合国际节制协会 1996 年公布的 POP-Q 分类法。

（2）本人同意参加本次调查。

（3）能够配合完成中医四诊资料收集者。

表 4-41　POP-Q 分度法

指示点	内容描述	范围
Aa	距处女膜 3cm 的阴道前壁处	-3，+3
Ba	阴道前壁脱出离处女膜最远处	-3，+TVL
C	宫颈或子宫切除的阴道残端	±TVL
D	后穹隆（没有切除子宫者）	±TVL
Ap	距处女膜 3cm 的阴道后壁处	-3，+3
Bp	阴道后壁脱出离处女膜最远处	3，+TVL

表 4-42　POP-Q 分度法

分度	内容
0	没有脱垂，Aa，Ap，Ba，Bp 匀在 -3cm 处，C 点在 TVL 和 -（TVL-2）cm 之间
1	脱垂最远处在处女膜内，距处女膜＞1cm
2	脱垂最远处在处女膜边缘 1cm 内，不论在处女膜内还是外
3	脱垂最远处在处女膜外，距离处女膜边缘＞1cm 但＜2cm，并＜（TVL-2）cm
4	阴道完全成几乎完全脱垂，脱垂最远处超过或等于处女膜缘（TVL-2）cm

3. 排除标准

（1）不符合纳入标准的患者。

（2）患有恶性肿瘤、子宫内膜异位症、妇科炎症、结缔组织疾病等与 TIMP、MMP-9 相关的疾病。

4. 中医诊断标准及研究方法

（1）临床四诊资料采集：参考《600 常见症状的诊断意义》制定出临床四诊资料采集表，运用现场调查的方法，具体内容见附录。参考《中药新药临床研究指导原则》与朱文锋教授等研制的"中医（辅助）诊疗系统"进行症状分级。

（2）证素的计量诊断标准与方法：根据朱文锋《证素辨证学》，使用由福建中医药大学提供的健康状态辨识信息采集软件，其采用阈值法及症状要素积分来判断每个证素与证候的轻重，各证素以 100 作为诊断确定的阈值，当症状对各证素贡献度之和＞100 时，就可以诊断为这些证素。各症状的轻重程度，以中等为基准，如果症状轻，其定量诊断值乘 0.7，如果症状重，则乘 1.5。辨证时，先把患者的症状按照提示的证素累加起来，以＞100 阈值的部分作为诊断，再将获得的诊断结果相结合，继而得到相应的证名。当某一要素 70 ≤贡献度积分＜100 时，虽然该证素的诊断不能确立，但说明存在相应的病理变化。

5. 统计方法

全部数据录入电脑，建立相关数据库。全部采用 SPSS16.0 软件对数据进行统计学处理。证候的组合采用频数分布法，对证素进行聚类分析，用 Crosstab 法进行两样本率的比较。比较计量数据时，先运用 Levene 法判断其正态性与方差齐性，两组数据比较时，满足正态性则用 t 检验法；不满足正态性则用非参数检验法；多组（＞2）数据比较时，用单因素方差分析对满足正态性的数据进行分析，用 LSD 检验对满足方差齐性者进行两两比较，用 Games-Howell 检验对不满足方差齐性者进行两两比较；用 Kruskal Wallis Test 法对不满足正态性的多组数据进行比较。应用相关性分析时，先对数据的正态性予以判断，用直线相关分析（pearson 法）对满足正态性的数据进行分析；用等级相关分析（Spearman 法）对不满足正态性的数据进行分析。

（二）结果

1. 证素整体分布情况

从表 4-43 得知：POP 患者中气虚、气陷、阳虚、肾证素最多见，经检验，气虚、气陷、气滞、血虚、血瘀、阴虚、阳虚、心、肝、脾、肾、膀胱、胞宫、湿、热、精亏较其他证素有显著性差异，因此纳入本研究中。

表 4-43　证素分布一览表（n=60）

证素	频次	%	证素	频次	%	证素	频次	%
气虚	60	1	肾	44	0.733	眼	0	0
气陷	55	0.917	心神	0	0	经络	0	0
气滞	17	0.283	膀胱	5	0.083	肌肤	0	0
气不固	1	0.017	胃	1	0.017	肠	0	0
血虚	32	0.533	胞宫	13	0.217	胸膈	0	0
血瘀	15	0.250	筋骨	0	0	津亏	0	0
阴虚	23	0.383	湿	20	0.333	燥	0	0
阳虚	43	0.717	热	9	0.15	动风	0	0
心	3	0.050	痰	2	0.033	血热	0	0
肝	13	0.217	闭	2	0.033	阳亢	0	0
脾	31	0.517	精亏	5	0.0833	食积	0	0
肺	0	0	头	0	0	表	0	0
风	0	0	寒	0	0	暑	0	0

2. 不同脱垂程度 POP 的病位证素分布

由表 4-44 可知 POP 脱垂 1 度组病位证素出现频率依次为：肾、脾、肝、胞宫、心、膀胱；POP 脱垂 2 度组病位证素出现频率依次为肾、脾、胞宫、肝、膀胱、心；POP 脱垂 3 度组病位证素出现频率依次为肾、脾、肝、膀胱、心、胞宫；POP 脱垂 4 度组病位证素出现频率依次为肾、脾、胞宫、肝、心、膀胱。病位证素经检验，POP 患者不同脱垂度病位在脾有显著性差异。

表 4-44 不同脱垂程度 POP 的病位证素分布（n=60）

项目	脱垂1度		脱垂2度		脱垂3度		脱垂4度		合计	
	例数	%	例数	%	例数	%	例数	%	例数	%
心	0	0	1	1.67	2	3.33	0	0	3	5
肝	1	1.67	6	10	5	8.33	1	1.67	13	21.67
脾	2	3.33	9	15	13	21.67	7	11.67	31	51.67
肾	3	5	17	28.33	16	26.67	8	13.33	44	73.33
膀胱	0	0	2	3.33	3	5	0	0	5	8.33
胞宫	1	1.67	8	13.33	1	1.67	3	5	13	21.67

3. 不同脱垂程度 POP 患者的病性证素分布

由表 4-45 可知：POP 脱垂 1 度组病性实证的证素出现频率依次为：气滞、血瘀、湿、热；POP 脱垂 2 度组病性实证的证素出现频率依次为：湿、气滞、血瘀、热；POP 脱垂 3 度组病性实证的证素出现频率依次为：气滞、湿、血瘀、热。POP 脱垂 4 度组病性实证的证素出现频率依次为：血瘀、湿、热、气滞。病性实证证素经 t 检验，POP 患者不同脱垂度病性实证证素差异无统计学意义。

表 4-45 不同脱垂程度 POP 的实证证素分布（n=60）

项目	脱垂1度		脱垂2度		脱垂3度		脱垂4度		合计	
	例数	%	例数	%	例数	%	例数	%	例数	%
气滞	1	1.67	9	15	6	10	1	1.67	17	28.33
血瘀	1	1.67	8	13.33	2	3.33	4	6.67	15	25
湿	1	1.67	12	20	4	6.67	3	5	20	33.33
热	0	0	7	11.67	0	0	2	3.33	9	15

由表 4-46 可知：POP 脱垂 1 度组病性虚证的证素出现频率依次为：气虚、气陷、血虚、阳虚、阴虚、精亏；POP 脱垂 2 度组病性虚证的证素出现频率依次为：气虚、气陷、阳虚、阴虚、血虚、精亏；POP 脱垂 3 度组病性虚证的证素出现频率依次为：气虚、阳虚、气陷、血虚、阴虚、精亏；POP 脱垂 4 度组病性虚证的证素出现频率依次为：气虚、气陷、阳虚、血虚、阴虚、精亏。病性虚证证素经检验，POP 患者不同脱垂度病性虚证证素在气虚、气陷、阳虚、血虚证素上有显著性差异。

表 4-46　不同脱垂程度 POP 的虚证证素分布（n=60）

项目	脱垂 1 度		脱垂 2 度		脱垂 3 度		脱垂 4 度		合计	
	例数	%	例数	%	例数	%	例数	%	例数	%
气虚	4	6.67	28	46.67	19	31.67	9	15	60	100
血虚	1	1.67	10	16.67	14	23.33	7	11.67	32	53.33
阴虚	0	0	11	18.33	7	11.67	5	8.33	23	38.33
阳虚	1	1.67	16	26.67	18	30	8	13.33	43	71.67
精亏	0	0	3	5	1	1.67	1	1.67	5	8.33
气陷	3	5	27	45	16	26.67	9	15	55	91.67

4. POP 患者脱垂度与有差异性证素间的相关性分析

表 4-47　POP 患者不同脱垂程度的证素病理差异

证素	卡方	P 值
脾	9.167	0.027
肾	4.717	0.194
气虚	17.867	0.000
气陷	17.058	0.001
阳虚	14.673	0.002
血虚	10.478	0.015

表 4-48　POP 患者不同脱垂程度的证素相关性分析

证素	相关系数	P 值
脾	0.443	0.000
气虚	0.492	0.000
气陷	0.450	0.000
阳虚	0.489	0.000
血虚	0.333	0.004

POP 患者脱垂度与气虚、气陷、阳虚、脾双侧 P 值均小于 0.05，呈中度相关，相关系数分别为 0.492、0.450、0.489、0.443，与血虚双侧 P 值小于 0.05，呈低度相关，相关系数为 0.333。

（三）讨论

1. 证素辨证分析运用的理论依据

中医辨证论治取得疗效的基础是证候概括与当前机体所处阶段的准确度，以及理法方药与证候的吻合度。处理好两个"度"的关系，将有助于提高中医临床疗效。以往的辨证方法（如脏腑、八纲、六经、病因及卫气营血辨证）其本质都是分辨病位与病性，然而临床上常出现多种辨证方法错杂相交，附带较多主观因素进行辨证的问题。证素辨证引用了多学科相结合的方法及复杂性系统科学的理念，通过辨识各证候来判断其病理性质，通过提取证的要素，将错综复杂的证候系统降解成病位及病性的证素，而各证素之间的组合或证素与传统辨证的组合等多种组合方法，使传统辨证方法系统从各项具体证候单一的线性联系组合的平面跳跃成具有复杂的"三阶双网"非线性特征的结构，符合系统论的整体性原理、联系性原理、动态性原理、有序性原理。

证素辨证理论认为证素是构成证名的要素，辨别病性和病位是辨证的两个方面，病位和病性之间有纵横结合的关系，各种不同性质的病理改变必然要作用于一定的部位，各个部位的病变会表现出不同的性质。病位和病性证素之间有一定的联系规律及因果主次关系。随着病情的不断变化，不同阶段的证候病性不同，因而反映内在病理本质、整体反应状态的证素，也不是静止不变的，这可从证素的轻重、主次、出现或消退之中体现，同时证素的兼夹也更好体现病情的复杂性。证素辨证法为复杂疾病的证候研究提供了由复杂到简单，再由简单到复杂的研究模式，以充分挖掘疾病证候的共性和个性特征，因此，证素辨证法被引入本研究中。

2. 聚类分析在中医辨证研究中的应用

证候研究的方法学随着现代科学技术的飞速发展而被广泛运用于中医学领域，在中医学中应用数据挖掘技术，解决复杂干预和多方面因素影响下疾病的临床研究，已收获一些效果。频数统计方法（即描述分析）是将单一分析变量进行整理及归类，是运用最广泛、操作也最容易的一种方法。而聚类分析是最近20多年以来发展最迅猛的数理分析方法之一，它在识别模式、计算机视觉及分析决策等多项领域中得到了广泛运用，传统中医药学中就存在数学方法和思维方式。证的组成、分类及转变中均涵盖有数学思维，虽然它是多元模糊的，但证明了应用数理统计方法于证的研究，是可行而且科学的。对没有"先验知识"的情形进行聚类分析，赋予研究更多的科学性与客观性。然而聚类分析对新世纪的中医药研究来说终究算一个新尝试，在中医药领域研究中，各指标的重要性不尽相同，所赋予的权重也不相等，选择适当的权重系数很重要。

本研究结合临床实际，通过聚类分析，找出盆腔器官脱垂的主要中医病理因素：气虚、气陷、阴虚、阳虚、血虚、气滞、血瘀、湿。聚类结果显示脱垂2度证素聚类后形成的主证有：瘀阻胞宫证、阴血亏虚证、脾虚湿困证、肝郁气滞证、脾虚气陷证、肾阳虚证。脱垂3度证素聚类后形成的主证有：肝郁气滞证、血虚证、脾虚气陷证、肾阳气虚证。脱垂4度证素聚类后形成的主证有：中气下陷证、脾肾阳虚证、脾虚下陷证、血虚证。脱垂2度证素组合中尚有较显著的实证，而脱垂程度加重后，实证已逐渐变成非主证，而是以虚证为主的病理特点。

3. 盆腔器官脱垂的证素特征分析

（1）盆腔器官脱垂的病位特点：通过分析发现，POP不同脱垂程度中，脾、肾所占的比例远远高于心、肝、肺三脏。

中医学在阐述其病理机制时，从"脾虚失陷""肾虚失固"出发。患者因劳倦、多产，损伤脾肾，脾气不足则中气虚弱，气陷不升；肾脏亏损，下元不固，致带脉失约，冲任不固，无力维系胞宫，子宫胞带松弛，子宫失去悬吊而发本病。正如《素问·奇病论》说："胞脉者，系于肾。"故胞宫的生理活动与肾气盛衰息息相关，若肾气不足，系胞无力，可致胞宫为病，出现阴挺、胎动不安、坠胎等。《诸病源候论》曰："胞络损伤，子脏虚冷，气冲则令阴挺出，谓之下脱。亦有因产而用力偃气而阴下脱者。"本病以属虚证为主，临床上以脾肾两虚型夹杂互见为多，单一的脾气虚及肾虚证型较少。本研究结果与历来的病位病机阐述相呼应，更好地指导临床治疗POP患者时应"升举、固摄、益气"三者并重。文献中有人使用益气提宫方药以达到补气健脾、益肾固脱，从而取得了较好的临床治疗效果。

（2）盆腔器官脱垂的病性特点：盆腔器官脱垂患者临床表现为虚实夹杂，以虚为主。本研究认为盆腔器官脱垂虚证证素特征主要表现为气虚、气陷、阳虚、血虚、阴虚，而其中气虚所占比例最高，其次为气陷。随着疾病的发展和病情的加重，阳虚的表现逐渐显现。由于禀赋不足，身体素虚，或老年肾气不足为基础，又兼过食肥甘厚味、辛辣煎炸、情志不调、胞络损伤、劳倦过度等为诱因，而致脾虚气弱，中气下陷，维系子宫的胞络松弛，不能固摄宫体，移位下坠；或产育过多，肾气耗损，不能维系子宫，因而下坠。二脏病久易损阴耗气伤血，进而至阴阳气血亏虚。气虚、气陷、阳虚、血虚是POP的重要内因，气滞、血瘀、湿、热是盆腔器官脱垂邪实的主要病理因素，虚实夹杂，以虚为主是POP的证候学特点。另外，POP的脱垂程度与气虚、气陷、阳虚、脾、血虚存在正相关关系，再一次呼应了证素聚类的结果，即随着脱垂程度的加重，POP实证已逐渐变成非主证，而是以虚证为主的病理特点。

通过对盆腔器官脱垂不同脱垂程度的证候分析可以得出，POP的基本证素可概括为：气虚、气陷、血虚、阳虚、血瘀、气滞，病位主要在肾、脾。以气虚作为POP的中医病理因素，贯穿于整个病程始终。POP的脱垂程度与气虚、气陷、阳虚、脾、血虚存在正相关关系，随着脱垂程度的加重，实证已逐渐变成非主证，而是以虚证为主的病理特点。在临床治疗中应重视脾肾并治，脱垂程度较重时，应以补虚为主。

十八、POP 患者不同气虚积分相关因子 MMP-9、TIMP-l mRNA 表达差异性的研究

（一）材料与方法

1. 研究对象

行腹腔镜或阴式手术：取因 POP 且按证素辨证为气虚的（60 例）阴道前壁全层组织，根据 real-time qPCR 实验标本要求进行组织样本采集、保存。其中气虚分级 1 级的存 4 例，气虚分级 2 级、3 级各 28 例。

2. 研究方法

（1）组织保存：从手术中取材，放入 RNAlater 保护液中，首先在 2～8℃孵育过夜，然后去除保护液，直接将组织放到 -80℃环境中。

（2）实验前准备

①灭菌镊子、饭盒、1.5mL 离心管等。

②在称量和切割组织过程中不能让组织解冻（动作要快）。

③组织不能超过 30mg。

④整个过程室温操作，离心 20～25℃，不能低于 20℃。

⑤每 1mLBuffer RLT 加 l0μL3- 硫基乙醇，加完的混合液能放 1 个月。

⑥RPE 第一次使用前加 4 体积 96%～100%乙醇。

（3）RNA 转录

①用镊子从 RNA 保护液中取出组织样本或直接从 -80℃环境中取出，准确称量组织的量，不能超过 30mg。

②RNAlater 液中组织在干净表面切割，放入合适容器中，有保护液作用，无需在冰或干冰上操作（冰冻组织切割后放入 1.5mL 离心管，干速切割，不要等冰冻组织融化。

③在 Buffer RLT 中勾勒及裂解。

组织	RLT
＜ 20mg	350～600mL
20～30mg	600mL

④离心裂解液，3 分钟全速，小心将上清液吸出并转到新的离心管（自备）。

⑤加 1 体积 70%乙醇到裂解液中，用移液枪吸打混匀，不要离心（可能有沉淀，不影响结果）。

⑥上 Rneasy 柱子，离心 15 秒，＞ 8000g（10000rpm），弃液体。加 700mL Buffer Rwi 入柱子，离心 15 秒，8000g，弃液体。

⑦加入 500mL Buffer RPE 入柱子，离心 15 秒，8000g，弃液体。

⑧加 500mL Buffer RPE 入柱子,离心 2 分钟,> 8000g,弃液体。

⑨将柱子放入新的 2mL 收集柱中,离心全速 1 分钟。后将柱子放入新的 1.5mL 收集管中,加入 30 ～ 50μL RNA 水,离心 1 分钟,> 8000g(10000rpm)。

(4)cDNA 提取

①将提取的 RNA 置于冰盒中。按表 4-49 加入试剂。

表 4-49　液体容积

液体	容积
gDNA wipeout Buffer,7×	2μL
template RNA(10pg-1μg)	variable
Rnase-free water	variable
Total reaction volume	14μL

②将配好的试剂置于 42℃ 2 分钟。

③加热混匀后置于冰盒。

④按表 4-50 加入试剂。

表 4-50　液体容积

液体	容积
Reverse-transcription master mix	1μL
Quantiscript RT Buffer,5×	4μL
RT Primer Mix	1μL
Template RNA(2 步骤后的液体)	14μL
Total reaction volume	20μL

⑤按以上步骤配好的液体置于 42℃ 15 分钟。

⑥将 5 步骤后的液体置于 95℃ 3 分钟。

⑦获得的即为相对稳定的 cDNA,保存于 -20℃或 -80℃冰箱。

(5)real-time qPCR 反应 95 ℃预变性 1 分钟,然后 95 ℃ 15 秒,58 ℃ 15 秒,72℃ 30 秒共 40 个循环。

(二)结果

1. POP 患者不同气虚分级与 MMP-9、TIMP-1 mRNAAct 值表达差异性

如表 4-51 统计结果显示,POP 患者不同气虚分级与 MMP-9、TIMP-1 mRNAAct 值表达差异性比较无统计学意义($P > 0.05$)。

表 4-51 POP 患者不同气虚分级与 MMP-9、TIMP-1 mRNAAct 值表达差异性

A	气虚 1 级	气虚 2 级	气虚 3 级	P 值
MMP9	11.059±1.417	10.787±0.968	10.635±0.990	0.465
TIMP1	3.332±0.678	3.475±0.649	3.579±0.623	0.475

2. POP 患者不同气虚分级的 MMP-9、TIMP-1 mRNA 相对表达量

表 4-52 POP 患者不同气虚分级的 MMP-9、TIMP-1 mRNA Act 相对表达量

组别	A	B	C
MMP-9	1.207	1.342	1.111
TIMP-l	0.906	0.843	0.930

注 a：A 指气虚 1 级组相对于气虚 1 级组相关因子的相对表达量，B 指气虚 3 级组相对于气虚 1 级组相关因子的相对表达量，C 指气虚 3 级组相对于气虚 2 级组相关因子的相对表达量，如表 4-52。相对表达量结果显示：气虚 2 级组相对于气虚 1 级组相关因子 MMP-9mRNA 相对表达量为 1.207，即 MMP-9mRNA：气虚 2 级为气虚 1 级的 1.207 倍。同理气虚 3 级为气虚 1 级的 1.342 倍，气虚 3 级为气虚 2 级的 1.111 倍。TIMP-1 mRNA：气虚 2 级为气虚 1 级的 0.906 倍。同理气虚 3 级为气虚 1 级的 0.843 倍，气虚 3 级为气虚 1 级的 0.930 倍。

（三）讨论

MMP-9 和 TIMP-1 在 POP 盆底组织中的表达及调控：MMP-9 属于基质金属蛋白酶家族中的一类，属明胶酶类，又称明胶酶 B，主要水解变性胶原及基膜的主要成分 IV 型胶原。肿瘤坏死因子 -α、转化生长因子、IL-1（白介素 1）IL-6 使 MMP-9 的表达增多；而 IL-4、IL-10 和 γ- 干扰素可以使 MMP-9 的表达减少。如果损伤到盆底结缔组织结构，前面所提到的因子便可影响 MMP-9 的表达，即增加结缔组织中 MMP-9 的表达，从而使结缔组织中的细胞外基质修复与重建受到影响。因此，当分娩过程等损伤了妇女的盆底结缔组织时，就会影响了细胞外基质合成和降解的平衡，如果平衡被破坏，以盆底超微结构改变为特征的 POP 就会产生，而产生 POP 后脱垂脏器产生的细胞因子等将进一步激活 MMP-9 的表达，加重 POP 症状。TIMP-1 是组织性金属蛋白酶抑制物中的一类，能与相应的 MMP 酶原及其活化形式的酶以 1:1 的比例非共价键不可逆结合形成复合物，从而抑制 MMPs 的产生及活性，抑制其对胶原的降解。

本研究应用 real-time PCR 技术检测 60 例 POP 患者 MMP-9、TIMP-l mRNA 的表达，检出气虚分级的高低与相关因子的表达存在倍数关系，在一定程度上这两项指标可作为评估 POP 患者气虚程度的参考。同时比较了不同气虚分级的 POP 患者间

的 MMP-9、TIMP-l mRNAAct 值表达，结果显示其差异无统计学意义。反映出虽然 MMP-9、TIMP-1 在 POP 患者的发病机制中有重要作用，但这两项分子生物学指标在气虚证素的不同分级表达差异上无统计学意义，但也不能因此得出这样的结论：中医传统四诊的辨证结果可能难以反映 POP 患者内在发病机制的不同。此结果也有可能是本研究中 POP 患者例数偏少不能进行更好的分组而造成的，进一步的结论尚有赖于大样本的研究。

（四）结论

1. 总结

（1）POP 患者不同的脱垂程度有不同的中医证素病理特点，存在显著差异性的一些证素与脱垂度呈中度正相关或低度正相关。

（2）MMP-9、TIMP-1 mRNA 相对表达量在不同的气虚分级上表现出一定的倍数关系，启发我们进一步的分子生物学相关因子检测结果可作为评估 POP 患者某些中医证素病理改变的参考依据。

（3）不同气虚分级的相关因子表达是否存在有统计学意义的差异尚需进一步研究。融合分子生物学相关因子研究对 POP 的辨证与辨病相结合有重要意义。

2. 创新点

（1）运用证素辨证方法和计量诊断方法探讨 POP 的证素特点，体现了不同脱垂程度的 POP 患者具有各自相应的临床证素病理特点，研究方法具有客观性，能更好地反映 POP 的中医病理特点。

（2）本研究结合应用证素辨证与分子生物学指标检测的方法研究盆腔器官脱垂，探讨了 POP 患者气虚分级的改变对 MMP-9、TIMP-l mRNA 表达量的影响。将中医理论与 POP 的分子生物学特点结合，从而在认识 POP 方面实现了更好的中西医结合。

3. 后续研究展望

盆腔支持结构中结缔组织薄弱是 POP 发生的病理基础，然其具体的分子生物学机制并不完全明确。本研究应用证素辨证、计量诊断的方法探讨了 POP 患者不同脱垂程度的证素特点，进行了相关因子实验室检测，以探讨 MMP-9、TIMP-1 两项指标与中医证素气虚的关系，但由于时间、病种等多方面的原因，临床研究中的病例数与实验研究检测的样本量较少。继本研究之后，可以对样本量进行扩大化，进一步与更多的临床检测指标相结合，从而获得与 POP 相关的证素病理学特点、分子生物学特点。在曾研究过的 POP 证素病理学特点、分子生物学特点的理论上，将临床与实验的研究方法相结合，进一步研究 POP 发生的危险因素、分子生物学特点、证素病理学特点以及其与一些临床常用检测指标间的关系，通过中西医结合的研究方法更充分地认识 POP，从而寻求针对 POP 的疾病特点和临床证素病理特点研究有效的疗法和方药。

十九、子宫肌瘤中医证素特点研究

子宫肌瘤是女性生殖器最常见的良性肿瘤之一，常见的临床症状包括月经的改变（如月经经量过多、行经时间延长、月经周期缩短、阴道不规则出血等）、带下增多、腹部触及包块或伴有腹部胀满不适、压迫症状（压迫膀胱可出现尿频、尿潴留、尿失禁；压迫直肠可见大便不畅）不孕、肌瘤变性，还包括肌瘤并发症，如急性腹腔出血、巨大子宫肌瘤压迫静脉导致深静脉血栓形成，导致肺栓塞等。

子宫肌瘤多见于育龄期妇女，40～50岁最多见，发病率可达 51.2%～60%。因肌瘤多无明显临床症状，或临床症状较轻，临床报道发病率远低于肌瘤真实的发病率。文献报道指出，对子宫肌瘤剔除术后患者的长期随访调查，肌瘤剔除术后的复发率为36.87%。西医学对子宫肌瘤致病因素的研究报道较少，在一些有限的研究报告中提示子宫肌瘤与染色体异常、雌激素应用、乳腺增生、人工流产次数、生殖道炎症、高血压、较高的体重指数、初次生产的年龄及多产有关。

西医治疗子宫肌瘤主要包括药物治疗及手术治疗，具有一定的局限性。药物治疗主要以激素治疗为主，主要副作用是出现与雌激素低下有关的绝经样症状，如潮热、盗汗等。激素类药物可暂缓因肌瘤引起的各项临床症状，抑制肌瘤的生长甚至减小瘤体大小，但瘤体缩小是肌瘤细胞大小的减小和基质的减少，对肌瘤细胞的实际数目没有影响。激素治疗无法做到根治肌瘤，并且存在停药后肌瘤体积反弹问题。长期服用激素类药物对肝肾功能、糖代谢、心血管系统等可能造成不利影响。手术剔除肌瘤不失为有效的治疗方法，但术后相关并发症多，包括腹壁血肿、腹部切口愈合差、尿潴留、深静脉血栓形成、不完全肠梗阻等。

西医治疗该病具有一定的局限性，女性患者更倾向于经济保守、创伤小、有效改善症状的治疗方法，中医药治疗符合这一要求。对于子宫肌瘤中医药的治疗，辨证是保证中医药疗效的关键。目前中医对于子宫肌瘤的辨证分型种类繁多，主观性强，各医家临床辨证多来自临床经验，缺乏统一的客观指标和辨证诊断标准，只有正确客观的辨证才有可能取得良好的临床疗效。正确可靠的四诊资料是辨证论治的前提，科学地分析临床四诊资料，才能正确地进行辨证论治。所以本研究在中医理论指导下，对子宫肌瘤患者的年龄、月经史、生育史、症状体征等中医四诊信息进行收集，采用证素辨证方法进行中医证素积分统计，分析子宫肌瘤患者不同年龄段、瘤体位置、瘤体大小的证素特点，对子宫肌瘤患者病位、病性特点进行分析总结，为中医药辨证治疗子宫肌瘤提供了客观依据。

（一）临床资料与研究方法

1. 研究对象

本研究共纳入子宫肌瘤患者 200 例，患者均来自 2013 年 1 月～ 2013 年 12 月福建中医药大学附属人民医院妇科病区及妇科门诊。

2. 病例选择

（1）诊断标准：参照卫生部《中药新药治疗子宫肌瘤的临床研究指导原则》。① 2 次以上盆腔 B 超诊断为子宫肌瘤；②妇科双合诊检查发现子宫增大，质硬不平，可触及结节或肿块等。

（2）纳入标准：①符合以上诊断标准；②被研究者知情同意，并签署相关文件；③对调查中评估量表能够理解、正确回答，能够配合完成问卷调查者。

（3）排除标准：① B 超、CT 或妇科检查尚未确诊者；②经 B 超与妇科检查诊断可疑合并卵巢囊肿、子宫腺肌病、盆腔炎性疾病等妇科疾病者；③合并有肝、肾、心血管、造血系统等严重原发性疾病及精神病患者；④妊娠或哺乳期妇女。

3. 研究方法

（1）中医辨证标准及研究方法：获得患者知情同意的前提下，运用现场调查的方法在患者就诊时即进行相关信息的规范化采集，确认资料符合纳入标准则选取该资料进行数据录入，将研究对象的中医四诊信息录入到由福建中医药大学提供的健康状态辨识信息采集软件。

根据朱文锋《证素辨证学》，每一症状的轻重，以中等程度为准，若该症状重时，其定量诊断值乘以 1.5，若该症状轻时，乘以 0.7。用各症状要素积分确定各辨证要素的权重，以 100 作为各证素的通用阈值。各症状对各辨证要素贡献度之和达到或超过 100 时，即可诊断为辨证要素，贡献度之和在 70 ～ 100 之间，该证素的诊断不能确立，但说明存在相应的病理变化。

辨证时，先将患者的症状按提示的辨证要素进行累加，超过 100 阈值的项目即为辨证诊断，最后将诊断结果有机结合，构成完整的证名诊断。

（2）统计方法：录入数据，用 EXCEL 建立数据库。应用 SPSS18.0 软件对数据进行统计学分析处理，计数资料采用卡方检验。

（二）结果

1. 一般情况

（1）子宫肌瘤患者年龄分布：200 例患者中，患者年龄最小 24 岁，最大 56 岁，绝经妇女 2 名，年龄为 54 岁及 55 岁，平均年龄 42.54±5.89 岁。年龄经卡方检验，子宫肌瘤不同年龄组构成比差别有统计学意义（$P < 0.05$），两两比较，36 ～ 42 岁、43 ～ 49 岁较余年龄组构成比差别有统计学意义（$P < 0.05$），见表 4-53。

表 4-53　子宫肌瘤患者年龄分布（n=200）

年龄	例数	构成比（%）
36 岁以下	34	17.0
36～42 岁★	88	44.0
43～49 岁★	53	26.5
49 岁以上	25	12.5
总例数	200	100.0

注：★与 36 岁以下、49 岁以上相比 $P < 0.05$。

由表 4-53 可知，子宫肌瘤患者年龄多居于 36～49 岁。

（2）子宫肌瘤瘤体位置分布：收集的 200 例患者中，有 19 名患者瘤体位置非单一一种，分别将其纳入相应的瘤体位置组，浆膜下肌瘤 34 例，肌壁间肌瘤 155 例，黏膜下肌瘤 30 例。

瘤体位置经卡方检验，子宫肌瘤瘤体位置构成比差别有统计学意义（$P < 0.05$）。两两比较得出，肌壁间子宫肌瘤与浆膜下子宫肌瘤、黏膜下子宫肌瘤构成比差别有统计学意义（$P < 0.05$），见表 4-54。

表 4-54　子宫肌瘤瘤体位置分布（n=200）

瘤体位置	频数	构成比（%）
36 岁以下	34	17.0
36～42 岁★	88	44.0
43～49 岁★	53	26.5
49 岁以上	25	12.5

注：★与浆膜下、黏膜下相比 $P < 0.05$。

由表 4-54 可知，子宫肌瘤以肌壁间子宫肌瘤为主。

（3）子宫肌瘤瘤体大小分布：收集的 200 例患者中，其中 55 例多发肌瘤既有 < 5cm 瘤体，亦有 ≥ 5cm 的瘤体，分别将其纳入不同的瘤体大小组别内，故瘤体 < 5cm 共 147 例，瘤体 ≥ 5cm 共 109 例。

瘤体大小经卡方检验，子宫肌瘤瘤体大小构成比差别有统计学意义（$P < 0.05$），见表 4-55。

表 4-55　子宫肌瘤瘤体大小分布（n=200）

瘤体大小	频数	构成比（%）
＜5cm ★	147	73.5
≥5cm	109	54.5

注：★与≥5cm相比 P＜0.05。

由表 4-55 可知，本次收集子宫肌瘤患者瘤体大小以＜5cm为主。

2. 子宫肌瘤中医证素分布

证素积分大于 70 分者，均记其频数，共收集 22 种证素。病位证素 8 种，虚性病性证素 4 种，实性病性证素 10 种。

（1）子宫肌瘤病位证素分布：病位证素经卡方检验，子宫肌瘤病位证素构成比差别有统计学意义（P＜0.05）。将其两两比较，胞宫、肝、脾、肾较余病位证素构成比差别有统计学意义（P＜0.05），见表 4-56。

表 4-56　子宫肌瘤病位证素分布（n=200）

病位证素	频数	构成比（%）
胞宫★	178	89.0
肝★	129	64.5
脾★	53	26.5
肾★	41	20.5
表	7	3.5
胆	3	1.5
心	2	1.0
筋骨	2	1.0

注：★与表、胆、心、筋骨相比 P＜0.05。

由表 4-56 可知，子宫肌瘤病位以胞宫、肝、脾、肾为主。

（2）子宫肌瘤虚性病性证素分布：虚性病性证素经卡方检验，子宫肌瘤虚性病性证素构成比差别无统计学意义（P＞0.05），见表 4-57。

表 4-57　子宫肌瘤虚性病性证素分布（n=200）

虚性病性证素	频数	构成比（%）
阴虚	68	34.0
血虚	63	31.5
气虚	50	25.0
阳虚	50	25.0

由表 4-56 可知，子宫肌瘤虚性病性证素无明显差异性。

（3）子宫肌瘤实性病性证素分布：实性病性证素经卡方检验，子宫肌瘤实性病性证素构成比差别有统计学意义（$P < 0.05$）。将其两两比较，血瘀、气滞、湿、痰较余实性病性证素构成比差别有统计学意义（$P < 0.05$），见表 4-58。

表 4-58　子宫肌瘤实性病性证素分布（n=200）

实性病性证素	频数	构成比（%）
血瘀★	170	85.0
气滞★	166	83.0
湿★	117	58.5
痰★	80	40.0
寒	27	13.5
热	24	12.0
血热	15	7.5
阳亢	11	5.5
血寒	3	1.5
动血	2	1.0

注：★与寒、热、血热、阳亢、血寒、动血相比 $P < 0.05$。

由表 4-58 可知，子宫肌瘤实性病性证素以血瘀、气滞、湿、痰为主。

3. 年龄与证素

（1）不同年龄子宫肌瘤患者病位证素分布：病位证素经卡方检验，不同年龄病位证素构成比差别有统计学意义（$P < 0.05$）。年龄组两两比较，36 岁以下与 36 ~ 42 岁、43 ~ 49 岁组病位证素构成比差别无统计学意义（$P > 0.05$），36 ~ 42 岁与 43 ~ 49 岁病位证素构成比差别无统计学意义（$P > 0.05$），36 岁以下、36 ~ 42 岁、

43～49 岁与 49 岁以上病位证素构成比差别有统计学意义（P＜0.05），见表 4–59。

表 4–59　不同年龄子宫肌瘤患者病位证素分布

病位证素	36 岁以下★（n=34）		36～42 岁★（n=88）		43～49 岁★（n=53）		49 岁以上（n=25）	
	频数	%	频数	%	频数	%	频数	%
胞宫	29	85.3	80	90.9	53	100.0	16	64.0
肝	22	64.7	59	67.0	38	71.7	10	40.0
脾	11	32.4	20	22.7	19	35.8	3	12.0
肾	0	0.0	8	9.1	8	15.1	25	100.0
表	2	5.9	3	3.4	1	1.9	1	4.0
胆	0	0.0	1	1.1	2	3.8	0	0.0
心	1	2.9	0	0.0	0	0.0	1	4.0
筋骨	0	0.0	0	0.0	2	3.8	0	0.0

注：★与 49 岁以上相比 P＜0.05。

病位证素经卡方检验，49 岁以下病位证素胞宫、肝、脾较余病位证素构成比差别有统计学意义（P＜0.05）；49 以上病位证素胞宫、肝、肾较余病位证素构成比差别有统计学意义（P＜0.05）。

因此，49 岁以下患者病位证素以胞宫、肝、脾为主，49 岁以上患者病位证素以胞宫、肝、肾为主。

（2）不同年龄子宫肌瘤患者虚性病性证素分布：虚性病性证素经卡方检验，不同年龄虚性病性证素构成比差别有统计学意义（P＜0.05）。年龄组两两比较，36 岁以下与 36～42 岁、43～49 岁虚性病性证素构成比差别无统计学意义（P＞0.05）。36～42 岁与 43～49 岁虚性病性证素构成比差别无统计学意义（P＞0.05）。36 岁以下、36～42 岁、43～49 岁与 49 岁以上虚性病性证素构成比差别有统计学意义（P＜0.05），见表 4–60。

表 4–60　不同年龄子宫肌瘤患者虚性病性证素分布

虚性病性证素	36 岁以下★（n=34）		36～42 岁★（n=88）		43～49 岁★（n=53）		49 岁以上（n=25）	
	频数	%	频数	%	频数	%	频数	%
阴虚	16	47.1	12	13.6	16	30.2	24	96.0

虚性病性证素	36 岁以下★ （n=34）		36 ～ 42 岁★ （n=88）		43 ～ 49 岁★ （n=53）		49 岁以上 （n=25）	
	频数	%	频数	%	频数	%	频数	%
阳虚	16	47.1	12	13.6	15	28.3	7	28.0
气虚	12	35.3	19	21.6	14	26.4	5	20.0
血虚	18	52.9	20	22.7	16	30.2	9	36.0

注：★与 49 岁以上相比 P ＜ 0.05。

虚性病性证素经卡方检验，49 岁以下各组虚性病性证素构成比差别无统计学意义（P ＞ 0.05）；49 岁以上虚性证素阴虚较余虚性病性证素构成比差别有统计学意义（P ＜ 0.05）。

因此，49 岁以上患者虚性病性证素以阴虚为主。

（3）不同年龄子宫肌瘤患者实性病性证素分布：实性病性证素经卡方检验，不同年龄子宫肌瘤患者实性病性证素构成比差别无统计学意义（P ＞ 0.05），见表 4-61。

表 4-61　不同年龄子宫肌瘤患者实性病性证素分布

实性病性证素	36 岁以下 （n=34）		36 ～ 42 岁 （n=88）		43 ～ 49 岁 （n=53）		49 岁以上 （n=25）	
	频数	%	频数	%	频数	%	频数	%
血瘀	30	88.2	68	77.3	48	90.6	24	96.0
气滞	28	82.4	74	84.1	41	77.4	23	92.0
湿	23	67.6	47	53.4	35	66.0	12	48.0
痰	20	58.8	33	37.5	15	28.3	12	48.0
寒	10	29.4	11	12.5	3	5.7	3	12.0
热	9	26.5	8	9.1	4	7.5	3	12.0
血热	2	5.9	8	9.1	1	1.9	4	16.0
阳亢	3	8.8	3	3.4	5	9.4	0	0.0
血寒	1	2.9	2	2.3	0	0.0	0	0.0
动血	1	2.9	0	0.0	1	1.9	0	0.0

因此，不同年龄段子宫肌瘤患者实性病性证素均以血瘀、气滞、湿、痰为主。

4. 瘤体位置与证素

（1）不同瘤体位置病位证素分布：病位证素经卡方检验，不同瘤体位置病位证素构成比差别无统计学意义（P ＞ 0.05），见表 4-62。

表 4-62　不同瘤体位置病位证素分布

病位证素	浆膜下（n=34）		肌壁间（n=155）		黏膜下（n=30）	
	频数	%	频数	%	频数	%
胞宫	32	94.1	136	87.7	30	100.0
肝	22	64.7	107	69.0	18	60.0
脾	18	52.9	35	22.6	11	36.7
肾	10	29.4	26	16.8	14	46.7
表	2	5.9	6	3.9	2	6.7
胆	1	2.9	3	1.9	0	0.0
心	1	2.9	2	1.3	2	6.7
筋骨	0	0.0	2	1.3	1	3.3

因此，不同瘤体位置病位证素均以胞宫、肝、脾、肾为主。

（2）不同瘤体位置虚性病性证素分布：虚性病性证素经卡方检验，不同瘤体位置虚性病性证素构成比差别有统计学意义（P ＜ 0.05）。将瘤体位置组两两比较得出，浆膜下、肌壁间与黏膜下虚性病性证素构成比差别有统计学意义（P ＜ 0.05）；浆膜下与肌壁间虚性病性证素构成比差别无统计学意义（P ＞ 0.05），见表 4-63。

表 4-63　不同瘤体位置虚性病性证素分布

虚性病性证素	浆膜下★（n=34）		肌壁间★（n=155）		黏膜下（n=30）	
	频数	%	频数	%	频数	%
阴虚	17	50.0	52	33.5	11	36.7
阳虚	10	29.4	28	18.1	18	60.0
气虚	10	29.4	36	23.2	18	60.0
血虚	9	26.5	39	25.2	30	100.0

注：★与黏膜下相比 P ＜ 0.05。

虚性病性证素经卡方检验，浆膜下、肌壁间虚性病性证素构成比差别无统计学意义（P ＞ 0.05）；黏膜下虚性病性证素血虚较余虚性病性证素构成比差别有统计学意义（P ＜ 0.05）。因此，黏膜下肌瘤虚性病性证素以血虚为主。

（3）不同瘤体位置实性病性证素分布：实性病性证素经卡方检验，不同瘤体位置实性病性证素构成比差别无统计学意义（P ＞ 0.05），见表 4-64。

表 4-64 不同瘤体位置实性病性证素分布

实性病性 证素	浆膜下★（n=34）		肌壁间★（n=155）		黏膜下（n=30）	
	频数	%	频数	%	频数	%
血瘀	30	88.2	133	85.8	23	76.7
气滞	29	85.3	138	89.0	17	56.7
湿	23	67.6	94	60.6	13	43.3
痰	26	76.5	53	34.2	11	36.7
寒	8	23.5	20	12.9	3	10.0
热	8	23.5	23	14.8	3	10.0
血热	3	8.8	12	7.7	6	20.0
阳亢	3	8.8	9	5.8	1	3.3
血寒	3	8.8	5	3.2	0	0.0
动血	1	2.9	2	1.3	1	3.3

因此，不同瘤体位置实性病性证素均以血瘀、气滞、湿、痰为主。

5. 瘤体大小与证素

（1）不同瘤体大小病位证素分布：病位证素经卡方检验，不同瘤体大小病位证素构成比差别无统计学意义（P ＞ 0.05），见表 4-65。

表 4-65 不同瘤体大小病位证素

病位证素	瘤体＜ 5cm（n=147）		瘤体≥ 5cm（n=109）	
	频数	%	频数	%
胞宫	130	88.4	103	94.5
肝	93	63.3	70	64.2
脾	36	24.5	32	29.4
肾	20	13.6	36	33.0
表	6	4.1	3	2.8
胆	2	1.4	2	1.8
心	1	0.7	2	1.8
筋骨	1	0.7	1	0.9

因此，不同瘤体大小病位证素均以胞宫、肝、脾、肾为主。

（2）不同瘤体大小虚性病性证素分布：虚性病性证素经卡方检验，不同瘤体大小虚性病性证素构成比差别无统计学意义（P＞0.05），见表4-66。

表4-66 不同瘤体大小虚性病性证素分布

虚性病性证素	瘤体＜5cm（n=147）		瘤体≥5cm（n=109）	
	频数	%	频数	%
阴虚	40	27.2	45	41.3
阳虚	40	27.2	26	23.9
气虚	32	21.8	37	33.9
血虚	36	24.5	50	45.9

因此，不同瘤体大小虚性病性证素无明显差异性。

（3）不同瘤体大小实性病性证素分布

实性病性证素经卡方检验，不同瘤体大小实性病性证素构成比差别无统计学意义（P＞0.05），见表4-67。

表4-67 不同瘤体大小实性病性证素分布

实性病性证素	瘤体＜5cm（n=147）		瘤体≥5cm（n=109）	
	频数	%	频数	%
血瘀	126	85.7	96	88.1
气滞	119	81.0	97	89.0
湿	85	57.8	68	62.4
痰	68	46.3	46	42.2
寒	20	13.6	17	15.6
热	15	10.2	17	15.6
血热	11	7.5	6	5.5
阳亢	9	6.1	6	5.5
血寒	2	1.4	2	1.8
动血	2	1.4	1	0.9

因此，不同瘤体大小实性病性证素均以血瘀、气滞、湿、痰为主。

（三）讨论

1. 一般情况分析

本次研究收集的 200 例观察病例中，子宫肌瘤患者年龄最小 24 岁，最大 56 岁，其中包括已绝经的 2 名，年龄分别为 54 岁和 55 岁。绝经后患者数量明显减少，考虑其原因与子宫肌瘤发病机制与性激素相关。大量国内外研究显示，子宫肌瘤是一种卵巢性激素依赖性良性肿瘤。研究表明，子宫肌瘤局部雌激素水平明显高于周围正常子宫肌组织。雌激素过多被认为是肌瘤生成的主要促进因素，肌瘤中的雌激素调节因子和雌激素直接刺激引起细胞外基质中胶原以及缝隙连接蛋白均较邻近肌层高。这说明肌瘤对雌激素刺激有高度敏感性，及雌激素在发病机制中有重要地位。孕激素也在肌瘤的发生中起着重要的作用。孕激素可增加子宫肌瘤细胞中的增殖细胞核抗原标记指数，也可增加增殖细胞核抗原蛋白在肌瘤细胞中的表达，子宫肌瘤组织中增殖细胞核抗原标记指数在孕激素为主导的分泌期明显高于增生期。另一方面，研究认为催乳素可能通过局部自分泌或旁分泌途径与局部各种因子相互作用刺激子宫肌瘤细胞的促有丝分裂活性蛋白激酶的活性而促进子宫肌瘤的生长。

本研究收集病例的最小发病年龄为 24 岁，说明该病的发生有着年轻化的趋势，要注意及早预防。

2. 子宫肌瘤病位证素特征分析

病位证素反映病变的部位，本研究结果示，子宫肌瘤病位证素以胞宫、肝、脾、肾最多见。

胞宫位置在带脉以下，小腹正中，膀胱之后，直肠之前，受肾、天癸主宰，汇通冲任督带，联五脏、主司子宫。胞宫定期藏泻功能与胞脉、胞络、冲脉、任脉功能相联系，尤其以冲、任二脉与胞宫关系最为密切。脏腑经络之气血下注冲脉，冲脉为五脏六腑之海，谓之血海。任脉蓄积阴血，为阴脉之海，主胞胎。朱文锋教授提出，胞脉是蓄泄经血、孕育胎儿的地方，故从经脉角度看，胞宫与冲任有关，病位证素罗列胞宫即可，不必再列冲任，因此冲任也属于病位证素胞宫范畴。若妇女经期、产后失于调摄，感受外来寒邪；或体虚劳倦，气血亏虚；或郁郁寡欢，情志不畅，气机郁滞，均可影响各脏腑的正常功能，进一步导致冲任二脉损伤，胞宫藏泻失职，经血不循常道，或非时而下，经血壅积阻滞于胞宫、脉络，蓄积成癥。子宫肌瘤正是生长于子宫之上，故胞宫是其发病必定涉及的病位。

中医认为，女子以肝为先天以血为基础，肝主藏血，具有储藏血液、调节血量的作用。肝既可贮藏调节有形之血，又可疏泄调节无形之气。女性情感多细腻，心思敏锐，性格内向，情绪易反复波动，同时现代女性要承担社会工作压力，又要操持家务，长期处于高强度的精神压力中。肝出谋虑主疏泄，为将军之官，具有疏畅条达全身气机作用，性喜条达，恶抑郁，最易为七情所伤。另一方面，女性一生的经、孕、产、乳等数个时期，均耗伤气血。冲为血海，任为阴脉之海，主胞胎，冲任二脉与肝经关系密切。且子宫肌瘤病位在子宫，位于盆腔，为肝经循行之处。若七情内伤，或他脏病变伤及肝脏，导致肝脏功能失常，肝气不调，冲任阻滞，气血不和，可致血液运行不畅，久而瘀滞胞中为积块。张建伟、彭丽娜等医家在治疗子宫肌瘤时加用疏肝药物，取得了较好的临床疗效。

女性多思，情感细腻，思伤脾，脾气虚或肝气郁滞，木郁侮土导致脾健运失常。脾为后天之本，气血生化之源。脾气虚，气血生化无源，统摄无权，血溢脉外形成离经之血，瘀血结集致病。另一方面，脾失健运，全身津液输布代谢失常，水湿流注下焦，水湿痰浊在体内蓄积停滞凝聚，积聚成块。

肾主藏精，为人体先天之本，阴阳之根本。肾气虚，藏精化血无力，气虚血衰，血行不畅而致瘀；血瘀日久，阻碍新血再生，出现血溢脉外的出血表现，长期出血伤精耗血，从而肾虚益甚。而肾阳虚衰气化不利，气血津液运行障碍，聚湿生痰，经久不散，水湿痰饮聚集随经气而下，流注于子宫络脉，亦可聚而成块。

3. 子宫肌瘤病性证素特征分析

病性证素表达疾病的本质，本研究结果示虚性病性证素构成比差别无统计学意义，实性病性证素以血瘀、气滞、湿、痰多见。

中医学中无"子宫肌瘤"一名，根据肌瘤的临床特点，将其归属于"癥瘕"范畴。《妇人大全良方》曰："妇人腹中瘀血者，由月经闭积或产后余血未尽或风寒凝瘀，久而不消，则为积聚癥瘕。"《景岳全书》曰："瘀血留滞作癥，唯妇人有之。其证则或由经期，或由产后，凡内伤生冷，或外受风寒，或恚怒伤肝，气逆而血留，或忧思伤脾，气虚而血滞，或积劳积弱，气弱而不行，总由血动之时，余血未尽，而一有所逆，则留滞日积而渐以成癥矣。"历代医家均指出子宫肌瘤的主要病机是血瘀，血瘀形成的前提或诱发因素与外感、内伤有关。血瘀可由于产后、经期胞脉空虚，湿、寒、热邪等侵入，与血相搏；或七情内伤，肝气郁结；或手术创伤；或冲任二脉损伤，胞宫藏泻失常等导致瘀血长期停滞胞脉之中形成癥瘕。

本研究结果病性证素血瘀与历代医家病因分析相吻合。西医学研究表明血液流变性是血瘀病理变化的客观指标，子宫肌瘤患者的血液流变性改变为高凝状态。实验研究显示，子宫肌瘤大鼠血液流变学指标中的血浆黏度、全血比黏度、纤维蛋白原明显高于正常范围，肌瘤鼠血液呈黏滞、凝聚性增高的状态，表明血瘀现象普遍出现于子宫肌瘤患者之中，血瘀是子宫肌瘤发生的主要矛盾。

本研究发现气滞亦为子宫肌瘤较为常见的病性证素。《素问·调经论》曰："人之所有者，血与气耳。"气为血之帅，血为气之母，血与气，相互资生，相互依存，气病可及血，血病可及气。气机郁滞导致血液运行不通，血液运行不畅，可产生血瘀的病变，日久瘀阻胞宫形成积块；离经之血阻滞经络，影响气机的运行，气机不畅，可致气滞。综合上述子宫肌瘤病位特点，女子以肝为先天，气滞多表现为肝气郁滞。故有些子宫肌瘤患者可出现两胁胀痛或刺痛，或情致不畅，情志抑郁，易激动，善太息，或乳房胀痛，脉弦细等症状。

湿、痰的产生结合子宫肌瘤病位证素的特点，与肝、脾、肾相关。肝郁乘脾或脾气虚弱，脾失健运，或肾阳虚衰，均可导致津液代谢失常，水湿痰浊在体内蓄积停滞。本研究中收集的病人均来自福建省各地区，福建地区气候温暖湿润，雨量充沛，或经期、产后冒雨涉水，湿邪内渗停聚而致病。子宫肌瘤痰湿型临床症状可见小腹有包块，但按之不坚，时作痛，可伴有带下色白量多，胸脘痞闷，舌淡胖，苔白腻，脉弦滑等症状。

4. 不同情况下子宫肌瘤证素特征分析

（1）年龄与证素：研究示各病位、病性证素可分布见于各个年龄组，49 岁以上病位肾及病性阴虚所占百分比明显增高，结合统计学结果，49 岁以下病位证素主要见于胞宫、肝、脾，49 岁以上病位证素主要见于胞宫、肝、肾。49 岁以下虚性病性证素以阴虚为主。

《素问·上古天真论》云："女子七岁，肾气盛，齿更发长；二七而天癸至，任脉通，太冲脉盛，月事以时下，故有子……七七，任脉虚，太冲脉衰少，天癸竭，地道不通，故形坏而无子也。"随着年龄的增长，肾气渐衰，天癸将竭，精血不足，精血属阴，病位肾及病性阴虚特点日趋明显。49 岁以下妇女病位可见于脾，考虑该年龄段妇女处于人生拼搏或事业的高峰期，工作和精神压力大，饮食不规律、生活作息不规律，饮食失宜、劳倦过度伤脾，导致脾气虚弱，故可见病位脾。

（2）瘤体位置与证素：研究示各病位、病性证素可见于各个瘤体位置组，结合统计学结果，黏膜下肌瘤虚性病性证素以血虚为主，与黏膜下肌瘤引起的临床症状有关。黏膜下肌瘤可增加子宫内膜面积，并影响子宫收缩，此外还可能使瘤体附近的静脉受挤压，导致子宫内膜静脉丛充血扩张，因此黏膜下肌瘤可引起月经经量增多，经期延长。女子以血为基本，耗血出血过多，使机体处于血虚状态，故可见血虚状态。

（3）瘤体大小与证素：研究示各病位、病性证素可分布见于各个瘤体大小组，结合统计学结果，不同瘤体大小组各证素分布未见明显区别，考虑各证素分布与瘤体大小无关。

审证求因，辨证论治，根据"坚者削之，客者除之，结者散之，留者攻之"，子宫肌瘤治疗上以活血化瘀、软坚散结为治疗大法。治疗时要顾及体质强弱、年龄等整体情况。青壮年期体质强壮者可以攻为主，化瘀消癥。更年期前后，肾气虚，或久病体虚，当遵"五旬经水未断者，应断其经水，结自缩"的原则，不可妄下攻逐之味。

5. 创新点

"证素辨证"以各症状要素积分和阈值法确定证素的诊断，而后将证素灵活组合出所有的"证"，使辨证具有客观性，覆盖面广，同时也增加了辨证的准确性和灵活性。本研究通过对子宫肌瘤患者四诊资料的规范化采集，以证素积分为指标，探求子宫肌瘤患者的不同年龄段、瘤体位置及瘤体大小的证素分布特点，研究方法具有客观性，为子宫肌瘤的规范化辨证研究提供了一定的依据。

（四）结论

1.子宫肌瘤病位证素以胞宫、肝、脾、肾最多见，49岁以下病位多位于胞宫、肝、脾，49岁以上病位多为胞宫、肝、肾。

2.不同年龄、瘤体位置、瘤体大小，子宫肌瘤实性病性证素以血瘀、气滞、湿、痰最多见。

3.结合子宫患者生理病理特点，49岁以上患者虚性病性证素以阴虚为主，黏膜下肌瘤虚性病性证素以血虚为主。

二十、盆腔器官脱垂的中医体质特征及血清 SOD、MDA、TGF-β_1 的差异性研究

因各种原因引起盆底肌肉筋膜及子宫韧带损伤，未能很好恢复，或因其他原因导致其张力减低使支持功能薄弱时，盆底器官发生移位，称为盆腔器官脱垂。目前，一般认为POP的发生率随着年龄的增长而增加。据统计，大于60岁的老年女性，超过1/4会患有不同程度的POP，其中10%的病人可以没有症状。虽然其不危害患者的生命，但是严重影响妇女的生活质量，特别是由它带来的排尿、排便以及性生活障碍等问题，因此POP的求治率也逐年升高。目前对于盆腔器官脱垂最有效的治疗还是手术，但术后脱垂的复发率较高。近年来国内外学者对POP的研究所涉及的领域比较窄，结果仍有许多争议。在研究过程中，人们发现一些尚未生育的妇女甚至是处女，亦可发生盆腔器官脱垂。因此，有专家推测，POP的发生与个人的遗传因素相关，即与中医认为的"个人体质"相关。

王琦教授认为体质状态在疾病的发生、发展、转归的过程中起着重要的作用。体质状态决定机体正气的强弱，而正气的盛衰决定疾病的发生与否，因此疾病的发生与否与体质状态密切相关。根据体质状态在一定程度上可以预测疾病的演变、转归及预后。因此，体质因素对盆腔器官脱垂的发生、发展、转归的影响是不容忽视的。体质的差异可能导致盆腔器官脱垂的发病不同。吴彦辉等研究提示POP患者气虚质占69.3%。王琦教授根据中医体质提出了三大治则，分别是治病求本、本于体质，因人施治、权衡制宜，同病异治、异病同治。治疗时应本着"辨体思想"，通过纠正体质的偏颇，达到未病先防、既病防变的目的。

关于盆底功能障碍性疾病（pelvic floor dysfunction，PFD）发病机制的研究，主要集中在压力性尿失禁（stress urinary incontinence，SUI）方面，SUI与POP常共同存在，所以认为二者发病机制相似。虽然PFD的发病机制尚不明确，但是盆底结缔组织胶

原的生化和超微结构的改变与 PFD 的发生相关，是国内外临床医生的共识。盆底支持结构的退行性变与组织中的转化生长因子 β 相关，是国内外临床医生的共识。盆底支持结构的退行性变与组织中的转化生长因子同减少有关，TGF-β_1 的减少导致盆底组织的胶原蛋白含量减少。TGF-β_1 能够调控间质蛋白合成过程中的转录、翻译及转录后等多个水平，同时其也能够维持蛋白质的稳定。Meijerink AM 等采用免疫组织化学法对 33 名盆腔器官脱垂患者的阴道壁进行分析发现，弹力纤维及 TGF-β_1 表达的改变可能导致 POP 的发生。另有研究表明，TGF-β_1 的表达与 POP-Q 阶段呈负相关，即脱垂程度增加，TGF-β_1 表达量则相对减少。因此，我们认为 TGF-β_1 通过影响盆底胶原代谢而引起盆腔支持结构退变，盆底结缔组织中 TGF-β_1 表达越少，脱垂越严重。

当体内抗氧化能力下降或者自由基过多，大量的超氧化物阴离子（O_2^-）迅速与细胞内的氨基酸、蛋白质、核酸、脂质等产生反应，生成氧化产物，主要是丙二醛（malondialdehyde，MDA），可通过影响细胞正常代谢、遗传信息突变、蛋白质变性等引起细胞衰老，导致慢性病及衰老。超氧化物歧化酶（super oxidedismutase，SOD）是一种金属酶类，主要包括 Fe-SOD、Mn-SOD、Cu、Zn-SOD，是机体内最重要、最有效的抗氧化酶，作为防止自由基损伤的第一道防线。现代研究表明随着年龄的增加，人体内 SOD 合成减少、活性下降，脂质过氧化分解产物 MDA 水平逐渐升高，引起机体的退行性病变及衰老。随着机体各项脏器机能的逐渐衰退，盆底支持结构也逐渐衰老退变，导致其张力下降、失去弹性，使女性生殖器官及其相邻脏器逐渐向下移位，导致 POP 的发生。因此机体内 SOD 与 MDA 的水平可能与盆腔器官脱垂的发生相关。

本课题来源于王小红国家青年科学基金项目盆腔器官脱垂发病特征及气虚证的分子生物学机制研究（课题编号：H81102713）。本课题设计共分为两部分，包括临床调查和实验研究。第一部分为 POP 患者中医体质特征的调查研究。通过规范收集 POP 患者的临床资料，辨识体质类型，分析 POP 患者的中医体质分布以及不同年龄、脱垂度体质分布的差异，补充中医体质对 POP 的认识。第二部分主要是基于血清中 SOD、MDA、TGF-β_1 水平研究 POP 的发病机制。用酶联免疫吸附测定法（ELISA）测定血清中 SOD、MDA、TGF-β_1 的含量。通过分析不同体质、不同脱垂度血清因子的差异性及相关性，探讨盆腔器官脱垂的发病机制，为临床中西医结合防治 POP 提供依据。

（一）盆腔器官脱垂中医体质特征的临床研究

1. 研究对象

病例来源：2013 年 1 月～ 2013 年 11 月就诊于福建中医药大学附属人民医院门诊及住院盆腔器官脱垂病例，共 100 例。

2. 研究方法

（1）盆腔器官脱垂诊断标准：以 1996 年国际节制协会（international continence society，ICS）公布的新的分度法，即盆腔器官脱垂定量（pelvic organ prolapse quantification，POP-Q）分度法作为诊断依据。见表 4-68、表 4-69。

表 4-68　盆腔脏器脱垂评估指示点（POP-Q 分度法）

指示点	内容描述	范围（cm）
Aa	距处女膜 3cm 的阴道前壁处	-3，+3
Ba	阴道前壁脱出离处女膜最远处	-3，+TVL
C	宫颈或子宫切除的阴道残端	+-TVL
D	后穹隆（没有切除子宫者）	+-TVL
Ap	距处女膜 3cm 的阴道后壁处	-3，+3
Bp	阴道后壁脱出离处女膜最远处	-3，+TVL

注：TVL 指阴道总长度。

表 4-69　盆腔器官脱垂分度（POP-Q 分度法）

分度	内容
0	没有脱垂，Aa、Ap、Ba、Bp 都是 -3cm，C 点在 TVL 和 -（TVL-2）cm 之间
I	脱垂最远处在处女膜内，距处女膜 > 1cm
II	脱垂最远处在处女膜边缘 1cm 内，不论在处女膜内还是外
III	脱垂最远处在处女膜外，距离处女膜边缘 > 1cm 但 <（TVL-2）cm
IV	阴道完全或几乎完全脱垂，脱垂最远处 ≥ +（TVL-2）cm

（2）纳入标准：①符合盆腔器官脱垂 POP-Q 分度法诊断标准；②本人同意参加本次调查研究，并签署知情同意书；③对调查中各种评估量表能够理解、正确回答，能够配合完成问卷调查者。

（3）排除标准：①各种恶性肿瘤、重大器官移植术或造血干细胞移植术、尿毒症等重大疾病者；②妊娠期或哺乳期；③ POP 手术治疗后，目前无盆腔器官脱垂；④长期口服激素类药物（如雌激素替代治疗、避孕药等）。

（4）病例剔除及脱落标准：①不符合纳入标准而被误纳入者；②突发不良事件等原因导致无法继续参与调查研究者；③调查研究过程中自行或家属要求退出者；④资料不全，影响结果判断者。

（5）中医体质的分类与判定：按照中华中医药学会 2009 年 4 月 9 日正式发布的《中医体质分类与判定》标准制定的《中医体质评定表》。

①判定方法：要求受试者回答《中医体质评定表》中的所有问题。分别计算 9 个体质亚量表的原始分及转化分。原始分 = 各个条目的分会相加。转化分 =［（原始分 - 条目数）/（条目数 ×4）］×100。

②判定标准：正常体质：平和质。偏颇体质：包括气虚质、气郁质、阳虚质、血瘀质、痰湿质、阴虚质、湿热质、特禀质。

表 4-70 中医体质判定标准表

体质类型	条件	判定结果
平和质	转化分≥60分，其他8种体质转化分均<30分	是
	转化分≥60分，其他8种体质转化分均<40分	基本是
	不满足上述条件者	否
偏颇体质	转化分≥40分	是
	转化分30-39分	倾向是
	转化分<30分	否

（6）质量控制：关于盆腔器官脱垂患者POP-Q分度的确定由主治及主治以上医师经妇科检查后做出诊断。中医体质调查表由具有中医专业知识并经专门培训的专业人员对POP患者进行逐项询问填写，辨识体质。

（7）统计学方法：全部数据均采用EXCEL表格录入资料，建立数据库。采用SPSS18.0软件对数据进行统计学处理。对一般情况进行描述统计、频数分析。同一样本中两个或多个构成比比较，采用卡方检验，双侧检验 $P < 0.05$，有统计学意义。若多个构成比差异有统计意义者，再进行同一样本中构成比两两比较，双侧检验 $P < 0.05$，有统计学意义。等级资料多组间比较，采用秩和检验（Kruskal-Wallis H 检验），$P < 0.05$，有统计学意义。等级资料进行双变量相关分析，选用秩相关分析（Spearman's 相关分析），$P < 0.05$，有统计学意义。

3. 结果

（1）年龄情况

①年龄分布特点：本研究纳入的盆腔器官脱垂患者100例中，最大年龄91岁，最小年龄40岁，平均年龄为62.77±11.44岁。盆腔器官脱垂患者年龄50岁以上占90%。POP患者不同年龄组构成比经卡方检验，差异有统计学意义（$P < 0.05$）。将不同年龄组两两比较得出，50岁以下与50～59岁、60～69岁、70岁及以上构成比差异有统计学意义（$P < 0.05$），余年龄组两两比较差异无统计学意义（$P > 0.05$）（表4-71）。

表 4-71 年龄分布差异（n=100）

年龄（岁）	频数	构成比（%）	χ^2	P 值
< 50	10[*]	10		
50-59	32	32		
60-69	34	34	14.240	0.003
≥ 70	24	24		

注：与50～59岁、60～69岁、≥70岁组比较，*$P < 0.05$。

②不同脱垂度年龄分布差异：不同脱垂度年龄分布经秩和检验，差异有统计学意义（P＜0.05）。将不同脱垂度组两两比较得出，脱垂Ⅲ度与脱垂Ⅳ度年龄分布差异有统计学意义（P＜0.05），余脱垂度两两比较差异无统计学意义（P＞0.05）（表4-72）。

表 4-72 不同脱垂度年龄分布差异

脱垂度	＜50岁		50～59岁		60～69岁		≥70岁		χ^2	P值
	频数	%	频数	%	频数	%	频数	%		
Ⅱ（n=12）	4	33.3	0	0	2	16.7	6	50.0	20.199	0.000
Ⅲ（n=52）*	6	11.5	28	53.8	12	23.1	6	11.5		
Ⅳ（n=36）	0	0	4	11.1	20	69.2	12	33.3		

注：与脱垂Ⅳ组比较，*P＜0.05。

③脱垂度与年龄相关性：POP患者脱垂度与年龄呈正相关，相关系数为0.318（P＜0.05）（表4-73）。

表 4-73 脱垂度与年龄相关性

项目	相关系数 r	P值
年龄	0.318	0.001

（2）POP患者的中医体质特征

①中医体质分布：本调查对中医体质分布进行统计分析时，各种偏颇体质转化分≥40分均纳入频数统计，故各体质类型总频数大于实际样本量。

POP患者兼夹体质占75%，单纯体质与兼夹体质构成比经卡方检验，差异有统计学意义（P＜0.05）。POP患者9种中医体质出现的频率由高到低依次为：气虚质、阳虚质、气郁质、血瘀质、痰湿质、阴虚质、平和质、湿热质、特禀质。POP患者不同体质构成比经卡方检验，差异有统计学意义（P＜0.05）。将不同体质两两比较得出，气虚质与其他体质构成比差异有统计学意义（P＜0.05）。气郁质与除阳虚质、血瘀质外的6种体质构成比差异有统计学意义（P＜0.05）。阳虚质与除气郁质、血瘀质外的6种体质构成比差异有统计学意义（P＜0.05）。血瘀质与除气郁质、阳虚质、痰湿质外的5种体质构成比差异有统计学意义（P＜0.05）。痰湿质与除血瘀质、阴虚质外的6种体质差异有统计学意义构成比差异有统计学意义（P＜0.05）。阴虚质与除痰湿质、平和质外的6种体质构成比差异有统计学意义（P＜0.05）。平和质与除阴虚质、湿热质、特禀质外的5种体质构成比差异有统计学意义（P＜0.05）。湿热质、特禀质与除平和质外的 6 种体质构成比差异有统计学意义（P ＜ 0.05）表 4–74、表 4–75。

表 4–74 单纯体质与兼夹体质分布（n=100）

年龄（岁）	频数	构成比（%）	χ^2	P 值
单纯体质	25	25.0	25.000	0.001
兼夹体质	75	75.0		

注：单纯体质指平和质 ≥ 60 分且偏颇体质 ＜ 40 分或单一偏颇体质 ≥ 40 分；兼夹体质指 2 种及以上转化分 ≥ 40 分的偏颇体质共存。

表 4–75 9 种中医体质差异（n=100）

年龄（岁）	频数	构成比（%）	χ^2	P 值
平和质	6☆	6.0	190.420	0.000
气虚质	76*	76.0		
气郁质	29**	29.0		
阳虚质	32△	32.0		
血瘀质	24△△	24.0		
痰湿质	17#	17.0		
阴虚质	11##	11.0		
湿热质	3☆☆	3.0		
特禀质	2☆☆	2.0		

注：与其他体质比较，*P ＜ 0.05；与除阳虚质、血瘀质外的 6 种体质比较，**P ＜ 0.05；与除气郁质、血瘀质外的 6 种体质比较，△ P ＜ 0.05；与除气郁质、阳虚质、痰湿质外的 5 种体质比较，△△ P ＜ 0.05；与除血瘀质、阴虚质外的 6 种体质比较，#P ＜ 0.05；与除痰湿质、平和质外的 6 种体质比较，##P ＜ 0.05；与除阴虚质、湿热质、特禀质外的 5 种体质比较，☆ P ＜ 0.05；与除平和质外的 6 种体质比较，☆☆ P ＜ 0.05。

②不同年龄中医体质分布差异：不同年龄中医体质分布经秩和检验，差异有统计学意义（P ＜ 0.05）。将不同年龄组进行两两比较得出，50 岁以下与其他年龄组比较差异有统计学意义（P ＜ 0.05）。50 ～ 59 岁、60 ～ 69 岁、70 岁及以上组间两两比较差异无统计学意义（P ＞ 0.05）（表 4–76）。

表 4-76　不同年龄中医体质差异

体质	<50 岁 (n=10)*		50～59 岁 (n=32)		60～69 岁 (n=34)		≥70 岁 (n=24)		χ^2	P 值
类型	频数	%	频数	%	频数	%	频数	%		
平和质	6	60.0	0	0	0	0	0	0		
气虚质	2	20.0	29	90.6	29	85.3	16	66.7		
气郁质	3	30.0	11	34.3	12	35.3	3	12.5		
阳虚质	0	0	10	31.3	7	20.6	15	62.5		
血瘀质	0	0	3	9.4	5	14.7	16	66.7	13.515	0.004
痰湿质	0	0	7	21.9	8	23.5	2	5.9		
阴虚质	0	0	3	9.4	6	17.6	2	5.9		
湿热质	0	0	1	3.1	2	5.9	0	0		
特禀质	1	10.0	0	0	1	2.9	0	0		

注：与其他 3 个年龄组比较，*$P < 0.05$。

③不同脱垂度中医体质分布差异：不同脱垂度中医体质分布经秩和检验，差异无统计学意义（$P > 0.05$）（表 4-77）。

表 4-77　不同脱垂度中医体质差异

体质 类型	Ⅱ (n=12)		Ⅲ (n=52)		Ⅳ (n=36)		χ^2	P 值
	频数	%	频数	%	频数	%		
平和质	3	25.0	3	5.8	0	0		
气虚质	7	58.3	40	76.9	29	80.6		
气郁质	2	16.7	18	34.6	9	25.0		
阳虚质	5	41.7	16	30.8	11	30.6		
血瘀质	2	16.7	11	21.2	11	30.6	3.175	0.204
痰湿质	2	16.7	9	17.3	6	16.7		
阴虚质	0	0	3	5.8	8	22.2		
湿热质	0	0	1	1.9	2	5.6		
特禀质	0	0	2	3.8	0	0		

4. 讨论

（1）年龄与 POP 关系的分析：目前大多数学者认为，随着年龄的增长，发生 POP 的风险逐渐增加。如 Swift 等对年龄分布在 18～83 岁的 1004 名女性进行了 POP 的危险因素及患病率的横断面研究，结果显示年龄每增加 10 岁，POP 的患病风险增加约 40%。本调查也发现盆腔器官脱垂患者发病年龄主要分布在 50 岁以上的女性。这与目前大多数文献报道相符合。人到老年，人体的各项机能在逐渐衰老，盆底组织也随着年龄的增长在衰老退变，若再加上手术、产伤、肥胖、慢性咳嗽、慢性便秘等因素的长期作用，可能导致盆底支持结构的退变松弛加剧，张力下降，失去弹性，最终导致 POP 的发生。另外，本研究所收集的病例年轻患病者少，未收集到 40 岁以下 POP 患者，其原因可能为一是年轻女性本身发病率就低，二是我国的经济条件与传统就医观念相关，患病未及时就诊，迁延多年，病情严重时才到医院就诊。再者，本研究结果显示 POP 患者年龄分布差异有统计学意义，50 岁以下与 50～59 岁、60～69 岁、70 岁及以上构成比差异有统计学意义（$P < 0.05$），但是 50～59 岁、60～69 岁、70 岁及以上两两构成比差异无统计学意义（$P > 0.05$）。根据此统计结果并无法得出随着年龄的增长，POP 的患病风险逐渐增加。本研究出现此结果原因可能为调查范围较为局限、样本量少，因此可扩大调查范围，以减少结果的偏差。

本研究结果还显示，POP 患者 POP-Q 脱垂度与年龄呈正相关（r=0.318，P=0.001），提示随着年龄的增长，POP 患者的脱垂程度逐渐加重。这与其他学者的研究结果相符。如 Kim 等将 244 名 POP 患者按脱垂程度分组比较其年龄差异，发现脱垂程度从轻到重，其平均年龄也依次增高（$P < 0.001$）。随着年龄的增长，整个人体从功能旺盛到衰退逐渐变化，当然盆底支持组织亦随着年龄的增长逐渐薄弱、退化、松弛。其机制可能为盆底支持组织分解代谢后，局部血供差，胶原合成减少，神经营养不良，盆底支持组织不能有效修复，这些变化将加重原先阴道分娩、慢性便秘、慢性咳嗽等其他因素造成的盆底组织损伤，因而盆底的支持组织更加薄弱，张力减低，弹性差，导致盆腔器官脱垂的发生及加重。另外，本研究仅发现脱垂Ⅲ度与脱垂Ⅳ度年龄分布差异有统计学意义（$P < 0.05$），余脱垂度两两比较差异无统计学意义（$P > 0.05$），可扩大样本量继续研究。

年龄是目前盆腔器官脱垂公认的危险因素之一。影响 POP 发病的病因还有很多，如阴道分娩、先天缺陷、腹压增高、既往盆腔手术史、合并其他慢性病等。因此，我们在临床工作中应综合分析这些相关因素，以便于更全面地认识 POP，更好地指导临床治疗。

（2）中医体质特征分析：中医体质学认为，中医体质是个体在生命过程中相对稳定的特殊状态，与疾病具有相关性，能够制约、影响疾病和证候形成，对疾病的发生、发展、转归、预后具有重要的影响作用。因此，不同的体质状态往往影响着个体对疾病的易感性以及疾病发展的倾向性。正如《医理辑要·锦囊觉后篇》所云："要知易风为病者，表气必虚……易劳伤者，中气必损。"本研究从中医体质角度出发，探讨了盆腔器官脱垂的发生、发展。本次调查虽然例数不多，但是也可作为对盆腔器官脱垂中医体质分布情况的初步认识。

本研究结果显示POP患者以兼夹体质为主（75%）。综合国内相关文献报道，目前学者普遍认为老年人的偏颇体质，常以一种体质为主，兼夹其他体质。如有研究指出，随着年龄的增长，人群体质的构成情况日趋复杂，并且虚弱体质或兼夹虚弱型体质者明显增多，其比例从青少年的1/3上升到老年时的3/4左右。徐学功等调查显示，10440例被调查者中，单一体质5179例，兼夹体质5261例，气虚质有最多的兼夹体质出现。本研究结果与其相符。POP患者年老者居多，由于年老者气血渐不足，五脏六腑功能日渐衰退，形体亏损，又有宿疾交加，因此，盆腔器官脱垂患者体质常以一种体质为主，兼夹其他体质存在。本研究结果还显示POP患者中医体质以气虚质为主（76%）。不同脱垂程度的POP患者体质分布差异无统计学意义，均以气虚质为主。该结果与中医界对盆腔器官脱垂病机的普遍认识相符合。中医认为气虚、气陷是盆腔器官脱垂的基本病机。气虚、气陷贯穿于盆腔器官脱垂发生、发展的整个过程。每个人脏腑有气血阴阳多少和强弱的不同，气虚质者正是由于素体虚弱，中气不足，固摄、升提无力，再加上其他因素的影响如产伤、机械性腹压增加、手术等因素影响，最终导致盆腔器官脱垂的发生。所以气虚质是影响POP的最主要的体质类型。国内相关研究也支持这一观点。如吴彦辉等研究提示POP患者气虚质占69.3%。因此，综合文献资料及本研究结果，提示以气虚质为主的兼夹体质为盆腔器官脱垂患者的常见体质类型。

但是，体质并不是一成不变的，虽然它具有遗传性、稳定性，但是同时也具有多样性、可变性、可调性和趋同性。体质形成于先天，定型于后天。本研究结果显示，POP患者不同年龄段其中医体质的分布差异有统计学意义（$P < 0.05$）。50岁以下POP患者中医体质分布前三者依次为：平和质、气郁质、气虚质。50～69岁POP患者中医体质分布前三者依次为：气虚质、气郁质、阳虚质。70岁及以上POP患者中医体质分布前三者依次为：气虚质、血瘀质、阳虚质。提示个体的体质与生命同步，不同年龄段，脏腑气血阴阳不同，人的体质各有特点。年老者或多或少患有其他慢性疾病，随着年龄的增长，久病入络，影响气血运行，产生瘀血阻络的病理变化。正如《临证指南医案》所云："经几年宿病，病必在络……因久延，体质气馁……气阻血瘀。"因而年老者体质除了以虚为主外，随着年龄的增长，体质逐渐变化，常常兼夹有血瘀质。另外本研究结果显示50岁以下者平和质所占比例最多，但本研究50岁以下POP患者仅有10例，样本量少，因此根据此研究结果并无法说明50岁以下POP患者的体质分布情况，有待于扩大样本量继续研究。

总之，POP患者的中医体质是以气虚质为主的兼夹体质最多见。但随着年龄的变化，兼夹的体质类型的也会逐渐发生变化。

（二）盆腔器官脱垂患者血清 SOD、MDA、TGF-β₁ 的差异性研究

1. 材料与方法

（1）主要试剂：超氧化物歧化酶（SOD）检测试剂盒、人丙二醛（MDA）检测试剂盒、人转化生长因子 β_1（TGF-β_1）ELISA 试剂盒，以上试剂均购自上海西唐生物科技有限公司。

（2）主要仪器

SUNRISE 酶标仪（瑞士 TEDAN）。

HC-2062 高速离心机（安徽中科中佳科学仪器有限公司）。

Forma900 SERIES -80℃超低温冰箱（美国 Thermoscientific 公司）。

HH-W600 数显三用恒温水箱（金坛市医疗仪器厂）。

（3）研究对象：取 2013 年 1 月～ 2013 年 11 月就诊于福建中医药大学附属人民医院门诊及住院符合纳入标准的盆腔器官脱垂患者。

（4）标本制作：入选者采取空腹肘静脉血 5mL，室温下静置 2 小时，3500 转 / 分钟，离心 10 分钟，取血清 1mL 装入 EP 管密封置于超低温（-80℃）冰箱保存，待统一测定血清 SOD、MDA、TGF-β_1 含量，标本要避免反复冻融。

（5）研究方法

血清 SOD、MDA、TGF-β_1 含量的测定均采用酶联免疫吸附测定（ELISA）法进行测定。所有标本同批检测，检测程序严格按照说明书进行。

①准备试剂

标准品配制：设置 8 管标准管，分别按下表 4-78 加入试剂，将第 1 管混匀后用加样器吸出 500μL，移至第 2 管。如此反复作对倍稀释，从第 7 管中吸出 500μL 弃去。第 8 管作为空白对照。TGF-β_1 标准稀释液应先加 0.5mL 蒸馏水混匀稀释再加入标准管。

表 4-78 标准品液配制

标准管	SOD 标准品液	MDA 标准品液	TGF-β_1 标准品液
1	蒸馏水 980μL+ 标准品溶液 20μL	蒸馏水 900μL+ 标准品溶液 100μL	标本稀释液 900μL+ 标准品溶液 100μL
2 ～ 8	蒸馏水 500μL	蒸馏水 500μL	标本稀释液 500μL

底物工作液配制（MDA 检测用）：临用前将 OPD 片放入蒸馏水中溶解，每片加蒸馏水 5mL。

洗涤液（TGF-β_1 检测用）：用重蒸水 1:20 稀释。

②检测程序

血清 SOD、MDA 含量的测定：

加样：每孔各加入标准品或待测样品 20μL。

每孔加入底物工作液 100μL、酶标抗体工作液 10μL（MDA 检测加），置 37℃反应 15 分钟。

每孔加入 100μL 终止液混匀。

30 分钟内用酶标仪测吸光值（SOD 在 450nm 处、MDA 在 490nm 处）。

血清 TGF-β₁ 的测定：

标本激活：将 340μL 标本稀释液加入到一支 1.5mL 进口聚丙烯管中，再加 20μL 血清标本。加 20μL1NHCL，盖紧，上下混匀。2～8℃放置 60±2 分钟。加 20μL 1N NaOH，盖紧，上下混匀。即用。

加样：每孔各加入标准品或已激活待测样品 100μL，将反应板充分混匀后置 37℃ 40 分钟。

洗板：用洗涤液将反应板充分洗涤 4～6 次，在滤纸上印干。

每孔加入蒸馏水和第一抗体工作液各 50μL（空白除外）。将反应板充分混匀后置 37℃ 20 分钟。

洗板：同前。

每孔加酶标抗体工作液 100μL。将反应板置 37℃ 10 分钟。

洗板：同前。

每孔加入底物工作液 100μL，置 37℃暗处反应 15 分钟。

每孔加入 100μL 终止液混匀。

30 分钟内用酶标仪在 450nm 处测吸光值。

③结果计算

所有 OD 值都应减除空白值后再行计算。

以标准品浓度为横坐标，OD 值为纵坐标，画出标准曲线。

根据样品 OD 值在该曲线图上查出相应 SOD、MDA、TGF-β₁ 含量（TGF-β₁ 含量应再乘上稀释倍数）。

（6）统计方法

全部数据均采用 EXCEL 表格录入资料，建立数据库。采用 SPSS18.0 软件对数据进行统计学处理。计量资料均以 x̄+sd 表示。对计量资料进行双变量相关分析，若为正态性资料，选用直线相关分析（Pearson 相关分析）；若为非正态性资料，选用秩相关分析（Spearman's 相关分析），$P < 0.05$，有统计学意义。对等级资料进行秩相关分析，$P < 0.05$，有统计学意义。多组连续性资料比较，若为正态分布资料，选用单因素方差分析，若为非正态分布资料，选用秩和检验，$P < 0.05$，有统计学意义。

2. 结果

本调查所收集的临床资料中以兼夹体质类型多见，对不同体质血清因子的差异统计分析，按转化分最大值法来确定其体质类型。

（1）SOD、MDA、TGF-β_1的相关性：血清SOD、MDA、TGF-β_1含量呈非正态分布（P < 0.05），经秩相关分析，SOD与TGF-β_1呈正相关，相关系数为0.445（P < 0.05）。MDA与SOD呈负相关，相关系数为 –0.180（P < 0.05）。MDA与TGF-β_1呈负相关，相关系数为 –0.275（P < 0.05）（表4-79）。

表4-79　SOD、MDA、TGF-S相关性（$\bar{x} \pm sd$）

血清因子	血清浓度	P 值
SOD（pg/mL）	4555.037±876.782*	0.000
MDA（nmol/mL）	454.841±138.849#	0.000
TGF-β_1（pg/mL）	2581.078±450.861 △	0.000

注：* 与 △ 相关，r=0.445，P=0.000；* 与 # 相关，r=-0.180，P=0.011；# 与 △ 相关，r=-0.275，P=0.000。

（2）不同体质SOD、MDA、TGF-β_1的差异性

①不同体质SOD的差异：平和质SOD含量最高，血瘀质SOD含量最低。6种体质血清SOD含量均呈非正态分布（P < 0.05），经秩和检验，不同体质SOD差异无统计学意义（P > 0.05）（表4-80）。

表4-80　不同体质SOD差异（$\bar{x} \pm sd$）

体质类型	SOD（pg/mL）	χ^2	P 值
平和质	5106.764±93.216		
气虚质	4305.868±1036.701		
气郁质	3460.252±679.276		
痰湿质	4596.503±252.827	8.924	0.112
阳虚质	3959.105±931.412		
血瘀质	3020.483±1137.173		

注：经正态检验，各体质 P < 0.05。

②不同体质MDA的差异：平和质MDA含量最低，血瘀质MDA含量最高。6种体质血清MDA含量均呈非正态分布（P < 0.05），经秩和检验，不同体质MDA差异有统计学意义（P < 0.05）。将不同体质进行两两比较得出，平和质与其他体质MDA差异有统计学意义（P < 0.05）。血瘀质与除阳虚质外的其他体质MDA差异有统计学意义（P < 0.05）。其余体质两两比较差异无统计学意义（P > 0.05）（表4-81）。

表 4-81　不同体质 MDA 差异（$\bar{x} \pm sd$）

体质类型	MDA（nmol/mL）	χ^2	P 值
平和质	266.929±24.921*		
气虚质	546.156±120.450		
气郁质	880.590±276.741		
痰湿质	663.959±96.968	－	0.000
阳虚质	996.501±196.320		
血瘀质	1147.417±214.130**		

注 a：经正态检验，各体质 P＜0.05。

注 b：与其他体质比较，*P＜0.05；与除阳虚质外其他体质比较，**P＜0.05。

③不同体质 TGF-β_1 的差异：平和质 TGF-β_1 含量最高，阳虚质 TGF-β_1 含量最低。6 种体质 TGF-β_1 含量均呈非正态分布（P＜0.05），经秩和检验，不同体质 TGF-β_1 差异有统计学意义（P＜0.05）。将不同体质进行两两比较得出，平和质与其他体质 TGF-β_1 差异有统计学意义（P＜0.05）。阳虚质与平和质、气虚质、痰湿质 TGF-β_1 差异有统计学意义（P＜0.05）。其余体质两两比较差异无统计学意义（P＞0.05）（表 4-82）。

表 4-82　不同体质 TGF-β_1 的差异（$\bar{x} \pm sd$）

体质类型	TGF-β_1（pg/mL）	χ^2	P 值
平和质	3385.226±543.570*		
气虚质	2501.938±347.274		
气郁质	2295.728±358.503		
痰湿质	2513.932±254.387	16.532	0.005
阳虚质	1780.633±182.201**		
血瘀质	1980.253±383.873		

注 a：经正态检验，各体质 P＜0.05。

注 b：与其他体质比较，*P＜0.05；与平和质、气虚质、痰湿质比较，**P＜0.05。

（3）不同脱垂度 SOD、MDA、TGF-β_1 的差异性

①不同脱垂度 SOD 的差异：血清 SOD 含量：脱垂Ⅱ度＞脱垂Ⅲ度＞脱垂Ⅳ度。

脱垂Ⅱ度、脱垂Ⅲ度 SOD 含量呈非正态分布（P ＜ 0.05），经秩和检验，不同脱垂度 SOD 差异有统计学意义（P ＜ 0.05）。将不同脱垂度进行两两比较得出，不同脱垂度 SOD 两两比较差异有统计学意义（P ＜ 0.05）（表 4–83）。

表 4–83　不同脱垂度 SOD 差异（$\bar{x} \pm sd$）

脱垂度	SOD（pg/mL）	χ^2	P 值
Ⅱ	5040.223±160.203[*]		
Ⅲ	4247.758±1021.124[*]	25.927	0.000
Ⅳ	3541.149±931.075		

注 a：经正态检验，*P ＜ 0.05。

注 b：两两比较，P 均＜ 0.05。

⑤不同脱垂度 MDA 的差异：血清 MDA 含量：脱垂Ⅳ度＞脱垂Ⅲ度＞脱垂Ⅱ度。脱垂Ⅳ度 MDA 含量呈非正态分布（P ＜ 0.05），经秩和检验，不同脱垂度 MDA 差异有统计学意义（P ＜ 0.05）。将不同脱垂度进行两两比较得出，脱垂Ⅳ度与脱垂Ⅱ度、脱垂Ⅲ度 MDA 差异有统计学意义（P ＜ 0.05）。脱垂Ⅱ度、脱垂Ⅲ度 MDA 差异无统计学意义（P ＞ 0.05）（表 4–84）。

表 4–84　不同脱垂度 MDA 差异（$\bar{x} \pm sd$）

脱垂度	MDA（nmol/mL）	χ^2	P 值
Ⅱ	475.686±172.972		
Ⅲ	607.874±181.923	49.167	0.000
Ⅳ	955.829±206.158*		

注 a：经正态检验，*P ＜ 0.05。

注 b：与其他脱垂度比较，*P ＜ 0.05。

③不同脱垂度 TGF-β_1 的差异：血清 TGF-β_1 含量：脱垂Ⅱ度＞脱垂Ⅲ度＞脱垂Ⅳ度。脱垂Ⅲ度、脱垂Ⅳ度 TGF-β_1 含量呈非正态分布（P ＜ 0.05），经秩和检验（Kruskal–WallisH 检验），不同脱垂度 TGF-β_1 差异有统计学意义（P ＜ 0.05）。将不同脱垂度进行两两比较得出，不同脱垂度 TGF-β_1 两两比较差异有统计学意义（P ＜ 0.05）（表 4–85）。

表 4-85　不同脱垂度 TGF-β_1 的差异（$\bar{x} \pm sd$）

脱垂度	TGF-β_1（pg/mL）	χ^2	P 值
Ⅱ	2913.930±658.396		
Ⅲ	2510.162±596.921*	41.246	0.000
Ⅳ	1908.345±267.191*		

注 a：经正态检验，*P ＜ 0.05。

注 b：两两比较，P 均＜ 0.05。

（4）脱垂度与 SOD、MDA、TGF-β_1 的相关性：脱垂度与血清因子含量经秩相关分析，SOD、TGF-β_1 与脱垂度呈负相关，相关系数分别为 −0.502、−0.642（P ＜ 0.05）。MDA 与脱垂度呈正相关，相关系数为 0.697（P ＜ 0.05）（表 4-86）。

表 4-86　脱垂度与 SOD、MDA、TGF-β_1 相关性

血清因子	相关系数 r	P 值
SOD	−0.502	0.000
MDA	0.697	0.000
TGF-β_1	−0.642	0.000

3. 讨论

本研究所检测的血清因子例数不多，并结合体质、脱垂度进行统计分析，归纳出的体质、脱垂度与血清因子之间存在的差异及相关性，不一定非常得当，但是从这些统计结果中，也可以看到部分有意义的结果。

（1）SOD 与 POP 关系的分析：大量研究证实，SOD 是体内最主要的抗氧化剂，广泛存在于生物体内，与细胞的氧代谢密切相关，能够清除体内自由基，对抗组织氧化，保护细胞免受进一步的损伤，促进炎症或损伤组织的修复。SOD 可使超氧化物阴离子（O_2^-）转化生成过氧化氢（H_2O_2），在过氧化氢酶或谷胱甘肽过氧化物酶作用下还原为 H_2O，从而达到清除自由基的目的，共同维持细胞内的自由基水平处于低水平状态，不引起机体氧化损伤。当 SOD 合成不足或者功能缺陷时，将导致体内氧化 / 抗氧化系统失衡，对机体的生长、发育、成熟、衰老、疾病、死亡都起着不容忽视的病理生理作用。本研究结果显示，不同脱垂度血清 SOD 含量由高到低依次为：脱垂Ⅱ度、脱垂Ⅲ度、脱垂Ⅳ度。不同脱垂度血清 SOD 含量差异有统计学意义（P ＜ 0.05）。血清 SOD 含量与 POP 脱垂度呈负相关（r=−0.502，P=0.000）。提示血清 SOD 的水平间接反映脱垂的严重程度，SOD 含量越低，脱垂越严重。随着年龄的增大或者其他因素

刺激，SOD 含量不足或者功能缺陷时，体内的抗氧化能力降低，自由基清除发生障碍。大量的自由基攻击盆底结缔组织细胞的含有不饱和双键的生物膜结构，造成盆腔结缔组织广泛的、严重的生物膜破坏，细胞膜的通透性增加，过氧化物进入细胞中，导致蛋白质、核酸、氨基酸等变性、破坏，失去其原有的功能，盆底组织损伤修复慢，盆底支持结构退变、松弛，发生 POP。因此，SOD 的水平部分反映了机体清除自由基的能力，也反映了盆底组织氧化损伤退变的程度。

本研究结果还显示了不同体质血清 SOD 含量差异无统计学意义。虽然根据结果，我们尚无法得出不同体质 SOD 存在差异。但是，根据统计结果显示平和质中血清 SOD 含量高于其他偏颇体质，提示平和质与偏颇体质血清 SOD 水平可能会有差异，有待进一步扩大样本量继续研究。

（2）MDA 与 POP 关系的分析：当体内氧化 / 抗氧化系统失衡，体内大量的 O_2^- 无法及时清除，O_2^- 迅速与机体内的核酸、蛋白质、氨基酸、脂质等产生反应，生成大量的代谢产物，主要是 MDA。MDA 具有很强的生物毒性，过量的 MDA 等脂质过氧化的毒副产品可猛烈攻击细胞 DNA、蛋白质、酶蛋白、不饱和脂肪酸和细胞生物膜等，致其脂质过氧化损伤而诱发各种疾病。因此，MDA 作为脂质过氧化反应的代谢产物，在一定程度上体现了氧化和抗氧化系统的水平，其含量变化可以间接反映组织中自由基的含量及组织损伤程度。本研究结果显示，不同脱垂度血清 MDA 含量由高到低依次为：脱垂Ⅳ度、脱垂Ⅲ度、脱垂Ⅱ度。不同脱垂度血清 MDA 含量差异有统计学意义（$P < 0.05$）。其中，脱垂Ⅳ度患者血清 MDA 含量明显高于脱垂Ⅲ度、脱垂Ⅱ度（$P < 0.05$）。另一统计结果显示，血清 MDA 含量与 POP 脱垂度呈正相关（$r=0.697$，$P=0.000$）。这两个统计结果均提示 MDA 与 POP 的疾病进展相关。随着年龄的增长或者外界因素的刺激，人体内大量 O_2^- 无法及时清除，其迅速与盆底脂质反应产生大量的 MDA，影响盆底细胞正常代谢而引起盆底细胞衰老及死亡，导致盆腔器官脱垂的发生。因此，血清 MDA 的含量在一定程度上反映了盆底组织的损伤程度，与 POP 的进展有密切联系。

另外，为了探讨体质因素与 MDA 的相关性，我们研究分析了不同体质血清 MDA 含量的差异。结果显示，平和质血清 MDA 含量明显低于其他体质（$P < 0.05$）。血瘀质血清 MDA 含量明显高于平和质、气虚质、气郁质、痰湿质（$P < 0.05$）。提示 POP 患者平和质中 MDA 水平低于偏颇体质，偏颇体质中在血瘀质可能含量最高。但是，将中医体质与 MDA 结合起来研究的目前文献报道很少，且限于本研究样本量不足，因此仅根据本研究结果尚无法明确 MDA 与体质因素的关系，有赖于扩大样本继续研究。

（3）TGF-β_1 与 POP 关系的分析：TGF-β_1 是细胞外基质的一类具有生物活性的多功能的蛋白多肽，能调控间质蛋白合成过程中的转录、翻译及转录后等多个环节，同时其也能够维持蛋白质的稳定，其在胶原蛋白的合成代谢中具有重要作用。

本研究显示，血清TGF-β$_1$含量从高到低依次为：脱垂Ⅱ度、脱垂Ⅲ度、脱垂Ⅳ度。不同脱垂度血清TGF-β$_1$含量差异有统计学意义（P＜0.05）。统计结果提示TGF-β$_1$的表达与POP的发生、发展有一定相关性。这与目前有关TGF-β$_1$与POP的文献报道相符。虽然，POP的发病机制尚不十分明确，但是盆底结缔组织胶原的超微结构和生化改变，参与了盆底功能障碍性疾病的发生，是多数学者研究的共识。各种研究表示，TGF-β$_1$与胶原蛋白的合成代谢密切相关。海广范等发现TGF-β$_1$可上调Collagen-Ⅰ的基因表达。TGF-β$_1$可以促进盆底结缔组织的修复，以维持盆底支持结构的稳定，与POP的发生、发展有密切的关系。TGF-β$_1$调控胶原的机制较为复杂，主要有以下几种：①TGF-β$_1$能刺激细胞外基质中大多数的胶原基因mRNA表达胶原蛋白，在转录、翻译、转录后等水平上调控胶原基因的表达，这是最主要的作用方式；②TGF-β$_1$还可以通过刺激蛋白酶抑制剂的表达并且抑制减少金属蛋白酶的分泌等途径，抑制胶原蛋白的降解；③在成纤维细胞内，TGF-β$_1$维持蛋白的稳定性，降低胶原蛋白的降解。因此，血清中TGF-β$_1$含量越低，说明盆底组织中TGF-β$_1$的表达减少，则盆底组织胶原蛋白合成减少，盆底支持结构薄弱，可能导致盆腔器官脱垂的发生或加重。另外本研究还显示，脱垂度与血清TGF-β$_1$呈负相关（r=-0.642，P=0.000）。此结果与文献报道类似研究相符。LiBS等采用免疫组织化学染色法检测子宫脱垂患者和非脱垂者中耻骨宫颈筋膜组织中的TGF-β$_1$表达量发现，TGF-β$_1$的表达与POP脱垂程度存在负相关，脱垂程度增加，TGF-β$_1$表达量相对就减少了。QiXY等研究发现TGF-β$_1$的表达主要在成纤维细胞的细胞质中，实验组TGF-β$_1$的表达明显低于对照组，TGF-β$_1$与POP-Q阶段呈显著负相关关系。因此，POP的脱垂严重程度与TGF-β$_1$呈负相关。因此，TGF-β$_1$的水平在一定程度上可反映POP的脱垂严重程度。

本研究还探讨了中医体质与TGF-β$_1$的相关性。结果显示，不同体质血清TGF-β$_1$的含量差异有统计学意义（P＜0.05），但是两两比较后，仅发现平和质血清TGF-β$_1$含量明显高于其他体质，阳虚质血清TGF-β$_1$含量明显低于平和质、气虚质、痰湿质（P＜0.05）。此统计结果提示POP患者平和质中TGF-β$_1$水平可能高于偏颇体质。但是，中医体质与TGF-β$_1$相结合起来研究的文献报道极少，仅根据本研究结果尚不能确定TGF-β$_1$水平与体质因素的关系，有待进一步大样本研究确定。

（4）SOD、MDA、TGF-β$_1$的相关分析：本研究结果显示，盆腔器官脱垂患者血清SOD与TGF-β$_1$呈正相关（r=0.445，P＜0.05）。MDA与SOD呈负相关（r=-0.180，P＜0.05）。MDA与TGF-β$_1$呈负相关（r=-0.275，P＜0.05）。提示SOD、MDA及TGF-β$_1$对盆腔器官脱垂发生、发展的影响可能不是分别独自作用，而是三者之间相互影响，通过不同的途径作用于盆底支持组织结构，最终导致了POP的发生或者加重。西医学认为，在理论上SOD活力与MDA含量是相互牵制，此消彼长的关系。因此SOD和MDA水平变化一方面是自由基清除和氧化损伤的体现，另一方面两者的变化也可以反映盆底结缔组织细胞的损伤、修复、衰老退变情况。本研究结果显示 SOD、MDA 二者相关度不高，可能是由于 MDA 水平与体内的整个抗氧化系统密切相关。人体内抗氧化系统含有多种酶，而 SOD 是其中的一种，其他还有过氧化氢酶、谷胱甘肽过氧化物酶等。因此，MDA 的水平可能还受其他抗氧化剂的影响。所以可能导致 SOD、MDA 二者仅是低度相关。TGF-β_1 可在一定程度上反映盆底结缔组织胶原蛋白的合成代谢水平。研究显示，TGF-β_1 与 SOD 及 MDA 均有一定相关性。提示 TGF-β_1 水平可能随着 SOD、MDA 水平的变化而变化。随着女性年龄的增长或外界因素的刺激，机体中 SOD 活性下降或体内产生的自由基过多无法及时清除时，氧化能力远超过抗氧化能力，大量自由基与盆底组织细胞的核酸、蛋白质、脂质等产生反应，打破了女性骨盆支撑结构的氧化 / 抗氧化系统的平衡，导致 MDA 含量升高、盆底组织蛋白质的减少。盆底氧化 / 抗氧化系统平衡的破坏可能影响了 TGF-β_1 的表达，进一步影响盆腔胶原蛋白的合成代谢，使盆底组织损伤修复能力下降，导致盆腔支持结构的退变或薄弱，引起 POP 的发生或加重。

综上所述，人体的氧化应激在盆腔器官脱垂发生、发展的过程中的病理生理作用不容忽视。根据研究结果，我们得出的结论为 SOD、TGF-β_1 可能是作为女性盆底支持结构稳定的保护因子，而 MDA 可能是女性盆底支持结构退变和松弛的危险因子。因此，进一步研究血清 SOD、MDA、TGF-β_1 水平在 POP 的诊断及预后评估上可能具有重要价值。

4. 结论

（1）盆腔器官脱垂患者发病人群主要为老年女性。年龄越大，脱垂程度越严重。

（2）体质因素与盆腔器官脱垂的发生、发展相关，以气虚质为主的兼夹体质为盆腔器官脱垂的常见体质。

（3）盆腔器官脱垂的严重程度与血清中 SOD、MDA、TGF-β_1 水平呈一定相关。

（4）不同体质中血清 SOD、MDA、TGF-β_1 含量的差异尚需进一步研究。结合中医体质与血清因子研究，有助于科学地辨识中医体质，为中西医结合防治 POP 提供理论依据。

总之，通过中西医结合的研究方法，可以更清楚地探讨 POP 的发病机制，为中西医结合防治 POP 提供理论依据。

第五章 李 红

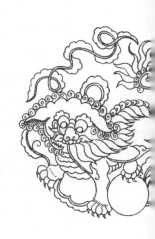

李红简介

李红，女，1969年12月生，医学博士，副教授，硕士生导师，主任医师，福建省立医院中医科副主任。1993年7月毕业于福建中医学院（现福建中医药大学）中医本科专业。2004年12月获得福建中医学院中西医结合临床专业硕士学位。2011年于福建中医药大学中西医结合临床内分泌专业研究生毕业，并获博士学位，2012年获上海中医药大学中医妇科专业博士学位，并被评为第四批全国名老中医优秀继承人。

曾到上海瑞金医院、北京协和医院进修学习内分泌、代谢学基础和临床诊治。先后师从第四批全国老中医药专家吕绍光主任、吴熙教授、尤昭玲教授及李灿东教授，系统地掌握了内科及妇科内分泌及代谢性疾病的诊断与治疗。长期从事中西医结合妇科及内科内分泌病证的临床、科研、教学工作，擅长妇科内分泌性疾病（月经不调、不孕症、更年期综合征等）及糖尿病、甲状腺疾病等的诊治。承担国家级、省级多项科研课题研究，并发表学术论文40余篇，其中《围绝经期阴虚体质妇女雌激素α受体基因多态性分析》获第二届全国中医药博士生优秀论文奖。

现担任中国中西医结合学会内分泌专业委员会青年委员、中华中医药学会中医妇科分会委员、福建省中医药学会妇科分会及中医经典分会副主任委员。

在临床教学方面，被聘为福建中医药大学硕士研究生导师，担任临床带教、课题指导工作。同时还是福建医科大学省立临床医学院中医教研室副教授，承担福建医科大学《中医学》的教学任务。

在科研工作方面，根据临床的工作经验，结合本专业最新的诊疗进展，进行临床科研工作。对内科及妇科内分泌及代谢性疾病，进行了系列的研究，取得了一定的成绩。先后承担并参与多项科研课题的研究工作：

（1）围绝经期综合征气郁体质与舌苔脱落细胞凋亡的关联研究

福建省卫生厅中医药重点科研项目（wzzz0904）2009—2012。

（2）围绝经期综合征气郁体质与雌激素受体α、β基因多态性的关联研究

福建省自然基金项目（2010J01130）2010—2013。

（3）基于贝叶斯网络的吕绍光老中医诊治专家系统的构建

福建省卫生厅中医药重点科研项目（wzzz0901）2009—2012。

（4）围绝经期综合征雌、孕激素及受体对舌苔细胞凋亡的影响

国家自然基金项目（30772697）2007—2010。

（5）基于女子多郁及雌激素受体介导的 Ca/camp 信号通路的围绝经期综合征干预的机制研究

国家自然基金面上项目（81173203）2012—2015。

（6）莉芙敏对围绝经期综合征妇女血清 5–HT 影响和中医证素变化的临床研究

福建省中医药科研项目（wzfg201307）2013—2015。

（7）围绝经期睡眠障碍与肝郁证素兼夹的相关性及其 ER 介导的 PI3K/Akt 信号通路的免疫学机制研究

福建省科技厅重点科研项目（2014Y0008）2014—2017。

（8）围绝经期非器质性失眠与肝郁分级的相关性及其 ER 介导的 PI3K/Akt 信号通路免疫学机制研究

国家自然基金项目（81473599）2015—2018。

医案选萃

一、围绝经期妇女中医体质特征及常见体质与雌激素受体 α、β 基因多态性的相关研究

围绝经期是妇女体质由盛而衰的转折时期。早在《黄帝内经》时代便认识到本病之因，乃"肾气虚，天癸竭"。如《素问·上古天真论》曰："五七阳明脉衰，面始焦，发始坠；六七三阳脉衰于上，面皆焦，发始白；七七任脉虚，太冲脉衰少，天癸竭，地道不通，故形坏而无子也。"其中"七七"指的是围绝经期，亦称绝经过渡期，是指妇女卵巢功能开始衰退直至绝经后 1 年内的时期。此期一般始于妇女 40 岁以后，历时短则 1～2 年，长至 10 余年。西医学认为，围绝经期妇女卵巢功能衰退，卵泡对垂体所分泌的促性腺激素（FSH、LH）敏感性下降，不能产生大量的雌激素和孕激素，造成神经内分泌系统一时性失调，下丘脑－垂体－卵巢轴反馈系统失常和自主神经系统功能紊乱，因而产生各种或轻或重的围绝经期综合征的症状，即一系列躯体和精神心理的症状。属中医学"绝经前后诸证"范畴，是围绝经期妇女发病率最高的一种病症。

体质（constitution）是指人体生命过程中，在先天禀赋和后天获得的基础上所形成的形态结构、生理功能和心理状态方面综合的、相对稳定的固有特质，是人类在生长、发育过程中所形成的与自然、社会环境相适应的人体个性特征。体质学

（constitutionology）是研究生物界，特别是人类群体和个体体质特征的一门科学。它是以传统的体质人类学的整体观察，结合现代科学实验结果为主要立论根据的。它的研究内容几乎涉及与生命科学有关的一切领域，如生物学、人类学、遗传学、心理学等。这门学科的发展也充分体现了现代医学模式的转换：从传统生物医学模式向生物－心理－社会医学模式转变。早在《黄帝内经》中就有人类体质学的最早论述，如《灵枢·通天》曰："盖有太阴之人、太阳之人、少阴之人、少阳之人、阴阳平和之人。凡五人者其态不同，其筋骨血气不等。"比古希腊医学家希波克拉底提出关于人体体质的"体液学说"还要早约一百多年。体质禀受于先天，得养于后天，体质的生理特点是先后天因素共同作用的结果。个体所秉承的父母的遗传信息，决定了个体在后天的生长过程中要遵循某种既定的内在规律，这种特性在生命过程中不会轻易改变。由于体质的形成首先具备了先天的遗传基础，这就使得探讨体质与基因的相关性成为体质研究中不可或缺的一环。

人类基因组单核苷酸多态性（single nucleotide polymorphisms，SNPs）即在某一人群的正常个体基因组内特定核苷酸位置上存在不同碱基，且其最低的基因频率大于或等于1%，它是人类可遗传的变异中最常见的一种，占所有已知多态性的90%以上。SNPs存在于人类基因组中很多热点区（hotspot，指基因组中最易出现SNP的区域）。在人类的进化中，这些热点区经过不同的组合后改变了人类的遗传背景，形成了对许多疾病的易感性，或表征多样性。基因在一条染色体上的组合称单倍体型（haplotype），是单倍体基因型的简称，在遗传学上是指在同一染色体上进行共同遗传的多个基因座上等位基因的组合，也就是若干个决定同一性状的紧密连锁的基因构成的基因型。单倍体型也是指一个染色单体里面具有统计学关联性的一类单核苷酸多态性。一个单倍型内的这类统计学关联性的确认被认为是可以同时识别其他多态区域。可以更多地了解该疾病的起因以及预防、诊断和个性化治疗的方法。

西医学认为卵巢功能衰退是引起围绝经期妇女代谢变化和临床症状的主要因素，而低雌激素血症几乎是此期妇女临床症状产生的基础。人体内的雌激素是通过与雌激素受体（estrogen receptor，ER）结合，激活靶细胞内调节基因的表达而产生生物学效应。因此，机体内雌激素的最终效应不仅取决于雌激素本身的分泌与代谢，还与ER的表达与功能密切相关。ER主要有2种，即$ER\alpha$和$ER\beta$。它们在人体内分布广泛。卵巢中有$ER\alpha$和$ER\beta$两种受体表达，它们都是维持正常的卵巢功能必不可少的雌激素受体，对卵泡的正常发育、卵母细胞的成熟具有重要的意义。

在围绝经期，围绝经期综合征症状是否发生及其程度严重与否，除了与内分泌功能有密切关系外，还与个体体质、健康状态、社会环境及精神因素密切相关。并且不同的体质对围绝经期综合征具有不同的易感性，发病后体质因素影响着临床证候的发展。其临床表征的异质性与先天禀赋密切联系，有着不同的遗传学背景。当前对围绝经期的研究存在着一些问题，如偏重围绝经期综合征的研究，对围绝经期综合征发病前的研究较少；偏重临床的研究，基础研究开展较少；偏重围绝经期综合征体质的研究，对围绝经期体质的研究较少；对于围绝经期体质的研究主要采取问卷调查的形式，主观性较强，无法真正达到客观化。

由于对围绝经期妇女的中医体质缺乏系统的研究且围绝经期中医体质与基因的相关性还不明确，因此，本课题从社会学、生物学、心理学及临床等角度进行了调查研究，依据中华中医药学会发布的《中医体质分类与判定》（ZYYXH/T157–2009）中的《中医体质分类与判断表》，对 630 名围绝经期妇女进行体质评定分型，研究该阶段妇女中医体质分布规律与特点，并选择围绝经期常见体质为研究对象，从分子生物学角度，探讨雌激素受体 α 和 β 较为关注的热点基因多态性 ERα ［rs2234693T/C，rs9340799A/G］、ERβ ［rs1256030C/T，rs3020444T/C］ 与之的相关性，以期为围绝经期综合征的早期诊断及预防提供客观的依据。并在基因层面，为中医围绝经期理论的基础研究提供补充。同时试探性地观察六味地黄丸、柴胡疏肝散治疗不同雌激素受体基因型围绝经期妇女的临床疗效。探讨围绝经期基因多态性与药物反应性的相关性，可为围绝经期综合征的个性化防治提供新思路和方法。

（一）围绝经期妇女中医体质类型分布与临床特征研究

围绝经期妇女涉及与绝经有关的一系列内分泌、生物学和临床特征生理变化表现各异。目前围绝经期的中医体质特征及专题流行病学调查少见报道。本研究旨在运用临床流行病学的方法，统计围绝经期妇女中医体质类型的分布频率，分析其中医体质特征的分布规律，探讨临床特征与中医体质分型之间的相关性，以明确围绝经期妇女的辨体质分型与临床特征的内在联系，从而充实中医学辨体质的内容。

1. 对象与方法

（1）研究对象：2009 年 9 月～ 2010 年 11 月就诊于福建省立医院、福建中医药大学附属第二人民医院、福建省福州中西医结合医院体检中心的围绝经期妇女 630 例。入选年龄 40 ～ 56 岁，平均年龄 48.91 岁。

（2）体质诊断标准：依据中华中医药学会发布的《中医体质分类与判定》（ZYYXH/T157–2009）中的《中医体质分类与判断表》对围绝经期妇女进行评定分型。亚量表分数越高，该体质类型倾向越明显（表 5–1）。

表 5–1 平和质与偏颇体质判定标准表

体质类型	条件		判定结果
平和质	转化分≥ 60 分		是
	其他 8 种体质转化分均＜ 30 分		
	转换分≥ 60 分		基本是
	其他 8 种体质转化分＜ 40 分		
	不满足上述条件者		否
偏颇体质	转化分≥ 40 分		是
	转化分 30 ～ 39 分		倾向是
	转化分＜ 30 分		否

（3）纳入标准

①年龄在 40 ～ 56 周岁非围绝经期综合征妇女。

②没有影响认知功能的视力、听力障碍，能够理解并回答问卷内容。

③无特殊家族遗传病史。

④自愿参加本研究。

（4）排除标准

①年龄 40 岁以下或 56 岁以上者。

②围绝经期综合征妇女。

③乳腺肿瘤，双侧卵巢切除，卵巢肿瘤和卵巢功能早衰者。

④近 3 个月内使用过性激素类药物者。

⑤原发性高血压、原发性低血压、糖尿病及慢性贫血者。

⑥心脑血管、肝、肾和造血系统等严重原发性疾病，精神病患者。

⑦不明原因阴道不规则出血未治愈者。

⑧不愿意参加本次研究者。

⑨不符合上述纳入标准者。

（5）体质问卷调查：本研究采用回顾性问卷调查法，应用统一的《中医体质分类与判定表》，并为每一例调查对象建立档案。记录参与调查对象的信息资料，包括编号、性别、年龄、身高、体重、体重指数（body mass index，BMI）、血压、文化程度、职业状况、负性事件刺激、家庭关系、婚况、个性特征、月经情况、劳动方式、经济收入、怀孕次数、居住环境、初潮年龄、既往史等。

《中医体质分类与判定表》是由 67 个条目构成的量表，量表由平和质、气虚质、阳虚质、阴虚质、痰湿质、湿热质、瘀血质、气郁质、特禀质 9 个亚量表构成，每个亚量表代表一种体质类型，各个亚量表含有 7～8 个条目，亚量表领域分数得分越高，越趋向于哪种体质类型。其中有部分条目分别属于两种体质类型，如"疲乏"既为气虚质的条目，又为平和质的条目。

计分方法：中医体质量表采用 1～5 分段计分法，大部分条目为 1～5 分正向计分，但是在回答平和体质的问题中，标有正向的，需先逆向计分，即回答"没有"，计 5 分；回答"很少"，计 4 分；回答"有时"，计 3 分；回答"经常"，计 2 分；回答"总是"，计 1 分。本研究设定用近 1 年的体验和感觉来回答中医体质判定的全部问题，并规定平均 2～3 天内就出现的体验与感觉用"总是"回答，计 5 分；平均 1～2 周内才出现的体验与感觉用"经常"回答，计 4 分；平均 3～4 周内出现的体验与感觉用"有时"回答，计 3 分；平均 2～3 个月才出现的体验与感觉用"很少"回答，计 2 分；平均 1 年内都无出现的体验与感觉用"没有"回答，计 1 分。先计算各亚量表的原始分数，即原始分数＝各个条目分值相加。计算原始分数后再换算为转化分数，各亚量表的转化分数为 1～100 分。

转化分数（%）＝（原始分 － 条目数）（条目数 ×4）×100%

调查人员为作者本人和经过培训的协助调查员。采用规范语言告诉参与调查的对象本次调查的目的，怎样填写表格以及有关注意事项，并签署知情同意书。

调查内容请 3 名受过体质辨识培训的医师进行体质评估。

资料的整理与数据的录入方面，对回收的问卷进行审核确认问卷有效后，由本人与另一研究者进行双录入，保证录入数据的正确性。

（6）性激素检查：未绝经者于月经周期第 3 天，或绝经者任意时间，空腹 12 小时抽取肘静脉血 5mL，离心，分离血清，-80℃保存待测。采用酶联免疫吸附分析方法（ELISA），检测外周血中卵泡刺激素（FSH）、黄体生成激素（LH）、雌二醇（E_2）、睾酮（T）。均严格按照说明书程序进行操作。

（7）生化指标检查：所有研究对象均检测空腹血糖（fasting plasma glucose，FPG）、空腹血肌酐（creatinine，CREA）、血尿酸（uric acid，URIC）、空腹胆固醇（cholesterol，CHOL）、空腹甘油三酯（triglyceride，TG）、高密度脂蛋白（high density lipoprotein，HDL）、低密度脂蛋白（low density lipoprotein，LDL）等。生化免疫指标检测，应用美国 Beckman CX9 全自动生化分析仪及其配套试剂盒检测常规生化指标，按实验室严格质量控制标准。

（8）样本数：根据专家经验，围绝经期中 9 个体质类型出现频率在围绝经期中最小的体质类型频率：约等于 0.15。设计者的容许误差即抽样误差用总体率 π 的 1/5 表示：

$$n = \left[\dfrac{57.3 \times U_{0.05}}{\sin^{-1} \dfrac{\delta}{\sqrt{\pi(1-\pi)}}} \right]^2 \qquad n = \left[\dfrac{57.3 \times 1.96}{\sin^{-1} \dfrac{0.03}{\sqrt{0.15 \times 0.85}}} \right]^2$$

n=552，即需样本量为 552 例。实际临床观察取 630 例。

（9）统计方法：正态分布检验方法采用单样本 K–S 检验法；符合正态分布的计量资料以均数 ± 标准差表示，两组间比较用两独立样本非参数检验的 Two-Sample Kolmogorov–Smirnov Test；计数资料用卡方检验；相关系数用属性变量相关度［Kendaltau–b（K）］检验，并进行风险评估，计算相对危险度（OR）和 95% 可信区间（CI）；九种中医基本体质的临床资料进行多元对应分析，系交替最小二乘法的最优尺度分析之一（optimal scaling by alternating least squares），或称同质分析（homogeneity analysis，HOMALS），多重对应分析。所有数据均使用 SPSS13.0 进行统计分析。

2. 结果

（1）围绝经期妇女中医体质分布特点：① 630 例围绝经期妇女的调查问卷结果显示，围绝经期妇女中医九种基本体质分布情况，所占比率前 6 位的基本体质类型分别为：阴虚质（56.2%）、气郁质（36.7%）、血瘀质（35.6%）、气虚质（20.2%）、痰湿质（14.4%）、平和质（13%）（表 5–2）。

表 5–2 　围绝经期妇女中医九种基本体质分布情况

中医体质	人数	观察总数	基本体质比率（%）	偏颇体质	占偏颇体质比率（%）
阴虚质 D	354	630	56.2	548	64.6
气郁质 H	231	630	36.7	548	42.2
血瘀质 G	224	630	35.6	548	40.9
气虚质 B	127	630	20.2	548	23.2
痰湿质 E	91	630	14.4	548	16.6
平和质 A	82	630	13.0	548	15.0
湿热质 F	68	630	10.8	548	12.4
阳虚质 C	21	630	3.3	548	3.9
特禀质 I	15	630	2.4	548	2.7

②围绝经期妇女以各种中医基本体质兼杂多见，共有 61 种兼夹情况，发生率大于 2% 的体质类型依次为：阴虚气郁质（14.4%）、平和质（13.0%）、阴虚质（12.2%）、血瘀质（9.5%）、气郁阴虚血瘀质（8.7%）、气虚血瘀质（4.0%）、气虚痰湿质

（3.8%）、气虚阴虚质（3.0%）、气郁血瘀质（2.9%）（表5-3、图5-1）。

表5-3　中医体质兼夹情况

图5-1序数	体质兼夹类别	频率	百分比（%）	累积百分比（%）
1	阴虚气郁质	91	14.4	14.4
4	平和质	82	13.0	27.5
0	阴虚质	77	12.2	39.7
2	血瘀质	60	9.5	49.2
3	气郁阴虚血瘀质	55	8.7	57.9
7	气虚血瘀质	25	4.0	61.9
6	气虚痰湿质	24	3.8	65.7
17	气虚阴虚质	19	3.0	68.7
15	气郁血瘀质	18	2.9	71.6
8	气虚气郁质	12	1.9	73.5
5	气虚质	11	1.7	75.2
28	阴虚湿热质	10	1.6	76.8
20	气郁痰湿质	9	1.4	78.3
14	气郁质	8	1.3	79.5
12	血瘀质	7	1.1	80.6
→→	其他体质	122	19.4	100.0

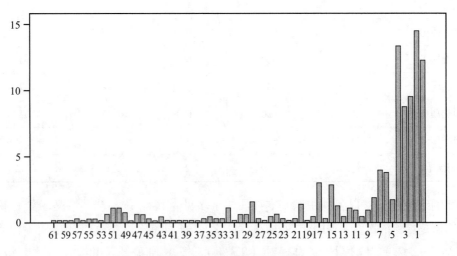

图5-1　中医体质兼夹情况

③围绝经期九种基本体质性激素水平比较，血瘀质 E_2 水平低于非血瘀质 E_2 水平，有显著性差异，P=0.004；平和质 E_2 高于非平和质 E_2 水平，亦有显著性差异，P=0.036；均有统计学意义（表5-4）。

表 5-4 围绝经期 9 种基本体质性激素水平比较

体质类型		例数	FSH（IU/L）	LH（IU/L）	E₂（pg/mL）	T（nmol/L）
阴虚质	是	354	13.06 （7.20～61.04）	11.02 （4.50～27.40）	61.00 （21.48～124.93）	1.24 （0.86～4.06）
	否	276	12.93 （7.68～61.17）	11.01 （4.33～27.48）	59.10 （21.60～116.40）	1.23 （0.83～5.78）
	Kolmogorov-SmirnovZ		0.450	0.443	0.453	0.677
	P 值		0.987	0.990	0.987	0.749
气郁质	是	231	13.46 （7.34～65.44）	10.27 （4.91～27.72）	60.30 （20.4～119.70）	1.25 （0.82～5.12）
	否	399	12.93 （7.25～59.23）	11.20 （4.32～27.4）	60.30 （22.50～119.7）	1.22 （0.88～4.06）
	Kolmogorov-SmirnovZ		0.615	0.612	0.513	0.615
	P 值		0.844	0.848	0.955	0.844
血瘀质	是	224	12.91 （7.38～50.38）	9.92 （4.73～25.62）	44.4 （18.90～116.20）	1.38 （0.87～5.99）
	否	406	12.93 （7.32～67.16）	12.22 （4.32～27.56）	72.40 （25.90～144.08）	1.15 （0.83～4.08）
	Kolmogorov-SmirnovZ		1.123	1.117	1.746	0.925
	P 值		0.161	0.165	0.004	0.359
痰湿质	是	91	10.13 （6.32～39.62）	6.65 （3.97～21.81）	70.90 （26.60～132.10）	1.15 （0.83～4.19）
	否	539	13.46 （7.60～61.70）	12.22 （4.65～27.76）	60.10 （21.40～119.40）	1.22 （0.88～4.20）
	Kolmogorov-SmirnovZ		1.291	1.336	0.854	0.486
	P 值		0.071	0.056	0.460	0.972

体质类型		例数	FSH（IU/L）	LH（IU/L）	E$_2$（pg/mL）	T（nmol/L）
湿热质	是	68	11.48 （7.13～49.66）	9.48 （3.97～22.30）	53.47 （23.15～131.93）	1.23 （0.95～4.72）
	否	562	13.06 （7.47～61.47）	11.20 （4.54～27.56）	60.80 （21.40～119.40）	1.24 （0.83～4.90）
	Kolmogorov-SmirnovZ		0.751	0.899	0.410	1.047
	P 值		0.626	0.394	0.996	0.223
气虚质	是	127	11.62 （6.35～56.41）	7.38 （4.20～56.41）	69.60 （23.00～124.80）	1.12 （0.79～1.82）
	否	503	12.93 （7.60～61.23）	12.22 （4.65～27.76）	56.73 （21.40～118.10）	1.25 （0.88～5.12）
	Kolmogorov-SmirnovZ		0.887	1.064	0.952	1.220
	P 值		0.411	0.207	0.325	0.102
阳虚质	是	21	8.89 （6.16～72.40）	7.15 （3.25～34.90）	39.90 （12.19～92.06）	1.61 （0.95～5.01）
	否	609	12.93 （7.34～60.98）	11.20 （4.45～27.01）	60.80 （21.90～119.70）	1.22 （0.83～4.55）
	Kolmogorov-SmirnovZ		0.836	0.732	1.043	0.732
	P 值		0.487	0.657	0.227	0.657
特禀质	是	15	12.93 （8.00～72.56）	19.52 （6.08～31.69）	50.20 （22.80～147.30）	1.52 （0.95～6.13）
	否	615	12.93 （7.34～60.98）	10.27 （4.39～27.40）	60.30 （21.50～119.70）	1.24 （0.83～4.19）
	Kolmogorov-SmirnovZ		0.734	0.716	0.448	0.722
	P 值		0.654	0.685	0.988	0.675

体质类型		例数	FSH（IU/L）	LH（IU/L）	E$_2$（pg/mL）	T（nmol/L）
平和质	是	82	12.93（8.45～61.74）	15.87（4.67～26.13）	63.00（22.05～123.40）	1.24（0.83～6.31）
	否	548	12.93（7.21～61.17）	10.17（4.39～27.67）	33.50（21.30～101.30）	1.23（0.86～4.19）
	Kolmogorov-SmirnovZ		0.788	0.934	1.419	0.529
	P 值		0.563	0.347	0.036	0.942

（2）围绝经期妇女中医基本体质围绝经期妇女临床特征分析

①基于阴虚基本体质围绝经期妇女临床特征分析，630 例围绝经期妇女中阴虚质糖尿病前期发生率（14.4%）高于非阴虚质（8.3%），有统计学意义（χ^2=5.518，P=0.019），相关系数（r）=0.094，P=0.015，相对危险度（OR）=1.851（95% CI，1.1011～3.114）（如果当相对危险度的置信区间包含 1 时，则不能认为因子与事件的发生有关联）；阴虚质中围绝经期妇女≥45 岁人数所占比率（74.3%）高于非阴虚质（62.7%），有统计学意义（χ^2=9.814，P=0.002），相关系数（r）=0.125，P=0.002；相对危险度（OR）=1.721（95% CI，1.223～2.420）（表 5-5）；多重对应分析显示：模型汇总表中，第 1 维度的方差解释比例为 41.004，第 2 维度方差解释比例为 30.211，两个维度方差解释比例为 71.2，说明该 3 个变量可简化成 2 个维度解释，可解释所有变量的 71.2 的信息，从阴虚质及相关临床因素类别点联合图和辨别度量图可以看出，阴虚质与糖尿病前期的发生率和≥信息岁年龄段相关性最大，辨别度量图夹角是锐角意味着相关（表 5-14、表 5-15、图 5-2、图 5-3）

②基于气郁基本体质围绝经期妇女临床特征分析，630 例围绝经期妇女中气郁质负性事件刺激发生率（13.9%）高于非气郁质（3%），有统计学意义（χ^2=26.489，P=0.000），相关系数（r）=0.205，P=0.000；相对危险度（OR）=5.186（95% CI，2.614～10.289）；气郁质家庭关系差发生率（15.6%）高于非气郁质（5.8%），有统计学意义（χ^2=18.552，P=0.000），相关系数（r）=0.134，P=0.001；相对危险度（OR）=3.018（95% CI，1.739～5.236）；气郁质其他婚况发生率（10.0%）高于非气郁质（4.0%），有统计学意义（χ^2=8.909，P=0.003），相关系数（r）=0.119，P=0.007；相对危险度（OR）=2.647（95% CI，1.368～5.121）；气郁质个性内向人数比率（24.2%）高于非气郁质（12.8%），有统计学意义（χ^2=13.628，P=0.000），相关系数（r）=0.147，P=0.000；相对危险度（OR）=2.184（95% CI，1.434～3.325）；气郁质中围绝经期妇女≥45 岁人数所占比率（75.3%）高于非气郁质（65.7%），有统计学意义（χ^2=6.407，P=0.011），相关系数（r）=0.101，P=0.009；相对危险度（OR）=1.596（95%

CI，1.110～2.296）（表5-6）；多重对应分析显示：模型汇总表中，第1维度的方差解释比例为28.383，第2维度方差解释比例为23.846，两个维度方差解释比例52.2，说明该6个变量可简化成2个维度解释，可解释所有变量的52.2的信息，从气郁质及相关临床因素类别点联合图和辨别度量图可以看出，气郁质与负性事件刺激、家庭关系差、其他婚况、个性内向的发生率和≥信息岁年龄段相关性最大，辨别度量图夹角是锐角意味着相关（表5-16、表5-17、图5-4、图5-5）。

③基于血瘀基本体质围绝经期妇女临床特征分析，630例围绝经期妇女中血瘀质月经紊乱或绝经发生率（86.2%）高于非血瘀质（75.1%），有统计学意义（χ^2=11.466，P=0.003），相关系数（r）=0.075，P=0.040；相对危险度（OR）=2.062（95% CI，1.327～3.204）；血瘀质高血压前期的发生率（15.2%）高于非血瘀质（8.1%），有统计学意义（χ^2=7.550，P=0.006），相关系数（r）=0.109，P=0.011；相对危险度（OR）=2.023（95% CI，1.215～3.368）；血瘀质中围绝经期妇女≥45岁人数所占比率（76.8%）高于非血瘀质（65%），有统计学意义（χ^2=9.445，P=0.009），相关系数（r）=0.108，p=0.004；相对危险度（OR）=1.779（95% CI，1.227～2.579）（表5-7）；多重对应分析显示：模型汇总表中，第1维度的方差解释比例为34.707，第2维度方差解释比例为33.682，两个维度方差解释比例为68.4，说明该3个变量可简化成2个维度解释，可解释所有变量的68.4的信息，从血瘀质及相关临床因素类别点联合图和辨别度量图可以看出，血瘀质与月经紊乱绝经、高血压前期的发生率和≥信息岁年龄段相关性最大，辨别度量图夹角是锐角意味着相关（表5-18、表5-19、图5-6、图5-7）。

④基于痰湿基本体质围绝经期妇女临床特征分析，630例围绝经期妇女中痰湿质体重指数≥围绝人数比率（58.2%）高于非痰湿质（16.9%），有统计学意义（χ^2=75.527，P=0.000），相关系数（r）=0.346，P=0.000，相对危险度（OR）=6.866（95% CI，4.276～11.027）；痰湿质高脂血症发生率（39.6%）高于非痰湿质（15.4%），有统计学意义（χ^2=29.666，P=0.000），相关系数（r）=0.217，P=0.000，相对危险度（OR）=3.596（95% CI，2.223～5.817）；痰湿质脑力为主的工作者所占比率（93.4%）高于非痰湿质（85.9%），有统计学意义（χ^2=3.875，p=0.049），相关系数（r）=0.078，P=0.014，相对危险度（OR）=2.325（95% CI，0.981～5.510）；痰湿质经济收入≥2000元人数所占比率（93.4%）高于非痰湿质（85.9%），有统计学意义（χ^2=3.875，P=0.049），相关系数（r）=0.078，P=0.014，相对危险度（OR）=2.325（95% CI，0.981～5.510）（表5-8）；多重对应分析显示：模型汇总表中，第1维度的方差解释比例为40.325，第2维度方差解释比例为31.087，两个维度方差解释比例为71.4，说明该5个变量可简化成2个维度解释，可解释所有变量的71.4的信息，从痰湿质及相关临床因素类别点联合图和辨别度量图可以看出，痰湿质与超重、高脂血症的发生率和脑力为主的工作方式、经济收入≥2000元相关性最大，辨别度量图夹角是锐角意味着相关（见表5-20、表5-21、图5-8、图5-9）。

⑤基于湿热基本体质围绝经期妇女临床特征分析（见表5-9）。

⑥基于气虚基本体质围绝经期妇女临床特征分析，630例围绝经期妇女中气虚质体重指数≥围绝人数比率（29.1%）高于非气虚质（21.3%），接近有统计学意义（χ^2=3.554，P=0.059），相关系数（r）=0.075，P=0.077，相对危险度（OR）=1.521（95% CI，0.982～2.358）；气虚质高脂血症发生率（25.2%）高于非气虚质（17.3%），有统计学意义（χ^2=4.131，P=0.042），相关系数（r）=0.081，P=0.062，相对危险度（OR）=1.611（95% CI，1.1014～2.558）；气虚质硕士以上学历者所占比率（20.5%）高于非气虚质（6.8%），有统计学意义（χ^2=25.482，P=0.000），相关系数（r）=0.187，P=0.000，相对危险度（OR）=3.551（95% CI，2.040～6.180）；气虚质脑力为主的工作者所占比率（92.9%）高于非气虚质（85.5%），有统计学意义（χ^2=4.939，P=0.026），相关系数（r）=0.089，P=0.008，相对危险度（OR）=2.226（95% CI，1.082～4.581）；气虚质经济收入≥2000人数所占比率（92.9%）高于非气虚质（85.5%），有统计学意义（χ^2=4.939，P=0.026），相关系数（r）=0.089，P=0.008，相对危险度（OR）=2.226（95% CI，1.082～4.581)，（表5-10）；多重对应分析显示：模型汇总表中，第1维度的方差解释比例为50.925，第2维度方差解释比例为29.254，两个维度方差解释比例为80.2，说明该5个变量可简化成2个维度解释，可解释所有变量的80.2的信息，从气虚质及相关临床因素类别点联合图和辨别度量图可以看出，气虚质与高脂血症的发生率和硕士以上学历、脑力为主的工作方式、经济收入≥2000元相关性最大，辨别度量图夹角是锐角意味着相关（表5-22、表5-23、图5-10、图5-11）。

⑦基于阳虚基本体质围绝经期妇女临床特征分析（表5-11）。

⑧基于特禀基本体质围绝经期妇女临床特征分析，630例围绝经期妇女中特禀质与其他婚况呈负相关，相关系数（r）=-0.040，P=0.001，相对危险度（OR）=0.975（95% CI，0.962～0.987）；特禀质中围绝经期妇女≥40岁～<45岁年龄段人数所占比率（60.0%）高于非特禀质（30.1%），有统计学意义（χ^2=4.827，P=0.028），≥45岁与特禀质呈负相关，相关系数（r）=-0.099，P=0.043，相对危险度（OR）=0.287（95% CI，0.101～0.817）（表5-12）；多重对应分析显示：模型汇总表中，第1维度的方差解释比例为54.940，第2维度方差解释比例为45.060，两个维度方差解释比例为100.0，可解释所有变量的100.0的信息，从特禀质及相关临床因素类别点联合图和辨别度量图可以看出，特禀质与≥40岁～<45岁年龄段相关性最大，辨别度量图夹角是锐角意味着相关（表5-24、表5-25、图5-12、图5-13）。

⑨基于平和基本体质围绝经期妇女临床特征分析，630例围绝经期妇女中平和质与负性事件刺激呈负相关，相关系数（r）=-0.069，P=0.013，相对危险度（OR）=0.301（95% CI，0.072～1.269）；平和质其他婚况发生率（1.2%）低于非平和质（6.9%），有统计学意义（χ^2=4.011，P=0.045），相关系数（r）=-0.080，P=0.001，相对危险度（OR）=0.166（95% CI，0.022～1.224）；平和质糖尿病前期发生率（2.4%）低于

非平和质（13.1%），有统计学意义（χ^2=7.877，P=0.005），相关系数（r）=-0.112，P=0.000，相对危险度（OR）=0.165（95% CI，0.0400～0.687）（表5-13）；多重对应分析显示：模型汇总表中，第1维度的方差解释比例为38.782，第2维度方差解释比例为31.799，两个维度方差解释比例为70.6，说明该3个变量可简化成2个维度解释，可解释所有变量的70.6的信息，从平和质及相关临床因素类别点联合图和辨别度量图可以看出，平和质与婚况、糖尿病前期的相关性最大，辨别度量图夹角是锐角意味着相关（见表5-26、表5-27、图5-14、图5-15）。

表5-5　基于阴虚基本体质围绝经期妇女临床特征分析

易感因素		非阴虚质	阴虚质	χ^2检验		Kendaltau-b检验		风险估计	
		n=276	n=354	χ^2值	P值	r	P值	OR值	95% CI
负性事件刺激	无	262（94.9%）	324（91.5%）	–	–	–	–	–	–
	有	14（5.1%）	30（8.5%）	2.763	0.096	0.066	0.086	1.733	0.900～3.336
家庭关系	和睦	90（32.6%）	117（33.1%）	–	–	–	–	–	–
	一般	166（60.1%）	198（55.9%）	–	–	–	–	–	–
	差	20（7.2%）	39（11.0%）	2.840	0.242	0.020	0.598	1.585	0.902～2.785
婚况	已婚	264（95.7%）	327（92.4%）	–	–	–	–	–	–
	其他婚况	12（4.3%）	27（7.6%）	2.872	0.090	0.068	0.080	1.817	0.903～3.655
个性特征	外向	228（82.6%）	295（83.3%）	–	–	–	–	–	–
	内向	48（17.4%）	59（16.7%）	0.058	0.810	0.010	0.810	0.950	0.625～1.443
月经情况	正常	58（21.0%）	74（20.9%）	–	–	–	–	–	–
	紊乱	152（55.1%）	195（55.1%）	–	–	–	–	–	–
	绝经	66（23.9%）	85（24.0%）	0.002	0.999	0.001	0.969	1.007	0.684～1.482
高血压前	否	253（91.7%）	310（87.6%）	–	–	–	–	–	–
	是	23（8.3%）	44（12.4%）	2.738	0.098	0.066	0.090	1.561	0.918～2.655

易感因素		非阴虚质	阴虚质	χ² 检验		Kendaltau-b 检验		风险估计	
		n=276	n=354	χ² 值	P 值	r	P 值	OR 值	95% CI
糖尿病前期	否	253（91.7%）	303（85.6%）	–	–	–	–	–	–
	是	23（8.3%）	51（14.4%）	5.518	0.019	0.094	0.015	1.851	1.101～3.114
年龄段	40 ≤＜ 45	103（37.3%）	91（25.7%）	–	–	–	–	–	–
	45 ≤～＜ 50	123（44.6%）	212（59.9%）	–	–	–	–	–	–
	50 ≤～≤ 55	50（18.1%）	51（14.4%）	9.814	0.002	0.125	0.002	1.721	1.223～2.420
体重指数	＜ 24	205（74.3）	281（79.4）	–	–	–	–	–	–
	≥ 24	71（25.7）	73（20.6）	2.291	0.130	0.060	0.133	0.750	0.517～1.089
血脂异常	否	228（82.6）	283（79.9）	–	–	–	–	–	–
	是	48（17.4）	71（20.1）	0.719	0.396	0.034	0.393	1.192	0.794～1.788
学历	高中以下	71（25.7%）	93（26.3%）	–	–	–	–	–	–
	本科或专科	175（63.4%）	231（65.3%）	–	–	–	–	–	–
	硕士以上	30（10.9%）	30（8.5%）	1.034	0.596	0.022	0.564	0.759	0.446～1.293
劳动方式	脑力为主	247（89.5%）	301（85.0%）	–	–	–	–	–	–
	体力为主	29（10.5%）	53（15.0%）	2.730	0.098	-0.066	0.092	0.667	0.411～1.081
经济收入	＜ 2000 元	29（10.5%）	53（15.0%）	–	–	–	–	–	–
	≥ 2000 元	247（89.5%）	301（85.0%）	2.730	0.098	-0.066	0.092	0.667	0.411～1.081
怀孕次数	1 ～ 2	246（89.1%）	318（89.8%）	–	–	–	–	–	–
	≥ 3	30（10.9%）	36（10.2%）	0.081	0.776	0.011	0.777	1.077	0.645～1.798

易感因素		非阴虚质	阴虚质	χ^2 检验		Kendaltau-b 检验		风险估计	
		n=276	n=354	χ^2 值	P 值	r	P 值	OR 值	95% CI
居住环境	农村	50（18.1%）	61（17.2%）	–	–	–	–	–	–
	城市	226（81.9%）	293（82.8%）	0.084	0.773	0.012	0.773	1.063	0.704～1.605
初潮年龄	≤ 13 岁	49（17.8%）	70（19.8%）	–	–	–	–	–	–
	14～17 岁	205（74.3%）	242（68.4%）	–	–	–	–	–	–
	≥ 18 岁	22（8.0%）	42（6.7%）	3.414	0.181	0.014	0.713	0.876	0.584～1.313

表 5-6　基于气郁质基本体质围绝经期妇女临床特征分析

易感因素		非气郁质	气郁质	χ^2 检验		Kendaltau-b 检验		风险估计	
		n=399	n=231	χ^2 值	P 值	r	P 值	OR 值	95% CI
负性事件刺激	无	387（97.0%）	199（86.1%）	–	–	–	–	–	–
	有	12（3.0%）	32（13.9%）	26.489	0.000	0.205	0.000	5.186	2.61～10.289
家庭关系	和睦	144（36.1%）	63（27.3%）	–	–	–	–	–	–
	一般	232（58.1%）	132（57.1%）	–	–	–	–	–	–
	差	23（5.8%）	36（15.6%）	18.552	0.000	0.134	0.001	3.018	1.739～5.236
婚况	已婚	383（96.0%）	208（90.0%）	–	–	–	–	–	–
	其他婚况	16（4.0%）	23（10.0%）	8.909	0.003	0.119	0.007	2.647	1.368～5.121

易感因素		非气郁质	气郁质	χ^2 检验		Kendaltau-b 检验		风险估计	
		n=399	n=231	χ^2 值	P 值	r	P 值	OR 值	95% CI
个性特征	外向	348（87.2%）	175（75.8%）	—	—	—	—	—	—
	内向	51（12.8%）	56（24.2%）	13.628	0.000	0.147	0.000	2.184	1.434～3.325
月经情况	正常	92（23.1%）	40（17.3%）	—	—	—	—	—	—
	紊乱	210（52.6%）	137（59.3%）	—	—	—	—	—	—
	绝经	97（）24.3%	54（23.4%）	3.539	0.170	0.032	0.389	1.431	0.947～2.162
高血压前期	否	357（89.5%）	206（89.2%）	—	—	—	—	—	—
	是	42（10.5%）	25（10.8%）	0.014	0.907	0.005	0.908	1.032	0.611～1.742
糖尿病前期	否	354（88.7%）	202（87.4%）	—	—	—	—	—	—
	是	45（11.3%）	29（12.6%）	0.230	0.632	0.019	0.636	1.129	0.687～1.858
年龄段	40 岁≤n＜45 岁	137（34.3%）	57（24.7%）	—	—	—	—	—	—
	45 岁≤n＜50 岁	195（48.9%）	140（60.6%）	—	—	—	—	—	—
	50 岁≤n≤55 岁	67（16.8%）	34（14.7%）	6.407	0.011	0.101	0.009	1.596	1.110～2.296

易感因素		非气郁质	气郁质	χ^2 检验		Kendaltau-b 检验		风险估计	
		n=399	n=231	χ^2 值	P 值	r	P 值	OR 值	95% CI
体重指数	＜24	301（75.4）	185（80.1）	–	–	–	–	–	–
	≥24	98（24.6）	46（22.9）	1.792	0.181	−0.053	0.172	0.764	0.514～1.134
血脂异常	否	319（79.9）	192（83.1）	–	–	–	–	–	–
	是	80（20.1）	39（16.9）	0.958	0.328	−0.039	0.319	0.810	0.531～1.236
学历	高中以下	106（26.6%）	58（25.1%）	–	–	–	–	–	–
	本科或专科	253（63.4%）	153（66.2%）	–	–	–	–	–	–
	硕士以上	40（10.0%）	20（8.7%）	0.588	0.745	0.003	0.938	0.851	0.484～1.494
劳动方式	脑力为主	351（88.0%）	197（85.3%）	–	–	–	–	–	–
	体力为主	48（12.0%）	34（14.7%）	0.934	0.334	−0.039	0.345	0.792	0.494～1.271
经济收入	＜2000 元	48（14.7%）	34（14.7%）	–	–	–	–	–	–
	≥2000 元	351（88.0%）	197（85.3%）	0.934	0.334	−0.039	0.345	0.792	0.494～1.271
怀孕次数	1～2	41（10.3%）	25（10.8%）	–	–	–	–	–	–
	≥3	358（89.7%）	206（89.2%）	0.047	0.829	−0.009	0.830	0.944	0.558～1.597
居住环境	农村	65（16.3%）	46（19.9%）	–	–	–	–	–	–
	城市	334（83.7%）	185（80.1%）	1.323	0.250	−0.046	0.260	0.783	0.515～1.189

易感因素		非气郁质	气郁质	χ^2 检验		Kendaltau-b 检验		风险估计	
		n=399	n=231	χ^2 值	P 值	r	P 值	OR 值	95% CI
初潮年龄	≤ 13	74（18.5%）	45（19.5%）	–	–	–	–	–	–
	14 ～ 17	282（70.7%）	165（71.4%）	–	–	–	–	–	–
	≥ 18	43（10.8%）	21（9.1%）	0.489a	0.783	–0.022	0.560	0.941	0.623 ～ 1.421

表 5-7 基于血瘀质基本体质围绝经期妇女临床特征分析

易感因素		非血瘀质	血瘀质	χ^2 检验		Kendaltau-b 检验		风险估计	
		n=406	n=224	χ^2 值	P 值	r	P 值	OR 值	95% CI
负性事件刺激	无	378（93.1%）	208（92.9%）	–	–	–	–	–	–
	有	28（6.9%）	16（7.1%）	0.013a	0.908	0.005	0.908	1.038	0.549 ～ 1.964
家庭关系	和睦	132（32.5%）	75（33.5%）	–	–	–	–	–	–
	一般	233（57.4%）	131（58.5%）	–	–	–	–	–	–
	差	41（10.1%）	18（8.0%）	0.727	0.695	–0.021	0.589	0.778	0.436 ～ 1.389
婚况	已婚	385（94.8%）	206（92.0%）	–	–	–	–	–	–
	其他婚况	21（5.2%）	18（8.0%）	2.038	0.153	0.057	0.178	1.602	0.835 ～ 3.074

易感因素		非血瘀质	血瘀质	χ² 检验		Kendaltau-b 检验		风险估计	
		n=406	n=224	χ² 值	P 值	r	P 值	OR 值	95% CI
个性特征	外向	336（82.8%）	187（83.5%）	−	−	−	−	−	−
	内向	70（17.2%）	37（16.5%）	0.054	0.817	−0.009	0.816	0.950	.614～1.470
月经情况	正常	101（24.9%）	31（13.8%）	−	−	−	−	−	−
	紊乱	208（51.2%）	139（62.1%）						
	绝经	97（23.9%）	54（24.1%）	11.466	0.003	0.075	0.040	2.062	1.327～3.204
高血压前期	否	373（91.9%）	190（84.8%）	−	−	−	−	−	−
	是	33（8.1%）	34（15.2%）	7.550	0.006	0.109	0.011	2.023	1.215～3.368
糖尿病前期	否	364（89.7%）	192（85.7%）	−	−	−	−	−	−
	是	42（10.3%）	32（14.3%）	2.163a	0.141	0.059	0.157	1.444	0.883～2.363
年龄段	40 岁≤n＜45 岁	142（35.0%）	52（23.2%）	−	−	−	−	−	−
	45≤n＜50	204（50.2%）	131（58.5%）	−	−	−	−	−	−
	50≤n≤55	60（14.8%）	41（18.3%）	9.445	0.009	0.108	0.004	1.779	1.227～2.579

续表

易感因素		非血瘀质	血瘀质	χ^2 检验		Kendaltau-b 检验		风险估计	
		n=406	n=224	χ^2 值	P 值	r	P 值	OR 值	95% CI
体重指数	＜24	310（76.4）	176（78.6）	–	–	–	–	–	–
	≥24	96（23.6）	48（21.4）	0.402	0.526	–0.025	0.522	0.881	0.595～1.304
血脂异常	否	325（80.0）	186（83.0）	–	–	–	–	–	–
	是	81（20.0）	38（17.0）	0.840	0.359	–0.037	0.039	0.820	0.536～1.254
学历	高中以下	115（28.3%）	49（21.9%）	–	–	–	–	–	–
	本科或专科	250（61.6%）	156（69.6%）						
	硕士以上	41（10.1%）	19（8.5%）	4.161	0.125	0.044	0.240	0.825	0.467～1.459
劳动方式	脑力为主	351（86.5%）	197（87.9%）	–	–	–	–	–	–
	体力为主	55（13.5%）	27（12.1%）	0.284	0.594	0.021	0.589	1.143	0.699～1.871
经济收入	＜2000元	55（13.5%）	27（12.1%）	–	–	–	–	–	–
	≥2000元	351（86.5%）	197（87.9%）	0.284a	0.594	0.021	0.589	1.143	0.699～1.871
怀孕次数	1～2	44（10.8%）	22（9.8%）	–	–	–	–	–	–
	≥3	362（89.2%）	202（90.2%）	0.159	0.690	0.016	0.686	1.116	0.650～1.915

易感因素		非血瘀质	血瘀质	χ² 检验		Kendaltau-b 检验		风险估计	
		n=406	n=224	χ²值	P 值	r	P 值	OR 值	95% CI
居住环境	农村	70（17.2%）	41（18.3%）	–	–	–	–	–	–
	城市	336（82.8%）	183（81.7%）	0.112	0.738	−0.013	0.739	0.930	0.608～1.423
初潮年龄	≤ 13 岁	77（19.0%）	42（18.8%）	–	–	–	–	–	–
	14～17 岁	284（70.0%）	163（72.8%）	–	–	–	–	–	–
	≥ 18 岁	45（11.1%）	19（8.5%）	1.127	0.569	−0.019	0.611	1.014	0.668～1.539

表 5-8　基于痰湿质基本体质围绝经期妇女临床特征分析

易感因素		非痰湿质	痰湿质	χ² 检验		Kendaltau-b 检验		风险估计	
		n=539	n=91	χ²值	P 值	r	P 值	OR 值	95% CI
负性事件刺激	无	502（93.1%）	84（92.3%）	–	–	–	–	–	–
	有	37（6.9%）	7（7.7%）	0.082	0.774	0.011	0.783	1.131	0.488～2.620
家庭关系	和睦	181（33.6%）	26（28.6%）	–	–	–	–	–	–
	一般	310（57.5%）	54（59.3%）	–	–	–	–	–	–
	差	48（8.9%）	11（12.1%）	1.482	0.477	0.045	0.247	1.407	0.701～2.822

续表

易感因素		非痰湿质	痰湿质	χ² 检验		Kendaltau-b 检验		风险估计	
		n=539	n=91	χ² 值	P 值	r	P 值	OR 值	95% CI
婚况	已婚	503（93.3%）	88（96.7%）	–	–	–	–	–	–
	其他婚况	36（6.7%）	3（3.3%）	1.534	0.216	−0.049	0.120	0.476	0.144～1.580
个性特征	外向	447（82.9%）	76（83.5%）	–	–	–	–	–	–
	内向	92（17.1%）	15（16.5%）	0.019	0.891	−0.005	0.890	0.959	0.528～1.743
月经情况	正常	116（21.5%）	16（17.6%）	–	–	–	–	–	–
	紊乱	294（54.5%）	53（58.2%）						
	绝经	129（23.9%）	22（24.2%）	0.772	0.680	0.021	0.576	1.285	0.722～2.290
高血压前期	否	482（89.4%）	81（89.0%）	–	–	–	–	–	–
	是	57（10.6%）	10（11.0%）	0.014a	0.906	0.005	0.907	1.044	0.512～2.128
糖尿病前期	否	475（88.1%）	81（89.0%）	–	–	–	–	–	–
	是	64（11.9%）	10（11.0%）	0.059	0.808	−0.010	0.804	0.916	0.452～1.858
年龄段	40 岁 ≤ n < 45 岁	165（30.6%）	29（31.9%）	–	–	–	–	–	–
	45 岁 ≤ n < 50 岁	289（53.6%）	46（50.5%）	–	–	–	–	–	–
	50 岁 ≤ n ≤ 55 岁	85（15.8%）	16（17.6%）	0.337	0.845	0.001	0.974	0.943	0.585～1.520
体重指数	< 24	448（83.1）	38（41.8）	–	–	–	–	–	–
	≥ 24	91（16.9）	53（58.2）	75.527	0.000	0.346	0.000	6.866	4.276～11.027

易感因素		非痰湿质	痰湿质	χ^2 检验		Kendaltau-b 检验		风险估计	
		n=539	n=91	χ^2 值	P 值	r	P 值	OR 值	95% CI
血脂异常	否	456（84.6）	55（60.4）	–	–	–	–	–	–
	是	83（15.4）	36（39.6）	29.666	0.000	0.217	0.000	3.596	2.223～5.817
学历	高中以下	145（26.9%）	19（20.9%）	–	–	–	–	–	–
	本科或专科	346（64.2%）	60（65.9%）	–	–	–	–	–	–
	硕士以上	48（8.9%）	12（13.2%）	2.620	0.270	0.060	0.119	1.554	0.791～3.054
劳动方式	脑力为主	463（85.9%）	85（93.4%）	–	–	–	–	–	–
	体力为主	76（14.1%）	6（6.6%）	3.875	0.049	0.078	0.014	2.325	0.981～5.510
经济收入	＜2000元	76（14.1%）	6（6.6%）	–	–	–	–	–	–
	≥2000元	463（85.9%）	85（93.4%）	3.875	0.049	0.078	0.014	2.325	0.981～5.510
怀孕次数	1～2	56（10.4%）	10（11.0%）	–	–	–	–	–	–
	≥3	483（89.6%）	81（89.0%）	0.030	0.863	-0.007	0.865	0.939	0.460～1.916
居住环境	农村	97（18.0%）	14（15.4%）	–	–	–	–	–	–
	城市	442（82.0%）	77（84.6%）	0.366	0.545	0.024	0.528	1.207	.656～2.222

续表

易感因素		非痰湿质 n=539	痰湿质 n=91	χ² 检验 χ² 值	P 值	Kendaltau-b 检验 r	P 值	风险估计 OR 值	95% CI
初潮年龄	≤ 13 岁	106（19.7%）	13（14.3%）	-	-	-	-	-	-
	14～17岁	374（69.4%）	73（80.2%）	-	-	-	-	-	-
	≥ 18 岁	59（10.9%）	5（5.5%）	4.758	0.093	0.003	0.927	1.469	0.787～2.742

表 5-9 基于湿热质基本体质围绝经期妇女临床特征分析

易感因素		非湿热质 n=562	湿热质 n=68	χ² 检验 χ² 值	P 值	Kendaltau-b 检验 r	P 值	风险估计 OR 值	95% CI
负性事件刺激	无	521（92.7%）	65（95.6%）	-	-	-	-	-	-
	有	41（7.3%）	3（4.4%）	0.776	0.378	-0.035	0.292	0.586	0.177～1.948
家庭关系	和睦	186（33.1%）	21（30.9%）	-	-	-	-	-	-
	一般	326（58.0%）	38（55.9%）	-	-	-	-	-	-
	差	50（8.9%）	9（13.2%）	1.357	0.507	0.029	0.466	1.562	0.731～3.337
婚况	已婚	526（93.6%）	65（95.6%）	-	-	-	-	-	-
	其他婚况	36（6.4%）	3（4.4%）	0.415	0.519	-0.026	0.461	0.674	0.202～2.252
个性特征	外向	468（83.3%）	55（80.9%）	-	-	-	-	-	-
	内向	94（16.7%）	13（19.1%）	0.246	0.620	0.020	0.634	1.177	0.618～2.240

易感因素		非湿热质	湿热质	χ^2 检验		Kendaltau-b 检验		风险估计	
		n=562	n=68	χ^2 值	P 值	r	P 值	OR 值	95% CI
月经情况	正常	118（21.0%）	14（20.6%）	-	-	-	-	-	-
	紊乱	305（54.3%）	42（61.8%）	-	-	-	-	-	-
	绝经	139（24.7%）	12（17.6%）	1.894	0.388	-0.030	0.396	1.025	0.550～1.909
高血压前期	否	504（89.7%）	59（86.8%）	-	-	-	-	-	-
	是	58（9.2%）	9（1.4%）	0.542	0.461	0.029	0.499	1.326	0.625～2.812
糖尿病前期	否	499（88.8%）	57（83.8%）	-	-	-	-	-	-
	是	63（11.2%）	11（16.2%）	1.443	0.230	0.048	0.289	1.529	0.762～3.068
年龄段	40 岁≤n＜45 岁	168（29.9%）	26（38.2%）	-	-	-	-	-	-
	45 岁≤n＜50 岁	300（53.4%）	35（51.5%）	-	-	-	-	-	-
	50 岁≤n≤55 岁	94（16.7%）	7（10.3%）	2.978	0.226	-0.065	0.083	0.689	0.409～1.160
体重指数	＜24	438（77.9）	48（70.6）	-	-	-	-	-	-
	≥24	124（22.1）	20（29.4）	1.857	0.173	0.054	0.209	1.472	0.842～2.573
血脂异常	否	453（80.6）	58（85.3）	-	-	-	-	-	-
	是	109（19.4）	10（14.7）	0.871	0.351	-0.037	0.311	0.717	0.355～1.447
学历	高中以下	147（26.2%）	17（25.0%）	-	-	-	-	-	-
	本科或专科	359（63.9%）	47（69.1%）	-	-	-	-	-	-

续表

易感因素		非湿热质 n=562	湿热质 n=68	χ² 检验 χ² 值	P 值	Kendaltau-b 检验 r	P 值	风险估计 OR 值	95% CI
学历	硕士以上	56（10.0%）	4（5.9%）	1.351	0.509	-0.012	0.736	0.565	0.198～1.609
劳动方式	脑力为主	491（87.4）	57（83.8）	-	-	-	-	-	-
	体力为主	71（12.6）	11（16.2）	0.673	0.412	-0.033	0.450	0.749	0.375～1.497
经济收入	＜2000元	71（12.6%）	11（16.2%）	-	-	-	-	-	-
	≥2000元	491（87.4%）	57（83.8%）	0.673	0.412	-0.033	0.450	0.749	0.375～1.497
怀孕次数	1～2	59（10.5%）	7（10.3%）	-	-	-	-	-	-
	≥3	503（89.5%）	61（89.7%）	0.003	0.959	0.002	0.958	1.022	0.447～2.338
居住环境	农村	96（17.1%）	15（22.1%）	-	-	-	-	-	-
	城市	466（82.9%）	53（77.9%）	1.035a	0.309	-0.041	0.347	0.728	0.～.345
初潮年龄	≤13岁	105（18.7%）	14（20.6%）	-	-	-	-	-	-
	14～17岁	403（71.7%）	44（64.7%）	-	-	-	-	-	-
	≥18岁	54（9.6%）	10（14.7%）	2.087	0.352	0.016	0.708	0.886	0.474～1.656

表 5-10　基于气虚质基本体质围绝经期妇女临床特征分析

易感因素		非气虚质 n=503	气虚质 n=127	χ² 检验 χ² 值	P 值	Kendaltau-b 检验 r	P 值	风险估计 OR 值	95% CI
负性事件刺激	无	465（92.4%）	121（95.3%）	-	-	-	-	-	-
	有	38（7.6%）	6（4.7%）	1.250	0.263	-0.045	0.204	0.607	0.251～1.469

易感因素		非气虚质	气虚质	χ^2 检验		Kendaltau-b 检验		风险估计	
		n=503	n=127	χ^2 值	P 值	r	P 值	OR 值	95% CI
家庭关系	和睦	162（32.2%）	45（35.4%）	–	–	–	–	–	–
	一般	292（58.1%）	72（56.7%）	–	–	–	–	–	–
	差	49（9.7%）	10（7.9%）	0.731	0.694	−0.032	0.405	0.792	0.389～1.610
婚况	已婚	471（93.6%）	120（94.5%）	–	–	–	–	–	–
	其他婚况	32（6.4%）	7（5.5%）	0.126	0.722	−0.014	0.712	0.859	0.370～1.993
个性特征	外向	415（82.5%）	108（85.0%）	–	–	–	–	–	–
	内向	88（17.5%）	19（15.0%）	0.462	0.497	−0.027	0.481	0.830	0.484～1.422
月经情况	正常	106（21.1%）	26（20.5%）	–	–	–	–	–	–
	紊乱	277（55.1%）	70（55.1%）	–	–	–	–	–	–
	绝经	120（23.9%）	31（24.4%）	0.030	0.985	0.007	0.862	1.037	0.641～1.678
高血压前期	否	446（88.7%）	117（92.1%）	–	–	–	–	–	–
	是	57（11.3%）	10（7.9%）	1.276a	0.259	−0.045	0.214	0.669	0.331～1.350
糖尿病前期	否	446（88.7%）	110（86.6%）	–	–	–	–	–	–
	是	57（11.3%）	17（13.4%）	0.413	0.521	0.026	0.538	1.209	0.677～2.161
年龄段	40 ≤ n < 45	154（30.6%）	40（31.5%）	–	–	–	–	–	–
	45 ≤ n < 50	273（54.3%）	62（48.8%）	–	–	–	–	–	–

易感因素		非气虚质	气虚质	χ²检验		Kendaltau-b 检验		风险估计	
		n=503	n=127	χ²值	P值	r	P值	OR值	95% CI
年龄段	50≤～≤55	76（15.1%）	25（19.7%）	1.917	0.383	0.018	0.652	0.960	0.631～1.460
体重指数	＜24	396（78.7）	90（70.9）	－	－	－	－	－	－
	≥24	107（21.3）	37（29.1）	3.554	0.059	0.075	0.077	1.521	0.982～2.358
血脂异常	否	416（82.7）	95（74.8）	－	－	－	－	－	－
	是	87（17.3）	32（25.2）	4.131	0.042	0.081	0.062	1.611	1.1014～2.558
学历	高中以下	127（25.2%）	37（29.1%）	－	－	－	－	－	－
	本科或专科	342（68.0%）	64（50.4%）	－	－	－	－	－	－
	硕士以上	34（6.8%）	26（20.5%）	25.482	0.000	0.187	0.000	3.551	2.040～6.180
劳动方式	脑力为主	430（85.5%）	118（92.9%）	－	－	－	－	－	－
	体力为主	73（14.5%）	9（7.1%）	4.939	0.026	0.089	0.008	2.226	1.082～4.581
经济收入	＜2000元	73（14.5%）	9（7.1%）	－	－	－	－	－	－
	≥2000元	430（85.5%）	118（92.9%）	4.939	0.026	0.089	0.008	2.226	1.082～4.581
怀孕次数	1～2	49（9.7%）	17（13.4%）	－	－	－	－	－	－
	≥3	454（90.3%）	110（86.6%）	1.436	0.231	−0.048	0.270	0.698	0.387～1.259
居住环境	农村	88（17.5%）	23（18.1%）	－	－	－	－	－	－
	城市	415（82.5%）	104（81.9%）	0.026	0.871	−0.006	0.872	0.959	0.578～1.592
初潮年龄	≤13岁	99（19.7%）	20（15.7%）	－	－	－	－	－	－
	14～17岁	351（69.8%）	96（75.6%）	－	－	－	－	－	－

续表

易感因素		非气虚质	气虚质	χ² 检验		Kendaltau-b 检验		风险估计	
		n=503	n=127	χ²值	P 值	r	P 值	OR 值	95% CI
初潮年龄	≥18 岁	53（10.5%）	11（8.7%）	1.664	0.435	0.017	0.640	1.311	0.775～2.218

表 5-11　基于阳虚质基本体质围绝经期妇女临床特征分析

易感因素		非阳虚质	阳虚质	χ² 检验		Kendaltau-b 检验		风险估计	
		n=609	n=21	χ²值	P 值	r	P 值	OR 值	95% CI
负性事件刺激	无	566（92.9%）	20（95.2%）	-	-	-	-	-	-
	有	43（7.1%）	1（4.8%）	0.165	0.684	-0.016	0.631	0.658	0.086～5.022
家庭关系	和睦	202（33.2%）	5（23.8%）	-	-	-	-	-	-
	一般	350（57.5%）	14（66.7%）	-	-	-	-	-	-
	差	57（9.4%）	2（9.5%）	0.839	0.657	0.029	0.413	1.019	0.232～4.489
婚况	已婚	571（93.8%）	20（95.2%）	-	-	-	-	-	-
	其他婚况	38（6.2%）	1（4.8%）	0.076	0.782	-0.011	0.756	0.751	0.098～5.749
个性特征	外向	505（82.9%0	18（85.7%）	-	-	-	-	-	-
	内向	104（17.1%）	3（14.3%）	0.112a	0.738	-0.013	0.721	0.809	0.234～2.798
月经情况	正常	129（21.2%0	3（14.3%）	-	-	-	-	-	-
	紊乱	333（54.7%）	14（66.7%）	-	-	-	-	-	-
	绝经	147（24.1%）	4（19.0%）	1.210a	0.546	0.004	0.903	1.613	0.468～5.559

易感因素		非阳虚质	阳虚质	χ^2 检验		Kendaltau-b 检验		风险估计	
		n=609	n=21	χ^2 值	P 值	r	P 值	OR 值	95% CI
高血压前期	否	543（89.2%）	20（95.2%）	–	–	–	–	–	–
	是	66（10.8%）	1（4.8%）	0.788	0.375	−0.035	0.222	0.411	0.054～3.115
糖尿病前期	否	538（88.3%）	18（85.7%）	–	–	–	–	–	–
	是	71（11.7%）	3（14.3%）	0.135	0.713	0.015	0.735	1.263	0.363～4.395
年龄段	40 岁≤n＜45 岁	186（30.5%）	8（38.1%）	–	–	–	–	–	–
	45 岁≤n＜50 岁	324（53.2%）	11（52.4%）	–	–	–	–	–	–
	50 岁≤n≤55 岁	99（16.3%）	2（9.5%）	0.953	0.621	−0.036	0.332	0.715	0.291～1.753
体重指数	＜24	473（77.7）	13（61.9）	–	–	–	–	–	–
	≥24	136（22.3）	8（38.1）	2.861	0.091	0.067	0.160	2.140	0.869～5.270
血脂异常	否	496（81.4）	15（71.4）	–	–	–	–	–	–
	是	113（18.6）	6（28.6）	0.756	0.385	0.046	0.326	1.756	0.667～4.625
学历	高中以下	160（26.3）	4（19.0）	–	–	–	–	–	–
	本科或专科	392（64.4）	14（66.7）	–	–	–	–	–	–
	硕士以上	57（9.4）	3（14.3）	0.550	0.458	0.036	0.348	1.514	0.502～4.568
劳动方式	脑力为主	530（87.0%）	18（85.7%）	–	–	–	–	–	–
	体力为主	79（13.0%）	3（14.3%）	0.031	0.860	−0.007	0.866	0.894	0.258～3.106

易感因素		非阳虚质	阳虚质	χ^2 检验		Kendaltau-b 检验		风险估计	
		n=609	n=21	χ^2 值	P 值	r	P 值	OR 值	95% CI
经济收入	＜2000 元	79（13.0%）	3（14.3%）	-	-	-	-	-	-
	≥2000 元	530（87.0%）	18（85.7%）	0.031	0.860	−0.007	0.866	0.894	0.258～3.106
怀孕次数	1～2	65（10.7%）	1（4.8%）	-	-	-	-	-	-
	≥3	544（89.3%）	20（95.2%）	0.756	0.384	0.035	0.234	2.390	0.315～18.101
居住环境	农村	107（17.6%）	4（19.0%）	-	-	-	-	-	-
	城市	502（82.4%）	17（81.0%）	0.031	0.861	−0.007	0.865	0.906	0.299～2.746
初潮年龄	≤13 岁	116（19.0%）	3（14.3%）	-	-	-	-	-	-
	14～17 岁	432（70.9%）	15（71.4%）	-	-	-	-	-	-
	≥18 岁	61（10.0%）	3（14.3%）	0.609	0.738	0.029	0.451	1.412	0.409～4.873

表 5-12　基于持禀质基本体质围绝经期妇女临床特征分析

易感因素		非特禀质	特禀质	χ^2 检验		Kendal tau-b 检验		风险估计	
		n=615	n=15	χ^2 值	P 值	r	P 值	OR 值	95% CI
负性事件刺激	无	574（93.3%）	12（80.0%）	-	-	-	-	-	-
	有	41（6.7%）	3（20.0%）	2.218	0.136	0.080	0.221	3.500	0.950～12.897
家庭关系	和睦	201（32.7%）	6（40.0%）	-	-	-	-	-	-
	一般	356（57.9%）	8（53.3%）	-	-	-	-	-	-
	差	58（9.4%）	1（6.7%）	0.410	0.815	−0.025	0.527	0.686	0.089～5.311
婚况	已婚	576（93.7%）	15（100.0%）	-	-	-	-	-	-
	其他婚况	39（6.3%）	0（0.0%）	-	0.616	−0.040	0.001	0.975	0.962～0.987

易感因素		非特禀质	特禀质	χ^2 检验		Kendal tau-b 检验		风险估计	
		n=615	n=15	χ^2 值	P 值	r	P 值	OR 值	95% CI
个性特征	外向	511(83.1%)	12（80.0%）	-	-	-	-	-	-
	内向	104(16.9%)	3（20.0%）	0.000	1.000	0.013	0.768	1.228	0.341 ～ 4.429
月经情况	正常	128(20.8%)	4（26.7%）	-	-	-	-	-	-
	紊乱	341(55.4%)	6（40.0%）	-	-	-	-	-	-
	绝经	146(23.7%)	5（33.3%）	0.053	0.819	0.009	0.841	0.723	0.226 ～ 2.308
高血压前期	否	551(89.6%)	12（80.0%）	-	-	-	-	-	-
	是	64 (10.4%)	3（20.0%）	0.588	0.443	0..047	0.369	2.152	0.592 ～ 7.830
糖尿病前期	否	543(88.3%)	13（86.7%）	-	-	-	-	-	-
	是	72 (11.7%)	2（13.3%）	0.000	1.000	0.008	0.855	1.160	0.257 ～ 5.246
年龄段	40 岁≤ n ＜ 45 岁	185(30.1%)	9（60.0%）	-	-	-	-	-	-
	4 岁 5 ≤ n ＜ 50 岁	332(54.0%)	3（20.0%）	-	-	-	-	-	-
	50 岁≤ n ≤ 55 岁	98 (15.9%)	3（20.0%）	4.827	0.028	-0.099	0.043	0.287	0.101 ～ 0.817
体重指数	＜ 24	474（77.1）	12（80.0）	-	-	-	-	-	-
	≥ 24	141（22.9）	3（20.0）	0.000	1.000	-0.011	0.780	0.840	0.234 ～ 3.020
血脂异常	否	498（81.0）	13（86.7）	-	-	-	-	-	-
	是	117（19.0）	2（13.3）	0.050	0.824	-0.022	0.529	0.655	0.146 ～ 2.941
学历	高中以下	160(26.0%)	4（26.7%）	-	-	-	-	-	-
	本科或专科	396(64.4%)	10（66.7%）	-	-	-	-	-	-
	硕士以上	59 (9.6%)	1（6.7%）	0.000	1.000	-0.008	0.822	0.967	0.304 ～ 3.080

易感因素		非特禀质	特禀质	χ² 检验		Kendal tau-b 检验		风险估计	
		n=615	n=15	χ² 值	P 值	r	P 值	OR 值	95% CI
劳动方式	脑力为主	534（86.8%）	14（93.3%）	–	–	–	–	–	–
	体力为主	81（13.2%）	1（6.7%）	0.123	0.725	0.029	0.337	2.124	0.276～16.367
经济收入	＜2000 元	81（13.2%）	1（6.7%）	–	–	–	–	–	–
	≥2000 元	534（86.8%）	14（93.3%）	0.000	1.000	0.029	0.337	2.124	0.276～16.367
怀孕次数	1～2	65（10.6%）	1（6.7%）	–	–	–	–	–	–
	≥3	550（89.4%）	14（93.3%）	0.004	0.951	0.019	0.556	1.655	0.214～12.788
居住环境	农村	108（17.6%）	3（20.0%）	–	–	–	–	–	–
	城市	507（82.4%）	12（80.0%）	0.000	1.000	−0.010	0.816	0.852	0.236～3.071
初潮年龄	≤13 岁	117（19.0%）	2（13.3%）	–	–	–	–	–	–
	14～17 岁	437（71.1%）	10（66.7%）	–	–	–	–	–	–
	≥18 岁	61（9.9%）	3（20.0%）	0.050	0.824	0.043	0.312	1.527	0.340～6.859

表 5-13　基于平和质基本体质围绝经期妇女临床特征分析

易感因素		非平和质	平和质	χ² 检验		Kendaltau-b 检验		风险估计	
		n=548	n=82	χ² 值	P 值	r	P 值	OR 值	95% CI
负性事件刺激	无	506（92.3%）	80（97.6%）	–	–	–	–	–	–
	有	42（7.7%）	2（2.4%）	2.998	0.083	−0.069	0.013	0.301	0.072～1.269
家庭关系	和睦	178（32.5%）	29（35.4%）	–	–	–	–	–	–
	一般	317（57.8%）	47（57.3%）	–	–	–	–	–	–
	差	53（9.7%）	6（7.3%）	0.606	0.739	−0.027	0.480	0.737	0.306～1.774

易感因素		非平和质	平和质	χ^2 检验		Kendaltau-b 检验		风险估计	
		n=548	n=82	χ^2 值	P 值	r	P 值	OR 值	95% CI
婚况	已婚	510（93.1%）	81（98.8%）	－	－	－	－	－	－
	其他婚况	38（6.9%）	1（1.2%）	4.011	0.045	−0.080	0.001	0.166	0.022～1.224
个性特征	外向	457（83.4%）	66（80.5%）	－	－	－	－	－	－
	内向	91（16.6%）	16（19.5%）	0.427	0.513	0.026	0.533	1.217	0.674～2.198
月经情况	正常	110（20.1%）	22（26.8%）						
	紊乱	309（56.4%）	38（46.3%）						
	绝经	129（23.5%）	22（26.8%）	3.183	0.204	−0.016	0.703	0.685	0.403～1.165
高血压前期	否	488（89.1%）	75（91.5%）	－	－	－	－	－	－
	是	60（10.9%）	7（8.5%）	0.437	0.509	−0.026	0.474	0.759	0.334～1.723
糖尿病前期	否	476（86.9%）	80（97.6%）	－	－	－	－	－	－
	是	72（13.1%）	2（2.4%）	7.877	0.005	−0.112	0.000	0.165	0.040～0.687
年龄段	40 岁 ≤ n ＜ 45 岁	164（29.9%）	30（36.6%）	－	－	－	－	－	－
	45 岁 ≤ n ＜ 50 岁	293（53.5%）	42（51.2%）						
	50 岁 ≤ n ≤ 55 岁	91（16.6%）	10（12.2%）	1.960	0.375	−0.053	0.161	0.740	0.456～1.202
体重指数	＜ 24	417（76.1）	69（84.1）	－	－	－	－	－	－
	≥ 24	131（23.9）	13（15.9）	2.622	0.105	−0.065	0.072	0.600	0.321～1.120

易感因素		非平和质	平和质	χ^2 检验		Kendaltau-b 检验		风险估计	
		n=548	n=82	χ^2 值	P 值	r	P 值	OR 值	95% CI
血脂异常	否	441（80.5）	70（85.4）	–	–	–	–	–	–
	是	107（19.5）	12（14.6）	1.114	0.291	−0.042	0.253	0.707	0.371～1.350
学历	高中以下	141（25.7%）	23（28.0%）	–	–	–	–	–	–
	本科或专科	352（64.2%）	54（65.9%）	–	–	–	–	–	–
	硕士以上	55（10.0%）	5（6.1%）	1.338	0.512	−0.033	0.370	0.889	0.529～1.493
劳动方式	脑力为主	479（87.4%）	69（84.1%）	–	–	–	–	–	–
	体力为主	69（12.6%）	13（15.9%）	0.671	0.413	−0.033	0.446	0.765	0.402～1.456
经济收入	＜2000 元	69（12.6%）	13（15.9%）	–	–	–	–	–	–
	≥2000 元	479（87.4%）	69（84.1%）	0.671	0.413	−0.033	0.446	0.765	0.402～1.456
怀孕次数	1～2	59（10.8%）	7（8.5）	–	–	–	–	–	–
	≥3	489（89.2%）	75（91.5%）	0.378	0.539	0.024	0.507	1.293	0.569～2.936
居住环境	农村	96（17.5%）	15（18.3%）	–	–	–	–	–	–
	城市	452（82.5%）	67（81.7%）	0.029	0.864	.−0.007	0.865	0.949	0.520～1.731
初潮年龄	≤13 岁	105（19.2%）	14（17.1%）	–	–	–	–	–	–
	14～17 岁	386（70.4%）	61（74.4%）	–	–	–	–	–	–
	≥18 岁	57（10.0%）	7（14.3%）	0.609	0.738	0.029	0.451	1.151	0.623～2.126

表 5-14 阴虚质模型汇总

维数	Cronbach's Alpha	解释		
		总计（特征值）	惯量	方差的%
1	0.712	2.460	0.410	41.004
2	0.538	1.813	0.302	30.211
总计	–	4.273	0.712	–
均值	0.638a	2.136	0.356	35.608

a. 总 Cronbach's Alpha 基于平均特征值。

表 5-15 阴虚质辨别度量

	变量权重	维数		均值
		1	2	
阴虚质	2	0.385	0.436	0.410
糖尿病前期	2	0.387	0.470	0.429
年龄段	2	0.458	0.001	0.229
有效总计 a	–	2.460	1.813	2.136
方差的 %	–	41.004	30.211	35.608

a. 在"活动总计"统计量中对变量权重进行合并。

表 5-16 气郁质模型汇总

维数	Cronbach's Alpha	解释		
		总计（特征值）	惯量	方差的%
1	0.790	3.690	0.284	28.383
2	0.734	3.100	0.238	23.846
总计	–	6.790	0.522	–
均值	0.764a	3.395	0.261	26.114

a. 总 Cronbach's Alpha 基于平均特征值。

表 5-17　气郁质辨别度量

项目	变量权重	维数		均值
		1	2	
气郁质	2	0.246	0.010	0.128
负性事件刺激	2	0.162	0.001	0.082
家庭关系	3	0.726	0.951	0.839
婚况	2	0.148	0.086	0.117
个性特征	2	0.170	0.026	0.098
年龄段	2	0.029	0.000	0.015
有效总计 a	–	3.690	3.100	3.395
方差的 %	–	28.383	23.846	26.114

a. 在"活动总计"统计量中气郁质对变量权重进行合并。

表 5-18　血瘀质模型汇总

维数	Cronbach's Alpha	解释		
		总计（特征值）	惯量	方差的%
1	0.765	3.124	0.347	34.707
2	0.754	3.031	0.337	33.682
总计	–	6.155	0.684	–
均值	0.759a	3.078	0.342	34.195

a. 总 Cronbach's Alpha 基于平均特征值。

表 5-19　血瘀质辨别度量

项目	变量权重	维数		均值
		1	2	
血瘀质	2	0.132	0.003	0.068
月经情况	3	0.931	0.976	0.953
高血压前期	2	0.008	0.036	0.022
年龄段	2	0.025	0.013	0.019

续表

项目	变量权重	维数		均值
		1	2	
有效总计 a	–	3.124	3.031	3.078
方差的 %	–	34.707	33.682	34.195

a. 总 Cronbach's Alpha 基于平均特征值。

表 5–20　痰湿质模型汇总

维数	Cronbach's Alpha	解释		
		总计（特征值）	惯量	方差的%
1	0.630	2.016	0.403	40.325
2	0.446	1.554	0.311	31.087
总计	–	3.571	0.714	–
均值	0.550a	1.785	0.357	35.706

a. 总 Cronbach's Alpha 基于平均特征值。

表 5–21　痰湿质辨别度量

项目	维数		均值
	1	2	
痰湿质	0.040	0.494	0.267
BMI 分级	0.010	0.589	0.300
血脂异常	0.003	0.438	0.220
劳动方式	0.981	0.017	0.499
经济收入	0.981	0.017	0.499
有效总计	2.016	1.554	1.785
方差的%	40.325	31.087	35.706

表 5-22 气虚质模型汇总

维数	Cronbach's Alpha	解释		
		总计（特征值）	惯量	方差的%
1	0.904	5.602	0.509	50.925
2	0.758	3.218	0.293	29.254
总计	–	8.820	0.802	–
均值	0.851a	4.410	0.401	40.089

a. 总 Cronbach's Alpha 基于平均特征值。

表 5-23 气虚质辨别度量

项目	变量权重	维数		均值
		1	2	
气虚质	2	0.005	0.241	0.123
血脂异常	2	0.000	0.024	0.012
学历	3	0.706	0.896	0.801
劳动方式	2	0.869	0.000	0.434
经济收入	2	0.869	0.000	0.434
有效总计 a	–	5.602	3.218	4.410
方差的 %	–	50.925	29.254	40.089

a. 总 Cronbach's Alpha 基于平均特征值。

表 5-24 特禀质模型汇总

维数	Cronbach's Alpha	解释		
		总计（特征值）	惯量	方差的%
1	0.727	2.198	0.549	54.940
2	0.594	1.802	0.451	45.060
总计	–	4.000	1.000	–
均值	0.667a	2.000	0.500	50.000

a. 总 Cronbach's Alpha 基于平均特征值。

表 5-25　特禀质辨别度量

项目	变量权重	维数		均值
		1	2	
特禀质	2	0.549	0.451	0.500
年龄段	2	0.549	0.451	0.500
有效总计 a	—	2.198	1.802	2.000
方差的 %	—	54.940	45.060	50.000

a. 总 Cronbach's Alpha 基于平均特征值。

表 5-26　平和质模型汇总

维数	Cronbach's Alpha	解释		
		总计（特征值）	惯量	方差的%
1	0.684	2.327	0.388	38.782
2	0.571	1.908	0.318	31.799
总计	—	4.235	0.706	—
均值	0.633a	2.117	0.353	35.290

a. 总 Cronbach's Alpha 基于平均特征值。

表 5-27　阴虚质辨别度量

项目	变量权重	维数		均值
		1	2	
平和质	2	0.480	0.016	0.248
婚况	2	0.281	0.650	0.466
糖尿病前期	2	0.402	0.288	0.345
有效总计 a	—	2.327	1.908	2.117
方差的 %	—	38.782	31.799	35.290

a. 总 Cronbach's Alpha 基于平均特征值。

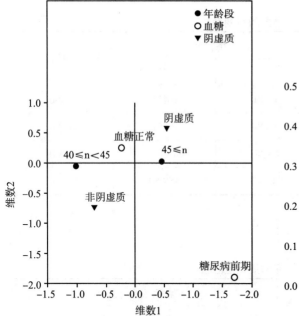

图 5-2　阴虚质及相关临床因素类别点联合图

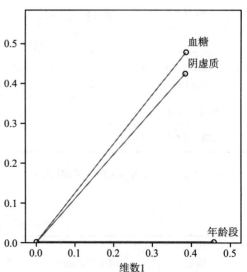

图 5-3　阴虚质及相关临床因素辨别度量图

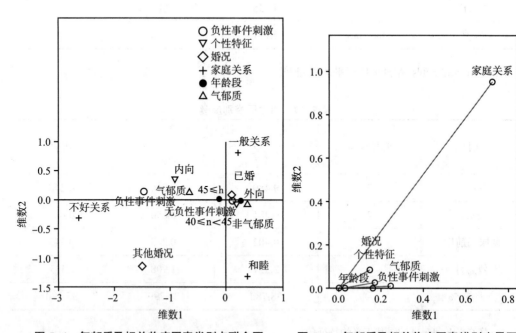

图 5-4　气郁质及相关临床因素类别点联合图

图 5-5　气郁质及相关临床因素辨别度量图

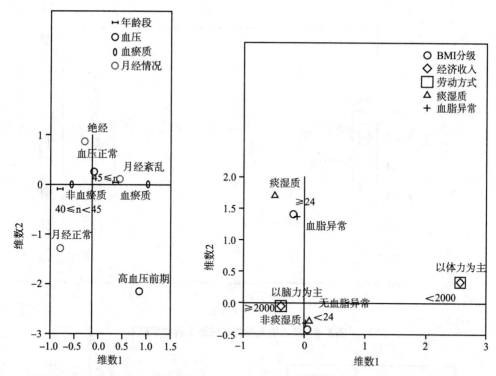

图 5-6 血瘀质及相关临床因素类别点联合图　　图 5-7 血瘀质及相关临床因素辨别度量图

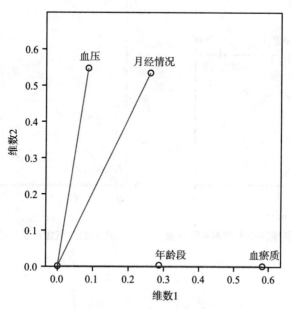

图 5-8 痰湿质及相关临床因素类别点联合图

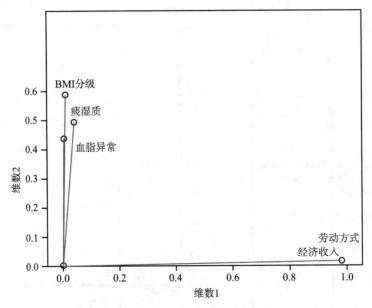

图 5-9　痰湿质及相关临床因素辨别度量图

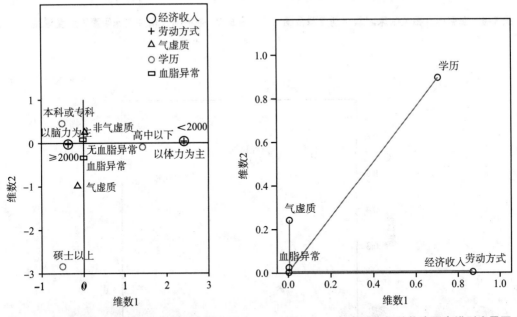

图 5-10　气虚质及相关临床因素类别点联合图　　图 5-11　气虚质及相关临床因素辨别度量图

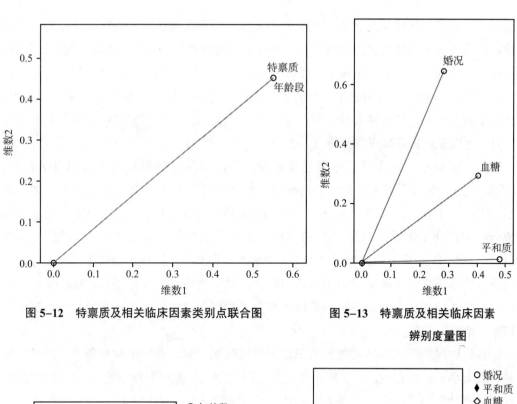

图 5-12 特禀质及相关临床因素类别点联合图

图 5-13 特禀质及相关临床因素
辨别度量图

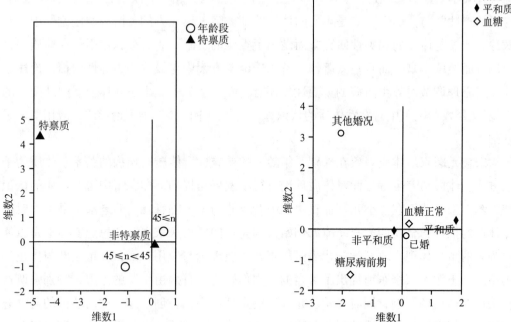

图 5-14 平和质及相关临床因素类别点联合图

图 5-15 平和质及相关临床因素辨别度量图

3.讨论

（1）体质研究在中医多元化诊疗体系中的作用：中医体质学是以中医理论为指导，研究人类体质特征、体质类型的生理病理特点，分析疾病的反应状态、病变性质及发展趋向，阐述人体体质与健康、疾病的相关性，指导疾病预防、治疗以及养生康复的学科，是继承中医基础理论的创新点，也是中医基础理论发展的突破口。辨体、辨病、辨证相结合的诊疗方法，拓宽了中医诊疗思维模式，为生命科学提供了新的认识方法。应深入进行体质研究，构建中医学多元化的诊疗体系，以适应复杂的临床实际需求。针对不同人群制定相应的防治措施，寻找适用于大面积人群实施"治未病"的方法与工具，可以显著提高疾病防治能力。

①中医体质学说丰富了中医基础理论：中医体质思想最早可上溯到秦汉时期，《黄帝内经》中蕴藏着丰富的体质医学内容，其中许多篇章都是专论体质的，如《灵枢·阴阳二十五人》《灵枢·寿夭刚柔》和《灵枢·逆顺肥瘦》等均是从不同角度细致地分析和描述了体质。因此，《黄帝内经》是体质思想的奠基之作。汉代的张仲景在《伤寒杂病论》中虽未明确提出"体质"的概念，但其从不同侧面描述了体质差异，指出病理性体质决定了疾病的易感性和趋向性，对疾病的发生和传变起着极其重大的作用。其立法用药各个方面都贯穿着以体质为本的理念，体现了体质学说是中医辨证的根本、治疗的基础。

晋隋唐时期是中医体质理论的积累与形成时期。如，晋·王叔和所著《脉经·平脉视人大小长短男女顺逆法》明确描述了不同"性气"或"形性"的人，其脉象有别。这里的"性"与"形性"实是重要的体质特征。隋·巢元方的《诸病源候论》中，在病源、证候与体质的相关性研究方面做出了重要的贡献。唐·孙思邈不仅在体质理论应用方面经验丰富，而且在其著作《备急千金要方》中专设食治、养性两篇，论述了饮食与心理调节对养生防病的重要性。还有《颅囟经》中提出小儿体质属"纯阳"的学说、《经效产宝》中对女性体质的认识等，这些为中医体质学理论形成与应用奠定了基础。

宋金元医家从体质现象在性别、年龄上的差异性、体质与疾病的关系、体质的干预方法、体质与养生等方面对体质理论进行了发展与提高，加深了中医对体质的认识与理解。宋·钱乙在《小儿药证直诀》中对小儿与宋·陈直在《养老奉亲书》中对老年体质的描述，金元四大家寒凉派创始人刘完素的"治病求本"的思想实际上是以体质为本的重要体现。攻邪学派代表张从正在体质理论与应用方面，注重祛邪与扶正的关系。补土派医家李东垣提出了著名的"内伤脾胃，百病由生"的思想，特别强调饮食失调对体质的影响，同时注重"元气"的生理作用，首创治疗气虚内热证的益气升阳之法，阐发了气虚体质的形成与治疗，他还提出了"恶血必归于肝"的理论以及调治瘀血体质的"益气活血"法则等，对干预偏颇体质均有确切的临床价值。滋阴派医家朱震亨提出了"阳常有余，阴常不足"的论点，并阐述了阴虚体质的形成基础。

明清时期形成了温补与温病两大医学流派，特别是温病学派在挑战人类传染性热病的实践中，充分认识到体质对疾病发生、发展、转归的影响，总结出了针对不同体质的治疗方法、用药规律等宝贵经验，不仅大大丰富了中医体质理论，而且使之在临床实践中得到了广泛的应用和提高。如上温补派医家张介宾非常重视人体体质差异的辨别，认为不同体质的辨别可以从神志、色泽、性格、体形、习惯等方面进行。温病学派代表医家叶天士在体质分类方法上与临床最为贴近，提出了"木火体质""水土体质""阴虚体质""阳气素虚体质""气虚之质""体质血虚"等。并对辨体论治进行了细致的描述。明清时期中医体质理论得到了深化与创新，但这一时期的中医体质理论依然没有形成学术体系。

20世纪70年代末，王琦提出体质定义及基本原理，并于80年代初期发表了第一部中医体质学专著——《中医体质学说》，其领导的课题组，在既往体质研究基础上，进一步完善体质分类系统。并编制《中医9种基本体质分类量表》，制定的《中医体质分类判定标准》被认定为中华中医药学会标准试行。匡调元提出的"体质病理学"，补充了中医体质学说的理论框架。随着现代多学科知识与方法的引入，体质的研究方法日渐丰富，研究水平逐渐提高，中医体质学说研究取得了巨大成就，确立了中医体质学说。

本研究正是基于以上中医体质学的理论背景，结合历代医家的临床实践，应用中华中医药学会发布的《中医体质分类与判定》（ZYYXH/T157-2009）中的《中医体质分类与判断表》对630名围绝经期妇女进行了体质评定分型，研究其分布规律及临床特征，为临床的诊断治疗提供依据，为相关部门制定围绝经期妇女个性化防治策略提供服务。

②体质是辨证的重要基础：体质是辨证的基础，体质决定着临床证候的类型。"证"是致病因子作用于人（体质）后的体质反应特征和脏器功能紊乱的综合表现，明确"证"的特征包含了体质特征。因为证与体质有相似处，辨证与辨体质的方法是相同的，都是用传统中医诊断学的望问闻切，都是"以临床机能变化为主的定型反应形式"。由于证是随着体质类型而变化，因此离开了体质，就会使辨证误入歧途。

体质与证有着密切的关系，体质影响着证的性质。一方面，不同的病因作用于相同类型的体质，可以出现相同的证候。另一方面，相同致病因子作用于不同类型的体质可以出现不同的证候。体质与证候在界定前提、形成因素、形成特点、表现特点、信息表达、涵盖范围、指向目标、诊察内容和干预目的方面均存在区别和联系。证还与个体的体质特点、感邪轻重、受邪部位、病邪性质等因素密切相关，但起决定作用的是个体的体质特征，证常随体质而转移。一方面，体质的偏颇是发病的内因，特殊体质者的疾病源于特定的体质基础。例如，遗传性或过敏性体质可以直接导致某些遗传性或过敏性疾病证候的形成。另一方面，体质是决定疾病发展过程及证候类型演变的重要因素。例如，阳虚质、痰湿质易感受寒湿之邪而形成寒湿证，阴虚质易感受温热之邪而形成热证，气郁质易伤于七情而形成气郁证。《素问·通评虚实论》曰："邪气盛则实，精气夺则虚。"证的虚实多取决于正气和邪气力量之对比，邪气盛正气不虚则表现为实证，正气不足，邪气不明显则为虚证。从体质学角度而言，证的虚实与个体体质的强弱密切相关，正气是否充足反映了个体体质的状况。证型实际上也是致病因子作用于人体体质以后形成的临床类型，因而体质也影响证的寒热属性。

③体质是发病的内在原因：中医学从整体出发，认为疾病发生的内因在很大程度上是指人本身所具有的一切特征的综合，即体质。中医学认为感受外邪能否发病决定于体质，如医门法律所谓："或本于阴，或本与阳，知病之所生而直取之，乃为善治。"又如《灵枢·五变》曰："肉不坚，腠理疏，则善病风。"《临证指南医案》曰："大凡六气伤人，因人而化。"这些均从中医理论上提示了体质与疾病发生发展的密切关系。

清·吴德汉《医理辑要·锦囊觉后编》云："要知易风为患者，表气素虚；易寒为病者，阳气素弱；易热为病者，阴气素衰；易伤食者，脾胃必亏；易劳伤者，中气必损。"进一步说明了体质与疾病的关系，一方面表现为体质弱者正气虚，对邪气的抵抗能力不足，易感邪发病；另一方面表现为不同体质的人对不同病邪的易感性各不相同，从而具有对某些疾病的易罹倾向，即所谓"同气相感"。临床上，气虚质卫外不固，易患感冒；阳虚质里寒易生，外寒易侵，易患腹痛腹泻、风寒湿痹；痰湿质脾运不健，易患肥胖症、气喘痰嗽，女性易患带下病；湿热质面部易生痤疮，皮肤易生疖疮、皮肤瘙痒病；阴虚质多有虚火，易患肺痨、咳嗽；阳盛质易患热性病证及眩晕、头痛、中风；气郁质多愁善虑，易患精神疾病；血瘀质易患动脉硬化、高血压、冠心病等慢性疾病。因此，不同的体质对不同疾病的易患性是有规律的。

本研究采用 Kendaltau-b（K）检验对围绝经期妇女体质状况进行风险评估，并对九种中医基本体质的症状、体征、常见疾病进行多元对应分析。结果显示，阴虚质的糖尿病前期的发生率（14.4%）高于非阴虚质（8.3%）；血瘀质的围绝经期妇女的月经紊乱绝经、高血压前期的发生率高（$P < 0.05$）；痰湿质中超重、高脂血症的发生率高（58.2%，39.6%；$P < 0.05$）；气虚质的高脂血症的发生率较高（25.2%，$P < 0.05$）。瘀血质的围绝经期妇女，多脉络瘀阻，血行不畅，血管功能障碍，有高血压前期的表现，且此时肾精不足，天癸将竭，无有余之血转化为月经，故常见月经紊乱、绝经。因肝肾同源，同居下焦，肾藏精与肝藏血，精血互用互化。若肾阴不足，水不涵木，致肝肾阴亏，出现阴虚燥热的病理变化，则临床上常可见到糖尿病前期的表现。随着年龄的增长，正气渐虚，气虚则运化无力，致水湿痰浊停滞，可出现疲乏，亦可表现为形体肥胖，血脂升高等。提示围绝经期不同体质的妇女对某些疾病具有易罹倾向，表明体质是疾病发生、发展、转归与预后的内在基础，研究体质与疾病发生的关系，对于疾病的预防和治疗均有很大裨益。

④兼夹体质是虚实夹杂的体质状态：兼夹体质是人体形态结构、生理功能、心理特征更加偏颇的状态，多为虚实夹杂的"虚滞"状态。在兼夹偏颇体质中，常以一种偏颇体质为主（转化分高）兼夹另一种体质（转化分低）。其中，属于虚弱类体质的有气虚质、阳虚质、阴虚质；属于邪实类体质的有气郁质、湿热质、痰湿质、瘀血质；而特禀质是一种虚实夹杂的体质类型。虚弱类体质与邪实类体质常相互兼杂，可见正

虚而致体内病理代谢产物积聚（邪实），积聚的病理代谢产物反过来阻碍正气形成的体质状态。"气不足便是寒"，气不足可致气虚质兼夹阳虚质；"气不化阴或阴不化气"，气不化可致气虚质兼夹阴虚质；气虚则易于感邪，故气虚质多兼夹以易鼻塞、喷嚏、流清涕等过敏症状为主要表现的特禀质。实邪（瘀血、痰湿、湿热）内生时，才会戕伐人体正气（阴精、阳气）；反之，正气不足时，更易导致内生实邪。

本研究中，围绝经期妇女以各种中医基本体质兼夹多见，共有61种兼夹情况，发生率大于2%的体质类型依次为：阴虚气郁质（14.4%）、平和质（13.0%）、阴虚质（12.2%）、血瘀质（9.5%）、气郁阴虚血瘀质（8.7%）、气虚血瘀质（4.0%）、气虚痰湿质（3.8%）、气虚阴虚质（3.0%）、气郁血瘀质（2.9%）。结果显示，各种单纯偏颇体质的例数均明显低于兼夹偏颇体质的例数，在兼夹体质中以阴虚质、气郁质出现为主。表明人体阴阳气血津液的失衡状态是相互影响的，气虚可致气滞、痰酿、热生、血瘀；反之，瘀血、痰湿、湿热可致气滞而有碍气之生成。故兼夹体质是虚实夹杂的体质状态，这种虚实夹杂的体质状态，势必导致发病后证候类型的虚实兼夹。

（2）围绝经期妇女中医体质的表现

①围绝经期的主要特征：围绝经期是指妇女从40岁左右开始出现的与绝经相关的内分泌、生物学和临床症状至完全绝经后1年的时期。此期妇女的卵巢功能逐渐减退直至消失，性激素水平逐渐下降，生殖能力由盛转衰，这是正常的生理变化，其包括了绝经过渡期、绝经后1年内。绝经是指妇女一生中结束了最后一次月经，只能回顾性地确定，其标志着卵巢功能的真正衰竭。围绝经期在中医学中并没有独立的记载，主要散见于"脏躁""百合病""年老血崩""年老经断复来""郁证""心悸""不寐"等病证的描述中。一般认为属"经断前后""绝经前后"等。绝经过渡期所经历的时间需要2~8年（平均5年）。

西医学认为卵巢功能衰退是引起围绝经期妇女代谢变化和临床症状的主要因素。由于卵巢功能减退，雌激素分泌减少，导致适应应激功能减退而出现代谢障碍和自主神经功能紊乱，其主要临床表现可概括为生殖系统改变、机体老化和神经精神状态异常。

月经紊乱是绝经过渡期的常见症状，据统计约占70%，大多表现为月经周期的不规则及量多少的不稳定，同时可伴有无排卵。潮热历来一直被视为妇女卵巢功能衰退的标志性症状，发生率在50%以上，越接近绝经越明显并达到高峰，严重者影响睡眠和精神状态。烦躁、抑郁等精神症状也是围绝经期常见的表现，主要与健康情况、心理、情绪、性格、生活环境、文化程度、职业有关。由于雌激素对女性心血管系统有保护作用，当围绝经期妇女的雌激素水平开始下降时，冠心病等心血管系统疾病的发病率就显著升高了，此时骨量丢失明显加速而成为骨质疏松症的易患人群。本研究对围绝经期9种基本体质性激素水平进行了比较，显示血瘀质 E_2 水平低于非血瘀质 E_2 水平，有显著性差异，P=0.004，平和质 E_2 高于非平和质 E_2 水平，亦有显著性差异，

P=0.036，均有统计学意义。考虑为围绝经期雌激素水平波动明显，此时妇女多有月经紊乱的症状，尤其血瘀质的妇女表现更明显，故血瘀质围绝经期妇女的雌激素水平一般低于非血瘀质。围绝经期平和质的妇女，机体的气血津液、脏腑功能均平衡协调，体内的激素水平大多稳定在正常范围之内，雌激素水平较偏颇体质的围绝经期妇女相对高些。

②"以肾肝为先天，以血为用"是围绝经期妇女的体质基础

a. 以肾肝为先天的体质基础：肾是调节女性生理活动的根本，通过冲任二脉调理生殖、月经，肾阴阳平衡，肾气充盛，天癸才能充盛，冲任二脉通，精血方能入注胞宫化为月经，胞宫才能受孕育胎。围绝经期是妇女肝肾阴精由盛而衰的转折时期，以肾气渐衰，冲任亏虚，天癸将竭，精血暗耗，元气渐亏为此期的特点。中医学对围绝经期生理变化有非常完整的论述。如《灵枢·天年》曰"五十岁，肝气始衰，肝叶始薄，胆汁始减，目始不明。六十岁，心气始衰，苦忧悲，血气懈惰，故好卧。七十岁，脾气虚，皮肤枯。"《素问·阴阳应象大论》曰："年四十而阴气自半也，起居衰矣；年五十体重。耳目不聪明矣；年六十阴痿，气大衰。"《素问·六节藏象论》曰："肾者主蛰，封藏之本，精之处也。"说明肾封藏先天之精，与生俱来，禀受于父母，为生命之本源，所以李中梓的《医宗必读》提出"肾为先天之本"之说。肾为天癸之源，胞络系于肾，经水出诸，冲任之本，施精之所，藏精之处，故肾气盛衰是人体生殖功能盛衰的重要标志之一。此外，女子属阴，在生理上依赖肝血之充养，以肝为先天，以血为本，肝主疏泄、藏血。冲为血海，任主胞胎，肝血旺盛，则任通冲盛，胞宫按时满溢，则月事如期而至；在心理、情志上依赖肝气之调畅。《灵枢·天年》曰"女子以肝为先天"，表明肝与女性的生理、病理关系极为密切，。而对于女子"肝肾乃冲任之本"，如清·尤怡《静香楼医案》谓："肝阳盛肝阴虚，吸引及肾，肾亦伤矣。益肝体损肝用，滋养肾阴，俾水木相容，病当自愈。"朱南孙教授也提出："治肝必及肾，益肾须疏肝。"主张肝肾为纲，肝肾同治。所以，肾乃先天之本，元气之根，藏精主胞胎，而肝藏血主疏泻，肝肾同居下焦，相火寄于肝肾，亦为先天之本。由于女子胞宫和乳房及经孕产乳受肝肾所统，若肝肾协调则经候如期，胎孕乃成，泌乳正常。

b. 为以血为用的体质基础：女子有经、孕、产、乳的特殊生理现象：月经以血为物质基础、孕期以血养胎、分娩赖气血化为产力并需阴血濡润产道、产后乳汁与血同源，这其中每一生理过程均以血为用又须耗血，可见血于女人之重要。因此，中医学认为"妇人以血为本，以血为用""女子阴常不足"，在本质上反映了传统医学对女性在生理、病理上有别于男性的基本认识。正如《景岳全书·妇人规》所云："妇人所重在血，血能构精，胎孕乃成。欲查其病，唯以经候见之；欲治其病，唯于阴分调之。"其所谓"唯于阴分调之"，即是在强调对妇科疾病的治疗需时时顾护阴血。

肝藏血，主疏泄，女子肝与女子天癸、冲任、月经、胎产、泌乳等生殖繁育子代的功能联系是相当紧密的。《经脉诸脏病因》云："女子经血为主，血旺则经调子

嗣。"《妇人大全良方·产门难》云："肝之血必旺，自然灌溉胞胎，合肾水而并协养胎力。""无血则乳无以生。"《辨证录》曰："精涵肾内，若肝气不升，则精不能泄。"肝藏之血是女子所特有生理特点的物质基础，肝之疏泄条达，方可周运全身之血，按时、按需、按量的规律调配。故女子"以血为用"。若忧思过度，伤及肝脾，营血暗耗，阴血不足；产后、流产后、月经失调、崩漏等会引起失血过多；精血同源，血虚日久，精亦亏耗，致阴精亏虚。故围绝经期妇女脏腑渐衰，精血渐虚，天癸将绝，以肝肾阴精不足为主要生理基础。

③阴虚质与气郁质是围绝经期妇女的常见体质：大部分围绝经期的妇女年龄在44～54岁，据现代研究调查发现，中国妇女平均绝经年龄为49周岁，与两千多年前《内经》提出的"七七"之年是一致的。由于自身先天禀赋和特有的生理、心理特点，女性有独特的体质特性和体质发展过程。如《素问·阴阳应象大论》曰："年四十，而阴气自半，起居衰矣。"在形态结构及生理功能上，围绝经期妇女经、孕、产、乳的特殊生理现象易耗血伤阴。如《灵枢·五音五味》曰："妇人之生，有余于气，不足于血，以其数脱血也。"在性格、心理方面，围绝经期女性多怯懦好静，性格内向，多愁善感，常抑郁不舒。正如《外台秘要》所说："女属阴，得气多郁。"现代研究围绝经期女性体质以阴虚质、气郁质最为多见。如张满凤等学者通过对围绝经期妇女进行临床流行病学调查发现，围绝经期妇女病理体质以阴虚质、肝郁质、血瘀质多见，其中肝郁质居多，约占41.7%。王莉报道气虚质和精血不足质在20多岁、30～40岁和50岁左右分别跃迁了3次，幅度都很大，几乎成倍增多，50岁左右则是因为进入更年期，变化加剧。研究表明女性阴虚质的分布在45～54岁组，这时出现一个峰值，估计和女性的更年期有关，此时卵巢功能衰退，易出现潮热盗汗等阴虚质表现。肾精盛衰主宰着人体的生长、发育和衰老的全过程，而女性一生各时期的生理变化特点也正是人体肾精自然盛衰的全面反映。围绝经期阴虚体质妇女的病理基础为脏腑渐衰，精血渐虚，天癸将绝，肾阴亏虚，阴不制阳，会出现烘热汗出，心悸失眠，烦躁易怒，眩晕耳鸣等症状。

气郁多为肝失疏泄。由于气的运行与心气的推动、肾阳的温化、脾的转输、肺的清肃、肝的疏泄有关，气郁虽与多个脏腑相关，但与肝的关系最为密切。如《知医必辨》中说："人之五脏，唯肝易动而难静……五脏之病，肝气居多。"《医方论·越鞠丸》中提出："凡郁病，必先气病，气得疏通，郁于何有？郁肝为刚脏，有藏血和疏泄的生理功能，体阴而用阳。一方面，肝肾同居下焦，乙癸同源，围绝经期的女子，天癸渐竭，肝肾不足，精血衰少，肝失濡养，肾水和精血不足以涵养肝木，肝失濡养，使其疏泄功能不能得到正常发挥，另一方面，女性经、孕、产、乳数伤于血，使机体处于"有余于气，不足于血"的生理欠平衡状态，有余于气则肝气易郁易滞，不足于血则肝血易虚，情绪易于抑郁。正如何梦瑶谓："郁而不疏则皆肝木之病矣。"现代研究中，岑澔等学者研究发现，各年龄组的女性，气郁质的分布都在10%上下，即每10个女性中即有 1 个气郁质。围绝经期在人的一生中素有"多事之秋"之称，在这个年龄时期妇女面临许多生活事件。赵更力等报道围绝经症状程度与恐惧衰老、感觉更劳累、因围绝经期症状经常去医院和经常服药呈正相关；与厌烦月经、感觉受尊重、情绪更好、对住房和收入满意呈负相关。而这诸多因素的干扰，长时间持续存在的精神压力必然会影响人的身心健康，干扰脏腑的生理功能。脏腑之中，肝性喜条达而恶抑郁，最易为七情所伤。可见，围绝经期妇女易形成气郁体质。

本研究中，630 名围绝经期妇女中医 9 种基本体质分布情况，排列前 6 位的是：阴虚质（56.2％）、气郁质（36.7％）、血瘀质（35.6％）、气虚质（20.2％）、痰湿质（14.4％）、平和质（13％）；阴虚质与气郁质较其他偏颇体质所占的比例高，提示围绝经期妇女有肝肾阴精不足的生理特点。即女性随着衰老，脏腑组织萎缩，阴液渐亏，尤以肾阴亏乏突出，故常表现为阴虚体质。而水不涵木，肝失所养，疏泄失度，加之机体日趋衰老，力不从心，所愿不遂，情志不畅，郁闷于内，易致肝气郁结，表现为气郁体质。

（3）围绝经期妇女体质的主要相关影响因素：妇女进入围绝经期后，由于生理上及家庭和社会关系的变化往往使身体和精神的负担加重，这对围绝经期妇女的身心健康均有显著的影响，从而影响体质，易于发生围绝经期相关疾病或使本来已有的某些症状加重。本研究根据临床实践及文献报道，将负性事件刺激、家庭关系、婚况、学历、劳动方式、经济收入、居住环境、个性特征、初潮年龄、月经情况、怀孕次数、年龄段、糖尿病前期、高血压前期、体重指数、血脂异常等影响围绝经期妇女的常见因素作为观察指标，以期了解各常见因素对围绝经期不同体质妇女的影响状况，为围绝经期妇女的健康保健提供指导。

（1）年龄因素：围绝经期是指妇女从 40 岁左右开始出现与绝经相关的内分泌、生物学和临床症状至完全绝经后 1 年的时期，这是女性一生中必然经历的一个重要阶段。《素问·上古天真论》云："女子七岁，肾气盛，齿更发长；二七而天癸至，任脉通，太冲脉盛，月事以时下，故有子……七七，任脉虚，太冲脉衰少，天癸竭，地道不通，故形坏而无子也"。姚止庵云："男女之壮也，并始于肾气之盛实，其后有也，亦由于肾气之衰微。"指出了女子随着肾中精气的盛衰，体质亦随着由弱变强，再由强变弱，而这一过程是随着年龄的变化而改变的。全国围绝经期妇女健康调查协作组调查显示，在 ≥ 40 岁组血管舒缩症状、精神神经症状的发生率已分别达 40.2％ 及 66.7％。

本研究显示，≥ 45 岁年龄段与阴虚质、气郁质、血瘀质表现明显相关（P ＜ 0.05）；表明围绝经期妇女随着年龄的增加，脏腑渐衰，精血渐虚，天癸将绝，出现了以肝肾阴精亏虚为主要病理基础的体质，如阴虚质、气郁质等。且此时卵巢功能衰退，出现脏腑气血功能紊乱，易肝郁气滞，血行不畅，脉络瘀阻，故亦表现出血瘀质。本研究还显示，特禀质主要集中在 ≥ 40 ～ 45 年龄段（60.0％，P ＜ 0.05），考虑为围绝经期阴平阳秘水平失衡，阴阳不能自和，对外界刺激的应激反应阈值降低，反应程度增高，易受外界因子激发，故易出现过敏反应。因此，建议中老年妇女的保健应早于40岁开始，从而保持妇女机体的正常脏腑功能，及阴阳气血的平和。

②情志因素：情志是指喜怒忧思悲恐惊等心理活动，一般情况下它们是人对外界刺激的正常反应，情志活动必然伴随着相应的脏腑气血阴阳的活动，如《素问·举痛论》曰："怒则气上，喜则气缓，悲则气消，恐则气下……惊则气乱。"《灵枢·百病始生》曰："忧思伤心。""忿怒伤肝。"《医方考》曰："忧则气沉……愁则气郁。"说明了七情变化可以通过影响脏腑精气的盛衰变化影响人的体质。围绝经期妇女往往不能迅速适应自身阴阳气血的变更，又难以抵御外来的精神刺激，突出表现了心易感而动的特性，在绝经前后阴阳失衡，气血不稳定的时期尤为突出。而外界压力亦会影响情绪的起伏，故情志因素对围绝经期体质状态有非常重要的影响。

本研究中，围绝经期妇女中医9种基本体质分布情况显示，气郁质占36.7%；发生率大于2%的兼夹气郁体质类型为：阴虚气郁质（14.4%）、气郁阴虚血瘀质（8.7%）、气郁血瘀质（2.9%）；气郁质与负性事件刺激、家庭关系差、其他婚况、个性内向的发生率明显相关（P＜0.05）；焦虑、失眠、抑郁为常见的临床症状体征。提示围绝经期妇女情志和调，则气血调畅，脏腑机能协调，体质强壮；反之，长期强烈的情志刺激，超过了人体的生理调节能力，可致脏腑精气的不足或紊乱，给体质造成不良影响，易造成偏颇体质。因此，围绝经期妇女要保持良好的精神状态，调适情志，这对体质健康有很重要的意义。

③劳逸因素：《素问·宣明五气》曰："五劳所伤：久视伤血、久卧伤气、久坐伤肉、久立伤骨、久行伤筋，是谓五劳所伤。"指出了过度的劳作，易于损伤筋骨，消耗气血，致脏腑精气不足，机能减弱，形成虚性体质，而过度的安逸，长期养尊处优，四体不勤，则可使气血流行不畅，筋肉松弛，脾胃机能减退，而形成痰瘀体质，正如《灵枢·根结》中说："夫王公大人，血食之君，身体柔脆，肌肉软弱。"由于妇女进入围绝经期后，家庭和社会关系的变化往往会加重身体和精神的负担，这对围绝经期妇女的身心健康均有显著的影响，从而影响围绝经期妇女的体质状况。马丽新等对不同职业的669名围绝经期妇女进行调查后发现，患者中均有不同比例感到人老体衰，工作能力下降，家务过重，为子女的教育、工作、婚姻问题而操劳担忧等。

本研究结果显示，气虚质与高学历有关（P＜0.05）；脑力为主的工作者与气虚质、痰湿质有明显相关性（P＜0.05）。由于高学历者多为脑力为主的工作者，当今社会竞争异常激烈，人们生活节奏紧迫快速，以及长期的紧张应激会使人身心疲惫，劳则气耗，易产生以语声低怯、易气短、易疲乏、头晕、心悸等为主要表现的气虚质。再者，脑力工作者多缺少运动，易致气血不畅，水湿痰浊内停，表现为痰湿质。提示围绝经期妇女，尤其是以脑力工作为主的妇女，在日常生活中要劳逸结合，既不过于劳作，又要保持适当的劳动和体育锻炼，有利于人体的身心健康，保持平和的体质。

④社会因素：人不单是生物个体，而且是社会中的一员，人生活在社会环境中，

政治、经济、文化、宗教、法律、婚姻、人际关系等社会因素必然通过与人的交流影响着人体的各种生理、心理活动和病理变化。如《素问·疏五过论》中说:"故贵脱势,虽不中邪,精神内伤,身必败亡;始富后贫,虽不伤邪,皮焦筋屈,痿躄为挛"全国围绝经期妇女健康调查协作组对有关因素分析显示,文化程度较高的脑力劳动妇女更易患病,可能与长时期精神紧张、工作压力较大有关。症状的出现不是单一的原因,是由社会家庭及精神等多种因素所致。故应从综合治疗着手,研究防治措施。赵更力等报道围绝经症状程度与妇女受教育程度呈正相关。陈向韵等发现临床护士的围绝经期症状有下移的趋势,此与在职临床护士压力较大。马丽新等对不同职业的669名围绝经期妇女进行调查后发现,被调查者中均有不同比例感到工作不顺利,为家庭经济困难、退休、下岗而忧愁,为自己患病或亲属患病而不安,为无子女或子女不在身边而感到孤独等。

本研究结果显示,围绝经期妇女气郁质与负性事件刺激、家庭关系差的发生率明显相关($P < 0.05$);经济收入 ≥ 2000元与气虚质、痰湿质有明显相关($P < 0.05$)。这说明了社会地位和经济状况的剧烈变化,常可导致围绝经期妇女的精神活动不稳定,从而影响人体脏腑精气的机能而导致某些身心疾病的发生,如表现为气郁或气虚的偏颇体质。当今人们生活条件显著改善,经济高收入者多嗜食肥甘厚腻、喜炙烤,嗜烟酒、少运动,易酿湿生痰,故易出现以形体肥胖,水液内停而痰湿凝聚为主要表现的痰湿质。而社会因素对体质的影响又往往最易被忽视。

⑤婚育因素:《内经》认为女为阴,多禀阴柔之气,体形较为小巧苗条;多内向,喜静,心思细腻,多愁善感。女子以肝为先天,以血为本;女子多用血,故血常不足。女子有经、带、胎、产、乳等男子所不具有的特殊生理活动。在生命活动的过程中,婚育也将对人的体质产生一定的影响。如结婚之后,妇女要怀孕产子,而在妊娠期间,母体要聚血养胎;分娩之时,必有伤胞失血之事;分娩之后,又要哺乳育儿,这一过程都将对母体的体质造成影响。全国围绝经期妇女健康调查协作组对有关因素分析显示,围绝经期综合征发病与月经史密切相关,初潮年龄早,月经周期短、不规律及痛经者,症状发生率也高;与母亲、姐妹更年期症状有同一趋势;周围环境安静、家庭和睦者、则发生率低;再婚妇女的发生率高;孕产次多者发病率低。

本研究结果显示,气郁质与其他婚况的发生率明显相关($P < 0.05$);平和质表现为其他婚况发生率低(1.2%,$P < 0.05$)。提示和睦的家庭氛围、和谐的婚姻关系能为围绝经期妇女营造一个良好的体质基础。本研究中初潮年龄、怀孕次数未显示与9种中医基本体质有关,可能是被调查的人群以城市妇女为主,其中大多是职业妇女,初潮年龄多集中在14 ~ 17岁、怀孕次数多为1 ~ 2次,故未体现与体质的相关性。

4. 小结

本研究主要通过回顾性调查问卷方法研究了630例围绝经期妇女中医体质分布特点及临床特征,并通过卡方检验、Kendaltau-b(K)检验、风险评估、多重对应分析等多种统计方法深入探讨围绝经期妇女中医体质的临床规律，得出以下结论：

（1）围绝经期妇女中医9种基本体质分布情况

①阴虚质与气郁质是围绝经期妇女的常见体质，提示了女子"以肾肝为先天，以血为用"的体质基础。

②围绝经期妇女以各种中医基本体质兼夹多见。提示在对围绝经期妇女偏颇体质进行调体治疗时应注意兼顾机体气血阴阳的平衡，否则虚实夹杂的体质状态，势必导致发生围绝经期综合征病后证候类型的虚实兼夹，加大了病情的治疗难度。

（2）经多种统计围绝经期妇女中医体质的临床特征

①围绝经期妇女阴虚质的糖尿病前期的发生率高。

②气郁质与负性事件刺激、家庭关系差、其他婚况、个性内向的发生率明显相关。

③血瘀质的围绝经期妇女的月经紊乱、绝经、高血压前期的发生率高。

④痰湿质表现为超重、高脂血症的发生率高。

⑤气虚质的高脂血症的发生率较高，气虚质与高学历有关。

⑥特禀质主要集中在 ≥ 40 岁～＜ 45 岁年龄段。

⑦平和质表现为婚姻幸福、糖尿病前期发病率低。

⑧糖尿岁年龄段与阴虚质、气郁质、血瘀质表现明显相关。

⑨脑力为主的工作者、经济收入 ≥ 2000 元与气虚质、痰湿质有明显相关。

提示围绝经期妇女的体质状况，除了与内分泌功能有密切关系外，还与个体的健康状态、社会环境及精神因素密切相关。由于不同的体质对围绝经期综合征具有不同的易感性，发病后体质因素影响着临床证候的发展。因此，应关注围绝经期妇女的社会心理及生理健康，加强围绝经妇女心脑血管疾病的防治。

（二）围绝经期妇女阴虚体质、气郁体质与雌激素受体 α、β 基因多态性的相关研究

应用聚合酶链反应－限制性片段长度多态性（PCR–RFLP）检测 ERα［rs2234693T/C，rs9340799A/G］、ERβ［rs125603OC/T，rs3020444T/C］多态性，比较常见体质类型的差异，并进行 Logistic 回归分析等。探讨围绝经期妇女常见中医体质与雌激素受体 α、β 基因热点多态性的相关性，筛选围绝经期中医体质表型的部分易感基因，揭示其体质的部分科学内涵，并为制定个性化治疗策略提供部分基础性依据。

1. 对象与资料

（1）研究对象：选择 2009 年 9 月～ 2010 年 11 月就诊于福建省立医院、福建中医药大学附属第二人民医院、福建省福州中西医结合医院体检中心的围绝经期妇女 630例。入选年龄 40 ～ 56 岁，平均年龄 48.91±4.10 岁。其中基于阴虚基本体质划分：阴虚体质 354 例，非阴虚体质 276 例；基于气郁基本体质划分：气郁体质 231 例，非气郁体质 399 例。

（2）体质分型与评定标准：见（一）。

（3）临床调查问卷方法：见（一）。

（4）仪器试剂

①主要仪器：PCR仪（ABI veriti 美国）、离心机（Thermo Stratos 美国）、凝胶成像分析系统（GBOX-HR-M GE公司）、水平电泳槽（DYY-6C北京六一公司）、紫外投射分析仪（ZF-AI型 上海长明光学电子仪器厂）、水浴箱（DK-8型 上海精密实验设备公司）、振荡器（XK96-A 姜堰市新康医疗器械公司）、核酸蛋白分析仪（GeneQuant100 GE公司）、电热恒温水槽（DK-8型 上海精密实验设备公司）、基因分析仪（3130XL 美国ABI公司）。

②主要试剂

a. 中量全血DNA提取试剂盒（溶液型，包括红细胞裂解液、细胞核裂解液、蛋白沉淀液、DNA溶解液）DNA Marker I（约0.05mg DNA/mL）：购自北京百泰克生物技术有限公司（BioTeke Corporation）。

b. PCR反应液（10×Buffer、6×Loading Buffer、dNTP、ExTaq DNA聚合酶5U/μL：购自宝生物工程（大连）有限公司，-20℃保存。

c. 4×dNTP（2.5mM）：购自宝生物工程（大连）有限公司。

d. Alu I 限制性内切酶反应试剂盒（包括反应缓冲液：NE Buffer4及Alu I 内切酶）、HphI 限制性内切酶反应试剂盒（包括反应缓冲液：NE Buffer4及Hph I 内切酶）、Xba I 限制性内切酶反应试剂盒（包括反应缓冲液：NE Buffer4+BSA及Xba I 内切酶）、Pvu II 限制性内切酶反应试剂盒（包括反应缓冲液：NE Buffer2及Pvu II 内切酶）：购自纽英伦生物技术（北京）有限公司，-20℃保存。

e. 引物：由上海生工生物工程有限公司合成，用灭菌水配成10μmol/L溶液，-20℃保存。

f. DNA Marker DL2000（50ng/μL）：购自宝生物工程（大连）有限公司，-20℃保存。

g. 5×TBE缓冲液：Tris碱54g，硼酸27.5g，0.5mmol/L EDTA（pH=8.0）20mL加蒸馏水水定容至1000mL。

h. 溴化乙锭（EB）：10mg/mL，4℃保存。

i. 标准琼脂糖：购自上海博亚生物工程有限公司。

j. 低熔点琼脂糖：购自宝生物工程（大连）有限公司。

（5）实验步骤

①一般资料收集：所有研究对象均测量血压、身高、体重及计算体重指数（BMI）、收缩压（systoli cblood pressure SBP）舒张压（diastolic blood pressure，DBP）、空腹血糖（fasting plasma glucose，FPG）、空腹血肌酐（creatinine，CREA）、血尿酸（uric acid，URIC）、空腹胆固醇（cholesterol，TC，CHOL）、空腹甘油三酯（triglyceride，TG）、高

密度脂蛋白（high density lipoprotein，HDL）、低密度脂蛋白（low density lipoprotein，LDL）；收集年龄、负性事件刺激、家庭关系、婚况、个性特征、月经情况、慢性疾患、学历、劳动方式、经济收入、怀孕次数、居住环境、初潮年龄、高血压病史、临床证候及舌脉等数据。

②生化免疫指标检测：应用美国 BeckmanCX9 全自动生化分析仪及其配套试剂盒检测常规生化指标，按实验室要求严格质控。

③基因检测

a. 血标本的收集：抽取受试者静脉血 2mL，EDTA（乙二胺四乙酸二钠）抗凝用于提取基因组 DNA。

b. 基因组 DNA 提取：按照 BioTeke Corporation 全血 DNA 提取试剂盒的步骤。如下：

吸取 900μL 红细胞裂解液到一个 1.5mL 离心管。

将抗凝全血（使用前回复到室温）颠倒混匀后，吸取 300μL 后，加到上述装有红细胞裂解液离心管中，颠倒 6～8 次，并倒置轻弹管壁，确保充分混匀。

室温放置 10 分钟（期间应该颠倒轻弹混匀数次帮助裂解红细胞）。

12000rpm 离心 20 秒，倒弃红色上清液，并小心地尽可能多地吸弃上清液（注意不要吸到管底的细胞团），留下完整的管底白细胞团和大约 10μL 的残留上清液。

涡旋振荡 15 秒重悬白细胞团，充分分散白细胞团。

加入 300μL 细胞核裂解液到重悬的白细胞中，迅速有力吹打几次混匀以裂解白细胞，由于基因组 DNA 立刻释放出来，这个时候混合物会马上变得十分黏稠，立刻停止吹打（以免切断基因组 DNA），颠倒旋转离心管 10 次保证裂解液和所有的白细胞接触并裂解。

加入 100μL 蛋白沉淀液后，在涡旋振荡器上高速连续振荡混匀 25 秒。混匀后可能见到一些小的蛋白团块。

13000rpm 离心 5 分钟。这时候应该可以见到管底暗褐色的蛋白沉淀，也可能见到一些蛋白沉淀漂浮在液体表面。

小心吸取上清（大约 300μL）到一个新的 1.5mL 离心管中。

加入等体积的室温异丙醇（300μL，轻柔颠倒 30 次混匀或者直到出现棉絮状（丝状）白色 DNA 沉淀。

垂直放置离心管，让白色 DNA 沉淀自然沉到管底，然后尽可能多地吸弃大部分的上清液，注意不要吸到沉淀。

加入 1mL70％乙醇后，颠倒混匀，12000rpm 离心 1 分钟，在管底可以见到白色的 DNA 沉淀块，倒弃上清液。

加入 0.5mL70％乙醇，颠倒几次漂洗 DNA 沉淀，12000rpm 离心 1 分钟，倒去上清液（注意不要把 DNA 沉淀倒掉了），倒置后在吸水纸上轻敲几下以控干残留乙醇，还可以用枪头小心吸掉管底沉淀周围和管壁的残留乙醇，空气晾干沉淀几分钟。

加入 100μL DNA 溶解液重新水化溶解 DNA 沉淀，轻弹管壁混匀，可以放置在 65℃水箱温育 30 ～ 60 分钟（不要超过 1 个小时），中间不时地轻弹管壁帮助重新水化 DNA。也可以在室温或者 4℃放置过夜来重新水化 DNA。

DNA 可以存放在 2 ～ 8℃环境中，如果要长时间存放，可以放置在 –20℃环境中。

c. 核酸测定仪测 DNA 含量

取 1μLDNA 溶液稀释 50 倍，直接读取 DNA 浓度，并计算 OD260/OD280，比值在 1.8 ～ 2.0 之间，说明 DNA 纯度达到标准，保存在 4℃冰箱备用。

d. 引物设计、合成及酶切位点寻找

引物设计采用 Primer3 Input 软件设计。

采用 Restriction Enzyme Site Mapperversion3 软件找酶切位点。

引物的稀释：共合成 20D 的 ACE 基因引物（上下引物各 10D）、20D 中 SLC6A2 基因引物（上下引物各 10D）。10D260 单位相当于 33μg 的 OligoDNA；估计引物分子量（MW）=（A 碱基数 ×312）+（T 碱基数 ×288）+（G 碱基数 ×328）+（C 碱基数 ×312）–61；需配制成 10μmol/L 的溶液，故体积（L）=摩尔数 / 摩尔浓度＝ 33μg/MW/10。以 ACE 基因上游引物为例，MW=7199.7，体积（L）＝ 33/7200/10=4.58e-4，故需加 458μL 的灭菌水，以此类推；由于 OligoDNA 呈很轻的干粉附在管壁上，打开极易散失，故开盖前先离心然后慢慢打开，加入相应量灭菌水后，充分上下震荡，–20℃储存。

e. 聚合酶链反应（PCR）及酶切反应

PCR 反应体系见表 5–28。

表 5–28　PCR 反应体系（25μL 体系）

试剂	反应体系（μL）
10×Buffer	2.5
dNTP	2
上游引物（10μmol/L）	0.5
下游引物（10μmol/L）	0.5
基因组 DNA（0.1μg/μl）	1
TaqDNA 聚合酶（5U/μl）	0.125
灭菌 H_2O	18.375

PCR 反应条件及酶切反应体系条件：

ERα基因（rs2234693T/C，rs9340799A/G）：95℃预变性5分钟→[95℃变性30s→56℃退火30s→72℃延伸25s]×35循环→72℃最后延伸5min→4℃。rs2234693T/C：限制性内切酶反应体系20μL，包含PCR扩增产物10μL，限制性内切酶Pvu II10U，NE Buffer（2）2μL，双蒸馏水6μL，37℃温育8h。rs9340799A/G：限制性内切酶反应体系20μL，包含PCR扩增产物10μL，限制性内切酶XbaI各10U，NE Buffer4+BSA2μL，双蒸馏水6μL，37℃温育8h。酶切产物用10×Loading Buffer中止反应，酶切产物3%高分辨率的低熔点琼脂糖凝胶电泳。扩增及酶切产物经溴化乙锭（EB）染色紫外灯下观察拍照。

ERβ（rs3020444）：95℃预变性5min→[95℃变性30s→56℃退火35s→72℃延伸30s]×35循环→72℃最后延伸5min→4℃。限制性内切酶反应体系20μL，包含PCR扩增产物10μL，限制性内切酶HphI 10U，NE Buffer（4）2μL，双蒸馏水6μL，37℃温育8h。酶切产物用10×Loading Buffer中止反应，酶切产物3%高分辨率的低熔点琼脂糖凝胶电泳。扩增及酶切产物经溴化乙锭（EB）染色紫外灯下观察拍照。

③ERβ（rs1256030）：95℃预变性5min[95℃变性30s→58℃退火30s→72℃延伸30s]×35循环→72℃最后延伸5min→4℃。限制性内切酶反应体系20μL，包含PCR扩增产物10μL，限制性内切酶Alu I 10U，NE Buffer（4）230，双蒸馏水6μL，37℃温育8h。酶切产物用10×Loading Buffer中止反应，酶切产物3%高分辨率的低熔点琼脂糖凝胶电泳。扩增及酶切产物经溴化乙锭（EB）染色紫外灯下观察拍照。

f.产物检测—电泳：制胶（3%琼脂糖凝胶）：称取1g标准或低熔点琼脂糖加入33.3mL0.5×TBE缓冲液（5×TBE缓冲液用蒸馏水稀释10倍即可），微波炉加热溶胶，冷却至60℃左右，加5μL EB，充分混匀后灌胶，待胶充分凝固，拔掉梳子，将胶移入电泳槽中，加0.5×TBE，缓冲液没过胶表面。取酶切产物10μL，加6×Loading Buffer/μL混匀，加入样品孔中，以120V电压开始电泳，20～40分钟后取出凝胶，在小型紫外灯具下或凝胶成像仪中观察基因诊断结果。高分辨能力的低熔点琼脂糖凝胶，其分辨率接近聚丙烯酰胺凝胶，能分辨少至4bp的DNA和分离200～800bp范围内相差20%的DNA片段。并经ABI3130全自动测序仪测序证实。

（6）统计方法

正态性检验方法采用单样本K-S检验法（One-Sample Kolmogorov-Smirnov Test），符合正态分布的计量资料以均数±标准差表示，两组间比较行t或t'检验；不符合正态分布的计量资料及其他组别的相同项目，用中位数（M）和25%～75%四分位数（quartiles）表示，二组间比较用两独立样本非参数检验的Two-Sample Kolmogorov-Smirnov Test，三组间比较用多个独立样本非参数检验的Kruskal-Wallis Test。各组的基因型及等位基因频率，性别、组间基因型及等位基因频率等计数资料用卡方检验，Hardy-Weinberg平衡用拟合卡方检验。筛查和调整危险因素用多因素二项Logistic回归分析及相对危险度计算。用SHEsis网络软件（http：//analysis.bio-x.cn/myAnalysis.

php）构建各组单倍体数量，并比较各组单倍体频率差异和计算相对危险度（OR）。所有数据均用 SPSS13.0 统计软件进行统计分析。

2. 结果

（1）围绝经期妇女一般临床资料：单因素统计分析显示：分别基于阴虚基本体质及气郁基本体质的围绝经期妇女类别划分的二组间年龄（Age）、体重指数（BMI）、甘油三酯（TG）、胆固醇（CHOL）、高密度脂蛋白（HDL）、低密度脂蛋白（LDL）、空腹血糖（FPG）、肌酐（CERA）、血尿酸（URIC）、负性事件刺激、家庭关系、婚况、个性特征、月经情况、血压、学历、劳动方式、经济收入、怀孕次数、居住环境、初潮年龄等无显著性差别（P＞0.05）（表 5-29、表 5-31）。

阴虚质组别患糖尿病前期的比率高于非阴虚质组别，阴虚质组别 45≤n＜50 岁年龄段比率高于非阴虚质组别，有显著性差别（P＜0.05）（表 5-30）。

气郁质组别负性事件刺激、家庭关系差、其他婚况、个性特征内向比率高于非气郁质组别、气郁质组别 45≤n＜50 年龄段比率高于非气郁质组别，有显著性差别（P＜0.05）（表 5-32）。

表 5-29　基于阴虚基本体质的围绝经期妇女一般临床资料比较（1）

项目	阴虚体质 （n=354）	非阴虚体质 （n-276）	T 值	P 值
Age（years）	47.66±3.15	47.37±3.46	−1.043	0.297
BMI（kg/m^2）	23.82±2.87	23.60±2.41	−1.049	0.295
TG（mmol/L）	1.25±0.98	1.28±0.79	0.388	0.698
CHOL（mmol/L）	5.30±1.15	5.19±1.02	−1.343	0.180
HDL（mmol/L）	1.54±0.48	1.53±0.49	−0.140	0.889
LDL（mmol/L）	3.12±0.90	3.00±0.92	−1.712	0.087
FPG（mmol/L）	5.30±0.89	5.21±0.81	−1.408	0.160
CREA（μmol/L）	62.72±9.15	62.29±9.47	−0.572	0.567
URIC（μmol/L）	347.80±75.83	350.84±78.49	0.492	0.623

表 5-30　基于阴虚基本体质的围绝经期妇女一般临床资料比较（2）

项目	阴虚质 （n=354）	非阴虚质 （n=276）	χ^2 值	P 值
负性事件刺激（是/否）	30/324	14/262	5.255	0.096
家庭关系（和睦/一般/差）	117/198/39	90/166/20	2.840	0.242

项目	阴虚质 （n=354）	非阴虚质 （n=276）	χ^2 值	P 值
婚况（已婚／其他婚况）	327/27	264/12	2.872	0.090
个性特征（外向／内向）	295/59	228/48	0.635	0.810
月经情况（正常／紊乱／绝经）	74/195/85	58/152/66	0.002	0.999
高血压前期（是／否）	44/310	23/253	2.738	0.099
糖尿病前期（是／否）	51/303	23/253	5.518	0.019
年龄段（40 ≤ n ＜ 45/45 ≤ n ＜ 50/50 ≤ n ≤ 55）（岁）	91/212/51	103/123/50	14.969	0.001
学历（高中以下／本科或专科／硕士以上）	93/231/30	71/175/30	7.100	0.596
劳动方式（脑力为主／体力为主）	301/53	247/29	2.730	0.098
经济收入（＜ 2000/ ≥ 2000）（元）	53/301	29/247	2.730	0.098
怀孕次数（1 ～ 2/ ≥ 3）	318/36	246/30	0.081	0.776
居住环境（农村／城市）	61/293	50//226	0.084	0.773
初潮年龄（≤ 13/14 ～ 17/ ≥ 18）（岁）	70/242/42	49/205/22	3.414	0.181

表 5-31　基于气郁基本体质的围绝经期妇女一般临床资料比较（1）

项目	气郁质（n=231）	非气郁质（n=399）	T 值	P 值
Ago（years）	47.71±3.12	47.43±3.39	−1.023	0.307
BMI（kg/m2）	23.63±3.019	23.77±2.47	0.597	0.551
TG（mmol/L）	1.29±1.07	1.24±0.78	−0.640	0.523
CHOL（mmol/L）	5.33±1.09	5.21±1.10	−1.388	0.166
HDL（mmol/L）	1.55±0.49	1.53±0.48	−0.490	0.624
LDL（mmol/L）	3.13±0.83	3.03±0.96	−1.307	0.192
FPG（mmol/L）	5.29±0.92	5.24±0.817	−0.738	0.461
CREA（μmol/L）	62.78±9.55	62.39±9.14	−0.505	0.614
URIC（μmol/L）	347.89±83.50	349.85±73.01	0.308	0.758

表 5-32　基于气郁基本体质的围绝经期妇女一般临床资料比较（2）

项目	气郁质（n=231）	非气郁质（n=399）	χ^2 值	P 值
负性事件刺激（是 / 否）	32/199	12/387	26.489	0.000
家庭关系（和睦 / 一般 / 差）	63/132/36	144/232/23	18.552	0.000
婚况（已婚 / 其他婚况）	208/23	383/16	8.909	0.003
个性特征（外向 / 内向）	175/56	348/51	13.628	0.000
月经情况（正常 / 紊乱 / 绝经）	40/137/54	92/210/97	3.539	0.170
高血压前期（是 / 否）	25/206	42/357	0.014	0.907
糖尿病前期（是 / 否）	29/202	45/354	0.230	0.632
年龄段（40≤n＜45/45≤n＜50/50≤n≤55）（岁）	57/140/34	137/195/67	8.614	0.013
学历（高中以下 / 本科或专科 / 硕士以上）	58/153/20	106/253/40	0.588	0.745
劳动方式（脑力为主 / 体力为主）	197/34	351/48	0.334	0.934
经济收入（＜2000/≥2000）（元）	34/197	48/351	0.934	0.334
怀孕次数（1～2/≥3）	206/25	358/41	0.047	0.829
居住环境（农村 / 城市）	46/185	65/334	1.323	0.250
α［rs 2234693T/C］初潮年龄（≤13/14～17/≥18）（岁）	45/165/21	74/282/43	0.489	0.783

（2）ERα［rs 2234693T/C，rs9340799A/G］、ERβ［rs1256030C/T，rs3020444T/C］基因型电泳图及测序图

①ERα［rs2234693T/C，rs9340799A/G］：ERα-rs2234693 存在 T/C 多态性（TTCATCTGAGTTCCAAATGTCCCAGC［C/T］GTTTTATGCTTTGTCTCTGTTTCCC），其 PCR 产物 169bp，经 PvuII 酶切后，携带有 T 可被酶切为 100bp 和 69bp 两种片段，而携带有 C 的则不能被酶切。只有 169bp 的片段为 CC 型，只有 100bp 和 69bp 的为 TT 型，既有 169bp 又有 100bp 和 69bp 的为杂合子 TC 型（图 5-16），并经 ABI 3130 全自动测序仪测序证实（图 5-20）。

ER 动测序仪测序证实 GTTC 存在 A/G 多态性（TTTCCCAGAGACCCTGAGTGTGGTCT［A/G］GAGTTGGGATGAGCATTGGTCTCTA），其 PCR 产物 169bp，经 XbaI 酶切后，携带有 A 可被酶切为 145bp 和 24bp 两种片段，而携带有 G 的则不能被酶切。只有 169bp 的片段为 GG 型，只有 145bp 和 24bp 的为 AA 型，既有 169bp 又有 145bp 和 24bp 的为杂合子 AG 型，因 24bp 数太少，在电泳图经常不能看出，故在辨别时可

以不予考虑（图 5-17），并经 ABI 3130 全自动测序仪测序证实（图 5-21）。

　　② ERβ［rs1256030C/T，rs3020444T/C］：ERβ-rs1256030 存在 C/T 多态性（CC TTTCATTACACTTAGAGATGTAGC［C/T］CCCACCCCATGGCTATGACTGGTCT），其 PCR 产物 243bp，经 AluI 限制性内切酶酶切后，243bp 的 PCR 产物可能被酶切为 219bp、147bp、72bp、24bp 的 4 种片段；在 rs1256030 位点上携带有 C 的则不能被酶切，而 24bp 片段上位点因序列为 AGCT 而同时被酶切，故酶切后多出 24bp 片段。因 24bp 数太少，在电泳图经常不能看出，故在辨别时可以不予考虑；辨别方法为 CC 型：219bp，TC 型：219bp+147bp+72bp，TT 型：147bp+72bp（图 5-18），并经 ABI3130 全自动测序仪测序证实（图 5-22）。

　　ERβ-rs3020444 存在 T/C 多态性（CTTTCCCATATCTTCAGTTTTTTCAC［C/T］GTGTACATATTTGACAGATAAAACC），其 PCR 产物 249bp，经 HphI 限制性内切酶酶切后，249bp 的 PCR 产物可能被酶切为 249bp、128bp、121bp 的 3 种片段；在 rs3020444 位点上携带有 T 的则不能被酶切；辨别方法为 TT 型：249bp，TC 型：249bp+128bp+121bp，CC 型：128bp+121bp（图 5-19），并经 ABI 3130 全自动测序仪测序证实（图 5-23）。

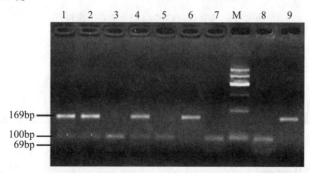

注：M为Marker；6、9道为CC基因型；1、2、4道为TC基因型；3、5、7、8道为TT基因型

图 5-16　ERα-rs2234693（T/C）电泳图

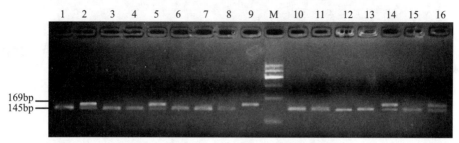

注：M为Marker；9道为GG基因型；2、5、14、16道为AG基因型；1、3、4、6、7、8、10、11、12、13、15道为AA基因型

图 5-17　ERα-rs9340799（A/G）电泳图

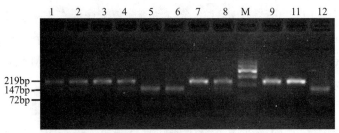

注：M为Marker；3、7、9、11道为CC基因型；5、6、12道为TT基因型；
1、2、4、8道为CT基因型

图 5-18　ERβ-rs1256030（C/T）电泳图

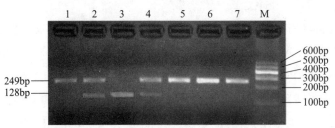

注：M为Marker；3道为CC基因型；2、4道为TC基因型；
1、5、6、7道为TT基因型

图 5-19　ERβ-rs3020444（T/C）电泳图

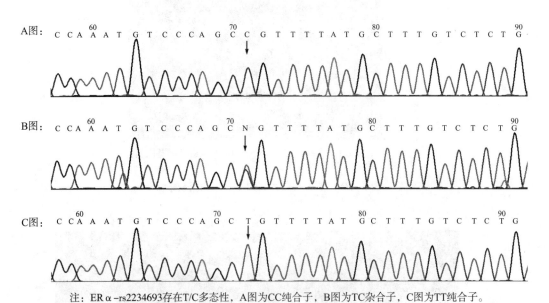

注：ERα-rs2234693存在T/C多态性，A图为CC纯合子，B图为TC杂合子，C图为TT纯合子。

图 5-20　ERα-rs2234693-T/C 基因型的测序图

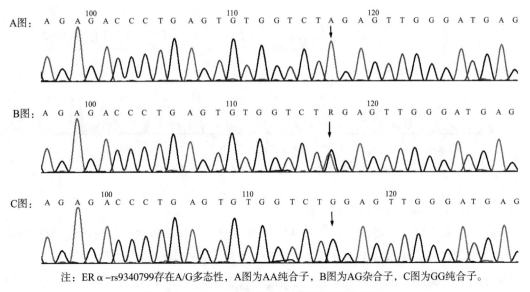

注：ERα–rs9340799存在A/G多态性，A图为AA纯合子，B图为AG杂合子，C图为GG纯合子。

图 5–21 ERα–rs9340799–A/G 基因型的测序图

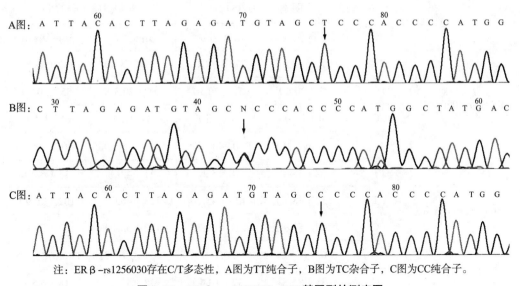

注：ERβ–rs1256030存在C/T多态性，A图为TT纯合子，B图为TC杂合子，C图为CC纯合子。

图 5–22 ERβ–rs1256030–C/T 基因型的测序图

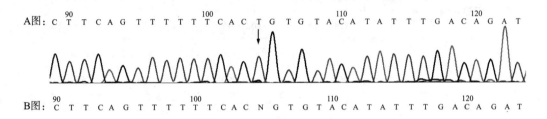

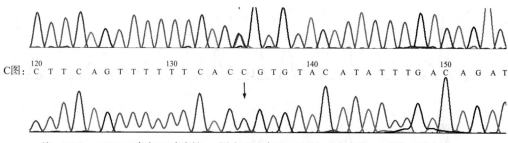

C图：
```
120          130              140            150
C T T C A G T T T T T T C A C C G T G T A C A T A T T T G A C A G A T
```

注：ERβ–rs3020444存在T/C多态性，A图为TT纯合子，B图为TC杂合子，C图为CC纯合子。

图 5-23　ERβ–rs3020444–T/C 基因型的测序图

（3）Hardy-Weinberg 遗传平衡定律检验

经拟合卡方检验各观察组别各种基因的基因型分布频率观测值与预计值无显著性差别，符合 Hardy-Weinberg 遗传平衡（P 均＞0.05）。说明样本来自一个较大的、处于随机分配平衡状态的群体，具有一定代表性（表 5-33、表 5-34）。

表 5-33　阴虚质、非阴虚质各组基因的 Hardy-Weinberg 平衡定律检验（%）

基因型		阴虚质（n=354）		非阴虚质（n=276）	
		实际例数	预期例数*	实际例数	预期例数*
ERβ–rs3020444	TT	277（78.2）	277（78.4）	217（78.6）	217（78.8）
	TC	73（20.6）	72（20.3）	56（20.3）	55（20.0）
	CC	4（1.1）	5（1.3）	3（1.1）	4（1.2）
	–	χ^2=0.110，P=0.740		χ^2=0.085，P=0.771	
ERβ–rs1256030	TT	12（3.4）	18（5.2）	11（4.0）	17（6.0）
	CT	137（38.7）	125（35.1）	113（40.9）	102（36.9）
	CC	205（57.9）	211（59.7）	152（55.1）	157（57.1）
	–	χ^2=3.639，P=0.056		χ^2=3.220，P=0.073	
ERα–rs2234693	CC	31（8.8）	37（10.4）	13（4.7）	18（6.5）
	TC	167（47.2）	155（43.8）	115（41.7）	105（38.0）
	TT	156（44.1）	162（45.8）	148（53.6）	153（55.5）
	–	χ^2=2.148，P=0.143		χ^2=2.512，P=0.113	
ERα–rs9340799	AA	209（59.0）	214（60.6）	150（54.3）	156（56.5）
	AG	133（37.6）	122（34.5）	115（41.7）	103（37.3）
	GG	12（3.4）	17（4.9）	11（0.40）	17（6.2）

基因型	阴虚质（n=354）		非阴虚质（n=276）	
	实际例数	预期例数*	实际例数	预期例数*
–	$\chi^2=2.773$，P=0.096		$\chi^2=3.748$，P=0.053	

注：*纯合子预期频率 =（某等位基因频率）^{2}，杂合子预期频率 =2× 两种等位基因频率的乘积，预期例数 = 总数 × 预期频率，各组拟合卡方检验的 df=1。

表 5–34 气郁质、非气郁质各组基因的 Hardy–Weinberg 平衡定律检验（%）

基因型		气郁质（n=231）		非气郁质（n=399）	
		实际例数	预期例数*	实际例数	预期例数*
ERβ–rs3020444	TT	198（85.7）	197（85.0）	296（74.2）	299（75.0）
	TC	30（13.0）	33（14.4）	99（24.8）	93（23.2）
	CC	3（1.3）	1（0.6）	4（1.0）	7（1.8）
	–	$\chi^2=2.140$，P=0.144		$\chi^2=1.872$，P=0.171	
ERβ–rs1256030	TT	9（3.9）	14（6.2）	14（3.5）	21（5.1）
	CT	97（42.0）	87（37.4）	153（38.3）	140（35.1）
	CC	125（54.1）	130（56.4）	232（58.1）	238（59.8）
	–	$\chi^2=3.496$，P=0.062		$\chi^2=3.472$，P=0.062	
ERα–rs2234693	CC	15（6.5）	20（8.5）	29（7.3）	34（8.6）
	TC	105（45.5）	95（41.4）	177（44.4）	166（41.6）
	TT	111（48.1）	116（50.1）	193（48.4）	199（49.8）
	–	$\chi^2=2.258$，P=0.133		$\chi^2=1.822$，P=0.177	
ERα–rs9340799	AA	133（57.6）	138（59.7）	226（56.6）	232（58.2）
	AG	91（39.4）	81（35.1）	157（39.3）	144（36.2）
	GG	7（3.0）	12（5.2）	16（4.0）	23（5.6）
	–	$\chi^2=3.414$，P=0.065		$\chi^2=3.124$，P=0.077	

注：*纯合子预期频率 =（某等位基因频率）^{2}，杂合子预期频率 =2× 两种等位基因频率的乘积，预期例数 = 总数 × 预期频率，各组拟合卡方检验的 df=1。

（4）各组别基因频率分布分析

①基于阴虚基本体质的围绝经期妇女类别划分的两组间 ERα–rs2234693 基因型总的分布差异有统计意义（χ^2=7.623，P=0.022），进一步 χ^2 分割检验显示：阴虚质组的 TT 频率（44.1%）低于非阴虚质组（53.6%）（χ^2=5.671，P=0.017），两组间其余基因型分布未见显著性差异（P＞0.05）（表 5–35）。

②基于气郁基本体质的围绝经期妇女类别划分的两组间 ERβ–rs3020444 基因型总的分布差异有统计意义（χ^2=12.586，P=0.002），进一步 χ^2 分割检验显示：气郁质组的 TT 频率（85.7%）高于与非气郁质组（74.2%）（χ^2=11.488，P=0.001），两组间其余基因型分布未见显著性差异（P＞0.05）（表 5–36）。

表 5–35　阴虚质、非阴虚质组中各基因型构成比比较（%）

基因型		阴虚质（n=354）	非阴虚质（n=276）	Δ χ^2 分割
ERβ–rs3020444	TT	277（78.2）	217（78.6）	阴虚质组的 TT 与非阴虚质组比较，χ^2=5.671，P=0.017
	TC	73（20.6）	56（20.3）	
	CC	4（1.1）	3（1.1）	
	基因型总分布 χ^2 值 =0.0137，P 值 =0.993			
ERβ–rs1256030	TT	12（3.4）	11（4.0）	
	CT	137（38.7）	113（40.9）	
	CC	205（57.9）	152（55.1）	
	基因型总分布 χ^2 值 =0.567，P 值 =0.753			
ERα–rs2234693	CC	31（8.8）	13（4.7）	
	TC	167（47.2）	115（41.7）	
	TT	156（44.1）$^\Delta$	148（53.6）	
	基因型总分布 χ^2 值 =7.623，P 值 =0.022			
ERα–rs9340799	AA	209（59.0）	150（54.3）	
	AG	133（37.6）	115（41.7）	
	GG	12（3.4）	11（4.0）	
	基因型总分布 χ^2 值 =1.411，P 值 =0.494			

表 5-36　气郁质、非气郁质组中各基因型构成比比较（%）

基因型			气郁质（n=231）	非气郁质（n=399）	Δχ² 分割
ERβ-rs3020444		TT	198（85.7）[Δ]	296（74.2）	气郁质组的 TT 与非气郁质组比较，χ²=11.488，P=0.001
		TC	30（13.0）	99（24.8）	
		CC	3（1.3）	4（1.0）	
	基因型总分布 χ² 值 =12.586，P 值 =0.002				
ERβ-rs1256030		TT	9（3.9）	14（3.5）	
		CT	97（42.0）	153（38.3）	
		CC	125（54.1）	232（58.1）	
	基因型总分布 χ² 值 =0.970，P 值 =0.616				
ERα-rs2234693		CC	15（6.5）	29（7.3）	
		TC	105（45.5）	177（44.4）	
		TT	111（48.1）	193（48.4）	
	基因型总分布 χ² 值 =0.168，P 值 =0.919				
ERα-rs9340799		AA	133（57.6）	226（56.6）	
		AG	91（39.4）	157（39.3）	
		GG	7（3.0）	16（4.0）	
	基因型总分布 χ² 值 =0.407，P 值 =0.816				

（5）Logistic 回归分析

①在基于阴虚基本体质的多因素二项 Logistic 回归分析中，二项为阴虚质组及非阴虚质组两个组别，以非阴虚质组为参照系，以是否有阴虚质为因变量，以 BMI、TG、CHOL、HDL、LDL、CERA、URIC、负性事件刺激、家庭关系、婚况、个性特征、糖尿病前期、月经情况、45 ≤ n ＜ 50 岁年龄段、高血压前期、学历、劳动方式、经济收入、怀孕次数、居住环境、初潮年龄、ERβ-rs3020444-TT、ERβ-rs1256030-TT/CT、ERα-rs2234693-CC/TC、ERα-rs9340799-AA 等为自变量，筛查出糖尿病前期、45 ≤ n ＜ 50 年龄段、ERd-rs2234693-CC/TC 主要危险因素（P ＜ 0.05）。其中在调整各种危险因素混杂因素后，糖尿病前期的相对危险度（OR 值）为 1.754（95% CI：1.022 ～ 3.011），45 ≤ n ＜ 50 岁年龄段的相对危险度（OR 值）为 1.537（95% CI：

1.078 ～ 2.191）, ERd–rs2234693–CC/TC 的相对危险度（OR 值）为 1.465（95% CI: 1.055 ～ 2.035）（表 5–37）。

②在基于气郁基本体质的多因素二项 Logistic 回归分析中，二项为气郁质组及非气郁质组两个组别，以非气郁质组为参照系，以是否有气郁质为因变量，以 BMI、TG、CHOL、HDL、LDL、CERA、URIC、负性事件刺激、家庭关系、婚况、个性特征、糖尿病前期、月经情况、45 ≤ n ＜ 50 岁年龄段、高血压前期、学历、劳动方式、经济收入、怀孕次数、居住环境、初潮年龄、ERβ–rs3020444–TT、ERβ–rs1256030–TT/CT、ERα–rs2234693–CC/TC、ERα–rs9340799–AA 等为自变量，筛查出负性事件刺激、家庭关系、婚况、ERβ–rs3020444–TT 主要危险因素（P ＜ 0.05）。其中在调整各种危险因素混杂因素后，负性事件刺激的相对危险度（OR 值）为 2.897（95% CI: 1.468 ～ 5.717），家庭关系差的相对危险度（OR 值）为 1.572（95% CI: 1.176 ～ 2.102），其他婚况的相对危险度（OR 值）为 2.402（95% CI: 1.181 ～ 4.884），ERβ–rs3020444–TT 的相对危险度（OR 值）为 2.252（95% CI: 1.425 ～ 3.559）；个性内向的相对危险度（OR 值）为 1.516（95% CI: 0.962 ～ 2.389，P=0.073），45 ≤ n ＜ 50 岁年龄段的相对危险度（OR 值）为 1.355（95% CI: 0.929 ～ 1.976，P=0.115），接近有显著性意义（表 5–38）。

表 5–37　围绝经期妇女阴虚体质的多因素二项 Logistic 回归分析*

项目	B	Wald	Sig.	Exp（B）	EXP（B）的 95% CI	
					下限	上限
负性事件	0.491	1.939	0.164	1.634	0.819	3.260
家庭关系	0.049	0.120	0.729	1.050	0.797	1.383
婚况	0.383	1.056	0.304	1.466	0.707	3.041
个性特征	−0.227	1.002	0.317	0.797	0.510	1.243
月经情况	−0.009	0.006	0.941	0.991	0.776	1.265
高血压前期	0.501	3.085	0.079	1.651	0.944	2.889
糖尿病前期	0.562	4.154	0.042	1.754	1.022	3.011
年龄段	0.430	5.651	0.017	1.537	1.078	2.191
血脂异常	0.177	0.679	0.410	1.194	0.783	1.819
学历	−0.113	0.428	0.513	0.893	0.637	1.252
劳动方式	−0.211	0.477	0.490	0.810	0.446	1.472

续表

项目	B	Wald	Sig.	Exp（B）	EXP（B）的95% CI	
					下限	上限
经济收入	−0.459	1.431	0.232	0.632	0.298	1.341
孕次	0.013	0.002	0.962	1.013	0.591	1.737
居住环境	0.523	3.690	0.055	1.687	0.989	2.875
初潮年龄	0.055	0.121	0.728	1.056	0.776	1.438
ERβ–rs3020444–TT	−0.019	0.008	0.927	0.981	0.655	1.470
ERβ–rs1256030–TT/CT	−0.065	0.145	0.703	0.937	0.672	1.307
ERα–rs2234693–CC/TC	0.382	5.192	0.023	1.465	1.055	2.035
ERα–rs9340799–AA	0.191	1.251	0.263	1.211	0.866	1.694
CREA	0.005	0.362	0.547	1.006	0.988	1.024
URIC	0.000	0.756	0.384	0.999	0.997	1.001
BMI	0.033	1.105	0.293	1.034	0.972	1.101
常量	−2.363	3.099	0.078	0.094	–	–

注：★在围经期妇女人群中，以非阴虚体质组为参照系，是否阴虚体质为因变量。

表 5–38　围绝经期妇女气郁体质的多因素二项 Logistic 回归分析★

项目	B	Wald	Sig.	Exp（B）	EXP（B）的95% CI	
					下限	上限
负性事件	1.064	9.407	0.002	2.897	1.468	5.717
家庭关系	0.452	9.315	0.002	1.572	1.176	2.102
婚况	0.876	5.854	0.016	2.402	1.181	4.884
个性特征	0.416	3.213	0.073	1.516	0.962	2.389
月经情况	0.104	0.625	0.429	1.110	0.857	1.436
高血压前期	0.044	0.023	0.880	1.045	0.589	1.855
糖尿病前期	0.031	0.013	0.908	1.032	0.607	1.753
年龄段	0.304	2.488	0.115	1.355	0.929	1.976
血脂异常	−0.205	0.809	0.368	0.815	0.521	1.273

项目	B	Wald	Sig.	Exp（B）	EXP（B）的95% CI	
					下限	上限
学历	0.204	1.279	0.258	1.226	0.861	1.747
劳动方式	−0.040	0.017	0.897	0.961	0.523	1.764
经济收入	−0.364	0.883	0.347	0.695	0.325	1.485
孕次	−0.139	0.235	0.628	0.870	0.496	1.526
居住环境	−0.081	0.085	0.771	0.922	0.534	1.591
初潮年龄	−0.044	0.072	0.789	0.957	0.692	1.323
ERβ–rs3020444–TT	0.812	12.085	0.001	2.252	1.425	3.559
ERβ–rs1256030–TT/CT	0.176	0.993	0.319	1.193	0.843	1.688
ERα–rs2234693–CC/TC	−0.094	0.284	0.594	0.910	0.645	1.286
ERα–rs9340799–AA	−0.117	0.421	0.516	0.890	0.626	1.265
CREA	0.006	0.473	0.492	1.007	0.988	1.025
URIC	0.000	0.399	0.528	0.999	0.997	1.002
BMI	−0.015	0.215	0.643	0.985	0.923	1.051
常量	−2.903	4.525	0.033	0.055	–	–

注：★在围经期妇女人群中，以非阴虚体质组为参照系，是否阴虚体质为因变量。

（6）各组单倍体频率及气郁质、阴虚质相对危险度比较

采用 SHEsis 网络软件构建各组单倍体数量，并计算相对危险度（表 5–39、表 5–40）。

①基于阴虚基本体质的围绝经期妇女类别划分的二组间 4 种 ER 于单倍体型总的构成有显著差异（ χ^2=8.247，P=0.041），进一步 χ^2 分割检验显示：阴虚质组的 C–A 单倍体型（rs2234693 – rs9340799）频率（24.8%）高于与非阴虚质组（19.0%）（ χ^2=6.014，P=0.014）。单因素 Logistic 回归分析，以非阴虚质组为参照系，以是否有阴虚质为因变量，C–A 单倍体型的相对危险度（OR 值）为 1.406（95% CI：1.070 ～ 1.845）（表 5–39），说明 C–A 单倍体型是阴虚质的易患因素。

②基于气郁基本体质的围绝经期妇女类别划分的二组间 4 种 ER 划单倍体型总的构成有显著差异（ χ^2=12.042，P=0.007），进一步 χ^2 分割检验显示：气郁质组的 C–C 单倍体型（rs3020444 – rs1256030）频率（5.3%）低于非气郁质组（11.1%）

（χ^2=11.946，P=0.001）。单因素 Logistic 回归分析，以非气郁质组为参照系，以是否有气郁质为因变量，C-C 单倍体型的相对危险度（OR 值）为 0.449（95% CI：0.283 ～ 0.714）（表 5-40），说明 C-C 单倍体型具有气郁质的保护作用。

表 5-39 阴虚质、非阴虚质组 ERα、ERβ 基因单倍体频率及相对危险度比较 续表

单倍体型 D		阴虚体质	非阴虚体质	χ^2 值	P 值	OR 值	95% CI for OR 值	
							上限	下限
ERα 基因	C-A	175.28（0.248）	104.70（0.190）	6.014	0.014	1.406	1.070	1.845
	C-G	53.72（0.076）	36.30（0.066）	0.479	0.489	1.167	0.754	1.805
	T-A	375.72（0.531）	310.30（0.562）	1.237	0.266	0.881	0.704	1.101
	T-G	103.28（0.146）	100.70（0.182）	3.056	0.080	0.765	0.567	1.033
	二组单倍体型总的分布：χ^2=8.247，P=0.041							
ERβ 基因	C-C	63.42（0.090）	48.23（0.087）	0.019	0.891	1.028	0.694	1.521
	C-T	17.58（0.025）	13.77（0.025）	0.000	0.989	0.995	0.487	2.033
	T-C	483.58（0.683）	368.77（0.668）	0.317	0.573	1.071	0.844	1.358
	T-T	143.42（0.203）	121.23（0.220）	0.543	0.461	0.903	0.687	1.185
	二组单倍体型总的分布：χ^2=0.549，P=0.908							

注：ΔERα 基因单倍体碱基顺序为 rs2234693 — rs9340799 基因型；ΔERβ 型基因单倍体碱基顺序为 rs3020444 — rs1256030 基因型。

表 5-40 气郁质、非气郁质组 ER 质、ER 质基因单倍体频率及相对危险度比较

单倍体型 D		气郁体质	非气郁体质	χ^2 值	P 值	OR 值	95% CI for OR 值	
							上限	下限
ERβ 基因	C—C	24.46（0.053）	88.26（0.111）	11.946	0.001	0.449	0.283	0.714
	C—T	11.54（0.025）	18.74（0.023）	0.028	0.867	1.066	0.507	2.239
	T—C	322.54（0.698）	528.74（0.663）	1.689	0.194	1.178	0.920	1.508
	T—T	103.46（0.224）	162.26（0.203）	0.746	0.388	1.131	0.856	1.494
	二组单倍体型总的分布：χ^2=12.042，P=0.007							

续表

单倍体型 D		气郁体质	非气郁体质	χ^2 值	P 值	OR 值	95% CI for OR 值	
							上限	下限
ERα 基因	C—A	101.95（0.221）	178.60（0.224）	0.017	0.897	0.982	0.745	1.294
	C—G	33.05（0.072）	56.40（0.071）	0.003	0.954	1.013	0.649	1.582
	T—A	255.05（0.552）	430.40（0.539）	0.190	0.664	1.053	0.836	1.325
	T—G	71.95（0.156）	132.60（0.166）	0.234	0.629	0.926	0.677	1.266
	二组单倍体型总的分布： χ^2=0.299，P=0.960							

注：Δ：ERβ 基因单倍体碱基顺序为 rs3020444–rs1256030 基因型；ΔERα 基因单倍体碱基顺序为 rs2234693–rs9340799 基因型。

3. 讨论

（1）从基因水平研究体质的意义：随着遗传学和分子生物学的兴起，对体质与疾病相关性的研究已深入到基因水平。体质学说与基因多态性的研究对象具有极大的相似性：二者都既重视先天遗传基础，又重视后天环境的影响，这些相似性又决定了体质与基因多态性的相互关联。大量研究显示不同人群存在着基因多态性差异，这种基因序列的差异是形成不同个体生物学性状和疾病易感性差别的重要原因。西医学已经认识到许多疾病的产生是由多基因决定的，这种多基因论点与中医的整体观念有着不谋而合之处，可成为中医现代化研究的切入点。如：肿瘤的发生与遗传、环境因素有密切的关系，抗凋亡基因与抑凋亡基因表达的失衡是导致肿瘤发生的重要原因。体质类型不同，对肿瘤的易罹性就会不同，如鼻咽癌高危人群体质以单纯气虚质为主。探索不同体质类型肿瘤高危人群的癌基因及其表达水平，有助于从基因水平研究体质与疾病的相关性。分子生物学的发展，基因芯片技术的广泛应用，表明西医学已具备了把握生命综合信息的手段。它将对体质研究产生极大的影响，也为中医体质研究提供了支持条件和良好的机遇。有助于从微观上探讨体质本质，同时也有助于诠释中医理论的科学依据。

本研究从体质特征、基因多态性角度寻找两者之间的相关规律，将中医整体宏观的优势与西医微观还原的优势结合起来，发掘围绝经期妇女不同体质的易感基因，探讨基因辅助辨体的可行性，形成新的符合现代语言和思维方式的中医药理论，将有助于揭示围绝经期中医体质的内涵，为临床诊疗提供更加准确的信息。

（2）基因检测技术在中医体质研究中的应用：中医体质学说研究已经从理论到临床、从宏观到微观等各方面深入展开，取得了一定成果，特别是分子生物学和基因组学的发展为体质学说的研究提供了新的技术平台，为丰富中医理论的现代化研究提供了新思路，可以更深刻地揭示体质因素与疾病的关系，为指导临床提供客观依据。

1997年，Collins等提出了"常见疾病，常见变异（common disease，common variant CD-CV）"的假说，认为常见疾病的易患性是由于人群中某些位点特别是在基因的编码区或调控区的常见变异引起的。例如，王琦等应用基因芯片技术对痰湿型体质人的外周血基因表达谱进行研究，结果显示，痰湿型体质与非痰湿型体质相比，有115个差异表达探针组。这说明痰湿型体质人的外周血相关基因表达与非痰湿型体质人比较，差异有统计学意义，首次为体质分类提供了分子生物学依据。王文宝等对北方汉族健康人中医体质类型与人类HLA基因多态性的相关性研究表明，阳多阴少型者的Aso基因频率升高；阴多阳少型的B-13基因频率升高。高洁等运用聚合酶链反应-序列分析方法对正常体质和瘀血体质人群进行人类HLA-Ⅱ类基因型分析发现HLA基因与中医体质类型有一定关联，为中医体质的免疫遗传学研究提供了依据。阴虚体质系统性红斑狼疮患者中热休克蛋白70-2A/G杂合基因型频率显著高于健康对照组，而HSP70-2A/A及HSP70-2G/G纯合基因型频率显著低于健康对照组。倪红梅等以基因芯片为研究平台，探究青少年肾阳虚体质的生物学基础。从基因水平初步涉及免疫相关、发育相关、细胞生长、细胞受体、细胞信号和传递蛋白、蛋白翻译合成等。结果提示PSMB7基因及CXCR4基因的表达可能与青少年肾阳虚体质密切相关。高血压病患者阳亢和痰湿体质的表型与α-内收蛋白基因多态性的分布研究显示，带有ADD1TT型基因的痰湿质高血压患者心脑血管危险因素更多。冠心病患者体质类型以瘀血质、痰湿质和气虚质多见，低密度脂蛋白受体第13外显子AvaⅡ位点+等位基因的携带患者多出现在痰湿质和瘀血质中，纯合子患者的TC和AI升高。

由于围绝经期妇女涉及与绝经有关的一系列内分泌、生物学、社会学和临床特征生理变化，表现各异，其临床表征的异质性与先天禀赋不同密切联系，有着不同的遗传学背景。因此，本研究从雌激素受体出发，使用Primer3 Input网络软件设计引物，Restriction Enzyme Site Mapper version3网络软件寻找酶切位点。选择了较为关注的几个热点SNP如（ERβ，rs1256030（C/T），rs3020444（T/C）；ERα，rs2234693，rs9340799），应用PCR-RFLP检测方法进行检测。采用SHEsis网络软件估计单倍体型频率，并进行Logistic回归分析等，比较围绝经期常见体质类型的差异。探讨围绝经期妇女常见体质与雌激素受体基因多态性的相关性，以期揭示围绝经期常见体质发生机制的部分内涵。

（3）雌激素受体基因多态性在围绝经期妇女常见中医体质中的应用研究：近二三十年来，随着科学技术的发展和社会的进步，国内外医学界对人体疾病的认识也发生了很大的变化，对围绝经期所引发起的症状也有较深入的研究。西医学认为卵巢功能衰退是引起围绝经期妇女代谢变化和临床症状的主要因素，而低雌激素血症几乎是此期妇女临床症状产生的基础。人体内的雌激素主要通过与 ER 结合发挥作用进而调节一系列基因的表达，发挥其重要的生理效应。因此，机体内雌激素的最终效应不仅取决于雌激素本身的分泌与代谢，还与 ER 的表达与功能密切相关。如研究发现：原因不明月经过少患者性激素水平正常，通过预实验发现原因不明月经过少患者子宫内膜 ER α 的表达比经量正常妇女者明显减少。

①雌激素受体的生物学特性：ER 属于核受体超家族的成员（甾体激素、甲状腺素、视黄醇受体等），是一种能与雌激素特异性结合的糖蛋白，具有特异性强、亲和力高和结合容量低的特性。ER 基因由 8 个外显子和 7 个内含子组成。

ER 包括 α 和 β 两种亚型。ER α 蛋白是 1960 年发现的，基因在 1986 年克隆，位于第 6 号染色体长臂上（6q25.1），长 140kb。ER β 基因是 1996 年首次克隆，定位于 14q22-24，长 40kb。已知 ER α 和 ER 知 β DNA 结合区有 96％的同源性，从而认为二者具有相同的雌激素反应元件（estrogen reactive element，ERE）；而在激素结合区和位于氨基末端的反式激活功能区，两者间分别只有 53％和 30％的同源性。ER 是转录因子，被激活后通过与 DNA 上的 ERE 结合直接与细胞核产生交互作用，从而赋予雌激素对基因的可诱导性。ER β 作用机制与 ER α 类似，与雌激素结合后发生变构作用，形成二聚体与 ERE 结合启动基因转录、翻译，从而发生生物学效应。ER β 也可形成同源二聚体或与 ER α 形成异源二聚体与 ERE 结合。两者在组织分布上不同，但也有部分重叠。在卵巢、乳腺、肝脏中 ER α 占优势，而在心血管系统 ER β 占优势。在子宫内膜中两种亚型都存在。

② ER 基因多态性的临床研究：目前对 ER α 基因内含子的多态性研究主要集中在 ER α 基因第一内含子 PvuII 和 XbaI 酶切位点上。1987 年 Castagnoli 首次发现：ER 基因上存在限制性内切酶 PvuII 或限制性内切酶 XbaI Ⅰ 片段长度的多态性位点，它们位于 ER 基因 1 号内含子中。正常情况下 PvuII 位点为 T，其能被内切酶切开，当突变为 C 时，因酶切位点消失，而不能被内切酶 PvuII 切开，此时用 T/C 表示。XbaI 亦位于 ER 基因 1 号内含子中，距 2 号外显子上游 0.4kb 处发生了点突变，用 A/G 表示。

由于 1 号内含子含有增强子、启动子（如包含 ERE 结构）等重要序列，其中发生的点突变将有可能影响到 ER 要的表达与功能。人群中不同的 ER α 基因型有可能决定了不同个体间 ER α 表达与功能上的差异，进而影响体内雌激素受体的最终效应。已经证明 ER α 多态性与阿尔茨海默症、绝经后妇女的骨密度和健康的青少年男性有关。1999 年 Weel 等研究发现，ER α 基因 Pvu Ⅱ 酶切位点限制性片段长度多态性与自然绝经及手术绝经年龄有关，而 Xba Ⅰ 酶切位点限制性片段长度多态性对绝经年龄无显著影响。目前 ER α 基因多态性研究主要集中在激素依赖性疾病上，如乳腺癌、子宫内膜癌、子宫内膜异位症、骨质疏松、习惯性流产等，而不同国家与地域的研究结论不尽相同。我国与日本的人群分布较为接近，而与瑞典、美国人群中的分布有显著的差异，我国人群中 pp 型和 xx 型的发生频率显著高于美国、瑞典，而瑞典 Pp 型、Xx 型及

XxPp 型的发生频率则显著高于我国，这种分布在男女之间差异不显著。Jones 等对双相情感障碍及产褥期精神障碍的研究表明，雌激素受体基因多态性可能与部分情感障碍和产褥期精神障碍有关。但有关 ERα 多态性与抑郁的相关性的研究结果并不一致。中国台湾一项对 154 例重性抑郁患者和 226 例健康对照者的研究发现，女性严重抑郁症患者的 PvuII 基因型及等位基因频率和健康对照组有显著差异，证明女性的 ERα 多态性和严重抑郁症相关，提示在女性中 ERα 多态可能增加严重抑郁症的易感性。而 Malacara 等的研究显示 ERα 基因型和绝经后情绪症状无关。

本研究结果显示，阴虚质组的 ERα-rs2234693-TT 频率（44.1%）低于非阴虚质组（53.6%）（χ^2=5.671，P=0.017），二组间其余基因型分布未见显著性差异（P＞0.05）；Logistic 回归分析，筛查出糖尿病前期、45≤n＜50 岁年龄段、ERα-rs2234693-CC/TC 为主要危险因素（P＜0.05）；调整危险混杂因素后，ERα-rs2234693-CC/TC 的 OR 值为 1.465（95% CI：1.055～2.035）。由于中医认为人到中年后，随着肾中精气逐渐减少，"天癸"也随之衰少而至耗竭，出现性机能和生殖能力的逐渐衰退，形体亦日渐衰老而进入老年。围绝经期综合征的发病以肾虚为根本，以肾阴虚为先导。围绝经期妇女 40～50 岁是卵巢功能变化最快的阶段，由于机体对雌激素分泌不足反应强烈，导致体内代谢发生了变化。这一时期，体内内分泌系统处于代偿期，表现出亢进状态，故常见失眠多梦、潮热盗汗、血压升高等临床表现。提示 ERα-rs2234693-CC/TC 基因型和围绝经期阴虚质有关，对介于 45～50 岁的围绝经期阴虚质妇女应重视体质的调治，加强对血糖的监测，预防糖尿病的发生。

③ ERβ 基因多态性的临床研究：人类 ERβ 基因 5 号外显子的配体结合区（1082 号核苷酸）可发生 G→A 点突变，8 号外显子的 3′ 非编码区（1730 号核苷酸）可发生 A→G 点突变，这两处点突变发生后则分别出现限制性内切酶 RsaI 和 AluI 的识别位点，对相应的扩增片段进行酶切分析便可区分出不同的基因型。ERβ 基因 RsaI 和 AluI 两个酶切位点的基因多态性，分别以 Rr 型、aa 型最多，而以 RR 型、AA 型最少，其分布在男女组间无显著性差异。

大量实验证实雌激素的许多生理作用都是由 ER 介导的，和 ERα 一样，ERβ 在体内分布广泛，可与 ERα 共存亦可单独表达。在 ERβ 未发现以前，一直认为 ERα 对生育、骨稳定和心血管保护具有重要意义，然而，通过 ERα 敲除小鼠研究发现，ERα 基因的缺失对骨稳定和心血管系统几乎没有任何影响，从而推测 ERβ 在上述系统中具有重要生理作用。Hodges 等对人冠状动脉、髂动脉、主动脉和大隐静脉研究发现 ERβ 在人血管平滑肌先于 ERα 表达，而且在女性中更为明显。研究表明 ERβ 是 ER 在人（尤其是女性）血管平滑肌表达的主要成分，认为 ERβ 在血管组织中的表达可解释雌激素对心血管系统的保护作用。

此外，人群中 ERβ 基因 5 号外显子的配体结合区和 8 号外显子的 3′ 非编码区存在限制性内切酶 RsaI 和 AluI 的酶切位点多态性，Sundarrajan 的研究认为这两种多态性与排卵功能紊乱，特别是与病因不明的排卵缺陷有关联。国外研究报道，ERβ基因的 D14S1026、rs1256030、rs1256112、rs3020444 和 rsl152588 与绝经期腰椎骨密度异常有关；RsaI 和 AluI 多态与绝经期综合征的高骨密度、子宫内膜异位症、多囊卵巢综合征、无卵症和贪食症存在关联。这些研究说明了 ERβ 基因参与了雌激素撤退引发的一系列基因效应，但对雌激素撤退引起抑郁症状的研究甚少。较早的一些研究报道了双相情感障碍和 14 号染色体上 ERβ 基因所在的区域有一定联系。2005 年 Takeo 的研究发现 ERβ 基因 D14S1026 与绝经期综合征的抑郁症状存在关联。汤月芬等研究发现 rs3020444（T/C）多态"T/T"基因型和"T"等位基因与产后抑郁存在关联。基于 rs1256030（C/T）和 rs3020444（T/C）的单体型"C–C"对产后抑郁具有保护作用。未发现 rs1256030（C/T）的等位基因或基因型与产后抑郁存在关联，但发现它的产后抑郁组由于出现过多的杂合子而偏离了 H–W 平衡法则，如果继续扩大样本量，或许能够检验出杂合子与疾病的关联。但 Kealey 等对 I 型双相情感障碍患者的家族做传递不平衡检验（TDT）未发现等位基因选择性遗传的证据，没有为 ERβ 基因多态性增加双相情感障碍易感性的假定找到证据。然而此研究只是检验了多态性的静息特性，并不能决定性地排除 ERβ 在 I 型双相情感障碍发病中所起的作用。

肝为情志之官，七情伤肝，直接影响肝之条达。"肝为刚脏"，其性最易动荡，情绪激动则勃然大怒，所欲不遂则抑郁不乐，而女子"以肝为先天"，故易郁易怒可视为妇人的性格特点，它是形成妇人气郁体质的主因。围绝经期妇女正值人生重要阶段，在激烈竞争的社会中，既要从事繁忙的工作，又要操持家务等，因而不免受到来自社会、家庭等诸多因素的困扰。突然、强烈的精神刺激或长时间持续存在的精神压力必然会影响人的身心健康，干扰脏腑生理功能。柴丽娜通过调查研究也证实妇女由于其心理方面的特点易为情志所感而患肝郁。正如陈修园所曰："妇人之病，多起于郁。"何梦瑶谓："郁而不舒则皆肝木之病矣。"此外，妇人生理上有"阴不足，气有余"之特点。肝为藏血之脏，司血海，若阴血不足，肝失所养，其正常疏泄功能势必难以维持。有余于气则肝气易郁易滞，不足于血则肝血易虚，情绪易于抑郁。故叶天士说："阴性凝结，易于拂郁，郁则气滞血亦滞。"

关于位于 ERβ 基因内含子 1 的 rs1256030（C/T）和位于启动子区的 rs3020444（T/C），研究显示在中国人群中突变率大于 15%。本研究结果显示，气郁质组的 ERβ–rs3020444–TT 频率（85.7%）高于与非气郁质组（74.2%）（χ^2=11.488，P=0.001），两组间其余基因型分布未见显著性差异（P＞0.05）；Logistic 回归分析，筛查出负性事件刺激、家庭关系、婚况、ERβ–rs3020444–TT 为气郁质主要危险因素（P＜0.05）；调整危险混杂因素后，ERβ–rs3020444–TT 相对危险度（OR 值）为 2.252（95% CI：1.425～3.559）。提示，ERβ–rs3020444–TT 与不良情绪有关，与以上大部分学者的研究结果相符。对于围绝经期气郁质的妇女要避免负性事件刺激，调整好婚姻、家庭关系，有助于围绝经期的平稳过渡。

④基因多态性在围绝经期体质辨识中的作用：人类基因组单核苷酸多态性（single nucleotide polymorphisms，SNPs）即在某一人群的正常个体基因组内特定核苷酸位置上存在不同碱基，且其最低的基因频率大于或等于 1%，人类至少存在 100 万种 SNPs 改变，SNPs 存在于人类基因组中很多热点区（hotspot，指基因组中最易出现 SNP 的区域）。而通过基因组的染色体交换，可使后代中这些热点消失或减低，逐步改变人类的遗传背景，使人类在自然选择中进化，这些热点区经过不同的组合后，也会形成许多疾病或对疾病的易感性，由此多方研究发现在所有人类和其他哺乳动物中，有许多 DNA 片段大小 kb 到 Mb 范围内亚微观（submicroscopic）拷贝数突变（copy number variations，CNVs）或拷贝数多态性（copy number polymorphism，CNPs）。最新研究资料显示人类的差异性基因由先前估计的 0.1% 上升到了 10%，而 HapMap 计划旨在解释存在个体差异的根本机制，第 2 代单体型图的公布将有助于了解人类的疾病、人类进化的分子机制。

对于同一疾病不同中医证候的辨证大多并非依据疾病特异性的症状与体征，而是其整体性特点，整体性症状和体征可能成为研究一种疾病异质性的线索。遗传基因多态性分析辨证类型——基因辨证，从某种意义上说增强了辨证论治的准确性和特异性，而体质因素决定着疾病的发生和证型，决定证的转归和疾病的预后。体质和证共同反映着人的生理病理状态。体质的差异导致病证的多变性，故在证候诊断中，要根据体质求因、定性、明位与审势。体质是"证"形成的决定因素，中医对"证"的治疗是对体质内在偏颇的调整，是根本的治疗，因此，辨证的本质是辨体质。体质禀受于先天，得养于后天。个体所秉承父母的遗传信息，决定着个体在后天的生长过程中要遵循某种既定的内在规律，这种特性在生命过程中不会轻易改变。体质的形成首先有遗传基础，这就使得体质与基因有密切的相关。由于遗传模式不稳定，存在遗传异质性，因此基因定位难度很大。以单体型为基础可进行关联分析，而直接去检测相关联的单体型板块的标签 SNP 即可达到目的。因此，本研究采用了基因单倍体为基础，分别对围绝经期妇女阴虚质与气郁质进行基因关联研究，以期为围绝经期体质的辨识提供部分客观依据。

本研究中，在构建的单倍体型中，阴虚质组的 C–A 单倍体型（rs2234693 — rs9340799）频率（24.8%）高于与非阴虚质组（19.0%）（χ^2=6.014，P=0.014）。OR 值为 1.406（95% CI：1.070 ~ 1.845）。提示 ERα 基因 C–A 单倍体型（rs2234693 — rs9340799）是阴虚质易患因素，ERα 基因变异可能是围绝经期妇女中医阴虚质分子遗传学基础之一。气郁质组的 C–C 单倍体型（rs3020444 — rs1256030）频率（5.3%）低于非气郁质组（11.1%）（χ^2=11.946，P=0.001）。OR 值为 0.449（95% CI：0.283 ~ 0.714）。提示 ERβ 基因 C–C 单倍体型（rs3020444 — rs1256030）有抗气郁质作用，ERβ 基因变异可能是围绝经期妇女中医气郁质分子遗传学基础之一。表明我们在体质的辨识上可应用基因多态性分析，以增强辨证论治的准确性和特异性。

4. 小结

本研究主要通过检测 ERα〔rs2234693T/C，rs9340799A/G〕、ERβ〔rs1256030C/T，rs3020444T/C〕基因多态性及构建单倍体型，分析与围绝经期妇女中医阴虚质、气郁质的关联性，得出以下结论：

（1）在所观察的阴虚质组中，筛查出糖尿病前期、45≤n＜50岁年龄段、ER-rs2234693-CC/TC 为主要危险因素，ER-rs2234693-CC/TC 是围绝经期妇女阴虚质独立危险因素，在所构建的 ERα 基因单倍体型中，C-A 单倍体型（rs2234693—rs9340799）是阴虚质易患因素，ERα 质基因变异可能是围绝经期妇女中医阴虚质分子遗传学基础之一。

（2）在所观察的气郁质组中，筛查出负性事件刺激、家庭关系、婚况、45≤n＜50岁年龄段、ERβ-rs3020444-TT 为主要危险因素，ERβ-rs3020444-TT 是围绝经期妇女气郁质独立危险因素，在所构建的 ERβ 基因单倍体型中，C-C 单倍体型（rs3020444—rs1256030）有抗气郁质作用，ERβ 质基因变异可能是围绝经期妇女中医气郁质分子遗传学基础之一。

（三）六味地黄丸、柴胡疏肝散干预不同雌激素受体基因类型围绝经期妇女的临床研究

以围绝经期常见体质中的阴虚质、气郁质的不同雌激素受体基因类型妇女为研究对象，分别予六味地黄丸、柴胡疏肝散进行临床干预，并观察其临床疗效。从中医治疗角度及内分泌与基因层面，研究不同个体及人群对药物反应的差异，初步探讨临床用药的个性化，提高相关药物的有效性。为基因辨识提供依据，体现中医根据体质辨治的科学性。

1. 研究对象

（1）在知情同意的基础上，收集围绝经期妇女 93 例。根据我们的研究结果显示围绝经期妇女阴虚质与 ERα-rs2234693 有关，基于 ERα-rs2234693 基因型分为两组：TT 基因型 23 例，CC/TC 基因型 25 例。

根据我们的研究结果显示围绝经期妇女气郁质与 ERβ-rs3020444-TT 有关，基于 ERβ-rs3020444-TT 基因型分为两组：TT 基因型 24 例，CC/TC 基因型 21 例。

（2）纳入标准

①年龄在 40～56 周岁符合气郁质或阴虚质的妇女。

②没有影响认知功能的视力、听力障碍，能够理解并回答问卷内容。

③无严重的心脑血管并发症者。

④参加本研究时无服用其他药物者。

⑤无特殊家族遗传病史。

⑥自愿参加本研究并签署知情同意书者。

（3）排除标准

①年龄 40 岁以下或 56 岁以上者。

②乳腺肿瘤、双侧卵巢切除、卵巢肿瘤和卵巢功能早衰者。

③近 3 个月内使用过性激素类药物者。

④不明原因阴道不规则出血未治愈者。

⑤原发性高血压、原发性低血压、糖尿病及慢性贫血者。

⑥目前合并有严重心、肝、肾功能障碍；肿瘤、免疫系统、造血系统疾病；感染、活动性炎症。

⑦对所用药物过敏或不能耐受者。

⑧不能配合或不愿意参加本项研究者。

⑨不符合上述纳入标准者。

2. 治疗方案

基于 ERα–rs2234693 基因型的两组：TT 基因型组 23 例，CC/TC 基因型组 25 例，均口服六味地黄丸（熟地黄 24g，山茱萸 12g，山药 12g，泽泻 9g，茯苓 9g，牡丹皮 9g）；基于 ERβ–rs3020444 基因型的两组：TT 基因型组 24 例，CC/TC 基因型组 21 例，均口服柴胡疏肝散（柴胡 6g，川芎 9g，香附 9g，陈皮 6g，枳壳 9g，白芍 9g，甘草 3g）。上药均为免煎中药颗粒剂（深圳市三九现代中药有限公司生产），每味中药为一小袋。将每剂中各小袋中药颗粒剂同时倒入杯中，用 80℃开水冲泡 3～5 分钟后，分 2 次温服，连续服用 12 周，治疗期间未服用其他药物。治疗期间，配合全面的、连续的健康教育指导，包括饮食、运动、心理等指导及不良生活习惯的及时纠正。

3. 疗效观察

（1）体质转化分计算，见（一）。

（2）性激素检查，见（一）。

（3）生化指标检查，见（一）。

（4）疗效观察：12 周后复查各组体质转化分、FSH、LH、E_2、T，并与治疗前各指标进行对比，观察疗效变化。

4. 统计方法

计量资料以均数 ± 标准差表示；两组间比较行 t 或 t′检验；治疗前后用成组配对 t 检验，计数资料用 χ^2 检验。所有数据均用 SPSS13.0 统计软件进行统计分析。

5. 结果

（1）围绝经期妇女一般临床资料

统计分析显示：基于 ERα–rs2234693 基因型划分为两组的组间年龄（Age）、甘油三酯（TG）、胆固醇（CHOL）、高密度脂蛋白（HDL）、低密度脂蛋白（LDL）、空腹血糖（FPG）、肌酐（CERA）、血尿酸（URIC）、体重指数（BMI）、促卵泡激素（FSH）、促黄体生成激素（LH）、雌二醇（E_2）、睾酮（T）、阴虚质转化分等无显著性差别（P ＞ 0.05）；基于 ERβ–rs3020444 基因型划分为两组的组间年龄（Age）、甘油三酯（TG）、胆固醇（CHOL）、高密度脂蛋白（HDL）、低密度脂蛋白（LDL）、空腹血糖（FPG）、肌酐（CERA）、血尿酸（URIC）、体重指数（BMI）、促卵泡激素（FSH）、促黄体生成激素（LH）、雌二醇（E₂）、睾酮（T）、气郁质转化分等无显著性差别（P ＞ 0.05）（表 5–41、表 5–42）。

表 5–41　基于 ERα–rs2234693 基因型分组的围绝经期妇女一般临床资料比较

项目	CC/TC 基因型（n=25）	TT 基因型（n=23）	T 值	P 值
Age（years）	46.36±4.87	47.43±4.32	−0.806	0.424
TG（mmol/L）	1.20±0.57	1.36±0.72	−0.882	0.382
CHOL（mmol/L）	5.14±0.99	5.29±0.71	−0.571	0.571
HDL（mmol/L）	1.44±0.31	1.52±0.25	−0.943	0.351
LDL（mmol/L）	3.06±0.79	3.07±0.64	−0.067	0.947
FPG（mmol/L）	5.07±0.49	5.26±0.55	−1.260	0.214
CREA（μmol/L）	64.60±11.63	61.04±11.90	1.047	0.301
URIC（μmol/L）	358.48±75.12	343.74±49.33	0.238	0.430
BMI（kg/m²）	23.54±2.11	23.94±1.85	0.506	0.490
FSH（IU/L）	39.44±14.93	34.35±16.46	1.124	0.267
LH（IU/L）	17.00±12.78	17.09±17.21	−0.020	0.984
E₂（pg/mL）	61.88±13.01	61.43±14.65	0.112	0.912
T（nmol/L）	1.78±0.33	1.82±0.34	−0.384	0.702
阴虚质转化分	61.80±17.46	59.83±15.70	0.410	0.683

表 4–42　基于 ERβ–rs3020444 基因型分组的围绝经期妇女一般临床资料比较

项目	TT 基因型（n=24）	TC/CC 基因型（n=21）	T 值	P 值
Age（years）	48.58±4.92	48.81±5.79	−0.142	0.888
TG（mmol/L）	1.33±0.73	1.40±0.58	−0.312	0.757
CHOL（mmol/L）	5.46±0.86	5.49±1.14	−0.108	0.915
HDL（mmol/L）	1.50±0.28	1.57±0.40	−0.661	0.512

项目	TT 基因型（n=24）	TC/CC 基因型（n=21）	T 值	P 值
LDL（mmol/L）	3.43±0.71	3.44±0.77	−0.021	0.983
FPG（mmol/L）	5.18±0.55	5.46±0.95	−1.201	0.236
CREA（μmol/L）	60.46±12.54	65.19±10.05	−1.383	0.174
URIC（μmol/L）	346.12±76.17	347.14±88.79	−0.041	0.967
BMI（kg/m^2）	23.01±2.74	23.12±3.54	−0.119	0.906
FSH（IU/L）	36.17±19.30	33.67±21.08	0.415	0.680
LH（IU/L）	16.46±11.34	16.29±8.55	0.057	0.955
E_2（Pg/mL）	60.63±7.86	61.05±12.21	−0.140	0.889
T（nmol/L）	1.81±0.37	1.81±0.37	−0.054	0.957
气郁质转化分	63.75±18.55	61.24±17.61	0.464	0.645

（2）六味地黄丸干预基于 ERα–rs2234693 基因型分组的围绝经期妇女临床观察

统计结果显示：六味地黄丸干预基于 ERα–rs2234693 基因型分组的围绝经期妇女，CC/TC 型组阴虚质转化分治疗前 61.80±17.46 分比治疗后 46.16±15.26 分明显下降，有统计学意义（P < 0.001）；TT 型组阴虚质转化分无明显变化（P > 0.05）。两组 FSH、LH、E_2、T 水平及其他体质的转化分治疗前后无显著变化（P > 0.05）（表5–43、表5–44、图5–24）。

（3）柴胡疏肝散干预基于 ERβ–rs3020444 基因型分组的围绝经期妇女临床观察

统计结果显示：柴胡疏肝散干预基于 β–rs3020444 基因型分组的围绝经期妇女，TT 型组气郁质转化分治疗前 63.75±18.55 分比治疗后 51.71±15.22 分明显下降，有统计学意义（P < 0.001）；CC/TC 型组气郁质转化分无明显变化（P > 0.05）。两组 FSH、LH、E_2、T 水平及其他体质的转化分治疗前后无显著变化（P > 0.05）（表5–45、表5–46）。

表 5–43　六味地黄丸干预基于 ERα–rs2234693 基因型分组的围绝经期妇女临床观察（1）

项目	组别	治疗前	治疗后	差值	T 值	P 值
FSH（IU/L）	CC/TC 型（n=25）	39.44±14.93	34.70±12.25	4.74±14.30	1.658	0.110

项目	组别	治疗前	治疗后	差值	T 值	P 值
FSH	TT 型（n=23）	34.35±16.46	31.04±15.19	3.30±9.00	1.761	0.092
LH（IU/L）	CC/TC 型（n=25）	17.00±12.78	16.92±12.21	0.08±11.00	0.036	0.971
	TT 型（n=23）	17.09±17.21	16.54±18.74	0.54±12.28	0.212	0.834
E$_2$（pg/mL）	CC/TC 型（n=25）	61.88±13.01	63.90±16.97	−2.02±10.36	−0.974	0.340
	TT 型（n=23）	61.43±14.65	62.63±11.10	−1.20±9.00	−0.637	0.531
T（nmol/L）	CC/TC 型（n=25）	1.78±0.33	1.80±0.38	−0.02±0.39	−0.257	0.799
	TT 型（n=23）	1.82±0.34	1.81±0.31	0.01±0.33	0.126	0.901

表 5-44　六味地黄丸干预基于 ERα-rs2234693 基因型分组的围绝经期妇女临床观察（2）

项目	组别	治疗前	治疗后	差值	T 值	P 值
气郁质转化分	CC/TC 型（n=25）	50.61±11.82	50.00±9.15	0.61±0.40	0.125	0.905
	TT 型（n=23）	48.43±13.21	48.43±13.21	0.00±0.00	−	−
血瘀质转化分	CC/TC 型（n=25）	52.76±12.38	51.37±11.76	1.39±2.56	0.029	0.982
	TT 型（n=23）	56.92±13.31	55.83±13.66	1.09±2.12	0.025	0.983
痰湿质转化分	CC/TC 型（n=25）	40.23±10.03	40.23±10.03	0	−	−
	TT 型（n=23）	42.61±11.52	40.91±11.34	1.70±0.29	0.023	0.983
湿热质转化分	CC/TC 型（n=25）	28.21±9.23	28.00±7.36	0.21±1.63	0.011	0.991
	TT 型（n=23）	26.35±8.27	24.48±7.48	1.87±1.34	0.129	0.898
气虚质转化分	CC/TC 型（n=25）	29.42±7.39	26.23±3.22	3.19±2.12	0.212	0.845
	TT 型（n=23）	27.83±7.99	26.00±8.21	1.83±2.00	0.111	0.941

项目	组别	治疗前	治疗后	差值	T 值	P 值
阳虚质转化分	CC/TC 型（n=25）	21.93±4.34	20.08±3.94	1.85±2.16	0.118	0.937
	TT 型（n=23）	22.29±4.43	20.24±3.39	2.05±2.11	0.234	0.812
特禀质转化分	CC/TC 型（n=25）	5.33±1.21	5.33±1.21	0	–	–
	TT 型（n=23）	5.67±1.31	5.67±1.47	0	–	–
阴虚质转化分	CC/TC 型（n=25）	61.80±17.46	46.16±15.26	15.64±10.19	7.672	0.000
	TT 型（n=23）	59.83±15.70	57.39±16.95	2.43±5.88	1.987	0.059

表 5-45　柴胡疏肝散干预基于 ERβ-rs3020444 基因型分组的围绝经期妇女临床观察（1）

项目	组别	治疗前	治疗后	差值	T 值	P 值
FSH（IU/L）	TT 型（n=24）	36.17±19.30	32.17±15.39	4.00±13.52	1.449	0.161
	CC/TC 型（n=21）	33.67±21.08	32.00±19.49	1.67±10.79	0.708	0.487
LH（IU/L）	TT 型（n=24）	16.46±11.34	16.96±9.14	−0.50±8.06	−0.304	0.764
	CC/TC 型（n=21）	16.29±8.55	16.40±6.45	−0.12±10.17	−0.054	0.958
E_2（pg/mL）	TT 型（n=24）	60.63±7.86	61.21±8.04	−0.58±6.42	−0.445	0.660
	CC/TC 型（n=21）	61.05±12.21	61.57±11.04	−0.52±17.01	−0.141	0.889
T（nmol/L）	TT 型（n=24）	1.81±0.37	1.84±0.32	−0.03±0.23	−0.613	0.546
	CC/TC 型（n=21）	1.81±0.37	1.76±0.33	0.06±0.33	0.791	0.438

表 5-46　柴胡疏肝散干预基于 ERβ-rs3020444 基因型分组的围绝经期妇女临床观察（2）

项目	组别	治疗前	治疗后	差值	T 值	P 值
阴虚质转化分	TT 型（n=24）	51.77±11.91	50.12±8.33	1.65±1.85	0.226	0.822
	CC/TC 型（n=21）	53.73±12.27	52.55±13.83	1.18±1.93	0.149	0.888

项目	组别	治疗前	治疗后	差值	T值	P值
血瘀质转化分	TT型（n=24）	53.92±11.48	52.41±11.87	1.51±2.05	0.032	0.970
	CC/TC型（n=21）	55.95±11.84	54.43±12.71	1.52±2.24	0.125	0.905
痰湿质转化分	TT型（n=24）	36.43±10.21	34.52±10.18	1.91±1.99	0.232	0.813
	CC/TC型（n=21）	40.25±11.42	38.80±11.83	1.45±1.26	0.045	0.962
湿热质转化分	TT型（n=24）	27.28±9.28	25.90±7.55	1.38±1.51	0.012	0.990
	CC/TC型（n=21）	26.29±8.31	24.36±7.48	1.93±1.50	0.202	0.815
气虚质转化分	TT型（n=24）	25.38±7.32	23.46±3.35	1.92±2.41	0.243	0.805
	CC/TC型（n=21）	26.32±7.57	26.00±4.26	0.32±2.13	0.121	0.907
阳虚质转化分	TT型（n=24）	14.87±4.43	14..87±4.43	0	－	－
	CC/TC型（n=21）	16.16±4.50	14.94±3.41	1.22±2.30	0.126	0.901
特禀质转化分	TT型（n=24）	5.41±1.29	5.41±1.29	0	－	－
	CC/TC型（n=21）	5.03±1.38	5.03±1.38	0	－	－
气郁质转化分	TT型（n=24）	63.75±18.55	51.71±15.22	12.04±10.96	5.380	0.000
	CC/TC型（n=21）	61.24±17.61	59.05±18.57	2.19±6.93	1.449	0.163

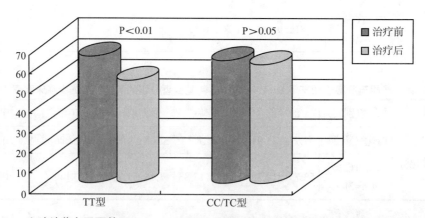

图5-24 六味地黄丸干预基于ERα-rs2234693基因型分组的围绝经期妇女阴虚质转化分变化

6. 讨论

（1）关于辨体论治

①辨体论治是中医个体化治疗的基础之一：中医在治疗上十分注重个体的差异，强调人体是一个有机的整体，人与自然亦是一个统一的整体，在疾病发生发展过程中各脏腑之间是相互联系的。如《素问》中指出："出五脏相通，移皆有次。"因此，因人而异的辨证用药是先进的个性化治疗思想的体现。整体调节与个体化诊疗是中医学在诊疗疾病中与西医学不同的两大特点，而中医体质学无疑正是这两大特点的集中体现。《内经》论体质，详于生理而略于病理，调治方法更是单薄。《伤寒论》开创了"辨证论治"的方法，广泛应用于临床。但体质在疾病的发生、发展、转归和预后等方面具有十分重要的作用。现代学者们跳出原有的思维方式，对体质与论治关系的研究创造性地提出了很多新见解，如突破《素问·阴阳应象大论》"治病必求于本"之"本"的传统认识，提出"治病必求本，本于体质"的新观点，突破《素问·标本病传论》"知标本者，万举万当"之"标本"的传统认识，提出"急则治其标，缓则治其本"的治则，从体质医学角度讨论，病证是标，体质是本。即病急则首先改善症状，病缓则调治体质，纠正偏颇。治疗中，根据不同体质辨体论治，并应用不同方法针对性地治疗。同时认为《黄帝内经》所强调的"因人制宜"，其实质是"因体质制宜"；认为中医"辨证论治"中"同病异治，异病同治"的物质基础就是体质，以"同病异质"为"同病异治"的基础，"异病同质"为"异病同治"的基础。由此可见，根据体质的差异施法用药是中医个体化治疗的基础。

②辨体论治的特点：早在两千多年前的《黄帝内经》中就有关于体质治疗的论述，如《素问·三部九候论》："必先度其肥瘦、骨肉、皮肤，能知其情，以为诊法也。"《灵枢·通天》："古之善用针艾者，视人五态乃治之，盛者泻之，虚者补之。"《灵枢·阴阳二十五人》指出："必先明知二十五人，则血气之所在，左右上下，刺约毕也。""审察其形气有余不足而调之。"因此，在体质调治过程中，寒凉清热之剂宜用于阳盛体质者，慎施温补；温阳祛寒之剂宜用于阳虚体质者，慎用苦寒之品；健脾芳化之品宜用于痰湿体质者，忌阴柔滋补；甘寒清润之剂宜用于阴虚体质者，慎用温燥之品；瘀血体质者宜配活血化瘀之品；气郁体质者宜疏肝解郁，理气畅中；体质强壮者药量宜大，可用峻猛；体质瘦弱者，对药宜缓药徐图，以免损伤正气。此外，中医治疗学中"一药治众病，一病不拘一药"的治疗观点是中医学极为重视的"异病同治、同病异治"的典范。

在具体治疗方面应明确的是，疾病证候之中蕴藏着病理状态下个体体质的变化，病理体质常伴随着诸多病证同时出现，故对体质改变的调整与病证的治疗是不能截然分开的，在消除病证之时同步调节了体质，而体质的改善又促进了疾病的痊愈。当然，病后阶段仍需体质的调节以利于病体的康复。如中医治疗风寒感冒，邪盛而正不虚者用荆防败毒散，正气虚弱者用参苏饮；又如气血虚弱之人患疮痈，表现为肿痛无头，久不化脓，临床治疗不用清热解毒之仙方活命饮、五味消毒饮，而用黄芪内托散扶正托疮，结果治愈，原理就是增强正气，改善体质，正胜则邪退病愈。此外，根据现代体质分类，学者们创制出体质调治的"六法""九法"等。在中医治疗学中处处顾及不同患者的体质状况，当体质得到改善后，疾病方可得到有效治疗乃至痊愈。因此，"辨体论治""辨质论治"使"辨证论治"得到了进一步延伸。

③辨体论治的临床意义：辨证论治是中医治疗的基本原则和特色，而体质是形成证候的内在基础，体质特征在很大程度上决定着疾病的证候类型和个体对治疗反应的差异性，因而针对不同的体质类型施以对证的治疗是辨证论治的必然要求，也是研究体质理论的意义所在。《素问·三部九候》早就指出治病要"必先度其形之肥瘦，以调其气之虚实，实则泻之，虚则补之……无问其病，以平为期"。《素问·五常政大论》又曰："能胜毒者以厚药，不能胜毒者以薄药。"《医门棒喝》也说："治疗之要，首当查人体质之阴阳强弱而后方能调之使安。"根据秉质强弱的不同，施以不同的治法。体质的相对稳定性和动态可变性使调整体质、防病治病成为可能。在未病情况下，及早采取针对性的措施，纠正或改善由于阴阳气血偏盛偏衰所导致的体质偏颇，以减少偏颇体质对疾病的易感性，可以预防疾病或延缓发病。实际上临证治病的目的在某种程度上就是为了改变患者的病理体质。服用适宜的药食是调整体质的重要方法，合理运用药食的四气五味、升降浮沉等性能，可以有效地纠正体质的偏颇。

通过调节体质可预防体质相关性疾病的发生，有很多疾病与体质因素具有明显的相关性。例如，变应性鼻炎、花粉症、过敏性哮喘与过敏体质明显相关，肥胖、糖尿病、高血压、脑卒中、高血脂等代谢障碍性疾病与痰湿质具有显著的相关性。通过调节这类疾病的易患体质就可以预防其发生，进一步提示体质是可调的。过敏体质者血清 IgE 水平很高。若用寻找过敏源、抑制过敏反应的思路治疗过敏性疾病就会陷于被动，因为过敏源有成百上千种，寻不胜寻，单纯抑制过敏反应仅能短暂控制症状。而采用调节过敏体质的方法治疗过敏性疾病就能取得很好的疗效。过敏体质是由于肺、脾、肾三脏亏损，人体卫气虚弱、卫阳不固所致，用补气固表、抗过敏的方药在疾病的间歇期治疗过敏体质，就可以预防下次过敏性疾病的发作，或显著改善发作后的症状。王琦课题组在改善肥胖人痰湿体质及治疗痰湿质相关疾病的过程中，给予痰湿质单纯性肥胖人群服用化痰祛湿方药，干预 3 个月后，达到了改善痰湿质而减肥降脂的目的，证明了痰湿质的可调性。

（2）调体治疗是围绝经期综合征的有效防治措施：围绝经期肾气渐衰，天癸将竭，这是不可逆转的正常生理变化，如平素无脏腑气血的偏盛偏衰，则能平安度过这一特殊时期；若体质偏颇加剧，从量变到质变，则围绝经期综合征就会突出表现出来。《景岳全书·妇人规》中指出："渐见阻隔，经期不至者，若气血平和，素无他疾，此因渐止而然，无足虑也；若素多忧郁不调之患，而见过期阻隔，便有崩决之兆。"由此可知，肾气衰是围绝经期综合征的始发因素，而体质因素是其发病的主要因素。围绝经期正是女性正气由强变弱的转折时期，此时精血亏损，元气损伤，若平素保健不慎易发生疾病。治宜振元养形，复正气，这是围绝经期的防治大旨。此外，围绝经期女性体质有两个特点：①女子以血为本，有余于气，不足于血；②女子以肝为先天，主冲任二脉，且肝肾同源，此期多表现为阴虚体质与气郁体质。故从肝肾入手，重在调理气血的调体治疗是围绝经期重要的防治措施。如何洁莲采用调补肝肾的主方六味地黄汤加味；疏肝解郁主方加味逍遥散，随症加减治疗妇女围绝经期综合征疗效令人满意。因此，围绝经期调体治疗应以体质为背景研究用药物，改善病理性体质，有助于减少药物的不良反应和增强治疗效果。

本研究根据围绝经期常见的阴虚体质及气郁体质，分别选用六味地黄丸滋补肾阴，壮水制火，及柴胡疏肝散疏肝行气，开其郁结，进行调体治疗。12周后，相应的体质转化分明显下降，有统计学意义（P < 0.001）。提示：重视围绝经期不同体质与围绝经期综合征的内在联系及不同体质对治疗反应的差异，根据围绝经期不同体质辨体论治，从改善体质入手，祛除病邪，平调阴阳，有利于纠正体质的偏颇状态，预防围绝经期综合征的发生；也有利于改善围绝经期妇女的症状，提高围绝经期妇女的生活质量。

（3）围绝经期调体治疗与性激素的关系：腺垂体合成与分泌的促卵泡激素（FSH）和促黄体生成激素（LH）主要作用于卵巢，促进卵泡的发育、成熟，同时受下丘脑促性腺激素释放激素及卵巢雌激素的协同调控。妇女进入围绝经期的初期，下丘脑分泌促性腺激素刺激垂体合成与分泌激素，垂体释放 FSH、LH 的量代偿性增加，但两者的增加不成比例，从而导致月经周期的紊乱；体内合成与分泌雌二醇（E_2）功能逐渐衰退。目前研究表明，脑组织中垂体、下丘脑部位雌激素水平分布较高，雌激素水平的变化对中枢神经系统大脑皮层和下丘脑的神经活动影响较大，引发中枢神经系统的肾上腺素、多巴胺、5-羟色胺、阿片肽等神经递质递质的活性下降，从而导致精神情绪、行为方面的异常。由于围绝经期妇女体内性激素水平的紊乱，引起神经内分泌系统的一时性功能失调，导致下丘脑-垂体-性腺轴功能失去原有的动态平衡，从而影响与性激素相关的效应器官生物学功能以及直接或间接影响中枢自主神经系统的调控功能，最终导致围绝经期综合征的发生发展。

中医体质学认为，体质是相对稳定的个体特征，具有可调性，方剂是改善体质的重要手段。中药的整体调节作用不仅表现为影响围绝经期综合征的病理过程，而且表现为对围绝经期体质偏颇有良好的改善作用。现代研究已初步验证了体质可调性设想。这正是借助了药物的偏性，通过修正脏气的偏倾，达到脏腑气血的动态平衡。对于偏颇体质，在其未感邪之前，就应针对其体质偏颇特征，选择相应的药物进行调节。本研究发现，六味地黄丸与柴胡疏肝散可以改善围绝经期常见偏颇体质——阴虚质与气郁质的不适症状，改善体质降低其转化分，从而使其向平和体质转变，达到人体新的平衡。但阴虚质与气郁质的围绝经期妇女服用六味地黄丸与柴胡疏肝散后，性激素水平没有发生显著性改变，这可能与本研究的观察对象服药时间较短，还不足以从根本上改善下丘脑－垂体－卵巢轴失衡有关，亦可能是围绝经期妇女性激素的变化是人体在生、长、壮、老的过程中所固有的变化，药物、食物、心理等不能改变生命现象中的这种变化趋势。因此，我们认为围绝经期偏颇体质的改善需要较长的时间，才能通过调节围绝经期妇女的神经内分泌系统达到新的平衡而不出现症状，进而平稳地渡过围绝经期。

（4）基因辨识论治是围绝经期辨体论治的重要补充：在中医诊疗体系中，临床上大多以外在表象推断内在疾病，这种"司外揣内"的理论不能精确地解释系统的内部组成成分和动力学过程。而基因多态性的研究不仅能了解疾病的结构和功能，而且还能揭示疾病的发病本质。人群基因多态性差异表现为个体对疾病的不同易感性及临床表现和治疗反应的多样性，这与中医学的体质学说有着许多相似之处。

近年来新兴起的"基因外遗传学（表观遗传学）"，表现遗传基因表达的主要调节途径是 DNA 的甲基化和染色质组蛋白的乙酰基化。因此，完全可以通过干预措施调控影响体质性状的 mRNA 转录过程及翻译后的修饰过程，从而使体质性状发生有利于健康的改变。药理研究显示，大多数温和中药并无直接改变基因结构的作用，但可调节基因的表达。因此，借鉴遗传学、分子生物学和生物信息学等多学科交叉的研究方法，可以探索不同体质类型的个体差异规律及其与疾病的相关性，阐明体质的可调性机制。在中医药调整人体体质的过程中，从分子生物学水平观察其治疗方法或药物对人体这个巨系统的影响，将为中医体质治疗学甚至可以说为中医治疗学的深入研究，开创新的局面。

围绝经期体质特点，揭示出了围绝经期综合征发生发展的内在规律。而体质可调性观点的证实，说明体质的稳定性是相对的，具有可变性。这为从改善围绝经期体质入手，恢复妇女个体的体质病理状态提供了可能性，同时也是使用中医药改善体质的基础。现代研究表明，几乎所有药物都是直接或间接地通过修饰、改变人类基因的表达及表达产物的功能而生效，中医药几乎没有改变核苷酸与氨基酸结构的可能，不强调去直接对抗致病因子，而是将重点放在发扬机体的抗病能力，调整机体的功能状态，这与现代药理学有显著的不同。因此，中医药对体质的调整作用有可能是在调控、修饰疾病的相关（易感）基因表达及表达产物上发挥着重要作用。如李成军等研究的"益坤宁"组方切中围绝经期综合征之中医肾虚病机，重在调补肾阴肾阳，在人体内可作用于 2 种雌激素受体 $ER\alpha$ 和 $ER\beta$，促进卵泡生长，减缓卵巢衰退，改善 E_2 水平。中药治疗围绝经期综合征包括多方面调节机制，也可能是几种作用机制的综合结果。研究表明中药益坤宁能提高围绝经期大鼠卵巢 $ER\alpha$ 和 $ER\beta$ mRNA 蛋白表达水平，可能是其治疗围绝经期综合征的作用机制之一。

本研究结果显示，分别与阴虚体质、气郁体质相对应的 $ER\alpha$–rs2234693–CC/TC 型组和 $ER\beta$–rs3020444–TT 型组的转化分在中药干预治疗 12 周后明显下降，有统计学意义（$P < 0.001$）。提示根据围绝经期体质状况及易感基因表型确立适宜的治则治

法，遣方用药遵循体质的忌宜原则，是提高临床疗效的有力保证。在采用基因辨识治疗与防病保健研究中，结合围绝经期体质研究个体诊疗，根据围绝经期体质的差异及基因特点恰当地选择药物的种类和确定药物剂量，改善围绝经期病理性体质，将有助于减少药物不良反应和增强治疗效果。因此，基因辨识论治是围绝经期辨体论治的重要补充。

总之，可充分利用围绝经期中医体质研究的结果，寻找围绝经期体质与疾病的内在联系，阐发围绝经期体质的可调性以及有效防治措施的作用机制。以提高临床疗效为目的，确定针对性治疗方法，就能实现对围绝经期体质偏颇的调整和疾病预防。

7. 小结

本部分研究主要通过简单随机方法，在知情同意原则下，试探性地使用六味地黄丸、柴胡疏肝散干预不同雌激素受体基因类型围绝经期妇女，观察临床疗效。在基因组水平上研究不同个体及人群对药物反应的差异，初步探讨用药的个性化，提高相关药物的有效性，初步得出以下结论：

携带 ERα–rs2234693–CC/TC 基因型的围绝经期妇女，服用六味地黄丸临床疗效优于 TT 型；携带 ERβ–rs3020444–TT 基因型的围绝经期妇女，服用柴胡疏肝散临床疗效优于 CC/TC 型；结果显示在基因组水平上研究用药的个体化，有利于提高药物的有效性，也体现了中医学因人制宜的治则。

二、围绝经期气郁体质述略

围绝经期是妇女卵巢功能逐渐减退直至消失，性激素水平逐渐下降，生殖能力由盛转衰的过程，只有约 1/3 的妇女通过自身调节能平静度过，其余可出现神经 – 内分泌功能紊乱的临床表现，如月经不调、抑郁、喜叹气等围绝经期综合征。女性由于"以血为主""以肝为先天"的先天禀赋和特有的经、孕、胎、产等耗血生理现象，具有独特的体质特性和体质发展过程，加上社会现代化进程的加速，人们生活节奏的加快，工作压力的增大，妇女围绝经期气郁质已占到了较大的比例，占 41.7%，下面就围绝经期气郁质进行浅谈。

（一）相关词的定义

围绝经期是指妇女从 40 岁左右开始出现的与绝经相关的内分泌、生物学和临床症状至完全绝经后 1 年的时期，包括了绝经过渡期和绝经后 1 年。绝经过渡期是妇女生殖系统衰老过程中的一个重要阶段；是从绝经前生育期走向绝经的一段过渡时期；从临床特征、内分泌学及生物学上开始出现（40 岁左右）绝经趋势的迹象直至最后一次月经。绝经是指妇女最后一次月经结束，表示卵巢功能衰竭，生殖功能的终止。判定绝经需要停经后 12 个月，因此属回顾性诊断。

（二）围绝经期气郁体质的中医病机

1. 围绝经期出处

围绝经期在中医学中没有独立的病名记载，主要散见于"脏躁""郁证""百合病""年老血崩""年老经断复来""心悸""不寐"等病证中；现代中医将其归属于"绝经前后诸证"的范畴。早在《灵枢·天年》中就有"五十岁，肝气始衰，肝叶始薄"的记载，其指出了人体在"五十岁"这一时期"肝"的生理变化。

2. 围绝经期生理特点

《素问·上古天真论》描述了绝经前后女性生理变化："五七，阳明脉衰，面始焦，发始堕；六七，三阳脉衰于上，面皆焦，发始白；七七，任脉虚，太冲脉衰少，天癸竭，地道不通，故形坏而无子也。"寒凉派医家刘完素在《素问病机气宜保命集》中说："妇人童幼天癸未行之间，皆属少阴，天癸既行，皆属厥阴，天癸已绝，乃属太阴也。"

女子的生理病理特点与男子不同之处在于：女子属阴，具有月经、妊娠、分娩、哺乳等特殊生理功能。女子的这些生殖功能与肾、肝、脾等脏腑功能密切相关，从古至今多数学者都认为肾虚是围绝经期发生的根本原因，肝郁是围绝经期发病的基本环节。肾为先天之本，水火共存之脏腑，肾的阴阳平衡失调直接或间接地影响了心、肝、脾诸脏腑的功能，其中对肝的影响最大；围绝经期妇女天癸将绝未绝，机体仍与厥阴肝关系密切。此期肝肾始亏，肝木失养，致使肝的疏泄不利、郁滞，即为肝郁。

（3）围绝经期与气郁体质：体质是一种客观存在的生命现象，是个体生命过程中，在先天遗传和后天获得的基础上，表现出的形态结构、生理机能以及心理状态等方面综合的、相对稳定的特质。

张满凤通过对100例围绝经期妇女和180例围绝经期综合征妇女进行体质类型的临床调查研究指出：围绝经期女性存在体质偏颇，正常围绝经期妇女病理体质类型以阴虚质、肝郁质、血瘀质多见，根据围绝经期综合征的发病特点，阴虚质、肝郁质与围绝经期综合征的发病关系密切。

陈润东指出妇人气郁体质的四大成因：①生理情绪不稳定，易郁易怒；②"阴不足，气有余"的生理特点；③瘀血留滞胞中，血瘀则气机郁滞；④寒热湿邪瘀滞胞脉，致气机郁滞或逆乱。围绝经期是人生的第二转折点，正值人生中的"多事之秋"，面临许多生活、工作等方面的问题，精神压力大，多感力不从心、所愿不遂、情志不畅、抑郁于内。"忧思伤脾、怒伤肝"，五脏中肝最易为七情所伤，长时间更易耗伤肝血，影响肝气的疏泄，加重肝郁；且女性的一生中要经历经、带、胎、产、乳等伤血生理过程，容易形成血虚、血瘀，无以载气，致使肝气郁滞；寒热湿邪可与瘀血相搏，郁滞胞脉，影响气机运行，形成肝郁。

3. 西医学研究

西医学认为围绝经期妇女最主要的生理变化是卵巢功能的衰退，卵巢功能衰退是引起围绝经期妇女代谢变化和临床症状的主要因素。由于卵巢功能减退，雌激素分泌减少，导致适应、应激功能减退而出现代谢障碍和自主神经功能紊乱，其主要临床表现可概括为生殖系统改变、机体老化和神经精神状态异常等。

（1）解剖学基础：性腺在形态学上的改变主要是卵巢的老化：重量可从育龄期的约 10g 减至 4g 左右，体积则可减至 1/3～1/2，表面皱缩、不平，质地变硬。随着卵泡数目的减少，雌激素水平也下降，导致了卵巢对垂体促性腺激素的敏感性下降、负反馈调节的减弱，继而出现一系列神经、内分泌功能的紊乱。

（2）病理生理：随着围绝经期妇女卵巢功能的逐渐减退，卵泡不可逆的减少，雌激素（E_2）、孕激素分泌水平的下降，卵巢对下丘脑–垂体–卵巢性腺轴负反馈失衡，对垂体促性腺激素（Gn）敏感性的下降，致使 Gn、卵泡刺激素（FSH）和黄体生成素（LH）分泌的增加。而在高 Gn 的作用下，卵巢间质分泌的雄激素增加，卵巢内的雄激素 / 雌激素比例升高，进一步阻碍了卵泡的发育，加速生于卵泡的闭锁，甚则可出现无排卵。当卵巢内残留卵泡对 Gn 不反应，卵泡活动即停止，此时 FSH、LH 继续升高，卵泡分泌雌激素甚微，不足以刺激子宫内膜增殖达出血阈值以上，即表现为绝经。

近年来研究表明，妇女进入绝经过渡期最早期的内分泌改变是抑制素（Inh）及抗苗勒管激素（AMH）水平的下降，从绝经前期（FSH 尚正常时）开始出现降低。其中抑制素主要是早卵泡期血清抑制素 B 最早出现降低，是目前提示卵巢储备功能下降的早期指标之一；AMH 比年龄更能确切地反映卵巢的"年龄"，可作为评价卵巢生殖功能的稳定客观指标，比 InhB 更为早期、敏感，且可不受外源性促性腺激素释放激素（Gn–RH）及 FSH 的影响。

（3）围绝经期气郁质的现代研究：西医学认为围绝经期主要是由于下丘脑–垂体–卵巢之间平衡的失调、雌激素水平的下降，影响了自主神经中枢及其支配下的各脏器功能，从而出现一系列自主神经系统功能紊乱以及精神心理的症状，包括自主神经功能紊乱和情绪障碍，如情绪不稳定，多疑善虑、易激动或抑郁等属于中医气郁范畴的临床表现。李杰等指出更年期女性体质常以气郁体质为基础。

①围绝经期植物功能紊乱：陈泽奇等研究表明：肝气郁结证的基本病因是情志不遂，而精神神志变化又是本证的主要临床特征；肝气郁结证有自主神经功能紊乱者达85%，其中交感亢进者较多见。长期的情绪活动会造成自主神经系统的功能紊乱，集中体现出情绪的不稳定性，如情志抑郁或易怒，善太息，失眠多梦，多疑善虑、沉闷欲哭等。偏烦躁及偏抑郁时分别可见去甲肾上腺素（NE）、肾上腺素（E）水平显著升高与降低的变化。此外，单胺类神经递质系统（主要包括 5- 羟色胺系统、去甲肾上腺素系统和多巴胺系统）涉及情绪与行为的控制，在抑郁症的发病中起非常重要的作用，抑郁症患者脑中单胺类神经递质水平下降已为许多研究证实。

②围绝经期情绪障碍：罗有年等通过调查指出围绝经期患者主要以抑郁、强迫、躯体化及焦虑为主，严重危害着妇女的身心健康。大量流行病学调查表明，最常见的

是围绝经期抑郁症。围绝经期抑郁症是指首次发病于围绝经期，以情绪忧郁、焦虑、紧张为主要症状的疾病，属于情感精神障碍。目前围绝经期抑郁症的发病机制主要有 3 种学说，分别为：①"雌激素撤退学说"：既往传统观点认为雌激素可促进良性情绪，因此随着雌激素的降低，围绝经期妇女情感障碍可呈恶化趋势，故易发生抑郁症，特别是人工绝经的妇女。②"多米诺骨牌学说"：围绝经期抑郁症的发生主要是由于潮热、盗汗、睡眠障碍等自主神经功能紊乱所导致的，睡眠不佳影响着情绪，情绪的恶化又影响了睡眠，造成恶性循环。③"去甲肾上腺素假说"：主要是从利血平应用中突触间隙单胺类递质的耗竭得到启示而推测出去甲肾上腺素功能的异常与抑郁症、生活积极性的下降、工作热情的改变等有关。

4. 围绝经期气郁质的治疗

（1）中医学防治方法：中医学在围绝经期治疗及预防保健方面具有自身独特的特色及优势，特别是预防保健方面，力求做到"未病先防"。

生活调理：对该期妇女进行宣教，使其认识到围绝经期是人生必经的生理过程，遵从"天人合一"规律。规律生活，维持适度的性生活，劳逸结合，有利于心理和生理健康，减缓围绝经期的到来。

精神调节：主要是通过"五行学说"中五情克制方法来调节不良情绪，保持乐观情绪，良好的情绪可调节大脑皮层和神经系统的兴奋，充分发挥身体潜能，使人精神饱满、精力充沛、睡眠安稳，生活充满活力；积极与人交流，主动调节心理状态，保持心理平衡和青春活力。

饮食调节："脾胃为先天之本"，根据我国人民的饮食习惯，碳水化合物摄入量占总热量的55%～60%，以谷类为主，含糖食物应加以限制；脂肪摄入量控制在占总热量的30%以下，应以植物脂肪为主；蛋白质的人休必不可少的，因此应摄入一定量的蛋白质，如豆制品等。即应清淡饮食，少吃盐，不吸烟，不嗜酒，多进食高蛋白类及瓜果类食物。

运动调节：坚持身体锻炼，促进血液循环，提高新陈代谢，增加脑细胞活动，提高思维和想象能力。主要以太极拳（剑）、五禽戏、慢跑、散步、跳绳、跳舞等为适宜，但不宜过度锻炼。

中医药治疗：中医临床医家们大多根据肾虚是围绝经期发病的根本原因，主要以补肾为基础进行治疗，大多采用经方及古方加减治疗围绝经期；针对围绝经期气郁质，肝郁是其发病的基本原因，中医家大都在补肾的基础上进行疏肝理气。常用的方剂有六味地黄丸（汤）、逍遥散、柴胡疏肝散等；以及验方治疗，如蔡小苏的疏肝开郁方等。另外，还可以配合食疗，如用龟甲散、浮小麦饮、生地黄精粥、鲜百合汤、燕窝汤、桑椹糯米粥、黄精鸡汤、莲子百合糯米粥、羊肉炖栗子及豆浆白果饮、黑木耳红枣粥等。

（2）西医学治疗观：激素治疗（HT）对围绝经期的绝经症状（如潮热、多汗、睡眠障碍等）是最有效的治疗。由于大多数围绝经期妇女卵巢功能尚未完全衰退，尚可分泌一定的激素，因此目前最常用的治疗方法为激素替代治疗（HRT），并主张出现症状应尽早使用，以最小剂量缓解症状，以提高围绝经期妇女的生活质量。研究认为雌激素对于妇女身心健康具有重要性，它可调节神经内分泌功能、缓解血管运动功能不稳定症状，且具有特异性效果。但并非所有围绝经期妇女均适合激素替代治疗，如已知或怀疑妊娠者，严重的肝肾功能障碍、急性严重的肝病、卟啉症、现患栓塞性疾病者，特别是有原因不明的子宫出血及雌激素依赖性肿瘤者，甚是禁用。此外，临床上多用谷维素、维生素、植物激素以及通过开展生物 – 心理 – 社会因素来干预和改善围绝经期自主神经功能紊乱的情况。

5. 总结

围绝经期症状主要以自主神经功能紊乱为主，主要包括阴虚和气郁两大方面，阴虚是表、气郁是本，这两方面都影响着围绝经期妇女的正常生活。因此，治疗上应采取标本兼治的原则进行改善、治疗。另因西医学对围绝经期的主要治疗手段———激素替代治疗的副作用较明显，且并不是所有人都适合；"正气存内、邪不可干"，若能通过调整偏颇的体质，使之回到平和状态，围绝经期症状将得到很大程度的缓解，以致使该时期的妇女平顺度过。围绝经期气郁质所占的比例较大，若能通过辨体质进行早期体质调整，将可缓解症状，甚至可解决大部分妇女的痛苦。

6. 问题与展望

目前体质的判定主要是根据中华中医药学会标准制定的《中医体质分类与判定》（ZYYXH/T157 — 2009）量化表来进行判定，大部分是自主症状，具有一定的主观性，加上围绝经期妇女特有的生理情绪特点，判定结果的客观性有待进一步研究及改进。另外，目前学者主要是对围绝经期综合征的激素及神经递质等进行研究，对于围绝经期体质与基因方面的研究尚少。

体质是相对稳定的个体特征，可随着生活环境、饮食、职业等及生命过程中的生理变化而改变，且具有可调节性；根据中医的"辨体论治"及"未病先防"原则，早期利用中药气味的偏颇以及饮食、生活方式等对体质进行干预，调整阴阳平衡，使其趋向平和质，达到"治未病"的目的。

三、围绝经期气郁体质与舌苔脱落细胞 MI、MV 及性激素、AMH、InhB 关联性研究

围绝经期是指妇女从 40 岁左右开始出现的与绝经相关的内分泌、生物学和临床症状至完全绝经后 1 年的时期。"围绝经期"是 1994 年 WHO 在日内瓦召开有关绝经研究进展工作会议上才推荐采用的，之前采用的是"更年期"。围绝经期妇女的卵巢功能逐渐减退直至消失，是正常的生理变化时期。有些妇女没有任何症状，有些人则会出现某些症状，甚者发展为围绝经期综合征，主要症状有月经紊乱、烘热汗出、烦躁易怒、心悸失眠、忧郁健忘等。这些症状始于卵巢功能衰退开始时，持续至绝经后，可干扰妇女正常生活，并影响身体健康。但绝经过程是复杂的，绝经症状出现与否，出

现时间、症状种类组合及强度有很大个体差异，并受气候、人种、文化、社会经济情况等影响，难以量化。这就需要寻求能客观地量化评定绝经进程的方法。

早在《素问·上古天真论》中就提及女性绝经前后的生理变化："五七，阳明脉衰，面始焦，发始堕；六七，三阳脉衰于上，面皆焦，发始白；七七，任脉虚，太冲脉衰少，天癸竭，地道不通，故形坏而无子也。"历代医家大多认为肾虚是围绝经期发生的根本原因，肝郁是围绝经期发病的基本环节。另外，在《黄帝内经》时代，中医学就发现了疾病的发生具有个体差异性，也就是与体质有关。王琦教授提出：体质对某些病因和疾病具有易感性，以及在疾病的传变、转归上具有某种倾向性。尹巧芝等认为：体质是人群和人群中的个体在先天禀赋和后天各种因素的影响下，在生、长、壮、老的过程中形成的在形体结构和功能活动上的阴阳消长的相对稳定状态及其动静趋势的特殊形质。"女子以肝为先天""以血为用"，围绝经期妇女正值人生"多事之秋"，情志多不遂，容易耗伤肝血；且脏腑之中，肝性喜条达而恶抑郁，最易为七情所伤，造成疏泄功能失衡，形成肝郁。而肝郁为气郁体质者的主要表现，所以围绝经期妇女以气郁体质多见。张满凤通过对围绝经期妇女进行临床流行病学调查发现，围绝经期妇女病理体质以阴虚质、肝郁质、血瘀质多见，其中肝郁质居多，约占41.7%。

在金元时期，寒凉派医家刘完素就在《素问病机气宜保命集》中提到："妇人童幼天癸未行之间，皆属少阴，天癸既行，皆属厥阴，天癸已绝，乃属太阴也。"其认为妇女一生虽有经、带、孕、产、乳等不同的特殊生理过程，但各期均与肝有关。李杰等指出更年期女性体质常以气郁体质为基础；其病机关键在于气机郁滞，而气郁又可进一步引起血、火、湿、痰等病理产物的运转受阻而形成血瘀、痰阻、湿聚、火盛、食积等诸多病变。因此，围绝经期气郁体质容易夹杂着其他偏颇体质，致使出现复杂、繁多的临床症状。

围绝经期可出现的临床症状是繁杂多样的，历代医家大多认为其病机以肾虚为主，故治疗上大多从补肾着手，但临床疗效并不令人满意；西医学目前研究较多的主要是围绝经期综合征，对于未显病的围绝经期的研究甚少，而且治疗大多以激素治疗为主，不但疗效欠佳，而且毒副作用也不少，影响了临床治疗的推广。究其原因，主要是忽视了个体的差异性，而且临床多只注重药物治疗，较少对围绝经期妇女进行心理治疗。目前对于体质的研究主要通过体质问卷来询问症状和体征来判定的，具有一定的主观性。因此，有必要对体质辨识进行客观化研究，减少主观性。

在中医四诊合参体系中，望诊位于四诊之首，而舌诊又是望诊中的最具中医特色的一项。而在当前中医现代化研究中，对舌诊的研究很多；而在众多的研究手段中，舌苔脱落细胞学检查被普遍认为是舌诊客观化、定量化研究的主要方法之一，为中医临床辨证和疾病诊断提供较为客观的舌诊依据。目前已证实女性雌激素水平的周期变化对舌上皮细胞的增殖和角化有明显影响；舌苔脱落细胞和阴道脱落细胞一样能够反映机体雌、孕激素水平，因此本课题通过探索舌苔脱落细胞 MI、MV 与围绝经期气郁体质的关系，探索围绝经期气郁体质是否有舌苔脱落细胞学的改变。

　　西医学认为围绝经期妇女最主要的生理变化是卵巢功能的衰退，这是引起围绝经期妇女代谢变化和临床症状的主要因素。随着围绝经期妇女卵巢功能的逐渐减退，卵泡不可逆的减少，E_2、孕激素（P）分泌水平的下降，卵巢对下丘脑–垂体–卵巢性腺轴负反馈失衡，对垂体促性腺激素（Gn）敏感性的下降，致使 Gn、FSH 和 LH 分泌的增加。由于垂体 PRL 的合成需要雌激素的启动，因此随着围绝经期妇女雌激素水平的降低，PRL 的合成也减少；同时由于 PRL 有抗促性腺激素的作用，可抑制 FSH、LH 的分泌，因此 FSH、LH 的升高与 PRL 的降低也有关。因此检测 PRL 是很有必要的。

　　近年来研究表明，绝经过渡期最早期的内分泌改变是抑制素（Inh）及 AMH 水平的下降，从绝经前期（FSH 尚正常时）开始出现降低。其中抑制素主要是早卵泡期血清抑制素 B 最早降低，这是目前提示卵巢储备功能下降的早期指标之一；AMH 比年龄更能确切地反映卵巢的"年龄"，可作为评价卵巢生殖功能的稳定客观指标，且可不受外源性促性腺激素释放激素（GnRH）及 FSH 的影响。这些新指标可更早地量化判定围绝经期妇女内分泌系统的变化情况，并为围绝经期气郁质的判定提供一个早期、敏感的检查指标。

　　因此，本课题主要是通过对比围绝经期平和体质和气郁体质间的性激素水平及舌苔脱落细胞学检查的差异，探索围绝经期气郁体质与平和体质相比的客观化差异性，为围绝经期气郁体质的早期判定提供帮助、提高生活质量，帮助围绝经期气郁体质妇女安稳的渡过围绝经期。

（一）临床资料

1. 研究对象

　　选择 2009 年 9 月～ 2010 年 12 月份来福建省立医院体检中心体检的围绝经期妇女，年龄在 40～ 55 周岁之间，根据《中医体质分类与判定》量化表制定的体质问卷结果进行分组，分为平和体质组和气郁体质组，同时按美国的 2004 年的 SWAN（Women Health Across the Nation）分期法分为绝经前、绝经过渡期（MT）早期、绝经过渡期（MT）晚期 3 小组；并采用随机数字表法，每组每期各选取 30 例。

　　其中，绝经前期是指年龄≥ 40 周岁且在最近 3 个月内有月经，但近 1 年内月经周期不规律性无增加；MT 早期是指在最近 3 个月内有月经，但近 1 年内月经周期不规律性增加；MT 晚期是指近 3 个月内无月经，但近 12 个月内行经过。

2. 诊断标准

　　参照乐杰主编《妇产科学》（第 7 版）。世界卫生组织（WHO）将卵巢功能开始衰退直至绝经后 1 年内的时期称为围绝经期。

3. 纳入标准

　　采用中华中医药学会标准制定的《中医体质分类与判定》（ZYYXH/T157-2009）量化表，根据对量表中 67 项临床症状和自觉症状条目填写的结果进行评定分型，主要通过研究对象自行填写，医务人员协助完成。

表 5-47 平和体质与气郁体质的判定

体质类型	条件	判定结果
平和体质	转化分 ≥ 60 分 其他 8 种体质转化分均 < 30 分	是
	转换分 ≥ 60 分 其他 8 种体质转化分 < 40 分	基本是
	不满足上述条件者	否
气郁体质	转化分 ≥ 40 分	是
	转化分 30 ～ 39 分	倾向是
	转化分 < 30 分	否

4. 排除标准

排除心血管、肝、肾和造血系统等严重原发性疾病，精神病患者；双侧卵巢切除、卵巢肿瘤和卵巢功能早衰者；近 3 个月内使用过性激素类药物的患者。

5. 中止和退出标准

中途放弃者；不愿意填写问卷、不配合抽血、取样等不合作者；不能或不愿意客观填写基本信息者。

（二）研究方法

1. 激素测定

未绝经者于月经周期第 3 ～ 5 天，已绝经者任选 1 天，于上午 8 ～ 10 时空腹静脉真空管采血 5mL 分离血清，置于 -80℃待测。用酶联免疫吸附分析方法（ELISA），检测外周血中 FSH、LH、E_2、垂体 PRL 及 InhB、AMH。

性激素检测：福建省立医院核医学科的贝克曼库尔特公司 Access 免疫分析仪及其配套专用试剂，并完全按照说明书进行操作。InhB 及 AMH 使用的是美国 DSL 公司提供的酶免试剂盒。

InhB 试剂盒里的主要试剂有：微孔板 12 条 ×8 孔，标准品 A：2.0mL×1 瓶（0pg/mL），标准品 B-G：1.0mL×6 瓶（9.4、30、96、255、541、1136pg/mL），质控品（Ⅰ和Ⅱ）：1.0mL×2 瓶，InhB 抗体生物素复合物：5mL×1 瓶，链球菌抗生物素复合物：5mL×1 瓶，样本缓冲液 A：10mL×1 瓶，样本缓冲液 B：10mL×1 瓶，TMB 底物液：11mL×1 瓶，终止液：11mL×1 瓶，浓缩洗液：100mL×1 瓶。

AMH 试剂盒里的主要试剂有：微孔板 12 条 ×8 孔，标准品 A：20mL×1 瓶（0ng/mL），标准品 B-G：0.5mL×6 瓶（0.05、0.1、0.26、2.0、7.5、14ng/mL），质控品（Ⅰ和Ⅱ）：0.5mL×2 瓶，MIS/AMH 抗体生物素联结复合物：11mL×1 瓶，链球菌抗生物素复合

物：11mL×1瓶，样本缓冲液A：11mL×1瓶，样本缓冲液B：11mL×1瓶，TMB底物液：11mL×1瓶，终止液：11mL×1瓶，浓缩洗液：100mL×1瓶。

使用的仪器：福建省立医院检验科免疫室的PW-960全自动酶标洗板机、TECAN全自动样品处理系统酶标仪（瑞士）。并完全按照试剂盒及仪器说明书进行操作。

2. 舌苔脱落细胞MI、MV检测

（1）试剂及仪器：1×PBS缓冲液（Hyclone公司）、巴氏染色试剂盒（南京建成生物有限公司）、不同溶度的酒精溶液（95%，80%，70%，50%）；MILLI-Q型超纯水装置（美国MILIPORE公司）、CX21显微镜（日本OLYMPUS厂家）。

（2）实验方法：于上午8～10点（两餐中间），通过刮舌法刮取受检者的舌苔，每位2片，并用95%酒精固定后，采用巴氏染色法（Papanicolaou Stain）染色，用国际统一标准分别观察计算2个盖玻片面积大小的范围内舌苔脱落细胞各层细胞的MI和MV，并取其平均值。

涂片法：令受检者张口，检查者用消毒牙签或木质刮舌板在舌苔分布较厚之处用力刮取适量舌苔上浮物，装于有预留2mL缓冲液的转移管内，经离心后再薄层地均匀涂布在载玻片中央。

用国际统一标准将脱落细胞分为表层、中层、底层，分别计算各层细胞数。MI：把脱落的3层鳞状细胞的百分比分开顺序记录，从左到右，记为底层/中层/表层。例如底层为3%，中层为80%，表层为17%，记为3/80/17。

MV：是根据MI的3层细胞数并按其成熟程度计算而成的，能代表其成熟度的一个整数。计算方法：计数100细胞，其中表层细胞数乘以1.0，中层细胞数乘以0.5，底层细胞数乘以0。上述3个数的和即为MV。例：MI为3/80/17，MV=3×0+80×0.5+17×1 = 57。

（3）巴氏染色法具体操作方法

①涂片固定后置入蒸馏水中2分钟。

②浸入苏木素染液中5～10分钟，水洗。

③浸入0.5%盐酸酒精液中分色数秒钟后，水洗。

④浸入稀碳酸锂液中蓝化2分钟，水洗。

⑤用95%酒精脱水2分钟，浸入EA36染液中2～3分钟。

⑥用95%酒精液洗涤2～3次，去除多余染料，再置无水酒精液内脱水2次，各2分钟，然后置二甲苯内透明，过两缸，各2分钟。

⑦封片：用光学树脂胶加盖片封固。

（4）巴氏染色舌苔脱落细胞各层细胞的形态特点

表层细胞：分为角化细胞和角化前细胞。角化细胞是成熟的舌上皮细胞，呈多边形，胞质红染，胞核致密。角化前细胞，细胞呈多边形，可有两种情况：若胞质蓝染，胞核致密，在成熟指数中以表层细胞计算；若胞质红染，胞质疏松，在成熟指数中以中层细胞计算。

中层细胞：细胞形态呈多样性，以圆形、椭圆形或舟形为主，大小位于表层与底层细胞之间，边缘色较深，胞质较亮、蓝染，色淡于底层细胞，胞质、胞核染色质呈网状，常偏向一侧。

底层细胞：分为外底层细胞和内底层细胞，胞质蓝染，色深于中层细胞，胞核位于细胞中心。外底层细胞以圆形或椭圆形为主，体积为白细胞的 8～10 倍，核质比为 1∶（2～3）；内底层细胞以圆形为主，体积为白细胞的 4～5 倍，核质比约为 1∶1。

表层细胞与中层细胞之间的区别，主要是形态结构的不同以及细胞核的致密程度不同，表层细胞核致密，中层细胞核疏松。底层细胞与中层细胞之间的区别，主要是底层细胞的细胞质色深、浆厚，中层细胞的细胞质色淡、浆薄；其次是大小和形态略有差别。

（三）统计学处理

实验数据计量资料用均数 ± 标准差表示，采用 SPSS13.0 统计软件对上述检查结果进行分析处理，以 $P < 0.05$ 为差异有显著性。组间比较用单因素方差分析；各因素之间的相关性用 Spearman 分析。

（四）结果

1. 两组一般临床资料比较

同期的两组间的妇女年龄、血脂（TG，TC、C–HDL、C–LDL）及空腹血糖（FPG）、肌酐（CREA）、体重指数（BMI）等均无明显差异性（表 5–48、表 5–49）。

表 5–48　同期间两组年龄（岁）的比较（$\bar{x} \pm sd$）

组别	绝经前期	MT 早期	MT 晚期
平和体质组	43.90±2.76	46.03±3.75	51.87±4.11
气郁体质组	44.67±3.24	44.93±3.76	52.03±4.79

注：两组间同期对比，均 $P > 0.05$。

表 5–49　同期间两组 TG，TC、C–HDL、C–LDL、FPG、BMI 的比较（$\bar{x} \pm sd$）

组别		TG（mmol/L）	TC（mmol/L）	C–HDL（mmol/L）	C–LDL（mmol/L）	FPG（mmol/L）	CREA（μmol/L）	BMI（kg/m^2）
平和体质组	绝经前期	1.02±0.54	5.00±0.88	1.60±0.37	2.90±0.96	4.99±0.56	61.87±6.77	22.49±2.34
	MT 早期	1.02±0.50	4.82±1.01	1.55±0.28	2.70±0.98	5.11±0.71	57.73±6.58	22.46±1.95
	MT 晚期	1.30±0.60	5.52±1.11	1.42±0.33	3.22±1.17	5.05±0.50	66.17±9.57	23.88±2.69

组别		TG (mmol/L)	TC (mmol/L)	C-HDL (mmol/L)	C-LDL (mmol/L)	FPG (mmol/L)	CREA (μmol/L)	BMI (kg/m²)
气郁体质组	绝经前期	1.09±0.71	4.69±0.71	1.48±0.32	2.74±1.21	5.03±0.55	60.53±13.44	23.91±2.62
	MT早期	1.05±0.75	5.02±1.03	1.64±0.42	2.73±0.90	5.11±1.18	59.52±12.01	22.84±2.67
	MT晚期	1.41±0.91	5.31±1.21	1.47±0.31	3.09±0.85	5.35±0.74	64.77±13.44	24.87±3.55

注：两组间同期对比，均 P > 0.05。

2. 平和体质与气郁体质同期间性激素（FSH、LH、E₂、PRL）比较

两组各分期之间 FSH、LH、E₂、PRL 等指标之间均具有显著性差异（P < 0.01）。气郁质组各期与平和质组各期间相比，FSH、LH、E₂、PRL 均具有明显的差异性（P < 0.05、P < 0.01）。

表 5-50 性激素（FSH、LH、E₂、PRL）比较（$\bar{x} \pm sd$）

组别		n	FSH（IU/L）	LH（IU/L）	E₂（Pg/mL）	PRL（ng/mL）
平和体质组	绝经前期	30	7.11±2.43	7.12±3.38	219.38±46.06	22.98±5.37
	MT早期	30	19.62±7.19	15.77±9.14	153.92±51.30	18.04±6.34
	MT晚期	30	63.58±16.84	33.63±16.65	40.62±17.69	8.70±3.48
气郁质体组	绝经前	30	8.54±2.30▲	8.86±2.21▲	187.81±55.44▲	16.57±4.93★
	MT早期	30	25.09±3.60★	21.28±6.27★	120.00±42.77★	13.98±5.53▲
	MT晚期	30	74.81±20.36▲	50.11±15.83★	30.15±14.61▲	6.24±3.53★

注：与平和体质组比较★ P < 0.01；▲ P < 0.05。

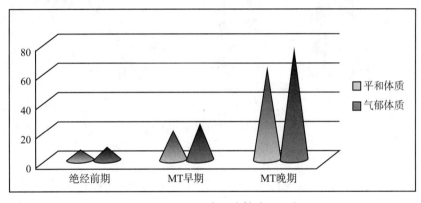

图 5-25 FSH 水平比较（IU/L）

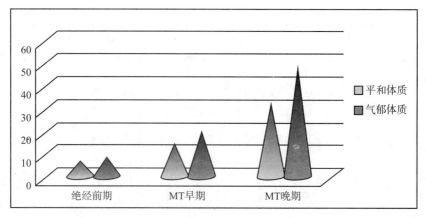

图 5-26　LH 水平比较（IU/L）

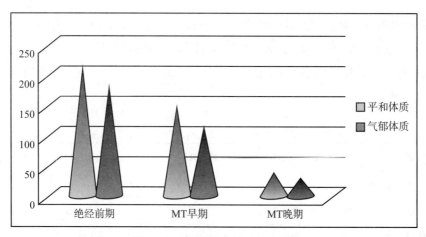

图 5-27　E_2 水平比较（pg/mL）

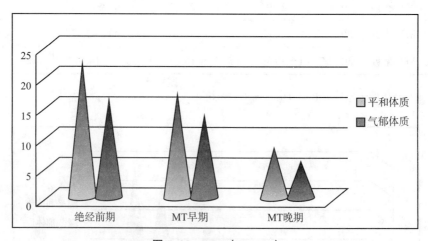

图 5-28　PRL（ng/mL）

3. 平和体质与气郁体质组 InhB 及 AMH 的比较

两组各期间比较均有显著性差异（P ＜ 0.01）；两组同期的 InhB、AMH 比较，除 InhB 两组体质的绝经前期间具有明显差异（P ＜ 0.05）外，其余均具有显著性差异（P ＜ 0.01）；且在 FSH、LH 尚正常时，AMH、InhB 即已开始下降。

表 5–51　抑制素 B 及 AMH 比较（$\bar{x}\pm sd$）

组别		n	AMH（ng/mL）	InhB（pg/mL）
平和体质组	绝经前期	30	1.19±0.26	42.03±4.98
	MT 早期	30	0.81±0.17	34.41±3.55
	MT 晚期	30	0.17±0.08	25.67±5.17
气郁质体组	绝经前	30	0.96±0.17★	39.21±3.53▲
	MT 早期	30	0.58±0.36★	31.68±3.95★
	MT 晚期	30	0.085±0.063★	21.25±6.49★

注：与平和质组比较★ P ＜ 0.01；▲ P ＜ 0.05。

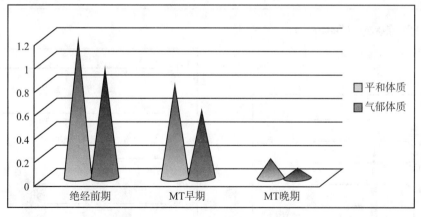

图 5–29　AMH 水平比较（ng/mL）

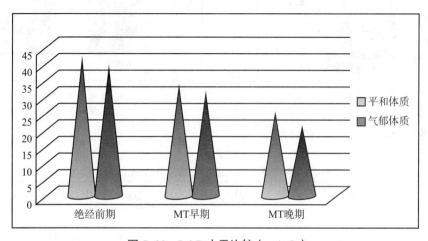

图 5–30　InhB 水平比较（pg/mL）

4. 平和体质与气郁体质舌苔上皮脱落细胞 MI、MV 比较

围绝经期气郁体质组绝经前期、MT 早期及 MT 晚期的舌苔脱落细胞表层细胞的 MI 均较平和体质组低、中层细胞均较平和体质组高，相应的，围绝经期气郁体质组的 MV 较平和体质组降低，且以上的差异性均具有统计学差异（P＜0.01）。舌苔上皮脱落细胞病理图片见图 5-31、图 5-32。

表 5-52　舌上皮细胞 MI、MV（%）变化比较（ $\bar{x} \pm sd$ ）

组别		n	底层 MI	中层 MI	表层 MI	MV
平和体质组	绝经前	30	0.00	27.11±6.31	72.89±6.31	86.45±3.15
	MT 早期	30	0.00	33.33±5.71	66.67±5.71	83.34±2.86
	MT 晚期	30	0.00	40.99±9.27	59.01±9.27	79.50±4.63
气郁体质组	绝经前	30	0.00	38.47±6.80★	61.53±6.80★	80.76±3.40★
	MT 早期	30	0.00	44.68±5.98★	55.32±5.98★	77.66±3.00★
	MT 晚期	30	0.00	48.77±9.11★	51.23±9.11★	75.62±4.56★

注：与平和质组比较★ P＜0.01。

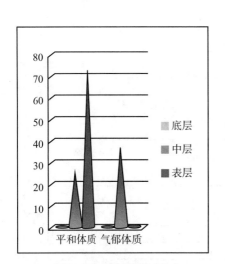

图 5-31　绝经前期（%）

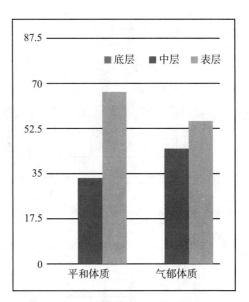

图 5-32

5. 各指标与体质的相关性分析

表 5-53　各指标与体质的相关性分析结果（γ、P）

组别	FSH	LH	E₂	PRL	AMH	InhB	中层 MI	表层 MI	MV
平和体质	30.10±19.54	18.84±11.63	137.97±80.65	16.57±7.87	0.72±0.13	34.03±8.13	33.81±9.18	66.19±9.18	83.10±4.59

续表

组别	FSH	LH	E_2	PRL	AMH	InhB	中层 MI	表层 MI	MV
气郁体质	36.15±25.71	26.75±15.95	112.66±71.71	12.26±6.44	0.54±0.15	32.37±8.81	43.97±8.48	56.03±8.48	78.01±4.24
γ	0.212▲	0.226★	−0.172▲	−0.264★	−0.201★	−0.166▲	0.517★	−0.517★	−0.517★
P	0.035	0.002	0.021	0.000	0.007	0.026	0.000	0.000	0.000

注：两种体质组比较★ $P < 0.01$；▲ $P < 0.05$。

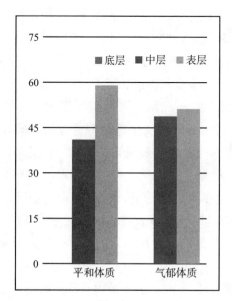

图 5-33

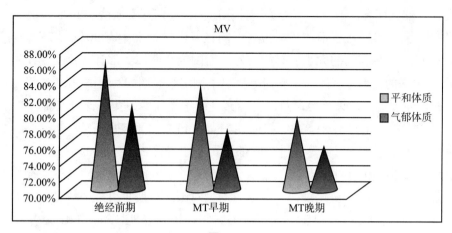

图 5-34

（五）分析与讨论

围绝经期是女性从生殖能力最活跃到消失的生理过程，是人生中较为关键的时期，其中大约有 2/3 的妇女可出现围绝经期综合征。围绝经期综合征的临床症状是复杂多样的，西医学将其概括为自主神经功能失调和精神神经症状两大类，主要有燥热、汗出、胸闷、心慌、眩晕、头痛、失眠、烦躁易怒、精神紧张或情绪抑郁，甚或哭笑不得、喜怒无常等类似精神病等症状。据流行病学调查发现，围绝经期综合征的发生可干扰妇女的正常生活，并影响其身心健康。

1. 围绝经期性激素的变化

（1）围绝经期 FSH、LH、E_2 的变化：围绝经期是女性一生中必经的生命过程，最主要的生理变化是卵巢储备功能的逐渐减退，雌激素水平的下降是引发围绝经期症状和体征的主要因素。卵巢储备功能的下降主要是指卵巢内残留的卵泡数量的减少及其质量的下降，包括卵母细胞和颗粒细胞。随着卵泡数目及质量的减少，卵泡对垂体分泌的 Gn 的敏感性逐渐下降，通过下丘脑 – 垂体 – 卵巢轴的负反馈作用，促使垂体 Gn 和 FSH、LH 分泌增加；随着卵巢功能的进一步减退，卵泡发育的减缓、不全，血雌激素水平也随之下降，对下丘脑 – 垂体负反馈效应的抑制作用明显减弱，促使 FSH、LH 水平进一步升高。王彦德及李莲萍等通过临床研究认为，围绝经期妇女体内性激素水平发生了明显变化，主要表现为 FSH 和 LH 升高，E_2 下降。从本课题结果（表 5-69）可看出，围绝经期平和体质及气郁体质两组各期的性激素水平均随着围绝经期的推进，FSH、LH 成逐渐上升趋势，E_2 呈下降的趋势，与王彦德、李莲萍等的研究结果相符合，但围绝经期气郁体质组妇女性激素水平的变化较平和体质组明显，且具有相关性。因此，围绝经期妇女性激素的测定可作为早期判定围绝经期气郁体质的参考指标之一。

（2）围绝经期 PRL 的变化：PRL 主要是由垂体前叶泌乳滋养细胞合成及分泌的一种肽类激素，其生物学活性作用的范围广泛。在育龄期妇女，PRL 主要是对卵泡、乳房的发育及哺乳期乳汁的分泌有着关键性作用。育龄期妇女血清中 PRL 过高可造成月经紊乱、溢乳、闭经乃至不孕。据报告，闭经 – 溢乳妇女中有 30%～75% 有泌乳素瘤，而且 PRL 水平与瘤的大小具有相关性。而围绝经期妇女常有月经改变，尚不能排除与 PRL 水平的关系。因此，李文琦等提出了测定绝经期妇女血清 PRL 水平与育龄期具有同样的重要意义。许爱兰通过对月经紊乱的绝经前期妇女补肾治疗前后 PRL 水平的研究指出，补肾治疗后 81.8% 绝经前期妇女的 PRL 水平有所下降，90.9% 的妇女月经周期得到了重建。王霞灵等通过对肝郁妇女治疗前后 PRL 水平的对比研究，指出治疗后肝郁妇女的 PRL 水平明显降低。但早期的这些研究尚无法说明围绝经期妇女卵巢功能下降时 PRL 水平的变化规律。林红等通过对围绝经期 3 组月经情况不同的妇女与正常的 40 岁育龄期妇女的性激素水平比较，得出围绝经期各组的 PRL 水平与正常育龄期妇女并没有显著差异性。此外，国外研究表明，绝经前后妇女的 PRL 具有较高的可重复性，其浓度可至少在 2 年内呈较稳定的水平。

PRL 分泌抑制因子 DA 对 PRL 细胞有张力性抑制作用，此外还受情绪、应激、睡眠等多因素的影响。国内学者提出，PRL 的产生需要雌激素的启动，雌激素可通过降低泌乳素细胞对 DA 的敏感性而增加 PRL 的合成分泌。侯龙敏等通过比较绝经前后妇女 LH、FSH、PRL 水平，得出绝经后 FSH、LH 明显较绝经前升高，PRL 明显降低；其认为 FSH、LH 的升高与 PRL 的降低也有关，PRL 具有拮抗 FSH、LH 的作用。但由于目前尚无明显的研究表明 PRL 与 FSH、LH 的直接关系；且激素为脉冲性分泌，特别是促性腺激素和性腺激素，最好是相隔 15～30 分钟抽一次血，共 3 次，并等量混合后测定其值。但这在临床上的可行性较低，可能影响最终测定的数值水平。结合本课题围绝经期平和体质及气郁体质妇女绝经前期、MT 早期、MT 晚期的 FSH、LH 与 E_2 均呈负相关性，E_2 与 PRL 均呈正相关性的结果，考虑 FSH、LH 与 PRL 无明显的直接相关性，是雌激素的降低同时引起的反馈性 FSH、LH 升高和 PRL 的降低，即 PRL 与 FSH、LH 是间接关系。

泌乳素的受体存在于乳腺中，可影响乳腺的生长、发育。根据中医理论，胸胁为肝经所过之处，乳房也在其中，必然会受肝经的影响。而肝郁为气郁质的主要表现，多有胸胁、乳房胀满不适等临床表现。结合本课题的研究结果（表 5-69），围绝经期气郁质各期的 PRL 水平明显均较平和质同期低，且具有统计学差异。由此推断，围绝经期泌乳素水平的降低与气郁体质有相关性，这可作为早期判定围绝经期气郁体质的参考指标之一。

（3）围绝经期 InhB 及 AMH 的变化：InhB 和 AMH 同属转换生长因子 β（TGF-β）超家族的成员。InhB 是一种糖蛋白类激素，主要是由卵巢的中、小窦卵泡颗粒细胞合成、分泌的；其主要的生理作用是反馈性的抑制垂体 FSH 的分泌，其敏感性比 FSH 更高，可作为临床预测卵巢储备功能的直接性实验室指标，这在国内外研究中均已被证实。AMH 最早是从睾丸中发现的，在雄性体内主要是诱导苗勒管的退化，在雌性体内主要是由卵巢颗粒细胞分泌的，出生时 AMH 水平极低，高峰期从青春期性成熟后直至绝经，并且不受月经周期、性激素波动的影响，可在月经周期的任何时期检测。国外研究表明，AMH 水平与窦卵泡数量的关系为正相关，且随着围绝经期的推进呈持续性的下降趋势，可用于评估卵巢储备功能。结合本课题结果（表 5-70），随着围绝经期进程的推进，两种体质妇女的 InhB、AMH 均呈下降趋势，符合目前国内外的研究结果；另外，围绝经期气郁体质较平和体质下降明显，且各期之间的差异均具有统计学差异，表明围绝经期气郁体质妇女的卵巢功能较平和体质衰退明显，具有负相关性，且与 FSH、LH 结果一致。因此，InhB、AMH 也可以作为围绝经期气郁体质早期判定的参考指标之一。

2. 舌苔脱落细胞与围绝经期关系

中医学认为，舌苔是由胃气蒸发谷气上承于舌面而成的。舌诊是中医较独特的诊断方法之一，舌苔是舌诊的重要组成部分之一。现代研究中对舌诊的研究是较普遍的，目前研究表明脱落细胞学检查是测定女性机体内分泌状态最简便而最有价值的方法之一，与雌激素、孕激素水平密切相关。而在目前众多的研究手段中，舌苔脱落细胞学检查被视为是舌诊客观化、定量化研究的主要方法之一，是能较客观地为中医临床辨证和疾病诊断提供依据的现代研究方法。近年来的研究表明，舌苔脱落细胞细胞学和阴道脱落细胞学类似的 MI 呈居中趋势、MV 明显降低的现象，且与雌激素水平具有相关性，能够在一定程度上反映妇女体内雌激素水平的高低。另外，由于舌苔脱落细胞标本的采取比阴道脱落细胞方便很多，因此，可将舌苔脱落细胞作为客观反映体内雌激素水平的实验室指标之一。

本课题结果（表 5-71）显示，围绝经期妇女各期的舌苔脱落细胞的表层指数逐渐下降，成熟价值也下降，且各期间具有明显的差异性。这与最早进行的小儿舌苔脱落细胞 MI、MV 检查时疾病组中层细胞增多、MV 明显低于正常组，以及梁文娜等的肝郁组舌苔脱落细胞的表层 MI、MV 均低于对照组的结果相符合。由于偏颇的体质具有某些病因、疾病具有易感性，且在疾病的传变、发展、转归过程中具有某些倾向性，而围绝经期气郁体质也是一种偏颇体质，在围绝经期妇女中所占的比例较大，其关键病机是气机郁滞，致使血、火、湿、痰等病理产物的产生及转运受阻而积聚成疾，形成以气郁体质为主、夹杂其他偏颇体质而出现各类繁多、复杂的临床症状，因此可以说围绝经期气郁体质在围绝经期中的影响较大，容易使疾病趋向复杂化。本课题中气郁体质组的舌苔脱落细胞的中层细胞 MI 及 MV 均明显异于平和体质组，推断舌苔脱落细胞的 MI、MV 的变化与围绝经期气郁体质有相关性。因此，可将舌苔脱落细胞细胞学检测作为辨别围绝经期气郁体质与平和体质的一个参考指标。

综上，本课题主要是为围绝经期气郁体质的早期判定寻求客观化指标，进而较早期地进行饮食、生活、运动以及药物等方面进行调整体质的偏颇，帮助围绝经期气郁体质妇女顺利地渡过围绝经期时期。

（六）结论

1. 围绝经期气郁体质组舌苔脱落细胞表层细胞的 MI、MV 下降较平和体质组明显，提示围绝经期舌苔脱落细胞学改变与气郁体质有一定相关性。

2. 围绝经期气郁体质妇女 E_2、PRL、AMH、InhB 较平和体质妇女下降明显，FSH、LH 较平和体质明显升高。考虑围绝经期妇女性激素水平与气郁体质有相关性，可作为早期判定围绝经期气郁体质有别于平和体质的参考指标之一；进而早期地干预气郁体质。

四、围绝经期气郁质性激素与舌苔脱落细胞成熟指数、成熟价值的相关性

围绝经期是指妇女从 40 岁左右开始出现与绝经相关的内分泌、生物学和临床症状，至完全绝经后 1 年的时期。这一时期是女性一生中必然经历的一个重要阶段，约 2/3 的妇女可出现月经不调、潮热、烦躁、抑郁等各种围绝经期症状。临床流行病学调查发现，围绝经期妇女病理体质以阴虚质、肝郁质、血瘀质多见，其中肝郁质居多，约占41.7%。肝主疏泄，肝失疏泄易致气机不畅，形成气郁质，即肝郁病理是围绝经期的核心病机之一。此外，舌苔脱落细胞的成熟指数（MI）和成熟价值（MV）可作为反映舌

象变化的综合性参考标准之一。近年来研究表明，妇女进入绝经过渡期（MT）最早期的内分泌改变为抑制素 B（InhB）抗苗勒管激素（AMH）水平的下降，在卵泡刺激素（FSH）尚正常时即开始出现降低。其中以早卵泡期血清 InhB 为最早，是目前提示卵巢储备功能下降的早期指标之一。而 AMH 则可作为评价卵巢生殖功能的稳定客观指标，比 InhB 更为早期、敏感，且可不受外源性促性腺激素释放激素（GnRH）及 FSH 的影响。本研究探讨了围绝经期气郁质的特点，以期为其早期辨识本病提供帮助。

（一）临床资料

1. 研究对象

选取 2009 年 9 月～ 2010 年 12 月在福建省立医院体检中心体检的围绝经期妇女 180 例。分为气郁体质与平和体质两组，再按绝经前期、MT 早期、MT 晚期分，每组每期各 30 例，两组同期间的年龄、甘油三酯、总胆固醇、高密度脂蛋白胆固醇、低密度脂蛋白胆固醇及空腹血糖（FPG）、肌酐（CREA）、体重指数等资料比较，差异无统计学意义（P ＞ 0.05），具有可比性。

2. 诊断标准

参照乐杰主编的《妇产科学》（第 7 版），从卵巢功能开始衰退直至绝经后 1 年内的时期称为围绝经期。

根据中华中医药学会标准（ZYYXH/T157 — 2009）制定的中医体质分类与判定量化表进行体质分型，分为气郁体质与平和体质。

3. 纳入标准

符合诊断标准；年龄 40 ～ 55 岁；体质分型属于气郁体质或平和体质；患者知情同意。

4. 排除标准

患有心血管、肝、肾和造血系统等严重原发性疾病及精神病患者；双侧卵巢切除、卵巢肿瘤和卵巢功能早衰者；近 3 个月内使用过性激素类药物者。

（二）研究方法

1. 激素测定

未绝经者于月经周期第 3 ～ 5 天，已绝经者任选 1 天，于上午 8 ～ 10 时空腹静脉真空管采血 5mL 分离血清，–80℃保存待测。用酶联免疫吸附分析方法（ELISA）检测外周血中 FSH、LH、E_2、PRL、InhB、AMH。

性激素检测使用福建省立医院核医学科的贝克曼库尔特公司 Access 免疫分析仪及其配套专用试剂；InhB 及 AMH 使用 DSL 公司的酶免试剂盒，福建省立医院检验科免疫室的 PW–960 全自动酶标洗板机、TECAN 全自动样品处理系统酶标仪（瑞士），并完全按照说明书进行操作。

2. 舌苔脱落细胞采取与计量方法

与采血时间同步进行刮舌法检查，每项各 2 片，用 95％酒精溶液固定后，通过巴氏染色法（Papanicolaou Stain），用国际统一标准将舌苔脱落细胞分为表、中、底层，并分别观察及计算 2 个盖玻片面积大小范围内各层细胞的 MI 及 MV，取平均值。

涂片法：令受检者张口，检查者站于受检者前面用消毒牙签或木质刮舌板在舌苔分布较厚之处用力刮取适量舌苔上浮物，装于预先备有 2mL 缓冲液的转移管内，经离心后涂布于载片上。

主要试剂及仪器：1×PBS 缓冲液（Hyclone 公司）；巴氏染色试剂盒（南京建成生物有限公司）；不同溶度的酒精溶液（95％，80％，70％，50％）；MILLI－Q 型超纯水装置（美国 MILIPORE 公司），CX21 显微镜（日本 Olympus 公司）。

MI：把脱落的 3 层鳞状细胞的百分比分开顺序记录，从左到右，记为底层 / 中层 / 表层。例如底层为 3％，中层为 80％，表层为 17％，记为 3/80/17。

MV：根据 MI 的 3 层细胞数按其成熟程度计算，计算方法：计数 100 细胞，其中表层细胞数乘以 1，中层细胞数乘以 0.5，底层细胞数乘以 0。上述 3 个数的和即为 MV。例：MI 为 3/80/17，MV ＝ 3×0 ＋ 80×0.5 ＋ 17×1 ＝ 57。

3. 统计学方法

采用 SPSS13.0 进行统计学处理，数据以均数 ± 标准差（$\bar{x}\pm sd$）表示，组间比较用单因素方差分析，各因素之间的相关性采用 Spcarman 分析。

（三）结果

1. 两组 InhB 及 AMH 水平比较

表 5-54 示，两组同期间比较 InhB、AMH 水平差异均具有统计学意义（P ＜ 0.05 或 P ＜ 0.01）。

表 5-54　两组患者 InhB 及 AMH 水平比较（$\bar{x}\pm sd$）

组别	分期	例数	AMH（ng/mL）	InhB（pg/mL）
平和体质组	绝经前期	30	1.19±0.26	42.03±4.98
	MT 早期	30	0.81±0.17	34.41±3.55
	MT 晚期	30	0.17±0.08	25.67±5.17
气郁体质组	绝经前期	30	0.96±0.17**	39.21±3.53*
	MT 早期	30	0.58±0.36**	31.68±3.95**
	MT 晚期	30	0.09±0.06**	21.25±6.49**

注：与平和体质组同期比较，* P ＜ 0.05，** P ＜ 0.01。

2. 两组 FSH、LH、E_2、PRL 水平比较

表 5-55 示，两组同期间相比，FSH、LH、E_2、PRL 水平差异均具有统计学意义（$P < 0.05$ 或 $P < 0.01$）。

表 5-55 两组患者 FSH、LH、E_2、PRL 水平比较（$\bar{x} \pm sd$）

组别	分期	例数	FSH（IU/L）	LH（IU/L）	E_2（pg/mL）	PRL（ng/mL）
平和体质组	绝经前期	30	7.11±2.43	7.12±3.38	219.38±46.06	22.98±5.37
	MT 早期	30	19.62±7.19	15.77±9.14	153.92±51.30	18.04±6.34
	MT 晚期	30	63.58±16.84	33.63±16.65	40.62±17.69	8.70±3.48
气郁体质组	绝经前期	30	8.54±2.30*	8.86±2.21*	187.81±55.44*	16.57±4.93**
	MT 早期	30	25.09±3.60**	21.28±6.27**	120.00±42.77**	13.98±5.53*
	MT 晚期	30	74.81±20.36*	50.11±15.83**	30.15±14.61*	6.24±3.53**

注：与平和体质组同期比较，*$P < 0.05$，**$P < 0.01$。

3. 两组舌苔上皮脱落细胞 MI、MV 比较

表 5-56 示，两组同期间舌苔上皮脱落细胞 MI、MV 比较差异均有统计学意义（$P < 0.01$）。

表 5-56 两组患者舌苔上皮脱落细胞 MI、MV 比较（$\bar{x} \pm sd$）

组别	分期	例数	底层 MI	中层 MI	表层 M	MV
平和体质组	绝经前期	30	0.00	27.11±6.31	72.89±6.31	86.45±3.15
	MT 早期	30	0.00	33.33±5.71	66.67±5.71	83.34±2.86
	MT 晚期	30	0.00	40.99±9.27	59.00±9.27	79.50±4.63
气郁体质组	绝经前期	30	0.00	38.47±6.80*	61.53±6.80*	80.76±3.40*
	MT 早期	30	0.00	44.68±5.98*	55.32±5.98*	77.66±3.00*
	MT 晚期	30	0.00	48.77±9.11*	51.23±9.11*	75.62±4.56*

注：与平和质体组同期比较，*$P < 0.01$。

4. 各指标与围绝经期气郁体质相关性分析

表 5-57 示，经过相关性分析得出：FSH、LH、舌苔脱落细胞中层细胞 MI 与气郁体质呈正相关性；E_2、PRL、AMH、InhB 及舌苔脱落细胞表层 MI、MV 与气郁体质呈负相关性。

表 5-57 两组患者各指标与围绝经期气郁体质的相关性分析（$\bar{x} \pm sd$）

组别	FSH（IU/L）	LH（IU/L）	E$_2$（pg/mL）	PRL（ng/mL）	AMH（ng/mL）	InhB（pg/mL）	中层 MI	表层 MI	MV
平和体质组	30.10± 19.54	18.84± 11.63	137.97± 80.65	16.57± 7.87	0.72± 0.13	34.03± 8.13	33.81± 9.18	66.19± 9.18	83.10± 4.59
气郁体质组	36.15± 25.71	26.75± 15.95	112.66± 71.71	12.26± 6.44	0.54± 0.15	32.37± 8.81	43.97± 8.48	56.03± 8.48	78.01± 4.24
γ	0.212	0.226	−0.172	−0.264	−0.201	−0.166	0.517	−0.517	−0.517
P 值	0.035	0.002	0.021	0.000	0.007	0.026	0.000	0.000	—

（四）讨论

围绝经期是女性生命过程中一个重要的、伴随着内分泌 - 神经变化的必经过程，且此期妇女面临着生活、工作等各方面的压力，不同体质的妇女所表现的情况多不相同。本研究通过对围绝经期平和体质和气郁体质妇女的性激素（FSH、LH、E$_2$、PRL）、AMH、InhB 水平及舌苔脱落细胞 MI、MV 的比较，结果显示围绝经期气郁体质组的 AMH、InhB、E$_2$、MV 均较平和体质组同期明显降低（P ＜ 0.05 或 P ＜ 0.01）；FSH、LH 则显著性升高，特别是 MT 晚期 FSH 升高的趋势较 LH 明显。

本研究结果显示，随着围绝经期进程的推进，两组体质妇女的 PRL 均呈下降趋势，这与侯龙敏等提出的绝经后妇女的 PRL 较绝经前明显降低的结果一致；同时本研究结果显示，围绝经期气郁体质妇女 PRL 水平较平和体质妇女下降明显（P ＜ 0.01）。PRL 的合成、分泌需要雌激素的启动；PRL 具有抗 FSH、LH 的作用，主要是抑制 FSH 的分泌。但 E$_2$ 与 PRL 的正相关性、E$_2$ 与 FSH、LH 的负相关性，结合本课题及以往的研究结果，考虑 PRL 与 FSH、LH 的相关性应该是间接性的。此外，PRL 的受体主要是存在于乳腺中，且可影响乳腺的生长、发育。根据中医理论，乳房为肝经所过之处，而肝郁为气郁体质的主要表现。由此表明围绝经期垂体 PRL 水平的降低与气郁体质有相关性。

随着绝经期的到来，气郁体质性激素的降低程度较平和体质明显。中医学认为肝主疏泄，肝的生理功能正常与否直接影响着气机的升降，肝气郁滞则易出现情志抑郁、胸胁或少腹胀痛等临床表现，且历代医家认为肝郁是围绝经期发病的基本病机，因此，肝郁与围绝经期气郁体质有着一定的相关性；此外，肝经绕阴器、布于胸胁，女子经带孕产乳等生理均与肝经有关，且围绝经期妇女肝肾亏虚，天癸将绝，生殖能力下降，地道渐不通，月事不以时下，故可见月经紊乱及性激素 FSH、LH 的升高，E$_2$、PRL 的降低。

舌诊是中医较具特色的诊断方法，舌苔是其重要组成部分；而在舌苔的现代化研究手段中，脱落细胞学的研究被普遍认为是舌诊客观化、定量化研究和探讨舌苔形成机理的主要方法，能较客观地为中医临床辨证和疾病诊断提供依据。脱落细胞学检查是测定女性机体内分泌状态简便而有价值的方法，与雌激素、孕激素水平密切相关。舌苔脱落细胞细胞学和阴道脱落细胞学有类似的 MI 居中趋势、MV 明显降低现象，且与雌激素水平有相关性。本研究结果显示，舌苔脱落细胞的 MV 与雌激素水平均随着围绝经期的推进呈下降趋势，且各期间的下降均具有统计学意义，这与章志安等进行的小儿舌苔脱落细胞 MI、MV 检查时疾病组中层细胞增多、MV 明显低于正常组，以及李灿东等通过对不同系统疾病舌苔脱落细胞 MI、MV 的观察发现疾病组的中层细胞较对照组增高、MV 值明显降低的结果一致，可反映舌苔脱落细胞学的改变与体质的偏颇有相关性。同时，本研究结果显示，围绝经期气郁体质者与平和体质者相比，绝经前期、MT 早期、MT 晚期的舌苔脱落细胞 MV 均明显偏低；且各期的舌苔脱落细胞学改变与围绝经期气郁体质呈极显著的相关性，因此可将围绝经期气郁体质舌苔脱落细胞的细胞学检测作为围绝经期气郁体质早期判定的一个客观性指标。

综上所述，围绝经期气郁体质与性激素、AMH、InhB 及舌苔脱落细胞 MI、MV 有明显的相关性，可作为围绝经期气郁体质早期判定的参考指标。

五、柴胡疏肝散治疗围绝经期气郁体质妇女的临床研究

围绝经期是指妇女从 40 岁左右开始出现与绝经相关的内分泌、生物学和临床症状至完全绝经后 1 年的时期。妇女在绝经前后，肾气亏虚，冲任二脉虚衰，天癸渐竭，这是女性生长发育、生殖与衰老的自然规律，多数妇女可顺利通过，但部分妇女由于体质因素、产育、疾病、营养、劳逸、社会环境、精神因素等方面的原因，不能很好地调节这一生理变化，使得阴阳平衡失调，出现明显不适证候如烘热汗出、烦躁易怒、潮热面红、眩晕耳鸣、心悸失眠、情志不宁等，称为绝经前后诸证。同样处于围绝经期妇女，均有肾虚之因，然而不是所有围绝经期妇女都必发绝经前后诸证，其发病与否、发病后的严重程度、转归传变与个体体质差异密切相关。李红、刘静君等对围绝经期妇女进行中医体质调查发现气郁质是围绝经期妇女最为多见的体质特征之一。气郁质属偏颇体质，处于潜病未病态，对围绝经期"肾虚精亏"的生理变化具有易感性，易受某些诱因的影响而成为致病因素，影响绝经前后诸证的发生及发展。中医体质的动态可变性使体质的调节成为可能，在生理情况下纠正或改善体质的偏颇以减少体质对疾病的易感性，在病理情况下将辨证论治与辨体论治相结合可获得全面疗效。

西医学认为卵巢功能的衰退是引起围绝经期妇女代谢变化和临床症状的主要因素。

卵巢功能衰退的最早征象是卵泡对 FSH 敏感性降低，FSH 水平升高，过度刺激卵泡引起 E_2 分泌过多。整个围绝经期雌激素水平并非逐渐下降，只有在卵泡停止生长发育时，雌激素（E）水平才急速下降。雌激素水平下降，诱导下丘脑释放促性腺激素释放激素增加，刺激垂体释放 FSH，LH 分泌增加。近年来研究表明，围绝经期最早期的内分泌改变是抑制素（INH）及 AMH 水平的下降，因早卵泡期 InhB 的下降导致 FSH 水平升高。AMH 比年龄更能确切地反映卵巢的"年龄"，可作为评价卵巢生殖功能的稳定客观指标，且可不受外源性促性腺激素释放激素及 FSH 的影响，这些新指标可作为判定围绝经期妇女内分泌代谢变化的客观、敏感指标。

本研究选用疏肝解郁经典方柴胡疏肝散治疗围绝经期气郁体质妇女，分析治疗前后气郁质转化分、气郁质临床表现及性激素水平的变化，以期提高围绝经期妇女的生活质量，帮助围绝经期妇女安稳地渡过围绝经期。

（一）研究对象与方法

70 例研究对象均来源于 2011 年 3 月～ 2011 年 6 月于本院体检中心体检者。

1. 气郁体质判定标准

（1）临床表现具有气郁特征。符合中华中医药学会标准（ZYYXH/T157-2009）制定的《中医体质分类与判定》中的体质分类标准：形体瘦、神情抑郁、忧虑脆弱、烦闷不乐、舌淡红苔薄白脉弦等气郁表现（表 5-58）。

表 5-58 两组患者的中医症状及局部体征积分比较

气郁质条目	没有（根本不）	很少（有一点）	有时（有些）	经常（相当）	总是（非常）
您感到闷闷不乐、情绪低沉吗	1	2	3	4	5
您容易精神紧张、焦虑不安吗	1	2	3	4	5
您多愁善感、感情脆弱吗	1	2	3	4	5
您容易感到害怕或受到惊吓吗	1	2	3	4	5
您胁肋部或乳房胀痛吗	1	2	3	4	5
您无缘无故叹气吗	1	2	3	4	5
您咽喉部有异物感，且吐之不出、咽之不下吗	1	2	3	4	5

（2）气郁体质的转化分均 ≥ 40 分，符合《中医体质分类与判定》关于偏颇体质的判断要求。

表 5-59　两组患者的中医症状及局部体征积分比较

体质类型	条件	判定结果
气郁质	转化分 ≥ 40	是
	转化分 30 ～ 39 分	倾向是
	转化分 < 30 分	否

2. 纳入标准

（1）纳入年龄在 40 ～ 55 周岁的围绝经期妇女。

（2）符合上述气郁体质判定标准。

（3）同意参与本次研究。

3. 排除标准

（1）临床排除双侧卵巢切除、子宫切除、卵巢肿瘤者。

（2）近 3 个月内使用过性激素类药物者。

（3）目前合并有严重心、肝、肾功能障碍；肿瘤、免疫系统、造血系统疾病；感染、活动性炎症者。

（4）神志不清、痴呆、精神病者。

（5）不符合纳入标准者。

4. 剔除标准

（1）对研究药物过敏或有不良反应者。

（2）未按规定用药或按疗程配合治疗，无法进行疗效判断或资料不全等影响疗效或安全性判断者。

（3）中途改变治疗方案者或自行退出及失访者。

5. 问卷调查

本研究采用中华中医药学会标准（ZYYXH/T157-2009）制定的《中医体质分类与判定》设计问卷，对每一例观察对象进行回顾性问卷调查，并签署知情同意书。中药干预组被调查者经中药干预 12 周后再次填写问卷，空白对照组不经中药干预 12 周后再次填写问卷。所有问卷回收后为每一例观察对象建立观察档案。

（1）中医体质转化分计算方法：每位被调查者在专业人员指导下按照要求回答《中医体质分类与判定表》中的全部问题，每一问题按 5 级评分，计算原始分及转化分，依据标准判定体质类型。本研究设定用近 1 年的体验和感觉来回答中医体质判定的全部问题，具体判断标准如下（表 5-60）：

表 5-60　两组患者的中医症状及局部体征积分比较

相关感觉出现的频率	回答	评分	计算方法
平均 2～3 天出现	总是	5 分	
平均 1～2 周出现	经常	4 分	原始分＝各个条目分值相加转化分数＝［（原始分－条目数）/（条目数 ×4）］×100
平均 3～4 周出现	有时	3 分	
平均 2～3 个月出现	很少	2 分	
平均 1 年内都无出现	没有	1 分	

（2）分组方法：按照 1:1 的比例将 70 例研究对象随机分为中药干预组 35 例，平均 44.89±3.68 岁；空白对照组 35 例，平均 45.69±4.01 岁。二组间年龄差异无统计学意义（P＞0.05）。

（3）干预方法：中药干预组均口服柴胡疏肝散（柴胡 6g，川芎 4.5g，香附 4.5g，陈皮 6g，枳壳 4.5g，白芍 4.5g，甘草 1.5g），上药均为免煎中药颗粒剂（深圳市三九现代中药有限公司生产，生产批号为 1104011S），将每剂中各小袋中药颗粒剂同时倒入杯中，用 200mL 开水冲泡 3～5 分钟后，温服，每日 1 次，每天固定时间服用，连续服用 12 周，治疗期间未服用其他药物，空白对照组则未进行任何治疗，两组同步观察 12 周。

（4）观察指标：检测外周血中 FSH、LH、E_2、T、AMH、InhB。在干预前后分别测量一次。未绝经者于月经周期第 2～5 天，绝经者任意时间，晨空腹、静息状态下抽取静脉血 5mL。FSH、LH、E_2、T 采用罗氏 modular 全自动生化分析仪 E170 检测，试剂盒由上海罗氏制药有限公司提供。AMH 及 InhB 试剂盒均购自美国 DSL 公司，采用 PW-960 全自动酶标洗板机、TECAN 全自动样品处理系统酶标仪检测 InhB 及 AMH。严格按照说明书程序进行相关操作。

（5）统计学处理：符合正态分布的计量资料以均数 ± 标准差（x̄±sd）表示，计量资料治疗前后的比较采用配对 T 检验，二组间的比较用成组 T 检验。取双侧检验，并设定 P＜0.05，差异有统计学意义。应用 SPSS13.0 统计软件对数据进行分析处理。

（二）结果

1. 一般情况比较

根据剔除标准，其中中药干预组中 1 例因胃肠道不适反应中途退出，空白对照组中 2 例因出国进修中途退出。剔除的研究对象后续补全，最终选择符合纳入标准的研究对象 70 例，每组各 35 例，干预前两组的年龄差异无统计学意义（P＞0.05），具有可比性（表 5-61）。

表 5-61 中药干预组与空白对照组年龄分布比较

组别	例数	年龄（岁）	T 值	P 值
中药干预组	35	44.89±3.684	−0.869	0.388
空白对照组	35	45.69±4.013		

2. 干预前两组各指标比较

中药干预组及空白对照组干预前气郁质转化分、性激素各指标水平比较差异无统计学意义（P ＞ 0.05），具有可比性（表 5-62）。

表 5-62 干预前两组各指标比较（$\bar{x} \pm sd$）

指标	中药干预组	空白对照组	T 值	P 值
气郁质转化分	55.17±10.12	54.43±11.18	0.292	0.771
T（nmol/L）	0.62±0.34	0.57±0.35	0.642	0.523
E_2（pg/mL）	41.61±11.04	42.39±12.21	−0.15	0.881
FSH（IU/L）	36.67±19.30	33.67±21.08	−1.137	0.260
LH（IU/L）	14.60±8.55	14.83±6.45	−1.589	0.117
InhB（pg/mL）	38.53±12.10	37.21±11.62	0.467	0.642
AMH（ng/mL）	0.54±0.15	0.55±0.13	−0.728	0.469

3. 干预前后气郁体质转化分比较

结果表明中药干预组干预后的体质转化分较干预前下降，具有统计学差异（P ＜ 0.05），空白对照组的前后体质转化分差异无统计学意义（P ＞ 0.05）（表 5-63）。

表 5-63 中药干预前后气郁体质转化分比较（$\bar{x} \pm sd$）

组别	例数	干预前	干预后	T 值	P 值
中药干预组	35	55.17±10.12	42.57±8.80	4.05	0.000
空白对照组	35	54.43±11.18	53.86±9.21	0.252	0.802

4. 中药干预组干预前后气郁质主要症状评分比较

经中药干预后，各项气郁体质主要症状评分均下降。进一步统计分析发现，闷闷不乐、情绪低沉、精神紧张、焦虑不安、胸胁部或乳房胀痛、无缘无故叹气及咽喉部异物感五项症状评分较中药干预前的评分差异具有统计学意义（P ＜ 0.05）；多愁善感和感情脆弱、容易感到害怕或受到惊吓两项症状评分与中药干预前差异无统计学意义（P ＞ 0.05）（表 5-64）。

表 5-64　中药干预组干预前后 7 项主要症状的评分比较（$\bar{x} \pm sd$）

主要症状	单项症状评分		T 值	P 值
	干预前	干预后		
闷闷不乐、情绪低沉	3.17±0.66	2.54±0.82	2.909	0.005
精神紧张、焦虑不安	3.51±0.74	2.66±0.73	4.723	0.000
多愁善感、感情脆弱	3.37±0.73	3.09±0.99	1.112	0.270
容易感到害怕或受到惊吓	3.17±0.75	2.94±0.76	1.265	0.210
胸胁部或乳房胀痛	3.09±0.82	2.63±1.00	2.361	0.021
无缘无故叹气	3.06±0.84	2.20±0.87	4.019	0.000
咽喉部异物感、吐之不出	2.86±1.26	2.14±1.24	2.648	0.010

5. 干预前后性激素水平比较

结果显示，中药干预组 T、E_2、FSH、LH、InhB、AMH 水平在干预前和干预后差异无统计学意义（P > 0.05）。空白对照组 T、E_2、FSH、LH、InhB、AMH 水平观察前后无统计学差异（P > 0.05）（表 5-65、表 5-66）。

表 5-65　中药干预组干预前后性激素水平测定比较（$\bar{x} \pm sd$）

测定时间	T（nmol/L）	E_2（pg/mL）	FSH（IU/L）	LH（IU/L）	InhB（pg/mL）	AMH（ng/mL）
干预前	0.62±0.34	41.61±11.04	36.67±19.30	14.60±8.55	38.53±12.10	0.54±0.15
干预后	0.65±0.35	45.32±13.56	30.80±12.26	13.82±7.34	42.92±13.27	0.63±0.21
T 值	−0.152	−1.298	1.642	0.495	−1.895	−2.06
P 值	0.901	0.185	0.092	0.620	0.065	0.053

表 5-66　空白对照组对照前后性激素水平测定比较

测定时间	T（nmol/L）	E_2（pg/mL）	FSH（IU/L）	LH（IU/L）	InhB（pg/mL）	AMH（ng/mL）
对照前	0.57±0.35	42.39±12.21	33.67±21.08	14.83±6.45	37.21±11.62	0.55±0.13
对照后	0.56±0.31	42.68±12.51	32.84±20.13	14.62±6.05	38.52±12.34	0.56±0.13
T 值	0.592	−0.178	0.538	1.184	−0.485	−0.705
P 值	0.531	0.812	0.587	0.245	0.628	0.473

（三）讨论

《景岳全书·妇人规》曰："妇人于四旬外经期将断之年……当此之际，最易防察。"围绝经期妇女气郁体质对该时期"肾虚精亏"这一生理变化具有易感性，在绝经前后诸证的发生及发展过程中占有主导地位。中医体质的动态可变性决定了体质的可调性，通过调整体质偏颇状态以减少偏颇体质对疾病的易感性。

1. 立论分析

（1）气郁体质形成机制：气郁体质是由于长期情志不畅、气机郁滞而形成的以性格内向不稳定、忧郁脆弱、敏感多疑为主要表现的体质状态，常表现为形体偏瘦、神情抑郁、情感脆弱、烦闷不乐、舌淡红、苔薄白、脉弦、性格内向不稳定、敏感多虑。气郁体质的形成多为素体气血运行乏力，或七情内伤，或痰饮、瘀血、宿食阻塞，逐渐引起脏腑功能失调。思虑过度或所思不遂则会影响机体正常的生理功能，主要影响气的运动，导致气郁；怒郁不解则易致肝气郁结而形成气郁体质；过度悲哀或过度忧伤则损伤肺精、肺气，导致肺气宣降运动失调，日久成郁，由此可见气郁体质形成与情志活动异常有关，正如叶天士所言："盖郁症全在病者能移情易性。"若劳倦伤脾，脾失健运，气血津液输布失常，致使清阳不升，浊阴不降，清窍失养，心失所养，神明失其所主，神不足则悲，悲伤日久易成气郁体质。肝气郁结及脾损肺，脾气运化水液功能失常，或肺失治节，脾转输到肺的水液不能正常布散，水液在体内停聚而成痰饮水湿。痰浊不化，全身气机滞而不得发越，当升不升，当降不降，当通不通，如叶天士《临证指南医案·郁证》曰："情怀悒郁，五志热蒸，痰聚阻气，脘中窄隘不舒，胀及背部。"气为血帅，气行血行。气血调和，万病不生。郁则气滞，气滞则血瘀，血瘀则脉络不通，进一步影响气郁体质形成，故叶天士说："隐形凝结，易于拂郁，郁则气滞血亦滞。"由此可知，气郁体质形成与情志活动异常有关，多为气机郁滞，气血失调所致，在病位上与心、肝、脾、肺密切相关。

（2）气郁体质与肝的关系：明代医家赵献可提出"凡郁皆肝病也"，气郁虽与多个脏腑相关，但与肝的关系最为密切。《四圣心源》中说："凡病之起，无不因于木气之郁，以肝木主生，而人之生气不足者，十常八九，木气抑郁而不生，是以病也。"肝为刚脏，主疏泄，性喜条达而恶抑郁。肝脏具有疏通畅达全身气机，进而促进精血津液的运行输布、脾胃之气的升降、胆汁的分泌排泄以及情志的舒畅等作用。若肝气郁结则疏泄条达功能障碍，诸症丛生，可见善叹息、胸胁、少腹部胀满疼痛，乳房胀痛，月经不调，食欲不振等，故说"木郁不伸，则百病由生"。肝主疏泄，能调畅气机，使人心情舒畅，既无亢奋，也无抑郁。情志异常与肝气的疏泄功能失常有着密切联系，肝气郁结，气机不调可引起情志异常，而外界的精神刺激导致七情过极亦可引起肝失疏泄，导致肝气郁结。

（3）围绝经期生理变化特点：《素问·上古天真论》曰："女子……五七，阳明脉衰，面始焦，发始堕；六七，三阳脉衰于上，面皆焦，发始白；七七，任脉虚，太冲脉衰少，天癸竭，地道不通，故形坏而无子也。"肾主生长发育，肾中精气的盛衰与人体生长壮老过程直接相关，直接影响着人的生殖及性功能，如姚止庵云："人之盛衰，皆本源于肾。"女子从壮盛期进入衰老期后，肾气渐衰，天癸渐竭，形体衰老，逐步失去生殖能力，这是女子生命活动的基本规律。《素问·阴阳应象大论》曰："年四十，而阴气自半也，起居衰矣；年五十，体重，耳目不聪明矣。年六十，阴痿，气大衰。"肾主生殖，为天癸之源、冲任之本，经水出诸肾，肾为施精之所、藏精之处，妇女一生经、带、胎、产、乳每一过程的活动情况都与肾气肾精盛衰密切相关。《沈氏女科辑要》有云："盖人身五脏，肾衰独早。"进入围绝经期后，肾气渐衰，天癸渐竭，阴精不足，冲任亏虚，以致生殖能力逐渐下降直至消失，这是女子生殖发育的自然规律，故肾虚精亏是围绝经期妇女的生理变化基础。

（4）气郁体质与围绝经期生理变化特点的关系：女子属阴，以肝为先天，肝为藏血之脏，体阴而用阳，若肝失所养，木失柔达，肝脏正常疏泄功能势必难以维持而导致肝气郁结。肝藏血，肝血下注冲脉，司血海之定期蓄溢，参与月经经期经量的调节。女子为阴柔之躯，以血为本，以气为用，围绝经期妇女多半历经、孕、产、乳的特殊过程，月经、妊娠、产育均易耗伤精血，日积月累，使机体处于"不足于血"的状态，血属阴，气属阳，气血阴阳之间协调平衡，生命活动得以正常进行，阴血不足，气相对有余，气有余则肝气易郁易滞。另一方面，肾藏精，主一身之阴气，妇女进入围绝经期肾精渐亏，阴精不足，水不涵木，肝失柔养，更易折易伤。围绝经症状程度与恐惧衰老、感觉更操劳、囚围绝经期症状经常去医院和经常服药呈正相关；与厌烦月经、感觉受尊重、情绪更好、对住房和收入满意呈负相关。围绝经期妇女受到外界诸多因素的干扰，长时间持续存在的精神压力必然导致情志失和，干扰肝脏正常疏泄功能，肝气郁结累及他脏，变生诸症，影响妇女身心健康。因此，妇女进入围绝经期，随着肾气渐衰，精亏血少，加之经、孕、产、乳数伤于血，肾水和精血不足以涵养肝木，肝失濡养，疏泄功能不能得到正常发挥，加之这个时期妇女面对许多生活事件压力，力不从心，郁闷于内，易形成气郁体质。《素问·灵兰秘典论》说："肝者，将军之官，谋虑出焉。"肝脏根据机体的生理变化发挥决断、调控作用，使机体保持阴阳气血平衡。若木郁不伸，肝失疏泄则调控失职，机体气血失调。若阴血不足，肝体失养，弹性降低则机体适应能力下降，内不能协调脏腑、气血的平衡，外不耐精神、情志刺激，从而产生绝经前后诸证或使症状加剧。

当机体进入围绝经期，若平素气血调和，阴阳平衡，应能适应由盛转衰的生理变化，平稳渡过这一时期。《景岳全书·妇人规》中说："渐见阻隔，经期不至者，若气血平和，素无他疾，此因渐止而然，无足虑也；若素多忧郁不调之患，而见过期阻隔，便有崩决之兆。"说明妇女素性抑郁，气血失调是绝经前后诸证发病的关键。人之五脏，唯肝易动难静，围绝经期气郁质妇女体内气血阴阳由旧的平衡向新的平衡过渡时，肝的疏泄功能失常首当其冲。肝肾母子相生，气郁质妇女素性抑郁多虑，对围绝经期由盛而衰的生理变化尤为敏感，故气郁质对"肾虚精亏"这一生理变化有易感性。气郁质者本木郁易折，随着进入围绝经期因先天肾精逐渐亏虚，加上后天数伤于血，肝失柔养更易折易伤，对肾虚精亏的敏感阈值下降，水不涵木，肝疏泄失权，使这一病理体质产生更大的偏差，日久失衡越来越严重，由潜病态转为致病态，导致机体调控能力和适应能力下降，气血阴阳失调，产生一系列围绝经期症状，影响了妇女生活质量。

（5）调体方法探讨：体质的个体差异性决定着疾病的发生、发展、转归及预后，体质的群类趋同性导致人群对某些病邪的易感性及其所产生病理过程的倾向性。围绝经期妇女的病理体质因素对绝经前后诸证发生、发展及转归起着重要作用。体质的动态可变性说明了体质是可以调整的，在未病情况下采取针对性措施，纠正或改善体质偏颇以减少偏颇体质对疾病的易感性，可以预防疾病或延缓发病。在病理情况下，可针对各种不同的体质类型，将辨证论治与辨体论治相结合以获得全面疗效。服用适宜的中药是调整体质的重要方法。合理运用中药的四气五味、升降浮沉等性能，借助药物的偏性以修正脏气的偏倾，达到脏腑气血的动态平衡，从而纠正围绝经期体质的偏颇。王琦课题组给予单纯性肥胖痰湿质人群服用化痰祛湿中成药轻健胶囊，干预3个月后达到了改善痰湿质而减肥降脂的目的，证明了痰湿质的可调性。

2. 方药分析

（1）组方配伍及方义：柴胡疏肝散出自《景岳全书》，方药组成：柴胡、香附、川芎、陈皮、白芍、枳壳、甘草。共7味中药。方中柴胡苦辛微寒，归肝胆经，功擅条达肝气而疏郁结，《药品化义》曰"柴胡，性轻清，主升散，味辛苦，主疏肝"，故为君药。香附微苦辛平，入肝经，长于疏肝理气，并能行气止痛；川芎味辛气温，入肝胆经，能行气活血，开郁止痛，二药共助柴胡疏肝解郁、行气止痛之效，同为臣药。陈皮理气行滞而和胃，醋炒以入肝行气；枳壳行气止痛以疏理肝脾；白芍、甘草养血柔肝，缓急止痛，俱为佐药。甘草兼和药性，又作使药。诸药共奏疏肝解郁、行气止痛之功。本方以大队辛散疏肝理气药为主，辅以养血柔肝、行气活血之品。故疏肝之中兼以养肝，理气之中兼以调血，恰适肝体阴用阳之性，故为疏肝解郁之代表方。

（2）现代药理研究：现代药理研究证明柴胡疏肝散通过下调肝郁病人Th细胞分化信号蛋白PKC和肝郁大鼠Th细胞蛋白激酶C表达水平而调节机体免疫力。柴胡中所含的挥发油及皂苷类化学物质可以提高人体的免疫功能，增强吞噬细胞及自然杀伤细胞对病菌病毒的吞噬和杀伤能力，有利于机体的恢复。陈煜辉等研究发现柴胡疏肝散具有一定抗抑郁及抗焦虑作用。香附具有镇痛，保护肝细胞，轻度雌激素样活性，能增强子宫收缩功能，川芎有增加冠脉血流，抗血栓形成，改善乳房局部血液循环等功效。研究表明活血化瘀类药物具有改善血液流变学、扩张血管、改善微循环和血液的黏聚状态、调节血小板功能及免疫等作用。在生殖免疫学领域，活血化瘀中药有改善盆腔血液流变学和微循环的作用，能使卵巢和子宫的供血加强，内环境得到改善，从而使卵泡正常发育，E_2水平得到改善。

3. 结果分析

（1）柴胡疏肝散对气郁体质主要躯体症状的影响：本研究结果发现中药干预组经柴胡疏肝散干预12周后，气郁体质转化分明显下降，干预前后差异具有统计学意义（$P < 0.05$），说明柴胡疏肝散能改善围绝经期妇女气郁体质状态。空白对照组对照12周后气郁体质转化分差异没有统计学意义（$P > 0.05$），说明不采用柴胡疏肝散干预，围绝经期气郁体质妇女气郁质转化分自行降低的可能性较小。针对围绝经期气郁体质妇女长期情志不畅、气机郁滞的偏颇状态，柴胡疏肝散通过舒肝调气从而纠正体质的偏颇状态。《医方论·越鞠丸》中说："凡郁病必先气病，气得疏通，郁于何有？"气行则血行，气血冲和，万病不生。柴胡疏肝散疏肝行气，使肝的疏泄功能正常发挥，气机条畅，方中兼以养血柔肝，使肝得濡养，保持正常弹性，气血和调，经络通利，脏腑、形体、官窍等的功能活动也稳定有序，气郁质偏颇状态得到改善，从而调控机体适应了围绝经期由盛而衰的生理变化，降低了对"肾虚精亏"的敏感性。

通过进一步对气郁体质条目逐项分析后发现，柴胡疏肝散对围绝经期气郁体质妇女闷闷不乐、情绪低沉、精神紧张、焦虑不安、胸胁部或乳房胀痛、无缘无故叹气及咽喉部异物感等症状改善尤为显著（$P < 0.05$），对多愁善感和感情脆弱、容易感到害怕或受到惊吓症状改善不明显（$P > 0.05$）。肝为情志之官，七情伤肝，直接影响肝之条达。围绝经期妇女正值人生重要阶段，在激烈竞争的社会中，既要从事繁忙的工作，又要操持家务等，不免受到来自社会、家庭等诸多因素的困扰。长时间持续存在的精神压力必然会影响人的身心健康，干扰肝脏的正常疏泄功能。肝气疏泄功能失常，气血失调，影响心神，从而引起情志活动的异常，故平素可见神情闷闷不乐、情绪低沉、精神紧张、焦虑不安等。肝失疏泄，气机郁滞，不通则痛，故胸胁部或乳房胀痛。肝气郁结，郁久生痰，痰气搏结于咽喉，可见咽喉部异物感，吐之不出，吞之不下。柴胡疏肝散以大队辛散疏肝理气药为主，辅以养血柔肝、行气活血之品，恰适肝体阴用阳之性，肝木得以柔养，肝气疏泄功能正常，则气机条畅，气血和调，心情舒畅，故闷闷不乐、精神紧张、焦虑不安、胸胁部或乳房胀痛、无缘无故叹气等临床表现得到明显改善。气机条畅，则津液输布代谢正常，咽喉部异物感得到改善。《类经·藏象学》说："胆附于肝，相为表里。肝胆相济，勇敢乃成。"围绝经期阴血不足以柔肝，肝失疏泄，胆气虚怯，在受到不良精神刺激的影响时，容易出现感情脆弱、感到害怕或受到惊吓。本研究发现柴胡疏肝散对围绝经期气郁体质妇女感情脆弱、容易感到害怕或受到惊吓等临床表现改善不显著，考虑虚证病程较长，本研究干预时间较短，尚不足以从根本上改善上述虚证临床表现。

（2）柴胡疏肝散对性激素水平的影响：中药干预组经柴胡疏肝散干预前后比较，干预后 E_2、InhB、AMH 水平较干预前提高，但差异无统计学意义（P＞0.05），FSH、LH 水平较干预前下降，但差异无统计学意义（P＞0.05）。空白对照组性激素各指标水平在对照 12 周后差异没有统计学意义（P＞0.05），说明柴胡疏肝散对围绝经期气郁体质妇女的性激素水平改善不明显。在围绝经期下丘脑－垂体－卵巢轴的相互关系变化首先发生在卵巢。由于卵巢功能逐渐减退，卵泡不可逆地减少，导致相应激素分泌减少，会表现为 E_2、InhB、AMH 水平下降，继而负反馈引起下丘脑－垂体的变化，导致 FSH 水平相应升高。因始基卵泡数逐渐减少使 InhB 产生减少，导致 FSH 升高，故 InhB 对垂体 FSH 的抑制下降较早发生，InhB 的减少发生在 E_2 减少之前。AMH 主要由未受 FSH 刺激的小卵泡产生，可较 FSH、E_2、LH、InhB 等更早反应原始卵泡池中的卵泡数量，更早期、准确反应卵巢功能状态，继而由于 FSH 水平的升高，又可能加快卵泡发育的速度，刺激 E_2、InhB 的分泌，而卵泡发育加速，又导致卵泡期的缩短，进而加速了卵泡的闭锁，这些变化过程，表现为 FSH、E_2、InhB 分泌的不稳定性。妇女在围绝经期由于卵巢功能衰退所引起的体内性激素水平的紊乱，引起神经内分泌系统的一时性失调，导致下丘脑－垂体－性腺轴功能失去原有的动态平衡，从而影响相关器官的生物学效应，直接或间接引起中枢自主神经系统的功能活动而导致精神情绪的异常。

结合本研究结果，推测柴胡疏肝散可能通过改善妇女的偏颇体质状态，使气血阴阳恢复平衡，在一定程度上增加细胞对激素的敏感性，从而影响妇女性激素水平的变化，但干预前后性激素水平的变化差异无统计学意义，可能是由于围绝经期妇女性激素的变化是人体在生、长、壮、老的过程中所固有的变化，药物、食物、心理等不能轻易改变生命现象中的这种变化趋势，另一方面可能与本研究观察对象服用中药时间较短，还不足以从根本上改善卵泡的功能或是改善下丘脑－垂体－卵巢轴的失衡。

（四）结论

本研究根据中医治未病理论，通过简单随机方法，在知情同意原则下，选用柴胡疏肝散干预围绝经期气郁体质妇女，研究发现柴胡疏肝散能降低围绝经期妇女气郁体质转化分，改善气郁质临床表现。通过中药及方剂干预围绝经期偏颇体质，对提高围绝经期妇女生活质量，帮助妇女平稳渡过围绝经期具有重要意义。

六、围绝经期综合征的预防研究进展

围绝经期是妇女必经的生理过程，妇女在围绝经期由于不能适应雌激素的下降而出现了以自主神经功能紊乱为主的证候群，如月经紊乱、情志异常、烘热汗出、眩晕耳鸣、心悸失眠等称为围绝经期综合征，属中医学"经断前后诸证"范畴。随着我国人口老龄化，该病有发病年龄提早，发病率上升的趋势，严重影响了占妇女一生中 1/3 时间的围绝经期和绝经后期的健康状况和生活质量。因此，本病日益受到人们的关注和重视。妇女在围绝经期所呈现出的各种症状和由此导致的疾病是可以预防的。现将本病的预防研究进展情况综述如下：

（一）改善生活方式

1. 积极参加体育活动

孙思邈说："身体常使小劳，则百达和畅，气血长养，精神内生，经络运动，外邪难袭。譬如水流不腐，户枢不朽，皆因运动是也。"这指出了运动健身防衰的重要性。文献报道，增加体育运动可降低或减轻围绝经期综合征的发生，降低骨关节疼痛，从而提高围绝经期妇女的生活质量。吴云川等通过试验证实有氧运动可以有效地防止处在围绝经期的女性易出现的肌肉松弛、骨质疏松，甚至骨质增生、骨折及关节疼痛。张春玲等认为中医综合养生疗法（中药药膳＋八段锦功）能提高围绝经期妇女跟骨骨密度，并能延缓腰背痛、项背痛、小腿抽筋、虚汗、情绪不稳等症状的进展。刘竹桂兰等研究发现长时间运动（如健身操、慢跑、踢毽子、跳舞等）后，人体血浆中内源性啡肽类物质例如 β–内啡肽、甲状旁腺素、雌激素明显升高。龙于飞认为我国传统养生功法（太极拳、五禽戏、八段锦等）更适合成为围绝经期妇女运动的方式，我国传统养生功法较步行、慢跑等有氧运动对机体要求低。运动能强健体魄，柔韧筋骨，和其四脉，以畅郁积。西医学也已证明运动可通过提高自主神经系统调节功能而减轻心血管方面症状；运动能通过肌肉活动产生对骨的应力，刺激骨形成，还可以促进钙在骨骼中的沉积，防止因雌激素降低引起的骨质疏松症。从运动学平衡辩证统一的观点出发，围绝经期妇女在运动时应注意动静结合，中医传统运动疗法注重"调心、调息、调形"，是更适合年龄大、体质虚弱的围绝经期妇女的锻炼方式。由此说明，围绝经期妇女，尤其是脑力劳动者，积极参与体育锻炼是预防围绝经期综合征的有效方式之一。

2. 精神调节

李沽明等研究发现围绝经期妇女抑郁症的发生率较普通人群抑郁症发生率明显增高，且较以往的报道有升高的趋势，说明围绝经期妇女是一特定心理危机人群。《临证指南医案·郁证》指出："郁证全在移情易性。"韩秋菊对围绝经期 103 名职业女性进行心理干预（一般心理疏导＋认知行为疗法＋生物反馈疗法），通过引导围绝经期妇女认识各种心理因素与躯体变化的关系，客观地了解心身变化与某些环境因素如紧张、松弛的关系，进行放松训练、解除紧张、焦虑，结果显示心理干预后 SCL-90（症状自评量表）除恐怖因子没有变化外，其他各因子均有显著性差异（P＜0.05或0.01）。郭艳雪等认为围绝经期妇女心理调节是避免和减少围绝经期不适的有效途径，包括：正确认知，坦然接受；学会克制，宽以待人；保持乐观，择法宣泄；培养兴趣，陶冶情趣。围绝经期职业妇女可以通过心理干预调整其交感神经和迷走神经趋于平衡。因此，在围绝经期注重精神的保养，思想乐观开朗，心情愉快，不患得患失，注意与别人沟通思想，舒畅情怀。

（3）饮食调节：建立良好的饮食习惯，是围绝经期保健的重要措施。《素问·阴阳应象大论》指出："年四十，而阴气自半。"韦丽君认为围绝经期妇女在日常生活中就应该注意顾护自己的阴气，体现在饮食中，就是要多食用一些具有滋阴作用的食物，如新鲜的蔬菜、水果、鱼类、海产品、猪瘦肉等；药膳有山药粥、薏苡粥、枸杞子粥、红枣茶等；日常饮食宜清淡，忌食那些肥甘厚味、辛辣刺激的食物，同时慎酒忌烟。赵更力等研究发现经常食用豆类食品的人，血管舒缩症状和生殖器萎缩症状的发生率低于不经常食用者（P＜0.05）；而经常食用肉类食物的人，血管舒缩症状的发生率高于不经常食用者（P＜0.05）。王树鹤等认为围绝经期妇女应摄入足够的钙和维生素D以预防围绝经期骨质疏松。贾丽认为中老年人在保证足量钙摄入的前提下，还必须保证一定量的蛋白质摄入，因为骨质疏松症不仅是由于钙及维生素D的不足，低蛋白饮食也是非常重要的原因之一。另外，长期食用大豆制品还有降低血脂、预防心血管疾病的作用。因此，围绝经期妇女要根据自身体质选择合适的食物和食疗处方，遵循平衡膳食、清淡饮食、适量饮食的原则。

3. 中医药干预

当妇女进入围绝经期，气血阴阳由旧的平衡向新的平衡过渡，机体始终处于阴血不足的状态。韦丽君认为素体肾阴虚之人更容易患围绝经期综合征的发生，经后期的1～5天为调补的最关键时期，此时治疗以补血养血为主，佐以调气和血，方选二至丸、四物汤、八珍汤、一贯煎、调肝汤等。金英子报道滋肾调肝汤（由熟地黄、白芍、旱莲草、山茱萸、女贞子、枸杞子、龟甲、首乌藤、柴胡、郁金、合欢皮等组成）可有效防止卵巢功能衰竭。李红运用稳心颗粒干预围绝经期气虚及阴虚体质妇女，治疗组干预后体质积分明显下降。谭万信等认为改善阳明经气不足的绝经过渡期特殊病理生理内环境，是延缓女性生殖轴机能减退，防治该期疾病的治本措施。近年来对单味中药防治围绝经期综合征也有深入的研究，甘草用于治疗经前紧张综合征已有上千年的历史，其作用可能是通过增加孕激素水平，抑制17-羟甾类脱氢酶转变雄甾烯二醇为睾酮的作用。研究还发现川牛膝、枸杞子、红花、补骨脂、菟丝子等中药有明显的雌激素作用，故可以用来防治围绝经期综合征。围绝经期的妇女，每天取以上一种药物适量泡茶饮或研末冲服，可以有效地预防或减轻围绝经期综合征的发生。中医药防治围绝经期综合征以全面调理为主，帮助女性恢复阴平阳秘、气血调和的状态。

4. 激素干预

激素替代治疗（hormone replacement therapy，HRT）围绝经期综合征，对纠正自主神经系统功能紊乱、动脉粥样硬化、高血脂、骨质疏松等代谢障碍问题发挥积极的作用。目前对早期激素替代治疗主要体现在围绝经期心血管疾病、骨质疏松症等问题的防治上。苏雪梅等报道小剂量雌激素活性调节剂可用于围绝经期女性冠心病的一级预防，未见明显癌性不良反应发生。齐绍霞报道小剂量雌激素预防围绝经期骨质疏松症有很好的临床效果。近年较多的研究显示，若长期应用 HRT，可出现乳腺癌、子宫内膜癌危险性升高和阴道出血等副作用。有学者认为，植物雌激素（PE）对防治围绝经期综合征提供了有效且更为安全的方法。于月成等报道 HRT 和 PE 均能明显减轻围绝经期症状，HRT 能改善血脂波谱状态，PE 能减少因服药带来的副作用。植物雌激素比 HRT 在减少服药带来的副作用上有一定优势，但近些年的研究发现 PE 能增加子宫内膜癌的风险性，亦应引起重视。医护人员根据不同个体情况优选激素补充方案，对患者进行随访，根据症状改善情况、副反应、药物浓度等参数调整激素补充方案，以期达到最低有效剂量，在疾病预防和控制与不良反应之间找到最佳平衡点。

围绝经期是一个不以人们意志为转移的生理过程，是女性生命过程中无法避免的重要阶段。围绝经期也是妇女在事业上处于高峰的时期，她们需要旺盛的精力和健康的体魄，如何增强妇女的适应能力，使她们平稳地渡过这一时期非常重要。对围绝经期妇女早期给予科学的运动方法、心理疏导、平衡饮食及中医药改善妇女体质等干预方式是预防围绝经期综合征的有效方式。激素替代治疗在预防围绝经期骨质疏松、心血管疾病等方面发挥了重要作用，其中的副作用亦应引起高度重视。综上所述，围绝经期综合征的预防研究已取得一定进展，但其确切的机制及更有效的预防方式有待于今后进一步研究。

七、调体治未病预防围绝经期综合征

围绝经期是指妇女卵巢功能开始衰退直至绝经后 1 年内的时期。妇女在围绝经期出现的一系列躯体和精神心理症状，如月经紊乱、潮热汗出、眩晕、失眠耳鸣、焦虑不安等称为围绝经期综合征，属中医学"年老血崩""脏躁""百合病""经断前后诸证"等范畴。本病短者数月，长者迁延数年，严重影响妇女的生活和工作，生活质量降低，危害妇女的身心健康。笔者认为根据中医体质治未病理论，对围绝经期妇女进行早期体质调理，对减少围绝经期综合征的产生具有重要意义。

1. 中医调体治未病理念概述

中医体质学认为：体质是指人体生命过程中，在先天因素和后天获得的基础上所形成的形态结构、生理功能和心理状态方面综合的、相对稳定的固有特质，是人类在生长发育过程中所形成的与自然、社会环境相适应的人体个性特征，表现为结构、功能、代谢以及对外界刺激反应等方面的个体差异，对某些病因和疾病的易感性或易罹性，以及产生病变的类型与疾病传变转归中的某种倾向性。它具有个体差异性、群类趋同性、相对稳定性和动态可变性等特点。体质的相对稳定性和动态可变性使体质的调节成为可能，体质的可调性使调整体质、防病治病成为可能，实际上临证治病的目的在某种程度上就是为了改变患者的病理体质。在未病情况下，及早采取针对性的措施，纠正或改善由于阴阳气血偏盛偏衰所导致的体质偏颇，以减少偏颇体质对疾病的易感性，可以预防疾病或延缓发病。在病理情况下，可针对各种不同的体质类型，将辨证论治与辨体论治相结合，则可获得准确、全面和有效的治疗效果。调体的重点是能够前瞻性地改善和纠正体质的偏颇，消除疾病发生的内在机制，防止病邪侵害或疾病的深入传变，从而达到预防疾病的目的。

2. 围绝经期妇女的体质特点

围绝经期为妇女体质状态的特殊转折期。由于体内出现一系列生理变化，加之疾病、精神、社会生活环境、劳逸等因素影响，全身各系统的功能与结构渐进性衰退，从生理活动的高峰状态逐渐转向低谷。《素问·上古天真论》曰："女子五七，阳明脉衰，面始焦，发始堕；六七，三阳脉衰于上，面皆焦，发始白；七七，任脉虚，太冲脉衰少，天癸竭，地道不通，故形坏而无子也。"围绝经期妇女随着天癸渐竭，肾气渐衰，冲任亏虚，精血不足，导致脏腑气血失调，进一步影响冲任之充盛。同样处于围绝经期的妇女，均有肾虚之因，然而不是所有围绝经期妇女都必发围绝经期综合征，其发病与否、发病后的严重程度、转归传变与个体体质差异密切相关。李红、刘静君等对围绝经期妇女进行中医体质调查发现阴虚质、气郁质是围绝经期妇女最为多见的体质特征。阴虚质、气郁质是体质学说中病理体质之一，属偏颇体质，尚未发病，一旦处于某种特定的环境，或受某致病因素的影响，即可发生相关的疾病。

（1）阴虚质：阴虚质是由于体内津液精血等阴液亏少，以阴虚内热等表现为主要特征的体质状态。阴虚质特征：形体瘦长，以手足心热、口燥咽干、鼻微干、喜冷饮、大便干燥、舌红少津、脉细数等为主要表现；性情急躁，外向好动，活泼。

女子属阴以血为本，《素问·阴阳应象大论》曰："年四十，而阴气自半也，起居衰矣。"《灵枢·五音五味》曰："妇人之生，有余于气，不足于血，以其数脱血也。"围绝经期妇女大多经历了经、孕、产、乳四个生理阶段，数伤于血，而致阴血偏虚，易形成阴虚体质。《素问·经脉别论》指出："勇者气行则已，怯者则着而为病。"阴虚体质之人，本身体内阴液不足，随着围绝经期体内阴精的耗竭，阴阳失衡越来越严重，机体的调节适应能力下降，对病邪具有易感性。阴虚乏源，则月经后期或月经过少；精血不足，不能上荣于头目脑髓，则表现为头晕耳鸣；阴虚火盛，血得热而妄行也，故出现月经先期或经来量多，漏下不止；阴不敛阳，虚火内扰，而致烘热汗出、耳鸣。阴虚之人本已性情急躁，随着阴液的损耗，稍有触动，则更加火旺神浮。谈勇等报道阴虚型绝经前后诸证患者有明显的神经质倾向，她们难以抵御外来的精神刺激，又不能迅速适应自身阴阳气血的变更，突出表现了相火易感物而动的特性，在绝经前后阴阳失衡、气血不稳定的时期尤为突出。综上可见阴虚体质是围绝经期综合征发病的易感因素。

（2）气郁质：气郁质是由于长期情志不畅、气机郁滞而形成的以性格内向不稳定、忧郁脆弱、敏感多疑为主要表现的体质状态。气郁质特征：形体偏瘦，以神情抑郁、情感脆弱、烦闷不乐、舌淡红、苔薄白、脉弦等为主要表现；性格内向不稳定，敏感多虑。

气郁多在于肝失疏泄。肝为刚脏，体阴而用阳，肝得精血的濡养才能畅发气机。张秉成在《成方便读》中说："肝乃生气寓所，为藏血之地，其性刚劲，喜条达，但必须水以涵之，土以培之，然后得遂其生长之意。"围绝经期妇女随着肾气渐衰，精亏血少，肾水和精血不足以涵养肝木，肝失濡养，疏泄功能不能得到正常发挥，加之在这个时期妇女面对许多生活事件，力不从心，郁闷于内，易形成气郁体质。《知医必辨》中说："人之五脏，唯肝易动而难静。"当机体进入围绝经期，气血阴阳由旧的平衡向新的平衡过渡时，因先天之精的虚衰，后天气血的不足，肝的疏泄功能失常首当其冲，故气郁质对"肾虚精亏"有易感性。肝肾母子相生，气郁质妇女素性抑郁，对围绝经期月经紊乱、失眠、潮热等变化特别敏感，随着围绝经期肾气的衰退，肾精的耗竭，使这一病理性气郁体质出现更大的偏差，水不涵木，肝之疏泄失权，导致气血阴阳失调，机体自我调控能力和适应能力下降，内不能协调脏腑、气血的平衡，外不耐精神、情志的刺激，从而引发围绝经期综合征的发生。

3. 调体预防围绝经期综合征的方法

围绝经期正是女性正气由强变弱的转折时期，此外，由于阴虚质和气郁质对围绝经期肾气渐虚的生理变化具有易感性，具有产生围绝经期综合征的倾向，因此滋阴降火、理气开郁，重在调理气血的调体方法是预防围绝经期综合征的切入点。

（1）药食调体：服用适宜的药食是调整体质的重要方法，合理运用药食的四气五味、升降浮沉等性能，可以有效地纠正体质的偏颇。孙思邈在《备急千金要方》中说："药势偏有所助，令人脏气不平。"中药之所以能防止病邪的侵害，主要原因在于中药对人体体质有调整改善作用，这也正是借助了药物的偏性以修正脏气的偏倾，达到脏腑气血的动态平衡。对于偏颇体质，在其未感邪之前，就应针对其体质偏颇特征，选择相应的药物和食物进行调节。阴虚质调体以滋补肾阴、壮水之主为原则，经后期为调补最佳时期，方药可采用六味地黄丸、大补阴丸，药物如熟地黄、山药、山茱萸、牡丹皮、茯苓、泽泻、桑椹、女贞子等。由于真阴不足可涉及精、血、津、液的亏虚，因此可酌加填精、养血药物，如枸杞子、龟甲、菟丝子、金樱子等，另滋阴药多性柔而腻，久服易伤脾阳，容易引起纳呆、腹胀，可加木香、砂仁、陈皮等理气健脾之品。饮食上保阴潜阳，宜清淡，可多吃些芝麻、糯米、蜂蜜、乳品、甘蔗、鱼类等清淡食物，对于葱、姜、蒜、椒等辛辣食品则应少吃。气郁质调体以疏肝行气、开其郁结为主要原则，方药可采用柴胡疏肝散、越鞠丸等，用药如柴胡、陈皮、川芎、香附、枳壳、芍药、当归、薄荷等。由于围绝经期多有阴血不足之因，因此理气不宜过燥，以防伤阴，用药不宜峻猛，以防伤正。饮食上可选用理气解郁、调理脾胃功能的食物，如大麦、荞麦、蘑菇、豆豉、柑橘、萝卜、苦瓜、丝瓜、菊花等。

（2）生活方式调体：调整和改善围绝经期妇女的体质状态还应注意调整其生活习惯，针对不同的体质类型，对其进行相应的生活指导，通过建立良好的行为方式和生活习惯使体质得到改善。围绝经期阴虚之质，应保证充足的睡眠，以藏阴气，注意节制房事，惜阴保精。由于紧张工作、熬夜、剧烈活动、高温酷暑的工作生活环境等能加重阴虚倾向，应尽量避免。特别是冬季，更要注意保护阴精。太极拳、太极剑、八段锦等动静结合的小强度锻炼有助于脾胃运化，增加体液形成，改善阴虚质偏颇状态，预防围绝经期综合征。气郁质者应注重精神的保养，思想乐观开朗，心情愉快，精神振奋饱满，不患得患失，注意与别人沟通思想，舒畅情怀。另外，对个人健康不要过分敏感和忧虑，工作学习要有规律，适当调节，或保持工作的节奏及与休息的关系，避免忙乱和紧张。大强度、大负荷练习是一种很好的发泄式锻炼，如跑步、登山、打球等，有鼓动气血、疏发肝气、改善睡眠的作用。

4. 小结

总之，围绝经期综合征严重影响了妇女的健康和生活质量。通过了解围绝经期综合征发生的易感偏颇体质类型，对围绝经期妇女进行早期中医调体施治，改善体质的偏颇状态，可以有效控制围绝经期综合征的发生，使围绝经期妇女平稳渡过这一时期。

八、围绝经期气郁体质和阴虚体质的研究

围绝经期是指妇女从 40 岁左右开始至停经后 12 个月内的时期。此期妇女卵巢功能逐渐减退直至消失，是正常的生理变化时期。围绝经期有些妇女没有任何不适，有些人却会出现某些不适，甚至出现围绝经期综合征。据文献报道围绝经期以气郁体质和阴虚体质多见，故本文以气郁体质和阴虚体质为主进行探讨。

1. 围绝经期气郁体质和阴虚体质的古代研究

气郁质多气机郁滞，其形成与先天遗传及后天情志所伤有关。在《灵枢·天年》就有"五十岁，肝气始动，肝叶始薄"的论述，陈修园所谓"妇人之疾，多起于郁"，叶天士所谓"女子以肝为先天"，通过古代记载说明了在竞争日益激烈的当今社会，在这个年龄段的妇女既需要操劳家务，又要烦劳于工作，受到家庭、社会、自身衰老的三重压力，势必容易导致肝郁气滞。

阴虚质者多真阴不足。其形成与先天本弱，后天久病、失血、积劳伤阴有关。肾为先天之本，肾藏精，故先天精气的盛衰与人所要经历的生、长、壮、老、已的阶段密切相关。早在《素问·上古天真论》中就有"五七，阳脉始衰，面始焦，发始堕；六七，三阳脉衰于上，面皆焦，发始白；七七，任脉虚，太冲脉衰少，天癸竭，地道不通，故形坏而无子也"的记载，《素问·阴阳应象大论》曰："肾气盛，月经始；肾气衰，月经绝。"说明肾气的盛衰与月经的来潮和断经尤为密切。妇女在围绝经期有些妇女没有任何不适，有些人却会出现某些不适，甚至出现围绝经期综合征，这与肾密切相关。女子以血为用，肝藏血，肝血不足会引起头晕、耳鸣、健忘等症状，肝肾同源，故二者消长相关，此消彼亦消，此长彼亦长，肾阴不足时，肝阴亦不足，补肾即可补肝，补肝源于滋养肝血。

2. 围绝经期气郁体质和阴虚体质的现代研究

西医学认为围绝经期妇女最主要的生理变化是卵巢功能衰退，卵巢功能衰退是引起围绝经期妇女代谢变化和临床症状的主要因素。随着围绝经期妇女卵巢功能的逐渐衰退，卵泡不可逆地减少，雌激素（E_2）、孕激素分泌水平下降，卵巢对下丘脑－垂体－卵巢性腺轴负反馈失衡，对垂体促性腺激素（Gn）敏感性下降，致使 Gn、FSH、和 LH 分泌的增加。而在高 Gn 的作用下，卵巢间质分泌的雄激素增加，卵巢内的雄激素/雌激素比例升高，进一步阻碍了卵泡的发育，加速卵泡的闭锁，甚至出现无排卵。当卵巢内残留卵泡对 Gn 不反应，卵泡活动即停止，此时 FSH、LH 继续升高，卵泡分泌雌激素甚微，不足以刺激子宫内膜增殖达出血阈值以上，即表现为绝经。围绝经期因雌激素水平波动或下降所致的以自主神经功能紊乱合并神经心理症状为主的症候群即围绝经期综合征。其发生机制是由于雌激素下降，下丘脑中酪氨酶羟化酶（儿茶酚胺合成的限速酶）活性增加，去甲肾上腺素转化率增加使下丘脑体温调节中枢下调，加上脑内 5-羟色胺的下降，导致脑内 β-内啡肽异常，产生精神神经症状及 Gn 水平升高。中医认为围绝经期期为肾气渐衰、天癸渐竭、精血不足的时期，往往机体调节阴阳相对平衡的机能失常，致阴阳二气不平衡，脏腑气血不调，常出现一系列证候。肾水不足，则水不涵木，木失条达致气机不畅，出现心烦易怒、少寐、胸脘痞闷、心悸等一系列证候。阮豪骥、吴昆仑研究发现肾阴虚更年期妇女经滋阴补肾法后可以通过提高卵巢功能，延缓卵巢衰老来达到提高更年期 E_2 水平，改善神经－内分泌失调症状，从而改善更年期综合征症状，围绝经期肾阴虚证妇女 E_2 下降，FSH 上升是其肾阴虚证的外在表现，经滋阴补肾法治疗后，更年期综合征临床症状有明显改善，其血清 E_2、FSH 治疗前后的变化可能与疗效密切相关。这说明中医肾阴虚与雌激素下降有相关性。

陈泽奇等研究发现：肝气郁结证的基本病因是情志不遂，而精神神志变化又是本证的主要临床特征；肝气郁结证有自主神经功能紊乱者达85%，其中交感神经功能亢进者较多见。长期的情绪活动会造成自主神经系统的功能紊乱，集中体现出情绪的不稳定性，如情志抑郁或易怒、善太息、失眠多梦、多疑善虑、沉闷欲哭等。偏烦躁及偏抑郁时分别可见去甲肾上腺素（NE）、肾上腺素（E）水平显著升高与降低的变化。此外，单胺类神经系统（主要包括 5- 羟色胺系统、去甲肾上腺素系统和多巴胺系统）涉及情绪与行为的控制，在抑郁症的发病中起着非常重要的作用，抑郁症患者脑中单胺类神经递质水平下降已为许多研究证实。

3. 围绝经期气郁质和阴虚质的中医疗法

气郁质中药治疗：针对围绝经期气郁质为主者，许多医家大都采取疏肝益肾方法，常用方剂有左归丸、二至丸、逍遥散、柴胡疏肝散、小柴胡汤等，另外有单方、验方治疗，如刘秀玲自拟的合欢汤以及夏桂成的清心滋肾汤都有很好的疗效。

调理情志：情志节制法：《吕氏春秋》有云："欲有情，情有节，圣人修节以止欲，故不过行其情也。"重视精神修炼，首先要节制自己的情感，才能维持心理的协调平衡。如遇事戒怒、处世荣辱不惊等。情绪宣泄法：耐心与患者沟通，把积聚、抑郁在心中的不良情绪，通过适当的方式宣达、发泄出去，以尽快恢复心理平衡。情感转移法：通过一定的方法和措施，改变人的焦虑状态，或改变其周围环境，使其与不良刺激因素脱离接触，从而从情感纠葛中解脱出来，或转移到另外的事物上去。如有升华超脱、移情易性等。

阴虚质中药治疗及食疗：许多医家大多采用补肾阴养肝血治疗，常用方剂有六味地黄丸、左归丸、二至丸、一贯煎、归脾汤等。还可配合食疗，如银耳红枣羹、冬菇海参汤、小麦山药粥、木耳莲子粥等。

4. 围绝经期气郁质和阴虚质的西医疗法

围绝经期妇女由于卵巢功能衰退，雌激素下降而出现了以自主神经系统功能紊乱合并神经心理症状为主的一系列临床症状，大约50%的妇女会在围绝经期出现程度不等的围绝经期症状，影响了工作和日常生活，需要接受激素替代治疗（HRT）才能缓解症状。现已观察到从围绝经期起已出现卵巢功能衰退，妇女性激素水平紊乱，引起机体功能改变，出现月经紊乱，血管舒缩症状，精神、神经症状，泌尿生殖系统萎缩症状，骨质疏松症状，心血管疾病，阿尔茨海默病，显著影响妇女的身心健康，因此临床上求医的人数迅速增长。所以应从围绝经期开始性激素治疗，王众研究证明小剂量激素治疗，能有效缓解和消除围绝经期妇女绝经期综合征的症状，同时能有效地保护子宫内膜，明显提高围绝经期妇女的生活质量。但并非所有围绝经期妇女均适合激素替代治疗，如已知或怀疑妊娠者，严重的肝肾功能障碍、急性严重的肝病、卟啉症、患栓塞性疾病者，特别是有原因不明的子宫出血及雌激素依赖性肿瘤者，应禁用。此外，临床上多用谷维素、维生素、植物激素以及通过开展生物－心理－社会因素来干预和改善围绝经期自主神经功能紊乱的情况。

5. 小结

围绝经期症状主要以自主神经功能紊乱合并神经心理症状为主，常见的体质有阴虚质和气郁质，中医治疗主要采取滋阴和疏肝的原则，另西医学对围绝经期症状主要采取激素替代疗法，激素副作用之大，使许多患者望而生畏，故其使用范围具有一定的局限性。本着"不治已病治未病"的思想，我们应对围绝经期妇女采取辨体论治和辨证论治相结合的方法进行早期评估，以期帮助妇女平稳渡过围绝经期。

九、围绝经期阴虚质与气郁质妇女的证素特点研究

《素问》曰："圣人不治已病治未病，不治已乱治未乱。"这说明早在春秋战国时期古人就有了"治未病"的思想，因此对处于围绝经期的妇女出现的一些轻微证候的早期辨证很重要。

中医学早在《内经》时代就有对体质方面的论述，如《灵枢·寿夭刚柔》中说："人之生也，有刚，有柔，有弱有强，有短有长，有阴有阳。""形有缓急，气有盛衰，骨有大小，皮有厚薄。"尹巧芝认为："体质是人群和人群中的个体在先天禀赋和后天各种因素的影响下，在生、长、壮、老的过程中形成的在形体结构和功能活动上的阴阳消长的相对稳定状态及其动静趋势的特殊形质。在一定时期内，它具有相对的稳定性，在某种条件下，它具有可变性，稳定是相对的，可变是绝对的。"王琦教授说："体质类型决定对病邪的易感性和病变过程中的倾向性；体质因素参与并影响不同证候与病机的形成；体质特性影响着病程与转归。"李红通过对围绝经期妇女九种体质调查发现，阴虚体质和气郁体质较多，其中阴虚质占 56.2%，气郁质占 36.7%，提示阴虚质和气郁质为围绝经期妇女常见体质。本课题研究围绝经期阴虚质、气郁质的妇女出现身体上的某些证候且证候较轻时，一些医师可能会忽视其辨证，甚至感觉无证可辨，故此时对这些轻微证候的辨证就显得很重要，可根据朱文锋教授的《证候辨证素量表》对这些轻微证候进行辨证，得出病性证素和病位证素，进一步得出其前证，为临床证候早期辨证提供帮助。

围绝经期女性内分泌系统的功能主要靠下丘脑－垂体－卵巢轴来调节，当下丘脑－垂体－卵巢轴的某环节失调时会出现性激素水平的紊乱，从而发生分泌失调所引

起的疾病。现将所有肾阴虚证组和气滞血瘀证组妇女的性激素进行比较，以观察这两种证型组的妇女卵巢储备功能，为其早期干预提供帮助。

因此，对围绝经期阴虚质和气郁质的妇女出现的某些轻微证候的早期辨识，并观察性激素在肾阴虚证组和气滞血瘀证组的差异，可为围绝经期妇女的早期干预提供帮助。

（一）资料与方法

1. 研究对象

选择 2010 年 3 月 1 日～ 2010 年 5 月 31 日在福建省立医院体检中心体检的女性体检者（排除器质性病变者）。

2. 纳入标准

40 ～ 55 周岁的阴虚质和气郁质妇女。阴虚体质和气郁体质纳入标准：纳入标准采用中华中医药学会制定的《中医体质分类与判定》（ZYYXH/T157-2009）量化表，根据对量表中 61 项临床症状和自觉症状条目所填写的结果进行评定分型：

表 5-67　体质类型判定条件及结果

体质类型	条件	判定结果
气郁体质	转化分≥ 40 分 转化分 30 ～ 39 分 转化分＜ 30 分	是 倾向是 否
阴虚体质	转化分≥ 40 分 转化分 30 ～ 39 分 转化分＜ 30 分	是 倾向是 否

3. 观察对象的排除标准

（1）心血管、肾脏、肝脏、血液系统等严重原发性疾病。

（2）精神病类患者。

（3）子宫切除术后、双侧卵巢切除、卵巢肿瘤以及卵巢功能早衰的妇女。

（4）近 3 个月使用过性激素类药物的妇女。

4. 中止和退出标准

中途放弃者；问卷填写不配合者；抽血不配合者。

5. 研究方法

（1）根据《证候辨证素量表》中提示的证候计量值，将所属相同证素的证候进行计量评分，以确定证素的诊断是否成立及证素的轻重程度，本课题研究的是前证，积分大于等于 70，小于 100，该证素属 I（一级，较轻，前证）。

（2）激素测定：绝经前妇女于月经周期第 3 ～ 5 天，绝经后妇女任选 1 天，上午

8～10点空腹静脉真空管采血5mL分离血清，置于–80℃待测。用酶联免疫吸附分析方法（ELISA），检测外周血FSH、LH、E_2、T、PRL。性激素检测：使用福建省立医院核医学科的贝克曼库尔特公司Access免疫分析仪及其配套专用试剂，并严格按照说明书进行操作。

6. 统计学处理

采用SPSS17.0统计学软件对数据进行处理。计量资料采用均数加减标准差来表示，计数资料采用百分比表示。计数资料之间的比较采用卡方检验，两样本均数的比较及均数的两两比较采用t检验。

（二）结果

1. 两组一般资料比较

通过对阴虚质组和气郁质组年龄比较，经检验两组间年龄无明显差异（P＞0.05）（表5-68）。

表5-68　两组间年龄（岁）的比较（$\bar{x}\pm sd$）

组别	年龄
阴虚体质	46.8±4.1
气郁体质	45.8±3.0

注：经检验两组间年龄比较无差异，P＞0.05。

2. 阴虚体质组证素特点

（1）阴虚体质组病性证素比较

阴虚质组病性以阴虚所占比例最大，阴虚占36.8%，经检验差异显著（P＜0.05）（表5-69）。

表5-69　阴虚体质病性证素及比较

病性	频数	百分比（%）
阴虚	45	36.8[a]
血瘀	17	13.9
湿	14	11.4
气滞	11	9.0
热	9	7.3

病性	频数	百分比（%）
气虚	6	4.9
血虚	6	4.9
阳亢	5	4.0
痰	5	4.0
阳虚	4	3.2
合计	122	100

注a：经检验 P ＜ 0.05。

（2）阴虚体质组五脏证素及比较

阴虚质组的五脏证素中以肾出现的频数最多，经检验差异显著（P ＜ 0.05）（表 5-70）。

表 5-70　阴虚体质五脏证素及比较

五脏	频数	百分比（%）
肾	37	50[a]
肝	19	25.6
脾	9	12.1
心	6	8.1
肺	3	4.0
合计	74	100

注a：经检验 P ＜ 0.05。

（3）阴虚体质组证型及比较

阴虚质组75例，其前证中肾阴虚证占30例，肾阴虚证占阴虚质组中所有前证总数的40.0%，经检验差异显著（P ＜ 0.05）（表 5-71）。

表 5-71　阴虚质证型及比较

证型（前证）	例数	百分比（%）
肾阴虚证	30	40.0[a]

证型（前证）	例数	百分比（%）
血瘀证	8	10.6
肝阴虚证	5	6.6
湿热证	4	5.3
阴虚阳亢证	4	5.3
气滞血瘀证	3	4.0
肝郁气滞证	3	4.0
肺阴虚证	2	2.6
心血虚证	2	2.6
气滞湿阻证	2	2.6
脾气虚证	2	2.6
肝肾阴虚证	2	2.6
脾虚湿阻证	1	1.3
下焦湿热证	1	1.3
气虚血瘀证	1	1.3
脾阳虚证	1	1.3
心气虚证	1	1.3
肾阳虚证	1	1.3
痰浊证	1	1.3
阳亢证	1	1.3

注 a：经检验 $P < 0.05$。

3. 气郁体质组证素特点

（1）气郁体质组病性证素及比较

气郁质组病性以气滞和血瘀所占比例最大，经检验差异显著（$P < 0.05$）（表 5-72）。

表 5-72　气郁体质病性证素及比较

病性	频数	百分比
气滞	41	34.7[a]
血瘀	32	27.1[b]

病性	频数	百分比
阴虚	8	6.7
痰	7	5.9
湿	6	5.0
热	6	5.0
津亏	5	4.2
血虚	4	3.3
阳亢	3	2.5
气虚	3	2.5
阳虚	3	2.5
合计	118	100

注 a：经检验 $P < 0.05$。b：经检验 $P < 0.05$。

（2）气郁体质组五脏证素及比较

气郁质组五脏证素中以肝出现频数居多，经检验差异显著（$P < 0.05$）（表 5-73）。

表 5-73　气郁体质五脏证素及比较

五脏	频数	百分比
肝	18	54.5[a]
肾	9	27.2
脾	3	9.0
心	2	6.0
肺	1	3.0
合计	33	100

注 a：经检验 $P < 0.05$。

（3）气郁体质组证型及比较

气郁体质组 75 例，其前证中气滞血瘀型占 31 例，气滞血瘀证占气郁质组所有前证总数的 41.3%，经检验有统计学意义（表 5-74）。

表 5-74　气郁质证型及比较

证型（前证）	例数	百分比
气滞血瘀	31	41.3[a]
肝郁气滞	8	10.6
肾阴虚	4	5.3
津液亏虚	4	5.3
肝阳上亢	4	5.3
肝火炽盛	3	4.0
肝阴虚	3	4.0
痰浊	3	4.0
湿痰	2	2.6
脾肾阳虚	2	2.6
下焦湿热	2	2.6
气滞痰凝	2	1.3
胃肠气滞	1	1.3
气虚血瘀	1	1.3
血虚	1	1.3
气虚	1	1.3
脾虚湿阻	1	1.3
肺阴虚	1	1.3
肾阳不足	1	1.3

注 a：经检验 $P < 0.05$。

4. 肾阴虚证组和气滞血瘀证组性激素的比较

阴虚体质和气郁体质的妇女共计 150 例，150 例所有证型（前证）中最多的两个证型是肾阴虚证和气滞血瘀证，肾阴虚证有 34 例，气滞血瘀证有 34 例。肾阴虚证组和气滞血瘀证组性激素比较显示，E_2 水平在肾阴虚证组明显低于气滞血瘀证组，FSH 水平在肾阴虚证组明显高于气滞血瘀证组，经检验差异显著（$P < 0.05$），两组间年龄、LH、PRL、T 对比无明显差异（$P > 0.05$）（表 5-75）。

表 5–75　两组证型性激素（FSH、LH、E_2、PRL、T）比较（$\bar{x} \pm sd$）

组别	例数	年龄（岁）	FSH（IU/L）	LH（IU/L）	E_2（pg/mL）	PRL（ng/mL）	T（pg/mL）
肾阴虚	34	47.7±4.8	35.0±14.4[a]	8.1±4.7	26.3±10.0[b]	8.5±5.1	1.6±1.4
气滞血瘀	34	48.0±4.3	19.6±14.5	8.3±4.6	43.1±6.5	8.3±4.7	1.3±1.2

注 a：经检验，$P < 0.05$。b：经检验，$P < 0.05$。

（三）讨论

有关围绝经期生理变化的描述最早见于《素问·上古天真论》。李红通过对围绝经期妇女九种体质调查发现，阴虚体质和气郁体质较多，其中阴虚质占 56.2%，气郁质占 36.7%，提示这两种体质为围绝经期妇女常见体质。妇女在经历围绝经期时，一些妇女顺利通过此期，而一些妇女则会出现身体上某些不适，甚至会出现围绝经期综合征等疾病，这些疾病严重影响了妇女的身心健康，故对围绝经期妇女疾病的防治工作尤为重要。围绝经期妇女会出现腰膝酸软、潮热、盗汗、失眠、心悸等证候，当这些证候表现比较重时人们往往对其比较重视并主动要求诊治，但是当这些证候表现比较轻微时，人们往往对此比较淡漠，而一些医师也会感觉无证可辨或难以辨证施治，即使有证可辨，辨证结果也会有所不同。早在春秋战国时期古人就有了"治未病"的思想，因此对围绝经期妇女出现的一些轻微证候的早期辨证就显得很重要。在临床工作中遇到病人证候轻微时，可以在朱文锋教授提出的证素辨证理论的指导下，根据《证候辨证素量表》来判断病位和病性证素。这样所得出的结果相对比较客观，所以我们可以在辨证时参考证素辨证的结果。根据证素辨证理论可以对临床中一些轻微证候进行辨识，辨识后结果显示为前证，前证也可以认为是"前病证"或"前病未病态"，前证则说明机体存在轻度该证素病变，是将要发病，但还未发病时的状态，根据此报告结果提示我们可尽早对其进行干预。本课题研究得出：围绝经期阴虚质和气郁质的妇女在自身偏颇体质的影响下倾向发生的证型分别是肾阴虚证和气滞血瘀证。观察性激素水平在肾阴虚证组和气滞血瘀证组的差异，为临床早期干预提供帮助。

1. 围绝经期阴虚质组及其证素特点分析

（1）阴虚体质特点及发病倾向概括：阴虚体质的人多见体型瘦长，咽干口燥而喜饮，手脚心发热，身体或脸上发热，口唇或皮肤比一般人红，两颧潮红，眼睛干涩疼痛，容易便秘或大便干燥，性情容易急躁，失眠多梦，舌质红而少苔，脉细数。形成因素：阴虚体质的人多真阴不足。它的形成因素多与先天禀赋不足，后天久病、失血和积劳伤阴有很大关系。发病倾向：消渴、虚劳、咳嗽、内伤发热、闭经、围绝经期综合征等病证。正如王琦教授所说"体质类型决定对病邪的易感性和病变过程中的倾向性；体质因素参与并影响不同证候与病机的形成。"由此可知阴虚体质的人多真阴不足，所以在发病的过程中往往具有阴虚的一些证候。一部分妇女发病时病机以阴虚为本，一部分妇女发病时兼夹阴虚。

（2）阴虚质组证素特点分析：林雪娟研究发现围绝经期综合征患者虚证证素的频数分布差异非常显著，其中虚证证素积分以阴虚证最高。杨丽蓉临床研究部分选择300例非显病体检妇女，得出结论：①围绝经期妇女的病理变化各不相同，主要病位在肝和肾。②病性以阴虚居多，与其他证型相比有统计学意义。本课题研究结果（表5-69、5-70）显示：75例阴虚质组病性证素中以阴虚的频数最多，与其他病性证素相比有显著性差异，病位证素以肾的频数最多，与其他病位证素相比有显著性差异，此结果与林雪娟和杨丽蓉研究结果相似。本课题研究结果（表5-71）显示，阴虚质组有75例，前证中肾阴虚证占30例，肾阴虚证占阴虚质组中所有证型总数的40.0%，经检验差异显著。本结果说明：围绝经期妇女阴虚体质的形成多因真阴不足，其成因与先天禀赋不足、后天失养有关。阴虚体质的妇女由于本身多真阴不足，真阴不足病位在肾，处于围绝经期时会出现任脉和太冲脉虚损，天癸渐竭，真阴会更加虚损，故其发病时往往兼有真阴不足的证候；《医理辑药》中说："要知易风为病者，表气素虚，易寒为病者，阳气素弱。"提示体质因素对疾病有特定敏感性。

2. 围绝经期气郁质组及其证素特点分析

（1）气郁体质特点及发病倾向概括：气郁体质的人多体型偏瘦，亦可见其他体型，性格多内向，多容易精神紧张、焦虑不安，容易多愁善感、情感脆弱，对精神刺激应激性差，表现为抑郁寡欢，失眠多梦，善太息，或咽痒有异物感，或胁肋部或乳房胀痛，脉象多弦。形成因素：气郁体质者多气机郁滞。其成因多与先天禀赋和后天情志所伤有关。发病倾向：容易患郁证、百合病、脏躁、梅核气、癫狂、不寐、癌病、胁痛、乳癖证等。气郁体质的人多气机郁滞，所以在发病的过程中往往具有气机郁滞的一些证候。有的是以肝郁气滞为主发病，有的则兼夹气郁，因此研究气郁体质对证的影响也具有重要意义。

（2）气郁质组证素特点分析：杨丽蓉临床研究部分选择300例非显病体检妇女得出：五脏证素比较中以病位在肝的频数最多，实证病性证素中以气滞居多，且均有统计学意义。本课题研究结果（表5-72、表5-73）所示，气郁质组病性证素中气滞和血瘀的频数分别是41例和32例，故病性以气滞和血瘀所占比例最大，五脏证素中以肝所占比例最大，经检验均有统计学意义，与杨丽蓉研究结果有相似之处。本课题研究结果（表5-74）示：气郁体质组75例，其证素的前证中气滞血瘀证占31例，气滞血瘀证占气郁质组所有证型总数的41.3%，经检验有统计学意义。本结果说明：女性"以血为用"，在生理上需要经历经、孕、产、乳这四个阶段，数伤于血，而有余于气，气有余而气机疏泄失常则易形成肝郁气滞、气滞血瘀等证；气郁体质的妇女由于本身多气机郁滞，当妇女处于围绝经期时，特别是处于围绝经期女性长期受到社会压力、家庭压力、自身衰老等压力的影响而容易形成肝郁气滞证和气滞血瘀证。故围绝经期妇女气滞血瘀证的形成与气郁体质密切相关，围绝经期妇女气郁体质类型对气滞血瘀证的形成有一定影响。

由上述可知，围绝经期阴虚质组和气郁质组的妇女在发病时病位分别主要在肾和肝，病性分别主要以阴虚、气滞、血瘀为主。围绝经期妇女需要经历任脉和太冲脉虚损、天癸渐竭、真阴不足、脏腑功能虚衰的生理阶段，故此期与肾阴虚关系密切。肝具有疏泄、藏血的功能，肝为全身气血调节的枢纽，有谓妇人之疾，多起于郁，因此在病理上容易形成上肝郁气滞证和气滞血瘀证。本研究结果提示：围绝经期的阴虚体质和气郁体质组的证型分别以肾阴虚证和气滞血瘀证居多，表明肾阴虚证和气滞血瘀证分别为这两种体质妇女的好发证型，提示围绝经期妇女这两种偏颇体质类型对中医证的倾向性有一定影响。

3. 肾阴虚证组和气滞血瘀证组性激素比较分析

阴虚质和气郁质的妇女共计 150 例，150 例妇女所有证型（前证）中最多的两个证型是肾阴虚证和气滞血瘀证，肾阴虚证有 34 例，气滞血瘀证有 34 例，其他证型例数较少，故本课题只选取肾阴虚证组和气滞血瘀证组进行性激素水平的观察。

（1）肾阴虚证与性激素关系简述：肾主水，一身的体液皆归其所主。李念莪《内经知要》中论述："肾主水，五液五气化之液，重归于肾。"五液包括了脏腑的阴液、津液，含量微而效宏的内分泌系统也与五液关系密切。肾承五脏之精华而藏之，五脏之精亦包括生殖之精。罗元恺教授提出肾 – 天癸 – 冲任 – 子宫生殖轴理论，这说明肾与子宫生殖轴关系密切，子宫生殖轴包括子宫和卵巢。《难经》中说："命门者……女子以系胞。"中医学又有"肾为天癸之源，肾为冲任之本，肾为气血之根，肾与胞宫相系，肾为五脏阴阳之本"的理论，所以肾与子宫和卵巢的关系非常密切，E_2 由卵巢和胎盘产生，结合郭旭丽临床研究发现，用六味地黄汤可以提高围绝经期初期雌性大鼠 E_2 水平，降低 FSH、LH 水平，由此说明补肾阴可以提高 E_2 水平，降低 FSH 水平，故肾阴虚证可能与 FSH、E_2 有一定的关系。妇女进入围绝经期时肾气、肾精渐衰，冲任、天癸虚损，子宫生殖轴亦出现衰退，诸多研究资料表明，卵巢功能衰退是引起围绝经期临床症状和代谢变化的主要原因，围绝经期妇女许多临床症状的产生大多基于雌激素的降低。分析其原因：根据罗元恺教授提出的肾 – 天癸 – 冲任 – 子宫生殖轴理论，考虑围绝经期妇女出现肾阴虚证时可能会直接影响肾 – 天癸 – 冲任 – 子宫生殖轴的某个环节从而导致卵巢储备功能下降，卵巢功能下降后导致 E_2 水平下降和 FSH 水平上升。由此可知肾阴虚证可能与 E_2 水平下降和 FSH 水平上升有一定的关系。这为我们在围绝经期妇女出现肾阴虚证时适当地选择含有雌激素成分的中药治疗提供了一定的理论支持，为其早期进行药物干预提供了帮助。

（2）气滞血瘀证与性激素关系简述：郭旭丽研究发现：养血和肝可使大鼠 E_2 升高、FSH 降低，提示 E_2 和 FSH 亦可能和肝有关系。梁文娜通过对围绝经期妇女的研究发现：围绝经期综合征病人血中 FSH 和 LH 均升高，且与肝郁病理改变呈正相关，雌二醇下降，与肝郁病理改变呈负相关，由此提示肝郁病理改变与血液中雌激素变化密切相关。肝郁是引起围绝经期各种临床症状的重要病理环节，肝郁可引起阴阳失衡、气血不和及各脏腑功能紊乱，此后会出现围绝经期的很多病证。《灵枢·五音五味》说："妇人之生，有余于气，不足于血。"有余于气则容易导致气机阻滞，气机阻滞后容易形成气滞血瘀证。清代叶天士说："阴性凝结，易于拂郁，郁则气滞血亦滞。"由上述可知肝郁病理改变与 FSH 和 E_2 关系，肝郁日久容易形成气滞血瘀证，故考虑气滞血瘀证可能与 FSH 和 E_2 有一定的关系。分析其原因：根据罗元恺教授提出的肾－天癸－冲任－子宫生殖轴理论，考虑围绝经期妇女出现气滞血瘀证时肾－天癸－冲任－子宫生殖轴的某个环节可能会间接受到影响，从而导致下丘脑－垂体－卵巢轴的某个环节失调，引起内分泌失调，进而影响性激素水平变化，引起 FSH 水平升高和 E_2 水平的降低，故考虑气滞血瘀证可能与 FSH 和 E_2 水平的变化有一定的关系。这为围绝经期妇女在出现气滞血瘀证时采用疏肝理气、活血化瘀药物治疗会影响雌激素和 FSH 的变化提供了一定的理论依据。

（3）肾阴虚证组和气滞血瘀证组性激素比较分析：本研究结果（表 5-75）示，肾阴虚证组和气滞血瘀证组的年龄经检验无明显差异。

肾阴虚证组和气滞血瘀证组五种性激素经统计学处理后显示：LH、PRL、T 这三种性激素水平在这两组中无显著差异，而 E_2 和 FSH 这两种性激素水平在这两组中有明显差异，具体数值如下：肾阴虚证组 E_2 值（$\bar{x} \pm sd$）：26.3±10.0pg/mL，气滞血瘀证组 E_2 值（$\bar{x} \pm sd$）：43.1±6.5pg/mL，肾阴虚证组 FSH 值（$\bar{x} \pm sd$）：35.0±14.4IU/L，气滞血瘀证组 FSH 值（$\bar{x} \pm sd$）：19.6±14.5IU/L，结果显示肾阴虚证组 E_2 水平明显低于气滞血瘀证组，肾阴虚证组 FSH 水平明显高于气滞血瘀证组，且均有显著差异。由此提示阴虚质和气郁质妇女在围绝经期阶段出现肾阴虚证和气滞血瘀证时，肾阴虚证组妇女卵巢储备功能比气滞血瘀证组妇女的卵巢储备功能降低，这为其早期干预提供了帮助。原因分析：妇女在围绝经期阶段时有"任脉虚、太冲脉衰少、天癸竭"的生理变化，围绝经期妇女以肾虚为主，肾虚包括肾阴虚证、肾气虚证和肾阳虚证，结合临床发现肾阴虚证为围绝经期一个常见证型。围绝经期妇女随着卵巢功能逐渐衰退会出现 FSH 水平逐渐升高和 E_2 水平逐渐下降。由前述可知肾阴虚证与 E_2 下降关系密切，肾阴虚证可能会直接导致卵巢储备功能下降，进而形成 E_2 水平下降，FSH 水平上升。气滞血瘀证亦可引起阴阳失调、脏腑功能紊乱，可能会间接引起丘脑－垂体－卵巢轴的某个环节失调，进而引起 FSH 水平升高。围绝经期总体以脏腑功能衰退，真阴虚损为主，气滞血瘀证是围绝经期各种临床症状的重要病理环节。由于本课题只研究围绝经期妇女的两种体质类型且样本量较少尚不能充分解释 FSH 水平上升和 E_2 水平下降与中医证型之间的关系，故还有待进一步探究。

（四）结论

1. 围绝经期阴虚质组肾阴虚证所占比例较大，气郁质组气滞血瘀证所占比例较大，提示围绝经期这两种偏颇体质对中医证的倾向性有一定影响。

2. 肾阴虚证组 E_2 水平明显低于气滞血瘀证组，肾阴虚证组 FSH 水平明显高于气滞血瘀证组，提示阴虚质和气郁质妇女在围绝经期阶段出现肾阴虚证和气滞血瘀证时，肾阴虚证组妇女卵巢储备功能比气滞血瘀证组妇女的卵巢储备功能降低，这为其早期干预提供了帮助。

本课题研究的不足之处与展望：由于经费和时间的限制，本课题的研究尚存在一些不足之处，只选取了两种体质进行研究，其他体质尚未研究，选取的例数较少，可能会影响证素中前证的结果，由于研究例数较少，只是对存在例数较多的证型之间进行了性激素的两两对比，未对所有证型之间进行性激素的两两比较，因此所得出来的结果具有局限性，未能总结出肾阴虚证和气滞血瘀证二者 FSH 和 E_2 差异的具体数值，需要将来做进一步的研究。要通过扩大研究样本的数量来分析数据，使数据更加准确。还要研究大样本的九种体质，分析其前证和显证的特点，观察体质对证的影响。并观察不同证型间性激素水平，试图发现中医证和性激素关系，总结出中医证型间性激素水平差异的具体数值，为中医证型的分型提供客观依据，为临床早期干预提供帮助。

十、肾阴虚型绝经前后诸证之睡眠障碍的中医治疗进展

围绝经期是每个妇女生命过程中必然的生理过程。中医称"绝经前后诸证"，亦称"经断前后诸证"。但古代医籍对本病并无专篇记载，多散见于脏躁、百合病等病证中。武秋林等使用改良的 Kupperman 评分表调查了广州市 1000 例 40 ～ 60 岁的妇女，发现睡眠障碍率高达 61.5%。中医认为妇女在经历了妊娠、生育和几十年的月经阴血损耗，进入绝经前后诸证阶段，普遍存在阴血亏虚，肾之精血日渐亏虚，致髓海不充，脑神失养；精血不足，血不养肝，致肝不藏魂；肾阴亏虚，水不济心，致心神失养。肾为阴阳之根本，肾阴亏虚为绝经前后诸证之睡眠障碍的主要病机，下面从它的病因病机及治疗方面加以论述，归纳总结其治疗方法。

1. 中医病因

中医学认为，人的正常睡眠由心神所主，《景岳全书·不寐》曰："神安则寐，神不安则不寐；其所以不安者，一由邪气之扰，一由营气之不足耳。"造成失眠的因素较为复杂，或由心理因素诱发，或由躯体疾病引起，而年龄、生活习惯、环境等因素也与失眠有着密切的关系。《类证治裁·不寐论治》中说："阳气自动而之静，则寐；阴气自静而之动，则寤；不寐者，病在阳不交阴也。"《景岳全书·不寐》说："真阴精血不足，阴阳不交，而神有不安其室耳。"指出人的正常睡眠机理是阴阳之气自然而有规律地转

化的结果，这种规律一旦被破坏，就可导致失眠的发生。

2. 中医病机

心肾功能对女性的生殖生理功能活动具有总体调控的作用。肾衰心肾失济是绝经前后诸证发病之基础，肾阴虚衰、心神失主是绝经前后诸证发病之关键。本病病位在心，其病变涉及五脏，尤以肾肝脾三脏关系密切。究其基本病机是阴衰阳盛，阴阳失交，阳不能入于阴，而致不寐的发生。

（1）肾阴亏虚为绝经前后诸证之睡眠障碍之本。《医效秘传·不得眠》将失眠病机分析为："夜以阴为主，阴气盛则目闭而安卧，若阴虚为阳所胜，则终夜烦扰而不得眠也。"即阴虚不足以制阳，阳扰心神而致失眠。女性一般在 40～60 岁处于围绝经期，正好处于"年四十而阴气自半"的阶段，正如《灵枢·五音五味》所言："今妇人之生，有余于气，不足于血，以其数脱血也。"阴血亏虚所在之脏，主要在肾。《素问·上古天真论》曰："七七，任脉虚，太冲脉衰少，天癸竭，地道不通，故形坏而无子也。"这是将绝经前后诸证相关疾病病位定在肾的主要文献依据，已经得到学术界的普遍认可。肾阴亏虚，为心肝之阳所胜，则终夜烦扰而不得眠，临床出现心肾失济、水不涵木的症状，如失眠、情绪改变等。因此，肾阴亏虚是围绝经期失眠的根本。

（2）心肝火旺为绝经前后诸证之睡眠障碍的主要病机。中医学认为心藏神，主宰人体心理活动；肝藏血，主疏泄，可以调畅人体的气机和情志，心肝两脏在调节人体精神情志方面起着重要作用。心主血，肝藏血，血为水谷精微所化生。上奉于心，则心得所养；受藏于肝，则肝体柔和。绝经前后诸证妇女由于脏腑机能减退，水谷精微生成不足，致血液化生不足，心肝血虚。阴血亏虚，阴不制阳，心火偏亢，热扰神明而致失眠。同时，肝藏血，肝血不足则肝失濡养。肝体阴而用阳，阴虚而阳无所藏，则阳气浮越。木火偏旺，扰乱神明而致不寐。王平等报道从肝论治，认为肝的阴阳失衡、气血失和是失眠的基本病理特征，情志因素是引发失眠症的主要原因。故绝经前后诸证之睡眠障碍的主要病机为心肝血虚，阴虚火旺。

3. 中医药治疗

（1）中药治疗。张颖慧等采用参松养心胶囊（人参、麦冬、五味子、桑寄生、山茱萸、酸枣仁、丹参、赤芍、土鳖虫、黄连、龙骨、甘松）以滋肾养阴，清心安神，清肝定魂，从而有效缓解了围绝经期妇女的失眠症状，总有效率为 93.93%；毛晓红等运用栀子豉汤合甘麦大枣汤加减（栀子、淡豆豉、浮小麦、炙甘草、大枣）以养心安神，和中缓急，补气健脾，使气血调和，阴阳平衡，心神得宁，夜寐得安，总有效率为 73.30%；宋艳杰等采用桂枝加龙骨牡蛎汤合黄连阿胶汤加味（桂枝、白芍、甘草、龙骨、牡蛎、黄连、黄芩、阿胶、鸡子黄 2 枚）以交通心肾，使阴复火降，水火既济，心肾交泰。阴阳平衡而卧安，故治疗围绝经期失眠疗效确切，总有效率为 91.7%。黄宁采用归芍天地煎加减（当归、白芍、熟地黄、黄柏、天冬、知母、陈皮、黄连、珍珠母、煅龙骨、煅牡蛎）以滋补肾阴，养血泻火，宁心安神，对绝经前后诸证之睡眠障碍有良好的治疗作用，总有效率为 91.7%；傅酷暾等采用明代薛铠的抑肝散加味（柴胡、白术、当归、川芎、钩藤、茯苓、炙甘草、合欢皮、夜交藤加减），由肝论治绝经前后诸证之睡眠障碍以求疏肝解郁，养血柔肝，泻热安神，经临床观察，内服此方结合心理疗法治疗绝经前后诸证之睡眠障碍，能促进入睡，改善睡眠质量，使患者精神及体质恢复正常，总有效率为 96.67%。

（2）针灸治疗。纪峰用交通心肾针刺法，治疗绝经前后诸证之睡眠障碍，针刺以双侧肾俞、神门、三阴交、睡眠点（第 2 掌骨骨面压痛点）为主穴，取其相济心肾水火之用，可上下相济、心肾同治。此外针刺安眠点是吴炳煌教授的临床经验穴，相当于第 2 掌骨桡侧全息穴——头穴。全息穴与经穴和奇穴一起作为"调试信号输入元"，可调节自主神经系统功能，达到治本的作用，效果明显。

（3）耳穴贴压法。选取耳穴心、肝、肾、内分泌、皮质下、神门、交感、下丘脑。取单侧耳郭，用常规消毒局部皮肤后，用王不留行籽置于约 0.6cm×0.6cm 医用胶布中心，贴于穴位上，嘱患者每日晨起、夜晚临睡前逐穴各按压 1 次，每点持续 1 分钟，如上床后超过 1 小时未入睡，或醒后再入睡困难者，增加按压 1 次，局部按压以有轻微热胀痛感为著。

（4）中药足部熏洗。清·徐灵胎云："外治可补内服汤药之不足。"足部为三阳经的起点和终点。分布着 300 多个腧穴，洗浴足部使药物通过皮肤腧穴吸收，发挥其功效，达到内病外治的目的。现代药理学研究表明，浸洗皮肤的药液中某些成分可经皮肤、汗腺、毛囊吸收，渗透进入体内，而产生药效。其过程有二：第一，药物经皮肤表面结构角质层进入组织外间质。第二，药物分子透过皮肤微循环从细胞外液迅速弥散进入血液循环。

（5）食疗。有睡眠障碍的绝经前后诸证妇女应控制饮食的总热量，减少动物脂肪和甜食的摄入，多食有助于睡眠的食物，如鱼虾、奶制品、豆制品、瘦肉、玉米、蘑菇等。入睡前 4～6 小时不服用含咖啡因或尼古丁类的食物或药物，晚餐不宜过饱、过晚。适当实施睡眠限制，如午睡控制在 0.5～1 小时内，并尽可能减少白天在床上的时间。睡前要避免剧烈运动和过于兴奋。绝经前后诸证睡眠障碍盗汗食疗法：酸枣仁 30g，粳米 60g，适用于绝经前后诸证以失眠盗汗、心神不宁为主的患者。绝经前后诸证睡眠障碍低热食疗法：银耳 20g，大枣 100g，白糖适量，长期服用可滋阴生津，益气壮神。

（6）心理疗法。目前国际上通用的治疗睡眠障碍的心理行为疗法具体分为 6 个阶段：①睡眠卫生指导；②睡眠限制疗法；③刺激限制治疗法；④认知治疗；⑤逆向意志；⑥放松训练。失眠即不寐，属心神病变，日常尤应注意精神调摄，因此，采取循序渐进的心理行为疗法颇有治疗意义。

绝经前后诸证之睡眠障碍不能单治失眠，须结合女性绝经前后诸证特有的生理病理，从整体出发，标本兼顾，解除诸症则睡眠可安。在治疗中应辅以心理疏导，配合精神疗法，并且可以调整饮食，并适当参加体育锻炼，如散步、打太极拳、体操、游泳等，并可参与娱乐活动以减轻心理压力，促进身心健康。生活规律，禁烟、禁酒、禁浓茶，这些都是平稳度过绝经前后诸证的有效方法。单纯依靠药物而不注意精神及生活的调摄会影响治疗效果。

4. 小结

睡眠质量是绝经前后诸证妇女健康状况及生活质量的重要决定因素，睡眠障碍可能暗示身体健康状况恶化或是生理功能不足，目前我国睡眠医学在发展规模及研究水平方面与发达国家相比有一定差距，中医药治疗疗效较好，方法多，能延长睡眠时间，增加睡眠质量，不良反应小，中医学能切实维护围绝经期妇女的身心健康、帮助其顺利度过绝经前后诸证期。

十一、养阴安神汤对肾阴虚型绝经前后诸证睡眠障碍患者血清性激素与 5-HT 影响的临床研究

围绝经期综合征是临床常见病，伴随体内雌激素水平下降，产生以自主神经系统功能紊乱为主伴有一系列神经心理症状的综合征。临床上主要表现为潮热汗出、烦躁易怒、心悸失眠、情志不宁、眩晕耳鸣、皮肤蚁走样感等。其发病率高，据调查 90% 的中年妇女可出现上述不同程度的症状。中医学称之为"绝经前后诸证"。

绝经前后诸证睡眠障碍是一种由生物、心理、社会等多种因素作用而致的疾病，可引起人体多系统、多层次的病理反应。西医学理论仍无法为失眠症的治疗提供足够的定位、定性依据，导致失眠的治疗无针对性。对本病的治疗多采用激素补充疗法（HRT）或应用镇静催眠药等，虽有一定效果，但长期疗效却不理想，尤其是其毒副作用越来越不容忽视。中医药研究方面，对单纯绝经前后诸证相关的失眠症进行研究者不多，大多数对绝经前后诸证研究的文章中，多数认为药物对血管舒缩症状和精神神经系统症状中烦躁易怒和抑郁等疗效显著，对失眠症的疗效欠佳。然而中医药在治疗方面有很多的优势，中药治疗绝经前后诸证之睡眠障碍无成瘾性，无毒副反应，而且疗效可靠。养阴安神汤来源于吕绍光主任临床经验方，主要滋肾养阴，兼顾清心安神、清肝定魂，临床疗效可靠。绝经前后诸证睡眠障碍严重影响了妇女的生活及身心健康，因此，研究和防治该病，具有重要的医学和社会意义，不仅保障了妇女身心健康，也提高了妇女生活质量。故开展此研究，为临床治疗本病提供了一种有效的中医药治疗方法。

有许多报道证实，绝经前后诸证的发生与体内神经递质的变化有着密切的联系。尤其是 5-HT，在脑内可参与多种生理功能及病理状态的调节。有研究发现，自然绝经和人为绝经妇女血 5-HT 水平明显低于正常育龄期妇女，而行 HRT 治疗后可恢复至正常值。ArPa 等研究表明破坏脑中缝核的 5-HT 能神经元、Borbely 等使用对氯苯丙氨酸

（PCPA）抑制 5–HT 的生物合成均会引起严重的失眠。腹腔注射 5–HT 前体 5– 羟色氨酸（5–HTP）可改善睡眠。表明 5–HT 是一种促进睡眠的神经递质。然而有学者对此有不同的看法，有学者认为 5–HT 抑制睡眠，有学者认为 5–HT 与睡眠障碍无关，究竟 5–HT 是促进睡眠还是抑制睡眠？通过本课题研究，可观察 5–HT 与绝经前后诸证睡眠障碍的相关性。

（一）围绝经期西医研究概况

1. 西医病因

（1）（雌）激素水平降低。吴飞等的研究发现女性进入围绝经期后，雌激素水平表现为波动式的下降，直至绝经后处于低水平状态。Mille 认为，雌激素有缩短睡眠潜伏期、增加总睡眠时间的作用，同时，体温调节也影响着睡眠的质量和时间，围绝经期妇女低雌激素水平可能影响了体温调节过程（如激活散热机制），导致睡眠障碍的发病率增加。ErlikY 等研究发现雌激素可以影响人体的体温调节，低雌激素水平可以使外周体温和中心体温增加，引起绝经时潮热，中断睡眠，早期的多导睡眠图研究显示：围绝经期妇女睡眠质量低下与潮热现象有关。国内外大量临床调查和实验室研究发现，血管舒缩变化与睡眠障碍有密切的联系，而且是中年妇女失眠的主要因素。黄惠英调查表明，36.11％的睡眠障碍因潮热、盗汗引起。Ohayon 对一个大型社区进行研究，发现 81.3％慢性失眠的女性伴有严重潮热。

（2）情绪障碍。围绝经期妇女主要的情绪障碍表现为抑郁、焦虑，也是睡眠障碍患者的典型症状。黄惠英调查表明，睡眠障碍患者中有 73.15％是因抑郁、焦虑引起的，而且睡眠障碍患者的心理障碍评分明显高于睡眠好的人。赵更力等的研究发现，外向型性格者睡眠障碍发生率明显低于内向型性格者。

（3）骨质疏松症状。围绝经期妇女由于骨量大量丢失，合成减少，导致骨质疏松，夜间出现腰颈椎、四肢骨关节疼痛等而影响睡眠质量。黄惠英调查证实，25％的睡眠障碍者可由夜间骨关节疼痛引起。

（4）社会心理因素。睡眠质量与人对社会的应激反应密切相关。黄惠英的研究结果发现，有 21.30％的睡眠障碍患者是因应激性事件引起。围绝经期妇女面临的不良生活事件增多，如父母亲高龄体弱、患病、子女就业、婚姻等。这些不良因素给围绝经期妇女带来巨大的精神负担，严重影响了其睡眠质量。

（5）遗传、年龄。有研究表明，围绝经期妇女睡眠质量与年龄呈负相关，随着年龄的增高有降低的趋势。同时，该病具有家族遗传趋势，发现有严重睡眠障碍的家庭，其子女的发病率较高。Asplund 等对 3669 名 40～64 岁的女性进行了调查，揭示有睡眠障碍的父母亲其子女睡眠质量较差，而无睡眠障碍患者父母亲的睡眠质量较好。

2. 西医病机

目前，国内外学者认为围绝经期睡眠障碍的主要病因是卵巢功能减退。研究发现，雌激素不仅有调节生殖功能的作用，还有调节中枢神经功能的作用。雌激素影响睡眠：一方面是通过影响松果体产生褪黑素来调整昼夜节律，一旦其水平下降，患者的昼夜节律紊乱，其睡眠质量也大受影响。另一方面是调节体温中枢，研究发现患者睡眠时间的长短与其体温昼夜节律最小值关系密切，即体温下降速率越靠近入睡时间，其在最初1小时的睡眠里觉醒次数就越少，而且更容易入睡，因此通过影响体温调节中枢，可以影响患者的睡眠，使围绝经期妇女发生睡眠障碍发生变化。此外雌激素能抑制大脑皮层，当其水平降低时，抑制作用减弱，兴奋性增高，打破两者的平衡，即出现失眠。但也有学者对此提出了不一致的看法：Polo-Kan、Er-kol 等发现，围绝经期睡眠障碍不能完全归因于卵巢功能衰退，压力、抑郁、周期性肢体运动及不安综合征都能引起睡眠障碍。Asplund 等调查了 394 名围绝经期睡眠障碍患者，发现高达 83% 的患者伴有睡眠呼吸障碍（SDB），得出上气道阻力综合征（UARS）和阻塞性睡眠呼吸暂停综合征（OSAS）是引起睡眠障碍的原因之一。因此，引起绝经前后诸证睡眠障碍发生的机制各异，有待于更深入的研究。

3. 西医学治疗围绝经期睡眠障碍的现状

目前，西医学治疗失眠的常用药物有镇静催眠药、褪黑素、抗组胺药及其他抗精神病药物等。第二代苯二氮䓬类药物目前临床使用最广泛，已在临床上应用80多年，但因其具有成瘾性、撤药反应、耐受性及"宿醉"等副作用，使得近年来其临床使用量减少了30%。唑吡坦、佐匹克隆作为第三代非苯二氮䓬类主要代表，具有明显的优势，如药物起效快、清晨产生"宿醉"现象少、撤药反应不明显等优点，故其已成为治疗失眠的主要药物，临床上由于相对较高的价格，限制了其应用。

HRT 是目前治疗围绝经期相关症状的最常用疗法，最近10年，在临床上进行了一些大样本的随机对照实验，发现对于连续应用 HRT 的患者，其中风、乳腺癌、子宫内膜癌等患病风险增加，还有潜在的未知风险也增加了患者对 HRT 治疗的恐惧，使得全球对其使用的利弊争议颇大。对此，一些学者把研究目光转向植物雌激素，如黄豆、亚麻子、三叶草等植物经过加工后提取出来的激素，显示其不仅有弱雌激素作用，而且还有抗雌激素的双重活性。虽然其没有明显的副作用，但植物雌激素对围绝经期症状改善不明显，故目前理想植物雌激素的研发是临床的研究重点。

（二）5-HT 与睡眠的关系

1. 关于 5-HT 的认识

5-HT 又名血清素，是最早从血清中发现的神经递质。它是一种广泛分布于哺乳动物组织中的吲哚衍生物，分子式为 $C_{10}H_{12}N_2O$，分子量是176.2。其在体内的代谢过程为 TRP 经 TRP 羟化酶催化生成 5-HTP，5-HTP 再经脱羧酶催化生成 5-HT，5-HT 经过单胺氧化酶的催化生成 5-羟色醛和 5-羟吲哚乙酸，两者随尿液排出体外。

5-HT 在神经突触及大脑皮质内含量很高，是属于抑制性类神经递质。在外周组织中，5-HT 须经过相对应的受体介导，才能发挥强收缩血管及平滑肌作用。其受体分型复杂多样，目前最新的分子生物学研究发现，其受体至少有 7 种类型，对于这 7 种类型又可分为若干亚型，故通过激活不同的受体类型，可发挥不一样的药理作用。临床研究表明，5-HT 与强迫症、焦虑症、抑郁症的治疗密切相关。

2. 5-HT 与睡眠

有许多报道证实，神经递质的变化与绝经前后诸证之睡眠障碍的发生有内在联系。绝经前后诸证之睡眠障碍患者可出现不同程度的神经内分泌功能紊乱，其主要表现为自主神经功能紊乱，故测定自主神经递质的含量变化是研究绝经前后诸证睡眠障碍机理的热点之一。但是目前主要存在着以下两种观点：

人为绝经和自然绝经的妇女其血清 5-HT 的水平明显低于正常的育龄期妇女，而行 HRT 治疗后其水平可明显上升接近正常值，Vincent A 等发现 5-HT 通过改变下丘脑内 p- 内啡肽的含量，影响下丘脑 – 垂体 – 卵巢轴系统的功能，从而降低促性腺激素的分泌。ArPa 等发现破坏脑中缝核的 5-HT 神经元、Borbely 等使用 PCPA，减少 5-HT 的含量可出现严重的睡眠障碍。在失眠的动物脑室内或静脉内注射 5-HTP，动物的睡眠在一定潜伏期内可恢复正常。Fischer 等发现，使用 5-HTP 治疗，可使 1 例严重睡眠障碍患者的睡眠得到一定的改善，提示 5-HT 能够促进睡眠的发生，是一个促进睡眠的神经递质。

陈亚琼等用高效液相色谱仪检测发现，绝经过渡早期、过渡后期和绝经 1 ～ 3 年妇女的血清 5-HT 及 5-HIAA 水平，明显高于育龄妇女，绝经 3 ～ 6 年妇女的血清 5-HTP 和 5-HT 水平高于育龄妇女，绝经 1 年的妇女色氨酸水平显著低于育龄组。McCarley 等研究结果表明，猫的脑中缝背核区域的神经元细胞外 5-HT 的含量在快速眼动（REM）时期降到最低，在非快速眼动（NREM）时期略有上升，而在觉醒时期处在较高的水平。

根据以上研究结果，与初始提出的 5-HT 促进睡眠的说法不一致。5-HT 不能透过血脑屏障，且 5-HT 的合成必须在神经元内进行，由于目前检测方法的限制，不能直接对患者中枢神经系统 5-HT 水平进行检测，故目前检测均为外周血中 5-HT 的含量。但 5-HTP 却能顺利透过血脑屏障，在神经元内脱羧生成 5-HT，从而改变了中枢 5-HT 水平。同时外周血中的 5-HT 可以利用脑的室周器官进入中枢，影响 5-HT 水平及合成代谢。并且由于 5-HT 受体的复杂性和多样性，其作用机理和途径还有待于进一步深入研究。

（三）临床研究

1. 病例选择

（1）病例来源：本研究所收集肾阴虚型绝经前后诸证之睡眠障碍患者均为 2011 年 12 月～ 2012 年 11 月期间在福建省立医院中医科门诊就诊的患者。

（2）病例纳入标准

①年龄在 41 ～ 56 周岁的绝经前后诸证女性。

②进行匹兹堡睡眠质量指数评分属于睡眠障碍患者。

③肾阴虚证辨证标准。参照 2002 年版《中药新药临床研究指导原则》及《中医妇科学》（罗元恺主编）的有关内容拟定。

主症：月经紊乱或绝经，烘热汗出。

次症：头晕耳鸣，腰膝酸软，心悸，心烦不宁，或口干咽燥，大便干结。

舌脉：舌红少苔，或舌尖红，苔薄或薄黄；脉细或细数或弦细数或沉细。

主症、舌脉为必备，且具备 2 项次症方可诊断。

④西医诊断标准。参照 2007 年版《妇产科学》（乐杰主编）的有关内容规定。

年龄在 41 ～ 56 岁的妇女，月经失调或闭经、潮热或伴汗出是不可缺少的症状，可伴有烦躁易怒、心悸、情志异常、记忆力减退、血压波动、腰腿酸痛等。

内分泌测定：E_2 降低，FSH 增高。

月经失调或闭经、潮热汗出、睡眠障碍为必备症状，根据年龄、症状及辅助检查，并排除内、外科及妇科器质性疾病即可诊断。

评分标准：匹兹堡睡眠质量指数是评估被试者近一个月的睡眠质量，由 19 个自评及 5 个他评项目组成，第 19 个自评及 5 个他评项目不参与记分，故其参与记分的是 18 个自评项目，可分为 7 个组成部分，每部分按程度分为 0 ～ 3 级，累积相加各部分得分为睡眠治疗指数，其总分范围为 0 ～ 21 分，得分越高，睡眠质量越差。

绝经前后诸证评分标准是根据国内改良的 Kupperman 评分法，其得分是通过症状指数乘以程度，累积相加即得其总分，总分最高值为 63 分，根据总得分判断其病情轻重：15 ～ 20 分为轻度，21 ～ 35 分为中度，大于 35 分为重度。

排除标准：年龄在 41 岁以下或 56 岁以上；卵巢肿瘤、双侧卵巢切除、子宫切除者；近 3 个月内使用过性激素类药物的患者；合并有严重心、肝、肾功能障碍；肿瘤、免疫系统、造血系统疾病；感染、活动性炎症；神志不清、精神病、痴呆患者；对所用药物不能耐受或过敏者；不愿意参加此研究者；不符合上述纳入标准者。

病例剔除标准：未按规定用药，或资料不全等影响疗效或安全性判断者；自动退出研究者。

2. 研究方法

（1）问卷调查：本研究采用回顾性问卷调查法，属于肾阴虚证及睡眠障碍患者，首先进行匹兹堡睡眠质量指数评分，再行国内改良的 Kupperman 评分及肾阴虚证候学评分，并为每一例观察对象建立档案。

（2）药物组成与服用方法

药物来源：第三批全国老中医药专家吕绍光主任临床经验方。

药物功效：滋阴补肾，清心安神，清肝定魂。

药物组成：生地黄15g，百合10g，五味子10g，山茱萸10g，龙骨30g（先煎），牡蛎30g（先煎），茯神15g，珍珠母30g（先煎），合欢皮10g，夜交藤15g，酸枣仁15g，李根皮10g。兼肝郁气滞者，加郁金10g，柴胡5g；大便秘结者加柏子仁10g；血虚者加当归10g。

服药方法：早、晚9：00～10：00，量约200mL，各服1次。

服药疗程：4周为1个疗程，连续服药3个疗程，治疗期间未服用其他药物，观察12周。

（3）观察指标：①匹兹堡睡眠质量指数积分；②国内改良的Kupperman评分；③肾阴虚证候学评分；④FSH、LH、E_2、5-HT；⑤可能出现的不良反应及其相关检测指标。

（4）观察和检测时点：①匹兹堡睡眠质量指数、Kupperman评分、肾阴虚证候学评分：治疗前、治疗后第3个月各做一次。②FSH、LH、E_2、5-HT测定：未绝经者在服药前月经第3天上午8～10时空腹抽取前臂静脉血5mL；绝经者在服药前空腹抽取前臂静脉血5mL。治疗前、治疗后第3个月各做一次。

（5）主要仪器及试剂：①性激素检测：性激素检测采用电化学发光全自动免疫分析，均严格按照说明书程序进行操作，由福建省立医院核医学科测定。②5-HT检测：采用酶联免疫吸附分析方法（ELISA）。留取标本分离血清，放入-30℃冰箱储存，批量测定。试剂盒由上海瑞齐生物科技有限公司生产。由福建省立医院儿研室测定。

（6）疗效评定标准：参考2002年《中药新药临床研究指导原则》制定。计算公式：n=［（治疗前积分-治疗后积分）÷治疗前积分］×100%。

临床疗效判定标准：痊愈：临床症状消失，疗效指数n≥95%；显效：症状明显好转，疗效指数70%≤n＜95%；有效：症状有所好转，疗效指数30%≤n＜70%；无效：症状无好转或恶化，疗效指数n＜30%。

（7）统计方法：本课题全部数据均采用SPSS11.5统计软件包进行处理。计量资料采用均数加减标准差（$\bar{x}\pm sd$）进行统计描述。两组计量资料比较，若方差齐，采用t检验；若方差不齐，采用校正检验。计数资料组间比较采用卡方检验，等级资料采用秩和检验。两个变量是计量资料且服从正态分布，两者之间的关系采用Pearson描述；而等级资料或不满足正态性的计量资料采用Spean描述。P＜0.05将被认为差异有统计学意义。

3. 结果

（1）一般资料：根据病例纳入及排除标准，共收集58例患者作为观察病例，有3例患者改用HRT治疗，4例患者服药不规则，1例患者失去联系，共8例退出研究。最终有50例进入统计学分析，其中未绝经者30例，年龄最大为54岁，最小为43岁，平均年龄为47.82±3.43岁，病程最长为28个月，最短为2个月，平均病程为8.28±5.64个月；而绝经者有20例，年龄最大为54岁，最小为43岁，平均年龄为49.55±3.33岁，病程最长为24个月，最短为2个月，平均病程为11.70±6.92个月。

（2）临床症状改善情况

①绝经前后诸证睡眠障碍治疗效果

表 5-76　绝经前后诸证睡眠障碍治疗效果

	例数	痊愈	显效	有效	无效	总有效率
总数	50	0	7	36	7	86.00%
未绝经组	30	0	6	22	2	93.33%
绝经组	20	0	1	14	5	75.00%

结果：治疗总有效率为 86.00%，未绝经组为 93.33%，绝经组为 75.00%。未绝经组疗效优于绝经组（$\chi^2=4.591$，$P < 0.05$）。

②治疗前后患者匹兹堡睡眠质量指数积分改变情况

表 5-77　治疗前后患者匹兹堡睡眠质量指数积分改变情况（$\bar{x} \pm sd$）

	例数	治疗前	治疗后	差值
总数	50	15.50±1.61	8.62±3.20	6.87±3.20
未绝经组	30	15.29±1.48	7.14±2.91	8.14±2.52
绝经组	20	15.80±1.76	9.70±3.35	6.10±2.91

注：差值 = 治疗前 − 治疗后，与治疗前比较（$P < 0.05$）。

结果：治疗后积分均有显著改善，差异有统计学意义（$P < 0.05$）；未绝经组临床症状改善优于绝经组，有明显差异。

③治疗前后国内改良的 Kupperman 评分改变情况

表 5-78　治疗前后国内改良的 Kupperman 评分改变情况（$\bar{x} \pm sd$）

	例数	治疗前	治疗后	差值
总数	50	21.02±5.77	13.96±5.17	7.06±3.92
未绝经组	30	20.46±4.66	12.29±4.92	8.18±3.61
绝经组	20	21.80±7.10	13.45±5.29	6.35±4.62

注：差值 = 治疗前 − 治疗后，与治疗前比较（$P < 0.05$）。

结果：治疗后国内改良的 Kupperman 评分均显著改善，差异有统计学意义（$P < 0.05$）；未绝经组临床症状改善优于绝经组，有较显著性差异（$P < 0.05$）。

④治疗前后肾阴虚证候学积分改变情况

表 5-79 治疗前后肾阴虚证候学积分改变情况（$\bar{x} \pm sd$）

	例数	治疗前	治疗后	差值
总数	50	13.87±2.44	7.87±1.97	6.00±2.22
未绝经组	30	13.82±2.07	6.89±1.81	6.93±1.92
绝经组	20	13.95±2.94	8.00±2.57	5.95±4.01

注：差值 = 治疗前 – 治疗后，与治疗前比较（$P < 0.05$）。

结果：治疗后肾阴虚证候学积分均有显著改善，差异有统计学意义（$P < 0.05$）；未绝经组临床症状改善优于绝经组，有显著性差异。

（3）实验室指标变化情况

①治疗前后 FSH 水平变化情况

表 5-80 治疗前后 FSH 水平变化情况（$\bar{x} \pm sd$）（mIU/mL）

	例数	治疗前	治疗后	差值
总例数	50	36.60±34.76	29.81±29.90	6.78±7.43
未绝经组	30	11.84±8.34	8.46±5.37	3.37±3.89
绝经组	20	71.27±26.86	58.70±23.65	10.56±8.60

注：差值 = 治疗前 – 治疗后，与治疗前比较（$P < 0.05$）。

结果：治疗后，FSH 水平下降明显，有显著性差异（$P < 0.05$）。

②治疗前后 LH 水平变化情况

表 5-81 治疗前后 LH 水平变化情况（$\bar{x} \pm sd$）（mIU/mL）

	例数	治疗前	治疗后	差值
总数	50	14.79±11.89	12.73±10.11	2.06±4.16
未绝经组	30	7.34±5.36	6.97±4.24	0.36±2.49
绝经组	20	25.22±10.63	20.79±10.49	4.43±4.88

注：差值 = 治疗前 – 治疗后，与治疗前比较（$P > 0.05$）。

结果：治疗后，未绝经组与绝经组 LH 水平均降低，治疗前后差异无统计学意义（$P > 0.05$）。

③治疗前后 E_2 水平变化情况

表 5-82　治疗前后 E_2 水平变化情况（pg/mL）

	例数	治疗前	治疗后	差值
总数	50	64.28±52.82	82.06±67.79	−18.10±45.70
未绝经组	30	73.46±48.58	89.89±64.88	−16.05±58.08
绝经组	20	23.42±23.15	30.40±23.90	−6.98±12.20

注：差值 = 治疗前 – 治疗后，与治疗前比较（P > 0.05）。

结果：治疗后，E_2 总体水平升高，其中未绝经组 E_2 总体水平较绝经组 E_2 总体水平明显升高，差异无统计学意义（P > 0.05）。

④治疗前后血清 5-HT 水平变化情况

表 5-83　治疗前后血清 5-HT 水平变化情况（$\bar{x}\pm sd$）（ng/mL）

	例数	治疗前	治疗后	差值
总数	50	197.38±271.26	244.98±310.43	−37.60±108.99
未绝经组	30	227.77±321.46	283.63±374.39	−45.86±92.83
绝经组	20	151.80±168.51	187.00＋169.35	−25.20±131.20

注：差值 = 治疗前 – 治疗后，与治疗前比较（P > 0.05）。

结果：治疗后，血清 5-HT 总体水平有所升高，但无显著差异（P > 0.05）。

（4）临床资料的相关性

①血清 5-HT 与 FSH、LH、E_2、匹兹堡睡眠质量指数相关性分析

表 5-84　血清 5-HT 与 FSH、LH、E_2、匹兹堡睡眠质量指数相关性分析

因变量	自变量	相关系数	P 值
5-HT（ng/mL）	FSH（mIU/ml）	−0.075	0.715
LH（pg/mL）	−0.080	0.547	−
E_2（pg/mL）	−1.273	0.203	−
匹兹堡睡眠质量指数	−4.710	< 0.005	−

结果：经 Spearman 相关分析，血清 5-HT 与匹兹堡睡眠质量指数呈负相关关系；与 FSH、LH、E_2 水平相关关系不密切（P > 0.05）。

②50 例肾阴虚型绝经前后诸证之睡眠障碍患者血清 5-HT 与 FSH 的相关性

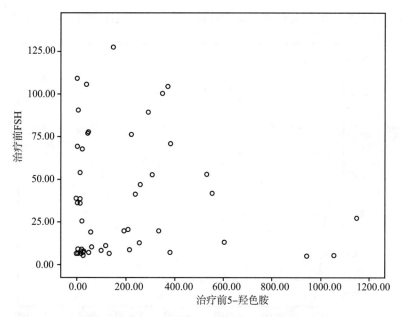

图 5-35 血清 5-HT 与 FSH 的相关性散点图

结果：从散点图可以看出，肾阴虚型绝经前后诸证睡眠障碍患者血清 5-HT 与 FSH 无线性相关趋势。

③ 50 例肾阴虚型绝经前后诸证睡眠障碍患者血清 5-HT 与 LH 的相关性

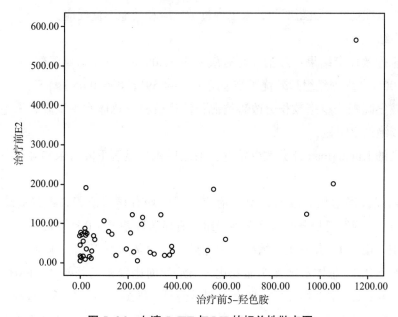

图 5-36 血清 5-HT 与 LH 的相关性散点图

结果：从散点图可以看出，肾阴虚型绝经前后诸证患者血清 5-HT 与 LH 无线性相关趋势。

④ 50 例肾阴虚型绝经前后诸证睡眠障碍患者血清 5-HT 与 E_2 的相关性

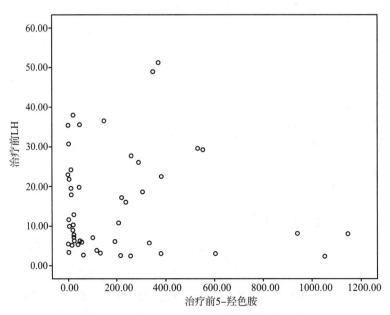

图 5-37　血清 5-HT 与 E_2 的相关性散点图

结果：从散点图可以看出，肾阴虚型绝经前后诸证患者血清 5-HT 与 E_2 无线性相关趋势。

（5）安全性观察：服药期间，未出现过敏反应和其他不良反应。

（6）小结

①临床疗效评定结果：经治疗总有效率为 86.00%，其中未绝经组为 93.33%，绝经组为 75.00%。未绝经组疗效优于绝经组（ x^2=4.591，P ＜ 0.05）。

②匹兹堡睡眠质量指数积分改善情况：治疗后积分总体水平下降，未绝经组患者积分下降较绝经组明显。

③改良的 Kupperman 评分改善情况：治疗后积分显著下降，未绝经组下降幅度大于绝经组。

④肾阴虚证候学积分改善情况：治疗后积分均有显著改善，差异有统计学意义（ P ＜ 0.05 ）；未绝经组积分改善优于绝经组，有显著性差异（ P ＜ 0.05 ）。

⑤ FSH、LH、E_2 水平变化情况：治疗后，E_2 总体水平升高，未绝经组 E_2 总体水平升高，绝经组 E_2 总体水平无明显变化，与治疗前比较无显著差异；FSH 水平下降，有显著性差异；LH 水平均降低，两者无明显差异。推测养阴安神汤促进和调节患者尚未完全衰退的卵巢分泌 E_2。FSH、LH 水平下降，推测养阴安神汤能减少垂体促性腺激素的释放，缓解此时期低雌激素、高促性腺激素的状态。

综合①②③④⑤：根据以上研究结果，从而推测养阴安神汤不仅可改善未绝经患者临床症状，还能延缓卵巢衰退，改善卵巢功能，提高雌激素的分泌，调节下丘脑－垂

体 – 卵巢性腺轴，同时减少垂体促性腺激素的释放；而绝经患者，养阴安神汤对其卵巢已无明显作用，但对下丘脑 – 垂体 – 卵巢性腺轴仍有一定影响，抑制垂体 FSH、LH 的分泌，从而改善其临床症状。

⑥血清 5–HT 水平变化情况：治疗后血清 5–HT 总体水平有所升高，但治疗前后无明显差异。

⑦临床资料的相关性分析：血清 5–HT 水平与匹兹堡睡眠质量指数呈负相关关系（$P < 0.05$）；治疗前血清 5–HT 与 FSH、LH、E_2 无线性相关趋势。治疗后，患者睡眠障碍明显缓解，血清 5–HT 总体水平有所升高。

综合⑥⑦：虽然治疗前后血清 5–HT 总体水平无明显差异（$P > 0.05$），但血清 5–HT 总体水平有升高趋势。治疗前血清 5–HT 与 FSH、LH、E_2 无线性相关趋势，与匹兹堡睡眠质量指数呈负相关关系。这为以后的研究做了铺垫，需进一步扩大样本量，设立空白对照组和西药对照组，完善观察指标如检测其前体 TRP、5–HTP 和代谢产物 5–HIAA 的水平，以进一步研究 5–HT 在绝经前后诸证之睡眠障碍中确切的作用机制及中药对其的影响。

⑧治疗期间未发现不良反应和毒副作用。

（四）讨论

1. 养阴安神汤治疗肾阴虚型绝经前后诸证之睡眠障碍的立论依据

女子七七之年，肾气渐衰，天癸将竭，精亏血少，加上"年四十而阴气自半也，起居衰矣"，易处于"阳常有余，阴常不足"的病理状态。肾主元阴，肾水不足，不能上济于心，心火独亢，神明不安，致心肾不交，使心主血脉、主神明的功能失常，故而出现失眠、烘热汗出等一系列临床症状。

本病以肾阴虚为本，以阴虚肝旺、心肾不交为病机关键。养阴安神汤以滋肾养阴治其本，兼顾清心安神、清肝定魂。纠正心肾肝功能失调的病理状态，肝亢得平，肾精上承于心，心气下交于肾，水火既济，阴平阳秘。

2. 养阴安神汤的组方特点和现代药理研究

养阴安神汤的组成：生地黄、百合、五味子、山茱萸、龙骨、牡蛎、茯神、珍珠母、合欢皮、夜交藤、酸枣仁、李根皮。方中生地黄、五味子、山茱萸滋肾养阴以治其本，百合清心安神，牡蛎、合欢皮、李根皮清肝宁心，龙骨、茯神、珍珠母、夜交藤安神，酸枣仁养血安神。

方中生地黄味甘、苦，性寒，归心、肝、肾经。《珍珠囊》曰："凉血，生血，补肾水真阴。"现代药理研究表明，生地黄可对中枢神经系统起作用，有明显镇静作用，其作用部位可能在大脑皮层，其水提取液不仅能抑制小鼠的自主活动，还可加强阈下催眠剂量硫喷妥钠和戊巴比妥钠的催眠效果。其镇静作用有利于缓解高血压病人的症状，明显改善因高血压引起的失眠，有效率达 94%。

方中百合味甘、微苦，性微寒，归心、肺经，能清心除烦，宁心安神。《日华子本草》对百合有如下评述：安心，定胆，益志，养五脏。现代药理研究证明，百合有较强的镇静效果，小鼠停食 8 小时后，百合组按 20g/kg 灌胃，生理盐水作空白组，给药 30 分钟后腹腔注射戊巴比妥钠 40mg/kg，观察对戊巴比妥钠阈下剂量睡眠率的影响，发现百合组能显著增加戊巴比妥钠阈下剂量的睡眠率，提示有明显的镇静催眠作用。

方中五味子味酸、甘，性温，归肺、心、肾经。《医林纂要》曰："宁神，除烦渴，止吐衄，安梦寐。"现代药理研究证明，五味子素具有明显的抑制中枢神经的作用，且有类似安定的效果，提取物按 5mg/kg、10mg/kg 灌胃可明显减少小鼠的自发活动，加强戊巴比妥钠对小鼠的睡眠作用，还可减低苯丙胺导致的小鼠兴奋作用。同时研究还发现，随着小鼠腹腔注射五味子素的剂量增加，其自发活动愈减少，按 60 ～ 120mg/kg 剂量腹腔注射，协同延长戊巴比妥钠和巴比妥钠诱发的小鼠睡眠时间。方中山茱萸味酸、涩，性微温，归肝、肾经。《本经逢原》曰："山茱萸详能发汗，当是能敛汗之误。以其酸收，无发越之理。仲景八味丸用之，盖肾气受益，则封藏有度，肝阴得养，则疏泄无虞，乙癸同源也。"龙骨味甘、涩，性平，归心、肝、肾、大肠经。《药性论》曰："逐邪气，安心神，止冷痢及下脓血，女子崩中带下，止梦泄精，梦交，治尿血，虚而多梦纷纭加而用之。"现代药理研究表明，龙骨有镇静、催眠、抗惊厥作用，用 20％龙骨混悬液 20mL/kg 给小鼠灌服，能显著增加戊巴比妥钠的催眠率；对回苏灵所致惊厥亦有对抗作用。牡蛎味咸，性微寒，归肝、胆、肾经。牡蛎所含钙盐有抗酸及轻度镇静作用。茯神味甘、淡，性平，归心、脾经。《药性论》曰："主惊痫，安神定志，补劳乏；主心下急痛坚满，小肠不利。"现代药理研究表明，实验动物用茯神 10 ～ 20g/kg 灌胃后，进入安静欲睡状态，但无睡眠现象。珍珠母味咸，性寒，归肝、心经。《饮片新参》曰："平肝潜阳，安神魂，定惊痫，消热痞、眼翳。"现代药理研究表明，用珍珠粉水溶液给小鼠灌胃，可明显减少其自主活动，并对戊巴比妥钠的中枢抑制有明显的协同作用。合欢皮味甘，性平，归心、肝经。《神农本草经》载其"主安五脏，和心志，令人欢乐无忧"。现代药理研究表明，合欢皮具有明显的镇静效果，其水煎液低剂量和中剂量给小鼠灌胃，发现不仅能有效地缩短入睡时间，还可延长其总睡眠时间。夜交藤味甘，性平，归心、肝经。《本草正义》曰："治夜少安寐。"酸枣仁味甘、酸，性平，归肝、胆、心、脾经。《名医别录》曰："主烦心不得眠，脐上下痛，血转久泄，虚汗烦渴，补中，益肝气，坚筋骨，助阴气，令人肥健。"酸枣仁油可缩短睡眠潜伏期，使睡眠时间随用药时间延长。李根皮味苦、咸，性寒；归肝、脾、心经。《名医别录》曰："主消渴，止心烦、逆奔气。"

3. 养阴安神汤作用机制的研究

本研究表明，养阴安神汤对肾阴虚型绝经前后诸证睡眠障碍患者疗效确切，不仅能明显改善睡眠症状，还可缓解其他临床不适症状。治疗后血清 5-HT 总体水平升高，说明养阴安神汤可通过调节 5-HT 的水平来影响睡眠，推测其作用机理可能有以下三方面：

（1）通过滋肾养阴调节和平衡功能尚未完全衰退的卵巢分泌 E_2：雌激素水平降低，阴精不足是发病的基础。肾藏精，主生殖，其主生殖的功能涵盖了卵巢的部分功能。通过口服养阴安神汤，可以延缓卵巢的衰退，改善卵巢功能，提高雌激素的分泌，改善肾精不足的状态，肾精上承于心，心气下交于肾，水火既济，则失眠等症状得以缓解。

（2）通过滋肾宁心以调节下丘脑–垂体–卵巢性腺轴的功能："心主神明"的功能实际上涵盖了下丘脑、垂体的部分生殖功能。因此，滋肾宁心包括了调节下丘脑、垂体功能的含义。通过口服养阴安神汤，调整心肾不交的病理状态，即可调节下丘脑–垂体–卵巢性腺轴，降低垂体促性腺激素的释放，从而缓解患者的睡眠失常。本研究表明，患者治疗后 FSH 水平明显下降，LH 水平降低，说明养阴安神汤通过滋肾宁心，调节下丘脑–垂体–卵巢性腺轴的作用，可抑制 FSH、LH 的分泌。

（3）通过滋肾宁心安神调节血清 5-HT 水平：本研究结果表明患者血清 5-HT 水平与匹兹堡睡眠质量指数呈负相关，治疗后睡眠障碍明显好转，血清 5-HT 总体水平升高，说明养阴安神汤通过滋肾养阴，可提高雌激素的分泌，调节下丘脑–垂体–卵巢性腺轴的功能，降低垂体 FSH、LH 的释放。即肾精充盈，上奉于心，心肾相交，故调节血清 5-HT 水平可能是其取效的中枢机制之一。

综上所述，养阴安神汤通过滋肾养阴，以治其本。阴精充足，心神得养，心肾不交的病理状态得到，从而改善了患者的睡眠症状。通过调节下丘脑–垂体–卵巢性腺轴，发挥机体内在的潜能，有效调节血清 5-HT 水平，使失调的阴阳达到新的动态平衡。这种全方面、多途径的综合治疗是内源性的、主动的"刺激"疗法，明显区别于HRT 被动的、外源性的疗法。

（五）结语

本研究对绝经前后诸证之睡眠障碍的病因病机及治疗进展进行了论述，提出了本病病理基础是阴阳失交，主要病机是肾阴亏虚、心肾不交，确立了以滋肾养阴为主，兼顾清心安神、清肝定魂的治疗原则，并对血清性激素及 5-HT 做了一定的探讨。

患者口服养阴安神汤可明显改善睡眠，缓解其他不适症状。治疗后：①临床总有效率为 86.00%，其中未绝经组为 93.33%，绝经组为 75.00%，未绝经组疗效优于绝经组（$P < 0.05$）；②匹兹堡睡眠质量指数积分较治疗前明显下降，有显著性差异（$P < 0.05$）；③国内改良的 Kupperman 量表评分与治疗前相比均明显下降，有显著性差异（$P < 0.05$）；④患者 FSH 较治疗前明显降低，差异有统计学意义（$P < 0.05$）；⑤患者 LH 变化不明显，差异无统计学意义（$P > 0.05$）；⑥患者 E_2 较治疗前有所升高，差异无统计学意义（$P > 0.05$），未绝经患者 E_2 水平有所升高，绝经患者无明显变化；⑦患者血清 5-HT 水平较治疗前总体水平有所升高，但无统计学意义（$P > 0.05$）；

⑧治疗前血清 5-HT 与 FSH、LH、E₂ 无线性相关趋势，与匹兹堡睡眠质量指数呈负相关关系。治疗后患者睡眠障碍改善明显，说明养阴安神汤是治疗绝经前后诸证之睡眠障碍，纠正神经递质紊乱，调整自主神经功能的有效方剂。所有研究对象在研究中均未出现过敏反应及副作用，其安全性高，疗效确切，具有广泛的应用前景。

十二、高脂血症的中医药治疗

高脂血症是指血清中总胆固醇（TC）、甘油三酯（TG）、低密度脂蛋白（LDL-C）水平过高或伴有高密度脂蛋白（HDL-C）水平过低。高脂血症是引发动脉粥样硬化的危险因素，与冠心病、高血压、脑卒中以及糖尿病等疾病有密切联系。中医认为高脂血症属于"中风""胸痹""眩晕"范畴，对血脂的认识主要归于"痰"与"瘀"两种病理产物，治疗上主要采取活血化瘀、祛痰利湿等治法。下面谈谈近几年来中医药治疗高脂血症的研究进展。

（一）病因病机

1. 病因

一般认为高脂血症的病因多为饮食不节，多逸少劳，起居失常，脾肝肾功能失调，痰瘀蓄积，个别病例与情志不和亦相关。张儒认为高脂血症发病原因其要者有三：一者饮食；二者年龄；三者他病引发。

2. 病机

本病的发生，肝脾肾亏虚是本，痰浊瘀血为标。脾主运化、肝主疏泄、肾主藏精，此三者与血脂的生成、代谢、平衡关系密切，而脾失健运是最重要的病机。

（1）脾失健运：脾主运化、升清和统摄血液，脾的运化功能主要包括运化水谷和水液两个方面。脾运化功能正常，才能为化生精气、津液提供足够的养料，使机体各组织得到充分的营养及水液的滋养。李雪波从脾论治高脂血症，认为膏脂的生成与转化无不与脾胃的运化功能有关，脾失健运，水谷精微失于运化，聚而为邪，化为痰湿膏脂，阻气扰血。

（2）肝气失调：肝主疏泄，与足少阳胆经相互络属。肝的疏泄功能是调畅全身气机、推动血和津液运行的一个重要环节。郝秀霞等认为肝胆的疏泄功能正常与否与高脂血症的发病有密切关系，肝失疏泄则膏脂沉积，形成脂浊痰湿。

（3）肾虚：肾的主要功能是藏精、主水和纳气。肾藏精，精化为气，通过三焦，布散到全身。肾气的主要功能是促进机体的生长发育和生殖以及调节人体的代谢和生理功能。肾主水，指肾有主持和调节人体津液的作用，肾蒸腾气化，升清降浊，使津液正常输布和排泄。肾虚气化失常，聚水生湿，湿浊阻滞，痰瘀而成，浊脂乃生。

（4）痰浊瘀血：卢世耀认为高脂血症的基本病因病机是因为长期过食肥甘厚味，

脏腑气机不利，污秽浊脂留于血脉之中，致使津液凝滞。痰浊瘀血为高脂血症的重要病理因素，是高脂血症的病机核心。

（二）现代药理研究

中医药对于高脂血症的实验研究多从脂质代谢、自由基、血管内皮保护、血液流变学、胰岛素抵抗等多个方面进行。

1. 调节脂质代谢

相聪坤等研究发现何首乌二苯乙烯苷类提取物能明显降低血清总胆固醇、甘油三酯、低密度脂蛋白胆固醇、载脂蛋白、脂质过氧化物含量，使动脉粥样硬化指数（AI）降低，使（HDL-C）/TC 及 apoAl/apoB 比值升高，发挥抗动脉粥样硬化作用。

2. 抗氧化作用

成龙等研究表明在高血脂病理状态下，血管内皮细胞在脂蛋白的作用下，可产生大量的氧自由基，使血管内膜受损，导致血管内皮细胞功能障碍，抗氧化能力降低。红花提取物能降低高脂血症大鼠丙二醛的水平，提高超氧化物歧化酶活性，说明红花能够降低脂蛋白对血管内皮细胞的损伤而提高其抗氧化能力。

3. 改善心肌损伤

林海云等研究了延胡索碱注射液对大鼠实验性急性心肌梗死和红细胞流变性的作用，认为延胡索碱注射液有利于心肌损伤的修复。

4. 改善血管内皮功能

周利等观察电针"丰隆"穴对高脂血症大鼠血脂的调节作用及作用机制表明，电针组、西药组均可显著降低 TC、TG、LDL-C 水平，同时可显著升高一氧化氮（NO）以及降钙素基因相关肽（CGRP）水平，并在一定程度上降低内皮素（ET）水平。说明电针"丰隆"和西药治疗在良性调节血脂的同时，还可以在一定范围内纠正高脂状态下血管舒缩功能障碍。

5. 改善血液流变学

熊清平等观察白藜芦醇能降低高脂血症大鼠的高、低切变率下的全血黏度、血浆黏度、红细胞压积值，能够改善血液浓、黏、聚状态，促进脂类物质的代谢，从而改善高脂血症造成的血液黏度增高而起到降血脂作用。

6. 改善胰岛素抵抗

王敬研究发现银杏叶提取物可以降低高脂饮食大鼠血清胆固醇、甘油三酯、游离脂肪酸，增加葡萄糖输注率，调节糖耐量，改善高脂饮食大鼠的胰岛素敏感性。

（三）中医药治疗

1. 单味中药

目前有 90 多种降血脂单味中草药。基本分为：降 TC（如泽泻、人参、川芎、山楂、陈皮），降 TG（如黄芩、黄连、刺五加），同时降 TC、TG（如大黄、何首乌、绞股蓝、银杏叶、葛根）三类，分属于化痰消食、利水渗湿、祛风湿、清热燥湿、清热解毒、活血化瘀、止血泻下、补虚理气等药类。罗文利根据降脂中药的不同功效，将其分为 5 类：①补益类：如人参、冬虫夏草、菌灵芝、香菇、制何首乌、黄精等；有研究发现，北冬虫夏草可使血清胆固醇、甘油三酯浓度明显降低，具有调节血脂的作用。②利湿化痰类：如石菖蒲、海藻、茵陈蒿、桔梗、泽泻等；有研究表明，泽泻提取物能明显抑制高脂饮食所致的高胆固醇血症，提高血清 HDL-C 水平。③行气消导类：如莱菔子、陈皮、山楂、郁金、大黄等。宋学玲等发现山楂的提取成分金丝桃苷具有抗氧化作用，并能扩张冠状血管、增加冠状动脉血流量、降低心肌耗氧量和增加氧利用率，山楂三萜类物质熊果酸具有抗氧化和降低血脂的作用。④活血化瘀类：如桃仁、红花、赤芍、丹参、水蛭、骨碎补、酸枣仁等。成龙等利用红花提取物对大鼠高脂血症模型进行观察，结果表明红花水提物能明显降低高脂血症大鼠 TC、TG、LDL-C。⑤其他：如银杏叶、草决明、葛根、桑叶、菊花、柴胡等。程保国等用葛根素治疗 30 例高脂血症患者，发现葛根素对 TG、TC、LDL-C 均有明显降低作用，对HDL-C 有明显升高作用，可使 $TXB_2/6\text{-}K\text{-}PGF1A$ 比值下降。

2. 辨证论治

中医对高脂血症的认识主要是本虚标实，以肝脾肾虚为内因，以痰瘀为主要的病理产物。治疗上补虚祛邪，既要治标，又要治本。根据不同辨证分型，采取如下治法：

（1）健脾祛痰：多以四君子汤、异功散为主化裁。药物多用白术、半夏、陈皮、苍术、茯苓、桔梗、瓜蒌、车前子、泽泻、黄芪、甘草等。健脾利湿祛痰，脾气健运，水谷精微及津液正常化生，则痰失其源。何丰华等强调此证以脾为辨证论治的核心，自拟健脾降脂汤（组成：法半夏 12g，白术、茯苓、泽泻、何首乌各 15g，决明子、葛根、山楂、丹参各 30g）治疗高脂血症 40 例，总有效率为 95%。

（2）舒肝理气：多以小柴胡汤、柴胡舒肝散为主化裁。调理气机，舒肝解郁，气血顺畅，清浊析分，则痰瘀不聚。涂晓龙认为高脂血症的早期属"郁"，予大柴胡汤加味（组成：柴胡 15g，黄芩 9g，制半夏 9g，枳实 9g，白芍 9g，大黄 6g，山楂 12g，生姜 9g，大枣 5 枚）治疗高脂血症 36 例，总有效率 88.89%。

（3）补肾：因阴虚阳虚的不同，分别以六味地黄丸、都气丸等为主。益阴补阳，阴阳和合，水利阴凉，津液不聚不灼，则痰湿不生。林敏等自拟益肾活血汤（组成：何首乌、女贞子、熟地黄、枸杞子、绞股蓝、川芎、没药、地龙；阳虚者，加淫羊藿、肉桂；阴虚者，加麦门冬、龟甲）治疗血脂异常 62 例，总有效率为 88%。

（4）祛痰化瘀：高脂血症所成之痰为水谷精微积聚而成，属血质，且多与瘀相结。故在祛痰的同时，多同时应用活血化瘀之药。多以二陈汤加减。此外，痰瘀多为结，尚要应用散结软坚之品。胡郁坤等采用保和丸加减治疗高脂血症 39 例（组成：炒山楂、制半夏、茯苓、炒麦芽、陈皮、炒莱菔子、连翘、神曲），总有效率 93.3%。

在临床上，因患者病证复杂，证型并不单一，故多为综合治疗。

（四）针灸疗法

药物降脂疗效肯定，但对肝肾功能有损害，而针灸疗法具有疗效确切、增效减毒、纠正药物过量、多脏腑双向调节等独特优势。针灸临床多从脾胃肝胆、心包、三焦及任督等经取穴：足三里、丰隆、天枢、三阴交、阴陵泉、血海、大横、阳陵泉、太冲、内关、支沟、大椎、神阙、关元、中脘等。针灸疗法包括普通针刺治疗、电针治疗、磁化针治疗、穴位注射治疗等，医家们根据不同的经验选择不同的方法，同时也可针药并用，增加疗效。

目前西医学对高脂血症的研究和治疗已经取得了较大的进展，但长期服用降脂药所引起的肝肾损害、停药反应、横纹肌溶解等毒副作用，仍是本病治疗的一大难题。中医药治疗有不良反应少和多部位、多靶点调脂的优势，已成为降脂药物研究的主要方向，其很多作用机制尚不明确，还有待进一步的探讨。

十三、莉芙敏对围绝经期综合征妇女血清 5-HT 影响和中医证素变化的临床研究

绝经前后的一段时期，具体指 40 岁以后出现与绝经相关的临床症状和内分泌改变起至最后一次月经后 1 年。围绝经期综合征是指妇女进入围绝经期后，卵巢功能逐渐衰退，雌激素水平发生波动性改变，而出现的自主神经系统调节功能紊乱的症状，可伴有精神、情志异常的症候群，约 60% 的围绝经期妇女会出现不同的临床症状。Chae 等提出妇女进入围绝经期后，心血管事件的发生率较之前提高了，若给予早期干预，能够减少心血管事件的发生。中医学称本病为"经断前后诸证"。绝经前后，随着月经的渐断，肾中精气逐渐衰减，冲任亏虚，肾的阴阳易于失调。肝的生理功能为主疏泄、藏血，与女子生殖发育功能关系密切。历代医家多从肝肾角度论治，但各医家观点不同，对围绝经期综合征的分型无统一的标准。朱文锋教授提出以证素辨证体系后，有医家开始从证素角度研究围绝经期综合征的发病特点。其中梁文娜等发现病位在肾、肝、脾，虚证为阴虚、血虚、气虚，实证为湿、热、气滞，这是围绝经期综合征证素分布特点。

西医学认为激素补充治疗（hormone replacement therapy HRT）是目前公认的治疗围绝经期综合征最有效的方法。但 HRT 有增加血栓、中风、乳腺癌、子宫内膜癌等风险使很多患者在选择治疗上有所顾虑。于是人们开始研制新药，而莉芙敏是除激素外被世界卫生组织接受的一种植物药。目前药理学研究表明，莉芙敏不含已知的任何一种雌激素，对卵泡刺激素（FSH）、黄体生成素（LH）、雌二醇（E_2）等水平没有影响；同时不引起乳腺、子宫病变。部分研究发现健康女性通过较高的雌激素水平，抑制中

枢单胺氧化酶活性，从而降低单胺类递质的降解，使 5- 羟色胺（5-HT）浓度升高；而进入围绝经期后，由于雌激素水平明显降低，导致 5-HT 浓度降低。有研究认为莉芙敏可通过直接调节中枢神经系统，参与调节 5-HT 受体活性，从而发挥缓解绝经症状的作用。马晓艳等进行了去卵巢大鼠莉芙敏干预实验，发现莉芙敏可能通过调节下丘脑中 5-HT 受体的表达，改善围绝经期综合征症状。莉芙敏可干扰 5-HT 及其受体介导的途径，但是否通过其相关途径缓解症状需要进一步研究证实。目前临床研究尚未涉及莉芙敏对于哪些证素的患者更有效，可进一步探讨。

本研究主要研究围绝经期综合征妇女血清 5-HT、性激素水平、证素积分之间的相关性，同时观察服用莉芙敏治疗前后的患者 5-HT、性激素水平及证素积分的变化，了解莉芙敏的作用机制及适用于哪些证素患者，以更好地指导临床治疗。

激素的副作用使很多患者在选择治疗上有所顾虑，于是人们开始寻求新的治疗方法。莉芙敏是一种北美黑升麻根茎的异丙醇提取物，其不含任何一种已知的雌激素和"植物雌激素"，欧美国家曾将其用来治疗经前期综合征以及围绝经期综合征等疾病。Liske 等经过临床研究，表明黑升麻能改善围绝经期综合征症状，但是没有影响激素水平。李美霖等将围绝经期综合征妇女进行莉芙敏与替勃龙对比实验，发现治疗效果类似，但莉芙敏不良反应相对较小，故考虑莉芙敏可作为除激素外治疗围绝经期综合征的较好方法。近几年研究认为莉芙敏参与调节 5-HT 受体活性，从而发挥缓解绝经症状的作用。莉芙敏缓解围绝经期综合征症状是否通过 5-HT 等神经递质通道需要进一步探讨。

（一）材料和方法

1. 研究对象

研究选择 2013 年 1 月～ 2014 年 2 月就诊于福建省立医院中医科、妇科门诊部的符合纳入标准的病人，本课题研究人数共 59 例，年龄在 40 ～ 55 岁，平均年龄 48.76±3.08 岁。

（1）诊断纳入标准：参照卫生部《中药新药临床研究指导原则》（1997 年版）和 2013 年中华医学会妇产科学会绝经学组制定的绝经相关激素补充治疗的规范诊疗流程：

40 ～ 55 岁的妇女，月经失调，10 个月内 ≥ 2 次邻近月经周期与原有周期比较相差 7 天以上；可伴有烘热汗出、烦躁易怒、心悸失眠、胸闷头痛、情志异常、记忆力减退、腰腿酸痛等；内分泌测定：雌二醇降低或代偿性升高，卵泡刺激素、黄体生成素增高。

（2）排除标准：参照卫生部《中药新药临床研究指导原则》（1997 年版）的规定：①年龄在 40 岁以下或 55 岁以上；②临床排除双侧卵巢切除、子宫切除、妇科肿瘤者；③近 3 个月内使用过性激素类药物者；④合并严重心、肝、肾功能障碍；有肿瘤、免疫系统、造血系统疾病；目前存在感染、活动性炎症；⑤神志不清、痴呆、精神异常者；⑥对本药物过敏或不能耐受者；⑦不能配合或不愿意参加本项研究者；⑧不符合上述纳入标准者。

（3）病例剔除标准：①未按规定服药，无法判断疗效，或资料不全等影响疗效或安全性判断者；②自动退出研究者。

2. 研究方法

（1）问卷调查：本研究采用问卷调查法，采用国内改良的 Kupperman 评分、2008 年版《证素辨证学》的四诊信息采集表及根据梁文娜等对于围绝经期综合征证素规律的临床研究制定主要证素量化表，并为每一例观察对象建立档案。

参考 1997 年《中药新药临床研究指导原则》并结合本研究实际情况制定疗效评定标准。计算公式：n=（治疗前积分 – 治疗后积分）÷ 治疗前积分 ×100%

①痊愈：临床症状消失，疗效指数 $n \geqslant 95\%$。

②显效：症状明显好转，疗效指数 $70\% \leqslant n < 95\%$。

③有效：症状有所好转，疗效指数 $30\% \leqslant n < 70\%$。

④无效：症状无好转或恶化，疗效指数 $n < 30\%$。

（2）药物与服用方法：①药物：莉芙敏（德国夏菩天然药物制药公司生产）；②服药方法：口服给药，每天 2 次（早、晚），1 次 1 片；③疗程：12 周为 1 个疗程，观察 12 周，干预期间不能服用其他药物。

（3）观察指标：检测外周血中 5–HT、FSH、LH、E_2 的水平。绝经者于任意时间，未绝经者于月经周期第 3 天，上午 8 ～ 10 点空腹抽取静脉血 5mL，离心，分离血清，–80℃保存待测。有进行干预者前后各测一次，未进行干预者只测一次。FSH、LH、E_2 采用罗氏 modular 全自动生化分析仪 E170 检测，试剂盒由上海罗氏制药有限公司提供。5–HT 采用酶联免疫吸附实验法，试剂盒由北京北方生物技术研究所提供，采用伯乐 R–680 酶标仪。其测定均在福建省立医院实验室完成。

（4）统计学处理：本研究全部数据均采用 SPSS18.0 统计软件包进行处理。若两个变量是计量资料且服从正态分布，两者之间的关系采用 Pearson 描述；若是等级资料或不满足正态性的计量资料采用 Spean 描述，$P > 0.05$ 表示相关性不成立。干预前后计量资料比较，先计算差值，若差值服从正态分布，采用配对样本 t 检验；若差值不服从正态分布，采用秩和检验。$P < 0.05$ 表示差异有统计学意义。

（二）结果

1. 研究对象总体主要证素病变比较

根据证素积分≥据证说明存在该证素病变，将各证素积分进行频率、频次计算，结果发现各证素病变，病位以肝、肾、心神为主，虚证以阴虚、血虚为主，实证以阳亢、气滞、热为主（见表 5–85、表 5–86、5–87）。

表 5-85　主要病位证素病变比较

证素	例数	百分比
肾	34	57.6%
肝	43	72.3%
脾	3	5.1%
心神	34	57.6%

表 5-86　主要虚证证素病变比较

证素	例数	百分比
阴虚	55	93.2%
气虚	15	25.4%
血虚	32	54.2%
阳虚	6	10.2%

表 5-87　主要实证证素病变比较

证素	例数	百分比
气滞	23	37.3%
阳亢	30	50.8%
湿	17	28.8%
热	25	39.0%
血瘀	9	15.3%

2. 研究对象总体的 5-HT 与性激素的相关性

表 5-88 为 5-HT 与 FSH、LH、E_2 相关性比较。从表 5-88 可以看出，5-HT 与 FSH、E_2 有相关性（$P < 0.05$），5-HT 与 FSH 呈低度负相关（|相关系数| < 0.4），与 E_2 呈中度正相关（$0.4 \leqslant$ |相关系数| < 0.7）；5-HT 与 LH 无相关性（$P > 0.05$）。

表 5-88　5-HT 与性激素的相关性

因变量	自变量	P 值	相关系数
5-HT	FSH	0.002	−0.399
	LH	0.113	−0.208
	E_2	0.000	0.646

3. 研究对象总体的 5-HT 与主要证素的相关性

表 5-89、表 5-90、表 5-91 为 5-HT 与主要证素的相关性。从表中可以看出 5-HT 与各证素之间均无相关性（P ＞ 0.05）。

表 5-89 5-HT 与主要病位证素的相关性

因变量	自变量	P 值	相关系数
5-HT	肾	0.473	−0.095
	肝	0.474	−0.095
	脾	0.105	−0.219
	心神	0.985	−0.003

表 5-90 5-HT 与主要虚证证素的相关性

因变量	自变量	P 值	相关系数
5-HT	阴虚	0.985	−0.002
	气虚	0.292	−0.142
	血虚	0.342	−0.129
	阳虚	0.133	−0.211

表 5-91 5-HT 与主要实证证素的相关性

因变量	自变量	P 值	相关系数
5-HT	气滞	0.299	−0.139
	阳亢	0.854	0.024
	湿	0.056	−0.254
	热	0.373	0.123
	血瘀	0.196	−0.179

4. 研究对象总体的性激素水平与主要证素的相关性

表 5-92、5-93、5-94 为性激素与各证素的相关性。从表中可以看出，FSH 与肾、肝、心神、阴虚、气虚、血虚、气滞、阳亢、湿、血瘀有相关性（P ＜ 0.05），与脾、阳虚、热无相关性（P ＞ 0.05），其中与肝、心神、气虚、血虚、阳亢、血瘀呈低度正相关（｜相关系数｜＜ 0.4），与肾、阴虚、气滞、湿呈中度正相关（｜相关系数｜＜ 0.7）；LH 与肾、心神、阴虚、血虚、气滞、阳亢、湿、血瘀有相关性（P ＜ 0.05），与肝、脾、气虚、阳虚、热无相关性（P ＞ 0.05），其中与肾、心神、血虚、气滞、阳亢、血瘀呈低度

正相关（|相关系数 | ＜ 0.4），与阴虚、湿呈中度正相关（|相关系数 | ＜ 0.7）；E_2 与各证素均无相关性（P ＞ 0.05）。

表 5-92　性激素与主要病位证素的相关性

证素	FSH P 值相关系数	LH P 值相关系数	E_2 P 值相关系数
肾	0.0000.453	0.0040.374	0.195-0.171
肝	0.0110.328	0.0700.237	0.525-0.084
脾	0.2090.166	0.5560.078	0.615-0.067
心神	0.0200.302	0.0490.258	0.684-0.054

表 5-93　性激素与主要虚证证素的相关性

证素	FSH P 值相关系数	LH P 值相关系数	E_2 P 值相关系数
阴虚	0.0000.517	0.0000.473	0.292-0.140
气虚	0.0470.260	0.1270.201	0.557-0.078
血虚	0.0070.350	0.0200.303	0.441-0.102
阳虚	0.2540.151	0.5310.083	0.832-0.028

表 5-94　性激素与主要实证证素的相关性

证素	FSH P 值相关系数	LH P 值相关系数	E_2 P 值相关系数
气滞	0.0010.420	0.0110.330	0.102-0.215
阳亢	0.0070.347	0.0220.299	0.618-0.066
湿	0.0000.491	0.0010.435	0.102-0.215
热	0.0780.233	0.1410.196	0.904-0.016
血瘀	0.0060.351	0.0130.322	0.251-0.152

5. 莉芙敏干预前后各指标的变化

表 5-95 为莉芙敏干预前后 5-HT 与性激素变化情况。干预前后差值符合正态分布，用配对 t 检验，统计量用 t 表示；若差值不符合正态分布，用秩和检验，统计量用 z 表示。由表可看出，干预前后 5-HT 有差异，但差异无统计学意义（P ＞ 0.05）；干预前后性激素差异均无统计学意义（P ＞ 0.05）。

表 5-95 莉芙敏干预前后 5-HT 与性激素的变化（$\bar{x} \pm sd$）

	5-HT（ng/mL）	FSH（IU/L）	LH（IU/L）	E$_2$（Pg/mL）
干预前	123.49±30.74	54.10±42.73	22.14±19.33	56.48±61.30
干预后	150.04±62.59	52.97±38.22	23.94±18.50	54.00±42.20
P 值	0.064	0.927	0.316	0.301
z 值或 t 值	1.855	0.091	1.004	1.034

表 5-96 为莉芙敏干预前后证素的变化情况。干预前后差值符合正态分布，用配对 t 检验，统计量用 t 表示；差值不符合正态分布，用秩和检验，统计量用 z 表示。由下表可看出，干预前后肾、肝、脾、心神、阴虚、气虚、血虚、气滞、阳亢、湿、热证素差异有统计学意义（P ＜ 0.05）；干预前后阳虚、血瘀证素差异无统计学意义（P ＞ 0.05）。

表 5-96 莉芙敏干预前后证素的变化（$\bar{x} \pm sd$）

主要证素	干预前	干预后	P 值	z 值或 t 值
肾	79.87±42.33	60.90±34.62	0.000	3.529
肝	115.10±61.64	79.62±33.58	0.000	3.529
脾	36.10±16.60	28.44±11.52	0.013	2.484
心神	79.52±40.76	46.62±25.41	0.000	6.552
阴虚	176.99±74.22	113.63±47.25	0.000	6.922
气虚	47.17±32.05	38.06±24.52	0.014	2.401
血虚	67.55±33.61	52.59±26.63	0.040	3.254
阳虚	27.33±24.82	24.24±20.89	0.124	1.539
气滞	85.90±47.97	60.79±27.25	0.000	3.994
阳亢	76.78±46.01	48.06±30.73	0.000	3.815
湿	59.54±38.99	41.56±28.95	0.000	4.581
热	72.13±45.38	38.44±27.98	0.000	4.015
血瘀	49.93±39.05	43.27±27.74	0.152	1.434

6. 莉芙敏干预前后各证素疗效比较

表 5-97 为莉芙敏干预前后证素疗效判定。根据表 5-96 结果，表 5-97 主要评价肾、肝、脾、心神、阴虚、气虚、血虚、气滞、阳亢、湿、热证素的疗效，根据疗效

判定计算公式，n 要评价肾定为有效。由表 5-97 可看出病位在肝、心神疗效好，虚证以阴虚疗效好，实证以湿、热、阳亢疗效好。

表 5-97　各证素的疗效比较

主要证素	治愈	显效	有效	无效	总例数	总有效率
肾	0	1	7	15	23	30.4%
肝	0	0	11	12	23	47.8%
脾	0	0	5	16	21	23.8%
心神	1	0	14	7	22	68.3%
阴虚	0	0	15	8	23	65.2%
气虚	1	2	4	15	22	31.8%
血虚	0	1	7	13	21	38.1%
气滞	0	1	7	15	23	34.8%
阳亢	0	2	10	11	23	52.2%
湿	2	0	10	9	21	57.1%
热	2	2	11	6	21	71.4%

（三）讨论与分析

1. 立论依据

围绝经期是每个妇女必经的一个生理阶段，妇女进入围绝经期后，卵巢功能逐渐减退，性激素水平发生波动性改变，下丘脑 – 垂体 – 卵巢轴调节失衡，排卵周期减少，月经紊乱，甚至伴有一系列症状，包括血管舒缩功能障碍，如潮热、盗汗，神经、精神异常，如焦虑、抑郁、失眠，严重者发生心血管事件，这些都可影响妇女的生活质量，西医学称围绝经期综合征。

当妇女进入围绝经期时，随着女性社会地位的提高，面临工作、家庭的压力逐步增加，导致围绝经期综合征发病率较前升高，症状较前严重，故多数患者选择到医院就诊。根据 2013 年绝经学组意见，认为激素补充治疗是缓解围绝经期综合征的最有效方法，其能迅速改善潮热、盗汗等症状，并预防心血管等危险事件的发生，但长期服用激素却可能带来乳腺癌、子宫内膜癌等疾病的发生风险，同时由于患有妇科肿瘤、子宫肌瘤、子宫内膜增生症的患者需慎重或禁用，使得激素治疗受到一定限制，导致国内使用激素替代治疗较少，围绝经期综合征的症状及心血管事件不能得到很好的控制。2008 年莉芙敏进入国内市场，给很多对激素恐慌的患者带来了希望。早在 20 世纪 40 年代初，欧美国家就将黑升麻根茎中的异丙醇提取物用来治疗经前期综合征以及围绝经期综合征等疾病，之后随着各种动物试验的研究发现，莉芙敏具有雌激素样作用，但不含任何一种已知的雌激素和"植物雌激素"，安全性较高。莉芙敏能改善围绝经期综合征患者的血管舒缩症状，同时有研究发现其能升高高密度脂蛋白水平，且能降低低密度脂蛋白水平，考虑其对心血管有保护作用，但能否减少心血管事件发生有待进一步长时间及大样本观察。目前对于莉芙敏的作用机制尚不明确，有人认为其可能通过神经递质途径起作用，因研究证实 5-HT 与围绝经期综合征症状的发生存在相关性，故考虑莉芙敏可能通过改变 5-HT 的浓度达到缓解症状。

2. 结果分析

本研究进行莉芙敏干预围绝经期综合征患者，发现干预后 5-HT 水平有升高，但认为差异无统计学意义（P > 0.05）；干预前后 FSH、LH、E_2 差异均无统计学意义（P > 0.05）。莉芙敏是北美黑升麻根茎的提取物，目前有些国家的指南推荐使用，如中国《绝经过渡期和绝经后期激素补充治疗临床应用指南（2009 版）》、北美更年期联合会（North American Menopause Association NAMS）和美国妇产科医学会（American Obstetrics and Gynecology ACOG）。近年来的药理学研究表明，莉芙敏对卵泡刺激素、黄体生成素、雌二醇等水平没有影响，且不增加子宫内膜厚度，不刺激乳腺细胞增生。胡光民等研究黑升麻治疗去卵巢大鼠后血清雌激素水平及子宫内膜的变化，发现雌激素的水平、去势大鼠子宫重量指数没有变化。本次试验同样证实莉芙敏无雌激素活性，考虑通过雌激素样作用改善围绝经期综合征症状。有研究认为莉芙敏的作用可能与调节中枢神经系统有关，通过 5-HT 及其受体途径发挥作用。另有研究认为黑升麻可以抑制麦角酸酰二乙胺（LSD）与 5- 羟色胺受体结合，考虑其受体可能是竞争性配体。本次研究发现莉芙敏干预后 5-HT 水平有所升高，但无明显差异，暂不能证实莉芙敏是通过改变 5-HT 浓度来缓解症状，可能需要进一步大样本研究或从 5-HT 受体的角度出发，研究其作用机制。本研究还发现，干预前后肾、肝、脾、心神、阴虚、气虚、血虚、气滞、阳亢、湿、热证素差异有统计学意义（P < 0.05）；干预前后阳虚、血瘀证素差异无统计学意义（P > 0.05）；且证素在肝、心神、阴虚、湿、热、阳亢的疗效好。认为莉芙敏适用于证素在肝、心神、阴虚、湿、热、阳亢等患者。围绝经期综合征妇女的这些证素主要表现为潮热、盗汗、失眠、烦躁、心悸等临床症状，呈现出阴相对不足、阳相对偏盛。有研究认为雌激素有类似中医"阴"的作用，而莉芙敏有雌激素样作用，故可考虑其通过滋阴达到调节阴阳平衡的作用，其临床适用范围较广，且安全性较高，有利于提高围绝经期综合征妇女的生活质量。

（四）结论

1.本研究通过了解围绝经期综合征妇女的证素分布情况，发现证素主要以肝、肾、心神、阴虚、血虚、阳亢、气滞、湿、热为主。

2. 将围绝经期综合征妇女 5-HT 与 FSH、LH、E_2 进行比较，发现 5-HT 与 FSH 呈现负相关，与 E_2 呈现正相关，考虑性激素水平的改变影响了神经递质的调节。

3. 将围绝经期综合征妇女 5-HT 与证素积分进行比较，无明显相关性。

4. 将围绝经期综合征妇女 FSH、LH、E_2 进行比较，发现 FSH 与肾、肝、心神、阴虚、气虚、血虚、气滞、阳亢、湿、血瘀存在相关性；LH 与肾、心神、阴虚、血虚、气滞、阳亢、湿、血瘀存在相关性；而 E_2 与研究证素均无相关性。

5. 对部分围绝经期综合征妇女进行莉芙敏干预治疗，发现治疗后部分证素积分明显减少，明确莉芙敏适用于证素主要在肝、心神、阴虚、湿、热、阳亢的患者。

6. 莉芙敏干预后 5-HT 水平略有升高，但无统计学意义，不能排除莉芙敏干扰5-HT 途径发挥作用，有待进一步大样本和 5-HT 受体的研究。

十四、中医药治疗围绝经期潮热的进展

潮热出汗是围绝经期综合征中以血管舒缩功能不稳定为特征的症状，75%～80%围绝经期妇女会出现，持续时间超过 1 年者占 85%。其典型表现为突然发生的上半身发热，由胸部冲向头部，持续数秒或 30 分钟不等，症状消失前常大量出汗或畏寒，轻者数日发作 1 次，重者日夜发作几十次，可伴有眩晕、乏力、失眠等。中医药治疗围绝经期潮热出汗在临床多有应用且效果明显，笔者回顾了近年各家治疗围绝经期潮热出汗的方法，以为临床治疗提供参考。

（一）病因病机

肾虚是绝经前后诸证的根本原因，此外脾虚和血瘀也是围绝经期妇女常见的病理特点。围绝经期肾气衰退引起脾胃功能衰退，二者共同造成机体整体功能的衰退。肾气衰退，阴不系阳，虚阳上越而潮热；脾胃功能衰退，脾胃失调，纳运失职，营养来源不足，影响营卫调和，汗孔开合不利，可使汗出异常。同时，汗为心之液，肾阴不足造成心火偏亢，迫液外出而发为汗；肝主疏泄，肾水不足，肝木失养，肝阳偏亢，疏泄不利亦可造成水液正常通道堵塞而汗发于体表。徐英认为围绝经期潮热出汗的病机是冲任虚衰，肾精枯竭，阴阳失调，脏腑气血失和。围绝经期潮热出汗是多个脏器协调不利所致，治疗上不能只调节单一脏腑，而应兼顾五脏，整体调节。

（二）中药治疗

徐英选取妇女绝经期潮热的患者 72 例，分为 2 组，观察组 36 例，使用桂枝加龙骨牡蛎汤加味治疗，药物组成：麦冬 10g，桂枝 10g，木香 12g，茯神 15g，山茱萸15g，生地黄 15g，党参 15g，白芍 15g，丹参 30g，山药 30g，牡蛎 30g，龙骨 30g，甘草 6g，大枣 5～7 枚，生姜 3～5 片。1 天 1 剂，早晚 1 次，水煎服，连续治疗 1 个

月为1个疗程。对照组42例，使用更年安片治疗。结果：观察组总有效率为94.5%（34/36）；对照组总有效率为80.6%（29/36），两组疗效对比有明显差异（P＜0.05）。胡玉兰采用归脾汤合二仙汤加减治疗围绝经期综合征48例，药物组成：黄芪、党参、酸枣仁各30g，白术、茯苓各20g，远志、龙眼肉、木香、当归、山茱萸、何首乌各15g，柴胡10g，甘草6g，仙茅9g，淫羊藿12g，巴戟天10g，知母12g，黄柏10g，旱莲草15g，熟地黄12g。辨证加减：记忆力减退加石菖蒲12g；头晕加夏枯草10g，钩藤12g（后下）；反复泌尿系感染加肉苁蓉12g，车前子20g（包煎）；汗多者加煅龙骨、煅牡蛎各20g，浮小麦30g，1天1剂，分早晚2次服用，1个月为1个疗程。结果：治愈30例占62.5%，好转13例占27%。李莹莹使用更安汤治疗58例围绝经期综合征患者，药物组成：生地黄、熟地黄、枸杞子、菟丝子、山药、山萸肉、牡丹皮、茯苓、柴胡、郁金、白芍、生龙骨、生牡蛎、百合等。1天1剂，水煎服，早晚分服，服15天后复诊，1个月为1个疗程，共2个疗程。治疗后与治疗前相比患者临床症状明显改善，潮热汗出、烦躁易怒、失眠等围绝经期症状有效缓解，临床总有效率达98.28%。龚巍等主张以补肾为主，兼顾调和肝脾，拟补肾调更汤治疗肾阴虚型围绝经期综合征患者45例，药物组成：肉苁蓉、女贞子、墨旱莲、黄柏、生地黄、牡丹皮、怀山药、煅龙骨、煅牡蛎、柴胡、白术、酸枣仁、合欢花、合欢皮、浮小麦、泽泻、甘草，每日1剂，冷水浸泡30分钟，加水30mL，武火煮沸后，文火再煎煮20分钟，取汁150mL，再加水250mL，如上法煎煮，取汁150mL，两汁相合，每日早、晚餐后1小时口服，连用3周。结果：临床痊愈5例，占11.1%；显效及有效38例，占84.4%；无效2例，占4.4%；愈显率为95.6%。黄燕贞运用更年安片治疗阴虚型围绝经期综合征33例，治疗前Kupperman总分为20.35±8.59分，治疗后总分为7.32±4.94分，治疗前后比较差异显著（P＜0.01），潮热出汗、失眠、焦躁、忧郁、疲倦乏力、肌肉骨关节痛等症状的程度治疗后较治疗前减轻。更年安片是临床上常用的治疗围绝经期综合征的中成药，由地黄、制何首乌、麦冬、泽泻、牡丹皮、仙茅、五味子、磁石、钩藤、珍珠母、茯苓、浮小麦、首乌藤、玄参等组成，具有滋阴清热、除烦安神之效。胡翠芳认为治疗当以滋阴补肾为主，保存体内不足的阴液，达到调和阴阳、平肝潜阳的目的，从而使围绝经期患者阴阳得以平衡。以甘麦大枣汤合二至丸加减治疗1例围绝经期潮热出汗患者，药物组成：淮小麦、青龙齿各30g，炙龟甲12g，制玉竹、女贞子、覆盆子、柏子仁、怀山药、炒党参各15g，白术、茯苓、稽豆衣、大枣各10g，五味子、炙甘草各6g。服7剂后，诸症明显减轻，继续调理半个月后，潮热汗出已除，夜寐已安，情绪稳定，巩固治疗半月而愈。

（三）针灸治疗

薛芳认为刮痧可调节脏腑功能，疏通经络，调和气血；耳穴贴压则通过对耳穴的按摩及气血经络的循环作用，调节体内的阴阳平衡及人体脏腑的生理功能。其采用背部刮痧加耳穴贴压治疗更年期综合征患者 168 例，取背部督脉，经大椎至腰阳关穴，涂抹刮痧油适量，刮痧板与皮肤呈 45°以下角，刮 5～10 分钟，至出痧为度。在督脉经及两侧足太阳膀胱经的 2 条线（距背部正中线 1.5 寸、3 寸各 1 条），从附分刮至志室穴，刮至出痧为止。隔 3 天刮 1 次，5 次为 1 个疗程，一般治疗 3 个疗程。取耳穴心、神门、皮质下、交感；心肾不交加肾、内分泌；肝肾亏虚加肾、肝；心脾两虚加脾、内分泌。常规消毒后，用王不留行籽置于 0.5cm×0.5cm 的胶布中贴压耳穴，以耳部发红并感发热微痛为度。嘱患者每日自行按压 5～7 次，2 天更换 1 次，10 次为 1 个疗程，一般治疗 1～3 个疗程。结果：痊愈 51 例，占 30.4%；显效 64 例，占 38.1%；好转 42 例，占 25.0%；无效 11 例，占 6.5%，总有效率为 93.5%。郭晓慧俞募配合治疗 22 例以上半身潮热汗出为主症的绝经期后诸症患者，选用心俞、膈俞、肝俞、脾俞、肾俞、关元俞、关元、气海、中脘、膻中，每次治疗时背俞穴和募穴各选取 2～3 穴，背俞穴同时要选双侧，参考兼症加选百会、足三里、阴陵泉、阳陵泉、三阴交等穴位，进针得气后，行提插、捻转法，留针 40 分钟，每隔 10 分钟行针 1 次，10 天 1 个疗程，休息 1～3 天，连续治疗 2～4 疗程。心俞、膈俞、肝俞、脾俞、肾俞针刺向脊椎；刺 0.8～1 寸，膻中横刺或斜刺 1 寸。阴虚只用针刺；兼阳虚每次针刺后加用火罐，每次选用 2～4 穴，每穴拔罐 15～20 分钟。结果：俞募针刺加罐治疗后 22 例患者中 65%的患者烘热汗出、烦躁、眩晕、头痛、心悸等主症在 1 个疗程后缓解；20 例患者主症和腰背酸困、腰背下肢冷痛、纳少、便溏等在 2～3 个疗程后痊愈；只有 2 例患者无效，总有效率达 90%。杨任远采用针刺结合六味地黄丸治疗妇女更年期综合征 100 例。针刺方法：取穴：四神聪、印堂、内关、神门、足三里、三阴交、太溪。操作：用直径 0.30mm、长 25～40mm 的毫针，嘱患者取仰卧位，全身放松。穴位常规消毒后，印堂及四神聪采用针尖向下的沿皮刺，其他穴位采用直刺法，针刺得气后行提插捻转手法，平补平泻，留针 30 分钟，留针期间行针 3 次，行针时重点在印堂、太溪穴，每穴每次行针时间不少于 30 秒。每日针刺 1 次，连续治疗 6 天为 1 个疗程，疗程与疗程之间休息 1 天，连续治疗 4～6 个疗程。配合服用六味地黄丸：采用河南宛西制药股份有限公司生产的六味地黄丸（浓缩丸），口服，每次 8 粒，每日 3 次。连服 4～6 周。结果：显效 32 例，有效 57 例，无效 11 例，总有效率 89%。

（四）问题与展望

目前西医治疗围绝经期潮热多采用激素补充治疗（HRT），该方法有明显的疗效，但也具有明显的局限性。HRT 的禁忌证包括：已知或怀疑妊娠；原因不明的阴道流血或子宫内膜增生；已知或怀疑患有乳腺癌；已知或怀疑患有与性激素相关的恶性肿瘤；6 个月内患有活动性静脉或动脉血栓栓塞性疾病；严重肝肾功能障碍；血卟啉症、耳硬化症、系统性红斑狼疮；与孕激素相关的脑膜瘤。存在以下情况时要慎用 HRT：子宫肌瘤；子宫内膜异位症；尚未控制的糖尿病及严重高血压；有血栓栓塞性疾病史或血栓形成倾向；胆囊疾病、癫痫、偏头痛、哮喘、高泌乳素血症；乳腺良性疾病；乳腺癌家族史。中医针对潮热出汗这一症状有多种治疗方法，各有不同侧重点，各种治疗方法均能收到一定的疗效，且副作用小，价格较低廉，能被多数患者接受，相对于HRT有着明显的优势，在临床上有极大地推广价值。但围绝经期潮热出汗的临床疗效缺乏统一的分级量化标准，对中医药治疗潮热出汗的研究还停留在临床观察阶段，其作用机制不十分明确，还需要更多大样本研究。

十五、莉芙敏治疗肾阴虚围绝经期综合征的疗效及与骨吸收水平的关系

有研究发现使用黑升麻萃取物治疗可减少骨质重吸收。陈倩等认为 β–crosslaps 对骨质疏松有较高的特异性和敏感性，可作为临床上反应骨代谢水平的关键性生化指标，用来评价患者的骨吸收水平及诊断是否有骨质疏松症。由于 β–crosslaps 可作为反映骨吸收水平的特异性指标，我们可通过检测血清 β–crosslaps 了解患者当下的骨吸收程度。而通过对莉芙敏在肾阴虚 PS 患者身上的治疗效果与患者血清 β–crosslaps 水平的相关性分析，可了解莉芙敏疗效与骨吸收水平的相关性，进而为临床应用莉芙敏治疗围绝经期综合征提供参考。

黑升麻又称总状类叶升麻，这种植物原产地为北美洲，生长于北美洲的东部。它的药用历史悠久，北美印第安人曾经使用它来缓解关节痛、肌肉痛、神经痛等疼痛症状，还以之来治疗月经不调、分娩痛等妇产科疾病以及风湿病。在对黑升麻的临床应用、药理作用以及生物活性成分的相关科学研究中，研究者们发现了这种植物具有许多生物学作用，比如抗炎、抗疟疾、抗 HIV 感染、抗骨质疏松、缓解围绝经期潮热症状以及血管活性等。此外黑升麻还被研究证明了其具有诱导乳腺肿瘤细胞凋亡的作用。早在 20 世纪的 50 年代末，就开始有将黑升麻应用于医治月经失调、经前期综合征、青春期功能失调性子宫出血、围绝经期综合征、乳腺癌妇女潮热症状等的相关病案报道和临床疗效观察记录。

对于黑升麻的作用机制，在长期的研究过程中得出了以下数种说法：①选择性雌激素受体调节剂（SERM）假说；②经由 5- 羟色胺通路起作用假说；③抗氧化作用假说；④经由炎症反应发挥作用假说。在以上四种假说中被认为与缓解围绝经期症状关系最为密切的是前面两种。SERM 假说是指黑升麻兼有组织选择性雌激素激动剂和拮抗剂的双重属性——在骨骼中，本药呈现雌激素样作用，在乳腺、子宫内膜中则呈现出抗雌激素作用。经由 5-HT 通路发挥作用假说是指黑升麻中的有效成分通过 5-HT 受体介导或 5-HT 受体调控作用于中枢系统，从而发挥其作用。

德国夏菩天然药物制药公司研发生产的莉芙敏是黑升麻根茎的异丙醇提取物。早在 1956 年莉芙敏就首先在德国上市了，直到 2008 年才在中国上市，2009 年 1 月首次

获得进入中国市场的正式批准。相关研究发现该黑升麻提取物主要包括了三萜糖苷和酚类物质，成分非常复杂，但却不含有包括香豆素类、黄酮类、异黄酮类或木酯素类植物雌激素在内的任何一种典型的植物雌激素。马晓艳等通过观察去卵巢大鼠应用莉芙敏治疗后 5- 羟色胺 1A 受体（5-HT1AR）和 5- 羟色胺 2A 受体（5-HT2AR）在大鼠下丘脑视前区表达的变化情况，发现莉芙敏可能通过调节下丘脑视前区体温调节中枢的 5-HT1AR 和 5-HT2AR 的表达，以缓解围绝经期的潮热症状。

罗梅利用对莉芙敏与雌孕激素治疗妇女绝经综合征的疗效的比较，得出在治疗绝经综合征的方面莉芙敏与雌孕激素这两种治疗方案具有相似的治疗效果的结论，但莉芙敏对受试患者体内的 E_2、FSH 水平均没有任何影响，且莉芙敏的不良反应少、安全性好。胡光民等研究者观察了黑升麻对去卵巢大鼠的子宫内膜及血清雌激素水平的影响作用，发现黑升麻对去卵巢大鼠的子宫内膜的增生没有任何的刺激作用，同时也没有增加去卵巢大鼠的子宫重量及子宫指数（子宫指数（UMI）= 子宫湿重（g）/ 体重（g）×100%），对内源性雌激素的水平无任何的影响。以上所提及的不论是临床药物使用情况观察研究还是动物实验，都证明了本药具有明显的安全性。莉芙敏治疗围绝经期女性的潮热、盗汗、失眠、抑郁等临床表现都有十分显著的治疗效果，并且可用于各种对激素敏感的疾病，例如恶性黑色素瘤、乳房癌、子宫内膜癌等，同时亦可将之应用于其他雌激素替代治疗禁忌的患者。

在德国研究临床应用 40 余年间从未发现莉芙敏出现明显的严重不良反应或其他药物的相互作用，目前尚无任何资料提及莉芙敏使用具有禁忌证。大量研究证实服用该黑升麻萃取物的副作用发生率很低。而其最常见的副作用仅仅只是胃部不适，且胃部不适会随着时间的推移渐渐减轻甚至消失；罕见皮疹、瘙痒、水肿；肝酶在极少数情况下可能升高；大剂量使用莉芙敏可能导致头痛、头晕、恶性、呕吐等不适；未发现它会改变子宫内膜的厚度、阴道细胞或血清垂体激素的水平。在当今国际上，它是唯一通过临床研究证实的，能够安全有效地改善女性 PS 症状的新一代非激素类天然药物。

女性因怀孕、生产、产后授乳等生理过程，而使得机体中的钙被大量的消耗，故易在围绝经期发生骨质疏松症。而围绝经期女性的卵巢功能减退，内源性雌激素的分泌水平不足，将导致雌激素对骨代谢支持作用被破坏，成骨和破骨耦联受到损伤，同时还抑制甲状旁腺分泌甲状旁腺激素，抑制肾和肝羟化维生素 D，使体内 1, 25- 二羟基维生素 D_3 的合成减少，进而引起骨代谢的多方面出现紊乱，最终引起骨质疏松。

莉芙敏在防治绝经后骨质疏松方面同大多数的植物雌激素相似，该黑升麻萃取物对骨质疏松具有显著的治疗效果。吴小爽以莉芙敏治疗由于妇科恶性肿瘤手术导致绝经综合征的患者，发现受试患者的血清碱性磷酸酶水平较治疗前升高，从而得出莉芙敏有益于骨健康，在防治骨质疏松方面有一定的作用的结论。在另一项研究中，研究者通过测定骨密度，并比较骨质分解代谢和合成代谢的参数，认为黑升麻萃取物疗效明显优于安慰剂，使用黑升麻萃取物治疗后可减少骨质重吸收。同时动物实验也表明了莉芙敏具有骨保护的作用，可显著减少骨质流失，研究人员据此推测，认为黑升麻可能对于骨骼具有选择性雌激素受体调节剂的活性，能够抑制破骨样细胞的合成，减少骨质重吸收，从而来减少骨量丢失，预防骨质疏松的发生。

β-crosslaps 是在骨代谢过程中Ⅰ型胶原降解所产生的特异性物质。骨基质的有机成分中 90% 是由Ⅰ型胶原所组成的，骨基质在正常的骨代谢过程中，进行着井然有序的合成与分解程序。Ⅰ型胶原在骨中合成，又于骨吸收增加过程中被降解，成为碎片而释放到血液之中，最终由肾脏排泄出人体。C 端肽是Ⅰ型胶原的重要分解碎片，C 端肽的 α-天冬氨酸在骨吸收过程中转变成 β 型。数项研究均发现 β 型 C 端肽的同分异构体是Ⅰ型胶原降解的特异性产物。Ⅰ型胶原的降解程度在人体的病理性或是生理性骨吸收水平增强的过程中也相应地增强，对应的分解产物在血液中的含量也同时增多。陈倩等认为 β-crosslaps 有比较高的敏感性以及特异性，可以之作为临床上老年女性骨质疏松的临床诊断指标，并作为患者骨吸收水平的关键性评价标准。

（一）研究对象与研究方法

1. 研究对象

（1）病例来源：本研究所收入的所有患者均为在 2012 年 12 月 ~ 2013 年 11 月期间就诊于福建省立医院中医科门诊的肾阴虚型围绝经期综合征患者，最终共收入 46 例。

（2）病例选择：①西医诊断标准：从卵巢功能开始自然衰退直至绝经后 1 年内的时期，出现潮热、出汗、情绪不稳定、不安、抑郁、烦躁、失眠等症状，合并实验室检查血清 FSH > 10IU/L 的患者。②中医证候诊断标准：参照 2002 年版《中药新药临床研究指导原则（试行）》里面《中药新药治疗肾阴虚证的临床研究指导原则》的相关内容拟定如下中医诊断标准：主症：五心烦热，腰膝酸软。次症：眩晕耳鸣，或耳聋，潮热盗汗，或骨蒸发热，口干咽燥，形体消瘦，失眠健忘，齿松发脱，经量少甚至经闭，舌红、少津，无苔或少苔，脉细数。肾阴虚证主症需具备 2 项，次症则至少具备 2 项以上的患者即可确定诊断。③纳入标准：年龄在 45 ~ 55 岁，符合肾阴虚证诊断标准、围绝经期综合征诊断标准的患者。签署知情同意书。

（3）排除标准：①慢性贫血、原发性低血压及原发性高血压的患者；②卵巢肿瘤、卵巢功能早衰和双侧卵巢切除的患者；③年龄在 45 岁以下或者 55 岁以上的患者；④平素属于过敏体质者或对本药过敏的患者；⑤合并有肝、肾功能异常者，严重心脑血管、造血系统原发性疾病者，精神病患者。

（4）剔除标准：①没有按照规定的疗程和服药剂量服用莉芙敏的患者，无法判定疗效，或资料不完整等影响安全性判定或疗效评估的患者；②自动退出研究者。

2. 观察指标

（1）可能出现的不良反应。

（2）肾阴虚症状。

3. 临床疗效判定标准

结合本课题实际情况，参考《中药新药临床研究指导原则》，制定临床疗效判定标准如下：若疗效指数 ≥ 95%，则判定临床痊愈。若疗效指数 ≥ 70%，则判定为显效。若疗效指数 ≥ 30%，则判定为有效。若疗效指数 < 30%，则判定为无效。

计算公式：疗效指数 =［（治疗前肾阴虚症状积分 - 治疗后肾阴虚症状积分）÷ 治疗前肾阴虚症状积分］×100%。

4. 研究方法

（1）问卷调查：结合本课题需要，参照 2002 版《中药新药临床研究指导原则（试行）》中肾阴虚证诊断标准，拟定肾阴虚证候积分评估表，为所收入的肾阴虚围绝经期综合征患者建立档案，在干预前、后分别对所收入患者进行问卷调查，并计算其肾阴虚症候积分。

（2）性激素、β-crosslaps 检测：在干预之前对所收入患者进行 FSH、LH、E_2、β-crosslaps 检测。已绝经的患者选择任意时间，未绝经的患者则在月经周期的第 3 天，空腹于上午 8 ～ 10 点抽取静脉血，量约 5mL，离心，分离血清，保存待测。采用酶联免疫吸附分析方法，检测外周血血清 FSH、LH、E_2 水平。β-crosslaps 采用 Roche 公司 Cobas6000 全自动免疫发光分析仪检测。以上指标的测定工作均由福建省立医院检验科以及核医学科工作人员完成。

（3）治疗方案：将 46 例患者随机分为药物治疗组和空白对照组，两组各 23 例。药物干预组予莉芙敏口服，1 片 / 次，2 次 / 日，连续服用 12 周，观察期间未服用其他药物。空白对照组未予药物干预。两组患者保持生活方式基本不变。

（4）统计方法：本研究采用 SPSS18.0 统计软件来对上述问卷所得结果和检测所得结果进行比较分析。实验数据计量资料用均数 ± 标准差表示，两组计量资料比较，若符合正态分布，方差齐性，采用 t 检验；若两组数据方差不齐，或不符合正态分布，则采用秩和检验。$P < 0.05$ 将被认为数据的差异有统计学意义。

（二）结果

1. 干预前莉芙敏治疗组与空白对照组齐同性

（1）干预前两组年龄、肾阴虚症状积分比较：根据病例纳入标准、排除标准和剔除标准，最终对 46 例患者进行统计学分析，其中莉芙敏干预组 23 例，所收入空白对照组 23 例，两组的年龄之间的差异没有统计学意义（$P > 0.05$），治疗前两组间肾阴虚症状积分的差异没有统计学意义（$P > 0.05$），故可认为两组患者之间具有可比性。

表 5–98 干预前两组年龄、肾阴虚症状积分比较（$\bar{x} \pm sd$）

组别	例数	平均年龄（岁）	肾阴虚症状积分
药物干预组	23	48.35±3.32	21.26±6.60
空白对照组	23	48.13±3.45	18.17±5.06
P 值	–	0.865	0.19

（2）干预前两组各检测指标比较：干预前两组患者的 FSH、LH、E_2、β–crosslaps 水平比较采用非参数检验，两组之间 FSH、E_2 水平的差异没有统计学意义（P > 0.05）；LH、β–crosslaps 水平的差异有统计学意义（P < 0.05）。

表 5–99 干预前两组各检测指标比较（$\bar{x} \pm sd$）

组别	E_2（pg/mL）	FSH（IU/L）	LH（IU/L）	β–crosslaps（ng/mL）
药物干预组	96.74±95.60	54.37±41.06	27.30±16.55	0.28±0.15
空白对照组	104.52±135.47	41.60±40.43	17.03±17.67	0.19±0.09
P 值	0.982	0.258	0.023	0.026

两组患者的年龄、肾阴虚症状积分是两组间齐同性分析的主要内容，FSH、E_2 则是与围绝经期综合征症状最为密切相关的影响因素，在本研究中两组患者上述指标差异均无统计学意义，故忽略两组间 LH、β–crosslaps 的差异，继续对两组患者的疗效进行比较。

2. 干预前肾阴虚症状积分与各检测指标的相关性

肾阴虚症状积分与 FSH 及 β–crosslaps 有相关性（P < 0.05），均呈低度正相关（相关系数 < 0.4）。肾阴虚症状积分与 E_2、LH 没有相关性（P > 0.05）。

表 5–100 干预前肾阴虚症状积分与各检测指标的相关性

指标	E_2	FSH	LH	β–crosslaps
相关系数	−0.241	0.335	0.238	0.374
P 值	0.107	0.023	0.111	0.020

3. 干预后两组肾阴虚症状积分及疗效指数比较

干预后两组间肾阴虚症状积分及疗效指数之间的差异具有统计学意义（P < 0.05）。

表 5-101 干预后两组肾阴虚症状积分情况及疗效指数

组别	干预后肾阴虚症状积分	疗效指数（%）
药物干预组	10.30±5.48	54.31±16.08
空白对照组	16.57±4.87	6.38±19.27
P 值	0.00	0.00

莉芙敏治疗组的总有效率为 95.65%，空白对照组的总有效率为 4.35%。

表 5-102 干预后两组疗效对比

组别	例数	痊愈	显效	有效	无效	总有效率
药物干预组	23	0	5	17	1	95.65%
空白对照组	23	0	0	1	22	4.35%

两组各治疗效果例数分布如图 5-38 所示。

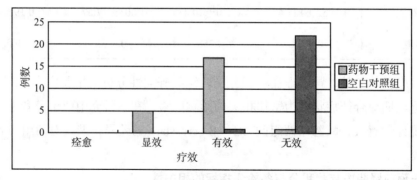

图 5-38 两组各治疗效果例数分布

4. 莉芙敏治疗组疗效指数与各指标相关性

莉芙敏治疗组疗效指数与 β-crosslaps 有相关性（P＜0.05），呈中度相关（0.4＜相关系数＜0.7），且呈负相关。莉芙敏治疗组疗效指数与 E_2、FSH、LH 没有相关性（P＞0.05）。

表 5-103 莉芙敏干预治疗组疗效指数与各指标相关性

	E_2	FSH	LH	β-crosslaps
相关系数	−0.04	0.107	0.277	−0.435
P 值	0.986	0.628	0.202	0.038

5. 安全性观察

所收入的肾阴虚型围绝经期综合征患者在服药期间及服药后，均未出现过敏反应和其他不良反应。再次验证了莉芙敏的副作用发生率很低，其安全性值得信任。围绝经期女性及医务人员在按规定的疗程和剂量使用该黑升麻萃取物时无需担心出现严重的不良反应。

（三）讨论

1. 立论分析

随着人类寿命的延长和老龄化社会的来临，围绝经期综合征已经成为当今社会上一种常见、多发的妇科疾病，许多患者深受其苦，甚至影响到正常的工作、生活和人际交往。此外，围绝经期还被认为是预防老年女性慢性疾病如骨质疏松症、心脑血管疾病和老年痴呆的关键时期。HRT虽对围绝经期综合征具有显著的疗效，会带来长期的对骨骼、心血管系统和神经系统的保护作用，但却具有许多禁忌证和慎用证。人们需要研发更为安全有效的药物来防治围绝经期综合征，以及心血管疾病、骨质疏松症和老年痴呆等绝经相关疾病。

刘颖等通过研究对比使用莉芙敏治疗6个月前后围绝经期骨质疏松症患者的I型胶原C端肽水平变化程度，发现在使用莉芙敏治疗6个月后受试的围绝经期骨质疏松症患者的血清I型胶原C端肽水平显著下降，显示出了莉芙敏对于骨吸收过程有着明显的抑制作用。由此可认为对骨吸收的抑制作用是莉芙敏治疗围绝经期综合征的作用机制之一，考虑莉芙敏的治疗效果与骨吸收水平之间可能存在一定的关系。β-crosslaps有比较高的敏感性以及特异性，可以之作为患者骨吸收水平的关键性评价标准。

2. 结果分析

（1）围绝经期肾阴虚症状与FSH、骨吸收水平的关系：肾主藏精，精化为血，气血又是女性经、孕、产、乳等生理过程的物质基础，故认为女性在生长、发育、生殖及衰老等各个阶段的生理过程与肾脏是密切相关的。正如《内经》中对绝经年龄的相关论述所提示的，妇女的绝经年龄在49岁左右，在"七七之年"，由于女性肾气虚衰，肾阴阳失衡，同时影响到其他脏腑，尤其是心、肝、脾三脏，从而产生一系列的病理变化，出现绝经前后诸症。因女性经历行经、孕胎、生产等数伤于血的过程，常处于阴血不足的状态，故临床常表现为肾阴虚居多。

张景岳在《景岳全书·传忠录·命门余义》中说到"命门为元气之根，为水火之宅，五脏之阴气非此不能滋，五脏之阳气非此不能发"，阐述了肾阴、肾阳二者的功能。肾阴是人体阴精之源，具有抑制和调控脏腑机能，凉润全身脏腑、形体、官窍，进而抑制机体过亢的新陈代谢，调控机体的气化过程，减缓气血津液的化生及运行输布，使产热相对减少，并使气凝聚成形而为精血津液。谭雪菊等认为肾阴亏虚对女性患者主要产生的影响为阴虚内热、精血亏虚、水不涵木及心肾不交——若女性素体阴虚，房劳多产，或数脱于血、阴血耗伤，情志抑郁、化火伤阴，加之绝经前后天癸渐竭，肾阴不足，阳气偏旺，则虚热内生，可见五心烦热、潮热盗汗、骨蒸发热；

按《素问·六节藏象论》所说，肾"其充在骨""其华在发"，若肾精不足，骨髓化生无源，髓腔无以为充，不荣则痛，可发生骨质疏松及骨痛，且易于发生骨折；天癸竭，精血衰少，头发渐变白、脱落；《灵枢·海论》有云"脑为髓之海"，肾精亏虚，脑失所养，则可出现头晕、耳鸣、注意力不集中、记忆力减退的症状；精血同源，肾精不足，化血乏源，肌肤无所荣养，可出现皮肤松弛，弹性、光泽度下降；血海空虚，无血以下，故月经量减少，逐渐闭经甚至突然闭经；肝肾同源，肾藏精，肝藏血，精血相互化生，肾阴不足，肝阴亦不足，水不涵木，肝阳上亢，进而导致肾阴虚肝火旺盛之证，表现为烦躁易怒，易于激动，时或面红目赤；李用粹于《证治汇补》中写道"心以神为主，阳为用。肾以志为主，阴为用。阳则气也，火也；阴则精也，水也。及乎水火既济，全在阴精上奉以安其神，阳气下藏以定其志"，围绝经期女性若肾阴亏虚无法上济于心，未能上奉以安其神，则出现热扰心神、神明不安，可见心悸、心烦、失眠、多梦等症状。

本研究得出的结果之一为肾阴虚症状积分与 FSH 及 β-crosslaps 均呈低度正相关。女性在围绝经期卵巢功能逐渐衰退，卵巢分泌的抑制垂体分泌 FSH 因子减少，由此引起的最早出现的围绝经期生殖内分泌变化是垂体分泌 FSH 增加。杨敏等通过研究围绝经期综合征中医证素与性激素水平的相关性发现 FSH 与肾虚呈正相关，认为 FSH 升高是肾虚形成的病理生理学基础之一。β-crosslaps 作为反应机体骨吸收水平的特异性指标，其在血清中含量的增多提示了骨吸收程度的加重。骨吸收水平反映了机体骨丢失情况，当骨质重吸收到一定程度时就会产生腰背酸痛、乏力等症状，属肾虚表现。

（2）莉芙敏对肾阴虚围绝经期综合征患者的疗效：本研究中通过对比使用莉芙敏干预组 12 周后和空白对照组 12 周后的肾阴虚症状积分及疗效指数，发现莉芙敏对肾阴虚型 PS 患者的肾阴虚症状有明显的治疗效果，说明莉芙敏能够改善围绝经期女性的肾阴虚情况，而不使用任何手段干预的肾阴虚型 PS 患者，其肾阴虚症状自行改善的可能性小。诸多研究证实莉芙敏对血清 FSH、LH、E_2 的水平无影响，且能够直接作用于中枢神经系统 5-HT 受体，对神经递质进行调节，来缓解妇女围绝经期综合征的潮热、出汗症状；同时还直接作用于绝经后妇女大脑中的阿片受体，从而调节患者的情绪。三维空间图像也显示，黑升麻治疗潮热等围绝经期综合征症状主要是通过作用于大脑神经元的变化，而缓解围绝经期综合征症状。而阮豪骥以滋阴补肾为法，采用六味地黄汤合二至丸为基础方，检测、分析了 58 例围绝经期肾阴虚证妇女治疗前后血清性激素水平，发现治疗后血清 E_2 明显上升，FSH 明显下降，认为妇女经滋阴补肾法治疗后可以通过提高卵巢功能，延缓卵巢衰老来达到提高围绝经期 E_2 水平，改善神经 - 内分泌失调症状，从而改善围绝经期综合征症状。考虑黑升麻的根茎萃取物莉芙敏与传统滋补肾阴的方药一样具有补肾滋阴的作用，但其具体作用机制有一定的差异。

（3）疗效指数与 β-crosslaps 的相关性：在对莉芙敏治疗组的疗效指数与 E_2、FSH、LH、β-crosslaps 的相关性进行了分析之后，发现疗效指数与 β-crosslaps 有相关性（P ＜ 0.05），呈中度相关（0.4 ＜相关系数＜ 0.7），且呈负相关。疗效指数反映了药物缓解患者症状的能力，与患者的个体差异密切相关。世界卫生组织以及中国骨质疏松学会所规定的骨质疏松症的诊断"金标准"均是双能 X 线骨密度（BMD）吸收测定法。但是由于骨骼是处在不断的重建过程中，是有代谢活性的组织，而早在骨质疏松患者被检测出 BMD 变化之前，其骨质重吸收标志物的浓度就可表现出显著的增高，反映出大量骨质流失的情况。而相对来说，BMD 不能预测未来的骨密度变化，但是包括 β–crosslaps 在内的骨代谢标志物却可以做到这一点。具有高水平骨吸收程度的患者发生骨质疏松的可能性更大，发生骨折的风险性更高。但对于此类患者使用莉芙敏治疗的疗效可能较骨吸收水平较低的患者为差，临床上对于骨吸收水平较高的患者可考虑改用其他治疗或联合其他治疗方法。

（4）莉芙敏的安全性：多项国内外研究发现莉芙敏不影响受试患者或实验动物体内内源性雌激素的水平。对乳腺癌患者来说，莉芙敏不增加乳腺细胞的增殖，不影响乳腺细胞的密度，不增加乳腺癌的复发率，使得乳腺癌患者无复发，生存时间得到延长。说明莉芙敏可以应用于缓解乳腺癌患者的围绝经期症状，并可用于患有雌激素依赖性肿瘤的女性或促性腺激素释放激素激动剂治疗中的妇女来缓解围绝经期症状。此外研究亦证实莉芙敏不增加子宫内膜厚度。对黑升麻及其已知的成分，所有研究均提示发生药物间相互反应的概率极小，未提示致癌作用。关于黑升麻对肝脏的损害的质疑，有研究者通过因果关系进行细致、逐一的病例分析，发现没有证据证明莉芙敏片与肝脏疾病之间存在因果关系。总之，莉芙敏治疗围绝经期综合征安全性值得信赖，可作为 HRT 禁忌患者治疗围绝经期相关症状的优先选择之一。

（四）结论

本研究对比了使用莉芙敏治疗与不采用任何方法干预的肾阴虚围绝经期综合征患者的肾阴虚症状改善水平，对所有收入本研究中的患者的肾阴虚症状积分与 E_2、FSH、LH、β–crosslaps 的相关性进行了分析，并对莉芙敏治疗组的疗效指数与 E_2、FSH、LH、β–crosslaps 的相关性进行了分析，得出以下结论：

1. 肾阴虚症状积分与 FSH 及 β–crosslaps 水平均呈低度正相关。
2. 莉芙敏治疗肾阴虚型围绝经期综合征患者的总有效率为 95.65%。
3. 莉芙敏对肾阴虚型围绝经期综合征患者疗效指数与 β–crosslaps 呈中度负相关。
4. 莉芙敏治疗过程里未出现过敏反应和其他不良反应。

肾阴虚症状与 FSH、β–crosslaps 有相关性。使用莉芙敏治疗肾阴虚型围绝经期综合征是安全而又有效的，其疗效与骨吸收水平呈中度负相关，临床上治疗肾阴虚型围绝经期综合征患者时可选择本药，而对于骨吸收程度较高的患者应考虑联合或改用其他方法治疗。

第六章　王鹭霞

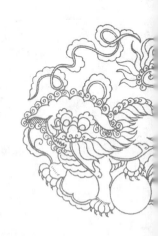

王鹭霞简介

　　王鹭霞，女，1957 年生，汉族，中国共产党党员，主任中医师，副教授，硕士生导师。

　　王鹭霞主任祖籍山东省，生于厦门，自幼在书香世家长大，饱读诗书。青年时下乡劳作，于田间熟悉各种草药，又见农民缺医之苦，决心奉献一己之力于医疗事业。求学于江苏新医学院，即南京中医药大学的前身，师从全国名老中医夏桂成，毕业后分配至漳州市中医院工作。后于上海中医学院附属岳阳医院进修学习一年，期间受业于中医妇科名家朱南孙、沈仲理、乐秀珍等教授。从医 10 余载后回到出生长大的厦门工作。曾任中华中医药学会妇科分会委员，中国中西医结合学会生殖医学分会常委，世界中医联合会妇科分会常务理事，福建省中医药学会妇科分会副主任委员，厦门市中医妇科学术带头人，厦门市卫生局重点专科中医妇科负责人。在从医近 40 年生涯中，对闽西南中医妇科发展贡献了自己的力量，对临床工作殚心竭力，为无数病人解除了病痛。

　　著作有《傅青主女科研究》（吴熙中医妇科临床丛书）等。发表学术论文 10 余篇。

医案选萃

一、胚胎停育中医证型与 ACA、EmAb、AsAb 的相关性分析

　　胚胎停育是指因某种因素所致妊娠早期胚胎停止发育，B 超提示卵黄囊内胎芽或胎儿形态不整，无心管搏动，或表现为枯萎卵。临床上过去称为过期流产或稽留流产，归属于流产或死胎的范畴。自然流产的发生率较高，占 10%～20%，连续出现 2 次自然流产的发生率为 5%；连续 3 次自然流产的发生率为 0.4%～1.0%。近年来，稽留流产发病率不断上升，其中过期流产的发生率占所有自然流产的 42.21%。近几年来，随着社会的不断进步，人类对疾病的认识不断提高，多方面因素相互影响，胚胎停育

的发生率呈上升趋势，虽不是致命性疾病，但严重影响社会、家庭生活的和谐及育龄妇女的身心健康，已引起全社会的广泛关注。

胚胎停育的发病因素复杂多样，包括染色体因素、感染因素、免疫因素、内分泌因素、气体信号分子因素、环境因素及其他因素等。另外，仍有50%的胚胎停育致病因素不明。据相关文献报道除遗传因素、感染因素、内分泌因素、生殖器官畸形及全身性疾病外，免疫因素占所有自然流产的40%～65%。一些学者通过检测反复自然流产患者的抗心磷脂抗体（ACA）、抗子宫内膜抗体（EmAb）和抗精子抗体（AsAb），结果显示ACA、EmAb和AsAb与之有密切关系，其中尤以AsAb关系最为密切。

目前，国内外针对免疫引起的不孕及复发性流产的治疗方法多样，包括免疫抑制、避孕套隔绝等，效果均不够理想，疗效不肯定，且毒副作用较多，不易被接受和推广。

中医学及现代教科书上并无"胚胎停育"相关病名的记载，根据其临床表现、体征，将其归于"胎（胚）死不下""堕胎""胎漏""胎动不安""滑胎"范畴。中医在其预防及调理方面有着独特的疗效及优势，重在通过辨证论治，秉持整体观念，标本兼治，且没有明显的毒副作用，并能明显减少胚胎停育的复发率。治疗上包括经验方、单味中药、中成药、针灸、推拿等，各具特色，疗效明确。

抗心磷脂抗体、抗精子抗体及抗子宫内膜抗体致胚胎停育的中医病因病机方面，目前虽有相关研究，但仍不够完善，无统一的认识。开展对这三种抗体的研究并借助中医理论，辨证施治，来预防胚胎停育的再次发生有着重大意义。

本项研究旨在采用流行病学的调查方法，借助西医学免疫学的理论与诊断技术，研究胚胎停育中医证型与抗心磷脂抗体、抗子宫内膜抗体及抗精子抗体的相关性，进行统计学处理，分析胚胎停育患者的中医各证型在ACA、EmAb及AsAb中的分布，做出客观化诊断，为胚胎停育中医辨证提供参考，发挥中医在预防疾病方面的优势，减少胚胎停育的发病率。

（一）研究对象

1. 病例来源

本课题所观察的研究对象均来自2013年1月～2014年2月就诊于福建省厦门市中医院妇科门诊及住院部的患者216例，年龄最小22岁，最大40岁，平均年龄29.64±4.53岁。所有患者均排除合并自身免疫性疾病，排除遗传病及生殖系统先天性异常。

2. 诊断标准

（1）西医诊断标准：因胚胎停育在过去称为过期流产或稽留流产，因此胚胎停育的诊断标准参照全国高等医药教材建设研究会规划教材第 7 版《妇产科学》（主编：乐杰，人民卫生出版社）中稽留流产的诊断：

①病史：有停经史，早孕反应消失。

②症状：伴或不伴阴道少许出血、小腹疼或腰酸痛，胎动消失。

③妊娠试验：尿妊娠试验阳性或阴性。

④妇科检查：宫颈口闭，子宫较停经天数小，质地不软。

⑤超声波检查：子宫增大与孕周不符，只见孕囊未见胚芽及心管搏动。

⑥基础体温测定：维持的高温相下降。

⑦血清绒毛膜促性腺激素（β–HCG）、孕酮（P）及雌激素（E_2）水平下降，与停经天数和 B 超结果（孕囊大小、胚胎发育）不相符。

（2）中医证型诊断：由于胚胎停育在中医教科书上无相对应的描述及定义，目前对胚胎停育的中医辨证分型标准存在较大分歧，难以统一。根据其临床表现，可将其归于"胎（胚）死不下""堕胎""胎动不安""胎漏""滑胎"范畴内，故参照新世纪全国高等中医药院校规划教材《中医妇科学》（第 2 版）（主编：张玉珍，中国中医药出版社）中关于"胎死不下""堕胎""胎动不安""胎漏""滑胎"的诊断，归纳总结如下：

①肾虚型

主症：妊娠期间阴道少量出血，色淡暗或色红，腹痛、腰酸、小腹下坠感，或屡孕屡堕。

次症：头晕耳鸣，畏寒肢冷，夜尿频多，小便清长，大便溏薄；或头晕耳鸣，两颧潮红，手足心热，大便秘结。

舌脉：舌淡，苔薄而润，脉沉迟或沉弱。或舌红，少苔，脉细数

②气血虚弱证

主症：妊娠期间少量阴道出血，色淡红，质清稀。或小腹空坠而痛、腰酸，甚或屡孕屡堕。

次症：头晕目眩，神疲乏力，心悸气短，面色无华或萎黄。

舌脉：舌淡，苔薄白，脉细弱。

③血热证

主症：妊娠期间阴道少量出血，质稠，色鲜红或深红，或屡孕屡堕，腹痛腰酸。

次症：面赤唇红，口干咽燥，便结溺黄。

舌脉：舌红，苔黄，脉弦滑数。

④血瘀证

主症：宿有癥瘕之疾，孕后常有腰酸腹痛下坠，阴道不时出血，色暗红，或妊娠期跌仆闪挫，继之腹痛或少量阴道出血，或孕后屡孕屡堕。

次症：胸胁或乳房刺痛，肌肤无华。

舌脉：舌质紫暗或有瘀点、瘀斑，脉弦滑或弦。

⑤湿浊壅阻证

主症：胎死腹中，伴有小腹痛，或阴道出血，色暗滞。

次症：精神疲倦，胸腹满闷，口出秽气。

舌脉：舌苔厚腻，脉濡细。

3. 纳入标准

（1）符合上述诊断者。

（2）年龄在 20 ～ 40 岁。

（3）就诊前未进行免疫因素相关治疗。

（4）知情同意者。

4. 排除标准

（1）不符合诊断标准和纳入标准者。

（2）男方精液检查异常及染色体异常。

（3）合并严重的肝、肾、心血管和造血系统等疾病及精神病患者。

（4）有明显兼夹证或合并证者，或资料不全等影响统计者。

（二）资料的收集与检测

1. 资料的收集

填写临床上观察的患者症状、体征的调查表，收集患者的年龄、婚龄、现病史、既往史、月经史、婚育史、个人史等资料，参照中医辨证标准，所有证型诊断均由主治以上医师辨证确定证型，总观察病例 216 例，分为五组证型，其中肾虚型 89 例；气血虚弱型 16 例；血热型 36 例；血瘀型 95 例；湿浊壅阻型 42 例。

2. 抗体检测

所观察的研究对象均于检验科抽取 3mL 的肘静脉血，待自然凝血后采取血清，采用酶联免疫吸附实验（ELISA）检测 AsAb、ACA 及 EmAb。严格按照说明书操作说明及结果判定来完成操作，均由厦门市中医院检验科提供及完成测定。

（三）统计方法

本课题数据分析采用 SPSS18.0 统计软件包，运用相关统计方法进行统计分析。一般资料采用基本统计分析及描述；正态定量资料分析采用均数 ± 标准差，非正态资料分析运用中位数、百分位数描述。计数资料作卡方检验；多组数据间的因素分析采用方差分析。

（三）结果

1. 胚胎停育患者5组证型分布情况

表6-1　5组证型分布

证型	例数	比例
肾虚型	89	41.20%
气血虚弱型	16	7.41%
血热型	36	16.67%
血瘀型	95	43.98%
湿浊壅阻型	42	19.44%

五组证型分布如下：肾虚型89例，占41.20%；气血虚弱型16例，占7.41%；血热型36例，占16.67%；血瘀型95例，占43.98%；湿浊壅阻型42例，占19.44%。

2. 胚胎停育患者3种抗体分布情况

表6-2　3种抗体分布

抗体阳性	例数	比例
仅 ACA	92	42.59%
仅 EmAb	73	33.80%
仅 AsAb	83	38.43%
ACA、EmAb	13	6.02%
ACA、AsAb	15	6.94%
EmAb、AsAb	9	4.17%
ACA、EmAb、AsAb	4	1.85%
三组抗体全阴性	13	6.02%

AcA阳性92例，占42.59%，EmAb阳性73例，占33.80%，AsAb83例，占38.43%。

3. 胚胎停育5组证型与3组抗体的相关性分析

（1）胚胎停育中医证型与ACA的相关性：胚胎停育患者五组证型ACA阳性比较

（表 6-3、图 6-1），作卡方检验，P ＜ 0.05，差异有统计学意义，可认为抗心磷脂抗体阳性胚胎停育患者五组证型的总体概率分布有差异，列联系数 C=0.255，表明胚胎停育患者中医证型与 ACA 存在一定的关联性。

ACA 阳性患者的 5 组证型两两比较，两两比较的检验水准调整为 α′=0.05/10=0.005，经卡方检验，肾虚型及血瘀型与其他 3 型比较，P ＜ 0.005，差异有统计学意义，说明 ACA 阳性率肾虚型及血瘀型明显高于其他三型；其他证型两两比较，P ＞ 0.005，差异无统计学意义，说明 ACA 阳性率其他证型总体分布率相同。

表 6-3　5 组证型患者抗心磷脂抗体（ACA）阳性率比较

证型	ACA 阳性		ACA 阴性		χ^2	P
	例数	构成比例（%）	例数	构成比例（%）		
肾虚型	37	41.57%	52	58.42%	15.05	＜ 0.05
气血虚弱型	3	18.75%	13	81.25%		
血热型	8	22.22%	28	77.78%		
血瘀型	38	40.00%	57	60.00%		
湿浊壅阻型	6	14.29%	36	85.71%		

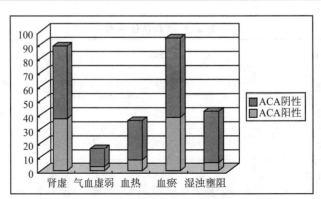

图 6-1　五组证型患者 ACA 阳性例数比较

（2）胚胎停育中医证型与 EmAb 的相关性：胚胎停育患者 5 组证型 EmAb 阳性比较（表 6-4、图 6-2），作卡方检验，P ＜ 0.05，差异有统计学意义，可认为 EmAb 阳性胚胎停育患者 5 组证型的总体概率分布有差异，列联系数 C=0.332，表明胚胎停育患者中医证型与 EmAb 存在一定的关联性。

EmAb 阳性患者的 5 组证型两两比较，两两比较的检验水准调整为 α′=0.005，经卡方检验，血瘀型与其他 3 型比较，P ＜ 0.005，差异有统计学意义，表明 EmAb 阳性胚胎停育患者，血瘀型明显高于其他三型；其他证型两两比较，P ＞ 0.005，差异无统计学意义，说明 EmAb 阳性其他证型总体分布率相同。

表 6-4　5 组证型患者 EmAb 阳性率比较

证型	EmAb 阳性		EmAb 阴性		χ^2	P
	例数	构成比例（%）	例数	构成比例（%）		
肾虚型	11	12.35%	78	87.64%	26.68	＜ 0.05
气血虚弱型	3	18.75%	13	81.25%		
血热型	5	16.67%	31	83.33%		
血瘀型	41	43.18%	54	56.84%		
湿浊壅阻型	10	23.81%	32	76.19%		

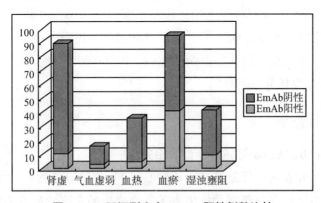

图 6-2　5 组证型患者 EmAb 阳性例数比较

（3）胚胎停育中医证型与 AsAb 的相关性：胚胎停育 5 组证型患者 AsAb 阳性比较
（表 6-5、图 6-3），作卡方检验，P ＜ 0.05，差异有统计学意义，可认为 AsAb 阳性胚
胎停育患者 5 组证型的总体概率分布有差异，列联系数 C=0.276，表明胚胎停育患者中
医证型与 AsAb 存在一定的关联性。

表 6-5　五组证型患者 AsAb 阳性率比较

证型	AsAb 阳性		AsAb 阴性		χ^2	P
	例数	构成比例（%）	例数	构成比例（%）		
肾虚型	40	44.94%	49	55.05%	17.80	＜ 0.05
气血虚弱型	5	31.25%	11	68.75%		
血热型	9	25.00%	27	75.00%		
血瘀型	16	16.84%	79	83.16%		
湿浊壅阻型	13	30.95%	29	69.04%		

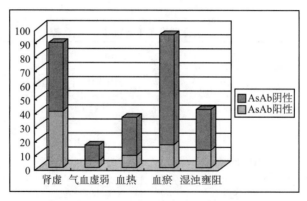

图 6-3　5 组证型患者 AsAb 阳性例数比较

AsAb 阳性患者 5 组证型两两比较，检验水准调整为 α′=0.005，经卡方检验，肾虚型与其他 4 型比较，P ＜ 0.005，差异有统计学意义，说明 AsAb 阳性胚胎停育患者，肾虚型明显高于其他三型；其他证型两两比较，P ＞ 0.005，差异无统计学意义，说明 AsAb 阳性其他证型总体分布率相同。

（四）分析与讨论

1. ACA、EmAb、AsAb 与胚胎停育的相关性

越来越多的研究表明，反复流产、死胎、早产、围产儿缺氧、低体重出生儿、妊高征等不良妊娠与孕妇自身免疫性抗体有关。许多生殖免疫学研究表明，自然流产的发生与免疫因素关系密切，其中原因不明的自然流产与生殖免疫学的关系已引起国内外学者的高度重视。生殖免疫学认为，妊娠是成功的半同体移植过程，胎儿是父母的遗传物质的结合体，和母体不可能完全相同，母胎间的免疫不适应可引起母体对胎儿的排斥。在妇女体内血清中，存在抗子宫内膜抗体、抗精子抗体、抗心磷脂抗体、抗卵巢抗体、和抗绒毛膜促性腺激素抗体（AhcGAb），以上免疫抗体在健康妇女中并无明显致病作用，但在一定的致病条件下，可以产生免疫反应，影响受精卵结合、胚胎着床和发育而导致不孕或流产。

ACA 是酸性磷脂的异质性自身抗体，通过竞争胎盘血管的磷脂受体，导致胎盘血管痉挛缺血、胎盘血栓栓塞、蜕膜血管血栓，最终引起流产。国内外大多学者已证实 ACA 致流产的作用机理，ACA 可通过以下途径引起流产或不孕：① ACA 通过作用于滋养层表面的磷脂，依赖抗原，影响其黏附、融合和分化过程，使合体滋养层细胞缺乏，降低子宫对胚胎的接受性，使 HCG、HPL 等维持妊娠的胎盘激素分泌下降；② ACA 影响血栓素 A_2 和前列腺环素的平衡，使血小板凝聚，微血栓形成，致胎盘梗死，引发不良妊娠结局；③ ACA 作用于胎盘血管内皮细胞膜上的磷脂，导致胎盘血栓的形成和血管的收缩，引起胎盘血管炎，或胎盘血流量减少，致使胎儿缺氧及营养不足而死亡；④ ACA 与卵巢组织中的磷脂成分相结合产生的复合物，影响卵子发育和排出；⑤ACA 与子宫内膜中的磷脂成分相结合形成的复合物，干扰受精卵着床。

　　子宫内膜是受精卵着床及胚胎发育的重要场所，EmAb 是以子宫内膜为靶抗原，是引起器官一系列自身抗体的特异免疫应答，子宫内膜炎与子宫内膜异位症可能是抗子宫内膜抗体阳性不孕患者的主要原因，有文献报道 37%～50%的不孕、流产和子宫内膜异位症患者 EmAb 呈阳性。因刮宫引起的感染可诱导机体产生免疫性病理反应，自身免疫功能紊乱，经血中夹杂子宫内膜碎片通过输卵管进入盆腔，使潜在的子宫内膜异位症诱发自身免疫反应，使其产生 EmAb。EmAb 可使子宫内膜结构遭受破坏，并引起子宫内膜发育不良，不利于胚胎着床，对孕卵产生抗植入作用，引起流产。另外胡旭等通过临床观察发现习惯性流产与 EmAb 关系密切，经过反复的刺激，这些自身抗体会逐渐增加，能和子宫内膜发生抗原抗体反应，干扰受精卵的着床和胚胎的发育，导致流产，尤其在妊娠早期。孙祥秀等通过腹腔注射纯化人工诱导大鼠体内产生 EmAb，结果显示 EmAb 能够使大鼠子宫内膜发育不良，不利于受精卵着床，从而导致不孕，或产仔率降低，或导致仔鼠体重下降。

　　在正常情况下，对于母体来说精子是异己物质，每次母体接触精子都可能是免疫接种。抗精子抗体阳性被列为原因不明不孕不育的确定指标之一，已在世界范围内得到肯定。自从 20 世纪 50 年代 Wilson 报道不孕不育患者的血清中存在 AsAb 后，目前大量的研究资料表明：10%～30%的不孕不育患者精浆与血液中存在抗精子抗体。但只有少数敏感的女性产生抗精子抗体，当女性在经期性交、生殖道黏膜损伤或者发生感染时，精子及其抗原进入血液，使精子与免疫活性细胞接触几率增加，诱导产生了抗精子抗体。其次，抗精子抗体对受精卵也有一定的影响，它能与受精卵里的精子特异性抗原相结合，并在补体的参与下融解受精卵。它还能激活巨噬细胞，破坏前期胚胎的发育，引起早期自然流产。抗精子抗体能影响精子的获能，干扰精子穿透宫颈黏液，抑制与透明带结合及顶体反应；能加速清除生殖道内的精子，使其数量减少，进而影响受精；另外能干扰精卵识别过程，影响受精和受精卵的正常发育，最终导致流产。

　　本研究中抗心磷脂抗体阳性 92 例，占 42.59%，抗子宫内膜抗体阳性 73 例，占 33.80%，抗精子抗体 83 例，占 38.43%。与大部分临床报道的阳性率相吻合。

2. 胚胎停育病因病机及证型分布

　　（1）中医学对胚胎停育病因病机的认识：传统医学及现代教科书并无关于"胚胎停育"这一病名的记载，根据其临床表现、体征、时间，可将其归为"胎（胚）死不下""堕胎""胎漏""胎动不安""滑胎"等范畴内。《诸病源候论·妊娠数堕胎候》曰："若血气虚损者，子脏为风冷所居，则血气不足，故不能养胎，所以致胎数堕。候其妊娠而恒腰痛者，喜堕胎也。"提出滑胎由气血虚损、胎失所养所致。《格致余论·胎自堕论》提出："血气虚损，不足养荣，其胎自堕；或劳怒伤情，内火便动，亦能堕胎。"《景岳全书·妇人规·数堕胎》提出："凡妊娠之数见堕胎者，必以气脉亏损而然。而亏损之由，有禀赋之素弱者，有年力之衰残者，有忧怒劳苦而困其精力者，有色欲不慎而捣损其生气者，此外如跌仆、饮食之类，皆能伤其脉。"另有论血热动胎者，《景岳全书·妇人规》说："凡胎热者，血易动，血动者，胎不安，故堕于内热而虚者，亦常有之。"《妇人大全良方·妊娠门》："气血虚损，子脏风冷，致胎不坚固，频有所伤。"有云"胎非血不荫，而儿非气不生"，故气血虚弱也可致胚胎不固。《素问·奇病论》云："胞络者系于肾。"清代萧慎斋《女科经纶》引《女科集略》云："女子肾藏系于胎，是母之真气，子所赖也。"是故肾气充盛则胞络能够提摄胎元，肾精充足则冲任旺盛，胎有所养而强壮。反之，肾气虚损则冲任不固，胎失所系；肾精亏乏则冲任血少，胎元失养而易堕。"冲为血海，任主胞胎"，冲任二脉虽不与脏腑直接相通，与脾、肝、肾三脏间接相通，也就是说脾、肝、肾所属的经脉由冲任相联系，但血热热伤冲任及血阻胞宫，冲任胎元失养而发生胎漏、胎动不安，胎漏、胎动不安、流产则是冲任不固的表现。

（2）胚胎停育中医证型分布：在本研究中，从胚胎停育中医证型分布看：研究对象216例，5组患者证型分布情况如下：肾虚型89例，占42.20%；气血虚弱型16例，占7.41%；血热型36例，占16.67%；血瘀型95例，占43.98%；湿浊壅阻型42例，占19.44%。各证型在3组抗体阳性中均有分布，但肾虚型及血瘀型占总数最多，肾虚及血瘀与本病的发生密切相关。"肾为先天之本，主宰人体的生长发育及生殖功能的成熟及盛衰，故肾气盛……天癸至……月事以时下，故有子。"肾藏精、主生殖，肾为先天之本，《素问·六节藏象论》曰："肾者主蛰，封藏之本，精之处也。"《素问·奇病论》云："胞络者，系于肾。"另《女科经纶》引《女科集略》说："女子肾脉系于胎，是母之真气，子之所赖也。"肾与胞宫相系，故胚胎的生长发育与肾关系密切。《医学衷中参西录》中亦指出："男女生育皆赖肾气作强，肾旺自能荫胎，肾气盛则胎元固，自无胎漏、胎动不安之虑。"《妇科玉尺·求嗣》中曰："男子以精为主，女子以血为主，阳精溢泻而不竭，阴血时下而不愆阴阳交畅，精血合凝，胚胎结而生育兹矣。"《女科经纶》云："妇人久无子者，冲任脉中伏然也……其源必起于真阴不足，真阴不足则阳盛而内热。"由此可见肾虚无力系胎，则胎元不固，易致胎漏、胎动不安及滑胎。瘀血致堕胎早在先秦时期就有所记载，《灵枢·邪气脏腑病形》说："有所堕坠，恶血留内。"阐述堕胎是因母体素有瘀血所致。《金匮要略·妇人妊娠病脉证并治》中指出："妇人素有癥病……胎动在脐上者，为癥痼害。"论述妊娠宿有癥病是胎漏下血的重要病因。《三因极一病证方论·产科二十一论评》有"或因顿仆惊恐，出入触胃，及素有癥痕积聚，坏胎最多"的见解。《医林改错》也指出："常有连伤数胎者……不知子宫内，先有瘀血占其地，血不能入胞胎……胎无所养，故小产。"均认为瘀血内阻、冲任不畅是致胎漏、胎动不安及死胎的原因之一。夏桂成认为，导致本病的重点因素是心肾不交，尤以肾虚为前提。李光荣提出，脾肾虚弱、气血不足、血瘀损胎致使本病发生。付延林等通过临床观察，认为本病多以肾虚为主，并常伴有脾虚、气血虚弱、血瘀甚或肝郁气滞。汤月萍认为免疫复发性流产其本主要责之于肾，标则归之于肝，自拟抑抗安胎饮可益肾清肝、养血活血安胎。

3. ACA、EmAb、AsAb 与胚胎停育中医不同证型的相关性

（1）抗心磷脂抗体与胚胎停育中医不同证型的相关性：本研究结果显示，抗心磷脂抗体阳性率为 42.59%，有统计学意义，与郭利华等报道的阳性率 46.2% 相符合，高于常笑雪报道阳性率 22.35%。研究结果表明：抗心磷脂抗体阳性及阴性在各证型之间分布有差异，胚胎停育肾虚及血瘀型明显高于其他三型，差异有统计学意义（P ＜ 0.005），提示抗心磷脂抗体阳性与肾虚血瘀密切相关。抗心磷脂抗体主要是激活血小板，促进凝血，导致血栓形成，这与中医血瘀理论相似。刘巧玲等认为，抗心磷脂抗体阳性的复发性流产患者的中医发病机制为肾虚、血瘀及血热。归氏将此类患者按中医辨证诊为肾虚血瘀、瘀阻胞脉。陈莹教授认为抗心磷脂抗体阳性致流产主要因肾气不足，冲任气血受阻，瘀血内阻，胎失所养，故胎动不安。曲秀芬教授经多年临床研究认为，免疫性习惯性流产病例存在不同程度的肾虚、肾精亏虚，甚至肾阳不足。在病因病机方面，多数研究者倾向于"肾虚为本，气血失调，损伤冲任"的观点。抗心磷脂抗体阳性与肾虚血瘀有关，临床采用补肾活血祛瘀已取得满意疗效。如孟东红、史松瑶、袁惠霞等以补肾活血化瘀为主，药用菟丝子、当归、丹参、山茱萸、杜仲等临证加减，治疗抗心磷脂抗体阳性致流产的早孕患者，取得了较好的疗效。史松瑶、林玲选用补肾健脾、化瘀安胎的中药口服，疗程 3 个月，抗体转阴率为 86%。楼凯凌采用资肾活血祛瘀中药，ACA 转阴率为 47.35%。

（2）抗子宫内膜抗体（EmAb）与胚胎停育中医不同证型的相关性：本研究结果表明：抗子宫内膜抗体阳性及阴性在 5 组证型中分布不同，血瘀型高于其他 4 型，差异有统计学意义（P ＜ 0.005），说明血瘀型与抗子宫内膜抗体有密切关系。瘀血是体内血液停积而形成的病理产物，既是疾病形成过程中的病理产物，又是致病因素。西医学认为子宫内膜炎、子宫肌瘤或子宫内膜异位症时，内膜组织可转化为抗原或半抗原刺激机体合成 EmAb，抗体复合物沉积于子宫内膜中，影响子宫内膜功能，导致营养胚胎的糖原等分泌不足，干扰胚胎、胎儿的生长，导致流产。这与中医血瘀理论相似，且中医理论中论述的节欲以防病早已有深刻的见解。李玛建等把抗子宫内膜抗体、抗滋养层抗体阳性致复发性流产辨证为肾虚血瘀血热。蒋佩茹、侯巧新用中草药抑抗汤（药物组成：丹参 18g，桃仁 15g，当归 15g，川芎 12g，茯苓 15g，生地黄 15g，菟丝子 30g，女贞子 30g，淫羊藿 30g，炙甘草 10g）对流产患者中的 EmAb 阳性者进行妊娠前期治疗，有显著的助孕安胎效果。抗子宫内膜抗体与瘀血有关，现代药理学研究，活血化瘀中药如桃仁、当归等能抑制抗体产生，蒲黄可抑制巨噬细胞吞噬作用，调整异常的免疫功能。且活血化瘀药可作为免疫抑制剂，加强抑制性 T 细胞的功能，抑制抗体的形成和抗变态反应的作用。

（3）抗精子抗体（AsAb）与胚胎停育中医不同证型的相关性：在本研究中，肾虚型阳性率高于其他4型，差异有统计学意义（P＜0.005），提示胚胎停育抗精子抗体阳性与肾虚密切相关。为便于统计，本课题将肾阴虚及肾阳虚型统归于肾虚型。罗颂平等认为肾虚血瘀为抗精子抗体阳性患者的主要发病机制，肾精亏损或肾阴不足是本，热灼精血或血滞不行所致之血瘀则是标。莫惠等认为，抗精子抗体阳性多为肾阴不足所致。肾阴虚为本，瘀血、湿热为标。来叶根认为该病以肾虚为本，它始终贯穿于整个疾病过程中，瘀血、热毒为标，此与经期、产后感染邪毒，或房事不节有密切关系。故可认为抗精子抗体阳性与肾精亏虚有关，有学者通过实验室研究证实滋肾补肾的中药有降低小鼠对精子抗原的免疫反应，抑制抗精子抗体产生的作用，认为补肾中药通过调节免疫系统，吸收、清除循环和局部抗精子抗体、免疫复合物，降低和修复组织损伤，从而提高小鼠的妊娠率。

4. 结语

综上，根据临床资料统计分析结果，结合医学理论及临床等方面对胚胎停育中医证型与抗心磷脂抗体、抗子宫内膜抗体及抗精子抗体进行相关性分析，结果显示：临床上胚胎停育以肾虚血瘀为主。抗心磷脂抗体与肾虚血瘀相关，抗子宫内膜抗体与血瘀相关，抗精子抗体与肾虚有相关，故考虑抗心磷脂抗体、抗子宫内膜抗体及抗精子抗体阳性改变可作为胚胎停育患者中医辨证分型的客观指标和临床用药参考。鉴于此，中医辨证为血瘀及肾虚的患者建议行抗心磷脂抗体、抗子宫内膜抗体及抗精子抗体的检测，可能会提高免疫性流产的诊断率，但此推测尚缺乏相关理论及临床研究证实，须进一步临床研究，以期对免疫性流产的诊断及治疗提供新的诊疗思路。

5. 存在问题与展望

由于时间有限，临床研究样本含量较少，收集的病例数较少，易使结果产生偏倚，直接影响临床结果的判定。只有增加研究时间及不同证型，扩大样本量，才能进一步揭示中医不同证型与各免疫因素的相关性，因此本研究仅初步探讨胚胎停育不同中医证型与免疫相关性的分布规律，以期有助于提高临床上治疗预防本病。

且由于时间及研究条件有限，本研究只研究了胚胎停育中医证型与部分免疫指标的相关性。对于感染因素、内分泌因素等未进行研究。下一步应进行广泛流行病学调查，研究胚胎停育中医证型与其他因素的关系。

当今胚胎停育病因尚未完全明确，因其没有独立的专篇论述，故多参照中医的"胎（胚）死不下""胎漏"和"胎动不安"等及西医的"稽留流产"治疗。根据临床观察，发现胚胎停育大多发生于孕8周左右，中医对其相关论述主要体现在"胚死不下"方面，而"胎死不下"主要发生在妊娠中、晚期，两者在停经时间上有所差异，故胚胎停育的发病机制、诊断标准、疗效判定还没有统一标准。应在教科书上增加"胚死不下"相关章节的论述，为后人学习及临床诊治、研究提供依据。本研究通过现代免疫学理论及诊疗方法，探讨胚胎停育中医证型与抗心磷脂抗体、抗子宫内膜抗体及抗精子抗体的相关性，希望借助西医学的理论来揭示本病的本质，掌握其发病规律，对治疗本病及预防能有裨益。

（五）结论

1. 胚胎停育中医不同证型患者抗心磷脂抗体阳性及阴性的概率不同，肾虚及血瘀型抗心磷脂抗体阳性率明显高于其他证型，抗心磷脂抗体与肾虚血瘀型有相关性。

2. 胚胎停育中医不同证型患者抗子宫内膜抗体阳性及阴性的概率不同，血瘀型抗子宫内膜抗体阳性率明显高于其他证型，抗子宫内膜抗体与血瘀型有相关性。

3. 胚胎停育中医不同证型患者抗精子抗体阳性及阴性的概率不同，肾虚型抗精子抗体阳性率明显高于其他证型，抗精子抗体与肾虚型有相关性。

二、耳穴贴压对肾虚血瘀型 LUFS 不孕患者尿 LH 峰及排卵影响的临床观察

未破裂卵泡黄素化综合征，又称卵泡黄素化未破裂综合征（LUFS），是不孕症的常见原因，属于卵巢性不孕，发病率在不孕妇女中占 25%～43%。据报道本综合征在药物促排卵的周期中发生率较高，占 31.8%～42%，重复发生率为 63.6%，也可见于自然周期中，发生率为 10.1%。

LUFS 是妇科较常见疑难病症。治疗上常用促排卵方案为氯米芬（CC）、人绒毛膜促性腺激素（HCG）、尿促性腺激素（HMG）单用或联用，虽有一定的疗效，但妊娠率不高、LUF 重复发生率高、发生卵巢过度刺激综合征（OHSS）的风险大；B 超引导下穿刺取卵 +IUI 术、腹腔镜下穿刺打孔等方法虽然临床疗效显著，却存在手术风险，患者接受度不高；中药治疗本征有一定的作用，但服药时间较长，见效较慢。鉴于上述方法的局限性，本课题组多年来致力于寻求新的治疗方案，近年在耳穴贴压促排卵方面取得一定成果。通过多年治疗该病的经验总结，认为肾虚血瘀为其主要病机，在遵循辨证施治原则下，临床治疗以补肾活血、化瘀通络促排为要。在耳穴贴压对 LUFS 不孕患者促排卵的临床研究中，有效率高达 88.9%，临床疗效显著。

本研究在原有的基础上，根据排卵前尿黄体生成素半定量动态监测，结合 B 超监测卵泡发育及排出情况，预测排卵时间，选择最佳受孕时机，在提高排卵率的基础上，正确指导同房，提高受孕率。通过观察耳穴贴压对尿 LH 峰、卵泡发育及排卵情况的影响，探讨耳穴贴压促使卵泡成熟及排出机理，进一步说明耳穴贴压的优越性。

（一）资料和方法

1. 研究对象的来源

本课题的全部病例均为 2012 年 1 月～ 2013 年 2 月福建省厦门市中医院妇科门诊病人，共 56 例符合纳入标准，随机分组，耳穴贴压组 30 例、西药组 26 例。

2. 设备资料

昆明云大生物技术有限公司生产的不孕检测试纸、B 超机、基础体温单、水银体温计等。

3. 研究对象的选择

（1）诊断标准

①女性不孕症诊断标准：参照肖承惊主编 2009 年全国高等中医药院校研究生规划教材《中医妇科临床研究》。

凡婚后未避孕，有正常性生活，同居 1 年而未受孕者，称为不孕症。婚后未避孕而从未妊娠者称原发不孕症；曾有过妊娠而后未避孕连续 1 年不孕者称为继发不孕症。

②未破裂卵泡黄素化综合征诊断标准：参照程泾主编 2000 年《实用中西医结合不孕不育诊疗学》中有关 LUFS 的诊断标准。系列 B 超监测显示无排卵征象；基础体温（BBT）双相；宫颈黏液检查呈排卵性周期变化；连续两个月经周期出现上述变化。

B 超图像分为两大类型：未成熟卵泡不破裂黄素化，即小卵泡黄素化型：在预计排卵日卵泡体积不变，卵泡直径小于 17mm，持续数天，卵泡内光点逐渐消失；成熟卵泡未破裂黄素化，即卵泡滞留或持续增大型。卵泡滞留型：预计排卵日卵泡直径已达优势卵泡大小（18～22mm）不破裂，之后体积不变，卵泡壁逐渐增厚，卵泡内出现点状强光点，之后逐渐吸收至消失；卵泡持续增大型：预计排卵日卵泡直径已达优势卵泡大小（18～22mm）不破裂，之后卵泡体积依旧增大，直径可达 31～50mm 甚至更大，可持续至月经周期末或数个月经周期。

中医肾虚血瘀证的诊断标准：结合郑筱萸主编《中药新药临床研究指导原则》第三辑、肖承惊主编 2009 年全国高等中医药院校研究生规划教材《中医妇科临床研究》及乐杰主编 2007 年新世纪《中医妇科学》。

主症：不孕，月经周期、经期正常，经量多少不一，色紫有块，临经期或行经期少腹疼痛，血块排出后痛减。

次症：腰膝酸软，经前乳胀，耳鸣，头晕乏力，小便清长，性欲减退。

典型舌脉象：舌质淡暗或有瘀点，苔薄白，脉细弦或弦涩。

以上主症中不孕，月经周期、经期正常必备。经量多少不一，色紫有块；临经期或行经期少腹疼痛，二者备一。次症具备 3 项以上或具备上述舌脉象，即可辨证为肾虚血瘀证。

③纳入标准：符合 LUFS 诊断标准，且为卵泡滞留型或持续增大型者，并除外男方因素及输卵管因素所致不孕者；符合中医辨证分型肾虚血瘀证的患者；年龄在 22～40 岁；近 3 个月无使用激素类药物治疗；愿意接受治疗并签署知情同意书者。

④排除标准：已明确生殖器官有明显而严重的器质性病变者；垂体肿瘤、空蝶鞍综合征；先天性卵巢发育异常；甲状腺或肾上腺疾病；近 3 个月接受激素类药物治疗者；FSH ＞ 40IU/L 或 PRL ＞ 25ng/L 者；年龄＜ 22 岁者或＞ 40 岁者。

⑤剔除及脱落标准：不符合纳入标准者；观察中自然脱落、失访者；受试者依从性差、发生严重不良反应事件、发生并发症或特殊生理变化等不宜继续接受试验，自行退出者等；未按本研究规定的药物治疗擅自加减药物或停药者；无法判断疗效或资料不全，影响疗效判断者。

4. 研究方法

（1）用药方法

①耳穴贴压组：月经来潮第7天开始耳压磁珠，选定耳穴：卵巢、肾、肝、脾、膈、脑点、内分泌等，双耳交替，每3日一换，嘱患者每日用拇、食指在耳郭内外按压5次进行刺激，按压手法由轻至重，使之产生酸、胀、麻、痛、热或放射感，刺激强度根据患者自身耐受情况而定，每次2～3分钟，连续2次（排卵前或确定无排卵终止）。

②西药组：B超监测下卵泡直径≥18mm时，予HCG5000IU肌注，每日1次，直到排卵前或确定无排卵时停止。

两组均以1个月经周期为1个疗程，除外妊娠者，治疗3个月经周期，随访3个月经周期。

（2）观察方法

①基础体温（BBT）测定：从月经周期第1天起，常规方法测量基础体温，描绘曲线。

②B超监测卵泡生长：从月经周期的第9天起，监测卵泡发育情况，时间定于早上8～10点，关注卵泡数目、大小及形态，隔天监测；卵泡直径≥15mm，关注卵泡，每天监测直至优势卵泡消失，并登记卵泡消失时间。B超下卵泡排出以卵泡最大直径减少5mm以上，子宫直肠陷凹出现积液为准。LUF以预计排卵日未见排卵征象，卵泡体积不变，直径小于17mm，持续数天主卵泡的无回声区仍然存在；预计排卵日卵泡体积不变或持续增大，子宫直肠陷凹未见积液。

③快速尿黄体生成素（LH）测定：采用昆明云大生物技术有限公司生产的不孕检测试纸，结合B超检测结果，当优势卵泡直径达15mm时，开始使用试纸检测，测试前4小时不宜排尿或大量饮水。取出试纸条，把试纸箭头所指的一端浸入尿液中，不要使尿液液面超过箭头所指的横线，保持30秒后取出平放。18分钟后观察试纸中段是否显示一条红色色带，未显色则当次结果为0，如出现色带则与配色卡对比颜色深浅，并记录该比色数值。用测定色带与标准色带比较，若LH≤10mIU/mL，1天1次；当LH＞10mIU/mL时，1天测2次，间隔4～8小时1次；若LH≥25mIU/mL，1天4次，间隔3～4小时1次，以便动态观察LH变化，在LH值上升后开始下降时，即可确定LH峰值。若为阴性，则一直测至优势卵泡消失。嘱患者记录数值并绘制标图。根据尿LH试纸显示的标准来判断是否有LH峰出现。

④妊娠判定：排卵后给予黄体支持，若基础体温持续上升14天，予测血β-HCG，

血孕酮随访妊娠结果，B超检查见宫内妊娠囊及原始心管搏动为临床妊娠。

（3）观察指标

①安全性指标：体温、脉搏、呼吸、血压，三大常规检查。

②疗效指标：基础体温：常规方法测量，了解排卵情况，按 WHO 标准判断曲线，以黄体期体温上升 0.3℃以上，高温相＞11 天为标准双相体温，以 BBT 连续上升前的低值日为排卵日。卵泡发育及排出情况：设定 T_1 为优势卵泡出现距排卵日（或预计排卵日）时间，观察 T_1 及卵泡排出前发育情况。

两组尿 LH 水平变化，尿 LH 峰与卵泡排出关系：设 T_2 为尿 LH 高峰出现距排卵日（或预计排卵日）时间，观察 T_2 变化。观察 LUF 重复发生率、OHSS 发生率。治疗后两组妊娠情况。

5. 促排卵疗效评定标准

治愈：妊娠或治疗 3 个月经周期超声提示月经第 14～16 天（LH 峰后 48 小时）有排卵征象。

显效：治疗 3 个月经周期，2 个周期超声提示月经第 14～16 天（LH 峰后 48 小时）有排卵征象。

有效：治疗 3 个月经周期，1 个周期出现排卵，临床症状改善。

无效：治疗 3 个月经周期均未排卵，临床症状未改善。

6. 统计学方法

采用 SPSS16.0 统计软件包进行统计处理。其中对计量资料先做正态检验及方差齐性检验，符合正态分布者采用 t 检验，用 x̄±sd 表示；不符正态分布者采用非参数检验；计数资料采用卡方检验。$P < 0.05$ 为差异具有显著意义；$P < 0.01$ 为差异具有极显著意义。

7. 质量控制措施

（1）在同等条件下选择病人，随机化分组，避免在选择上出现偏倚。

（2）所有磁珠、药物和检查均由厦门市中医院提供，保证治疗的同质性和稳定性，及检查标准的一致性。

（二）研究结果

1. 一般情况

共有 56 例符合纳入标准，其中耳穴组 30 例，西药组 26 例。全部病例均来自厦门市中医院妇科门诊病人。耳穴贴压组年龄最小者 24 岁，最大者 39 岁，平均 30.27±3.44 岁，不孕年限最长者 5 年，最短者 1 年，平均 2.03±0.86 年；西药组年龄最小者 25 岁，最大者 36 岁，平均 30.07±2.89 岁，不孕年限最长者 4 年，最短者 1 年，平均 1.83±0.71 年。

表 6-6 耳穴组与西药组患者年龄、病程情况（$\bar{x} \pm sd$）

组别	例数（人）	年龄（岁）	不孕年限（年）
耳穴组	30	30.27±3.44*	2.03±0.86*
西药组	26	30.07±2.89	1.83±0.71

注：与西药组比较，*$P > 0.05$。治疗前两组在年龄、不孕年限上，差异均无统计学意义，两组具有可比性。

2. 两组总有效率比较

表 6-7 耳穴组与西药组总体疗效情况比较

组别	例数	疗效 n（%）				有效率 n（%）
		治愈	显效	有效	无效	
耳穴组*	30	12（40.0）	6（20.0）	8（26.7）	4（13.3）	26（86.7）
西药组	26	6（23.1）	5（19.2）	7（26.9）	8（30.8）	18（69.2）

注：耳穴组与西药组的有效率无显著统计学差异（$P > 0.05$）。

3. 治疗后两组排卵情况分析

表 6-8 耳穴组与西药组卵泡发育情况

组别	总例数（例）	总周期（个）	排卵周期（个）	排卵率（%）	黄素化周期（个）		
					小卵泡型	卵泡滞留型	持续增大型
耳穴组	30	87	50	57.5	8	6	23
西药组	26	78	30	38.5	4	14	30

注：耳穴组排除妊娠后未再行卵泡监测的 3 个周期，共观察 87 个周期。耳穴组与西药组排卵率比较有显著差异（$P < 0.05$）。

4. 治疗后两组 LUF 重复发生率比较

表 6-9 耳穴组与西药组 LUF 情况比较

组别	LUF 周期（个）	非 LUF 周期（个）	LUF 发生率（%）
耳穴组	37	50	42.5
西药组	48	30	61.5

注：耳穴组与西药组 LUF 发生率比较有显著差异（$P < 0.05$）。

5. 治疗后两组妊娠情况比较

表 6-10　耳穴组与西药组妊娠情况比较

组别	妊娠例数（例）	未妊娠例数（例）	妊娠率（%）
耳穴组	8	22	26.6
西药组	6	20	23.1

注：耳穴组与西药组妊娠率比较无统计学差异（P＞0.05），耳穴组8例妊娠，其中1例已顺产一女，1例剖宫产一女，2例胚胎停育，1例异位妊娠，其余3例已建卡定期产检；西药组中6例妊娠，其中1例已顺产一子，1例胚胎停育，1例双胎妊娠，4例妊娠均随访中。

6. 治疗后两组优势卵泡出现距排卵时间比较

表 6-11　耳穴组与西药组优势卵泡出现距排卵日时间比较

组别	排卵周期（个）	不同 T_1 值的周期（个）					T_1 均值（天）
		$0 < T_1 \leq 1$	$1 < T_1 \leq 2$	$2 < T_1 \leq 3$	$3 < T_1 \leq 4$	$4 < T_1 \leq 5$	
耳穴组	50	4	18	24	4	0	2.47 ± 0.11
西药组	30	6	20	2	1	1	1.90 ± 0.13

注：T_1 为优势卵泡出现距排卵日时间，西药组与耳穴组优势卵泡出现距排卵时间有显著差异（P＜0.05），西药组优于耳穴组。

7. 治疗前后两组中医症状积分比较

表 6-12　治疗前后中医症状积分情况（$\bar{x} \pm sd$）

组别	例数	治疗前评分（分）	治疗后评分（分）
耳穴贴压组	30	25.45 ± 4.52	12.35 ± 3.72[*]
西药组	26	25.30 ± 4.05	23.95 ± 3.55

注 a：与治疗前比较，*P＜0.05；注 b：与西药组比较，*P＜0.05。

8. 治疗后两组尿 LH 峰值情况分析

表 6-13　耳穴组与西药组排卵前尿 LH 峰值比较

组别	排卵周期（个）	不同尿 LH 值的周期（个）					尿 LH 均值（mIU/mL）
		$0 < LH \leq 10$	$10 < LH \leq 25$	$25 < LH \leq 45$	$45 < LH \leq 65$	$LH > 65$	
耳穴组	50	1	6	26	17	0	46.00 ± 2.65

组别	排卵周期（个）	不同尿 LH 值的周期（个）					尿 LH 均值（mIU/mL）
		$0 < LH \leq 10$	$10 < LH \leq 25$	$25 < LH \leq 45$	$45 < LH \leq 65$	$LH > 65$	
西药组	30	0	5	14	11	0	44.70 ± 2.08

注：耳穴组与西药组排卵前尿 LH 峰无统计学差异（P > 0.05）。

9. 治疗后两组尿 LH 峰值出现距排卵时间比较

表 6-14　耳穴组与西药组尿 LH 高峰出现距排卵日时间比较

组别	排卵周期（个）	不同 T_2 值的周期（个）					T_2 均值（小时）
		$0 < T_1 \leq 12$	$12 < T_1 \leq 24$	$24 < T_1 \leq 36$	$36 < T_1 \leq 48$	$T_1 > 48$	
耳穴组	50	1	20	15	14	0	30.18 ± 1.50
西药组	30	1	16	8	5	0	28.20 ± 2.00

注：T_2 为尿 LH 高峰出现距排卵日时间，耳穴组与西药组尿 LH 高峰出现距排卵日时间差异无统计学意义（P > 0.05）。

10. 安全性观察

两组治疗前后血压、心率、脉搏、呼吸及血、尿、粪常规检查均无异常值出现，临床研究过程中无患者中途退出。治疗期间，耳穴贴压组有 2 例患者出现耳朵红肿，经对症处理后无不适，下一周期予减轻刺激量，红肿未再发作。

11. 随访

本研究中经治疗后患者，对其进行电话或临床随访，目前已有 3 例患者顺利分娩，耳穴贴压组 2 例，西药组 1 例，均未反应有胎儿畸形；3 例胚胎停育，耳穴贴压组 2 例，西药组 1 例；耳穴贴压组 1 例异位妊娠，已行保守治疗，目前临床随诊中；其余 7 例患者均已建卡定期产检，其中耳穴贴压组 3 例，西药组 4 例，随访过程中均未发现异常情况。

（三）分析与讨论

1. 立论依据

（1）肾虚血瘀是 LUFS 的基本病机：王鹭霞主任医师通过多年治疗 LUFS 的临床总结，认为肾虚血瘀为其基本病机。肾为先天之本，肾藏精，主生殖，任通冲盛，男女两"精"适时相搏，则胎孕乃成；又"经水出诸肾"，肾气的盛衰决定着能否摄精成孕，肾气充盛是任通冲盛的基础，而冲任流通，气血畅达，方能顺利排卵。罗元恺教授认为"肾－天癸－冲任－胞宫"构成了女性生殖轴，彼此之间相互影响，是女子性周期调节的核心，而女子月经来潮和妊娠正是通过肾气盛、天癸至、任脉通畅、冲脉盛满，并作用于胞宫实现的。各种致病因素干扰了肾－天癸－冲任－胞宫生殖轴及脏腑的气血阴阳消长活动和转化，均可导致不排卵。卵子的发育成熟与肾精充盛密切相关，而卵子的正常排出有赖于肾阳鼓动、肝之疏泄、冲任气血调畅。若肾气（精）亏虚，肝失疏泄，冲任胞脉失和，即使经水按期而至，亦不能摄精成孕。排卵期即氤氲之时，是月经周期中肾的阴精发展到一定程度，即将转化为阳的阶段，若此阶段因各种原因引起阴阳的消长失常，则导致排卵障碍。

《肾虚血瘀论》指出："久病则瘀，瘀者血瘀也……脏腑虚弱，气血运行无力，则瘀滞丛生，瘀滞成则怪病生。"瘀血既是一种病理产物，亦是一种致病因素。肾为气血之根，肾精不足，则气虚血少，血少则卵子生长乏源，气虚则无力推动卵子排出。气虚血少则气血运行乏力，形成瘀血，瘀血内结，阻滞冲任，胞宫、胞脉阻滞不通，更增加了卵子排出难度。且瘀血阻滞冲任，会影响肾精的化生及输布及肾气运行，加重肾和冲任的病变，导致不孕的发生。综上所述，肾虚血瘀，致胞络瘀闭，卵子生长乏源，排卵受限是 LUFS 的基本病机。

（2）本征的主要发病机理：未破裂卵泡黄素化综合征，是指在月经周期中，卵泡成熟但不破裂，卵泡中的颗粒细胞受黄体生成激素的刺激，卵细胞未排出而原位黄素化，形成黄体并分泌孕激素，出现类似排卵周期的改变，是无排卵性月经的一种特殊类型，其发病主要是由中枢性激素分泌紊乱（如 LH 分泌不足或异常）卵巢局部组织学及分泌功能紊乱、局部机械性因素（如子宫内膜异位症、盆腔炎症等）以及医源性因素（如用克罗米芬促排卵）有关等原因引起。

（3）耳穴贴压补肾活血化瘀疗效：本课题组多年来致力于寻求新的促排卵方案，近年在耳穴贴压促排卵方面，取得一定成果。在耳穴贴压对 LUFS 不孕患者促排卵的临床研究中，其有效率高达 88.9%，明显优于西药（HCG）组，取得了较好的临床疗效。耳穴贴压在遵循辨证施治原则下，临床治疗以补肾活血、通胞促排为要。补肾可使肾精充实、肾气充盛，肾精实则卵子生长有源，顺利发育成熟；肾气充盛，肾阳鼓动有力，冲任流通，气血畅通，有助于卵子的顺利排出，加之活血可化瘀，瘀滞消除，气血流畅，排卵无碍，摄精成孕则无虞。排卵正常，亦可使经水如期而至，形成正常的月经周期，为下次的排卵、受孕打下了良好的基础。

2. 耳穴选择分析

本课题组经过多年的临床观察，认为肾虚血瘀是未破裂卵泡黄素化综合征的基本病机，治疗上主张遵循辨证施治原则，以补肾活血、通络促排为要。具体如下：

（1）基本选穴：卵巢、肾、肝、脾、膈、脑点、内分泌等，双耳交替，每3日一换，嘱患者每日用拇、食指在耳郭内外按压5次进行刺激，按压手法由轻至重，使之产生酸、胀、麻、痛、热或放射感，刺激强度根据患者自身耐受情况而定，每次2～3

分钟。

（2）方义及穴位分析：卵巢穴治疗卵巢及子宫疾患，广泛用于不孕症的治疗。肾为先天之本，藏精，主生殖，肾穴可补肾益精，调理冲任，是治疗不孕症要穴。肝主疏泄，不孕患者，每每有情志方面障碍，选用肝穴可疏肝解郁，调畅情志，肝气舒则气血流通，血行则瘀自去。脾为后天之本，与先天之肾相互资助，脾主运化，可使气机通畅。肝藏血、脾统血，女子以血为本，肝、脾均是调经要穴，可调和胞宫气血，经水调则排卵有节。膈主通调气机，活血化瘀。根据西医学理论，脑点及内分泌穴均有调节内分泌的功能，可用于不孕症的治疗。耳穴选择主要依据相应部位取穴、辨证取穴及经验取穴等原则，全方配伍得当，标本兼治，共奏补肾活血、化瘀通络促排之功。

（3）耳穴研究：根据经络学说，耳是全身经络汇集之处。《内经》中所记录的经脉循行分布说明耳与经脉之间存在密切联系。十二经脉循行中，六阳经分别入耳，上耳前，至耳上角；六阴经虽不直接与耳发生联系，但均通过其经别与阳经相合而间接上达于耳，故《灵枢·口问》提出："耳者，宗脉所聚也。"朱丹溪亦云："十二经，上络于耳。"耳和脏腑功能密切相关，观察耳的形态、色泽的变化，可"视其外应，以知其内脏"。在当机体生病时，在耳部施以耳穴贴压法治疗，能增强机体活动，使肾贮藏的精气更好地促进各个器官的机能活动，增强抵抗力，使疾病迅速痊愈。

3. 研究结果探析

（1）耳穴贴压组患者共30例，总有效率达86.7%，其中治愈12例，显效6例，有效8例，无效4例，治愈的12例患者中有8例妊娠，妊娠率达26.6%。西药组患者26例，总有效率为69.2%，治愈6例，显效5例，有效7例，无效8例，治愈的6例患者全部妊娠，妊娠率为23.1%。两组在治疗LUFS总有效率及妊娠率方面无统计学差异，说明耳穴贴压治疗LUFS的总体疗效与西药组相当，在提高LUFS患者妊娠率上，效果相近（可能与样本量较小有关）。

（2）耳穴贴压组LUFS患者30例，共观察87个周期，50个周期排卵，排卵率达57.5%；西药组LUFS患者26例，观察78个周期，30个周期排卵，排卵率为38.5%，耳穴贴压组的排卵率明显高于西药组，LUFS的重复发生率低于西药组，说明耳穴贴压促排卵疗效优于西药组，且能有效预防LUFS的重复发生。HCG作为外源性LH的补充剂，易使LH水平过高，导致LUFS及OHSS的发生，也说明医源性因素可导致LUFS的重复发生。西药在促排卵过程中出现多卵泡发育的情况，而女性机体内可用卵泡数量是有限的，长期利用西药促排卵，可能引起卵泡过度消耗，引起卵巢早衰，提前绝经，影响患者的生活质量，而耳穴贴压则无此方面风险，显然，在预防LUF的重复发生及卵巢早衰等方面，耳穴贴压效果更佳。

（3）在优势卵泡出现到排卵的时间比较上，两组具有统计学意义，西药组优于耳穴贴压组，说明在优势卵泡出现后，HCG 肌注较耳穴贴压更能加快卵泡排出。考虑其机理可能在于 HCG 与 LH 的生物活性及化学结构类似，HCG 肌注能够在排卵前有效增加外源的 LH 含量，迅速形成排卵前 LH 峰值，促进卵泡顺利排出；而补肾活血化瘀，是通过理化刺激，调节内分泌发挥作用，有一个缓慢起效的过程，所以在优势卵泡出现后，需要更长时间方能排卵。

（4）在排卵周期中，尿 LH 峰值出现后，两组 100% 在 48 小时内排卵，耳穴贴压组 42% 在 24 小时内排卵，西药组 56.7% 在 24 小时内排卵。两组尿 LH 高峰出现距排卵时间差异无统计学意义，说明二者均能有效提高尿 LH 值，形成排卵前 LH 峰，促进卵泡顺利排出。此外，两组排卵前尿 LH 峰值分布，亦无统计学差异，进一步说明，耳穴贴压在提高患者 LH 值方面，具有较好的临床疗效，由此可见，耳穴贴压促排卵，可能是通过刺激下丘脑释放 LH 水平实现的。

（5）耳穴贴压在改善患者的临床症状上，疗效优于西药组，西药组仅是从生物学角度，促进排卵前 LH 峰的形成，触发排卵；耳穴贴压是在中医理论指导下，通过辨证施治，起到活血化瘀、补肾通络促排的疗效。耳穴刺激能够改善盆腔微循环，改善卵巢功能，刺激机体分泌 LH，有效形成排卵前 LH 峰值，使成熟卵泡顺利排出。

综上所述，耳穴贴压方法能起到有效的促排卵作用，在提高患者的排卵率、妊娠率方面，疗效可靠，且价格合理，能够有效预防 LUFS 的重复发生。耳穴贴压使排卵正常，或可妊娠，或使经水如期而至，形成正常的月经周期，能对下次的排卵、受孕打下良好的基础，形成良好的周期循环，预后较佳。耳穴贴压在改善患者临床症状方面，疗效显著，能够增强患者体质，减轻病痛，提高患者生活质量，增进家庭幸福感。治疗过程中未出现明显的不良反应及促排卵并发症，可操作性强，患者的接受度较高。根据研究结果，耳穴贴压的作用机理可能为：通过补肾活血化瘀，改善盆腔循环，祛除盆腔病因，营造有利的盆腔环境，调整机体状况，从而改善人体内分泌的水平，为卵子的成熟及排出创造有利条件。巧妙运用中医的整体观念，辨证施治，取得满意的临床疗效，避开了西药促排卵过程中排卵率低、LUFS 重复发生率高的缺陷，为广大 LUFS 不孕患者带来了福音。

4. 不足之处和今后研究思路

（1）不足之处

①本课题因研究时间仓促，临床研究样本量较小，收集的病例数较少，易使研究结果产生偏倚，在结果的判定上受到一定的影响；也因时间关系，仅能做临床研究，未能结合动物实验对耳穴贴压的的作用机理做进一步的探讨。

②由于条件限制，耳穴贴压大多由患者自行操作，未能做到规范化的现场指导，因此影响因素较多，可能会影响临床疗效的判定。

③由于经济方面的原因，大部分患者不能对血 LH、IGF-I、抑制素 B 等更多客观

指标进行动态观察，无法探讨各指标之间的关系，以更深入探讨疾病的发病机理。

（2）今后研究思路

①扩大样本数。本次临床研究中病例数量较少，若进一步扩大样本量，同时进行多中心、多地区的研究将有利于提高该研究结果的可信度。

②行卵巢动脉的阻力指数（RI）、搏动指数（PI）及IGF-I、抑制素B等卵巢局部活性因子测定，探讨耳穴贴压是否引起卵巢的血流动力学及相关活性因子的改变。

③完善科研设计，结合动物实验研究，设计严谨的实验观察指标，增强耳穴贴压的量化操作，进一步探讨耳穴贴压治疗促排卵的作用机理。

（四）结论

1.耳穴贴压能提高LUFS不孕患者的排卵率、妊娠率，降低LUF周期的重复发生率。

2.耳穴贴压能有效改善患者肾虚血瘀的中医临床症状。

3.耳穴贴压可提高排卵前LH峰值，其作用机理可能是通过调节内分泌、改善盆腔及卵巢循环。

三、定痛止血安胎方治疗血瘀肾虚型胎漏、胎动不安的临床研究

妊娠期间，阴道不时有少量出血，时出时止，或淋漓不断，而无腰酸、腹痛、小腹下坠者，称为"胎漏"，亦称"胞漏"或"漏胎"。妊娠期间出现腰酸、腹痛、小腹下坠，或伴有少量阴道出血者，称为"胎动不安"。胎漏、胎动不安是堕胎、小产的先兆，西医称之为"先兆流产"。传统理论认为，导致胎动不安的主要病机是冲任损伤、胎元不固。临床影响冲任损伤、胎元不固的常见病因病机有肾虚、脾虚、气血不足、血热、血瘀、外伤等。大多医家在保胎时多重脾肾，补脾肾这一思想几乎贯穿了所有的证型。而血瘀肾虚证者在临床上并不少见，活血补肾法亦受到许多医家的重视，临床实践中也证实对某些患者行之有效。但因活血化瘀中药有动胎之弊，历代医家在治疗妊娠病时常避而不用，其运用最具争议，对其适应证和安全性的研究尚不多。

临床上瘀血导致胎漏、胎动不安者并不少见，且多伴有肾虚症状，其治疗应以活血化瘀治其标，兼补肾固本为法，王鹭霞经验方定痛止血安胎方具有活血化瘀、补肾安胎功效，在治疗血瘀肾虚型胎漏、胎动不安上有良好效果，且疗效可靠。

本课题旨在运用此方对血瘀肾虚型胎漏、胎动不安进行干预治疗，通过观察症状、早孕期间流产率、妊娠结局和相关指标，探讨活血补肾中药对血瘀肾虚型胎漏、胎动不安患者血瘀指标的改善和保胎的疗效机理，为全面评价中医活血补肾法治疗胎漏、胎动不安的临床疗效提供较为客观的依据及可行的思路与方法。

（一）临床资料选择

参照《中药新药临床研究指导原则》（2002 年版）、《妇产科学》和《中医妇科学》的诊断标准：

1. 西医诊断标准

（1）病史：有停经史和早孕反应。

（2）症状：阴道少量出血，伴或不伴小腹疼痛或腰酸胀痛。

（3）妊娠试验：尿妊娠试验阳性。

（4）妇科检查：子宫颈口未开，子宫体软，大小与孕周相符。

（5）超声波检查：B 超检查子宫大小、孕囊和胚胎（胎儿）发育与孕周相符。

（6）基础体温测定：保持黄体期水平（维持高温曲线）。

（7）血清绒毛膜促性腺激素（β-HCG）、孕酮（P）水平与孕周和 B 超结果（孕囊大小、胚胎发育）基本相符。

根据以上标准及目前临床研究，结合本科的临床经验，现将以下 4 类胎动不安患者纳入血瘀证：①妊娠合并子宫肌瘤、子宫内膜异位症者；②早期先兆流产合并绒毛膜下血肿者；③反复自然流产抗心磷脂抗体阳性，高凝状态者；④早孕期间反复少许阴道出血持续时间长者。

2. 中医肾虚、血瘀证候诊断标准

（1）血瘀证：宿有癥积，孕后常有腰酸腹痛下坠，阴道不时下血，色暗红，或妊娠期跌仆闪挫，继之腹痛或少量阴道出血，舌暗红，或有瘀斑，脉弦滑或沉弦。

（2）肾虚证：妊娠期阴道少量出血，色淡暗，腰酸、腹痛、下坠，或屡孕屡堕，头晕耳鸣，夜尿多，眼眶暗黑或有面部暗斑，舌淡暗，苔白，脉沉细滑尺脉弱。

（3）症状分级量化：对主症、次症分别制定分级量化，分别制定分级量化记分标准，对舌、脉异常征象予以定性记录，不作分级量化。

3. 排除标准

①女方生殖道出现器质性病变；②双方的染色体核型分析提示异常；③生殖内分泌、甲状腺功能异常；④风疹病毒、弓形虫、巨细胞病毒、单纯疱疹病毒Ⅰ、Ⅱ型 IgM 阳性者；⑤合并肝肾、造血系统、心脑血管等严重原发性疾病，精神病患者；⑥男方的精液常规分析异常；⑦环境因素影响。

4. 剔除标准及脱落标准

①纳入之后没有按治疗方案的规定服药，影响疗效判断者；②治疗过程中，受试者依从性差，影响疗效判断者；③治疗过程中因自身原因或不可控制外因而终止治疗或失访者；④资料不全，影响疗效判断者。

（二）治疗方案

1. 一般治疗

治疗期间卧床休息，避免劳累及精神紧张，防寒保暖，严格禁止性生活。

2. 分组治疗

（1）中药组根据中医辨证予定痛止血安胎方（方药组成：炒蒲黄 6g，五灵脂 6g，菟丝子 30g，桑寄生 30g，续断 30g，丹参 10g）加减治疗。

来源：所用中药汤剂由厦门市中医院中药房统一配药并送煎药房统一煎煮，规格100mL/ 袋，2 袋 /1 剂。

服用方法：1 日 1 剂，分早晚 2 次饭后温服。

（2）西药组予地屈孕酮片（达芙通）。

来源：地屈孕酮片（达芙通）为荷兰 Solvay Pharmaceuticals B.V. 生产，规格每片10mg。

服用方法：口服，每次 10mg，每 12 小时 1 次。

3. 疗程

所有纳入病例经确诊后即开始用药，7 天为 1 个疗程，观察患者症状、体征的变化情况，监测血清检测指标，定期复查 B 超。直至临床症状、体征消失，血清激素水平趋于正常，B 超提示胎儿发育良好后继续巩固用药 1 周再逐渐停药。

（三）观察指标

1. 安全性指标

治疗前和治疗结束时分别检查并记录

（1）一般检查项目：呼吸、心律、脉搏、血压。

（2）血常规，尿、粪常规。

（3）肝功、肾功、心电图。

2. 疗效性指标

治疗前、治疗过程中、治疗结束时分别记录

（1）中医证候学观察（症状、舌、脉象等）。

（2）阴道出血情况的观察。

（3）定期检测血清激素（β-HCG、P）水平：病情未稳定时，每 2 天测量一次，病情稳定后，7 天测量一次。

（4）检测血瘀指标（PAI-1）活性：治疗前及治疗结束时分别检测一次。

（5）B 超监测胚胎发育情况；观察胚胎发育是否与孕周相符，若有宫内积血者，监测积血吸收情况。

3. 检验方法及试剂

以上指标中血 β-HCG、孕酮、PAI-1 由厦门市中医院检验科统一检验。B 超检查统一由厦门市中医院 B 超室医师执行。

（四）疗效标准

参照《中药新药临床研究指导原则》（2002 年版）。

（1）治愈：治疗后 5 天内阴道出血停止，小腹疼痛及腰酸胀痛等症状消失。B 超检查子宫大小、胚胎发育与孕周相符，基础体温保持黄体期水平。证候积分值减少≥95%。孕 12 周时胎儿发育正常。

（2）显效：治疗后 7 天内阴道出血停止，小腹疼痛及腰酸胀痛等症明显减轻。B 超检查子宫大小、胚胎发育与孕周相符，基础体温保持黄体期水平。证候积分值减少≥70%，＜95%。孕 12 周时胎儿发育正常。

（3）有效：治疗后 10 天内阴道出血停止，小腹疼痛及腰酸胀痛等症有所减轻。B 超检查子宫大小、胚胎发育与孕周基本相符，基础体温保持黄体期水平或有波动。证候积分值减少≥30%，＜70%。

（4）无效：治疗后阴道出血超过 10 天未止，小腹疼痛及腰酸胀痛等症无减轻或有加重。B 超检查子宫大小与孕周基本相符或小于孕周，胚胎发育不良或停止发育，基础体温波动较大或下降，甚至流产。证候积分值减少＜30%。

（五）统计学处理

采用 SPSS17.0 统计软件包进行统计处理。P＜0.05 为差异具有显著意义。其中对计量资料先做正态分布与方差齐性检验，符合正态分布的采用 t 检验，用均数 ± 标准差表示；不符正态分布的采用非参数检验。计数资料采用 χ^2 检验。

（六）质量控制措施

1. 在同等条件下选择病人，随机化分组，避免在选择上出现偏倚。

2. 所有药物和检查均由厦门市中医院提供，保证治疗的同质性和稳定性，及检查标准的一致性。

3. 对负责相关资料的收集、记录、保存和分析的人员进行设盲。

（七）结果

1. 治疗病例情况

选择血瘀肾虚型胎漏、胎动不安患者 57 例，随机分成中药组 28 例、西药组 29 例。中药组：8 例为门诊病例，20 例为住院病例；年龄最小 24 岁，最大 40 岁；发病时间最早在停经 34 天，最晚在停经 79 天。西药组：10 例为门诊病例，19 例为住院病例；年龄最小 25 岁，最大 37 岁；发病时间最早在停经 34 天，最晚在停经 79 天。

2. 两组可比性分析

经 t 检验，两组年龄、发病时间（距离末次月经第 1 天的时间）、先兆流产证候积分、血 β -HCG 值、血孕酮值、PAI-1 活性等各项指标，在治疗前均无明显差异（P ＞ 0.05）；经 χ^2 检验，两组病例来源无明显差异（P ＞ 0.05）；经非参数检验，两组先兆流产症状轻重程度分布无明显差异（P ＞ 0.05）。

表 6-15　中药组与西药组病例来源分布情况（例）

组别	病例来源 n（%）		合计（例）
	门诊	病房	
中药组	8（28.6）*	20（71.4）*	28
西药组	10（34.5）	19（65.5）	29

注：与西药组比较，*P ＞ 0.05。

表 6-16　中药组与西药组患者年龄、发病时间情况（$\bar{\text{x}} \pm \text{sd}$）

组别	例数（个）	年龄（岁）	发病时间（天）
中药组	28	31.39±3.84*	46.71±14.33*
西药组	29	31.41±3.62	45.62±13.36

注：与西药组比较，*P ＞ 0.05。

表 6-17　中药组与西药组治疗前证候积分、血孕酮值、血 β -HCG 值情况（$\bar{\text{x}} \pm \text{sd}$）

组别	例数	治疗前证候积分	治疗前血孕酮值（ng/mL）	治疗前血 β -HCG（mIU/mL）
中药组	28	21.18±8.20*	27.81±9.25*	26477.07±42686.27*
西药组	29	20.69±9.34	29.30±8.20	34049.83±48240.18

注：与西药组比较，*P ＞ 0.05。

表 6-18　中药组与西药组治疗前 PAI-1 活性情况（$\bar{\text{x}} \pm \text{sd}$）

组别	例数	治疗前 PAI-1 活性（AU/mL）
中药组	28	0.2837±0.0261*
西药组	29	0.2897±0.2566

注：与西药组比较，*P ＞ 0.05。

表 6-19　中药组与西药组病情轻重分布情况（例）

组别	例数	程度分布 n（%）		
		轻度	中度	重度
中药组	28	13（46.4）	13（46.4）	2（7.1）
西药组	29	14（48.3）	12（41.4）	3（10.3）

注：与西药组比较，*P＞0.05。

3. 疗效性分析

（1）治疗后阴道出血持续时间比较：治疗后，中药组阴道出血持续时间最短 2 天，最长 12 天；西药组阴道出血时间最短 2 天，最长 13 天。治疗无效患者以出现临床症状或血 β–HCG、孕酮值明显下降，或 B 超提示流产当天为血止时间。

表 6-20 结果显示：两组治疗后阴道出血持续时间有显著差异。其中，症状轻度和中度患者治疗后阴道出血持续时间均有显著差异，症状重度患者治疗后阴道出血持续时间无显著差异。说明总体上中药组在改善胎漏、胎动不安阴道出血方面的疗效优于西药组，尤其是当病情为轻度和中度时。

表 6-20　中药组与西药组阴道出血持续时间情况比较（$\bar{x} \pm sd$）

分度	组别	例数	阴道出血持续时间（天）
轻	中药组△	13	2.77±1.01
	西药组	14	4.36±1.22
中	中药组△	13	5.92±1.98
	西药组	12	7.75±1.82
重	中药组▲	2	8.50±0.71
	西药组	3	8.33±2.08
合计	中药组*	28	4.64±2.41
	西药组	29	6.17±2.35

注：与西药组比较，*P＜0.05，△P＜0.05，▲P＞0.05。

（2）证候积分治疗前后情况：表 6-21 结果显示：中药组和西药组在治疗前后的证候积分均有非常显著性差异，即中药组与西药组治疗后均能显著改善胎漏、胎动不安症状。两组治疗前后证候积分差比较有非常显著差异，说明治疗后胎漏、胎动不安症状改善情况中药组明显优于西药组。

表 6–21　证候积分治疗前后情况（$\bar{x}\pm sd$）

组别	例数	治疗前评分（分）	治疗后评分（分）	治疗前后评分差（分）
中药组	28	21.18±8.20	5.00±7.24[*]	16.64±6.08[△]
西药组	29	20.10±8.24	9.86±10.89[*]	9.79±6.20

注：与治疗前比较，*P＜0.01；与西药组比较，△P＜0.01。

（3）中药组与西药组治疗前后血 β–HCG 值情况：表 6–22 结果显示：中药组与西药组流产患者血 β–HCG 值在治疗前后有非常显著性差异。

表 6–22　中药组与西药组血清 β–HCG 值治疗前后情况（$\bar{x}\pm sd$）

组别	例数	治疗前 β–HCG（mIU/mL）	治疗后 β–HCG（mIU/mL）
中药组	28	26477.07±42686.27	98024.57±54019.84[*]
西药组	29	34049.83±48240.18	83964.14±55515.67[*]

注：与治疗前比较，*P＜0.01。

（4）中药组与西药组治疗前后血孕酮值情况：表 6–23 结果显示：中药组与西药组流产患者血清孕酮值在治疗前后均无明显变化。

表 6–23　中药组与西药组血清孕酮治疗前后情况（$\bar{x}\pm sd$）

组别	例数	治疗前孕酮（ng/mL）	治疗后孕酮（ng/mL）
中药组	28	27.81±9.25	31.00±11.68[*]
西药组	29	29.30±8.20	30.35±12.13[*]

注：与治疗前比较，*P＞0.05。

（5）中药组、西药组与正常早孕组 PAI-1 活性比较：表 6–24 结果显示：中药组治疗前后 PAI-1 活性差异非常显著，西药组治疗前后 PAI-1 活性有显著差异，即两组治疗后 PAI-1 活性均有下降，且中药组下降较西药组更为显著。

表 6–24　中药组与西药组治疗后 PAI-1 活性情况（$\bar{x}\pm sd$）

组别	例数	治疗前 PAI-1 活性（AU/mL）	治疗后 PAI-1 活性（AU/mL）
中药组	28	0.2837±0.0261	0.2452±0.4263[*]
西药组	29	0.2897±0.2566	0.2699±0.3460[△]

注：与治疗前比较，*P＜0.01，△P＜0.05。

（6）中医组与西医组总体疗效情况比较：表6-25结果显示：经治疗中药组与西药疗效无显著差异，即两组疗效相当。

表6-25　中药组与西药组总体疗效情况比较

组别	例数	疗效 n（%）				有效率（%）
		痊愈	显效	有效	无效	
中药组 *	28	14（50.0）	6（21.4）	4（14.3）	4（14.3）	24（85.7）
西药组	29	10（34.5）	7（24.1）	6（20.7）	6（20.7）	23（79.3）

注：西药组比较，*P＞0.05。

（7）治疗后安全性观察：两组治疗前后血、尿、粪常规及心电图、肝、肾功能检查均无异常。服药期间两组患者均未见明显不适，一般项目检查未见异常。

（8）随访：本研究中经保胎治疗成功后出院者，对其进行电话随访，目前已有11名患者分娩，未反映有胎儿畸形者，其余患者均已建卡定期产检，未见异常情况。

（八）讨论

1. 血瘀肾虚型胎漏、胎动不安的病因病机

对妊娠瘀血引起的胎漏、胎动不安，早在《灵枢·邪气脏腑病形》中就有"有所堕坠，恶血留内"的记载，阐述母体胞宫宿有癥瘕而致堕胎。此后历代医家多有论述，如张仲景在《金匮要略·妇人妊娠病脉证并治》中说："妇人宿有癥病，经断未及三月，而得漏下不止，胎动在脐上者，为癥痼害。"王清任《医林改错》中提到："三个月前后，无故小产，常有连伤数胎者，医书颇多，仍然议论滋阴养血，健脾养胃，安胎保胎，效方甚少。不知子宫内先有瘀血占其地，胎者三月再长，其内无容身之地，胎病靠挤，血不能入胞胎，从旁流而下，故先见血，血既不入胎胞，胎无血养，故小产。"此均为癥瘕瘀血所致。

中医认为，"肾主生殖""冲任之本在肾""胞脉，胞络者，系于肾"。肾精充足、肾气旺盛则任脉通，太冲脉盛而能孕育。张锡纯曰："胎在母腹，若果善吸其母之气化，自无下坠之虞。且男女生育，皆赖肾脏作强。"《傅青主女科》云："肾水足而胎安，肾水亏而胎动。"《女科经纶》引《女科集略》云："女子肾藏系于胎……若肾气亏损，便不能固摄胎元。"皆表明肾及冲任二脉对胚胎的形成、发育有着直接的影响。

瘀血和肾虚可相互作用。宿有癥瘕瘀血占踞子宫，或孕后不慎跌仆闪挫，或孕期手术创伤，均可致气血不和，瘀阻子宫、冲任，瘀血久积，化精乏源，可导致肾虚。肾主藏精气，寓元阴元阳，五脏之阴气，非此不能滋，五脏之阳气，非此不能发，肾虚可导致气血虚弱，血运无力而致瘀。数次堕胎、小产在损伤肾精、肾气的同时，多

有瘀血停留；瘀血内阻，冲任不畅，则新血不生，胎失所养则致胎漏、胎动不安。由此见得，肾虚是滑胎的根本所在，而瘀血是一种病理产物，也是一种致病因素，两者相互作用，导致胎漏、胎动不安。

2. 血瘀肾虚型胎漏、胎动不安的治则分析

《景岳全书·妇人规》认为："安胎之方不可执，亦不可拘泥其月数，但当随证随经，因其病而药之，乃为至善。"唐代《经效产宝》认为："安胎有二法，因母病以动胎，但疗疾，其胎自安，又缘胎有不坚，故致动以病母，但疗胎则母缓。其理甚效，不可违也。"后世《景岳全书》进一步指出："盖胎气不安，必有所因……去其所病，便是安胎之法。"对于妊娠病，首先应判断是母病还是胎病。祛病安胎是滑胎的中医治疗大法，无论母病、胎病，必须严格遵循中医辨证论治的原则，不可因怀孕避祛瘀而不治。瘀血阻滞，冲任不畅，血运受阻，气血不能畅达于胞宫而致胎动不安，瘀不去则冲任不通，瘀不散则新血不生，胎失所养，此时非化瘀安胎不可。

《素问·六元正纪大论》提出"有故无殒，亦无殒也"，认为妇人妊娠期患病，若确实需要使用峻猛毒药，只要辨证准确，并掌握"衰其大半而止"的原则，则不但可以治病，而且不会损害母体和胎儿。张仲景及王清任也分别论述了瘀血碍胎的病机，并分别创桂枝茯苓丸和少腹逐瘀汤安胎。

自古以来，诸多医家认为活血化瘀药峻烈伤胎，多数被列为妊娠禁忌药。现代又有诸多学者用实验动物来研究单味药物的药理及毒理，从中得出各种结论来证明这些活血药如何导致流产或诱发畸形。然而中药方剂并非实验所用的单味药物，而是在中医理论指导下的辨证配伍，因此最终产生的临床效应与单味药物的药理不尽吻合。如少腹逐瘀汤、桂枝茯苓丸均含活血药但仍被用于保胎，在古代文献中屡见不鲜。因此，妊娠期治疗仍应以辨证论治为要，对瘀血所致胎漏、胎动不安采用活血化瘀药物治疗正符合"有故无殒，亦无殒也"之旨。

因此，对于血瘀肾虚型胎漏、胎动不安者的治疗应以活血化瘀、补肾安胎为原则，瘀去络通，则冲任畅达，肾脏作强，则血运有力，故而胎有所养，则胎自安。

3. 治疗方法的选择

（1）中药组选方及立方依据：经辨证确诊为血瘀肾虚型胎漏、胎动不安后，按照辨证论治原则，应以活血化瘀，补肾安胎为法。本课题所用中药方为经验方——定痛止血安胎方，其组成为：炒蒲黄6g，五灵脂6g，菟丝子30g，桑寄生30g，续断30g，丹参10g等，根据临床实际，再予辨证加减用药。

方中蒲黄、五灵脂化瘀散结止痛为君，菟丝子、桑寄生、续断补肝肾止血安胎为臣，佐以丹参活血祛瘀清心安神，诸药合用，共奏活血化瘀、补肾安胎之功。蒲黄味甘性平，归肝和心包经，具有活血化瘀、收敛止血之功。《日华子本草》曰："治（颠）仆血闷，排脓、疮疖，妇人带下，月候不匀，血气心腹痛，妊孕人下血坠胎，血运血癥……"故本品可活血祛瘀，治瘀血诸痛。《大明本草》曰："破血消肿者，生用之；补血止血者，须炒用。"王清任所创少腹逐瘀汤治疗瘀血伤胎疾病疗效确切，该方亦含有蒲黄。张良英教授临床实践证明，对于瘀血所致的胎动不安，特别经 B 超证实宫内有积血者，用炒蒲黄不但没有加重病情，相反还能起到化瘀止血安胎的作用。五灵脂味咸，性温，可散瘀止痛。《本草经疏》云："其功长于破血行血，故凡瘀血停滞作痛……在所必用。"《本草纲目》记载："治血气刺痛甚效。"二者合用为君，共奏化瘀散结止痛之效。菟丝子、桑寄生、续断为中医保胎名方"寿胎丸"的重要组成部分。菟丝子其味甘，性温，归肝脾肾经，可补肾固精，养肝明目，止泻，安胎，张锡纯称之为"最善治流产之药"。桑寄生味苦，性平，归肝肾经，能补肝肾，强筋骨，祛风湿，安胎。川续断味甘，性微温，归肝肾经，能补肝肾，壮筋骨，调血脉，安胎孕。三药合用为臣，共奏补肝肾止血安胎之效。佐以丹参，其味苦，性微寒，归心、心胞、肝经，具有活血祛瘀、凉血消肿、清营除烦的作用。《妇人明理论》载："一味丹参，功同四物，能补血活血。"《日华子本草》曰："破宿血，补新生血，安生胎，落死胎，止血崩带下，调妇人经脉不匀。"《本草汇言》载："丹善治血分，去滞生新，调经顺脉之药也。主……冲任不和而胎动欠安。"其最大的特点是活血祛瘀而不伤正，是妊娠期活血祛瘀的良药。诸药合用，药简力专，共奏活血化瘀、补肾安胎之功，使瘀血得去，脉道通畅，肾气充盛，胎有所养，则胎自安。

加减用药：气虚者，加人参；大气陷者，加生黄芪；纳差者，加炒白术；凉者，加炒补骨脂；热者，加生地黄。

（2）西药组：西医对于先兆流产病因的研究越来越深入，但是孕早期的治疗多数只局限于提高黄体功能。本研究西药组选择口服"地屈孕酮"治疗。地屈孕酮是一种口服孕激素，与孕激素受体有很强的亲和力，可用于内源性孕激素不足的各种疾病。孕激素能降低子宫平滑肌的兴奋性，降低其对缩宫素的敏感性，抑制子宫收缩，有助于胚胎及胎儿在宫内生长发育。临床常用"地屈孕酮"治疗先兆流产，疗效确切，故西药组选用此药。

4. 相关指标选择

（1）β-HCG 和孕酮：妊娠期间 HCG 由胎盘滋养层细胞产生，受孕后 9～13 天即有明显上升，妊娠 8～10 周达高峰，以后迅速下降，HCG 的主要作用是使卵巢黄体转变为妊娠黄体，分泌孕酮，使着床胚胎免受排斥，因此对妊娠有相当重要的作用。其中 β-HCG 具有特异结构，可用于妊娠监测。因在不同孕周时 β-HCG 的差异较大，临床上一般主张连续检测 2 次或 2 次以上，以便动态观察其浓度上升幅度，如果 β-HCG 值上升迟缓，增幅小，高峰值较低，维持时间短，下降迅速，则胚胎发育失常，先兆流产难免发生，而如经过保胎治疗后 β-HCG 值平稳上升且保持在一定水平，则预后较好；而如果 β-HCG 值常居于低值甚或持续下降，则流产不可避免。可见流产与 HCG 含量密切相关。因此 β-HCG 可作为孕早期判断胚胎存活和安胎效果的良好指标。

正常妊娠过程中，一定量的孕酮水平是维持妊娠的必要条件。妊娠初期孕酮来源于妊娠黄体。高浓度孕酮对增大的子宫可起到明显的镇静作用，可降低子宫平滑肌兴奋性，使子宫肌纤维松弛，同时降低子宫对缩宫素的敏感性，减少子宫收缩，对维持早期妊娠十分重要。如孕酮水平不足，将导致先兆流产甚至流产。妊娠后母体血中的孕酮水平随着孕周增长而稳步上升，孕早期主要是由卵巢的妊娠黄体产生，孕 8 ～ 10 周后胎盘逐渐代替卵巢而成为持续分泌孕酮的主要场所，且孕 12 周前孕酮基本维持在相对稳定的水平。所以孕早期可参考孕酮值进行黄体支持。

综上所述，血清 β-HCG、P 水平可以反映卵巢、胚胎、胎盘等的发育情况，与先兆流产的病情变化密切相关，因此在妊娠早期可以通过动态测定血清 β-HCG、P 水平来判断胚胎发育情况，以指导临床，并预测流产的预后情况。

（2）PAI-1：纤溶酶原激活物抑制物 1（PAI-1）是纤溶系统中重要的负调控因子，为尿激酶型或组织型纤溶酶原激活剂的主要抑制物，参与调节纤溶酶原的激活。宋敏证实，体内的 PAI-1 水平升高会下调纤溶活性，增强凝血功能，而且降低了降解纤维蛋白的能力，导致凝血和纤溶功能失调，促使血栓形成，从而形成胎盘血管内微血栓、绒毛梗塞或蜕膜血管的纤维性变性坏死等而促发流产。另有资料显示，与非孕时相比，妊娠后 PAI-1 的活性下降，说明在妊娠这一特殊时期，子宫和胎盘具有的分泌功能改变了机体的纤溶状况，在一定程度上表现为纤溶亢进，这是对妊娠期间血液高凝状态的一种代偿机制，有利于防止血栓形成，因此，PAI-1 活性下降有利于维持妊娠的顺利进行。

由此推断，PAI-1 水平可以反映孕妇的血瘀程度，通过对比治疗前后 PAI-1 水平变化情况可以反映不同治疗措施对瘀血的改善情况。

5. 两组疗效性分析的综合评估

综合以上疗效性分析可见，中药组与西药组均能有效地提高血 β-HCG 值，说明两组方案均能提高滋养细胞的活性。而两组治疗前后的孕酮值均无显著变化亦符合孕期孕酮的增长规律，即孕 12 周前孕酮基本维持在相对稳定的水平。

两组比较总体疗效相当，但在改善阴道出血和降低证候积分和 PAI-1 活性等方面，中药组明显优于西药组。究其原因，本研究所选病例为血瘀肾虚型胎漏、胎动不安患者，中药组应用"定痛止血安胎方"治疗，是在辨证基础上的治疗，既从保胎的全局出发，又兼顾了血瘀肾虚的特殊证型，遵循了中医"辨证论治""同病异治"的原则。西药组采用临床上保胎常用的"地屈孕酮"治疗，有效率 79.3%，亦取得显著疗效。其主要的作用机理是通过降低子宫平滑肌兴奋性及其对缩宫素的敏感性抑制子宫收缩，以助胚胎及胎儿在宫内生长发育。但是对于先兆流产血瘀肾虚证者则无针对性作用，虽然改善了胎漏、胎动不安的结局，但是对于临床上困扰患者的各种症状则无明显缓解作用。

6.定痛止血安胎方治疗血瘀肾虚型先兆流产的作用探讨

本研究发现临床上胎漏、胎动不安者血瘀肾虚型并不少见，故中药组立方以活血化瘀，补肾安胎为法，以观察定痛止血安胎方的临床疗效。西药组则采用目前疗效确切的地屈孕酮治疗。对比结果显示，中药组不仅与西药组疗效相当，且在改善临床症状方面明显优于西药组。从现代药理研究探讨中药作用机理：蒲黄既能止血又能活血，生用时其止血作用的有效成分被认为是异鼠李黄素等黄酮，炒炭后其止血作用增强与鞣质的参与有关。蒲黄又可抗凝，其抗凝作用的有效成分主要为总黄酮。虽有研究发现蒲黄可使产后子宫收缩力增强，对中期妊娠小鼠的子宫腹腔注射后能引起流产。但亦有临床实践证明，对于瘀血导致的阴道少量出血，腹痛腰酸之胎动不安，特别是 B 超证实宫内有积血者，使用炒蒲黄不但无害，相反还能起到化瘀止血安胎的作用，正是"有故无殒，亦无殒也"的有力证据。现代药理证实五灵脂对平滑肌具有解痉止痛的作用，可缓解腹痛症状。菟丝子醇提取物能促进卵巢分泌绒毛膜促性腺激素，可显著增加子宫重量，促进阴道上皮细胞的角化。桑寄生的安胎作用可能与其含有丰富的 Mn、Zn 等人体必须元素有关。因这些元素有助于促进胎儿的生长发育。川续断含有大量维生素 E，可抑制子宫收缩，且有镇静镇痛止血作用，能对抗维生素缺乏，可促进子宫及胚胎发育。丹参能增强免疫，提高小鼠巨噬细胞的吞噬功能，提高大鼠血中淋巴细胞转化率，并有促进体液免疫的作用。丹参的多种成分都具有抗凝作用，以丹参酮的作用最强。又能增强红细胞的稳定性，具有抗溶血作用。丹参酮有温和的雌激素活性和抗雄激素的作用。丹参能提高未成年大鼠血中雌二醇含量，使子宫增重，卵巢内前列腺素 F2α 含量增加和 PGE2 含量降低。

由此推断，定痛止血安胎方的作用机理可能是通过改善子宫和胎盘的血液循环，抑制子宫平滑肌收缩，并调节血瘀证下紊乱的免疫功能，调节机体的激素平衡，增加促进胎儿生长的微量元素等多种途径达到保胎作用的。

（九）结论

1.定痛止血安胎方在缓解阴道出血、降低证候积分方面明显优于地屈孕酮西药组，说明其有利于缓解患者孕期不适症状，改善患者孕期生活质量。

2.定痛止血安胎方能显著降低患者 PAI-1 活性，改善患者的血瘀状态。

3.定痛止血安胎方治疗血瘀肾虚型胎漏、胎动不安与地屈孕酮西药组疗效相当，其疗效确切、使用安全，为临床活血化瘀安胎法提供了临床依据，值得进一步研究应用。

第七章　黄熙理

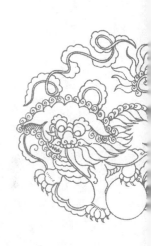

黄熙理简介

黄熙理（1957—），女，汉族。1982年8月毕业于福建中医学院（现福建中医药大学）中医医疗专业。1974年参加工作。现任福建中医药大学附属漳州市中医院妇科主任，主任医师，福建中医药大学副教授，硕士生导师。担任中华中医药学会妇科分会常务委员，中国民族医药学会妇科专业委员会常务理事，世界中医药学会联合会妇科专业委员会常务理事，世界中医药学会联合会生殖医学专业委员会理事，福建省中医药学会妇科分会副主任委员，福建省中西医结合学会妇产科分会常务委员，福建省中医药学会科普分会常务委员，漳州市中医药学会理事。

黄熙理主任祖籍福建省，生于漳州市。自幼受家庭影响，酷爱医学，立志长大学医，治病救人。中学时期曾担任学校卫生员，参加暑期卫生员理论培训班，到漳州市中医院（原龙溪地区中医院）针灸科、中医外科实践。跟随地区针灸名老中医林惠珍、中医外科名老中医杨书邦等学习针灸、按摩、刮痧、中医外科换药等。每于课间到卫生室为师生服务，毕业时被学校评为"卫生员积极分子"。

1974年7月，响应党的号召上山下乡，到漳州市石亭公社畜牧场，担任赤脚医生，应用所学的医学知识，利用一根针、一把草，负责农场一百多人的简单医疗工作。期间参加了赤脚医生初训班，赤脚医生复训班，赤脚医生函授班。

1977年高考恢复，如愿学医，就读于福建中医学院中医医疗专业。在校期间曾获"福建中医学院优秀三好生""福建省新长征突击手""全国新长征突击手""全国优秀三好生"。毕业后分配在漳州市中医院妇科工作，与地区妇科名老中医徐陈如结对子，继承整理其临床经验，因工作成绩显著，被漳州市卫生局、漳州市中医药学会表彰。1986年到上海中医学院附属龙华医院妇科进修一年，期间受业于中医妇科名家王大增、李祥云等教授。1992年被选拔为"漳州市首批市管中青年专业技术人员"。

从医生涯40载，享尽其中苦与乐。毕业30多年来，一直从事中医妇科临床医疗、教学、科研工作。

在临床中突出中医特色，在防治常见病、多发病方面具有自己的心得，坚持能中不西、先中后西、中西医结合，已形成三个研究方向：①中医药防治自然流产。②多途径治疗慢性盆腔炎。③综合治疗更年期综合征。1990年参与"康宁汤保留灌肠治疗盆腔炎"的临床研究，获漳州市科技进步三等奖（排名第三）。同时致力于不孕不育症的研究，2002 年与福建中医学院合作开展"原发性不孕症中医舌诊与女性性激素的相关性研究"课题（国家中医药管理局项目），"原发性不孕症舌苔脱落细胞与性激素的相关性研究"（省科技三项），于 2007 年获福建省医学科技奖三等奖（排名第四）。2006 年以来，承担卫生部课题 1 项，省教育厅课题 2 项，院级课题 1 项，参与国家中医药管理局课题 1 项，指导省教育厅课题 1 项，省卫生厅课题 1 项，福建中医药大学校管课题 1 项。

30 多年来共发表学术论文近 30 篇，参编《妇科辨病专方治疗》《漳州市中医院诊疗常规》《吴熙中医妇科名著研究》。2008 年入选《漳州市名医录》。

1999 年被福建中医学院聘为副教授，2003 年 9 月兼任妇科硕士生导师，承担科研型研究生的临床带教工作，先后培养中西医结合临床（妇科方向）中医妇科学、本硕连读（7 年制）研究生共 12 人，毕业 10 人，在读 2 人。曾被福建中医药大学评为"先进带教老师""先进实践教学管理者"。作为教研室主任，带领教研室老师完成学校的各类毕业生实习生工作，曾 3 次被福建中医学院评为"先进带教科室"。

作为学科带头人，注重科室的中医特色建设，注重优秀团队的人才培养。2008 年以来，中医妇科成为国家中医药管理局十一五、十二五重点专科协作组成员单位，护理单元被授予"全国中医特色护理优秀科室"，2010 年 8 月，成为福建省中医重点专科建设单位，2014 年通过验收。2010 年 7 月，被国家中医药管理局抽调担任 2009 年中医医院管理年检查评估专家组成员，赴湖南检查。

医案选萃

一、中西医结合治疗解脲支原体感染性慢性盆腔炎的临床研究

慢性盆腔炎（chronic pelvic inflammatory disease）是妇科常见病、多发病。好发于育龄期已婚妇女，病情缠绵，复发率高，且并发症多，严重影响了广大妇女的身心健康及生活质量。属中医学"妇人腹痛""带下病"等范畴。性传播性病原体已成为本病重要的发病因素，本病的治疗多与性传播性疾病有复杂交叉。近年来在临床中发现不孕症、异位妊娠的发病率日益上升，排除众多免疫内分泌因素及内生殖器官的异常，可以说此类疾病与慢性盆腔炎的发生有密切联系。近年来解脲支原体渐为重点研究的

一种病原体，为此我们通过长期的临床观察，探讨了解脲支原体与慢性盆腔炎的发病关系。

（一）临床资料

1. 诊断标准

参照 1993 年中华人民共和国卫生部制定发布的《中药新药临床研究指导原则》（第一辑）有关"慢性盆腔炎"的西医诊断标准及第 6 版《妇产科学》（乐杰主编）部分诊断标准。

（1）症状：下腹痛及腰痛，下腹坠胀，腰骶部酸痛，常在劳累、性交后、排便时加重及月经前后加重。可伴有低热、月经增多和白带增多。

（2）妇科检查：子宫常呈后位，活动受限制或粘连固定，输卵管炎时在子宫一侧或两侧可触及条索状物，并有轻度压痛；盆腔结缔组织炎时，子宫一侧或两侧有片状增厚、压痛，可在盆腔一侧或两侧摸到包块。

（3）评分标准

子宫活动受限、压痛 5 分

输卵管呈条索状、压痛 5 分

子宫一侧或两侧片状增厚、压痛 5 分

下腹腰部酸痛下坠 3 分

带下增多 1 分

低热 1 分

经期腹痛 1 分

病程每增加 1 年加 0.5 分

以上累积分在 15 分以上为重度；10～14 分为中度；5～9 分为轻度。

2. 纳入排除标准

（1）纳入标准：年龄 20～40 岁育龄期妇女；宫颈分泌物荧光定量 PCR 法查 UU-FQ-DNA 定性阳性，妇科检查示一侧或两侧附件区不同程度增厚、压痛；彩色超声示双附件区无明显异常或一侧或两侧附件区有炎性包块、积水等表现；彩色超声下双氧水声学造影示一侧或两侧输卵管不通或通而不畅；受试者知情同意，签署相关文件。

（2）排除标准：年龄小于 20 岁和大于 40 岁妇女及妊娠、哺乳期妇女；生殖道畸形及内分泌异常；宫颈分泌物荧光定量 PCR 法查 CT-FQ-DNA 阳性、HSV-FQ-DNA 阳性、NG-FQ-DNA 阳性患者；结核性盆腔炎患者；合并有心血管、肝、肾和造血系统等原发性疾病，精神病患者；不符合纳入标准，未按规定用药，无法判断疗效或资料不全等影响疗效或安全判断者。

3. 一般资料

2006 年 3 月～ 2008 年 3 月就诊于福建省漳州市中医院中医妇科的慢性盆腔炎患者 120 例，随机、对照分为治疗组 60 例，对照组 60 例。所有患者年龄 20 ～ 40 岁，平均 32.11±4.35 岁；病程 0.5 ～ 5 年，平均 2.04±1.03 年；职业分布情况：农民 25 例，干部 10 例，工人 30 例，个体 25 例，其他 30 例；慢性盆腔炎轻重程度分布情况：轻度 32 例，中度 65 例，重度 23 例；盆腔炎评分情况：8 ～ 24 分，平均 14.53±4.36 分。两组年龄、病程、盆腔炎评分等各项指标，在治疗前均无明显差异（P ＞ 0.05）；两组职业分布、慢性盆腔炎的轻重程度分布无明显差异（P ＞ 0.05）。

（二）研究方法

治疗组予经验方"败酱汤""清瘀灌肠液"及抗生素，对照组予抗生素。探讨"败酱汤"及"清瘀灌肠液"对解脲支原体感染性慢性盆腔炎的临床疗效，分析解脲支原体的致病性及对慢性盆腔炎的发病有无影响。

1. 标本提取方法

用无菌窥阴器暴露宫颈，以无菌棉拭子沾去阴道及宫颈分泌物，将专用棉拭子插入宫颈管内 1 ～ 2cm，旋转数周后取出，置入无菌密闭的试管中，即刻送检。

2. 治疗方法

治疗组：①服中药"败酱汤"：败酱草、当归、赤芍、毛冬青、丹参、三棱等。②口服"盐酸多西环素（永喜，批号 20030627，江苏永信药品工业有限公司）0.1g ＋维生素 B_6 10mg" 1 日 2 次，餐后；"阿奇霉素（君洁，批号 041205，山东鲁南贝特特药有限公司）0.25g"，1 日 1 次，空腹。均采用首剂加倍形式。③"清瘀灌肠液"（漳州市中医院制剂中心，主要成分为蒲公英、紫花地丁、丹参等）100mL 保留灌肠，1 日 1 次。对照组：①口服"盐酸多西环素 0.1g ＋维生素 B_6 10mg"，1 日 2 次，餐后；"阿奇霉素 0.25g"，1 日 1 次，空腹。均采用首剂加倍形式。

两组均以 1 个月为 1 个疗程。其中盐酸多西环素、阿奇霉素以 14 天为 1 个疗程，复查 UU-FQ-DNA 转阴后再予巩固 1 个疗程。月经期不停药。

（三）临床疗效评价标准

采用《中药新药临床研究指导原则》中慢性盆腔炎的疗效评价标准：

痊愈：症状、体征及检查均恢复正常，积分 0 分。

显效：症状消失，妇科检查有明显改善，治疗后比治疗前积分降低 2/3 以上。

有效：症状、体征及检查均有减轻，治疗后比治疗前积分降低 1/3 以上。

无效：治疗后无改善。

（四）统计学处理

应用 SPSS10.0 统计软件包处理数据：计量资料采用 t 检验和 F 检验，用 $\bar{x}\pm sd$ 表示；计数资料采用卡方检验。

（五）结果

表 7-1　治疗组与对照组总体疗效情况比较

| 组别 | 分度 | 例数 | 疗效 | | | | 有效率（%） |
			痊愈	显效	有效	无效	
治疗组	轻度	18	12	5	1	0	100%
	中度	30	20	6	3	1	99.99%
	重度	12	8	2	1	1	91.67%
对照组	轻度	14	9	3	2	0	100%
	中度	35	24	8	2	1	97.11%
	重度	11	5	2	2	2	81.82%

注：两组间同种程度盆腔炎的疗效有明显差异（P ＜ 0.05）。

表 7-2　治疗组与对照组对主要症状的改善情况

| 主要症状 | 治疗组（60 例） | | | | | 对照组（60 例） | | | | |
	痊愈	显效	有效	无效	有效率（%）	痊愈	显效	有效	无效	有效率（%）
少腹痛	56	3	1	0	100%	46	7	4	3	95.00%
腰骶酸痛	46	10	3	1	98.33%	38	9	8	5	91.67%
带下量多	58	2	0	0	100%	44	9	3	4	90.00%

注：二者在主要症状改善方面具有显著性的统计学差异（P ＜ 0.05）。

表 7-3　治疗组与对照组盆腔检查评分治疗前后情况（$\bar{x}\pm sd$）

组别	分度	例数	治疗前评分	治疗后评分
治疗组	轻度	18	9.12±1.38	1.36±2.35
	中度	30	13.46±1.84	2.32±1.24
	重度	12	19.28±2.31	2.96±2.16

组别	分度	例数	治疗前评分	治疗后评分
对照组	轻度	14	9.23±0.25	0.12±0.02
	中度	35	12.38±1.43	3.89±3.34
	重度	11	17.46±2.35	6.57±5.12

注：不同程度组盆腔炎在治疗前后均有非常显著性差异（P＜0.01）。

表 7-4　治疗组与对照组解脲支原体转阴率比较

组别	分度	例数	转阴例数	转阴率（％）
治疗组	轻度	18	18	100%
	中度	30	30	100%
	重度	12	11	91.67%
对照组	轻度	14	11	75.71%
	中度	35	29	82.86%
	重度	11	5	45.45%

注：治疗组与对照组在同种程度的慢性盆腔炎其解脲支原体的转阴率上，有显著性差异（P＜0.05）。

表 7-5　慢性盆腔炎轻重程度与解脲支原体感染情况

组别	例数	F 值	P 值（α=0.05）
轻度组	32	3.846	0.012
中度组	65	—	—
重度组	23	—	—

注：三组间的解脲支原体感染情况有显著性差异（P＜0.05）。据表 7-4 与表 7-5 的结果推测慢性盆腔炎发病的轻重程度与解脲支原体感染可能有一致性。

（六）讨论

盆腔炎是妇女常见疾病，在育龄期妇女中的发病率较高，其主要临床表现多为下腹痛、腰骶酸痛不适、带下量多等三大主症，且并发症多，如月经不调、痛经、异位妊娠、不孕、盆腔瘀血综合征等。西医学认为，盆腔慢性炎症一般多从急性炎症而来，对急性炎症未能治疗，或虽经治疗而不彻底，或患者体质较差，病情迁延或无急性炎症的过程直接发生慢性炎症。其发病多与受教育程度、妊娠、分娩、流产次数、性伴侣个数等有关。本病的反复发作，极大影响了患者的身心健康及生活质量，如何更好地治疗慢性盆腔炎、提高患者的生活质量逐渐成为西医学研究的方向。

近年来，不孕症、异位妊娠等疾病的发病率逐年上升。此类疾病与慢性盆腔炎有不可分割的联系，但在临床中因各种病原体感染导致的慢性盆腔炎却未得到足够的重视，慢性盆腔炎的反复发作在临床中始终是一个难题，多数临床医生仍认为解脲支原体无明显致病性或认为此种病原体是人体正常寄生菌。尽管解脲支原体的感染率在不断增加，但感染者尤其是女性患者的症状常表现得不明显，大多数患者仅表现为阴道分泌物的改变或腹部的不适，有的甚至是无症状携带者，这很容易造成医、患双方对病情的忽略，而延误疾病的诊治。但临床观察显示解脲支原体与慢性盆腔炎发病可能存在密切联系，在慢性盆腔炎的发病中，解脲支原体感染应成为值得关注的一种病因。

中医古籍中虽无慢性盆腔炎病名的记载，但其症状特点在"妇人腹痛""带下病""热入血室""癥瘕"等疾病中多有相关论述，如《诸病源候论·妇人杂病诸候》中云："阴阳过度则伤胞络，风邪乘虚而入胞中，损冲任之经……致令胞络之间，秽液与血相兼，连带而下。"说明盆腔炎的发病与外邪侵袭相关。《温病条辨》云："热入血室……为热邪陷入，搏结而不行，胸腹少腹必有牵引作痛拒按者。"由上论可知，慢性盆腔炎多由外邪引发，湿热流注冲、任、带脉，内外相因为病，"不通则痛"，症见下腹一侧或两侧疼痛、腰骶部酸痛；湿热下注，带脉失约，则见带下量多，致病缠绵难解。其三大临床表现为少腹疼痛、腰骶部酸痛、带下量多。

本研究在治疗上采用中药内服与直肠给药的综合疗法，观察中药在治疗慢性盆腔炎中的积极作用，以及其对解脲支原体的治疗作用。根据目前临床中对解脲支原体的治疗，仍采用对其较敏感且疗效确切的阿奇霉素与强力霉素作为对照组，探讨解脲支原体感染性慢性盆腔炎的治疗。FQ-PCR 融合 PCR 的高敏感性和 DNA 杂交技术的高特异性以及光谱技术的高精确定量为一体，在全封闭下操作而避免污染造成假阳性，达到简便、快速、准确地检测病原体，还可以进行疗效观察，是目前实验室检测沙眼衣原体和解脲支原体的常用方法之一。因此选择 FQ-PCR 方法检测病原体。

"败酱汤"系黄熙理医师多年临床经验之方，其主要组成有败酱草、当归、赤芍、毛冬青、丹参、三棱等。慢性盆腔炎多因外邪侵袭胞宫、胞脉，邪与气血相搏，瘀阻气滞，故以清热利湿、活血祛瘀之法立方，标本兼顾，使湿除带止，瘀去血调，气行痛止。全方旨在祛邪解毒，化瘀止痛，配伍得当，疗效显著。"清瘀灌肠液"系漳州市中医院本院制剂，黄熙理医师在多年临床研究中发现其对慢性盆腔炎有良好的治疗作用，其主要成分为蒲公英、紫花地丁、丹参等。本研究采用直肠给药，避免了药物的肝肠循环，能通过直肠黏膜到达盆腔，使药物中的有效成分直接作用于患处，配合内服中药清热利湿、活血化瘀提高了疗效，缩短了疗程。

二、保胎饮治疗脾肾两虚型早期复发性自然流产的临床研究

复发性自然流产（recurrent spontaneous abortion，RSA）是指与同一性伴侣连续遭受2次或2次以上在妊娠20周前的胎儿（体重≤500g）丢失者，是育龄妇女的常见病。复发性自然流产发生率约占总妊娠数的1%，占自然流产数的15%。属于中医"滑胎""数堕胎""屡孕屡堕"范畴。复发性自然流产的发病率近年来呈逐年上升的趋势，已有研究表明流产与血β–HCG水平相关，但因β–HCG水平变异范围较大，正常妊娠与妊娠流产血清β–HCG水平有很大程度的交叉。因此，单凭测定血β–HCG不足以诊断。血清孕酮是近年来倍受重视的诊断妊娠结局的指标，可反映滋养层细胞的功能。因此，对复发性自然流产患者治疗前后联合测定β–HCG及P水平，以客观、动态地观察治疗后的疗效，以期寻找最佳的治疗复发性先兆流产的经验方，是妇科临床面临的重要问题。

（一）临床资料

1. 西医诊断标准

参照2002年卫生部颁发的《中药新药临床研究指导原则》中有关"先兆流产"的西医诊断标准及《中医妇产科学》中有关"复发性自然流产"的部分诊断标准。

①病史：有停经史和早孕反应。

②症状：阴道少量出血，伴有小腹坠痛或腰酸胀痛。

③妊娠实验：尿妊娠试验阳性。

④妇科检查：子宫颈口未开，子宫体软，子宫大小与孕周相符。

⑤超声波检查：超声波检查子宫大小、孕囊或胚胎（胎儿）发育与孕周相符。

⑥基础体温测定：保持黄体期水平（维持高温曲线）。

⑦血清绒毛促性腺激素（β–HCG）孕酮（P）水平与孕周和B超结果（孕囊大小、胚胎发育）基本相符。

⑧既往史：连续2次或以上自然流产。

2. 中医脾肾两虚证诊断标准

参照2002年卫生部颁布的《中药新药临床研究指导原则》中有关"先兆流产"的中医辨证，《中医妇产科学》（刘敏如、谭万信主编）中的有关"习惯性流产（脾肾两虚）"的中医辨证及《中医妇科学》（新世纪全国高等中医药院校规划教材2002版，张玉珍主编）有关内容拟定。

症状：屡孕屡堕连续2次或2次以上，甚或应期而堕，妊娠阴道少量出血，色淡暗，腰膝酸软，神疲倦怠，或伴头晕耳鸣，小便频数，夜尿多或曾屡次坠胎，舌淡苔白，脉沉滑尺弱。

3. 纳入标准

①年龄20～40岁育龄期妇女；②符合《中药新药临床研究指导原则》中有关"先

兆流产"的西医诊断标准及《中医妇产科学》中有关"复发性自然流产"的部分诊断标准；③符合《中药新药临床研究指导原则》中有关"先兆流产"的中医辨证及《中医妇产科学》中的有关"习惯性流产（脾肾两虚）"的中医辨证及《中医妇科学》有关内容；④受试者知情同意，签署相关文件。

4. 排除标准

①年龄在 20 岁以下或 40 岁以上，过敏体质或对本药过敏者；②合并子宫肌瘤、子宫肌腺症、生殖器肿瘤或畸形者；③合并严重心脑血管疾病、肝肾和造血系统等严重原发性疾病、精神病患者；④由染色体异常、子宫发育异常或宫腔粘连、子宫颈内口关闭不全、感染性因素导致的复发性自然流产；⑤符合纳入标准，不按规定用药，用药疗程不足，患者无法坚持治疗者。

5. 一般资料

选择 2006 年 10 月 ～ 2007 年 12 月就诊于福建省漳州市中医院妇科的脾肾两虚型早期复发性自然流产患者共 61 例，随机分组，治疗组 31 例，年龄 22 ～ 39 岁，平均 28.25±3.70 岁，农民 13 例，职员 8 例，个体 7 例，其他 3 例；对照组 30 例，年龄 22 ～ 39 岁，平均 28.25±3.70 岁，农民 12 例，职员 9 例，个体 7 例，其他 2 例；治疗组流产 2 次者 21 例，流产 3 次者 7 例，流产 4 次以上者 3 例；对照组流产 2 次者 20 例，流产 3 次者 8 例，流产 4 次以上者 2 例；血 β–HCG 值：1198.3 ～ 83216.9mIU/mL，平均分别为：4137.73±1283.33mIU/mL（＜ 8 孕周）；12595.19±2019.71mIU/mL（8 ～ 10 孕周）；22108.53±4429.78mIU/mL（＞ 10 孕周）；血孕酮值：6.3 ～ 37.4ng/mL，平均 24.42±6.90ng/mL。经 t 检验，2 组在年龄、停经天数、血 β–HCG、血 P 水平等指标上均无明显差异（$P > 0.05$）；经卡方检验，2 组职业分布、流产次数分布无明显差异（$P > 0.05$），具有可比性。

（二）治疗方法

（1）治疗组用保胎饮（菟丝子、桑寄生、党参、黄芪等，漳州市中医院制剂中心生产）口服，每次 30mL，每日 3 次，饭后温服。

（2）对照组用黄体酮注射液（1mL 相当于 20mg，国药准字 H33020828，浙江仙琚制药股份有限公司），每日肌注 1 次。

2 组治疗以 10 天为 1 个疗程，2 组治疗结束后，复查血 β–HCG 及 P 等检测指标，阴道出血停止后继续巩固 3 天以上。

（3）检测指标测定方法：孕酮每 1 个疗程测量 1 次；病情未稳定时，HCG 每隔 5 天测量 1 次，病情稳定后，1 个疗程测量 1 次。

（4）统计学处理：疗程结束时，测量血 β–HCG 与 P 值，采用 SPSS11.5 软件进行数据处理，计量资料采用 t 检验，数据用 $\bar{x}±sd$ 表示，计数资料采用卡方检验，$P < 0.05$ 为具有显著性差异，并与治疗前进行比较。

（三）治疗结果

1. 疗效评价

判定标准根据《中药新药临床研究指导原则》中先兆流产的综合疗效判定标准：

痊愈：治疗后 5 天内阴道出血停止，小腹疼痛及腰酸胀痛等症消失。B 超检查子宫大小、胚胎发育与孕周相符，基础体温保持黄体期水平。孕 12 周时胎儿发育正常。显效：治疗后 7 天内阴道出血停止，小腹疼痛及腰酸胀痛等症明显减轻。B 超检查子宫大小、胚胎发育与孕周相符，基础体温保持黄体期水平。孕 12 周时胎儿发育正常。有效：治疗后 10 天内阴道出血停止，小腹疼痛及腰酸胀痛等症有所减轻。B 超检查子宫大小、胚胎发育与孕周基本相符，基础体温保持黄体期水平或有波动。无效：治疗后阴道出血超过 10 天未止，小腹疼痛及腰酸胀痛等症无减轻或有加重。B 超检查子宫大小与孕周基本相符或小于孕周，胚胎发育不良或停止发育，基础体温波动较大或下降，甚至流产。

2. 结果

表 7-6 治疗组与对照组总体疗效情况比较

组别	疗效				有效率（%）
	痊愈	显效	有效	无效	
治疗组	31	14	6	4	7
	45.2%	19.4%	12.9%	22.6%	77.4%
对照组	30	4	11	7	8
	13.3%	36.7%	23.3%	26.7%	73.3%

注：与对照组比较，P < 0.05。

表 7-7 治疗组与对照组阴道止血时间比较

分组	例数	止血时间 / 天	平均时间 / 天
治疗组	31	2 ～ 12	5.97±3.19
对照组	30	2 ～ 18	8.13±4.42

注：与对照组比较，P < 0.05。

表 7-8 治疗组与对照组血清孕酮治疗前后情况（$\bar{x}\pm sd$）

组别		例数	治疗前孕酮 ng/mL	治疗后孕酮 ng/mL	P
治疗组	31				
	有效	24	26.29±3.91	30.83±4.15	0.000
	无效	7	16.19±7.61	3.47±1.22	0.003

组别			例数	治疗前孕酮 ng/mL	治疗后孕酮 ng/mL	P
对照组	30	有效	22	27.95±4.56	32.20±5.65	0.000
		无效	8	16.30±7.20	4.94±2.71	0.001

注：与对照组比较，P＜0.05。

表 7-9　治疗组与对照组血清 β-HCG 水平治疗前后情况（$\bar{x}\pm sd$）

组别			例数	治疗前 β-HCG mIU/mL	治疗后 ß-HCG mIU/mL	P
治疗组	31	有效	24	14060.67±3486.16	41051.54±8933.39	0.003
		无效	7	5696.54±2117.89	369.44±58.84	0.097
对照组	30	有效	22	14323.39±3081.86	29298.19±4876.36	0.000
		无效	8	15394.35±2352.13	523.29±177.55	0.013

注：与对照组比较，P＜0.01。

表 7-10　2 组治疗后 B 超情况（例）

组别		例数	孕囊、胚胎发育 与孕周相符 n（%）	孕囊、胚胎发育 小于孕周 n （%）	停止发育 n（%）
治疗组	有效	24	22（91.67）	2（8.33）	0（0.0）
	无效	7	0（0.0）	2（28.57）	5（16.67）
对照组	有效	22	21（70.0）	1（4.55）	0（0.0）
	无效	8	0（0.0）	3（37.5）	5（62.5）

表 7-11　自然流产次数与妊娠结局分布情况（例）

自然流产次数	例数	妊娠结局（例，%）		P 有效率（%）
		有效	无效	
2 次	39	36（92.3）	3（7.7）	0.000
3 次	16	9（56.3）	7（43.8）	0.000
≥4 次	6	1（16.7）	5（83.3）	0.000

注：自然流产次数与妊娠结局有非常显著分布差异（P＜0.01）。

（四）讨论

复发性自然流产的临床症状与一般流产无异，以阴道流血、少腹坠痛及腰部坠痛为主。但又具有其独特的特点即多次自然流产，且每次流产往往发生在同一妊娠月份。中医认为，女子发育成熟后，月经按期来潮，就有了孕育的功能，而后肾气充盛，天癸成熟，冲任二脉功能正常，男女两精相合，就可以构成胎孕。正如《灵枢·决气》说："两神相搏，合而成形。"受孕以后，胎元在胞宫之中得到母体血气的充养，逐步发育成长。若冲任不固，不能制约其经血以养胎元，则可导致胎漏、胎动不安，甚至滑胎。《陈素庵妇科补解·胎前杂证门》曰："妊娠经血不时而下，名曰胎漏。盖冲任二经气虚，则胞内不能制其经血，故血不时下也。久则面黄肌瘦，胎渐瘦而不长。"然引起冲任不固之因繁多，临床兼证因之而异，因此，临证当审其寒热虚实之不同。致病因素虽多，但脾肾亏虚、冲任不固乃病机关键。肾为先天之本，元气之根，主生殖，主藏精而系胞胎；脾为后天之本，气血生化之源。肾旺自能荫胎，气旺血充自能养胎。胎孕初成，则赖先天肾精滋养和肾气的巩固及后天气血的濡养；若肾气不足，脾虚血少，冲任不固，胎失所养，则可致胎漏、胎动不安，甚至堕胎或胎死腹中。《邯郸遗稿·妊娠》中载："胎茎之系于脾，犹钟之系于梁也，若栋柱不固，栋梁必挠，所以安胎先固两肾，使肾中和暖始脾有生气。"因此，治疗上安胎当以补脾肾、益气血、固冲任为要，并根据滑胎"屡孕屡堕"的特点，掌握"预防为主、防治结合"的原则。"保胎饮"基于此原则，以菟丝子、桑寄生补肾固冲系胎，党参、黄芪益气健脾养胎，共奏补肾健脾、益气养血、止血安胎之效。

HCG 是一种糖蛋白激素，当孕卵着床后 1.5 天即能在血浆中测得 β–HCG，第 8 孕周达到高峰，至孕期第 4 个月始降至中等水平，并一直维持到妊娠末期。其功能主要是维持妊娠，包括维持黄体功能、刺激黄体细胞与滋养层细胞产生孕酮等甾体激素，降低淋巴细胞活性以防止母体对胎儿的排斥反应。β–HCG 的值个体差异较大，且容易受外源性 HCG 的影响而波动。而妊娠初期孕酮的来源是妊娠黄体。高浓度的孕酮对增大的子宫起着明显的镇静作用，对早期妊娠的支持十分重要。孕酮可使子宫肌纤维松弛，兴奋性降低，同时降低妊娠子宫对缩宫素的敏感性，减少子宫收缩，有利于受精卵在子宫内生长发育。妊娠 5～6 周时，HCG 刺激黄体产生孕酮；7～9 周逐渐过渡至胎盘产生，又称黄体胎盘转移；10～11 周胎盘产生孕酮明显增加，这时胎盘产生的滋养细胞接替黄体产生孕激素并维持妊娠，有利于受精卵在宫腔内正常生长发育。血清孕酮在孕早期相对稳定，随着孕周增加缓慢上升，不易受外界因素干扰。因此，孕早期联合检测血 β–HCG 及血清孕酮对早期先兆流产的治疗选择有着重要作用，可预测妊娠结局，指导临床治疗合理用药，避免过度安胎，造成稽留性流产及对患者造成不必要的身体伤害和经济负担。

三、中西医结合治疗湿热型解脲支原体性宫颈炎的临床研究

近年来，解脲支原体所致的妇科炎症性疾病日益高发，由于广谱抗菌药的滥用及不规范治疗，使解脲支原体的耐药菌株日益增多。临床上持续性、复发性解脲支原体感染已成为日益常见的棘手问题。单纯西药治疗不仅有继续诱导新耐药菌株出现的风险，而且持续用药所引起的机体抵抗力下降、菌群失调、二重感染等诸多不良反应，不仅加重了患者的经济负担，而且增加了患者的痛苦。而中医药在治疗本病方面的优势已受到越来越多学者的关注。本研究应用中西医结合治疗解脲支原体性宫颈炎，有效缓解临床症状，在疗效确切的基础上缩短疗程，减少二重感染的发生率，降低患者的医疗费用方面，取得了良好的临床疗效及社会效益。

（一）临床资料

1. 一般资料

选择 2010 年 1 月～ 2011 年 12 月在漳州市中医院就诊的门诊或住院病人，将经检查确诊为解脲支原体性宫颈炎患者 150 例，按随机数字表法分为 A 组（西医治疗组）、B 组（中西药结合治疗组）、C 组（中西药结合治疗配合外治法组），每组 50 例。其中平均年龄 A 组 30.82±5.47 岁，B 组 29.02±5.06 岁，C 组 29.64±5.42 岁；平均病程 A 组 3.47±1.40 月，B 组 3.43±1.51 月，C 组 3.68±1.61 月；治疗前中医症状积分 A 组 20.52±6.87 分，B 组 20.88±6.98 分，C 组 20.92±7.00 分。三组的年龄、病程、治疗前中医症状积分经 F 检验，无统计学意义，具有可比性（F 值分别为 1.47、0.41、0.09，$P > 0.05$）。

2. 诊断标准

（1）西医诊断标准：依据卫生部疾病控制司 2000 年 8 月最新颁布的《性病诊疗规范和性病治疗推荐方案·非淋菌性尿道炎诊疗规范（试行）》。①潜伏期平均为 1 ～ 3 周，宫颈有充血、水肿、触之易出血、黄色黏液脓性分泌物增多、下腹部不适及尿急、尿痛等尿道炎等症状；②妇科检查：阴道分泌物量多，或成脓性，色黄或黄白相间，或阴道黏膜充血，可见宫颈充血、水肿、糜烂，有时还可见到宫颈管流出大量脓性分泌物；③实验室检查：女性宫颈分泌物 UU 定量检测阳性者，即可诊断宫颈 UU 感染。

（2）中医辨证标准：参照普通高等教育"十五"国家级规划教材新世纪全国高等中医药院校规划教材《中医妇科学》（张玉珍主编）制定。带下病湿热下注证：①带下量多；②色黄或呈脓性，质黏稠，有臭气；③阴部瘙痒；④小腹作痛；⑤口苦口腻；⑥胸闷纳呆；⑦小便短赤；⑧舌红，苔黄腻；⑨脉滑数。以上各项中①必须具备，兼具有其余各项中的 3 项，即可诊断。

3. 纳入标准

①符合解脲支原体性宫颈炎诊断标准的患者；②符合湿热蕴结证中医辨证标准；③年龄 20～40 岁，已婚或已有性生活的女性；④2 周内未使用抗生素；⑤经患者知情同意。

4. 排除标准

①年龄＜20 岁或＞40 岁；②过敏体质或对本药过敏者；③2 周内使用过抗生素；④妊娠期、哺乳期妇女；⑤PCR 检测示沙眼衣原体（CT）、单纯疱疹病毒（HSV）、淋球菌（NGH）等感染者；⑥合并有心血管、肝、肾和造血系统等原发性疾病或精神病患者；⑦未按规定用药，无法判断疗效或资料不全等影响疗效或安全判断者。

（二）治疗方法

1. 治疗分组

A 组：阿奇霉素 0.25g，饭后 2 小时口服，每日 1 次；盐酸多西环素 100mg，每日 2 次，连服 14 日，经期不停药。

B 组：在 A 组治疗基础上配合中药自拟方"清支解毒饮"（黄柏 10g，苍术 10g，鱼腥草 15g，红藤 15g，当归 10g，赤芍 15g，土茯苓 15g，车前子 20g，柴胡 10g，黑芥穗 6g，黄芪 15g，薏苡仁 20g）加减，每日 1 剂，水煎分早晚两次饭后温服，连服 14 天，经期不停药。

C 组：阿奇霉素 0.25g，饭后 2 小时口服，每日 1 次，盐酸多西环素 100mg，每日 2 次，连服 7 日。中药自拟方"清支解毒饮"，每日 1 剂，连服 7 天，配合保妇康栓（海南碧凯药业有限公司，批号 090325）外用，0.14g，每日 1 次，连用 7 天。中药口服经期不停药，外用药如遇经期暂停使用。

2. 观察指标

（1）安全性指标：生命体征：心律、血压；血、尿常规、肝肾功能；不良反应随时记录。上述指标在治疗前后各检查一次。

（2）效应性指标

临床证候积分参照《中医临床病证诊断疗效标准》带下病章节，结合作者临床经验进行制定。根据患者阴道灼热感、痒痛感、会阴部潮湿、腰腹痛，宫颈局部表现，阴道分泌物颜色、量多少等临床症状进行评分，每一个症状分为无、轻、中、重四级，即 0、2、4 和 6 分。

实验室检测指标①阴道分泌物检查；②UU 定量检测：标本采集用无菌长棉签伸入宫颈管内 1～2cm 处，清除分泌物，弃此棉签，再取另一长棉签用力擦取宫颈上皮细胞及分泌物，拭子旋转 20 秒以上取出，置入无菌试管内及时送检。检验方法：所采集标本均采用荧光定量 PCR 法检测，试剂由厦门长城生物制品厂提供。以定量 ≥ 103copies/mL 为阳性。

3. 统计分析方法

采用 SPSS16.0 软件对数据进行统计学处理。计量资料以 $\bar{x}\pm sd$ 表示；自身前后配对及两组资料对照采用 t 检验，计数资料采用卡方检验，以 0.05 为检验水平，进行双侧检验。

（三）治疗结果

1. 疗效评定标准

参照中华人民共和国卫生部 2002 年制定发布的《中药新药临床研究指导原则》中规定的疗效判定标准。积分采用尼莫地平评分方法计算。疗效指数（n）=（治疗前积分 – 治疗后积分）/ 治疗前积分 ×100%。痊愈：治疗后，相关症状、体征均正常，病原体 UU 检测转阴，n ≥ 95%；显效：治疗后，各项症状、体征、明显减轻，病原体 UU 检测未转阴，但 FQ-PCR 定量滴度＜ 104copies/mL，70% ≤ n＜ 90%。有效：治疗后各项症状、体征、均有所减轻，病原体 UU 检测未转阴，FQ-PCR 定量滴度于 104copies/mL–106copies/mL 之间，30% ≤ n＜ 70%。无效：治疗后，病原体 UU 检测无变化，各项症状、体征、未缓解，n＜ 30%。

2. 结果

（1）三组治疗后 UU 转阴率比较：三组患者治疗前 UU 均为阳性，治疗后 UU 转阴率情况如表 7–12 所示，表明三组在 UU 转阴率上与无明显差异。

表 7–12　组治疗后 UU 转阴率比较（n，%）

组别	阴性 n（%）	弱阳性 n（%）	阳性 n（%）	总转阴率（%）
A 组	26（52）	19（38）	5（10）	52
B 组	28（56）	19（38）	3（6）	56
C 组	31（62）	17（34）	2（4）	62

注：经卡方检验，P＞0.05，三组差异无统计学意义。本院检验科以定量滴度＞104 为阳性，滴度 103 ～ 104 为弱阳性，滴度＜103 为阴性。

（2）三组 FQ-PCR 定量滴度水平比较。

表 7–13　三组 FQ-PCR 定量滴度水平比较（$\bar{x}\pm sd$）

组别	治疗前（104copies/mL）	治疗后（104copies/mL）
A 组	3.30±1.92	0.57±1.23 ▼
B 组	3.87±16.30	0.51±1.31 ▼

组别	治疗前（104copies/mL）	治疗后（104copies/mL）
C组	3.71±1.47	0.35±0.77▼

注：经秩和检验，▼与本组治疗前比较，P＜0.05；治疗后三组间比较，P＞0.05，无统计学意义。

由表7-12、7-13可知，三种治疗方案均可明显降低UU的FQ-PCR滴度水平，在UU转阴率上与无明显差异。

（3）三组中医症状积分比较

表7-14　三组中医症状积分比较（$\bar{x}\pm sd$）

组别	治疗前（104copies/mL）	治疗后（104copies/mL）
A组	20.52±6.87.	5.40±6.87▼
B组	20.88±6.98	3.50±5.21▼■
C组	20.92±7.00	2.84±4.54▼*

注：经配对t检验，▼与本组治疗前比较，P＜0.05；经秩和检验，■治疗后与A组比较，P＜0.05；*治疗后与A组比较，P＜0.01。

由表7-14可知，中西医结合治疗，尤其是中西医结合内外合治法在改善患者症状上明显优于单纯西药治疗。

（4）三组临床疗效比较

表7-15　三组临床疗效比较（n，%）

组别	痊愈n（%）	显效n（%）	有效n（%）	无效n（%）	总有效率（%）
A组	26（52）	11（22）	8（16）	5（10）	90
B组	28（56）	12（24）	7（14）	3（6）	94
C组	31（62）	10（20）	8（16）	1（2）	98

注：经秩和检验，P＞0.05，三组差异无统计学意义。

由表7-15说明：三种疗法在总体临床疗效上无明显差异。

（5）三组治疗后造成二重感染的情况比较：3组经不同药物治疗后，A组治疗后造成二重感染的有7例（14%），B组有6例（12%），C组有2例（4%），C组与A组和B组比较，P＜0.05，表明中西医结合配合外治法能显著减低二重感染率。

（四）讨论

支原体是介于细菌与病毒之间，目前所知能在无生命培养基中繁殖的最小微生物，其中解脲支原体（简称 UU）是最常见的致病性支原体。自从 1954 年 Shepard 首次于非淋球菌性尿道炎患者的尿道分泌物中分离获得解脲支原体以来，其发病在世界范围内越来越广泛，2000 年的发病例数是 1991 年发病例数的 24.3 倍，已位居 8 种性传播疾病中的第 2 位，仅次于淋病。近年来，国内外许多学者进行了大量相关研究，发现生殖道 UU 与妇科炎症的发病有密切关系，而解脲支原体性宫颈炎是临床上 UU 所致疾病中最常见的。

中医将本病归属于"带下病"范畴，中医学认为带下量明显增多，色、质、味异常或伴见其他症状者，即为带下病。"带下"作为病名首见于《素问》曰："任脉为病……女子带下瘕聚。"多数古代医家认为其发生主要与肝、脾、肾三脏及任、带二脉功能失调有关，而"湿"邪是本病的根本致病因素。

近年来，关于中医药治疗女性生殖道解脲支原体感染的报道日益增多，在当前西药治疗对不断出现的耐药性 UU 菌株束手无策时，中医中药治疗的优势日益突显。经过长期的临床观察，发现湿邪是本病的基本病因，但因支原体感染的患者多病程较长，迁延不愈，损伤正气，特别是反复感染，治疗失慎，过用苦寒，故在湿热之间常兼见本虚之象。本研究应用的"清支解毒饮"以清热解毒利湿为法，清解下焦湿热，同时在祛邪之中不忘扶正，使正盛而邪不干，对湿热型解脲支原体感染性宫颈炎的良好的临床效果。在药理研究中亦发现，方中黄柏、鱼腥草、赤芍、红藤、当归等药物，在体外试验中均有较好的抗解脲支原体的作用，而苍术、土茯苓、车前子、黄芪、柴胡、薏苡仁、黑芥穗等药物虽无明显抑菌作用，但经中药配伍，能调节全身气血阴阳平衡，提高免疫力，因此有独特的疗效。

目前对于解脲支原体的中医治疗方法中，主要有辨证分型治疗、分阶段治疗、专方治疗、内外同治、中西医结合等多种方法，均取得了良好的临床效果，多项研究均证实了中西医结合是一种治疗 UU 感染的新途径，在改善症状方面疗效明显优于单纯西医治疗，毒副作用小，有防止女性生殖道 UU 耐药性的优势。本研究结果表明，中西医结合治疗能更为有效地缓解临床症状，且配合外治法还能在不影响疗效的基础上明显缩短抗生素治疗时间，从而降低二重感染率。可见中西医结合治疗是今后女性生殖道 UU 感染的治疗趋势，是未来临床和科研的研究方向之一。

四、三联疗法配合生物陶瓷热敷治疗气滞血瘀型慢性盆腔炎的临床观察

慢性盆腔炎是指女性内生殖器（包括子宫、输卵管、卵巢）及其周围的结缔组织和盆腔腹膜的慢性炎症，是妇科常见病、多发病。临床上常表现为下腹坠胀疼痛，或

痛连腰骶部，可伴有低热起伏，易疲劳，劳则复发，白带增多，月经不调，甚至不孕。本病病程长，常反复发作，缠绵难愈，严重影响患者的身心健康及生活质量。对于慢性盆腔炎的治疗，西医多采用抗生素、激素以及手术松解粘连等方法，但使用抗生素治疗容易导致二重感染，耐药情况严重，效果不理想；手术治疗是一种创伤性治疗，且术后再次粘连的机会多，目前推荐的疗法是采取全身与局部结合的综合治疗，多采用中药辨证施治、物理治疗、手术治疗等。黄熙理主任近 30 年来采取中医三联疗法治疗气滞血瘀型慢性盆腔炎，已取得了良好的临床疗效和社会、经济效益。但因本病病程长，病情较顽固，所需的疗程也较长，部分病人难以坚持。为进一步缩短疗程，经过临床不断实践和摸索，总结出三联疗法配合生物陶瓷热敷治疗盆腔炎，取得了良好的疗效，现介绍如下：

（一）临床资料

1. 一般资料

将 2010 年 1 月～ 2011 年 12 月就诊于福建省漳州市中医院中医妇科住院部的气滞血瘀型盆腔炎患者按随机的方法分为 2 组（各 30 例），分别采用三联疗法（对照组）及三联疗法合生物陶瓷热敷外治法（治疗组）进行治疗，入选病例均在治疗前进行病情程度评分。治疗组年龄 33.76±7.10 岁，病程 4.92±3.83 年，治疗前综合积分 36.50±5.52 分；对照组年龄 34.16±8.08 岁，病程 4.80±4.26 年，治疗前综合积分 29.86±4.02 分。两组在年龄、病程、治疗前积分等方面均无显著性差异（P ＜ 0.05），具有可比性。

2. 诊断标准

（1）慢性盆腔炎的西医诊断标准：参照《中药新药临床研究指导原则》"中药新药治疗慢性盆腔炎临床研究指导原则"、《妇产科学》、《中华妇产科学》的有关内容拟定。症状：①腹痛；②腰骶部疼痛；③白带量多；④痛经；⑤月经不调；⑥不孕。其中前 3 项为慢性盆腔炎最常见的三大主症。妇科检查：①子宫触痛；②附件增厚：一侧或两侧增厚；③附件压痛：一侧或两侧压痛；④盆腔粘连；⑤盆腔炎性包块。辅助检查：①B 超：探及输卵管增粗、积水，或盆腔炎性包块；②输卵管通畅试验（通液、造影）：显示输卵管一侧或两侧不通或通而不畅。造影显示盆腔粘连。凡具备前述之症状①或②中 1 项以上，症状③～⑥中 1 项以上，并符合妇科检查阳性体征 1 项以上，参考盆腔超声检查及输卵管通畅试验即可诊断。

（2）中医辨证标准：参照《中药新药临床研究指导原则》"中药新药治疗慢性盆腔炎临床研究指导原则"、《中医妇科学》有关内容拟定。将中医分型为气滞血瘀型的患者纳入观察病例。

3. 纳入标准

（1）符合西医慢性盆腔炎诊断标准。

（2）中医辨证属气滞血瘀型。

（3）年龄在 18 ～ 50 岁的女性患者。

（4）住院治疗时间在 1 个疗程以上。

4. 排除标准

（1）年龄在 18 岁以下或 50 岁以上者。

（2）妊娠或哺乳期妇女。

（3）严重过敏体质者及对本药过敏者。

（4）合并有妇科肿瘤、结核性盆腔炎等疾病者，急性盆腔炎患者。

（5）合并有心血管、肝、肾和造血系统等严重原发性疾病者。

（6）1 个月内使用过西药抗生素治疗者。

（7）未规律用药者，用药时间不足 1 个疗程者。

（8）采用手术治疗者。

（9）无法合作者，如患有神经、精神疾患。

（二）方法

1. 治疗方法

（1）治疗组：予"丹参针"（上海新亚药业高邮有限公司，批号：130906-1）静滴，口服中药汤剂、中药保留灌肠三联疗法的基础上，予生物陶瓷热敷下腹，14 天为 1 个疗程。经期停用生物陶瓷热敷。

对照组：予"丹参针"（上海新亚药业高邮有限公司，批号：130906-1）静滴，口服中药汤剂、中药保留灌肠的传统三联疗法，14 天为 1 个疗程。经期不停药。

2. 观察指标及方法

观察两组治疗前后的症状、体征及主要症状消失的时间，采用《中药新药临床研究指导原则》中慢性盆腔炎评分标准评分进行病情严重程度评分。症状加体征总分 51 分：轻度 ≤ 17 分；中度 18 ～ 34 分；重度 ≥ 35 分。

3. 疗效判定标准

参照《中药新药治疗盆腔炎的临床研究指导原则》制定。疗效指数 n=（治疗前积分 – 治疗后积分）/ 治疗前积分 ×100%。痊愈：治疗后下腹疼痛及腰骶酸痛等症状消失，妇科检查及辅助检查结果正常，治疗后症候、体征积分疗效指数 n ≥ 95%，停药 1 个月内未复发。显效：治疗后下腹疼痛及腰骶酸痛等症状明显改善或消失，妇科检查及辅助检查结果明显减轻，治疗后症候、体征积分疗效指数 70% ≤ n < 95%。有效：治疗后下腹疼痛及腰骶酸痛等症状有所减轻，妇科检查及辅助结查结果有所改善，治疗后症候、体征积分疗效指数 30% ≤ n < 70%。无效：治疗后下腹疼痛及腰骶酸痛等症状无改善或有加重，妇科检查及辅助检查结果无改善或有加重，治疗后症候、体征积分疗效指数 n < 30%。

4. 统计学方法

用 SPSS13.0 软件进行统计分析，计量资料数据采用 $\bar{x}\pm sd$ 表示，两组间计量资料的比较采用 t 检验，以配对 t 检验比较组内前后差异，以成组 t 检验比较组间治疗后差异，计数资料的比较采用卡方检验，等级资料采用秩和检验。以 0.05 为检验标准，进行双侧检验。

（三）结果

1. 两组治疗前后的综合评分比较

表 7-16　治疗前后综合评分比较（$\bar{x}\pm sd$）

组别	治疗前积分（分）	治疗后积分（分）
治疗组	36.50±5.52	5.80±5.44★*
对照组	35.63±6.27	9.66±8.47*

注：★治疗组与对照组相比，P＜0.05。*治疗后与治疗前相比，P＜0.05。

表 7-16 示，两组患者治疗后病情严重程度积分均较治疗前显著降低（P＜0.05）；治疗后两组积分比较，治疗组显著低于对照组（P＜0.05）。表明治疗组在改善症状方面优于对照组。

2. 两组的综合疗效比较

表 7-17　综合疗效比较

组别	例数	痊愈 n（%）	显效 n（%）	有效 n（%）	无效 n（%）	总有效率 n（%）
治疗组	30	11（36.7）	14（46.7）	4（13.3）	1（3.3）	29（96.7）★
对照组	30	6（20.0）	12（40.0）	9（30.0）	3（10.0）	27（90.0）

注：★治疗组与对照组相比，P＜0.05。

表 7-17 示，两组总有效率比较有显著差异（P＜0.05）。表明治疗组的总有效率高于对照组。

3. 两组主要症状的解除时间比较

表 7-18　主要症状的解除时间比较（$\bar{x}\pm sd$）

组别	症状解除时间（天）		
	下腹疼痛	带下增多	腰骶酸楚
治疗组	5.1±2.18*	8.2±3.67	7.4±2.84*

组别	症状解除时间（天）		
	下腹疼痛	带下增多	腰骶酸楚
对照组	8.4±3.01	8.9±4.15	9.6±3.92

注：★治疗组与对照组相比，P＜0.05。

表7-18示，治疗组在下腹疼痛和腰骶酸楚症状解除时间上明显短于对照组（P＜0.05），两组患者带下增多的解除时间比较无明显差异。表明治疗组可在一定程度上缩短疗程。

（五）讨论

中医学文献中并无"盆腔炎"病名记载，根据其临床特点，散见于"妇人慢性腹痛""癥瘕""带下病""热入血室""不孕"和"腰痛"等病证的论述中。本病发病多由经行产后，胞门未闭，风寒湿热之邪，或虫毒乘虚内侵，与冲任气血相搏结，蕴积于胞宫，反复进退，耗伤气血，虚实错杂，缠绵难愈；或因七情内伤，脏气不宣，肝气郁结，气机不畅，气滞而血瘀，冲任胞宫脉络不通；或素体阳虚，寒湿内结，寒凝血瘀。慢性盆腔炎病机复杂，其核心在于瘀血阻滞。《血证论》曰："血家腹痛，多是瘀血。"《景岳全书·妇人规》曰："瘀血留滞作癥，唯妇人有之。"凡气机阻滞，湿热壅遏，阴寒凝滞，气虚运血无力等诸多病理因素均能致瘀。瘀血内阻，不通则痛，从而产生腹痛腰酸等症，由此可见血瘀与慢性盆腔炎的关系密切。故活血化瘀法是本病贯穿始终的治疗大法。生物陶瓷热敷法在组织深处产生的内热能，能迅速透过皮肤表层，进入人体组织深处扩张的毛细血管、肌肉和关节腔内，活化组织细胞，促进血液循环，增进新陈代谢，加速供给养分和酶素，促进炎症的吸收、粘连的松解和包块的消散。相当于中药活血化瘀法的延伸。且局部理疗方便、灵活，价格低廉，避免服药对消化系统的刺激，减轻肝肾负担，通过多途径治疗，可明显缩短疗程，减轻病人的心理负担及经济负担，具有简、便、验、廉等优点。本研究显示，在传统的三联疗法的基础上，配合生物陶瓷热敷，可取得更好的临床疗效，更快地改善症状，达到缩短疗程的目的。

第八章　吴涢婷

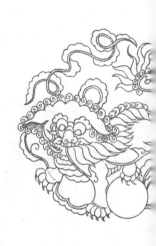

吴涢婷简介

吴涢婷为中医妇科学博士，2005 年 6 月毕业于成都中医药大学。2005 年 7 月至今在厦门市中医院妇科工作，中医妇科副主任医师。福建省中医药学会妇科分会副主任委员，中国中医药学会生殖医学分会委员，世界中医药学会联合会妇科分会理事。有多篇学术论文在核心期刊发表。参与厦门市卫生局、科技局和省中医药管理局、国家自然基金等多项课题申报工作。现有包括福建省自然基金在内 4 项科研课题在研，已结题课题 4 项。

医案选萃

一、补肾通络中药改善异位妊娠治疗后生殖状态的机理研究

异位妊娠是严重危害妇女生命和健康的常见病，近年来随着人工流产和药物流产的增多，宫腔操作及手术的增加，发病率有明显增加的趋势。近 20 年来，随着血 β-HCG 放射免疫测定敏感性的提高、阴道超声的广泛应用和腹腔镜技术的日趋成熟，异位妊娠的早期诊断和保守治疗成为趋势和发展。由于近年来性生活的提前，未婚或未生育而患异位妊娠的病例呈上升之势，要求保留患侧输卵管并恢复其生理功能的患者越来越多，故治疗后的生殖状态受到关注。近年来我们采用中药活血化瘀、通络散结，以通络助孕方对输卵管妊娠保守治疗成功后的患者进行后续治疗，收到较为满意的效果。

（一）临床资料

2004 年 6 月～ 2008 年 7 月，5 年间共观察 85 例输卵管妊娠患者。均来自厦门市中医院妇科住院病人。所有病例均根据《妇产科学》（全国高等医药院校教材第 6 版）

异位妊娠的诊断标准，为输卵管妊娠未破裂，药物保守治疗（腹腔镜保留生育功能手术或治疗）成功，血 β-HCG 降至正常，B 超检查无盆腔积液的增加和盆腔包块的进行性增大。年龄最小者 24 岁，最大者 35 岁。两组的临床资料经统计学处理（t 检验），均无显著性差异（均 P > 0.05）。

（二）治疗方法

1. 治疗组

中药治疗组应用补肾通络中药（通络助孕方）口服，3 个月为 1 个疗程。通络助孕方的组成为当归、川芎、赤芍、皂角刺、丹参、路路通、王不留行、山茱萸、淫羊藿、菟丝子、续断等，具有活血通络、补肾助孕功效。

2. 对照组

每月行输卵管通液，连续 3 个月。输卵管通液药物组成：糜蛋白酶 4000IU，地塞米松 10mg，庆大霉素 16 万 IU，生理盐水 20mL。于月经干净后 3～5 天用上述药物行输卵管通液，每月 1 次。待输卵管通液术示可能通畅时，即于下一次行子宫输卵管泛影葡胺造影以确切诊断。若仍不通或通畅不满意，继续进行下一疗程治疗。

（三）疗效观察

1. 疗效标准

参照《妇产科学》（全国高等医药院校教材第 6 版）异位妊娠的诊断治疗标准和国家中医药管理局医政司的《中医妇科不孕症疗效评定标准》制定。所有病例治疗前后各行子宫输卵管造影一次；之后进行随访 2 年，以观察再次妊娠情况。痊愈：2 年内正常宫内妊娠者；有效：经子宫输卵管造影检查确诊双侧输卵管通畅或阻塞情况有明显好转；无效：输卵管阻塞部位无任何改变，或再次异位妊娠者。

X 线输卵管通畅情况分级：①完全通畅：输卵管显影同正常子宫输卵管造影表现；②部分通畅（通而不畅）：较高压力推注对比剂时输卵管全程显影，输卵管边缘不规则、狭窄、局部充盈缺损，对比剂在腹腔内均匀弥散；③完全不通（双侧或单侧）：较高压力推注对比剂时输卵管不全程显影，近端略扩张，远端不显影，对比剂在输卵管内滞留。

血浆内皮素（ET）测定：所有病例均于治疗前后采集静脉血，分别放入抗凝管中，离心后取血浆置 -20℃保存，实验步骤严格按药盒说明书进行。

血清孕酮（P）测定：所有病例均于治疗前后采集静脉血，采血时间选取黄体期（月经周期第 20 天），用化学发光法测定。

统计资料采用 PEMS 统计软件进行处理，数据均以 $\bar{x}\pm sd$ 表示，组间等级资料用 Ridit 检验，计量资料用 t 检验。

2. 治疗结果

（1）疗效比较：治疗组总有效率94.6%；对照组总有效率72.4%。表8-1显示，治疗组疗效优于对照组，经 Ridit 检验 u=2.027，P＜0.05，有显著性差异。

（2）治疗后输卵管通畅程度比较：表8-2显示，治疗组输卵管通畅情况优于对照组，经 Ridit 检验，u=2.027，P＜0.05，有显著性差异。

（3）两组治疗前后 ET 水平比较：表8-3显示：治疗组治疗前后对比，治疗后血浆 ET 水平显著下降，经 t 检验，P＜0.01，有非常显著性差异。治疗后治疗组与对照组比较，治疗组血浆 ET 水平明显低于对照组，经 t 检验，P＜0.01，有非常显著性差异。

（4）两组治疗前黄体期孕酮水平比较：表8-4显示：患者黄体期孕酮水平偏低，治疗组治疗前后对比，治疗后孕酮水平显著上升，经 t 检验，P＜0.01，有非常显著性差异。治疗后治疗组与对照组比较，治疗组孕酮水平明显低于对照组，经 t 检验，P＜0.01，有非常显著性差异。

表 8-1 两组疗效比较

组别	例数	痊愈	有效	无效
治疗组	56	20	33	3
对照组	29	7	14	8

经 Ridit 检验，u=2.24，P＜0.05。

表 8-2 两组治疗后输卵管通畅程度比较

组别	例数	完全通畅	部分通畅	完全不通
治疗组	56	45	8	3
对照组	29	16	5	8

经 Ridit 检验，u=2.265，P＜0.05。

表 8-3 两组治疗前后 ET 水平比较（$\bar{x} \pm sd$）

组别	例数	治疗前（ng/L）	治疗后（ng/L）
治疗组	56	78.21±15.32	56.33±7.21
对照组	29	72.45±12.65	68.33±11.36

治疗组治疗前后对比，经 t 检验，P＜0.01；治疗后两组比较，经 t 检验，P＜0.01。

表 8-4　两组治疗前后黄体期 P 水平比较（$\bar{x} \pm sd$）

组别	例数	治疗前（ng/mL）	治疗后（ng/mL）
治疗组	56	10.36±3.22	25.74±4.52
对照组	29	11.62±2.85	12.81±3.16

治疗组治疗前后对比，经 t 检验，P < 0.01；治疗后两组比较，经 t 检验，P < 0.01。

（四）讨论

输卵管妊娠总属中医少腹血瘀实证，其主要发病机理为宿有少腹瘀滞，或先天不足、气血亏损，冲任不畅，孕卵运行受阻。输卵管妊娠患者平素性情抑郁或急躁，肝失条达，气机郁滞，日久致冲任胞脉胞络瘀阻；或有感受湿热之邪或湿热内蕴下注的病史，湿热与血搏结，瘀阻冲任；或多产房劳，损伤脾肾，气虚无力运血，致血瘀冲任，均可致胞脉胞络不畅，孕卵运行受阻，不能到达胞宫，而成宫外孕。孕卵这一有形之物阻于胞脉胞络，又可加重气血瘀滞，形成癥瘕，冲任胞脉胞络瘀阻，阻碍精卵的运行，发生再次异位妊娠的；精卵不能适时结合从而导致不孕。胞脉胞络瘀血，更阻碍冲任气血运行，脏腑缺血，失其濡养，功能失调。《素问·奇病论》云："胞络者，系于肾。"胞脉胞络瘀阻，可导致肾脏失其滋养，进而导致肾虚。

近年来许多研究表明血瘀证发生与血管内皮功能异常密切相关。而输卵管妊娠这种特殊的血瘀机制与血管的内皮功能损伤也有内在联系。内皮素是血管内皮细胞损伤的特异性标志之一，具有强烈的收缩血管作用，可引起局部血流的变异，导致小血栓的形成而产生疾病。中药治疗可以降低输卵管妊娠患者血浆 ET 水平，使受损的内皮细胞得到修复，从而改善输卵管妊娠患者远期预后。中医的"肾-天癸-冲任"生殖轴与西医的"下丘脑-垂体-卵巢"生殖内分泌轴相对应。性激素水平可反映其肾虚证本质。本实验结果表明，输卵管妊娠患者多黄体功能不足，予补肾通络中药治疗后，黄体功能明显改善。

以往研究对于输卵管妊娠中医药治疗的报道多以初期杀胚治疗为主，本研究则针对保守治疗后如何改善患者生殖功能进行。结果显示，采用补肾通络法治疗后，可促进局部血液循环，改善血流变，增强管腔黏膜上皮纤毛的功能，解除输卵管内梗阻及管外粘连，促使阻塞的输卵管通畅，调整内分泌，减少宫外孕的发生，从而有助于受孕。

二、调冲止痛方治疗原发性痛经的临床疗效机理研究

原发性痛经是未婚青年女性的常见病、多发病，部分患者疼痛剧烈，甚至休克，

严重影响患者身心健康。其发病机制目前仍不明确，治疗上西医学首选非甾体抗炎药，止痛效果好，但是胃肠道及中枢副作用限制了它的应用；避孕药的应用对代谢、内分泌方面的影响又使患者多有顾虑，远期疗效不理想。中医中药辨证治疗痛经疗效肯定，但关于临床疗效机理的探讨少见。因此，本研究通过观察调冲止痛方治疗原发性痛经的临床疗效及相关实验指标在治疗前后的变化，探讨上方治疗原发性痛经的作用机理。

（一）资料与方法

1. 一般资料

选择 2007 年 4 月～ 2009 年 4 月就诊于福建省厦门市中医院妇科门诊的原发性痛经患者共 100 例，年龄 11 ～ 26 岁，平均 20.13±3.70 岁；婚育分布情况：已婚 37 例，未婚 63 例。治疗前一月未用药时于周期第 25 ～ 28 天彩色超声多普勒检测子宫动脉搏动指数和阻力指数；月经来潮后进行痛经程度评分；经期第 2 天测量外周血浆前列腺素 $PGF2\alpha$ 水平、T 淋巴细胞 CD_4、CD_8 水平及比值，将测得数据与治疗后进行对比统计。经 t 检验，两组年龄、月经周期、治疗前两组 T 淋巴细胞 CD_4、CD_8 水平及比值、$PGF2\alpha$ 水平、子宫动脉搏动指数和阻力指数等各项指标，在治疗前均无明显差异（$P > 0.05$）；经卡方检验，两组婚育情况分布，痛经年限分布，痛经程度分布无明显差异（$P > 0.05$），具有可比性。

2. 治疗方法

中药治疗组 60 例于经前 7 天服自拟方"调冲止痛方"（功效：温肾活血解痉。药物组成：柴胡、川楝子、延胡索、白芍、菟丝子、淫羊藿、当归、川芎、山楂等），每日 1 剂，水煎两遍，分 2 次饭后温服。对照组 40 例于痛经时服用"芬必得（布洛芬缓释胶囊）"（0.3g*20 粒 / 盒，国药准字 H10900089，中美天津史克制药有限公司生产），每次 1 粒，每日 3 次，连服 2 天。连续坚持治疗 3 个月经周期后停药观察。于第 4 个月经周期第 25 ～ 28 天彩色超声多普勒检测子宫动脉搏动指数和阻力指数；月经来潮后进行痛经程度评分；经期第 2 天测量外周血浆 $PGF2\alpha$ 水平、T 淋巴细胞 CD_4、CD_8 水平及比值。将症状评分及实验室结果与治疗前进行比较并评估疗效。

3. 试剂及仪器

彩超仪器：美国 5200 型彩色多普勒超声仪，频率 5MHz 的腹部探头。$PGF2\alpha$ 测定：ELISA 法测定。试剂盒采用人前列腺素 $PGF2\alpha$ 定量酶联试剂盒检测（杭州联科生物有限公司），按说明书操作，在 492nm 处测吸光值。CD_4、CD_8 水平及比值：双标单克隆抗体 CD_4（FTTC）/CD_8（PE）购自 B-D 公司。流式细胞仪检测。

4. 疗效评价标准

采用《中药新药临床研究指导原则（试行）》中痛经的疗效判定标准：

近期临床治愈；服药后腹痛及其他症状消失，停药 3 个月经周期未复发，疼痛程度恢复"0"分者。

显效：疼痛明显减轻，其余症状消失或减轻，不服止痛药能坚持工作，疼痛程度为治疗积分降低至治疗前积分的 1/2 以下。

有效：腹痛减轻，其余症状好转，服止痛药能坚持工作，疼痛程度为治疗后积分降低至治疗前积分的 1/3 以下。

无效：腹痛及其他症状无改变者。

（二）结果

1. 总体疗效情况比较

治疗组中，痊愈 29 例，显效 11 例，有效 13 例，无效 7 例；对照组中，痊愈 14 例，显效 13 例，有效 7 例，无效 6 例。治疗组有效率为 88.3%，对照组有效率为 85.0%。

对上述数据进行统计学分析，结果显示两组疗效有显著性差异（$P < 0.05$），即治疗组的疗效优于对照组。

2. 治疗前后痛经程度比较

治疗前，治疗组中轻度痛经 23 例，中度 24 例，重度 13 例；对照组中，轻度痛经 16 例，中度 15 例，重度 9 例。经治疗后，治疗组中痛经症状消失 27 例，轻度痛经 23 例，中度 6 例，重度 4 例，对照组中痛经症状消失 11 例，轻度痛经 18 例，中度 6 例，重度 5 例。

对上述数据进行统计学分析，结果显示两组疗效有显著性差异（$P < 0.05$），即治疗组的疗效优于对照组。结果显示：治疗组在改善痛经症状方面的疗效优于对照组（$P < 0.05$）。

3. 治疗组与对照组治疗前后子宫血流动力学改变比较

从表 8-5 可见，治疗组与对照组痛经患者治疗前后同侧子宫动脉 RI、PI 及 A/B 均有显著性差异（$P < 0.05$），说明两组痛经患者在治疗后子宫血流状态均得到改善。再结合两组间治疗前后同侧子宫动脉血流进行比较统计，结果显示治疗组与对照组同侧子宫动脉血流 RI、PI 及 A/B 存在显著性差异（$P < 0.05$），提示中药治疗组在改善子宫动脉血流循环方面优于西药芬必得组。

表 8-5　治疗组与对照组血流动力学治疗前后情况（$\bar{x} \pm sd$）

组别		RI		PI		A/B	
		左侧	右侧	左侧	右侧	左侧	右侧
治疗组（60）	治疗前	0.87±0.04	0.86±0.05	2.98±0.79	2.86±0.85	7.14±1.22	7.10±1.61
	治疗后	0.82±0.03	0.83±0.01	2.87±0.64	2.83±0.81	6.87±1.43	6.14±1.60

组别		RI		PI		A/B	
		左侧	右侧	左侧	右侧	左侧	右侧
对照组（40）	治疗前	0.89±0.08	0.84±0.04	3.00±0.51	2.81±0.81	7.78±1.54	7.42±1.81
	治疗后	0.83±0.06	0.80±0.02	2.88±0.64	2.54±0.57	6.51±1.57	6.54±1.75

4. 治疗组与对照组血清 PGF2α 在治疗前后的情况

从表 8-6 可见，两组痛经患者血清 PGF2α 在治疗前后有非常显著性差异（P ＜ 0.01）。同组间对比分析，结果显示：治疗组痛经患者治疗后 PGF2α 水平下降明显，与对照组治疗后有明显差异（P ＜ 0.05），说明治疗组在降低 PGF2α 水平方面优于对照组。

表 8-6 治疗组与对照组血清 PGF2α 水平治疗前后情况（$\bar{x}±sd$）

组别	例数	治疗前 PGF2α（pg/mL）	治疗后 PGF2α（pg/mL）
治疗组	60	166.23±21.0	123.78±11.45
对照组	40	178.15±15.35	131.14±12.42

5. 治疗组与对照组血清 CD_4、CD_8 及 CD_4/CD_8 在治疗前后情况

从下表可见，两组痛经患者血清 CD_4、CD_8 及 CD_4/CD_8 比值在治疗前后有非常显著性差异（P ＜ 0.01）。同组间对比分析，结果显示：治疗组痛经患者治疗后 CD_4、CD_8 及 CD_4/CD_8 比值与对照组治疗后有明显差异（P ＜ 0.05），说明治疗组在升高 CD_4 及 CD_4/CD_8 比值，降低 CD_8 水平方面优于对照组，即治疗组在改善痛经患者免疫功能方面优于对照组。

表 8-7 治疗组与对照组血清 CD_4、CD_8 及 CD_4/CD_8 水平治疗前后情况（$\bar{x}±sd$）

组 别		CD_4	CD_8	CD_4/CD_8
治疗组（60）	治疗前	33.47±2.33	37.42±3.56	0.89±0.56
	治疗后	38.27±4.45	28.55±5.15	1.12±0.21
对照组（40）	治疗前	35.17±3.52	36.42±3.12	0.97±0.24
	治疗后	37.25±3.45	26.45±4.82	1.01±0.54

（三）讨论

原发性痛经的发病机制虽不明确，但经期前列腺素产生过多导致子宫收缩局部缺血是大多数学者的共识。黄体期和月经期子宫内膜产生过多的前列腺素产物，尤其是前列腺素 PGF2α 大大增加，促使子宫平滑肌痉挛性收缩，子宫血流减少，子宫局部缺血缺氧，酸性产物堆积于肌层而导致痛经。中医学认为疼痛病机不外"不通则痛、不荣则痛"，但均与神志有关，即经络气血的病变（不通、不荣）是疼痛产生的基础，心神对病变的感应是疼痛产生的关键。疼痛是一种感觉，当属神志活动的范畴。疼痛是心、脑、神活动的一种表现，是神志感受气血运行异常（不通、不荣）的一种反映。神经内分泌学认为，中枢神经递质含量的变化能导致内分泌系统功能的改变，而内分泌系统对免疫系统功能又有调节作用，所以他又能相应地引起免疫系统的变化。而免疫系统的变化又可反作用于内分泌系统，两者的变化又可同时反作用于中枢神经系统，产生反馈性调节作用，从而构成神经内分泌免疫网络，从整体水平上维持机体的正常生理功能。中医学认为本病是由于妇女在行经期间受到致病因素的影响，导致冲任瘀阻或寒凝经脉，使气血运行不畅，胞宫经血流通受阻，以致"不通则痛"，或冲任胞宫失于濡养，"不荣则痛"。中药辨证用药及针灸疗法对原发性痛经均有很好的治疗效果。实验研究也证实中药可降低大鼠痛经模型血中 PGF2α 水平，减少动物模型扭体次数；可调节 ER、PR 的表达，调节卵巢激素，调节前列腺素而达到治疗痛经的作用；可升高子宫组织中 NO 水平，同时降低 Ca^{2+} 水平。彩色超声多普勒观察到中药可改善盆腔血液循环，改善子宫血流灌注。而王瑞霞等观察到原发性痛经患者存在免疫功能低下。

本研究通过比较调冲止痛方及芬必得两组治疗前后临床症状（痛经程度评分、复发时间）免疫功能状态（T 淋巴细胞 CD_4、CD_8 水平及比值）、前列腺素 PGF2α 水平、子宫血流动力学改变（子宫动脉搏动指数和阻力指数），结果提示中药自拟方调冲止痛方在治疗原发性痛经方面，具有提高患者免疫功能，改善子宫血流动力学，降低前列腺素水平，明显改善患者痛经症状的功能，且具有复发率低、不良反应少、对月经无影响的优点，提出了原发性痛经治疗的新切入点。

三、耳穴贴压对 LUFS 不孕患者促排卵的临床观察

未破裂卵泡黄素化综合征（LUFS）是指卵泡成熟但不破裂，卵细胞未排出而原位黄素化，形成黄体并分泌孕激素，体效应器官发生一系列类似排卵周期的改变。它是无排卵性月经的一种特殊类型，其临床以不孕为主要表现，属于卵巢性不孕。随着促排卵药物的频繁使用，LUFS 的发病率越来越高。对 LUFS 的诊断一般是根据 LH 峰值或 HCG 注射 48 小时后卵泡仍然没有塌陷或消失的超声影像来诊断的。耳穴贴压法具有适应性广、奏效迅速、操作简便、易学易掌握、经济、无痛、易被患者所接受的特点。将其应用于排卵障碍的患者，疗效较满意。

1. 临床资料

2003 年 7 月～2007 年，4 年间共观察 80 例患者。全部病例均来自厦门市中医院妇科门诊及住院病人。所有病例均要求符合不孕症诊断，并经 B 超证实为 LUFS。年龄最小者 24 岁，最大者 36 岁。两组的临床资料经统计学处理（t 检验），均无显著性

差异（均 P ＞ 0.05）。对 LUFS 的诊断，采用 B 超监测卵泡生长辅以宫颈评分、尿 LH 试纸相结合的方法进行诊断。将三者有机结合，既可减少不必要的 B 超次数，又不会错过卵泡发育的监测机会，能简便而准确地预测排卵时间。具体方法如下：

1. 宫颈评分

按 lnsLer 法评分，月经第 8 ～ 10 天起评分，宫颈评分（CS）≥ 6 分时每天评分至 B 超提示卵泡消失，BBT 上升。

2. B 超监测卵泡生长

CS ≥ 4 分时，隔天监测；卵泡直径≥ 14mm 时，每天监测直至优势卵泡消失。

3. 快速尿黄体生成素（LH）试纸

当 CS ≥ 6 分，B 超监测优势卵泡直径≥ 14mm 时，每天收集尿 1 ～ 2 次，用快速 LH 试纸测定，直至优势卵泡消失或 CS 下降。

（二）治疗方法

1. 治疗组

从月经来潮第 7 天开始耳压磁珠，取穴为：卵巢、肾、肝、脾、膈、脑点、内分泌双耳交替，每 3 日一换，并嘱患者每日按压所贴之处，以痛为度。连续 2 次（排卵后终止）。治疗 3 个月经周期。

2. 对照组

西药对照组：预计排卵日 B 超监测下卵泡直径≥ 18mm 时给予 HCG 5000IU 肌注，每日 1 次，连续 2 日。治疗 3 个月经周期。

（三）疗效观察

1. 疗效标准

治愈：治疗 3 个月后超声提示月经第 14 ～ 16 天（LH 峰后 48 小时）有排卵征象。随访 2 年内受孕。

显效：治疗 3 个月后超声提示月经第 14 ～ 16 天（LH 峰后 48 小时）有排卵征象。但随访 2 年内未受孕。

有效：治疗 3 个月后超声提示月经第 14 ～ 18 天优势卵泡 MFD 达 18 ～ 20mm，并且未持续增大，无排卵征象，临床症状有改善。

无效：治疗 3 个月后超声提示未破裂卵泡黄素化综合征声像图无明显变化，临床症状未改善。

统计资料采用 SPSS11.5 统计软件进行处理，计数资料采用 Crosstabs 卡方检验。

2. 治疗结果

治疗组总有效率 88.9%，对照组总有效率 74.3%。两组有效率比较，χ^2=5.02，P ＜ 0.01，治疗组疗效优于对照组，有显著性差异。

表 8-8　两组疗效比较

组别	例数	痊愈	显效	有效	无效
治疗组	45	8	15	17	5
对照组	35	5	10	11	9

两组有效率比较 χ^2=5.02，P ＜ 0.05。

（四）讨论

中医学认为，肾为先天之本，肾之精气是机体生长发育生殖的根本，并在月经的产生中起主导作用。各种致病因素干扰了肾 – 天癸 – 冲任生殖轴及脏腑的气血阴阳消长活动和转化，均可导致排卵功能障碍。排卵功能障碍涉及两个方面，其一是卵子发育障碍，二是卵子排出障碍，任何一方出现问题均能引起排卵功能障碍而导致不孕。卵子的发育成熟与肾精充盛密切相关，而卵子的正常排出有赖于肾阳鼓动，肝之疏泄，冲任气血调畅。LUFS 属卵子排出障碍，临床上认为本病与肝肾、冲任失调密切相关。治疗时多予补肾、疏肝、活血为法。

根据经络学说，耳是全身经络汇集之处。《内经》中所记述的经脉循行分布说明耳与经脉之间存在密切联系。十二经脉循行中，六阳经分别入耳、上耳前、至耳上角；六阴经虽不直接与耳发生联系，但均通过其经别与阳经相合而间接上达于耳。故《灵枢·口问》曰："耳者，宗脉所聚也。"朱丹溪也谓："十二经，上络于耳。"耳和脏腑功能密切相关，观察耳的形态、色泽的变化，可"视其外应，以知其内脏"。在当机体生病时，在耳部施以耳穴埋豆法治疗，不但能加强心肾本身的机体活动，而且可使肾贮藏的精气更好地促进各个器官的机能活动，于是肾壮则脑健，心壮则诸脏腑平和，从而全身抵抗力增强，疾病自然易于迅速痊愈。本研究中耳穴治疗的取穴方义如下：卵巢穴治疗卵巢及子宫疾患，如月经不调、不孕症。肾主生殖，因此肾穴为女性生殖系统疾病所不可缺少的选穴。肝既主疏泄，可疏肝解郁，又主藏血，能养血且能活血化瘀，所以肝穴在妇科疾病中必不可少。脾主运化，又主统血，是调经要穴。膈主通调气机，活血化瘀。脑点及内分泌穴均可调节内分泌功能，用以治疗月经不调、不孕症。

通过临床观察，耳穴贴压疗法可改善 LUFS 患者排卵率，调整内分泌，提高受孕率，临床疗效显著，优于西药 HCG 治疗。

四、妇科千金胶囊治疗经间期出血 50 例临床观察

经间期出血又称排卵期出血，即在两次月经之间，氤氲之时，出现周期性的少

量阴道出血。多发生于月经周期的第 10 ～ 16 天，以青壮年女子多见。出血或多或少，病程或长或短。出血同时伴有腰酸腹坠，或一侧下腹部不适，或兼带下量多。2005 ～ 2008 年，吴滇婷医师等用妇科千金胶囊治疗经间期出血 50 例，并与 30 例己烯雌酚治疗患者进行对照，效果较好，现报告如下：

（一）临床资料

纳入标准：符合《中医妇科学》经间期出血的诊断标准共 80 例，均为 2005 ～ 2008 年厦门市中医院妇产科门诊患者，随机分为两组。治疗组 50 例，年龄 23 ～ 40 岁，平均 30.6 岁；病程 3 个月～ 2 年，平均 5.3 个月。对照组 30 例，年龄 23 ～ 41 岁，平均 31.2 岁；病程 2 个月～ 1.5 年，平均 5.6 个月。两组年龄、病程等比较均无显著性差异（P ＞ 0.05）。

①有月经失调或手术流产史；②两次月经中间、月经周期的 12 ～ 16 天出现规律性少量阴道出血；③出血量少、赤白相间或鲜红、质黏稠、持续数日，伴腰酸少腹两侧胀痛、乳胀；④基础体温高、低交替，内分泌检查雌、孕激素水平偏低，妇科检查、B 超排除器质性病变。

排除标准：排除月经先期、月经过少、月经过多、崩漏、宫颈息肉、宫内节育器等所引起的阴道出血以及有器质性病变或血液病者。

（二）治疗方法

治疗组于月经干净第 5 天开始服用妇科千金胶囊，2 粒 / 次，3 次 / 日，直至基础体温上升 5 天后停服。共服 3 个月经周期。对照组于排卵前 2 ～ 3 天开始口服己烯雌酚，每次 0.25mg，每天 1 次，连服 4 ～ 7 天。共 3 个月经周期。

（三）疗效判定标准

（1）治愈：服药后，阴道流血停止，停药后，连续观察 3 个月无经间期出血。
（2）有效：服药后，阴道流血停止，停药后，再次出现经间期出血。
（3）无效：服药后，症状无改善，经间期仍有阴道流血。

（四）治疗结果

治疗组治愈 36 例，有效 9 例，无效 5 例，总有效率 90％。对照组治愈 14 例，有效 7 例，无效 9 例，总有效率 70％。经 Ridit 检验，u=2.26，两组比较有显著性差异（P ＜ 0.05）。

表 8-9

组别	例数	痊愈	有效	无效
治疗组	50	36	9	5
对照组	30	14	7	9

经 Ridit 检验，u=2.26，P ＜ 0.05。

（五）讨论

经间期出血是由于卵泡期雌激素的分泌不足，使子宫内膜失去激素的支持，导致部分内膜脱落而出现少量阴道流血，当雌激素水平回升或排卵后黄体形成，雌孕激素分泌足够量时则内膜又被修复而血止。治疗上目前主要是补充雌激素，亦有配合抗炎、抗纤溶及抑制前列腺素合成和释放等治疗方法，虽可暂时止血，但复发率较高。

中医认为，经间期正处月经排净之后，血海空虚，冲任衰少，继之阴精始渐充实，经气逐渐蓄积，阳气内动，此时为阴阳之积聚、转化阶段。若体内阴阳调节功能失常，阴精不足，阳气内动，或湿热内蕴、瘀血内留等因素动血，便可出现阴道出血。中药治疗主要从肾虚、湿热、血瘀、肝郁、阳虚、气虚等方面论治。妇科千金胶囊以金樱根清热化湿止带为主药；千金拔清热利湿、解毒，穿心莲清热解毒，单面针活血解毒，清肿止痛，当归养血活血，舒筋通络，调冲任，止腹痛，共为辅药；鸡血藤补血行血，诸药相合共奏祛湿止痛、调经止血之功效。本研究显示，妇科千金胶囊治疗经间期出血有显著疗效，效果优于己烯雌酚。且使用方便，治疗价格低，无耐药及不良反应，患者易于接受，较应用其他药物治疗具有很大优势，且价格不高，值得在基层医院推广。

第九章　吴阿娇

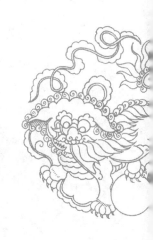

吴阿娇简介

吴阿娇，大学本科学历，医学学士学位，现任厦门市计划生育技术服务指导中心（药具管理站）技术部主任、妇科主任医师（三级），第十四届厦门市人民代表大会代表，国家职业技能鉴定生殖健康专业考评员（国家级师资），厦门市病残儿鉴定专家组成员，厦门市计划生育手术并发症鉴定专家组成员，厦门市青少年健康人格工程专家组成员，福建省医学会第五届计划生育专业学分会委员会委员，福建省中医药学会第六届妇科专业委员会委员、常务委员，第一届厦门市党外知识分子联谊会会员。曾任同安中医院医务科科长、门诊部主任、妇科主任，第十届同安区政协医卫委员，同安区卫生局确定为卫生系统拔尖人才、区域性名医，市卫生系统专家库成员，第三、四、五届省中医药学会妇科专业委员会委员、常务委员，第一届省中医药学会乳腺病专业委员会委员。研究方向：不孕症、优生优育、内分泌失调、生殖保健、乳腺病。从事妇科临床工作 30 年。熟练诊治妇科常见病多发病，擅长治疗妇科疑难杂症。善于不孕不育、生殖保健、避孕节育、优生优育等方面的教学、讲座、媒体宣教和材料编写。在医学刊物发表学术论文 20 篇，获区级引进新技术二、三等奖 3 项次。设计，办公室、计算机软件开发公司协同研发妇科病普查计算机信息管理系统。编写医疗制度、工作制度、医疗制度续编 3 册。获得厦门市"林巧稚精神奖"、"三八红旗手"、人大"优秀议案"、区"优秀科主任"、"优秀医师"、"高尚医德奖"、"引进新技术""女职工标兵"、政协"优秀提案"、"五好家庭"等市级、区级 19 项荣誉称号，多次获评年度优秀。

医案选萃

一、活血通络法外治乳腺增生症 60 例

吴阿娇在自拟消癥汤治疗乳腺小叶增生症的基础上，又拟活血通络法对乳腺增生症外治进行临床研究，并与内服法进行对照，疗效满意，现报告如下：

（一）临床资料

1. 诊断标准

中医辨证、病情轻重分级、西药诊断标准均参照中华人民共和国卫生部1993年颁布的《中药新药临床研究指导原则》。

2. 中医辨证

①肝郁气滞证：以乳房疼痛为主，多为胀痛、窜痛，随月经周期及情绪变化而消长，乳房内肿块软硬不等，伴胸胁胀闷，烦躁易怒，舌苔薄白，脉弦；②血瘀证：以乳房肿块为主，质地较硬，乳房疼痛为刺痛，舌苔暗红或有瘀斑点，脉涩。

3. 病情轻重分级

①轻型：乳房疼痛为隐痛、窜痛，单侧或双侧乳房肿块，为单一小肿块，或呈颗粒状而范围小，或呈条索状，较弱，局限在一个象限；②中型：乳房疼痛为钝痛或窜痛并有触痛，胀痛明显，肿块较大，或呈片状、盘状，累及双乳，但范围在两个象限；③重型：乳房疼痛为坠痛或刺痛，触痛明显，肿块大，多发囊性结节，累及双乳，范围在两个象限以上。

4. 西药诊断标准

①多发于35～45岁已婚妇女；②乳房疼痛一般不严重，多为双侧性，也可单侧，为隐痛、胀痛、钝痛或刺痛、窜痛、坠痛、灼热痛，常伴触痛，月经前或情绪波动时刻加重；③乳房肿块：多为双侧，以上象限居多；④B超检查：乳腺组织增厚，弥漫分布，大小不等。

5. 纳入病例标准

符合上述诊断标准、辨证、分级者，纳入实验病例。

6. 排除病例标准

①合并乳腺肿瘤者；②年龄在18岁以下或50岁以上，妊娠或哺乳期妇女，过敏体质或对本药过敏者；③合并有心血管、脑血管、肝、肾和造血系统等严重原发性疾病，精神病患者；④不符合纳入标准，未按规定用药，无法判断疗效，或资料不全影响疗效或安全性判断者。

7. 一般资料

120例2000年1月～2002年1月期间的厦门市计划生育技术服务指导中心门诊病例符合上述标准者，随机分为2组。治疗组60例，18～35岁22例，36～45岁30例，46～50岁8例，平均年龄为38.1岁，平均病程为2.1年。对照组60例，18～35岁21例，36～45岁29例，46～50岁10例，平均年龄为38.3岁，平均病程为2.2年。2组患者年龄、病程有可比性，$P > 0.05$。

（二）治疗方法

1. 治疗组

大七厘散（厦门中药厂）0.5g，丹参注射液2mL，混匀于4cm×4cm大小2块纱布上，置于前列腺离子导入治疗仪电极板上，固定在乳房肿块或疼痛处，电流以患者能耐受为宜，经后3天开始治疗，日1次，1次30分钟，14天为1个疗程。经期停止治疗。下月月经后3天复诊，体检、B超对照，未愈重复治疗。跟踪观察治疗1～3个疗程。

2. 对照组

立疏肝通络、活血散结法，以柴胡疏肝散加夏枯草、皂角刺、龙骨、牡蛎、三棱、莪术为基础方。气滞重者选加郁金、合欢皮；瘀血重者加乳香、没药；兼痰凝者加薏苡仁、浙贝母；兼冲任不调者加仙茅、淫羊藿。经后3天开始，日1剂，水煎2次，去渣温分服，14天为1个疗程。同上，跟踪观察治疗1～3个疗程。

3. 观察项目

症状：乳房疼痛；体征：乳房肿块专科检查；B超：双乳影像学改变。

（三）治疗结果

1. 疗效判断标准

参照中华人民共和国卫生部1993年颁布的《中药新药临床研究指导原则》。①临床痊愈：乳痛及乳腺肿块消失。②显效：乳痛消失，重型变为轻型，乳腺肿块缩小＞1/2。③有效：乳痛消失或减轻，中型变为轻型，重型变为中型，乳腺肿块缩小≤1/2。④无效：乳痛未减轻或反而加重，乳腺肿块未缩小或反而增大者。

2. 治疗结果

（1）2组中医证型与疗效比较：见表9-1。各组间肝郁证疗效显著优于血瘀证，$P < 0.01$。2组间比较，肝郁证、血瘀证、总有效率，治疗组均明显优于对照组，$P < 0.01$。

（2）病情轻重分级与疗效比较：见表9-2。各组间疗效，轻型明显优于中型，中型明显优于重型。2组间比较，轻型、中型、重型、总有效率，治疗组均明显优于对照组，$P < 0.01$。

表9-1 2组中医证型与疗效比较（n）

组别	证型	例数	痊愈	显效	有效	无效	总有效率（%）
治疗组	肝郁	36	36	0	0	0	100.00
	血瘀	24	10	4	4	6	75.00
对照组	肝郁	34	30	4	0	0	100.00
	血瘀	26	0	6	6	14	46.15

表 9-2 　 2 组间轻中重型与疗效比较（n）

组别	证型	例数	痊愈	显效	有效	无效	总有效率（%）
治疗组	轻型	36	36	0	0	0	100.00
	中型	14	10	4	0	0	100.00
	重型	10	0	0	4	6	40.00
对照组	轻型	34	30	4	0	0	100.00
	中型	15	0	6	6	3	80.00
	重型	11	0	0	0	11	0.00

（四）讨论

1.乳腺增生症属中医学的"乳癖"范畴，多因肝气郁结、思虑伤脾、肝肾不足、冲任失调所致。病理产物不外气滞、血瘀、痰凝，而乳络瘀阻是本病的主要病机。故活血通络法为本病的治疗大法。本病内服治法众多，疗效欠理想，因此尝试外治法获得满意疗效。丹参注射液、大七厘散有活血通络、祛瘀散结之功，通过前列腺离子导入治疗仪，将药物经皮导入，使药物直达病所，作用直接，又可增强活血通络之效，疗效肯定，较口服药显著；同时可避免口服药物对胃肠道刺激，及患者长期服药不能坚持等缺点；局部用药无毒副作用。活血通络外治乳腺增生症疗效理想，乳腺药物离子导入有推广应用价值。

2.治疗结果表明，乳腺增生症中医肝郁气滞证疗效显著优于血瘀证，轻型明显优于中型，中型明显优于重型。本病宜早期治疗，疗效更理想。

3.乳腺增生症病理是以小叶增生或乳腺管周围间质的良性增生并伴有大小不等的囊肿形成，也可发生于乳管内部上皮囊性扩张。其中，囊性增生伴乳头上皮增生者，有癌变倾向，多数学者将此界定为癌前期病变。近年乳癌发病率增高，成为女性恶性肿瘤之首，严重威胁女性身心健康。癌前期病变属可逆性病变，经过治疗，可阻断和逆转其发展。本疗法是对乳癌癌前期的干预治疗，使其发生退变，防治乳癌的形成，即"不治已病治未病"。把肿物控制在癌前期病变，并将其治愈，"既病防变"。对妇科肿瘤的防治，有积极的临床意义。

二、活血通络法外治输卵管阻塞性不孕症的临床研究

（一）临床资料

1.诊断标准

中医辨证、西医诊断标准均参照《中医病证诊断疗效标准》，国家中医药管理局1994 年 6 月 18 日颁布（中国中西医结合学会妇产科专业委员会第三届学术会议修订，

1990 年）。

（1）不孕症诊断标准：①育龄妇女结婚 1 年以上，夫妇同居，配偶生殖功能正常，不避孕而未能受孕者，为原发性不孕。曾有孕产史继又间隔 1 年以上，不避孕而未能受孕者，称继发性不孕。②排除生殖系统先天性生理缺陷和畸形。

（2）输卵管阻塞性不孕症西医诊断标准（生殖道结核不列入）：①子宫输卵管造影，证实输卵管不通畅，阻塞或积水等。②腹腔镜下做输卵管通液，证实输卵管不通畅或不通，并且盆腔内粘连。③不孕。

（3）临床辨证：①气滞血瘀：少腹、胸腹胀，乳胀，无发热或腹痛，也无脓性带下，腰酸；脉细或细弦，舌淡红或有瘀点。②下焦湿热：经前发热，小腹胀痛，甚至拒按，带下黄色，溲黄，便秘，脉细数，舌质红，苔薄、黄或黄腻。

2. 纳入病例标准

参照卫生部 1993 年颁布的《中药新药临床研究指导原则》。①符合不孕症和中医辨证者；②原发不孕症均在 1 年以上（含 1 年），未避孕者；③夫妻应同居，分居者应有半年以上同居，且性生活正常；④男方生殖功能正常。

3. 排除病例标准

参照同 2。①先天性生理缺陷或畸形所致不孕；②遗传因素所致不孕；③经检查证实子宫内膜异位症、子宫肌瘤、子宫发育不良、排卵功能障碍、免疫因素所致者；④男方生殖功能异常；⑤年龄在 22 岁以下或 45 岁以上者；⑥合并有心血管、脑血管、肝、肾和造血系统等严重原发性疾病，精神病患者；⑦对药物过敏者；⑧不符合纳入标准，未按规定用药，无法判断疗效，或资料不全影响疗效或安全性判断者。

4. 一般资料

120 例为 1999 年 5 月～ 2002 年 4 月厦门市计划生育技术服务指导中心门诊病例，均符合上述标准，随机分为 2 组。治疗组 60 例，23 ～ 35 岁 44 例，36 ～ 45 岁 16 例，平均年龄为 33.2 岁，平均病程为 2.2 年，原发性 24 例，继发性 36 例；对照组 60 例，23 ～ 35 岁 45 例，36 ～ 45 岁 15 例，平均年龄为 33.1 岁，平均病程为 2.1 年，原发性 22 例，继发性 38 例。2 组资料年龄、原发、继发、病程等均有可比性，P ＞ 0.05。

（二）治疗方法

1. 治疗组

经后 3 天开始，丹参注射液 10mL ＋ 生理盐水 20mL 宫腔灌注，平卧半小时，隔日 1 次，月经周期 16 天停，3 ～ 5 次，同时予药物离子导入，丹参注射液 2mL，大七厘散（厦门中药厂）0.5g，混匀于 4cm×4cm 大小 2 块纱布上，置于前列腺离子导入治疗仪电极板上，固定于下腹部两侧，相当于附件部位处，电流强度以患者能耐受为宜，经后 3 天开始，日 1 次，1 次 30 分钟，14 次为 1 个疗程。下月月经后 3 天重复治疗，连续 3 个疗程。疗程结束后，下月月经后 3 天复查子宫输卵管造影，通畅有效，停药期待，观察受孕情况，跟踪 1 年。若不通畅，重复上述治疗，不放弃治疗。但列入本文无效病例统计（本研究总了结 3 个疗程的疗效）。

2. 对照组

以少腹逐瘀汤为基础方，理气活血，通络散结，随症加减，下焦湿热加败酱草、蒲公英、薏苡仁、车前子。经后 3 天开始，日 1 剂，水煎 2 次，去渣温分服，药渣布包热敷下腹部，自然冷却止，日 1 次，14 天为 1 个疗程。疗程、复查、跟踪、列入统计病例等均同治疗组

3. 观察项目

症状：下腹疼痛；体征：双侧附件压痛增厚；子宫输卵管造影：输卵管通畅情况；受孕情况。

（三）治疗结果

1. 疗效判断标准

参照《中医病证诊断疗效标准》，国家中医药管理局 1994 年 6 月 18 日颁布。①痊愈（受孕）：治疗后 2 年内妊娠者，可分为 1 年内和 2 年内的疗效进行总结（本文以 1 年为期）。②好转（有效）：虽未受孕但与本病有关的症状、体征及实验室检查有改善（本文指治疗后复查子宫输卵管造影：双侧输卵管通畅）。③未愈（无效）：症状、体征及实验室检查均无改善（本研究指治疗后复查子宫输卵管造影：不通畅）。

2. 治疗结果

治疗组受孕率、总有效，均明显优于对照组，$P < 0.01$。见表 9-3。

表 9-3 治疗组与对照组疗效比较

组别	例数	痊愈（受孕）	好转（通畅）	未愈（不通畅）	总有效（%）
治疗组	60	18	24	18	70
对照组	60	3	12	45	25

（四）讨论

不孕症原因复杂，可由多种原因引起，其中以排卵功能障碍和输卵管炎所致的输卵管阻塞（不通）为多见，免疫性不孕近年来有增多的趋势。而输卵管阻塞性不孕为难中之难症，治疗方法众多。保守治疗疗程长，患者难于坚持，疗效欠理想，受孕率低。手术治疗，如显微外科的重建输卵管术，直观上解决了输卵管的通畅问题，但生理功能未能恢复，术后受孕率低，即便受孕，宫外孕发生率高。辅助生殖应运而生，体外受精与胚胎移植术虽然能解决输卵管性的生育问题，但费用昂贵，且成功率不高，国内外报道为 15%～20%。输卵管阻塞性不孕其主要病机为气滞血瘀，下焦湿热，胞脉瘀阻，冲任不畅，不能摄精成孕。故立活血通络法为本病治疗大法。大七厘散、丹

参注射液均有活血祛瘀、通络散结之功，宫腔灌注及药物离子导入，内外夹攻，作用直接，药物直达病所，又可提高活血通络之效。即能提高药物的经济价值与疗效，缩短疗程；又能避免内服药对胃肠道的刺激、毒副作用，及患者不能坚持等缺点，还可避免手术创伤及经济负担。结果表明：此法疗效、受孕率均显著优于对照组，且受孕后至今未发现一例宫外孕（早孕经 B 超证实宫内妊娠予保胎）。说明活血通络法、宫腔灌注及盆腔药物导入外治输卵管阻塞性不孕疗效确切，有推广应用价值。

三、中西医结合治疗带环出血 120 例

带环出血是指育龄期妇女宫腔带环后出现月经周期缩短、月经量多、行经延长甚至不规则出血并连续 3 个月经周期以上。在厦门市计划生育技术服务指导中心自 1994 年 1 月～ 1998 年 12 月采用中西医结合方法治疗带环出血 120 例，对照治疗 120 例，取得满意疗效，现报告如下：

（一）临床资料

1. 诊断标准

（1）育龄期妇女宫腔带节育器，X 线透视提示节育器在耻骨联合上 4 ～ 7cm，B 超提示节育器在宫腔正中并排除子宫肌瘤等器质性病变。

（2）临床表现：①月经先期，周期提前 7 天以上甚至 10 余天一潮；②经期延长，超过 7 天甚至淋漓终月又转经（漏下）；③月经过多，经量比带环多 1 倍以上，甚至崩中。3 项中至少 1 项并连续 3 个月以上。

2. 一般资料

240 例均为本院门诊病人，年龄 22 ～ 45 岁，随机分为 2 组。治疗组 120 例，22 ～ 30 岁 56 例，31 ～ 40 岁 46 例，41 ～ 45 岁 18 例；月经先期 36 例，经期延长 48 例，月经过多 36 例；宫型环 50 例，T 型环 46 例，O 型环 24 例。对照组 120 例，22 ～ 30 岁 60 例，31 ～ 40 岁 48 例，41 ～ 45 岁 12 例；月经先期 32 例，经期延长 56 例，月经过多 32 例；宫型环 56 例，T 型环 48 例，O 型环 16 例。2 组年龄、症状、环型均有可比性，P ＞ 0.05。

（二）治疗方法

1. 治疗组

方药组成：党参 15g，生黄芪 18g，白术 10g，茯苓 15g，酸枣仁 10g，远志 6g，炙甘草 10g，续断 10g，煅龙骨、煅牡蛎各 30g（先煎），黑蒲黄 10g（布包）。并随症加减：①气虚重用生黄芪 30 ～ 60g；②血虚重用生黄芪 30 ～ 60g，加当归 6g；③血瘀加当归 6g，川芎 6g，茜草 10g；④实热内盛去炙甘草，加黄柏 10g，黑栀子 10g，地

榆炭 10g；⑤阴虚血热加生地黄 15g，女贞子 15g，旱莲草 15g。西医治疗：先锋 4 号 0.25，安络血 10mg，维生素 48mg，每日 3 次。

中药从月经周期第 5 天开始服（量多者从第 1 天开始，以免失血过多），日 1 剂，水煎 2 次，温分服，至经净改 3 日 1 剂，维持至下月经潮。西药从周期第一天开始服至经净停药。二者联合治疗 3 个月经周期。

2. 对照组

归脾丸（河南宛西制药厂浓缩丸），从周期第 5 天开始服（量多从第一天开始），10 粒，每日 3 次，经净改 10 粒，每日 1 次维持至经潮。西药同治疗组。二者联合治疗 3 个月经周期。

（三）治疗结果

1. 疗效标准

①痊愈：周期恢复上环前规律，25～35 天；经期 7 天以内；量中等或恢复上环前，停药后 3 个月未复发。②好转：同①，但停药后 3 个月内复发。③无效：症状未见明显改善。

2. 治疗结果

治疗组痊愈 103 例，好转 13 例，有效率 96.7%，无效 4 例，无效率 3.3%。对照组痊愈 62 例，好转 31 例，好转率 77.5%，无效 27 例，无效率 22.5%。治疗组疗效明显优于对照组，$P < 0.01$。

（四）讨论

1. 带环出血的机理

宫腔节育器异物刺激，内膜受损，伤及脉络，瘀血停留，积于冲任，瘀血不去，新血不得归经，故月经先期，量多甚至崩中，或量少淋漓甚至漏下；日久气随血耗，中气虚弱，统摄无权，冲任不固，经血失统，又可致月经先期，量多，崩中漏下；行经常伴心悸，精神萎靡，肢软神疲等心脾两虚之像。以脾气虚为主，累及心肾。病程久，常以气虚夹瘀多见。西医学认为：金属节育器多数含有铜离子，宫腔留置节育器，铜离子释放，刺激子宫内膜，使内膜产生非感染性炎症，产生白细胞吞噬精虫以达到避孕的目的。但炎症的内膜处于充血水肿状态，凝血机制差，故血性分泌物多，经量多，经期长，经后淋漓；加上节育器对内膜的刺激和损伤，也可出现不规则少量阴道流血或血性分泌物，而出血时间长又容易继发宫腔感染，加重内膜炎症使症状加重，病程缠绵。

2. 中西医结合治疗带环出血的机理

以控制出血，调节周期为大法。《景岳全书·妇人规》说："调经之要，贵在补脾胃以资血之源，养肾气以安血之室，知斯二者，则尽善矣。"中药以归脾汤化裁并随症加减，方中参、芪、术、苓、补脾益气，草、志、枣养心安神、交通心肾而定志宁心；

续断固肾止血；煅龙骨、煅牡蛎固涩止血；黑蒲黄收涩止血，行血祛瘀，止血而不留瘀。诸药合用共奏益气摄血、固涩止血、行血祛瘀之功，达到控制出血以免耗气伤阴，补脾益气以资血源，行血祛瘀以生新，血止新生而不留瘀，标本同治。配合西药消炎，以改善内膜充血水肿，预防宫腔感染。维生素 K 改善凝血机制，减少出血量，缩短出血时间。中西药合用，如虎添翼，最终达到月经恢复正常，经来如期。

四、中西医结合综合治疗盆腔炎症性包块的临床研究

吴阿娇医师在药物导入外治盆腔包块的基础上，又拟中西医结合综合疗法，治疗盆腔炎症性包块 300 例；同时与中医药内外合治法 300 例及中医药内服法 300 例对照，疗效满意，报告如下：

（一）临床资料

1. 诊断标准

西药诊断标准、评分标准、中医辨证均参照卫生部 1993 年颁布的《中药新药临床研究指导原则》。

（1）西医诊断标准：①症状：下腹及腰痛，下腹坠胀，腰骶部酸痛，常在劳累、性交后、排便时加重及月经前后加重。可伴有低热、月经增多和白带增多。②妇科检查：子宫常呈后位，活动受限制或粘连固定，输卵管炎时在子宫一侧或两侧可触及条索状物，并有轻度压痛，盆腔结缔组织发炎时，子宫一侧或两侧有片状增厚、压痛；或在盆腔一侧或两侧摸到包块。

（2）评分标准：子宫活动受限、压痛 5 分；输卵管呈条索状、压痛 5 分；子宫一侧或两侧有片状增厚、压痛 5 分；下腹部酸痛下坠 3 分；带下增多 1 分；低热 1 分；经期腹痛 1 分；病程每增加 1 年 0.5 分，以上累计积分在 15 分以上者为重度；10～14 分为中度；5～9 分为轻度。

（3）中医辨证：气滞血瘀证，小腹隐痛或胀，腰骶酸楚，当经期或劳累后其症状加重，或带下量多，色黄或白，舌质稍暗，舌苔腻，脉弦细。

2. 纳入病例标准

符合慢性盆腔炎诊断和中医辨证者。

3. 排除病例标准

①年龄在 18 岁以下或 65 岁以上，妊娠或哺乳期妇女，对本药过敏者。②合并有心血管、肝肾和造血系统等严重原发性疾病，精神病患者。③不符合纳入标准，未按规定用药，无法判断疗效，或资料不全影响疗效或安全性判断者。

4. 一般资料

900 例均为本院 1998 年 1 月～2002 年 1 月门诊及住院病例，均符合上述标准及辨

证，均＞15分，属重度。随机分为3组。治疗组300例，住院治疗。年龄18～35岁130例，36～50岁168例，51～60岁2例，平均年龄为38.2岁，平均病程为3.3年。对照组（1）300例，门诊治疗。年龄18～35岁127例，36～50岁170例，51～60岁3例，平均年龄为38.5岁，平均病程为3.4年。对照组（2）300例，门诊治疗。年龄18～35岁128例，36～50岁169例，51～60岁3例，平均年龄为38.4岁，平均病程为3.4年。3组资料年龄、病程等均有可比性，P＞0.05。

（二）治疗方法

1. 治疗组

中西医结合综合疗法，中药以少腹逐瘀汤为基础方，随证加减，夹湿热者，见带下多色黄，苔黄腻，加夏枯草、败酱草、苍术、白术、薏苡仁、黄柏、牛膝；瘀血重者，疼痛甚，包块硬，加三棱、莪术；气滞甚者，伴胸胁胀痛，加台乌药、川楝子、柴胡、郁金、合欢皮；伴肾虚者，见腰酸肢软，腰骶酸痛，脉沉细，加杜仲、川断、桑寄生；兼气虚者，见神疲乏力，肢软，劳累加剧，休息则缓，舌淡胖或边有齿痕苔白，带下质稀色白，加黄芪、苍术、白术、茯苓、薏苡仁。辨病加减，盆腔脓肿、输卵管、卵巢积脓，加蒲公英、败酱草、金银花、白花蛇舌草；包裹性积液、输卵管积水，加薏苡仁、苍术、白术、牛膝；炎症性包块，加皂角刺、夏枯草、煅龙骨、煅牡蛎；病程长，包块粘连固定，加三棱、莪术、生黄芪。经后3天，日1剂，水煎2次，温分服，14天，经期停药，经后续用。同时，盆腔药物离子导入，取复方丹参注射液2mL，大七厘散（厦门中药厂）0.5g，混匀于4cm×4cm大小2块纱布上，置于前列腺离子导入治疗仪电极板上，分别固定于盆腔病灶和痛处对应的皮肤，电流强度以患者能耐受为宜，经后3天开始，日1次，1次30分钟，14次为1个疗程。经期停药，经后续用。再配合西药静脉给药，皮试青钠480万单位（或先锋V 1.5g，或头孢三嗪1g）＋生理盐水100mL静脉滴注，1日2次×10，庆大霉素16万单位＋5%葡萄糖氯化钠注射液500mL静脉滴注，1日1次×7（心功能、肾功能不全不用或12万单位×3），甲硝唑（或替硝唑）100mL静脉滴注，1日2次×14（肝肾功能不全者不用），复方丹参注射液20mL＋5%葡萄糖注射液500mL静脉滴注，1日1次×14（经期停药，经后续用），维持液500mL＋维生素B₆200mg＋甲氰咪胍0.4静脉滴注，1日1次×14。（非淋菌性抗生素改用红霉素0.75g＋5%葡萄糖注射液500mL静脉滴注，1日2次×14，四环素0.5g1日4次×7，口服，甲硝唑同上，余同上）。以上同时合用为1疗程。满1疗程复查症状、妇科检查、白带、B超，痊愈停药出院，少数好转未愈者，延长1～2周，复查，痊愈出院。最长2个疗程。

2. 对照组（1）

中医药内外合治法，中药基础方、加减、服法、疗程同治疗组，同时配合盆腔药物离子导入，方法、部位、疗程同治疗组。14 天满 1 疗程复查，痊愈停药；如未愈，经后 3 天重复第 2 疗程，依此法直至痊愈，最长为 3 个疗程。

3. 对照组（2）

中药内服法，中药基础方、加减、服法、疗程同治疗组，14 天满 1 疗程复查，痊愈停药；如未愈，经后 3 天重复第 2 疗程，依此法直至痊愈，最长 6 个疗程。

4. 观察项目

症状、舌脉象、妇科检查、B 超、白带常规、心肝肾功能等治疗前后的变化。

（三）治疗结果

1. 疗效判断标准

参照卫生部 1993 年颁布的《中药新药临床研究指导原则》。①痊愈：症状、体征及检查均恢复正常，积分为 0 分。②显效：症状消失，妇科检查有明显改善，治疗后比治疗前积分降低 2/3 以上。③有效：症状、体征及检查均有减轻，治疗后比治疗前积分降低 1/3 以上。④无效：治疗后无改善。

2. 治疗结果

1 个疗程，治疗组的疗效显著优于对照组（1）（2），对照组（1）显著优于对照组（2），见表 9-4。痊愈情况治疗组疗程显著短于对照组（1）（2），对照组（1）显著短于对照组（2），见表 9-5。

表 9-4　1 个疗程 3 组疗效比较

组别	方法	例数	痊愈%	显效%	有效%	无效%	总有效%
治疗组	中西医结合综合疗法	300	286（95.33）	14（4.67）	0（0）	0（0）	100
对照组（1）	中医药内外合治法	300	154（51.33）	76（25.33）	70（23.33）	0（0）	100
对照组（2）	中医药内服法	300	42（14）	77（25.67）	89（29.67）	92（30.67）	69.33

表 9-5　3 组痊愈疗程比较（疗程）

组别	方法	例数	1	2	3	4	5	6
治疗组	中西医结合综合疗法	300	286	14	0	0	0	0
对照组（1）	中医药内外合治法	300	154	76	70	0	0	0
对照组（2）	中医药内服法	300	42	43	44	46	53	72

（四）讨论

1. 中医学的认识

盆腔炎在中医学古籍中并无论述，其症状散见于"带下病""小腹痛""痛经""热入血室""月经不调""不孕""癥瘕"等症中，其病因病机为瘀、热、湿三者蓄积胞宫，气血运行不畅，胞络受阻，不通则痛。一般以瘀为主因，热、湿为次因。历代文献报道均统一于"瘀阻胞宫"的观点。本病临床多见盆腔炎症包块，表现为腹痛，其疼痛呈现针刺样疼痛，且痛处固定不移，拒按，与瘀血有关。西医学通过对盆腔炎患者进行实验室测定有关血液流变学指标的检查，证实这些患者全血黏度、血浆比黏度、血浆纤维蛋白原均比正常值大。与正常人比较，且有显著性差异，其黏度值增加，反映了血液的黏滞性，也是血流减慢、末梢循环障碍的一个体现，是瘀血的机理所在。由此证明盆腔炎各型均有不同程度的瘀血现象。故立活血化瘀为治疗大法，活血化瘀贯穿始终。以少腹逐瘀汤为基础方随证加减或辨病加减内服，丹参注射液加大七厘散盆腔导入局部用药，丹参注射液静脉给药，均具活血化瘀、通络散结之功。多途径给药，协同作用，有助于血液循环，使经络通畅而收到良好的效果。

2. 西医学的认识

近年来，性传播疾病及发病率增高，人工流产与绝（节）育术的增加等因素均使盆腔炎发病率增高。引起盆腔炎的微生物是下生殖道内源性菌丛，包括 G^- 菌、G^+ 需氧菌及厌氧菌。大多数感染是多种细菌性感染，其中个别菌种可能较主要，但要鉴别哪种致病菌为最重要时却不容易，因往往分离出 4 种或更多致病菌。一般 G^+ 需氧菌及厌氧菌可见于大多数的盆腔炎病例。所以抗生素的选择、配伍显得很重要。要符合：①价格便宜；②无毒性（或毒性小）；③对可能发生感染的菌株有效；④随机双盲临床证明有效；⑤不是单纯对某一特异性感染有效；⑥不是对某一种已有抗药性致病原有效。针对本病病原学特点及抗生素配伍要求，选择青霉素，对大多数 G^+ 菌、部分 G^- 菌，尤其对淋球菌有效（或头孢菌素，抗菌谱与青霉素相似），氨基糖类苷对 G^- 菌效果良好。而甲硝唑乃抗厌氧菌首选（红霉素、四环素对衣原体、支原体较敏感）。故青（或头孢）、庆大、甲硝唑（或替硝唑）配伍，三者协同作用，取得良好效果。

3. 研究结果表明

治疗组疗效显著优于对照组（1）（2），痊愈疗程显著短于对照组（1）（2）。

对照组（1）疗效显著优于对照组（2），痊愈疗程显著短于对照组（2）。说明：活血化瘀法对盆腔炎症性包块疗效确切；单一的中医药活血化瘀内服法对本病有效，但疗效较差，治愈疗程较长，需耐心坚持；中医药活血化瘀内外合治法，多一种给药途径，疗效较好，治愈疗程较短，鼓励选用；中西医结合综合疗法，多途径给药，疗效最理想，治愈疗程最短。故中西医结合综合疗法治疗盆腔炎症性包块有推广应用价值。盆腔炎范围很广、常见多发、反复发作、缠绵难愈、后果严重，为妇科临床实践中最严重的问题之一，往往成为输卵管阻塞性不孕症、异位妊娠和盆腔组织器官粘连的主要原因，故建议尽早系统、规范、综合治疗，以免变成沉疴痼疾。

五、中西医综合治疗功能失调性子宫出血 600 例

自 1994 年 8 月～ 2001 年 8 月，本中心采取中西医综合治疗功能失调性子宫出血（简称功血）120 例，对照治疗 600 例，取得满意疗效，现报告如下：

（一）临床资料

1. 诊断标准

中医参照国家中医药管理局颁布的《中医病症诊断疗效标准》。西医采取排除性诊断，根据症状、病史、妇科检查、血和尿 HCG，血小板、CT、PT、BBT、B 超、性激素测定等，排除妊娠、异位妊娠、产后、流产后、阴道、宫颈等出血病，器质性和炎症性疾病合并出血，血液病及外伤出血等。

2. 一般资料

治疗组 600 例，门诊 566 例，住院 34 例（出血多或合并失血性贫血，或合并感染收住院，血止 3 天或炎症吸收后出院继续门诊治疗）；青春期 282 例，育龄期 192 例，更年期 126 例；合并贫血 166 例，合并感染 98 例。对照组 100 例，门诊 96 例，住院 4 例；青春期 42 例，育龄期 31 例，更年期 27 例；合并贫血 24 例，合并感染 16 例。2 组在年龄、症状、合并症方面均有可比性（P ＞ 0.05）。

（二）治疗方法

1. 治疗组

基本方：党参 15g，麦冬 10g，五味子 6g，生黄芪 18g，白术 10g，茯苓 15g，酸枣仁 10g，远志 6g，黑姜 10g，黑杜仲 10g，菟丝子 10g（包），续断 10g，黑荆芥 10g，煅龙骨、煅牡蛎各 30g（先煎）。气虚重用参、芪；血热加牡丹皮 10g，黑山栀 10g；肾虚加女贞子 15g，旱莲草 10g；血瘀加黑蒲黄 10g（包）。经期服药，经净 3 天停。每日 1 剂，水煎 2 次，温分服。经净 3 天后，谨守病机，辨证施治。肾虚选归肾丸加减，脾虚选归脾汤进退，血热拟清经散化裁，血瘀用四物汤合失笑散增损。无论辨证何型，方药中均加入菟丝子、续断、杜仲、黄芪、白术、茯苓等。每日 1 剂，或隔日 1 剂，至月经来潮停药。重复治疗 3 个月经周期为 1 个疗程。

配合西药：①性激素冲击止血后递减，继周期或序贯治疗；青春期和育龄期门诊患者乙菧酚 1mg，安宫黄体酮 6mg，甲基睾丸素 5mg，均 8 小时 1 次，冲击止血，净后 3 天改为 12 小时 1 次，3 天后每晚 1 次，持续至净后 20 天停药；更年期患者乙菧酚 0.5mg，服法同上。住院患者使用的甲基睾丸素改为甲基睾丸酮，青春期和育龄期患

者 25mg 肌注，每日 1 次；更年期患者 50mg 肌注，每日 1 次，3 天后改 25mg，每日 1 次至经后 3 天，改甲基睾丸素口服，方法同上，总剂量控制在 300mg 以内。②抗感染：预防性用药先锋霉素Ⅳ号 0.25g，每日 3 次，连用 3 天，合并感染加甲硝唑 0.4g，每日 3 次，疗程 1 或 2 周。住院病人改青霉素钠 480 万单位（或先锋霉素Ⅴ号 2g，或头孢三嗪 1～2g）加生理盐水 100mL 静滴，每日 2 次；甲硝唑（或替硝唑）100mL 静滴，每日 2 次，疗程掌握同上。③止血：安络血 10mg，维生素 K48mg，每日 3 次至经净 3 天。住院患者改肌注，每日 2 次；抗血纤溶芳酸 0.4g 加 5％葡萄糖注射液 500mL 静滴至经后 3 天；若出血量多，每天多于 100mL，加立止血 1000U 静注，每日 1 次或每日 2 次至出血控制。④纠正贫血和支持疗法：轻度贫血服用血宝 3 片，每日 3 次至纠正；中度贫血或出血量多的住院病人加用血代 500mL 经滴，至血止。⑤更年期功血合并高血压者配合降压治疗。

第 2 和第 3 周期均在门诊治疗，经期中药益气摄血，非经期辨证施治，同上。西药青春期雌孕激素序贯疗法：乙蒇酚 1mg 口服，每晚 1 次，连用 22 天（周期第 5 天服）；安宫黄体酮 10mg 口服，每晚 1 次，连用 5 天（周期第 21 天服）。更年期年龄大于 50 岁或要求绝经者，雄激素周期疗法：甲基睾丸素 5mg，每日 3 次 7 天；每日 2 次，再用 7 天；最后每日 1 次，连用 7 天。小于 50 岁或不要求绝经者，孕激素周期疗法：安宫黄体酮 6mg 口服，每晚 1 次，连用 22 天净后 3 天（均周期第 5 天服）。育龄期：①无排卵型：促排卵，克罗米芬 50mg 口服，每晚 1 次，连用 5 天（周期第 5 天服）；绒促素 1000U 肌注，3 天（优势卵泡大于 18mm），或安宫黄体酮 10mg 口服，每晚 1 次，连用 5 天（周期第 21 天服）。②正常排卵月经过多，雌、孕、雄激素周期疗法：乙蒇酚 0.5mg，安宫黄体酮 6mg，甲基睾丸素 5mg，均每晚 1 次，22 天（周期第 5 天服）。③卵泡发育障碍导致的黄体不健者，采用雌激素联合孕激素序贯疗法：克罗米芬 50mg 口服，每晚 1 次，连用 5 天（周期第 5 天服）；乙蒇酚 0.5mg 口服，每晚 1 次，连用 22 天（周期第 5 天服）；安宫黄体酮 10mg 口服，每晚 1 次，连用 5 天（周期第 21 天服）。④黄体功能不足的黄体不健者，采用孕激素疗法：BBT 上升第 2 天，安宫黄体酮 6mg 口服，每晚 1 次，连用 10～12 天。⑤黄体萎缩不全：安宫黄体酮 10mg 口服，每晚 1 次，连用 5 天（周期第 21 天服）。

2. 对照组

不服中药，只用西药，方法同上。

（三）治疗结果

1. 疗效标准

根据《中医病症诊断疗效标准》中有关"崩漏"的疗效标准进行判定。

2. 治疗结果

治疗组中治愈 578 例，治愈率 96.33％；好转 22 例，好转率 3.67％。对照组中治愈 68 例，治愈率 68%；好转 32 例，好转率 32%。治疗组疗效明显优于对照组，P < 0.01。

（四）体会

1. 灵活应用塞流、澄源、复旧方法

功血属中医学的"崩漏"范畴。"崩中者，势急症危；漏下者，势缓症重，其实皆属危重之候。"塞流、澄源、复旧为治崩大法。吴阿娇医师经十余载临床探讨，认为"留得一分津液，便有一分生机"，可见止血法之重要。暴崩之际，急当止血防脱，采用益气摄血法，选生脉散合归脾汤化裁，同时辨证加减。待血势稍缓，则谨守病机，辨证施治。即塞流需澄源，澄源当复旧，不能截然分开。值得一提的是，虽然青春期多属先天肾气不足，育龄期多见肝郁血热，更年期多因肝肾亏损或脾气虚弱，多拟补肾、调肝、扶脾固本善后。然无论病起何脏，"五脏相移，必归脾肾"，"五脏之伤，穷必及肾"。临证不分经期、证型及年龄段，均予补脾固肾贯穿始终，常加入黄芪、茯苓、白术、菟丝子、续断、杜仲等，每每取得良效。此乃"调经之要，贵在补脾胃以资血之源，养肾气以安血之室，知斯二者，则尽善矣"。

2. 性激素联合应用，西药综合治疗

控制出血，调整周期乃治疗功血基本治则。出血量多势急，或淋漓不尽，往往雌、孕、雄激素联合应用，冲击止血后递减，较单用见效快，止血肯定。雌激素促进内膜修复，孕激素将增生期或增生过长的子宫内膜转变为分泌期，雄激素通过对抗雌激素及增强子宫肌肉和子宫血管张力的作用，改善盆腔充血从而减少出血量。待血止后，根据不同证型选用相应的激素及疗法，以恢复功能为治愈标志，不能千篇一律，概用序贯法。加上消炎、止血、纠正贫血、支持等综合治疗，少数合并高血压者配以降压，可减少内膜充血水肿，提高血黏度，改善凝血机制，降低血管压力，均有利于止血及康复，较单纯激素止血调经疗效理想。

3. 中西合璧，优势互补

中医辨证，求因治本，止血及建立周期慢，治愈后不易反复；西药止血及建立周期快，但停药后易反复。中西药合用，取长补短，相得益彰，值得推广。

4. 明确诊断，避免延误诊治

功血作为排除性诊断，诸如妊娠，异位妊娠，产后、流产后出血病，器质性疾病合并出血，宫颈或外伤出血等，其止血往往非药物所能奏效，常需清宫、剖腹探查、局部处理等，若处理不妥，轻者延误诊治，重者危及生命，不可大意。

六、自拟消癥汤治疗乳腺小叶增生症 120 例

本中心自 1995 年 1 月～1999 年 12 月自拟消癥汤治疗乳腺小叶增生症 120 例，取

得满意疗效，现报告如下：

（一）临床资料

1. 诊断标准

中医参照国家中医药管理局医政司 1988 年下发的《中医病证诊断疗效标准（试行）》，西医参照中华全国中医学会外科学分会 1987 年 6 月制定的《乳腺增生病诊断及疗效评定标准》。①症状：经前及行经乳房胀痛，经净缓解或无疼痛。②体征：乳房双侧或单侧可扪及单个或多个肿块。③电脑红外仪乳房检查提示：乳腺小叶增生，排除乳腺纤维瘤和乳腺癌。

2. 一般资料

120 例均为本院门诊病人，年龄 18 ～ 50 岁，其中 18 ～ 30 岁 56 例，31 ～ 40 岁 58 例，41 ～ 50 岁 6 例；单发 38 例，多发 82 例；单侧 46 例，双侧 74 例。

（二）治疗方法

方药组成：柴胡 8g，川芎 6g，枳壳 10g，香附 10g，赤芍 15g，白芍 15g，郁金 10g，夏枯草 15g，皂角刺 15g，浙贝 10g，生牡蛎 30g（先煎），瓜蒌 10g。随症加减：①肝郁重者加合欢皮 10g；②肝郁化火者加牡丹皮 10g，栀子 10g；③肝郁痰凝者加胆南星 6g；④瘀血重，肿块较硬者加三棱 10g，莪术 10g。中药从经净 3 天开始服，隔日 1 剂，水煎 2 次，温分服，经潮停药。下月经净 3 天复查电脑红外仪乳房检查，未愈者重复治疗。本文总结对象跟踪观察治疗 1 ～ 6 个月。

（三）结果

1. 疗效标准

参照资料同诊断标准。①痊愈：症状、体征消失，电脑红外仪乳房检查（－）。②好转：症状消失，体征及电脑红外仪乳房检查肿块缩小或减少。③无效：症状、体征、电脑红外仪乳房检查无明显改善。

2. 治疗结果

痊愈 56 例，治愈率 46.7%，其中 1 个月 2 例，2 个月 6 例，3 个月 8 例，4 个月 12 例，5 个月 16 例，6 个月 12 例；好转 58 例，好转率 48.3%，疗程均满 6 个月。

（四）体会

乳腺小叶增生症属中医学"乳癖"范畴，多数医家认为其病机为肝气郁结，气滞血瘀，多从疏肝理气，活血化瘀论治，但临床疗效不理想。吴阿娇医师经过 10 多年的临床探讨，认为此乃肝气郁结，气滞血瘀，痰湿与血互结于乳房所致斯证，立疏肝理气，活血化瘀，化痰散结，三法并用，对因治疗，标本同治，每每奏效。并可避免手术的创伤和痛苦及术后复发的困扰，且定期跟踪检查，早诊断、早治疗，严密观察，又可避免恶变，对于妇科肿瘤的防治确实有积极的临床意义。值得注意的是乳腺单纯型增生和乳腺囊性增生经中医辨治疗效较好，经跟踪治疗 6 个月未愈或无效者，不要盲目延长疗程，建议手术治疗，以防恶变，尤其是囊性增生，恶变可能性较大。乳房纤维腺瘤，目前单纯中医药治疗疗效不理想，建议手术治疗。

第十章　黄　玲

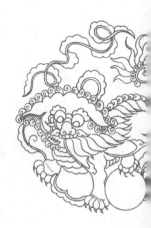

黄玲简介

黄玲，女，1963 年 5 月出生，永泰县人，汉族。1984 年毕业于福建中医学院（现福建中医药大学）医疗专业五年制本科，获医学学士学位。1984 年 9 月至今历任永泰县中医院住院医师，主治医师，副主任医师，主任医师。其间曾在省人民医院、福州市中医院妇科进修。1995 年任永泰县中医院副院长。2003 ～ 2006 年参加全国第三批老中医药专家继承人跟师学习。2006 年 12 月出师验收合格。2006 年 8 月经福建省卫生技术人员高级职务评审委员会及省人事厅批准，取得中医妇科主任医师任职资格。现为福建省中医药学会妇科专业委员会委员，福建省第八届、九届、十届省政协委员。

具备良好的职业道德，忠于职守，廉洁行医，深受患者信任及好评，具备较好的专业知识和技能，长期坚持临床一线诊疗工作，认真负责，勤奋敬业。黄玲医师在做好妇科常见病、多发病诊疗工作的基础上，积极探索引进中西医结合治疗妇科疾病的新进展、新技术。作为项目负责人，带领本科室人员积极参与福建省农村医疗机构中医特色专科（专病）项目的建设。加强医疗质量管理，执行医疗质量安全核心制度，制定本专科中西医结合诊疗常规，突出中医药诊疗方法的综合运用。定期对主要病种和重点病种的诊疗方案实施情况进行分析、总结和评估，及时修订、优化诊疗方案。致力于女性不孕症、慢性盆腔炎、子宫肌瘤等疑难病证的中西医结合治疗，并取得较好疗效。为医院临床科室学科带头人。

善于总结临床经验，积极撰写论文。任职期间曾撰写"吴熙老师治疗继发性不孕八法临床体会""中西医结合治疗不孕症 65 例临床分析""中药保胎疗法中活血化瘀药运用探讨"等论文在省级医学杂志发表。热心中医药传承工作，积极培养青年卫生技术人员，传授中医药技术。具有指导下设医生工作的能力。

担任副院长期间，做好分管工作，协助院长对外协调、对外交流、促进医院工作的顺利开展。

有较强的进取心，认真学习吸取现代科学的新技术、新疗法，并加以推广应用，探索中西医结合的有效方法，中西并重，取长补短。做好临床工作的同时，认真完成继续医学教育的各项任务，曾参加福建省卫生厅举办的"中医经典理论与临床应用"培训班学习。参加省妇幼保健院举办的"内分泌与不孕症新进展培训班"和国家中医药管理局举办的"优秀中医人才培训班"学习。业余时间经常阅读各类医学著作、杂志，以弥补基层医院由于条件限制造成的知识老化，使自己能够及时掌握妇科领域新动态，不断更新自己的医学知识。

经过共同努力，使中医院妇科的知名度得到提高，医疗质量也有所提高，门诊及住院人数逐年增加。由原来的单人科室，发展成有一定规模的中西医结合妇产科并设有全县唯一的不孕症专科。2007 年 8 月本院妇科被确定为省级农村医疗机构中医特色专科专病建设项目。

任职期间，各方面表现较为出色，为中医院妇科业务发展做出了贡献，是医院的医疗骨干。多次年度考核取得优秀。2007 年获县卫生系统优秀医生称号。

医案选萃

一、妇科诊疗经验教训三则

黄玲医师在临床妇科诊疗工作中曾遇数例患者诊治过程颇费周折，印象深刻，现总结如下：

（一）带环妊娠胎漏案

患者，女，33 岁，已婚已育，上环 5 年。1991 年 8 月 30 日初诊。主诉：头晕心悸，疲乏无力，时寒时热（体温不高），多汗 4 天。舌淡红苔薄白，脉细弱。拟益气健脾，调和阴阳，予补中益气汤 2 剂。9 月 5 日复诊，诉药后症情未减，期间又在他处服药数剂仍未效。追问病史，前次月经 7 月 27 日，此次 8 月 27 日准时行经，量色质无异常，5 天后量减少，色暗，至今未净，无腹痛，无腰疼，舌淡红苔薄白，脉细滑。按"经期延长"予益气养血摄血方治之。9 月 11 日复诊，诸症未减，复增双乳胀痛，恶心欲呕，脉弦滑。疑"带环妊娠胎漏"。盆腔透环示：环位正。查尿 HCG 阳性。妇科检查：宫颈见暗褐色血迹，宫体后位如 40 天妊娠大小，当日下午行取环加人流术。据手术医生介绍：术中见宫颈口开，6 号宫颈扩展器扩张无阻力（已成难免流产之势），宫腔深约 9.5cm，宫体后屈，取环（因宫内积血多取环困难持续时间较久）后吸出暗褐色宫腔内容物较多。术中注催产素 10IU，术后予生化汤两剂煎服。次晨随访，无阴道出血，无腹痛，但仍恶心纳呆、乳胀。一周后诸症未消，查肝功能正常，复查尿 HCG 仍阳性。B 超示：子宫增大宫腔近宫底处见一完整胎囊，有胎心。9 月 19 日再次手术，术中见宫颈口闭无血迹，探测宫腔 11cm。逐号扩张宫颈，吸出胚胎组织新鲜，内见绒毛，未见积血，当晚诸症消失。

本例患者无停经史，且阴道出血量与平常月经量相似，故而多次误诊，直至出现乳胀、恶心时方确诊。观之临床，部分育龄妇女怀孕之初仍可按月行经而无损于婴儿，即中医的"激经"。但据本人临床观察"激经"之经量应小于平常月经量，且 3～5 日可止。这样才能"无损于胎儿"。本病例阴道出血量与月经相似，且后期淋漓不净，当属"胎漏"，不经治疗可致堕胎。

手术中因取环不顺利、持续时间较长且已吸出较多量暗红色积血等宫腔内容物，即结束手术，未认真用清水漂洗检查绒毛组织，以致最后造成"漏吸"的差错。因手术差错而意外发现：清除了宫内积血及节育环后，胚胎居然继续存活而无"流产"征象。可以反证中医的"活血祛瘀"疗法很有道理，不论是用何种祛瘀方法（药物或机械），使用得当就可以达到"祛瘀存新"的目的。

（二）双胎妊娠，单胎流产案

患者，女性，25 岁，已婚未育，1997 年 3 月初诊。主诉：停经 40 多天，尿 HCG 阳性，阴道出血 4 天。详细询问病史得知：患者半年前孕 40 多天自然流产。此次停经 40 多天后又见阴道出血，在外院保胎治疗后，近 2 天出血量增多，超过月经量且夹少许血块，伴腹痛。舌淡红苔薄白，脉细滑。脉症合参，诊为"胎漏"欲坠，已失去保胎意识，建议患者行清宫术。因患者保胎心切，且惧怕手术而拒绝。遂行 B 超检查。B 超示：双胎妊娠，其中一胎囊与妊娠月份相符见胎芽及胎心。另一胎囊变形，无胎芽。即予中药益肾固冲佐养血活血，以寿胎丸加丹参 10g，当归 10g，仙鹤草 15g，旱莲草 15g，苎麻根 12g，同时肌注黄体酮 20mg/qd。用药后出血量减少，继续治疗 4 天后血止。后予寿胎丸加党参 15g，黄芪 15g，白芍 10g 调理两周后复查。B 超示：胚胎发育正常，另一胎囊已萎缩。此后妊娠期无异常，足月分娩一男婴，胎儿正常。

该病例初诊时仅根据经验，认为患者阴道出血量多，已超过月经量且夹血块，伴明显腹痛，脉细滑，胎必坠无疑，而不知临床病情的复杂，同时忽视结合西医学的必要检查，险些造成不良后果。后因及时准确采用中西医结合保胎治疗，并大胆地在中医药益肾固冲的基础上加用适量的活血药，最后成功保胎足月分娩。

（三）宫内妊娠流产合并宫外孕案

患者，女，26 岁，已婚未育，1999 年元月 5 日初诊。主诉：结婚 3 年，同居未孕，要求治疗。询问病史得知：患者 1992 年有人工流产史，1996 年在县医院经输卵管通液示输卵管不畅；1997 年 3 月在上海妇婴医院碘油造影示：右侧输卵管堵塞，左侧输卵管通而不畅；1998 年 10 月在省立医院住院，经腹腔镜检查示：慢性盆腔炎，右侧输卵管堵塞，左侧通畅。经多方治疗未孕。目前经净 3 天。妇科检查：除双附件增厚外，无其他异常。再行通液术：宫腔深6.5cm，注入体液25mL有阻力，轻微腹痛，宫口反流约5mL。予清热活血理气中药保留灌肠。并测BBT同时行B超卵泡监测。经3个月观察，提示：卵泡发育迟缓，黄体功能不全，左侧卵巢更甚。即确定治疗方案：在左侧卵巢排卵周期时予中西医结合促排卵助孕。4月20日复诊，末次月经4月15日，估计当月为左卵巢排卵周期。于月经第5天口服克罗米芬50mg/qd连续5天。月经第10天，口服定坤丸，1日1次，1次1片，连续5天。同时继续B超卵泡监测。月经第13天，左卵巢B超见主卵泡2.1cm×2.6cm，予桃红四物汤加皂角刺、丹参、泽兰口服。月经第14天B超示：卵泡破裂，BBT升高予中药促黄体汤调理。5月12日BBT持续升高，乳胀，尿HCG弱阳性；5月19日BBT仍高，尿HCG阳性，但因受惊吓，感小腹不适，阴道褐色分泌物，即予中药及黄体酮保胎治疗。此后阴道出血时作时止，无明显腹痛。嘱患者密切观察腹痛情况以防宫外孕。5月28日B超检查示：宫腔见胎囊，但发育不良，无胎心，双附件未见包块。一周后复查仍未见胎囊发育。拟"难免流产"，建议患者行清宫术。因其家属当时在福州遂在福建省立医院手术。术后一般情况好，但1周后出现小腹阵发性剧烈疼痛连及胃脘部，经抗炎止痛等处理，疼痛缓解，无内出血征象，宫颈举痛阴性。此后腹痛发作更为频繁并加重，宫颈举痛阳性，B超可疑左下包块，尿HCG阳性，遂住福建医学院附一医院经剖腹探查，确诊为左输卵管伞端妊娠已破裂。

该患者已经腹腔镜检查，确诊左输卵管尚通畅本应有受孕机会而多方治疗未孕。经3个月BBT测定及B超卵泡监测，发现卵泡发育迟缓，左卵巢仅发育至1.2cm×1.2cm即消失，且黄体功能不全。根据患者情况采用中西结合，确定积极的治疗方法成功受孕，但因调摄不慎而流产。作为医者，受孕之初尚有警惕"宫外孕"发生，而当患者人流后出现腹痛尿HCG持续阳性时却以为已有宫内妊娠，无内出血征象，宫外孕可能性小，而贻误病情。反思之，该患者在助孕过程曾使用克罗米芬，可能促使多个卵泡发育。B超卵泡监测仅在主卵泡破裂后未跟踪，宫外孕系额外排卵受孕而未能及时到达宫腔所致。

二、慢性宫颈炎中西医结合诊治体会

慢性宫颈炎，是妇科临床常见疾病之一，约50%已婚妇女经历过此病。由于与宫颈上皮内瘤变或宫颈癌关系密切，越来越引起医者的关注和患者的重视。本人在临床诊治过程体会较深，特总结如下：

（一）病因病机

中医学虽没有"慢性宫颈炎"的名称，但根据慢性宫颈炎的临床症状主要是阴道分泌物增多，也就是带下量、色质、气味的异常。属中医"带下病"范畴。因有致病菌因素，故应属于炎性带下病。炎性带下病虽然涉及西医妇科学中非特异性阴道炎、滴虫性、霉菌性阴道炎等，但慢性宫颈炎是炎性带下病中最常见的疾病。

有关带下病的论述，首见于《素问·骨空论》，其曰："任脉为病……女子带下瘕聚。"其后《女科证治约旨》曰："若外感六淫，内伤七情，酝酿成病，致带脉纵弛，不能约束诸脉经，于是阴中有物，淋漓下降，绵绵不断，即所谓带下也。"《女科经纶》引刘河间说："带下由下部任脉湿热甚，津液涌溢而为带下。"《傅青主女科》更云："带下俱是湿症。"以上各家对带下病的病因病机均做了较系统的论述。总结出该病的病因病机主要是外感湿热毒邪或秽浊郁遏化毒生虫，伤及任带，任脉失固，带脉失约，导致带下量多，色质气味异常，发为炎性带下病。

西医学认为，慢性宫颈炎的病原体主要是葡萄球菌、链球菌、大肠埃希菌及厌氧菌。其次为性传播疾病的病原体，如淋病奈瑟菌、沙眼衣原体。由于宫颈易受分娩、性生活、宫腔操作的损伤，且宫颈管单层柱状上皮抗感染能力差，易受上述病原体感染。慢性宫颈炎最新诊治策略认为慢性宫颈炎的病理表现可分为宫颈内膜外移伴感染、宫颈息肉、宫颈黏膜炎、宫颈腺囊肿及宫颈肥大。

（二）辨病辨证

慢性宫颈炎常以带下异常为主诉就诊。在运用中医传统的四诊收集病证时，应特别重视望诊、触诊在妇科疾病中的作用，除望神、色、形、态外，应对患者阴道及宫颈进行望诊和触诊，作为中医四诊的延伸。慢性宫颈炎、妇科检查常见宫颈糜烂（外移的宫颈柱状上皮被感染）、宫颈息肉、宫颈囊肿、宫颈肥大或宫颈外观光滑，宫口内有脓性分泌物。

慢性宫颈炎除带下量、色质、气味异常外，常伴下腹部及腰骶部坠胀疼痛，宫颈重度糜烂或宫颈息肉时可有接触性出血。严重的宫颈炎，其黏稠脓性分泌物影响精子穿过，可造成不孕。舌苔多黄腻或白腻脉象多滑或濡。中医辨证常属于湿毒为患，涉及脏腑多为脾虚生湿、肝郁生热化火，涉及经脉为任脉带脉。

根据临床表现及各种辅助检查做出慢性宫颈炎的诊断并不困难，但明确病原体比较困难，且诊治过程一些问题仍须值得重视。

1.妇科检查中发现宫颈外口处呈细颗粒状的红色区，过去惯称宫颈糜烂，这种糜烂与上皮脱落、溃疡的真性糜烂不同，是宫颈内膜柱状上皮外移，是宫颈生理变化之一。首先显微镜下糜烂面为完整的宫颈管单层柱状上皮所覆盖，因柱状上皮菲薄，其下间质透出呈红色，故肉眼观似糜，并非上皮脱落、溃疡的真性糜烂。其次阴道镜下糜烂面表现为原始鳞柱交界部的外移，当宫颈柱状上皮外移时，有时可见宫颈呈红色的颗粒状，形似糜烂，但事实上并无炎症。只有当外移的单层柱状上皮，长期暴露在阴道内，病原体侵入发生炎症时，方可诊断为慢性宫颈炎。所以肉眼观察到的宫颈Ⅰ度单纯型糜烂，特别是体检中发现的无临床症状者，不可随意诊断慢性宫颈炎，以免过度治疗，特别是物理治疗。此外，青春期、妊娠期或口服避孕药妇女，由于雌激素水平增高，宫颈柱状上皮增生或外移可见宫颈外口呈红色的颗粒状形似糜烂，为生理性宫颈糜烂，当雌激素水平下降时，柱状上皮可退回宫颈管。亦不可随意诊为慢性宫颈炎。

2. 由于宫颈柱状上皮外移或外移伴感染时与宫颈上皮内瘤变或早期宫颈癌从外观上难以鉴别，须常规做宫颈刮片或液基薄层细胞检测（TCT），必要时做阴道镜检查及宫颈活组织检查，以明确诊断，避免延误病情。

（三）治疗

慢性宫颈炎以局部治疗为主，局部用药可清热解毒，祛腐生新祛湿敛疮。正如《理瀹骈文》中曰："使药物从毛孔而入其腠理，通贯经络，或提而出之，或攻而散之，较之服药尤为有力。"临床上可根据病变特点选用中西医结合治疗。

1. 中药宫颈阴道局部纳药治疗。

适用于 I、II 度单纯型或 I、II 度颗粒型宫颈糜烂、宫颈管炎，未生育的宫颈糜烂患者以及物理治疗后糜烂面未能完全愈合或复发的患者。物理治疗后创口愈合过程亦可配合中药外用以促进创面愈合。

常用药物：①中成药：保妇康栓、苦参碱栓、紫金锭、宫颈炎栓（合成鱼腥草素）等。具有清热解毒、去腐生肌作用。疗程 2～4 周。对于 III 度糜烂物理治疗前用药 1 周可改善阴道清洁度，物理治疗后局部可选用湿润烫伤膏、甘石创愈散、赛霉安散等外涂，可促进创面愈合。②中药经验方：如宫颈散、宫糜粉。常用药：蛇床子、枯矾冰片、章丹、儿茶、乳没、五倍子、三黄粉等制成散剂或膏状以带线棉球蘸药粉，紧贴于宫颈糜烂面，具有祛腐生新之功。

2. 物理治疗

临床上 II、III 度颗粒型、乳头型宫颈糜烂常选用物理治疗。传统认为局部药物治疗难以达到使糜烂面消失的效果，而物理治疗是最常用的有效治疗方法。其原理是以各种物理方法将宫颈内膜外移面单层柱状上皮破坏，使其坏死脱落后为新生的复层鳞状上皮覆盖，糜烂面消失。临床上常用的方法有激光、冷冻、红外线及微波治疗。物理治疗有术后阴道排液、出血、宫颈管狭窄、不孕、感染的可能以及上皮转化过程中因腺体开口阻塞形成宫颈腺囊肿及宫颈肥大。创面愈合需 3～4 周，病变较深者需 6～8 周。据黄玲医师观察物理治疗后仍有部分患者糜烂面未能完全消失或若干年后复发，故中药内服或局部用药仍有其积极意义。

3. 中药内服

适用于各型慢性宫颈炎辨证治疗。

四妙散加味：苍术、黄柏、牛膝、薏苡仁、知母、鱼腥草、赤芍、蒲公英、天花粉、红藤。具有清热除湿止带之功。

完带汤加味：党参、苍白术、陈皮、白芍、车前子、柴胡、黑荆芥、怀山药、黄柏、土茯苓。具有健脾、疏肝、清热利湿功效。

易黄汤加味：山药、芡实、黄柏、车前子、白果、土茯苓、薏苡仁、椿根皮。具有燥湿除带止痒之功。

中成药：妇科千金胶囊、抗宫炎片、妇科止带片可酌情选用。

4. 饮食疗法（药膳）

妇科体检中发现的部分"宫颈糜烂"属于宫颈内膜外移者常被误诊为慢性宫颈炎，从而导致不必要的药物治疗。特别是物理治疗。前面已提到宫颈内膜外移是一种生理现象，随着年龄的增长，外移的内膜逐渐鳞状上皮化，绝经后鳞柱交界均退缩至宫颈管内。宫颈腺囊肿和宫颈肥大，若非囊肿过大、合并感染，也可在绝经后随宫颈萎缩变小囊肿消失。以上两类患者若无临床症状，一般仅作细胞学筛查，无需治疗。可根据中医"治未病"特点，结合体质因素，选择下列食疗。

（1）湿热体质选用

①萆薢金银花绿豆汤：萆薢 30g，金银花 30g，绿豆 60g，砂糖适量。以萆薢、金银花煎汤取汁，炖绿豆至熟加砂糖。

②马齿苋粥：鲜马齿苋 30g，大米 60g，加水 600mL，先煮大米后放马齿苋熬成粥熟。

③冬瓜子 30g，白果 10 枚加水煮食。

（2）脾肾两虚体质选用

①白扁豆、怀山药各 60g，扁豆用米泔水浸去皮，两味共煎豆熟为度。

②乌骨鸡炖汤：乌骨鸡 1 只，白果、莲子、糯米各 15g，胡椒 3g，研细装鸡腹中，文火炖至鸡熟，空腹食肉喝汤。

（3）脾虚体质选用

①白果豆浆饮：生白果 7 枚，捣烂如泥，豆浆烧沸后，冲服白果泥，当茶饮用。

②茯苓红枣汤：茯苓 20g，红枣 10 枚，红糖适量加清水适量煎煮 20 分钟，去渣取汁随时饮用。

（4）其他

①金樱子 30g 与猪膀胱或冰糖炖服。

②淡菜苡仁目鱼煲：淡菜 30g，薏苡仁 50g，枸杞子 15g，比目鱼 250g，猪肉 150g加盐及胡椒，先煮去浮沫，再加小火煲熟调味，即可食用。可益肾滋阴、祛湿止带。

三、未产妇人工流产致输卵管梗阻不孕症 78 例临床分析

人工流产是目前避孕失败补救措施中的重要手段，所引起的并发症亦逐渐增多，而未婚先孕或已婚后行人工流产引起继发性不孕因输卵管因素者增多。黄玲医师收集

1998 年 7 月～ 2002 年 12 月来自福州市吴熙妇科中医院就诊的未产妇有人工流产史，继发不孕 193 例，经子宫输卵管造影证实为输卵管梗阻者 78 例，分析如下：

（一）临床资料

对未产妇继发性不孕 193 例，通过病史询问、体格检查、妇科检查和卵巢功能检查后，行子宫输卵管造影检查。

1. 一般资料

患者就诊年龄最小 21 岁，最大 43 岁，平均年龄 28.6 岁；继发不孕的时间最短 2 年，最长 18 年，平均时间为 4.9 年；流产方法采用负压吸宫术者 126 例，钳刮术者 43 例，药流者 14 例，5 例药流后行清宫术。术后生殖器感染者 40 例，在乡村医院和个体行医处人流次数占 82%，手术时孕期最短 6 周，最长 14 周，平均 9 周左右。

2. 方法

行子宫输卵管造影检查，时间均为月经干净后 3 ～ 7 天进行，造影剂选择 76% 泛影葡胺。术前排空膀胱和肠道。操作方法：将注满泛影葡胺的子宫双腔造影导管插入宫腔，将气囊注入 2 ～ 5mL 生理盐水，使气囊冲起，夹住注液管，轻轻牵拉，在注液管远端连接于先抽好的 76% 泛影葡胺 20mL 的注射器上，慢慢注入，在透视下先观察盆腔情况，再观察造影剂进入子宫及输卵管的情况，当造影已达输卵管远端或已散时摄片；若推注时阻力大，输卵管已不能通过造影剂时，不可再推注者即摄片，术后 24 小时再次摄片。观察造影剂在盆腔内分布情况。阅片：输卵管通畅：造影剂于输卵管端呈弥散状；输卵管梗塞：输卵管不显影为宫角阻塞，输卵管只显影一段为峡部阻塞，输卵管显至远端为伞部阻塞。

（二）结果

1. 输卵管阻塞情况

未产妇 193 例行子宫输卵管造影，其中 78 例有不同程度的输卵管阻塞，其输卵管梗阻发生率为 40.41%（78/193），其中子宫角部梗阻 16 例，峡部梗阻 22 例，中远段梗阻 40 例，其他有宫腔粘连 20 例，宫内节育器 2 例。

2. 未产妇人工流产次数与输卵管梗阻的关系

表 10-1 人工流产次数与输卵管梗阻的关系

人工流产次数	例数	输卵管梗阻例数	百分比（%）
1	144	46	54.85
2	29	18	62.07
3	13	9	69.23

人工流产次数	例数	输卵管梗阻例数	百分比（%）
4 次以上	7	5	71.43
合计	193	78	40.41

3. 人工流产并发症与输卵管梗阻的关系

表 10-2　人工流产并发症与输卵管梗阻的关系

人流并发症	例数	输卵管梗阻例数	百分比（%）
术后感染	40	34	85.00
人流不全	23	15	68.79
子宫穿孔	10	7	70.00
阴道出血＞2 周	30	10	30.00
其他	40	12	30.00

本文所涉及的数据均经统计处理，行卡方检验，$P < 0.01$ 和 $P < 0.05$，差异具有显著性。

（三）讨论

1. 人工流产是导致输卵管梗阻性不孕的危险因素

本组资料未产妇人流后输卵管梗阻的发生率为 40.41%，与有关资料报道的 25% ~ 50% 相符合，注意到本组病例中，随着人流次数的增加输卵管梗阻发生机率加大，它们之间呈正相关，这与有关报道的人流次数越多，输卵管阻塞发生率越高是一致的，进一步说明人流是导致输卵管梗阻性不孕的危险因素。

2. 人工流产继发输卵管梗阻性不孕的原因分析

输卵管在人类生殖过程中起重要作用，精子的运输及获能、卵子的摄取、受精及受精卵的早期发育均在输卵管内完成，如果输卵管由于炎症、损伤等原因而导致管腔阻塞或黏膜受损或周围形成粘连，则可影响其功能，造成不孕，而炎症是最直接因素，输卵管内膜被炎症破坏，引起输卵管阻塞。不全流产致阴道出血时间延长或再次清宫术，患者术前有感染病灶，施术者人流时无菌操作不严或操作技术欠佳，术后不注意卫生，过早性生活，均为病原体的入侵及生长繁殖提供了有利条件，这些易致输卵管损伤、感染而致输卵管梗阻性不孕。本组资料中这些并发症与之有关，且发生率高，特别是在基层医院施术者操作技术有限，禁忌证掌握及术后宣教不够致其发生。

3. 输卵管梗阻的诊断方法

输卵管梗阻的诊断方法，近年来有子宫输卵管声学造影术、宫腔镜插管造影通液术、腹腔镜下输卵管染色通液术。但本组资料显示传统的子宫输卵管造影术仍不失为不孕症的重要检查方法，它即可了解子宫及输卵管有无先天性畸形或病理情况存在，又能了解输卵管是否通畅，尤其是判断输卵管梗阻的部位，从而诊断出不孕的原因，也可达到疏通梗阻的作用。本组病例均选用76%泛影葡胺，本品为水溶液，黏膜无刺激，副反应少，具有通过能力强，吸收速度快，不易形成血管栓塞的优点，使用高浓度造影剂在一定程度上缓解了泛影效果不及碘油的弊端，本组资料阅片清晰，诊断效果好。但在做此检查有必要在放射科医师指导下进行，并且要掌握其适应证及禁忌证。

4. 输卵管梗阻的防治

输卵管梗阻性不孕的治疗方法有很多，有非手术治疗性输卵管疏通治疗和输卵管显微外科手术。但关键在于预防，其预防方面首先应对未婚青年大力宣传晚婚晚育的好处，加强婚前教育及性知识教育，尽量避免未婚妊娠以减少人工流产施术率；要严格掌握人工流产适应证，加强施术者无菌操作观念和操作技能，严格做好避孕指导及卫生宣教，防止过早性生活；尽量减少人工流产率，宣传计划生育，以避孕为主，多开展药流，这些均对减少输卵管梗阻性不孕的发生有重要意义。

第十一章　林金妹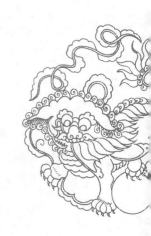

林金妹简介

1986 年毕业于福建中医学院医疗系。现任平潭县中医院妇产科主任，中医主任医师，学科带头人。曾进修于福建省妇幼保健院，师承于全国名老中医专家吴熙老师，并被国家中医药管理局指定为第四批全国名老中医药专家学术继承人，全国名老中医药专家吴熙传承工作室主要成员。现担任福建省中医药学会妇科专业委员会常务委员，福州市中医药学会理事。从事临床医疗 20 余年，有丰富的妇产科专业理论知识和临床经验，擅长运用中医及中西医结合手段治疗月经不调、痛经、崩漏、不孕症、盆腔炎、宫颈炎、阴道炎、性传播疾病、先兆流产、子宫肌瘤、卵巢囊肿、更年期疾病等妇产科各种病证及疑难病证，先后在国内刊物上发表学术论文 10 余篇，主编《吴熙妇科传承录》（第三集）。

学术论文情况

序号	论文名称
1	祛痰补肾法治疗肾虚痰湿型无排卵型不孕症 134 例
2	中药灌肠治疗盆腔炎 37 例
3	全生白术散加味治疗急性羊水过多 1 例
4	吴熙老师运用经方治疗输卵管积水不孕症心裁
5	吴熙老师治疗慢性输卵管炎引起不孕症心法
6	吴熙老师治疗子宫内膜异位不孕症的心录
7	月经病虚寒证患者外周血 I/II 型 T 淋巴细胞的变化分析正常
8	中药联合氨甲蝶呤保守治疗输卵管妊娠的临床观察
9	滋肾调冲法对诱发排卵大鼠卵巢激活素 A 和白介素 –8 表达的影响
10	吴熙老师治疗子宫内膜异位不孕症临床体会

医案选萃

一、祛痰补肾法治疗肾虚痰湿无排卵型不孕症 134 例

2004 年 2 月～2009 年 1 月，林金妹医师在跟随吴熙老师临床中观察到不少无排卵不孕者在肾虚基础上有不同程度的痰湿表现，痰湿壅阻气机，胞脉闭塞，不能摄精成孕，遂分为补肾祛痰组与克罗米芬组进行对照观察，结果报告如下：

（一）临床资料

均为门诊病人，共选择无排卵型不孕症患者 264 例，按就诊顺序随机分为 2 组。中药治疗组 134 例，年龄 22～40 岁，多数为 22～28 岁，结婚时间 2～20 年，多数为 3～4 年；其中原发性不孕 44 例，继发性不孕 90 例。西药对照组 130 例，年龄 22～39 岁，多数为 22～28 岁，结婚时间 2～19 年，多数为 3～4 年；其中原发性不孕 42 例，继发性不孕 88 例。以上患者均经输卵管通液术或输卵管造影及其他检查排除生殖系统器质性病变，男方性功能及精液检查正常，对影响疗效的相关因素，如年龄、结婚时间、疾病类型、辨证等项目，进行均衡性检验，2 组间无显著性差异（P > 0.05），说明 2 组间有可比性。

（二）诊断标准

1. 西医诊断标准
按《中药新药临床研究指导原则》中无排卵不孕症的标准诊断。
2. 中医辨证标准
根据《中医病证诊断疗效标准》辨证。
辨证依据：婚久不孕；形体肥胖，带多黏腻；经行延后，量少色淡，甚或闭经；或腰膝酸软，性欲淡漠；舌淡胖，苔白腻，脉细弦滑。

（三）治疗方法

1. 分组
将就诊患者随机分为治疗组和对照组。

（1）治疗组：从月经第 5 天开始口服吴熙教授祛痰补肾经验方，每日 1 剂，水煎服，早晚分服，连服 12 剂。若未受孕按月经周期重复用药，观察 3 个月经周期统计疗效。方药组成：紫石英 40g，巴戟天 20g，枸杞子 20g，菟丝子 20g，川续断 20g，山茱萸 20g，熟地黄 20g，紫河车粉 10g（冲），肉苁蓉 10g，香附 20g，白芍 15g，怀牛膝 20g，胆南星 15g，陈皮 15g，苍术 15g。

（2）对照组：从月经第 5 天开始口服克罗米芬每日 50～100mg 连服 5 天，观察 3 个月经周期统计疗效。

2. 观察项目

观察基础体温、卵泡发育情况、子宫内膜厚度情况。于月经周期第 9 天开始 B 超监测卵泡，卵泡直径＞ 6mm，每 3 日检查一次，卵泡直径＞ 12mm，每 2 日检查一次，卵泡直径＞ 16mm，每日检查一次，监测子宫内膜增长、卵泡发育情况及有无排卵。连续一个月经周期监测基础体温以确定是否排卵，并指导排卵日性生活以增加受孕率。

（四）治疗结果

1. 疗效判定标准

参照《中医病证诊断疗效标准》制定。

2. 治疗结果

表 11-1　两组患者的中医症状及局部体征积分比较

组别	例数	排卵例数	妊娠例数	痊愈率（%）
治疗组	134	83*	76△	56.72
对照组	130	64	48	36.92

注：与对照组比较 *P ＜ 0.05；△ P ＜ 0.01。

表 11-2　两组对卵泡生长发育、子宫内膜生长及基础体温的影响比较（n）

组别	例数	最大卵泡＜ 18mm	内膜厚度≥ 8mm	双相基础体温
中药治疗组	134	32*	68△	101▲
西药对照组	130	47	40	82

注：与对照组比较 *P ＜ 0.05；△ P ＜ 0.01；▲ P ＜ 0.05。

从以上对比中可以看出，2 组在促进卵泡生长发育、促进排卵上有差异，特别在提高子宫内膜厚度、改善宫内环境、增加受孕机会上有显著差异，具有统计学意义。

（五）讨论

不孕症是妇科临床的常见病，其中由于卵巢排卵功能障碍所致的不孕在临床较多见。肾虚痰湿型不孕的病因病机，其本在肾、痰湿为标。肾为先天之本，主藏精生殖，若先天肾气不足，肾精亏乏，冲任虚衰，胞宫失养则月经后期，甚则闭而不行；肾虚无力摄精而致不孕。痰湿是该病长期发展过程的一个标证，肾虚则气化失常，水失运化则为痰为饮，溢于肌体而致肥胖，阻于胞脉而致闭经、不孕。治疗上应补肾调冲，佐以化痰祛湿，方中菟丝子、巴戟天、山茱萸、枸杞子、紫石英、怀牛膝、川续断、紫河车、肉苁蓉补肾填精，以资先天；香附理气调经，为妇科调经要药；白芍、熟地黄养血滋阴；陈皮、胆南星、苍术祛痰化湿，全方共奏补肾调冲、祛痰化湿的功效。现代药理研究表明巴戟天、香附、菟丝子、肉苁蓉等中药对女性性腺轴有一定的影响作用，可增强下丘脑－垂体－卵巢的促黄体功能，而不影响自然生殖周期的内分泌，紫河车有促进子宫卵巢发育的药理作用，通过祛痰补肾治疗激发卵巢功能，促进排卵，最终达到妊娠的目的。笔者临床中还发现不少无证可辨或多法治疗无效的无排卵不孕患者，投祛痰补肾法常可奏效。此外，疗效的好坏与患者本身的生殖内分泌水平也密切相关，如对多囊卵巢综合征不孕疗效较好而对继发性闭经不孕疗效较差。

二、吴熙老师运用经方治疗输卵管积水不孕症心裁

（一）医案

1. 输卵管积水医案之一

初诊：2008 年 2 月 7 日，卢某，27 岁，婚后未避孕未受孕 2 年，月经周期 30 ～ 37 天，5 ～ 6 天净，经量正常、经色暗，夹血块，偶有痛经，经前乳房胀痛明显，小腹及腰胀，带下不多、胃纳可，二便正常。末次月经 1 月 13 日来潮，B 超检查显示：子宫 35mm×29mm×36mm，子宫内膜厚度 8mm，右侧附件区可见一囊性暗区，大小约 56mm×35mm×30mm，形态不规则，壁毛糙，内部透声好，舌淡红，苔薄白，脉细。妇科检查：外阴无殊，阴道通畅，宫颈轻度炎症，宫体后位，大小正常，活动，质地中等，轻压痛，两侧附件轻压痛，子宫后方触及囊性包块。西医诊断：①原发不孕；②子宫颈炎；③右侧输卵积水；④慢性盆腔炎；⑤子宫偏小。

治法：行气清热，利水通便。

方剂：己椒苈黄丸合四逆散加减。防己 12g，川椒 5g，葶苈子 12g，炙大黄 9g，柴胡 12g，炒白芍 10g，枳壳 10g，炙甘草 6g，三七 4g，红藤 20g，蒲公英 20g，败酱草 15g。3 剂。

二诊：2008 年 2 月 10 日。咽痛，喷嚏，舌脉如上。中药守上方去川椒，加牛蒡子

10g，桔梗 6g，5 剂。

三诊：2008 年 2 月 16 日，外感已愈，舌脉如上。

治法：调气血，清湿热。

方剂：四逆散加味。柴胡 10g，枳壳 10g，白芍 10g，败酱草 10g，红藤 15g，椿根皮 15g，半枝莲 15g，土茯苓 15g，蒲公英 15g，大蓟 15g，小蓟 15g，草薢 15g，生甘草 6g。7 剂。

四诊：2008 年 2 月 22 日，月经 2 月 19 日来潮，无不适，中药守上方续进 7 剂。

五诊：2008 年 4 月 1 日，经水已净。B 超复查：右侧输卵管积水已经消失。停经 1 个月已怀孕。

按：己椒苈黄丸是治疗"肠间有水气"的方剂，方中防己、椒目、葶苈子疏水饮从前出，大黄导秽浊从后出，前后分消，水饮得利。花椒味辛，性温；椒目为花椒的种子，味苦、辛，性寒，一为果皮，一为果仁，竟有温寒二别，中药奥秘深而莫测。由于市场椒目经常缺货，故案中用川椒替代。考川椒《名医别录》称其能疗"心腹留饮"，与己椒苈黄丸中的椒目疏利水饮功近。

此案为输卵管积水，输卵管积水在妇科不孕症中多见，管内所含为清亮液体，无臭，一些患者会出现阴道排液现象，如无细菌感染，一般也不会出现发热现象。

因此这种藏于人体器官内的液体，从中医的角度来看，当属于痰饮流溢之属，一旦化热，则会出现局部疼痛、发热，从阴道排出的液体变黄。由于患者小腹胀与条文中的"腹满"理无二致，未见"口舌干燥"者，其津液仍能上还，故可用治疗"肠间有水气"的己椒苈黄丸前后分消，利水通便；经前乳房胀痛，则属肝郁气滞，故用四逆散疏调气机；经色暗，夹血块为血瘀，故用三七、红藤活血清热；蒲公英、败酱草清理湿热，以防止痰饮热化，并以制川椒取代椒目性温之弊。三诊为经期将近，四诊为经期，改用四逆散加味，以调气清湿热。由于患者输卵管积水是从 B 超检查来对照疗效，达到妊娠之目的。

2. 输卵管积水医案之二

初诊：2007 年 12 月 17 日，黄某，25 岁，5 年前人流一次，未避孕一直未孕。B 超检查提示：左侧输卵管积水，内径 12mm，伞端扩张呈囊状，约 27mm×25mm，先用活血行气，清热利湿法治疗，药用三七 4g，红藤 30g，棱 12g，莪术 12g，制乳香 4g，制没药 4g，皂角刺 15g，石见穿 30g，水蛭 10g，丹参 15g，败酱草 15g，路路通 12g，车前子 10g，葶苈子 12g，瞿麦 15g，连服 14 剂，月经期间改服四逆散加爵床 15g，马齿苋 15g，蒲公英 15g，败酱草 12g，大腹皮 12g，7 剂再行 B 超复查：两侧输卵管积水，左侧 47mm×26mm，右侧 42mm×26mm，舌淡红，苔薄白，脉细。由于前法无效，改用温阳行气利水法治疗，方用苓桂术甘汤合二五皮散加减，茯苓皮 20g，桂枝 6g，炒白术 12g，炙甘草 5g，大腹皮 12g，桑白皮 10g，陈皮 12g，牵牛子 6g，瞿麦 15g，葶苈子 10g，7 剂。经期改用四逆散加败酱草 10g，红藤 15g，椿根皮 15g，半枝莲 15g，土茯苓 15g，蒲公英 15g，大蓟 15g，小蓟 15g，萆薢 15g，桂枝 6g，泽泻 10g，7 剂。经后再服茯苓皮 15g，桂枝 9g，炒白术 10g，桑白皮 10g，大腹皮 15g，陈皮 9g，瞿麦 15g，葶苈子 9g，水蛭 9g，泽兰 20g，炙甘草 5g，随症加减，连续服用 21 剂。经后 B 超复查，两侧输卵管积液消失、患者已怀孕。

（二）方剂比较

表 11-3　茯苓甘草汤、茯苓泽泻汤、苓桂术甘汤的比较

方剂	药物组成					
茯苓甘草汤	茯苓	-	炙甘草	桂枝	-	生姜
茯苓泽泻汤	茯苓	泽泻	甘草	桂枝	白术	生姜
苓桂术甘汤	茯苓	-	甘草	桂枝	白术	-

三方相比较，相同的药物有茯苓、甘草、桂枝，因此三方均可以治疗寒饮引起的疾病，不过茯苓甘草汤中的甘草系炙，后两方则为生甘草；茯苓甘草汤和茯苓泽泻汤还含有生姜，因此温化散饮的作用较苓桂术甘汤为强；茯苓泽泻汤和苓桂术甘汤另含有白术，故较茯苓甘草汤健脾作用更强；三方之中唯有茯苓泽泻汤含泽泻一味，更突出了此方渗湿的功效。

表 11-4　茯苓甘草汤、茯苓泽泻汤、苓桂术甘汤的比较

方剂	药物组成			
甘姜苓术汤	甘草	干姜	茯苓	白术	-
苓桂术甘汤	甘草	-	茯苓	白术	桂枝

两方均由四味药物组成，仅干姜与桂枝一味之差。况且该二药具有温中散寒之效，故二方所治当相近。但由于干姜以温中散寒为主，故与甘草、茯苓、白术相合，可以治疗寒湿停留的肾着证；而桂枝除了温中之外，还有温化痰饮、温阳利水的作用，故可以与茯苓、白术、甘草相结合治疗痰饮证。

按：苓桂术甘汤是《金匮要略》中的方名，在《伤寒论》中又称为茯苓桂枝白术甘草汤。"病痰饮者，当以温药和之"，这是痰饮病的治疗原则。此方温化痰饮，健脾利湿，故能治疗痰饮引起的疾病。方中茯苓淡渗利水，桂枝温中宣阳，白术健脾祛湿，甘草和中。

案二为两侧输卵管积水，先用活血行气，清热利湿法，虽久治而不效，于是改弦易辙，用温阳化饮、行气利水法治疗，方遣苓桂术甘汤合五皮散加牵牛子、瞿麦、葶苈子通利逐水，或用苓桂术甘汤合五皮散加瞿麦、葶苈子、地鳖虫、泽兰等随症加减，

终使积水消除。输卵管积水一般属于无色透明的液体（继发感染者除外），对于症状不明显者，可以依据饮证施治，治疗原则依仲景治饮"当从小便去之法"，即温阳化饮，行气渗湿。阳煦而饮化，气行而湿去，故用之有效，达到了妊娠的目的。

三、吴熙教授治疗慢性输卵管炎引起不孕症心法

慢性输卵管炎可因炎症引起输卵管阻塞、蠕动能力减弱而不孕，是不孕症的常见原因，占女性不孕症的 20%～40%。中医学认为，其主要病机是血液瘀滞，胞脉受阻，致两神不能相搏而不孕。临床上以气滞血瘀和寒凝血瘀为多见。治疗以通络祛瘀为主，佐以行气或温经散寒。郁久化热者尚需加用清热解毒药。

输卵管阻塞病变常迁延日久，缠绵难愈，一般多采用综合措施，除内服中药外，可同时配合宫腔输卵管注药、中药保留灌肠、外敷、理疗、针刺疗法等，中药以化瘀为主，但攻瘀不宜过猛，应缓图其功，破血药不宜久用，并需随时注意扶助正气，伴有月经不调者还应同时调整月经。

（一）辨证论治

1. 气滞血瘀型

临床表现：月经不调，经行不畅，经色紫暗有小块，少腹胀坠痛或刺痛，经期加重，精神抑郁。脉弦，舌质淡红、紫暗或有瘀点，舌苔白薄。

治疗法则：行气活血，化瘀通络。

方药：四逆散合桃红四物汤加减：柴胡 9g，赤芍 20g，当归尾 20g，川芎 9g，桃仁 10g，红花 10g，穿山甲 15～20g，皂角刺 15g，桂枝 10g，路路通 10g，丹参 30g，甘草 6g。

附件增厚压痛明显者去桂枝，选加红藤、蒲公英、败酱草、虎杖、白花蛇舌草等；输卵管积水者选加茯苓皮、泽泻、车前子、赤小豆、薏苡仁、防己等；附件炎症包块者选加三棱、莪术、䗪虫、水蛭、炙鳖甲、浙贝母、生牡蛎等；痛甚者选加生蒲黄、五灵脂、乳香、没药等；腰酸痛者选加杜仲、菟丝子、续断、桑寄生、淫羊藿等；白带多者选加黄柏、苍术、椿根皮、土茯苓等；气血虚者加党参、黄芪、熟地黄等；痰湿内阻者选加半夏、苍术、陈皮、茯苓、海藻、浙贝母、白芥子等。

2. 寒凝血瘀型

临床表现：月经后期量少，色暗夹块，少腹冷痛喜温，白带色白清晰，小便清长，脉沉迟，舌质淡，苔白薄。

治疗法则：活血化瘀，温经散寒。

方药：少腹逐瘀汤加减：当归 12g，川芎 9g，赤芍 10g，蒲黄 10g，五灵脂 10g，乌药 10g，小茴香 6g，穿山甲 15～20g，路路通 10g，延胡索 10g，干姜 5g，肉桂 6g，

制附子 6 ～ 9g，细辛 5g。

（二）专方治疗（输卵管积水）

方 1：生薏苡仁 30g，熟附子 5g，败酱草 50g。

气虚加党参、黄芪、白术；腰骶痛加川断、杜仲；心烦易怒加青皮、川楝子；热重便干附子减半量，选加蒲公英、紫花地丁、半枝莲、红藤、白花蛇舌草；发热加柴胡、夏枯草、黄芩；湿重加泽兰、泽泻、苍术、虎杖；血瘀加蒲黄、五灵脂、莪术、三棱；有痰加南星、海藻、昆布、牡蛎、荔枝核；包块质硬加皂刺、穿山甲、王不留行等。

方 2：当归尾 30g，赤芍 20g，桃仁 15g，红花 15g，穿山甲 10g，䗪虫 15g，路路通 30g，赤小豆 30g，王不留行 15g，甘草 6g。

气虚者加黄芪、党参；附件增厚压痛明显者加虎杖、败酱草、红藤；输卵管积水重者加三棱、莪术、皂角刺、防己、泽兰（贾可夫，1986）

（三）中药保留灌肠

方 1：红藤 20g，丹参 20g，赤芍 12g，三棱 15g，莪术 15g，黄柏 12g，败酱草 20g，马鞭草 15g，皂角刺 15g，土茯苓 15g。

方法：取上方浓煎至 100mL，药物温度 38 ～ 39℃。每日晚上大便排空后保留灌肠，10 ～ 15 次为一疗程，可连用 2 ～ 3 个疗程，经期停灌。

方 2：双黄连粉针 3 ～ 3.6，加生理盐水 200 ～ 300mL，每次 100 ～ 150mL，保留灌肠，日 2 次。

（四）宫腔输卵管注药

1.复方当归注射液（含红花当归川芎）2mL 加生理盐水至 12mL 为 1 个剂量，开始用小剂量试通，患者适应后逐渐加大剂量，缓慢推注，一般每次 5 ～ 8 个剂量。

2.脉络宁注射液（玄参、牛膝等组成，南京金陵制药厂生产）10mL，654 ～ 210mg 及生理盐水 100mL 之混合液。

方法：月经干净 3 天后至排卵前，行宫腔输卵管注药，每天或间隔 1 ～ 2 天 1 次，每周期 2 ～ 4 次，可持续 2 ～ 3 个周期，术后禁性生活一周。

（五）中药外敷

方药：独活 20g，羌活 30g，三棱 60g，莪术 60g，防风 20g，干漆 20g，血竭 15g，乳香 30g，没药 30g，川牛膝 30g，䗪虫 30g，当归尾 60g，艾叶 60g，千年健 30g。

方法：上药研细末，取 250g 置布袋内蒸透热后敷小腹两侧，每日 1 ～ 2 次，每次 20 ～ 30 分钟，10 天更换一次药袋。皮肤过敏者停用外敷药。

（六）理疗

方1：丹参合剂：丹参 30g，红藤 30g，当归 10g，三棱 10g，莪术 10g，香附 10g，赤芍 12g，益母草 12g，失笑散 12g，制乳香 6g，制没药 6g，水蛭 6g。

浓煎至 120mL，用吸水纸浸药后置下腹部患侧（一侧或两侧），直流电透入，经净后每日或隔日 1 次，10 次为 1 疗程。

方2：桃仁 250g，路路通 250g，皂角刺 400g，忍冬藤 400g，浓煎成 100mL。

阴极置八髎穴、阳极置关元穴，阴极部位贴敷浸药液的吸水纸，用 2GL-1 型直流感应电疗机，通过离子穴位透入，经净 3 日起，每日 1 次，每次 20 分钟，连用 10 日。有皮肤反应者停用。

（七）针刺

穴位：中极、关元、水道、归来、子宫、肾俞、足三里、三阴交。经净 2～3 天后隔日 1 次，每次选 2～3 穴，平补平泻，留针 30 分钟，5 分钟捻针一次，10～15 次为 1 疗程。

（八）中西医结合治疗

输卵管成形术后加用活血化瘀为主的中药方以防止粘连、提高手术成功率。

方药：当归 15g，川芎 10g，赤芍 12g，丹参 20g，鸡血藤 20g，牡丹皮 12g，茯苓 15g。

四、吴熙老师治疗子宫内膜异位不孕症的心录

子宫内膜异位症不孕率 40% 左右。异位内膜的周期性出血为离经出血，属瘀血，其基本病机为瘀血阻滞胞脉，气血运行不畅。治疗以活血化瘀、消癥散结为主。

（一）辨证论治

1. 气滞血瘀型

临床表现：经行不畅，经血有块，少腹及腰骶部胀痛、坠痛或刺痛，经期加重，可伴经前乳房胀痛，脉弦细，舌淡红、暗红或见瘀斑，苔薄白。

治疗原则：疏肝行气，活血化瘀。

方药：血府逐瘀汤加减：柴胡 10g，当归 10g，赤芍 12g，枳壳 12g，桃仁 10g，香附 10g，丹参 30g，延胡索 10g，三棱 10g，莪术 10g，炙鳖甲 15～20g，另血竭粉 2g 分吞。

输卵管不通者加穿山甲、路路通；胞块明显者选加穿山甲、䗪虫、水蛭、石见穿、浙贝母、薏苡仁、海藻等；痛甚者选加失笑散或制乳香、制没药；经量多者去三棱、莪术、血竭粉，选加花蕊石、三七、生蒲黄等；经量少者加川芎、当归加量；乳房胀

痛者选加橘叶；腰酸月经不调者选加菟丝子、巴戟天、淫羊藿、续断、桑寄生等；气虚者加党参、黄芪；夹热者选加红藤、败酱草、皂角刺、大黄等；偏寒者选加吴茱萸、炮姜、艾叶、小茴香、肉桂等；兼痰者选生牡蛎、浙贝母、夏枯草等。

2. 寒凝血瘀型

临床表现：月经不调，经行不畅，经血夹块，小腹冷痛，得温则减，经期痛剧，带下清稀，脉沉细，舌淡红、暗红或有瘀点，苔薄白。

治法：温经化瘀，消癥散结。

方药：少腹逐瘀汤加味：小茴香6g，干姜6g，肉桂6～9g，乌药10g，延胡索10g，炙没药6～8g，当归12～15g，川芎10g，赤芍12g，蒲黄10g，五灵脂10g，炮山甲10g。另血竭3g分服。

3. 血瘀痰阻型

临床表现：经行不畅，经血有块，经期腹痛，带多黏腻，脉弦滑，舌暗红或有瘀点，苔白腻。

治疗法：活血化瘀，消痰散结。

方药：失笑散、金铃子散合消瘰丸加减：炒蒲黄10g，五灵脂10g，川楝子10g，延胡索10g，当归10g，赤芍10g，穿山甲12g，焦山楂15g，夏枯草15g，生牡蛎30g，浙贝母10g，海藻20g。

另血竭3g，三七粉3g分吞。

4. 肾虚血瘀型

临床表现：月经不调，色暗夹块，经期少腹痛，头晕乏力，腰酸腿软，性欲减退，脉细，舌淡苔薄白。

治法：补肾化瘀。

方药：右归丸、桃红四物汤合失笑散加减：熟地黄12g，山药15g，菟丝子15～20g，鹿角胶12g，杜仲10g，当归12g，川芎12g，赤芍12g，苏木10～15g，鸡血藤15g，桃仁10g，地鳖虫9g，蒲黄10g，五灵脂10g，制附子10g。

子宫内膜异位症患者常同时存在自身免疫反应、内分泌功能失调、排卵障碍、黄体功能不全等，补肾法能调整人体神经内分泌免疫功能，因此有人主张于活血化瘀同时常规佐以补肾药如巴戟天、淫羊藿、续断、菟丝子等以提高妊娠率。

（二）专方治疗

1. 三棱、莪术、水蛭、地鳖虫、穿山甲、菟丝子、淫羊藿，日1剂，经期停服，3个月为1疗程。

2. 吴教授认为子宫内膜异位症瘀在下焦，主张用化瘀通腑法，采用内异Ⅰ号、内异Ⅱ号或内异方治疗。

（1）内异Ⅰ号（大黄、鳖甲、琥珀按2：2：1醋浸烘干研末为丸）：每次2.5g，每日2次。

（2）内异Ⅱ号（大黄、鳖甲、桃仁霜、琥珀按2∶2∶2∶1醋浸烘干研末为丸）：每次3.5g，每日2次。

（3）内异方：大黄6g，桃仁9g，桂枝9g，三棱9g，莪术9g，夏枯草15g，鳖甲9g。肾虚加怀牛膝15g，狗脊12g。气虚加党参12g，黄芪15g。（俞超芹等，1995）

以上化瘀通腑法作用机制可能与降低血黏度，改善微循环，调整机体免疫功能，降低经期前列腺素浓度，提高外周血及下丘脑β-内啡肽水平有关，内异Ⅱ号方缓解疼痛的作用可能是通过提高β-内啡肽水平达到的。

（三）保留灌肠

丹参30g，石见穿30g，赤芍15g，三棱15g，莪术15g，生蒲黄10g，五灵脂10g。浓煎取汁100mL，经净3天开始，每日1次，连灌10天，3个月为1个疗程。

（四）氦氖激光针穴位照射

穴位：子宫、关元、阿是穴。

采用用氦氖激光针灸仪（氦氖光针），波长632.8nm，输出功率1.7～3瓦特，功率密度9600mW/cm²，光针芯径20＜μm，光斑直拉对准穴位，每次照射5分钟，隔日照射1次，12次为1个疗程，休息1周，再进行下一疗程。

（五）中西医结合治疗

在保守性手术或腹腔镜直视下分离粘连、电灼病灶、穿刺吸取囊肿内容物及美蓝液疏通输卵管后，治以活血化瘀或补肾化瘀方以防止粘连，促进异位病灶缩小或吸收。

方药：川芎10g，赤芍12g，丹参15～20g，蒲黄10g，五灵脂10g，焦山楂15g，生牡蛎20g，夏枯草10g，穿山甲15g，菟丝子15g，巴戟天12g。

另血竭2g，三七粉2g分吞。

五、月经病虚寒证患者外周血Ⅰ/Ⅱ型T淋巴细胞的变化分析

据报道，虚寒证在人群中患病率为9.9%，且女性（13.21%）明显高于男性（5.56%）。临床上，虚寒型月经病为妇女常见病、多发病。故拟以月经病虚寒证患者为研究对象，通过分析正常人、虚寒、虚热型月经病患者外周血Ⅰ/Ⅱ型T淋巴细胞水平的变化，来初步探讨月经病虚寒证的部分发病机制，现总结报告如下：

（一）研究对象

1. 一般材料

2006年10月～2008年9月在福建中医学院妇科门诊、厦门市中医院、福州吴熙妇科中医院就诊，符合月经病虚寒证和虚热证纳入标准的患者各30例，分别为月

经病虚寒组（简称"虚寒组"）、月经病虚热组（简称"虚热组"），选取正常健康女性志愿者 30 例为正常组，虚寒组中痛经 10 例，月经后期 12 例，月经过少 8 例，年龄最大 44 岁，最小 22 岁，平均年龄 29.77±5.75 岁，病程最长 11 年，最短 1 年，平均 3.38±2.58 年，病情评分最高分为 38 分，最低分为 6 分，平均为 19.63±8.82 分。虚热组年龄最大 42 岁，最小 18 岁，平均年龄 3.38±2.58 年；病程最长 11 年，平均 3.38±2.58 年；病情评分最高为 36 分，最低为 8 分，平均为 20.40±7.51 分。正常组年龄最大 40 岁，最小 20 岁，平均年龄 28.357±6.02 岁。虚寒组、虚热组、正常组 3 组之间年龄分布均衡，无统计学差异；虚寒组与虚热组之间病程长短、病情评分比较亦无统计学差异，具有可比性。

2. 月经病、虚寒证、虚热证的诊断标准

参照《虚寒证辨证银子等级量化标准的研究》《典型虚寒证的辨证统计分析》《中医证候辨治规范》《中医妇科学》制定。

（1）虚寒证的诊断标准：主症：①四肢发冷；②畏寒怕冷；③身体蜷卧；④喜温喜暖；次证：①面色苍白；②小便清长；③大便稀溏；④沉迟无力或脉细弱者。具备虚寒证主症两项以上，此证 1 项以上可以诊断为虚寒证。

（2）虚热证的诊断标准：主症：①手足心热；②烦躁不宁；③午后发热；④畏寒喜冷。次证：①面色潮红；②小便短赤；③大便干结；④脉象细数兼沉、弱、者；⑤舌红少津，火干红少苔、无苔，或舌体瘦薄。具备虚热证主症两项以上，此证 1 项以上可以诊断为虚寒证。

（3）月经病的诊断标准：①月经过多：月经周期基本正常，月经量较以往明显增多，或大于 100mL。②月经过少：月经周期基本正常，月经量比较以往明显减少，甚或点滴即净，或小于 30mL，或经期小于 2 天。③月经先期：月经周期提前 7 天以上。④月经后期：月经周期延后 7 天以上。⑤经期延长：月经经期大于 7 天甚或淋漓半月方净，⑥痛经：经期或经行前后，出现周期性小腹疼痛，或痛引腰骶。具备以上 1 项及以上，③④⑤连续出现两个月经周期以上者，即可诊断。

（4）月经病虚寒证、虚热证的纳入与排除标准。具备虚寒证和月经病的诊断标准或月经病虚热证的诊断标准。同时具备虚热证和月经病的诊断标准。排除标准：除外肾上腺、甲状腺、垂体等内分泌腺功能异常，心血管疾病、肝肾疾病、神经、精神系统疾病、血液病、卵巢肿瘤、生殖器官行病变患者；3 个月内服用避孕药或服用过其他含有激素类药物的患者。

（二）材料与方法

1. 试剂

IgG 1FITC、CD_3–PC5、CD_4–PE、CD_8–PE 均为 BeckMan–ClulTer 公司产品。CD30–FTTC 为 Caltag 公司产品。

2. 观察指标及方法

于经期第 2 天清晨空腹取坐位，肘静脉采血 1mL，迅速将血标本转移至无菌含抗凝的塑料试管中，混匀，于 24 小时内检测。取流式专用试管 3 支，分别标记 $CD_3/CD_4/CD30$、$CD_3/CD_8/CD_{30}$，然后加入相应荧光标记单抗（IgG1FIFC10μL、$CD_3$5μL、$CD_4$10μL、$CD_8$10μL；CD_{30}10μL）。分别加入标本各 50μL，涡旋混匀，室温避光反应 20 分钟。加入溶血素 50μL，涡旋混匀，室温避光反应 10 分钟，加入纯净水 500μL，涡旋混匀，室温避光反应 10 分钟。观察溶血完全后，加 PBS3mL，1200r/ 分钟，离心 3 ～ 5 分钟，弃上清，留细胞沉淀，4℃ 保存，备上机。上机分析：采用 Cellquest 软件，每个标本摄取 10000 个细胞，以 FSC/SSC 设门，圈定淋巴细胞进行分析，结果由该软件自动统计。

3. 统计学处理

所有数据均以均数 ± 标准差表示，使用 SPSS13.0 统计软件进行统计处理。对有所测定结果进行正态性与方差齐性检验，组间比较用单因素方差分析，检验以 $P < 0.05$ 为有意义。

（三）结果

与正常组相比，虚寒组患者外周血中 CD_3+T\\CD_8+T 细胞的含量降低（$P < 0.01$）；CD_4+T 细胞含量升高（$P < 0.05$），CD_4+/CD_8+T 有升高趋势，但无统计学意义（$P > 0.05$）；虚寒组与虚热组比，CD_3+T 细胞的含量变化无统计学意义，CD_4+T 细胞含量、CD_4+T/CD_8+T 升高（$P < 0.01$）；CD_8+T 细胞含量降低（$P < 0.01$）。见表 11-5。

表 11-5　组外周血比较 CD_3、CD_4、CD_8 含量比较（$\bar{x} \pm sd$）

组别	例数	CD_3	CD_4	CD_8	CD_4/CD_8
虚寒组	30	65.94±4.82 ▽▽	42.83±4.95 ▽ **	17.12±2.02 ▽▽ **	2.53±0.36 ▽▽ **
虚热组	30	67.30±5.19 ▽▽	38.04±4.30 ▽	23.41±2.38 ▽▽	1.63±0.20
正常组	30	72.48±4.09	40.35±4.09	26.91±3.09	1.52±0.26

与正常组相比，▽ $P < 0.05$，▽▽ $P < 0.01$；与虚热组相比，* $P < 0.05$，** $P < 0.01$。

与正常组相比，虚寒组外周血中 TH1 细胞升高（$P < 0.01$），Th2、Tc2、Tc1、细胞、Th2/Th1 降低（$P < 0.01$），Tc2/Tc1 降低（$P < 0.05$），虚热组 Th2 细胞有升高趋势，但无统计学意义，Th1、Tc1 细胞降低（$P < 0.01$、$P < 0.05$），Th2/Th1\\Th2 细胞升高（$P < 0.05$），Tc2、Tc1 细胞、Th2/Th1、Tc2/Tc1 降低（$P < 0.01$），Th1、Tc1 细胞升高（$P < 0.05$、$P < 0.01$）。见表 11-6。

表 11-6　组外周血比较 Th2、Th1、Tc2、Tc1 含量比较（$\bar{x} \pm sd$）

组别	例数	Th2	Th1	Th2/Th1	Tc2	Tc1	Tc2/Tc1
虚寒组	30	$1.39\pm$ $0.67^{\triangledown\triangledown**}$	$41.44\pm$ $5.30^{\triangledown\triangledown**}$	$0.04\pm$ $0.02^{\triangledown\triangledown**}$	$4.11\pm$ $1.68^{\triangledown\triangledown***}$	$13.02\pm$ $2.10^{\triangledown\triangledown*}$	$0.33\pm$ $0.17^{\triangledown**}$
虚热组	30	$2.68\pm$ 1.40	$336\pm$ $4.91^{\triangledown}$	$12.25\pm$ $3.50^{\triangledown}$	$12.25\pm$ $3.50^{\triangledown}$	$11.16\pm$ $4.27^{\triangledown\triangledown}$	$1.44\pm$ $1.08^{\triangledown\triangledown}$
正常组	30	$2.28\pm$ 1.25	$38.08\pm$ 4.32	$0.06\pm$ 0.04	$10.63\pm$ 2.58	$16.28\pm$ 3.29	$0.73\pm$ 0.44

注：与正常组相比，$\triangledown$ P < 0.05，$\triangledown\triangledown$ P < 0.01；与虚热组相比，*P < 0.05，**P < 0.01。

（四）讨论

《素问·评热病论》曰："邪之所凑，其气必虚。"吴德汉《医理辑要》说："易寒为病者，阳气素弱。"月经病虚寒证因机体阳气不足，或内伤久病阳气耗伤，阴寒相对偏胜，虚寒自内而生，脏腑功能失常，影响冲任胞宫的功能，气血凝滞，遂导致月经后期、月经量少、痛经、闭经等疾病的发生。虚寒证的发病机制复杂，至今尚未阐明。目前较多研究表明虚寒证发生与免疫系统功能紊乱有关，甘水咏等认为阳虚证的主要病理表现之一是免疫系统功能低下。有学者利用基因芯片技术对骨关节炎虚寒证进行了研究，发现与免疫相关的基因有 7 条。杨勇等研究发现虚寒证时免疫功能低下，T 细胞机能和 PFC 空斑数降低，NK 细胞活性降低。月经病虚寒证的发生与否与免疫功能低下有关值得研究。

Magg 等证明，人类 CD_4+T 细胞核小鼠的相似，也由 Th1、Th2、Th0 之分。正常情况下，Th0 细胞按一定比例向 Th1、Th2 细胞分化，两者具有相互调节、相互制约的特点，处于相对平衡状态，维持着机体正常的细胞免疫和体液免疫功能。又有报道，CD_8+Tc1 和 CD_8+Tc2 细胞，其中 Tc1 与 Th1 作用相似，Tc2 与 Th2 作用相似，故学者将其分别称 I/II 型 T 淋巴细胞，Oominguez 等认为 I/II 型 T 淋巴细胞间的平衡，是体内细胞免疫及液体免疫的重要调节枢纽。I、II 型 T 淋巴细胞之间的比例失衡决定着免疫和炎症反应的方向，不同的病理过程可以特征化为向 I 型或 II 型免疫反应的极化。

II 型细胞与 CD_{30} 抗原关系密切，CD_{30} 表面抗原最初发现于 Hodgkin 病理的肿瘤细胞表面，属于肿瘤坏死因子（TNF）/神经生长因子（NGF）受体超家族成员。Th2、Tc2 细胞膜表达 CD_{30} 并释放较多的可溶性 CD_{30}，CD_{30} 不仅是一个细胞核表面标志，而且影响 Th2、Tc2 的细胞功能，而 Th1、Tc1 细胞仅微量表达或完全不表达 CD_{30}。本研究拟采用流式细胞术，以 CD_3、CD_4、CD_8 分别检测 Th 细胞和 Tc 细胞的极化状态，即 CD_3+CD_4+CD_{30}- 为 Th1、CD+CD_4+CD_{30}+ 为 Th2 细胞、CD_3+CD_8+CD_{30}- 为 Tc1 细胞、

$CD_3+CD_8+CD_{30}+$ 为 Tc2 细胞，从而反应 I/IIT 淋巴细胞的平衡。

本试验显示，月经病虚寒证、虚热证患者较正常人 CD_3+T 细胞降低。CD_3+T 细胞反应 T 细胞总数，此结果提示虚寒证、虚热证患者正气受损，总体免疫功能低下，即所谓"精气夺则虚"，这也许是虚性病证不易恢复的之一。

CD_4 是辅助 T 细胞和效应细胞 T 细胞的表面标志，Th 通过释放多重细胞因子辅助 B 细胞和效应 T 细胞化，CD_8 抗原是细胞毒 T 细胞和抑制 T 细胞的表面标志，其功能主要是抑制免疫应答的活化阶段。CD_4+ 细胞与 CD_8+ 细胞之比值相对恒定对维持机体免疫稳定、调控免疫应答起着重要的作用。潘宇政等人报道阳虚、阴虚证 T 淋巴细胞亚群存在着明显差别，阳虚证 CD_8 亚群显著降低。本实验结果与其不尽相同、月经病虚寒证病人较正常人、月经病虚热型病人 CD_4+T 细胞的含量升高，CD_8+T 细胞显著降低，$CD_4+T/$ CD_8+T 升高。表明虚寒证病人总 T 细胞的减少主要是 CD_8+T 细胞降低，TS 细胞明显减少，免疫抑制功能进一步下降，引起一定的免疫反应，从而导致了虚寒型月经病的发生。

I/II 型细胞的极化状态在虚寒证的发生发展中具有重要的作用。本实验显示，月经病虚寒证患者 Th1 细胞升高，Th2、Tc2、Tc1、Th2/Th1，Tc2/Tc1 降低；虚热证患者 Tc2、Th2/Th1、Tc2\Tc1 升高，Th1、Tc1 细胞降低 Th2 无明显变化。表明月经病虚寒、虚热证与机体的免疫功能，特别是免疫调节功能存在一定的关系，其中月经病虚寒证以 I 型细胞占优势，阳虚生内寒，阳气对人体具有温煦、激发、推动、防御等功能，其部分作用与西医学的免疫功能具有相同之处，I/II 型细胞的极性向 I 型细胞偏移，导致机体防御功能下降，虚寒自内而生，影响冲任胞宫的功能，遂致月经后期、量少、痛经等虚寒性疾病的发生。阴与阳相对，阴对于人具有濡养、滋润、抑制等作用，虚热证 I/II 型细胞极性向 II 型细胞偏移，与虚寒性比较存在显著的差别，正好说明了中医阴与阳相互对立的观点。推测 I/II 型细胞平衡失调，I/II 型细胞极化状态漂移可能是月经病虚寒、虚热证发生的本质因素之一。

六、中药联合氨甲蝶呤保守治疗输卵管妊娠的临床观察

异位妊娠（EP）是指受精卵在子宫体腔及外着床，均称宫外孕。异位妊娠的发病率呈逐年升高的趋势，据统计报道，异位妊娠占所有妊娠的 1.5%～2.0%，其中输卵管妊娠占异位妊娠的 95% 左右。输卵管妊娠有可能危及患者生命，并且可引起生育能力降低，给妇女的生育能力带来毁灭性打击。传统的治疗方法主要是手术治疗，因为手术本身就是一种创伤过程，并且越来越多的患者渴望保留生育能力，所以迫切需要一种既能治疗疾病又能最大限度保留患者生育能力的治疗方法。本研究采用氨甲蝶呤单次肌注联合自拟宫外孕方口服及消瘕汤保留灌肠的治疗方法，观察临床疗效、患侧输卵管功能的恢复情况、氨甲蝶呤的使用疗程和毒副作用，试图为希望保留生育能力的患者寻找一种简单、有效、成功率高、毒副作用低的药物保守治疗输卵管妊娠的方法。

（一）资料与方法

1. 研究对象

选择 2006 年 10 月～ 2008 年 10 月期间在福建省人民医院、福州吴熙妇科中医院就诊，符合诊断及纳入标准且愿意接受药物保守治疗的输卵管妊娠住院患者，共计 62 例。年龄为 19 ～ 42 岁，未育 29 例，8 例有异位妊娠史，其中 5 例手术切除患侧输卵管，有停经史患者 53 例，9 例无明显停经史但有不规则阴道出血。B 超示一侧附件区有不均质包块 60 例，盆内包块直径为 2.4 ～ 7.0cm，其中包块直径 ≤ 4cm 40 例，＞ 4cm 20 例；伴有子宫直肠陷凹积液 20 例，其深度为 1.2 ～ 5.0cm，其中 9 例可见胎芽，5 例有原始心管搏动，治疗组 3 例，对照组 2 例。血 β–HCG ≤ 2000IU/L 40 例，血 β–HCG ＞ 2000IU/L 22 例。治疗组和对照组在年龄、停经时间、阴道出血开始时间、治疗前血 β–HCG 水平、盆内包块面积及子宫直肠陷凹积液的深度等方面无显著差异，说明两组治疗前基本条件相似具有可比性。

2. 研究方法

（1）治疗方法

对照组：氨甲蝶呤 50mg/d，单次肌肉注射，1 次为 1 个疗程。用药后第 4 ～ 7 日分别测血 β–HCG，如用药后 7 日血 β–HCG 较用药前下降 ≤ 15% 则给予第 2 个疗程，MTX 剂量同前，均不用四氨叶酸解毒。

治疗组：在应用 MTX 的同时，采用自拟宫外孕方口服和消癥汤保留灌肠。两方均以宫外孕 II 号方（丹参 15g，赤芍 15g，桃仁 15g，莪术 10g，三棱 10g）为基本方。口服方由宫外孕 II 号方合失笑散（生蒲黄 15g，五灵脂 15g），加黄芪 15g，当归 15g，紫草 20g 组成，并随症加减：若继出血者加地榆炭 20g，艾叶 15g，阿胶 15g；大便秘结者加火麻仁 20g。1 日 1 剂，水煎服。消癥汤有宫外孕 II 号方合蠲痛散（荔枝核 15g，香附 15g）加红藤 30g，败酱草 30g，穿山甲 15g 组成，1 日 1 剂，水煎 150mL，温度保持在 37℃左右，用一次性灌肠管末端涂石膏润滑后缓慢插入肛门内 15cm 左右，以 50 ～ 60 滴 1 分钟速度，每晚睡前直肠滴注，滴完后患者卧床休息，使中药保留于直肠内直至次日清晨。治疗期间卧床休息，禁食生冷油腻食物，多食富含纤维素的水果和蔬菜。

（2）观察指标

①一般状况：密切监测血压、脉搏、呼吸、体温等生命体征，记录下来腹痛出现和持续的时间及疼痛性质、阴道出血情况和药物幅度作用等。用药前测肝肾功能、血常规，用药 1 周后复查。

②血 β–HCG 的测定：每周测 2 次，直至连续 3 次血 β–HCG ＜ 5.0IU/L（正常值血 β–HCG ＜ 5.0IU/L）。

③B 超监测：每周监测 1 次，有原始心血管搏动者每 3 天 1 次。监测输卵管妊娠的情况，动态观察盆内输卵管妊娠包块，包块胚囊、胚胎、胚芽、原始心管搏动的变

化，包块的大小，子宫直肠陷凹积液的变化。

④输卵管通畅性试验：对有生育要求的 40 例患者于月经恢复两次后行输卵管泛影葡胺造影，了解输卵管伞部有造影剂排出情况，输卵管通畅性判定参考 1998 年出版的《不孕与不育》通畅：注入 5 ～ 7mL，即刻见输卵管伞部有造影剂排出，输卵管无局部膨胀；通而不畅：注液 5 ～ 10mL 有轻度阻力，输卵管明显膨大、屈曲，再见伞部有造影剂排出；阻塞：推液阻力很大，注入 5mL 很困难，伞部无造影剂溢出，若输卵管无充盈征象，见宫角部胀满为近端阻塞，壶腹部胀大，伞端粘连为远端阻塞。

（3）疗效标准

①成功：临床症状消失，腹痛消失，流血停止，连续 3 次血 β-HCG ＜ 5.0IU/L。

②失败：在治疗过程中氨甲蝶呤连用两个疗程，血 β-HCG 仍较用药前下降 ≤ 15% 者或临床症状加重，血 β-HCG 持续上升或下降后又上升，B 超示异位妊娠包块增大，腹腔多量流动性血液，伴有血液动力学改变，而改行手术治疗。

（4）随访：出院后随访 3 个月，每两周复查 B 超，观察盆腔异位妊娠包块或血肿包块吸收的情况，并记录月经恢复正常的时间。

（5）统计学方法：全部统计分析均采用 SPSS 统计软件包进行，计量所得数据用均数 ± 标准差表示，两组间比较采用两组独立样本的 t 检验，计数资料采用卡方检验。

（二）结果

1. 两组临床疗效的比较

表 11-7　两组成功率的比较

组别	例数	成功	失败	成功率（%）
对照组	31	23	8	74.18
治疗组	31	29	2	93.55
合计	62	52	10	83.87

采用四格表资料的卡方检验，P ＜ 0.05. 说明治疗组与对照组成功率有显著性差异，即治疗组的疗效明显优于对照组。

2. 两组血 β-HCG 下降至正常值所需时间

表 11-8　两组血 β-HCG 下降至正常值所需时间的比较（$\bar{x} \pm sd$）

组别	例数	血 β-HCG 下降至正常值所需时间（d）	P
对照组	23	20.48±5.44	＜ 0.01
治疗组	29	15.24±4.66	－

两组在血 β-HCG 下降至正常值所需时间方面具有显著性差异，说明治疗组血 β-HCG 下降至正常值所需时间明显优于对照组。

3. 两组盆内异位妊娠包块及子宫直肠陷凹积液完全吸收的情况

表 11-9　两组吸收情况比较（$\bar{x} \pm sd$）

组别	例数	盆内包块完全吸收的时间（d）	P
对照组	8	44.44±11.59	< 0.01
治疗组	29	28.46±10.85	-

治疗组在治疗后随访期间，29 例患者包块完全吸收，对照组中 18 例患者盆内包块完全吸收。两组在盆内异位妊娠包块吸收时间方面具有显著性差异。说明治疗组盆内包块的吸收明显快于对照组。

表 11-10　两组子宫直肠陷凹积液完全吸收时间的比较（$\bar{x} \pm sd$）

组别	例数	子宫直肠陷凹积液吸收时间（d）	P
对照组	8	15.13±4.39	< 0.01
治疗组	11	11.45±3.17	-

两组在子宫直肠陷凹积液完全吸收时间方面具有显著性差异，说明治疗组子宫直肠陷凹积液吸收时间明显快于对照组。

表 11-11　两组月经恢复正常的时间比较（$\bar{x} \pm sd$）

组别	例数	月经恢复正常的时间比较（d）	P
对照组	23	33.43±6.47	< 0.01
治疗组	29	28.04±4.96	-

两组在月经恢复正常的时间上比较，P < 0.01，具有显著性差异，说明治疗组月经恢复正常的时间明显短于对照组。

5. 两组患侧输卵管通畅性检测结果的比较

表 11-12　两组患侧输卵管通畅性检测结果的比较

组别	例数	患侧通畅	患侧不通而不畅	患侧阻塞
对照组	18	6	4	8
治疗组	22	19	2	1

对有生育要求的 40 例患者在月经恢复两次后行子宫输卵管泛影葡胺造影。治疗组 22 例，对照组 18 例。两组治疗后输卵管通畅率有显著性差异，说明治疗组能较好地恢复输卵管功能。

6. MTX 使用的疗程及其毒副作用的比较

（1）MTX 的使用疗程：对照组应用 1 个疗程者 18 例，2 个疗程者 5 例。治疗组应用 1 个疗程者 28 例，2 个疗程者 1 例。

（2）MTX 的毒副作用：治疗组出现胃肠道反应 3 例，临床表现为恶心、呕吐、食欲不振。1 例出现骨髓抑制，白细胞计数轻度减少，无肝肾功能的损害。对照组出现胃肠道反应 11 例，其中轻度口腔溃疡 1 例，4 例出现骨髓抑制，白细胞和血小板轻度减少，1 例 ALT 略高于正常值。以上不良反应均为一过性的，未经特殊处理，持续 1 周左右可自行消失。通过对比说明治疗组可明显降低 MTX 不良反应的发生率。

（三）讨论

1. 中医学对异位妊娠的认识

中医认为输卵管妊娠的根本病机为"少腹血瘀"，主要为"虚"和"瘀"两种病理因素。虚者主要由于脾肾气虚，不能将孕卵及时运抵胞宫；瘀者主要是孕卵受到阻滞，不能运抵胞宫，而引发异位妊娠。由于孕卵未能移行至胞宫，居于胞脉，久而胞脉破损，血溢妄行，离经之血瘀滞。如果出血过多，症状进一步加剧，气随血脱而形成阴阳离决之危候。治疗当以"急则治其标，缓则治其本"为原则，以辨病与辨证相结合为法，针对本病存在血瘀这一根本病机，采用活血化瘀消癥法为主。在具体治疗过程中有辨证分型治疗，专方治疗及单味药治疗。皆围绕着少腹血瘀这个根本病机采用活血化瘀的药物进行辨证施治。

2. 中药保留灌肠的作用机制

中药保留灌肠法属中医学外治法中的导法范畴。灌肠疗法最早见于张仲景《伤寒论》的蜜煎导法。唐容川在《血证论·便血》中说："必先治肠，后治各脏。"说明了治肠与内脏疾病的关系。中药保留灌肠治疗输卵管异位妊娠的作用机制主要有以下两个方面：①局部治疗作用。直肠给药可使药液与病灶直接接触，病灶周围药物浓度较高，可充分发挥药物治疗作用，取效较捷，故用于肠道疾病、某些急腹症及盆腔疾病，疗效确切。②全身治疗作用。中药灌肠，药物通过渗透、吸收能收到与口服药同样的效果，不但能治疗中下焦病变，对上焦病证同样发挥治疗效果，起到上病下治的效果，同时能调节全身功能。在药物的吸收过程中，因为肠黏膜吸收药物后 50%～70% 通过直肠中静脉、下静脉和肛管静脉，绕过肝脏直接进入大循环，防止或减少了药物在肝脏发生化学变化。由于不经过胃与小肠，亦可避免消化液对药物的影响和破坏。其余部分通过直肠上静脉，经门静脉进入肝脏代谢后循环全身。此外，直肠淋巴系统也吸收药物。所以中药保留灌肠吸收良好，药理作用强。

3. 临床疗效分析

（1）失败的 10 例中，9 例血 β–HCG ＞ 2000IU/L，8 例盆内包块＞ 4cm，说明血 β–HCG 的值及包块直径是影响疗效的相关因素，当血 β–HCG ＞ 2000IU/L，盆内包块直径＞ 4cm 时，药物保守治疗成功的可能性降低，这也同其他文献报道的结果相一致。

（2）62 例研究对象中共有 5 例有原始心管搏动，其中对照组的 2 例皆保守治疗失败，治疗组的 3 例中，1 例保守治疗失败。说明中西医结合治疗较单纯西药治疗有更好的杀胚作用，也只能说明有原始心管搏动并不一定是药物保守治疗的禁忌证。

（3）通过对治疗后输卵管通畅性的临床观察，发现 9 例输卵管阻塞的盆内包块直径均＞ 4cm，6 例输卵管通而不畅中，4 例盆内包块＞ 4cm，说明包块直径的大小是影响输卵管功能恢复的重要因素。

七、滋肾调冲法对诱发排卵大鼠卵巢激活素 A 和白介素 –8 表达的影响

滋肾调冲是针对功血患者中肝肾阴虚证型而确立的治疗法则，主要用于血止后调理月经周期，促进排卵，其代表方是功血宁Ⅱ号冲剂。经临床和实验研究表明，滋肾调冲法可通过调节下丘脑 – 垂体 – 卵巢轴的功能，促进卵泡生长发育，诱发排卵。随着生殖内分泌学和分子生物学的研究进展，卵巢局部微环境、卵泡发育调节因子的作用日益受到关注，其中激活素 A 是近年来发现的新型细胞因子，在卵泡发育中有重要促进作用，趋化因子白细胞介素 –8，能够吸引和激活中性粒细胞而激发排卵，它们调节卵巢的作用已经成为研究热点。

为探讨滋肾调冲法促进卵泡发育诱发排卵的作用机制，本研究以未成年雌性鼠诱发排卵模型为研究对象，动态观察功血宁Ⅱ号冲剂在大鼠卵泡发育期和排卵期对 ACTA 和 IL–8 表达的影响。

（一）材料和方法

1. 实验动物

Wistar 雌性大鼠，25 ～ 28 日龄，体质量 60 ～ 80g，由天津药物研究院动物中心提供。

2. 药物

功血宁Ⅱ号冲剂由熟地黄、山萸肉、山药、女贞子、枸杞子、当归、白芍、菟丝子、淫羊藿、香附等组成。药物用水煎煮 3 次，过滤，滤液减压浓缩成浸膏，加 95% 乙醇制粒，整粒，真空干燥即得。每克冲剂含 4g 生药，由天津中医药大学制剂中心提供。安坤赞育丸为天津达仁堂制药二厂产品（910066）。

3. 主要试剂和仪器

免抗鼠 ACTA 单克隆抗体（dcl5）：sc-27674，免抗鼠 IL-8 单克隆抗体（NYR-HIL8）：sc-73321，由天津灏洋生物制品有限责任公司提供。妊马血清促性腺激素

（PMSG），天津正江科技有限公司产品。人绒毛促性腺技术（HCG），上海生物化学制药厂产品。RM2135切片机，德国莱卡仪器有限公司。Japan OLYPUS-BHT光学显微镜，OLYPUS数码照相机。

4. 实验方法

（1）动物分组和给药方法：选取Wistar未成年雌雄大鼠80只，随机分为模型对照组、阳性对照组和功血宁Ⅱ号高、低剂量组4足，每组20只。实验前用蒸馏水将功血宁Ⅱ号冲剂和安坤赞育丸配成不同浓度的药液。功血宁Ⅱ号组剂量分别为26/kg和13/kg，药物浓度为2.6g/mL和1.3g/mL；阳性对照组予以安坤赞育丸，剂量为3g/kg，药物浓度为0.3g/mL；各组均按1mL/kg灌胃给药。空白对照组给予等量蒸馏水。每天定时灌胃给药2次，连续给药14天。

（2）动物模型的制备及处理：在PMSC+HGG超排卵动物模型基础上制备诱发排卵大量模型。于实验第14天后给药1小时后，各组大鼠每只颈部皮下注射PMSG50IU，48小时后每组随机选取10只老鼠，处死后摘取卵巢，此为卵泡发育期模型。各组各余下10只大鼠，每只颈部皮下注射HCG30IU，根据文献报道，用HCG诱导大鼠排卵，排卵从14～16小时开始，延续8～10小时，注射HCG后12小时在其开始排卵前1天即将各组所有大鼠处死，摘取卵巢，此为排卵前期模型。

（3）卵巢组织切片的准备：以上各时间点摘取的卵巢，置于4%多聚甲醛固定8～24小时，经脱水，透明后石包埋，连续切片厚5μm，用于免疫组化染色。

（4）免疫组化染色：按试剂盒操作指南进行。采用S-P法，DAB显色，苏木素复染，工作稀释浓度为1:50，以0.01mol/L PBS代替-抗作为空白对照，已知阳性切片作为阳性对照。

（5）免疫组化结果判断：免疫组化检测结果以切片细胞中出现的棕黄色染色为阳性，无棕黄色染色为隐性。表达强度根据阳性细胞着色程度判定：染为淡黄色为弱阳性（+），染为黄色为较弱阳性（++），染为棕黄色为阳性（+++），染为棕褐色为强阳性（++++）。

（6）图像分析：选用同批染色切片，每组动物每项指标各取5张切片，每张切片选择阳性细胞较集集清晰的区域并能反映该切片染色强度的部位为代表部位，在光学显微镜下，用同一光强度和同一放大倍数（×400）采集5个视野照相，用Imagepoplus5.0图像分析，以0.0225μm像素点长，在3.0271×10^3μm测量窗下，测量阳性细胞面积（area），阳性面积率（area%），积分光midnight（IOD）和平均光密度（MOD）。

（7）统计学处理：采用SPSS12.0统计学软件进行分析，实验数据以均数±标准数表示，组内比较采用t检验，组间比较采用单因素方差分析。

（二）结果

1. 各组大鼠卵泡不同发育时期ACTA和IL-8的表达分布和强度

光学显微镜下观察ACTA和IL-8蛋白阳性颗粒在窦前卵泡、窦状卵泡以及排卵前卵泡中的表达，ACTA 主要分布于卵泡里，在卵泡发育期和排卵前期，模型对照组、阳性对照组、功血宁Ⅱ号低剂量组和高剂量组 ACTA 的表达依次增强（＋～＋＋＋＋）。IL-8 主要分布于卵泡膜细胞和颗粒细胞胞浆中，间质细胞以及成熟卵泡的卵丘细胞中也有表达。在卵泡发育和排卵前期，模型对照组、功血宁Ⅱ号和低剂量组、阳性对照组和功血宁Ⅱ号高剂量组 IL-8 的表达强度依次增强（＋～＋＋＋＋）；排卵前期各组 ACTA 和 IL-8 的表达均强于卵泡发育期相应各组。

2. 各组大鼠卵泡不同发育时期 ACTA 的表达水平

表 11-13 表示，在卵泡发育期，功血宁Ⅱ号高、低剂量组合阳性对照组 ACTA 的阳性细胞面积、阳性面积率、积分光密度及平均光密度均高于模型对照组（P ＜ 0.05 ～ P ＜ 0.01）；其中高、低剂量组的阳性细胞面积、阴性面积率高于阳性对照组（P ＜ 0.05），而高、低剂量组两组间无显著差异（P ＞ 0.05）。在排卵前期，功血宁Ⅱ号高、低剂量组和阳性对照组的阳性细胞面积、阳性面积率、积分光密度及平均光密度均明显高于模型对照组（P ＜ 0.05 或 P ＜ 0.01），而 3 组间阳性细胞面积和阳性面积率无显著性差异（P ＞ 0.05）。各组排卵前期的上述指标均高于相应的卵泡发育期各组，有显著性差异（P ＜ 0.05 或 P ＜ 0.01）。

表 11-13　各组动物卵巢卵泡发育期、排卵前期 ACTA 表达比较（$\bar{x} \pm sd$）

分期	组别	area（μm^2）	area（%）	IOD	MOD
卵泡发育期	模型对照组	138.14±14.09	4.23±0.43	9.45±0.66	0.0429±0.0048
	阳性对照组	168.21±16.48*	.14±0.50*	11.84±0.98*	0.0577±0.0054*
	功血宁Ⅱ号低剂量组	201.22±20.47** #	6.15±0.63** #	12.19±1.22*	0.0581±0.0057*
	功血宁Ⅱ号高剂量组	214.21±20.87** #	6.55±0.64** #	15.05±1.87** @	0.0796±0.0071** #@
排卵前期	模型对照组	182.25±16.09	5.57±0.52	12.16±1.12	0.0558±0.0053
	阳性对照组	235.48±21.67*	7.20±0.66*	15.59±1.52*	0.0709±0.0066*
	功血宁Ⅱ号低剂量组	248.25±25.91**	7.59±0.79**	15.84±1.88*	0.0715±0.0074*
	功血宁Ⅱ号高剂量组	257.36±27.31**	7.87±0.83**	20.15±2.67** #@	0.0962±0.0095** #@

注：与模型组比较 *P ＜ 0.05，**P ＜ 0.01，与阳性对照组比较 P ＜ 0.05，与中药低剂量组比较 P ＜ 0.05，排卵前期与卵泡发育比较 P ＜ 0.05 ～ P ＜ 0.01。

3. 各组大鼠卵泡不同发育时期 IL-8 的表达水平

表 11-14 所示，在卵泡发育期，功血宁Ⅱ号高、低剂量组和阳性对照组 ACTA 和

IL-8 的阳性细胞面积、阳性面积率、积分光密度及平均光密度均明显高于模型对照组（P ＜ 0.05 或 P ＜ 0.01）；其中高、低剂量组和阳性细胞组（P ＜ 0.05 或 P ＜ 0.01）、阳性对照组的阳性面积率和积分光密度高于低剂量组（P ＜ 0.05 或 P ＜ 0.01）；低剂量组和阳性对照组的阳性细胞面积、阳性面积率、积分光密度及平均光密度均无显著性差异（P ＞ 0.05），在排卵前期，功血宁 II 号高、低剂量组和阳性对照组的阳性细胞面积、阳性面积率积分光密度及平均光密度均明显高于模型对照组（P ＜ 0.05 或 P ＜ 0.01），高剂量组高于低剂量组合阳性对照组（P ＜ 0.05 或 P ＜ 0.01）；阳性对照组又高于低剂量组（P ＜ 0.05 或 P ＜ 0.01）。各组排卵前期的上述指标均高于相应的卵泡发育期各组，有显著性差异（P ＜ 0.05 或 P ＜ 0.01）。

表 11-14　各组大鼠卵泡发育期和排卵前期 IL-8 表达水平的比较（$\bar{x}$ ± sd）

分期	组别	area（μm²）	area（%）	IOD	MOD
卵泡发育期	模型对照组	85.24±9.99	2.61±0.22	3.14±0.39	0.0351±0.0036
	阳性对照组	119.73±12.47**	3.66±0.38**@	6.24±0.68**@@	0.0522±0.0056**
	功血宁 II 号低剂量组	102.82±10.48*	3.14±0.32*	4.34±0.54**	0.0423±0.0044*
	功血宁 II 号高剂量组	148.46±15.87**@@	4.54±0.49**#@@	9.33±0.98**#@@	0.0629±0.0065**@@
排卵前期	模型对照组	103.89±16.90	3.18±0.52	50.38±0.65	0.0491±0.0049
排卵前期	阳性对照组	162.44±16.91**@	4.97±0.52**@	11.57±1.32**@@	0.0712±0.0072**@
排卵前期	功血宁 II 号低剂量组	133.47±14.67*	4.08±0.48*	7.98±0.81**	0.0594±0.0061*
排卵前期	功血宁 II 号高剂量组	197.25±19.31**#@	6.03±0.59**#@@	14.23±1.58**#@@	0.0755±0.0075**@@

注：与模型组比较 *P ＜ 0.05，**P ＜ 0.01，与阳性对照组比较 #P ＜ 0.05，与功血宁 II 号剂量组比较 @P ＜ 0.05，@@P ＜ 0.01，排卵前期与卵泡发育比较 P ＜ 0.05，P ＜ 0.01。

（三）讨论

激活素是一种最早在性腺中发现的糖蛋白激素，属于转化生子因子 - β 蛋白质超家族成员。ACTA 是含 βA 亚基的激活素的一种类型，主要由卵巢颗粒细胞分泌，对颗粒细胞的增殖和分化起关键作用。在卵泡早期发育阶段，激活素能够诱导卵泡颗粒细胞形态变化，促进其增生和成熟，并通过增加颗粒细胞上 FSH 的受体水平及结合位点，使 FSH 生理作用增强，以此提高 FSH 诱导的芳香化酶的活性，增加雌二醇和孕酮的生成，还能够使颗粒细胞表面生成 LH 受体增加。近年来，在人卵泡颗粒细胞上发现了 ACTA 的受体。

激活素能够特异性促进垂体分泌 FSH，还可调节垂体 LH 的分泌。ACTA 能够诱导卵母细胞减数分裂；卵泡液中 ACTA 与卵母细胞表面激活素受体结合，直接刺激卵母细胞成熟；并促进与 FSH 有关内膜细胞增生和分化相关基因的表达；ACTA 还使有分裂活跃间质细胞的数目增加，因此对卵泡的生长发育和成熟有至关重要的作用。

本研究结果显示，在模型对照组大鼠的卵泡发育期，窦前卵泡中开始出现 ACTA 的表达，窦前和窦状卵泡的颗粒细胞、细胞膜以及卵泡液中，均有 ACTA 免疫组化阳性产物的棕黄色颗粒着色。排卵前卵泡的颗粒细胞、细胞膜细胞和卵丘细胞中的 ACTA 的表达明显增强，表明在卵泡发育过程中，ACTA 起到了重要的促进作用。有研究指出，卵泡期 ACTA 浓度在排卵前阶段明显增强，提示 ACTA 的重要作用是在排卵时，与本研究结果相同，表明 ACTA 不仅能促进早期卵泡的发育，而且对卵泡的成熟及排出也发挥着重要的作用。

IL-8 属于趋化因子超家族成员之一，主要对中性粒细胞具有趋化和激活作用。有学者发现，在正常卵泡发生过程中，人卵巢泡膜毛细血管中有大量中性粒细胞聚集，有内源性 IL-8 表达，并且两者有相关性。用免疫组化和原位杂交法证实了卵泡膜细胞和颗粒细胞中 IL-8 的存在，表明 IL-8 在卵泡发育中能趋化中性粒细胞。本研究结果与文献报道相似，在模型对照组大鼠的卵泡发育期，窦前卵泡和窦状卵泡的细胞膜细胞、颗粒细胞、间质细胞中均有 IL-8 免疫组化阳性产物的棕黄色颗粒着色，在卵泡前期，排卵前卵泡 IL-8 的表达明显增强，提示 IL-8 作为中性粒细胞有吸引作用的调节因子，参与卵泡发育。

排卵前大量白细胞渗透入排卵前排卵周围，使人们认为排卵是一种类似性反应。排卵前夕，主导卵泡中中性粒细胞明显增多，中性粒细胞一旦侵入成熟卵泡或其周围，通过分泌特殊的蛋白水解酶、5- 羟色胺、组织胺、缓激肽、前列腺素和其他旁分泌因子对中性粒细胞有募集和激活作用，因而对卵巢的周期性排卵发挥有重要作用。本研究结果显示，模型对照组大鼠在排卵前期，IL-8 的表达强度和表达水平均显著高于卵泡发育期，表明 IL-8 通过吸引、激活中性粒细胞在卵泡破裂过程发挥作用，从而参与排卵过程。

本研究观察到，在卵泡发育期和排卵前期，功血宁 II 号组 ACTA 和 IL-8 的表达强度和水平显著高于模型对照组，其中高剂量组的作用尤为显著。排卵前期功血宁 II 号高、低剂量组的表达强度和水平均明显高于相应卵泡发育期。表明滋肾调冲法能够上调卵巢 ACTA 和 IL-8 的表达，且随着卵泡的生长发育，恶气在排卵过程中具有重要作用。

林金妹医师在前期的临床研究中，根据功血患者的月经周期、经期、经量严重失调的临床表现，认为其发病主要责之于肾虚，导致冲脉失调。冲为"十二经脉之海"。

又为血海而主月经，故《临证指南医案》中秦天一说："冲脉为月经之本也。"而冲脉"注足少阴肾经的大络"，又与足少阴肾经在腹部并行，只有肾精充盈，方能使太冲脉盛，血海盈满，月事以时下，故有"经本于肾，旺于冲任二脉"之说。冲脉起始于胞宫，冲又有"通"之意，如杨玄操注《难经》说："冲者，通也。"冲脉盛通，不仅可使月经规律来潮，也有助于生殖功能。为此，确立了滋肾调冲法用于血止后的治疗，并以功血宁Ⅱ号冲剂为代表方剂。功血宁Ⅱ号冲剂中以大队补肾生精之药，并参以助阳行气活血通瘀之品，使肾经得以充沛，冲脉得以盛通，血海得以满盈，可促进卵泡发育成熟以及卵子的排出，从而达到调整月经周期的目的。

本研究结果表明滋肾调冲法在大鼠卵泡发育不同阶段能够提高卵巢 ACTA 和 IL-8 的表达，通过 ACTA 刺激 FSH 的分泌，促进卵泡颗粒细胞的增殖与分化，有利于早期卵泡的生长发育；通过 IL-8 趋化中性粒细胞，在卵泡破裂过程中激发成熟卵泡排卵，从而实现促进卵泡发育及诱发排卵的作用。

八、对吴熙教授治疗子宫内膜异位不孕症临床体会

不孕症是一个困扰社会、家庭的实际问题。在西方国家，不孕症的诊治队伍相当庞大，几乎所有医学院校及较大医院均设有生殖医学中心，集中诊治不育症，每年诊治几万例不孕症患者。据欧美国家及日本的统计，不孕症发病率高达 10%～15%，尽管我国无精确统计，但发病率也相当高。许多本来称心如意的家庭，因没有子女而苦恼；不少本来和睦的家庭，因没有子女而濒临破裂。还有许多不孕妇女，因不孕而遭受歧视、受欺凌、对生活失去希望……因此，治疗不孕症是医务工作者的责任，林金妹医师在临床上认真总结吴熙老师的治疗经验，以中医药治疗为纲，中医理论为基础，辨病辨证结合写成本篇论文。

吴熙老师是全国第二、三、四批老中医药专家学术经验继承人指导老师，享受国务院特殊津贴，全国老中医药专家学术经验继承工作优秀指导老师。吴熙老师从医多年来不断总结自己的临床经验，共发表论文 180 多篇，《现代中医妇产科学》《吴熙妇科溯洄》《现代中医不育症治疗学》等 3 部专著荣获中华中医药学会全国科技奖，图书一、二、三等奖。已编辑出版 39 部医书，合计 1600 多万字。

吴熙老师始终勤于妇科临床、教学、科研，并且始终贯彻教学相长、科研临床印证、理论结合实际的方针。吴熙老师在临床上总是积极利用现代化的手段，而治疗则按中医辨证论治的原则遣方用药，保持和发扬中医特色，充分发挥中医的优势。

吴熙老师治疗妇科疾病有独特专长。尤其对妇科疾病，如对输卵管阻塞、子宫内膜异位症、盆腔炎、子宫肌瘤、功能性子宫出血、闭经、妊娠发热、产后发热、乳腺增生、更年期综合征等疾病的治疗颇有专长。吴熙老师治学严谨，医术精湛，精于脉理，详于辨证，尤善用《伤寒论》《金匮要略》中的经方。

吴熙老师在治疗不孕症中始终贯穿"养防治三者兼顾""未病先防，即病防变"的中医治疗思路，临床上"排卵障碍中医调治""调周法治疗不孕症"是吴老治疗不孕症的临证思路。

吴熙老师治疗妇科疾病临证特点，归纳为以下几点：

1. 辨证求真、施治务本。

2. 组方严谨、用药精当。

3. 治不孕症、子宫肌瘤术有专长。

"化瘀通脉，不忘治疗带下""宫寒痰湿，温补命火为要""着重调经，滋肾调肝并举""行气解郁，务须怡情悦志"是吴熙老师从医 50 多年来治疗不孕症的临证体会。

吴熙老师在治疗子宫内膜异位不孕症方面有其独特的理论体系和丰富的临床经验。吴熙老师认为子宫内膜异位症的病因病理是"血瘀"和"血瘀肾虚"。由于体质差异和病情发展的变化，故又有"血瘀""气滞血瘀""痰瘀互结""瘀热阻滞""血瘀肾虚"等不同。

诊断要点：有渐进性病史，经常性痛经进行性加剧，月经失调，不孕症（原发性和继发性）等。

治疗上气滞血瘀证治以理气活血，化瘀消癥，方用加味血竭散（验方）；瘀热互结证治以活血化瘀，清热化癥，方用红酱汤（验方）；痰瘀凝结证治以化痰散瘀，软坚消结，方用鳖甲散结方（验方）；血瘀肾虚证治以益肾活血，软坚消癥，方用益肾活血汤（验方）。并结合中成药（桂枝茯苓丸、大黄䗪虫丸、七味新消丸、乌鸡白凤丸辨证用药）、食养疗法［如鳖甲红花汤、山药米仁（吴氏家传药膳）］、中药保留灌肠疗法及中西医结合综合疗法（如心理疗法）等，达到减灭和消除病灶，减轻和消除疼痛，调经和促进生育的治疗目的。

本篇论文在吴熙老师指导下经过作者严密构思，整编融汇，前后贯通。论文中重中之重在子宫内膜异位不孕的临床论治与研究，以中医整体观为指导，突出中医治疗不孕症特色，理、法、方、药严谨，既有吴老师多年的临床经验和理论发挥，又收集了临床的心得和验案。

（一）中医病因病理

1. 血瘀

子宫内膜异位症乃西医学病名，根据其一系列临床症状与体征，属于中医学"痛经""癥瘕""不孕"等范畴，其病位在下焦，小腹正中，胞宫胞络为病，其发病原因多为患者体虚，或正值经行、产后，血室正开，失于调摄，感受外邪，或交合阴阳，或为手术伤及冲任，以致恶血未尽，留而不去，蓄积成癥。如《景岳全书·妇人规》云："瘀血留滞作癥，唯妇人有之。其癥则或由经期，或由产后，凡内伤生冷；或外受风寒；或愤怒伤肝；气逆而血留……或积劳积弱：气弱而不行：总由血动之时，余血未净；而一有所通，而留滞且积而渐以成癥矣。"其病机特点是瘀阻于胞，血流失畅，胞宫胞脉受阻，不通则痛。瘀血留滞内脏则蓄积成癥。瘀血内阻，冲任失调，不能摄精成孕，以致不孕。故治疗上诸医家多以"活血化瘀"治之。

2. 气滞血瘀

根据《内经》气与血互相影响的理论，气行则血行，气滞则血瘀，故有血瘀者常伴气滞的临床症状，如乳房胀痛、少腹胀痛等症。

3. 痰瘀互阻

吴熙老师认为使用活血化瘀能取效时，还应考痰邪作祟之"痰瘀互结而蓄积成癥。"早在《内经》中就有痰瘀互结而致积的记载，如《灵枢·百病始生》曰："积之始生，汁沫与血搏，则并合凝聚不得散，而积成矣。"又说："凝血蕴里而不散，津液涩渗，著而不去，而积成矣。"又如唐宗海在《血证论》中云："血积既久，亦可化为痰水。"指出内异症病情较重者，又痰瘀互结胞脉，成凝而不散之癥结。

4. 瘀热阻滞

有人认为内异症患者内异病灶为瘀血积聚，根据《内经》"瘀久化热"的理论，如果瘀积日久，必然化热，这类患者都有瘀热的临床表现。

5. 血瘀肾虚

本病理主要对内异症不孕而言。所谓"血瘀肾虚"，以瘀为主。正常子宫内膜剥落出血是脏腑、气血、经络作用于胞宫的生理产物，是胞宫正常藏泻功能的表现。异位病灶的出血是离经之血，这种不正常的出血积聚日久而为癥瘕，阻碍精卵结合，导致不孕。肾虚则不能生精，温煦功能不足，而致月经失调及基础体温双相不典型，因此血瘀肾虚是本病不孕的基础病理结果。

（二）诊断要点

1. 病史

有渐进性病史，追问以往病史，可有人流术或放环术等。

2. 症状

症状极为重要，尤其是 10 岁年龄组的女孩以及疾病早期患者。症状常先于体征的出现。常见的症状有：

（1）经常性痛经进行性加剧。疼痛多发生于下腹部及腰骶部，放射到会阴、外阴、肛门、大腿。

（2）慢性盆腔痛。

（3）不孕症（原发性和继发性）。

（4）月经失调，有时经量多或经期延长或经前后滴血。

（5）严重性交疼痛。

（6）肠功能改变，表现为便秘，里急后重或腹泻等。

（7）泌尿系统症状表现为尿频、尿急、尿痛，甚至血尿等。

（8）异位灶部位出血及疼痛。

3. 体征

患者常缺乏明显体征，单靠双合诊检查是不够的，必须做三合诊检查，检查是要特别注意后陷凹和宫骶韧带部位。有关的体征为：

（1）子宫固定、后位，伴或不伴压痛。

（2）附件块物，囊性，壁稍厚，张力高，活动或不活动，伴或不伴压痛。

（3）后陷凹或宫骶韧带有散在的、多个、大小不等的结节，伴或不伴压痛。

（4）宫颈上见紫蓝色点或结节，有时甚或见息肉样或菜花样赘生物。

（5）经前或经期时上述体征加剧。

4. 辅助检查

（1）腹腔镜检查诊断：由于子宫内膜异位症的症状及体征不典型，因此有时据症状或体征并不一定能诊断。自从腹腔镜在妇科的应用日益普遍以来，提高了子宫内膜异位症的诊断率，腹腔镜检查已成为子宫内膜异位症的辅助诊断方法。

（2）盆腔 B 超：是诊断内异症的主要手段之一，可以观察到子宫情况，卵巢组织增大，或有液性暗区、盆腔粘连情况等。

（3）BBT 测定：轻者呈双相体温曲线，常表现为黄体期体温曲线偏低或持续时间较短。

（4）CA125 测定：于月经干净 3 天后抽血，正常值 ≤ 35kU/L。炎症、肿瘤和内异症患者的 CA125 值都可以升高，CA125 升高可作诊断内异症的参考，也可作为预后的观察指标。

（5）抗子宫内膜抗体：50% 左右的内异症的抗子宫内膜抗体呈阳性。有人研究指出，如果 CA125 > 37.2kU/L，同时抗子宫内膜抗体阳性者，内异症的诊断基本成立。

（6）性激素测定：子宫内膜异位症伴不孕者可测定 E_2、LH、FSH、PRL，以了解卵巢功能情况。

（7）子宫输卵管碘油造影：不孕者可做此检查，以了解子宫、输卵管通畅及盆腔情况。

（8）CT 或核磁共振：可协助诊断本病，核磁共振的诊断比 CT 更确切。

（三）诊断标准与鉴别诊断

1. 诊断标准

对内异症的诊断主要根据病史、症状和体征、B 超。腹腔镜诊断被公认为是明确诊断可靠依据。如果无腹腔镜检查条件者，可做 CA125 和抗子宫内膜抗体等辅助检查。

2. 鉴别诊断

应与子宫腺肌病、慢性盆腔炎、子宫肌瘤、盆腔恶性肿瘤鉴别。

（1）子宫腺肌病：本病与内异症都有痛经症状，但痛经更剧。妇科检查时子宫呈对称性或不对称，对称结节性增大，质地较硬。有时与盆腔子宫异位症并存。

（2）慢性盆腔炎：多有急性盆腔炎病史。妇科检查时子宫固定不活动，双侧附件可扪及包块，有压痛。结核性盆腔炎患者在骶骨韧带及后陷凹等处可扪及核性结节，难以与内异症结节相鉴别。盆腔炎的下腹疼痛为持续性，有时经期可加重，但不是仅限于月经期，平时也有疼痛。抗炎治疗对炎症有效，对内异症无效。结核性盆腔炎常伴经量减少或闭经，做碘油造影可见输卵管断断续续呈铁锈丝样，为结核性盆腔炎的特殊病变。临证时凡诊断为慢性盆腔炎经久治无效者，应考虑伴有内异症的可能。

（3）盆腔恶性肿瘤：特别是卵巢恶性肿瘤，除在子宫旁扪及固定的包块外，还可在盆腔内扪及散在的转移结节，易与内异症混淆，但恶性肿瘤患者一般情况较差，病情发展较快，疼痛为持续性，与月经周期无关。对诊断不明确者，应尽早剖腹探查，或进行腹腔镜检查。

（4）子宫肌瘤：子宫肌瘤以月经量多为主要症状，无剧烈痛经，妇科检查或 B 超检查提示子宫体表面高低水平，活动一般不受限制。子宫内膜异位症一般都有渐进性加剧的痛经，子宫体呈一致性长大，但不痛，用达那唑等药治疗可以改善症状，子宫肌瘤则不明显。

（四）中医辨证要点

按中西医结合辨证，本病根据痛经的特点，内异症患者腹痛多发生在经前或经行之际，以第 1～2 天腹痛加重，经血或血块下行畅通腹痛即止。疼痛有胀痛或抽痛，有时拒按。疼痛可放射至大腿、肛门或腰骶部。盆腔检查有结节或卵巢囊肿。舌质紫暗或有瘀点、瘀斑等血瘀症状及体征。临床还应根据患者个体的不同表现，辨其兼夹之症。

（五）中医疗法

1. 辨证施治

（1）气滞血瘀证

主症：经前小腹两侧胀痛，乳房胀痛，肛门坠胀，每逢行经小腹胀痛剧烈，按之更痛，骶腰酸胀，大腿两侧隐痛，小便少而不畅，经量或多或少，不孕，盆腔有结节或肿瘤，苔薄，舌质紫暗或有瘀斑，脉弦。

治法：理气活血，化瘀消癥。

处方：加味血竭散（验方）。血竭末 3g，丹参 12g，赤芍 10g，当归 12g，生蒲黄

12g（包煎），五灵脂 10g，川楝子 12g，延胡索 15g，小茴香 9g，桂枝 9g。

加减：经量多者去桂枝，加仙鹤草 30g，槐花 15g，吴茱萸 6g；卵巢巧克力囊肿大者加莪术 10g，炙鳖甲 12g，猪苓 12g；大便干结者加制军 9g 或生军 4.5g（后下）；肛门坠滞者加木香 9g，柴胡 9g。

（2）瘀热互结证

主症：经行发热，小腹剧痛，泛恶纳少，腰痛，经行量少，色暗红或紫红，夹小血块，不孕，盆腔内结节或包块，苔黄腻，舌尖暗红，脉弦数。

治法：活血化瘀，清热化癥。

处方：红酱汤（验方）。红藤 30g，败酱草 15g，牡丹皮 10g，赤芍 10g，丹参 15g，制军 9g，夏枯草 10g，牡蛎 30g（先煎），川楝子 10g，地鳖虫 12g。

加减：经行发热者加荆芥 9g，金银花 9g；经量多者加生蒲黄 12g（包煎），赤石脂 12g；肛门坠灼热感加黄柏 9g，柴胡 9g。

（3）痰瘀凝结证

主症：经前或经行下腹疼痛拒按，经后痛止。平时带多，胸脘痞闷，盆腔内有结节或肿瘤，苔腻，舌质暗紫，脉弦滑。

治法：化痰散瘀，软坚消结。

处方：鳖甲散结方（验方）。赤芍 12g，桃仁 12g，丹参 15g，焦山楂 15g，薏苡仁 24g，全瓜蒌 12g，浙贝母 10g，夏枯草 15g，生牡蛎 30g（先煎），鳖甲 30g，制香附 10g，枳壳 12g。

加减：痛经剧烈者加乳香 10g，没药 10g，延胡索 10g；夹血块者加生蒲黄 10g（包煎）；便秘热结者加大黄 6g，寒结者加白芥子 6g；便溏者加白术 9g；畏寒加桂枝 3g；腰痛者加川断 10g，菟丝子 12g。

（4）血瘀肾虚证

主症：腰骶酸痛持久不减，经行量多，或量少淋漓不净，头晕乏力，不孕盆腔内有结节或包块，苔薄，舌质暗，脉细沉。

治法：益肾活血，软坚消癥。

处方：益肾活血汤（验方）。杜仲 12g，菟丝子 12g，淫羊藿 10g，制首乌 10g，黄芪 15g，莪术 10g，夏枯草 9g，牡蛎 30g（先煎），生蒲黄 12g（包煎），香附 10g。

加减：口干舌红加女贞子 12g，山萸肉 9g，生地黄 10g，去淫羊藿。小腹冷痛者加吴茱萸 6g，乌药 10g，肉桂 3g。黄体功能不足者加黄芪 6g，锁阳 10g，输卵管阻塞者加路路通 12g，炙山甲 10g，败酱草 12g。

2. 中成药

（1）桂枝茯苓丸：功能活血化瘀消瘤，用于血瘀证内异症。每日 3 次，每次 3g，温开水送服。

（2）大黄䗪虫丸：功能活血化瘀消瘤兼通便，治血瘀症内异症。每日 3 次，每次 3g，温开水送服。

（3）七味新消丸：功能清热化瘀消瘤，每日 2 次，每次 2g，温开水送服。

（4）乌鸡白凤丸：功能补肾调经种子，用于肾虚血瘀内异症，伴不孕和月经失调者。每日 2 次，每次 3g。温开水吞服。常与活血化瘀药合用。

3. 食养疗法

（1）鳖甲红花汤

组成：炙鳖甲 1 只，红花 9g，黄芪 30g。

用法：鳖甲 1 只，洗净切块。红花、黄芪水煎取汁，将鳖甲放入汁内文火煮熟，喝汤吃鳖肉，早晚各 1 次。

适应证：适用于血瘀症内异症，盆腔内有结节或囊肿者。

（2）山药米仁（吴氏家传药膳）

组成：山药粉 10g，薏苡仁 10g，丹参 15g，莪术 10g。

用法：丹参、莪术水煎过滤取汁，将薏苡仁放入药汁内煮，待薏苡仁煮熟后放红糖适量，然后倒入山药粉煮成羹状。每日早晚各服 1 次。

适应证：适用于痰瘀凝结的内异症。

4. 中药保留灌肠疗法

组成：三棱、莪术、蜂房、苏木、红花、皂角刺、蒲公英各 12g。

用法：三棱、莪术、蜂房、苏木、红花、皂角刺、蒲公英浓煎 150mL。用小儿肛管入肛门 15cm 深处，每晚排便后，将药液灌入肛门内保留。该法在月经期停用。

（六）中西医结合疗法

对于中度和重度内异症者可采用中西医综合疗法，尤其对要求生育者，可先用达那唑或 GnRH-a 治疗，控制内异病灶，停用西药后改用中药辨证治疗，能提高受孕率和改善盆腔粘连，如果西药与中药合用，可以采用小剂量西药加中药一起用，可以减轻西药的副反应。

1. 预防与调护

（1）积极治疗月经病，特别是月经量过多、经期延长、淋漓不净或有痛经者。

（2）明确不孕原因：对婚后一年以上未避孕而不孕（育）者应积极全面地进行不孕原因检查，如发现为内异症，及时治疗。

（3）堵截医源性因素：经期避免不必要的盆腔检查或手术。宫腔操作要有技巧，少用宫缩剂，尽量减少或避免人流手术，人流时正确使用负压。吸管进出宫腔时不应带有负压。避免突然降低负压动作。治疗宫颈糜烂时应避免造成宫颈狭窄。

（4）适时生育：对晚婚高龄妇女特别是有内分泌紊乱病史的妇女，劝导其适时生育。

（5）防止子宫内膜种植：妇科手术时间应在月经净后 3～7 天内进行，以防止内膜种植。

（6）经期保持情绪舒畅，不喝冷饮，避免引起痛经或月经失调。

2. 心理疗法

心理疗法是指通过心理学的方法来解除病人的心理压力，尤其是指那些经过专门训练的心理治疗医生运用言语的方式来达到治疗的目的。现代的心理疗法最早源于中医学，中医早在两千多年前的《素问·举痛论》中就指出："怒则气上，喜则气缓，悲则气消，恐则气下，惊则气乱，思则气结。"认为情志变化可以通过机体的气机失调，损伤脏腑、精血而致病，故提出了以情制情法（即"七情疗法"），应用情志疗法能够影响气机升降散聚的原理，以达到治愈疾病的目的。例如忧愁者，可用音乐疗法治疗，"喜则气和志达，营卫通利"，气血和畅而病愈。

随着医学模式从生物向生物-心理-社会（中医谓"形神环境"）模式的转变，心理疗法对不孕不育疾病如"心因性不孕""精神-神经性闭经性不孕""（男女）性功能失调不孕""假孕"等的治疗，已被认为是一种非常重要的技术和手段。精神情绪的变化可影响受孕，反过来不孕症也可导致精神情绪变化，如不孕夫妇得不到心理治疗和不能控制自身感受和情绪，则将导致不孕的恶性循环。故正确掌握心理疗法，对于不孕不育的专科医生将是十分有用的。心理治疗有各种各样不同的方法，包括协助性心理治疗（如精神疗法、音乐疗法）、行为性心理治疗（如放松疗法、脱敏疗法、催眠疗法），以及辅以中西医调整心理状态的精神药物治疗等。现分别简述如下：

（1）精神疗法：精神疗法又称精神调理法，即运用精神情志调理的方法治疗精神神经性疾病的方法。中医称为"七情疗法"。据有关资料统计，有15%～20%不孕夫妇临床中未发现器质性原因，这与精神心理因素有关，需要给予精神调理。下面介绍几种常见的精神调理方法。

①愉悦舒畅法：情绪与健康有密切关系。愉快的心情有助于人体的安康与长寿，通过医家的言语，诱导病人心情舒畅，怡悦开怀，消除抑郁、悲哀等不良情绪是有助于疾病转愈的。所以应注意调节情志，使病人怡悦开怀。精神心理的障碍不仅可以导致不孕，而且即使受孕，如果心情不好，也可造成妊娠不能顺利进行。如张子和云："胎借原气以生，呼吸相通，喜怒相应，若有所逆，即致子疾。"可见胎儿与母亲心心相印，脉脉相通。孕妇的喜、怒、悲、思、哀皆可使气血失调，影响胎儿，甚至造成早产、流产，使孕育不能成功。因此，孕妇也应注意自我调节，心情舒畅，遇事乐观。气血平和，就能养胎、安胎。

②祛难解疑法：病者多疑，一个人患某种病后，容易产生各种各样的怀疑和猜测，

或小病疑大，或轻病疑重。有些性功能障碍的病人，是由于初次或偶尔性交失败后就疑心重重，怀疑自己的能力，久之使其恐惧，这样就容易导致性功能障碍。对于这类病人，医者应针对病人存在的思想负担，通过一定的方法，解除其不必要的怀疑和猜测，帮助病人去掉思想负担，恢复健康。

③精神转移法：精神转移法就是把患者的注意力从疾病的缠绕中转移到其他方面去，以便减轻疾病负担转向痊愈。《素问·移情变气论》曰"古之治病，唯其移情变气"而已。移情就是转移病人的精神、意念、思念和注意力，变气是指通过注意力的转移，交通气血，以调整气机，从而有利于疾病的治愈。女性不孕的患者，由于不孕则心境恶劣，更将产生严重的心理障碍，惶惶不可终日。对于这类病人，医生应注意多加以诱导，使其转换注意力，例如多进行一些文体活动，可以欣赏一下优美抒情的轻音乐或喜爱的戏曲唱段，既是美的享受，又是一种很好的松弛方法，这样可以分散对疾病的担忧，再配合药物治疗，就能加快疾病的痊愈。

④理解疏导法：通过医生的疏导、解释使病人了解所患疾病之原因、演化、治疗及预后，以配合治疗。《灵枢·师传》篇指出："告之以其败，语之以其善，导之以其便，开之以其苦，虽有无道之人，恶有不听者乎？"其中"告之""语之""导之""开之"就是理解疏导的重要方法。不孕不育患者，许多是缺乏性知识的人，医者在详细了解病人的病史后，应当向病人介绍疾病产生的原因，疾病的轻重，说明疾病的发展、治疗情况以及介绍性知识。这样既有利于患者对自身疾病的了解，消除精神紧张状态，又能配合医者自我调理，益于疾病的治疗。

⑤以情调情法：喜、怒、忧、思、悲、恐、惊是人体正常情志表现。当其过激时，又可成为致病的重要因素之一，而脏腑病变也可通过情志变化反映出来。如《素问·阴阳应象大论》所云"怒伤肝，悲胜怒""喜伤心，恐胜喜""思伤脾，怒胜思""忧伤肺，喜胜忧""恐伤肾，思胜恐"。此法在治疗不孕不育中也可应用。"凡此诸病，非皆伤肾之明验欤？若善思者处此，即非常临之，身有定积，岂得以恐惧摇其意志哉？况思虑之志出乎脾，以思胜恐，亦即以土制水，论情论理，亦适符也。"

（2）音乐疗法：音乐疗法实质上是一种声疗法。音乐是一种周期性振动的声源发出的声波，如歌唱、戏曲、各种乐器等，其频率为 27～4000Hz。音乐是一种特殊信息，通过听觉神经系统而起作用。具体有以下几种功能：①兴奋作用：激烈高昂的音乐可以使呼吸，脉搏加速，肌张力增强，产生兴奋。②镇静的镇痛作用：优美的音乐可以消除精神紧张，使人平静，听音乐可以消除紧张，减轻烦躁不安的情绪，使肌肉松弛。音乐还可以提高痛阈，抑制疼痛。③调节内分泌功能：音乐对哺乳动物内分泌功能有一定的影响，例如乳牛在音乐声的环境中可多产乳，因此对人类的催乳素也能产生影响。④对精神和情绪的影响：可以调节、改善注意力，增强记忆力；改善患者精神状态，不同力度、速度、音量的音乐可以产生不同的不自主的生理性反射，产生愉快或不愉快的联想，音乐可以改善人的情绪，从消极状态转为积极，也可从积极状态转为消极。⑤对心、血管系统的作用：优美抒情的音乐可消除紧张，并对心血管系统发生良好的反射作用，有调节血压的作用。

临床应用可根据不同疾病选择好音乐带。一般如精神、神经因素引起的闭经等，可选用节奏平稳、速度与力度适中、电流刺激转弱的音乐带；神经厌食性闭经可选用节奏激烈、力度强、速度慢的乐带，将音量调节至适当量。治疗结束时先将输出旋钮降至零位，再将音量调节旋钮降低，关闭音响。

注意事项：治疗时应先向患者交代音乐治疗时的感觉、电流的波动是正常现象。要求患者注意力集中，静听音乐。患者感觉刺激太强有刺痛感时，应及时检查调整。

（3）放松疗法：这种方法可单独用来缓解焦虑或紧张，或与其他方法如系统脱敏疗法结合起来使用。放松的方法各异，进行性地肌肉放松侧重于特定的肌群。要求病人逐一绷紧和放松身体的不同部分，常用的程序是从下肢开始，比较一侧紧张的脚部和对侧放松的脚，慢慢地从腿、盆腔、腹部、胸部、上肢、颈部，到头面部肌肉，按次序地收缩和松弛。这些肌肉体操联合采用。在身体达到放松后，由治疗者帮助患者使其在精神上也达到放松，包含有暗示和想象技术。在妇科方面，用于对妇科检查和阴道炎反应感到焦虑的妇女。全面放松和专门的阴道体操能使病人在检查时避免不适感。放松疗法经常与性治疗技术协同使用。

（4）脱敏疗法：该疗法用于对特殊情境有焦虑者，此法可使其减轻焦虑。病人和治疗者一起。按照最不在乎到感到最害怕的次序，将各种情况排成一个队。使用几个疗程的治疗，把放松反应同以前引起焦虑的各种情况结合起来。病人先放松，然后描述一个中性的场景，再推进到下一个情景的描述，此时仍要求病人保持放松状态。一旦用想象方法达到了放松目的，就要求病人演习生活中的真实场面。例如，用系统脱敏疗法治疗阴道痉挛缺陷，按分级次序先是注视生殖器，进一步到触摸外生殖器，将手指放入阴道，放入阴道棉塞，让配偶将手指放入阴道，然后性交。必须强调，本治疗技术通常要和其他更广泛使用的疗法相结合，如包括要特别注意该妇女的想法和感觉，以及其配偶的思想感受和他们的关系。

（5）催眠疗法：催眠是一种以某些感觉、运动和认知现象为特征的、被改变了的意识状态。在这种状态下，进入下意识的通道开放，患者对于催眠师的指令视为权威，毫无批判地全盘接受，像海绵一样汲取、溶化、贮存在潜意识之中，从而发挥持久的作用，调整自己的情绪，改善机体功能的方法。又可称催眠术。

催眠疗法可作为其他心理治疗的一种辅助治疗，或利用其催眠现象的有益方面，如解除疼痛，处于放松状态。催眠疗法可通过加速转移情、克服抑制和增强暗示等法，对心理分析为基础的治疗起催化作用。使用催眠疗法，需要在催眠技术与心理治疗两方面接受培训，以便两种方法能配合起来使用。催眠疗法在不孕不育临床中主要应用于性功能障碍，如阴道痉挛，以及妊娠剧吐、预防流产、早产等。

（6）调整心理状态的药物治疗：在精神心理治疗的同时，辅以调整心理精神状态的药物治疗，有助于增强疗效。中医认为人之七情为五脏精气所化生，《素问·阴阳应象大论》云："人有五脏，化五气，以生喜怒悲忧恐。"七情致病除精神调节外，应配合宁心安神、清心泻火、疏肝解郁、平肝泻胆、益肾定志等中药药物治疗，以调整脏腑功能，而使神志平和。西医认为心理活动与生殖内分泌功能是受大脑皮层及中枢神经系统支配的，一些作用中枢神经系统的镇静、催眠、抗焦虑及抗躁狂抑郁症药物如安定、氯丙嗪、利眠宁、谷维素等，均有调治神经心理功能的作用，若在精神调整的同时，配合适当的药物治疗，自然会相得益彰，使因精神心理致病导致不孕不育的患者早日康复。

（7）期待疗法：即不做任何药物治疗及手术治疗，只是在腹腔镜、宫腔镜等检查后期待。比如患子宫内膜异位症的患者并不绝对不孕，仅是受孕能力相对减少。在腹腔镜检查后，不做任何处理亦有妊娠机会。腹腔镜操作包括宫颈扩张、输卵管有色药液疏通、拨动输卵管、子宫分离疏松粘连、帛去腹腔液，有时抽取卵巢子宫内膜囊肿囊内容物等，这些均有助于解除受孕障碍。据有关报道，轻度子宫内膜异位症在腹腔镜检查后，期待处理的妊娠率与用丹那唑治疗的妊娠率无显著差异，中度子宫内膜异位症，应用腹腔镜检查后，期待疗法的妊娠率为 0.211。一般重度病变很少应用期待疗法。

（七）体会

子宫内膜异位不孕症虽属皮性疾病。但其临床行为多变，且病变程度和范围亦不相同，治疗措施的选择亦因而不同。为此，有必要对内膜异位不孕症进行临床分期，且有一个统一标准。1972 年国际上首次提出盆腔内膜异位的分期标准。根据病变侵犯程度和部位分为轻、中、重三度。轻度病变主要为腹膜上的表浅病灶，而卵巢、输卵管正常或基本正常；中度病变时卵巢已有明显病变，伴有卵巢或输卵管的轻度粘连或腹膜病变已有较深的浸润；重度病变的卵巢包括有卵巢内膜异位囊肿直径在 2cm 以上者，伴有附件严重粘连或子宫直肠窝的闭锁及生殖道以外的器官受累。

表 11-15　AFS 腹膜内膜异位症评分表

范围评分病变	1 分	2 分	3 分
内膜异位症	小于 1cm	1～3cm	大于 3cm
粘连	膜样	致密伴有部分直肠窝闭锁	致密伴有直肠窝完全闭锁

表 11-16　AFS 卵巢内膜异位症评分表

范围评分病变	1分	2分	3分
内膜异位症（单侧）	小于1cm	1～3cm	大于3cm或异位瘤破裂
粘连（单侧）	膜样	致密伴部分卵巢封闭	致密伴卵巢完全封闭

表 11-17　AFS 输卵管内膜异位症评分表

范围评分病变	1分	2分	3分
内膜异位症（单侧）	小于1cm	小于1cm	输卵管堵塞
粘连（单侧）	膜样	致密伴输卵管变形	致密伴输卵管封闭

表 11-18　子宫内膜异位分期表

分期	症状	
0期（隐性）	有痛经或不孕，无体征；经腹腔镜检或剖腹手术证实	
I期（轻）	病变轻微，无包块形成。一侧或双侧子宫骶骨韧带触痛，轻度增粗（除外炎症）或有单个触痛结节或单侧卵巢触痛，但不增大或子宫骶骨韧带和一侧卵巢触痛，但卵巢不大；单纯宫颈病变	
II期（中）	在一个部位有明显病变（包块形成）或两个部位有轻度病变	II期（早）：子宫骶韧带明显增粗，触痛，或多个触痛结节；一侧卵巢粘连，触痛，略增大，不超过3cm。 II期（晚）：子宫骶骨韧带增粗，触痛或结节伴单侧粘连触痛、卵巢略大，不超过3cm或单侧卵巢触痛、粘连、增大，超过3cm或双侧卵巢均粘连、触痛、略大，不超过3cm
III期（重）	在两个部位有较重病变（包块形成）或三个部位病较轻、子宫活动受限	III期（早）：双侧卵巢触痛、粘连、增大，其中一侧超过3cm；盆底病变伴一侧卵巢粘连、触痛、增大超过3cm；盆底病变伴双侧卵巢粘连、触痛、增大不超过3cm。 III期（晚）：盆底拉厚、触痛、片状结节或盆底多个触痛结节，伴双侧卵巢增大，至少一侧超过3cm；有卵巢内膜囊肿破裂的临床表现
IV期（广泛）	病变累及全盆腔，子宫活动明显受限	盆底广泛病变、增厚、结节，卵巢增大超过3cm；广泛盆腔病变，伴有多次卵巢内膜囊肿破裂史；子宫活动受限、固定；同时有血尿、血便、麦氏点压痛

　　根据中医理论子宫内膜异位不孕症属于"血瘀"范畴。治疗以活血化瘀为原则。近年来，中医学者研究认为异位组织出血不能排出体外，形成瘀血，久而久之，聚积成癥

痕，导致胞脉瘀阻不通引起不孕症。内膜异位症如果病变在卵巢，会影响卵巢的内分泌功能，以致不排卵和引起黄体功能不全，表现为月经不调，先后无定期，月经量过多，体温曲线呈单相或高温相持续时间短，这是肾虚的表现，因此，吴熙老师认为，子宫内膜异位症以"血瘀肾虚"为基本病理，治疗采用"活血化瘀，温肾养精"的方法。吴熙老师在治疗上常用方法有活血化瘀温经通络法、理气活血破瘀散结法、活血化瘀温阳补肾法、活血化瘀化痰软坚法、活血化瘀逐水抗痨法。还结合中药保留灌肠疗法。

总之，辨病与辨证相结合是吴老运用中医药治疗内异症不孕的主要思路与方法。在辨证上常谨守"瘀阻胞宫、冲任"基本病机，治以"活血化瘀"之法，同时根据疼痛的部位、性质、程度及月经情况、舌脉象结合病史寻求血瘀的成因，分别予以理气行滞、活血化瘀、化痰祛瘀、补肾祛瘀诸法。达到减灭和消除病灶，减轻和消除疼痛，调经和促进生育治疗目的。

第十二章 林 岚

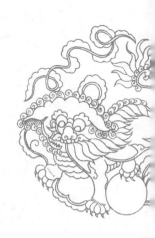

林岚简介

林岚，女，福建省福州市人，1995 年毕业于北京中医药大学中医系中医专业，2008 年获得福建中医药大学中西医结合临床专业医学硕士学位，副主任医师，中医妇科学硕士研究生导师。自毕业始长期从事妇科临床工作，积累了丰富的医疗经验和技能，融会贯通中西医理论，勤于实践。熟练掌握妇科各种常见病、多发病、急危重症病人的诊断、鉴别诊断及治疗。曾赴第二军医大学附属长征医院妇产科进修学习。2009 年参加四川灾区对口援建工作，获得彭州市政府"先进个人"及"荣誉市民"称号。目前任福建中医药大学附属人民医院妇科副主任，妇科教研室副主任，为科室技术骨干，擅长中医药治疗妇科疾病及妇科宫腹腔镜微创手术治疗。为吴熙全国名老中医药专家传承工作室成员，参与工作室总结研究工作。

现任国家卫生计生委内镜与微创医师定期考核专家委员会妇科内镜微创技术推广专家委员会常务委员，中国中西医结合生殖医学专业委员会青年委员，海峡两岸医药卫生交流协会妇产科及微无创专业委员会秘书长，福建省中医药学会妇科分会常务委员，福建省医学会妇产科分会生殖医学组成员。

本人任职以来正式发表的论文（独立撰写或第一作者）共计 6 篇。其中：权威刊物 1 篇，学报级 2 篇；其他合作（第二作者以后）正式发表论文 10 余篇。自工作以来，撰写发表论文多篇，主持厅级课题 1 项，参与国家级、省级、厅级课题各 1 项。长期担任福建中医药大学课堂及临床教学工作。

医案选萃

一、活血祛痛汤治疗原发性痛经 36 例临床观察

痛经是指月经前后及行经期间，下腹及腰部痉挛性疼痛，严重时伴有恶心、呕吐、肢冷，尤其多见于青春期女性。痛经可分为两大类：一种是无生殖系统明显病变

的，称为原发性痛经，一般在初潮开始就会发生。另一种是由明确的疾病引起的痛经，称为继发性痛经，它与原发性痛经有明显区别，可由生殖器炎症、子宫肌瘤、子宫内膜异位等生殖器官疾病引起。出现痛经的时间是在正常行经一段时间（多为 2～3 年）后才开始发生。流行病学研究表明原发性痛经是目前妇科最常见疾病。运用不同的调查方法，其发病率在 20%～90%。国外报道原发性痛经的比例高达 43%～90%；国内报道痛经发病 33.19%，其中原发性痛经占 36.06%，严重影响工作占 13.59%；为影响妇女正常工作和生活质量的常见原因。笔者应用自拟活血祛痛汤治疗本病属气滞血瘀型患者 36 例，获得较好的疗效，现报道如下：

（一）临床资料

1. 诊断标准

参照《中药新药临床研究指导原则》《中医临床病证诊断疗效标准》制订诊断标准：①痛经：妇女凡在经期或经期前后（1 周以内）出现周期性下腹疼痛，伴有其他不适，以致影响工作及生活者；②原发性痛经：初潮后即有痛经历史，经年不愈者，生殖器官无器质病变；③气滞血瘀型痛经的主要症状：经前 1～2 天或经期小腹胀痛拒按，胸胁或乳房胀闷不舒，经行不畅，经量少，经色紫暗有块，块下痛减，舌质紫暗或有瘀点，脉弦或弦滑。

2. 病情评分标准

病情轻重的判定参照《中药新药临床研究指导原则》制定：①评分标准：经期及其前后小腹疼痛 5 分（基础分），腹痛难忍 1 分，腹痛明显 0.5 分，坐卧不宁 1 分，休克 2 分，面色㿠白 0.5 分，冷汗淋漓 1 分，四肢厥冷 1 分，需卧床休息 1 分，影响工作学习 1 分，用一般止痛措施不缓解 1 分，用一般止痛措施疼痛暂缓 0.5 分，伴腰部酸痛 0.5 分，伴恶心呕吐 0.5 分，伴肛门坠痛 0.5 分，疼痛在 1 天以内 0.5 分，疼痛每增加 1 天加 0.5 分。②程度标准：重度：痛经症状积分＞ 14 分；中度：痛经症状积分为 8～14 分；轻度：痛经症状积分＜ 8 分。

3. 一般资料

随机选择门诊就诊患者符合原发性痛经诊断标准者 66 例，分为治疗组 36 例，年龄最大 33 岁，最小 12 岁，平均 17.38±5.10 岁；病程最长 10 年，最短 1 年，平均 2.38±2.11 年；轻度 3 例，中度 21 例，重度 13 例，痛经程度评分 11.76±3.27 分。对照组 30 例，年龄最大 34 岁，最小 13 岁，平均 18.60±5.20 岁；病程最长 10 年，最短半年，平均 3.05±2.45 年；轻度 3 例，中度 16 例，重度 11 例，痛经程度评分 12.05±3.29 分。两组间在年龄、病程、痛经程度等资料方面比较，经统计学处理，符合正态分布，差异均无显著性意义（P ＞ 0.05），具有齐同可比性。

4. 病例排除标准

①经检查证实由盆腔炎、子宫内膜异位症、子宫肿瘤等所致的痛经；②对本药过

敏者；③合并有心血管、肝、肾和造血系统等严重原发性疾病，精神病患者；④不符合纳入标准，未按规定用药，或中断治疗无法判断疗效或资料不全等影响疗效判断者。

5.统计学方法

全部数据采用 SPSS 软件进行处理，计量资料用 t 检验，计数资料用卡方检验，等级计数资料用 Ridit 检验。

（二）治疗方法

1.治疗组

选用自拟活血祛痛汤。药物组成：延胡索 15g，桃仁 12g，红花 9g，丹参 12g，乌药 9g，艾叶 6g，白芍 15g，川芎 9g，当归 9g，熟地黄 12g，柴胡 9g，枳实 9g，香附 9g，巴戟天 6g，甘草 6g，随证加减。每日 1 剂，水煎 2 次取汁 600～900mL，每日 3 次，每次服 200～300mL。经前 1 周开始服用至经期第 3 天，以基础体温测定为准。

2.对照组

选用口服益母草颗粒（四川志远广和制药有限公司生产），每次 1 袋（4g），每日 2 次。经前 1 周开始服用至经期第 3 天，以基础体温测定为准。上两组均以 3 个月经周期为 1 个疗程，停药 3 个月经周期判定疗效，治疗期间停服其他任何药物。

（三）治疗结果

1.疗效判断标准

根据《中药新药临床研究指导原则》制定。痊愈：痛经症状积分值减少≥ 95％，腹痛及其他症状消失，停药 3 个月经周期未复发者。显效：痛经症状积分值降至治疗前的 1/2 以下，腹痛明显减轻，其余症状好转，不服止痛药能坚持工作。有效：痛经症状积分值降至治疗前的 1/2～3/4，腹痛减轻，其余症状好转，服止痛药能坚持工作。无效：未达到有效标准者。

2.治疗前后两组临床疗效比较

治疗组和对照组的痊愈率、显效率和总有效率分别为 47.22％、30.56％、91.67％和 20.00％、26.67％、83.33％。2 组临床疗效比较（表 12-1），差异有显著性意义（P=0.046 < 0.05）。

表 12-1　两组治疗前后临床疗效比较

组别	例数	痊愈	显效	有效	无效	痊愈率%	总有效%
治疗组	36	17	11	5	3	47.22	91.67
对照组	30	6	8	11	5	20.00	83.33

3. 治疗前后两组痛经程度积分比较

与治疗前比较，两组差异均有非常显著性意义（治疗组 P=0.000 < 0.01；对照组 P=0.000 < 0.01）；治疗组与对照组治疗后比较（见表12-2），差异亦有非常显著性意义（P=0.005 < 0.01），提示治疗组优于对照组。

表 12-2　两组治疗前后痛经程度积分比较

组别	例数	治疗前积分	治疗后积分	治疗前后积分差
治疗组	36	11.76±3.27	3.24±3.87	8.53±3.49
对照组	30	12.05±3.29	5.77±3.73	6.28±2.58

4. 两组患者临床诸症状改善情况比较

对乳胀、腹胀、肢冷、经色、经质、经量及舌脉象的改善，治疗组疗效明显优于对照组（P < 0.01）（具体数据略）。

（四）讨论

1. 西医学认为痛经的关键是子宫肌反应性过高，子宫过度收缩，引起子宫血流不足，子宫肌层组织缺血，刺激子宫自主神经疼痛纤维而发生疼痛。而原发性痛经的发生与月经时子宫内膜释放前列腺素（PG）有关，尤其是 PGF2α 和 PGE2 的升高，诱发了子宫平滑肌收缩，导致了痛经发生，且内膜中 PG 浓度越高，痛经也越严重。此外，子宫平滑肌的过度收缩可使子宫压力升高（至 8kPa 以上），导致子宫供血不足以及厌氧代谢物积存，刺激神经而发生痛经。近年来认为神经内分泌激素催产素可能起着重要作用；血清 E、P 在痛经的病因上起一定作用，如无排卵妇女无痛经，口服避孕药可减轻疼痛，但激素的作用机理仍不明确；此外一些肽类物质及自主神经系统递质（如 ET）也可造成子宫平滑肌及子宫血管收缩，从而导致痛经。因此，抑制 PGF2α 和 PGE2 的升高，以及抑制子宫平滑肌的收缩，改善子宫供血不足，是治疗痛经的关键。西医往往采用镇痛、镇静、解痉药，或应用前列腺素合成酶抑制剂，这只能起一时作用，疗效难以持久。

2. 痛经的中医病机首见于《诸病源候论》："妇人月水来腹痛者，由劳伤血气，以致体虚，受风冷之气客于胞脉，损伤冲任之脉。"后世医家对痛经的理论有了重大突破：《景岳全书·妇人规》曰："若寒滞于经，或因外寒所逆，或素日不慎寒凉，致使凝结不行则留聚为痛。"《仁斋直指方》引《遗方论》谓："经水来，临经将来作痛者，血实也，一曰瘀血郁滞也。"《女科正宗》云："妇人月水将来，而先腹腰痛者，乃血滞而气逆不通也。"《医林改错》称："凡肚腹疼痛总不移动是血瘀。"均指出痛经多由寒客血室，血凝不行，胞脉痹阻，不通则痛；或肝气郁结，气滞血瘀，血瘀冲任，不通则痛；痛经发生的病机主要为"不通"，气血运行不畅，冲任失调，导致"不通则痛"。

3. 笔者认为原发性痛经经前或行经初期疼痛，多为实证，以气滞血瘀为主。女子以肝为先天，以血为本，以气为用，气血与月经直接相关，它促使冲任血海的旺盛与通达，在月经周期性的规律变化中起着关键的作用。然"肾为先天之本""水火之宅"，内藏真阴真阳；"经水出诸肾"，肾阴是产生月经的物质基础，肾阳则有舒发肝气、温煦胞宫的功能，是月经正常排泄的功能支持者，治疗上要照顾肾脏。根据原发性痛经多发生于有排卵的月经，故笔者在治疗过程中顺应月经周期的自然变化规律，在经前7天，运用理气活血、益肾止痛的方法，调气血之偏颇，补益肾之阴阳。方中：柴胡疏肝解郁，使肝气条达；枳实下气破结，与柴胡合而升降调气；白芍酸苦微寒，养血敛阴，柔肝缓中；当归甘辛苦温，养血和血而理气，为血中之气药；当归、芍药与柴胡合用，补肝体而助肝用，使血和则肝和，血充则肝柔，缓急止痛；丹参逐气分之血瘀，破血中之气滞；川芎、香附、延胡索均为血中之气药，行气止痛；四物合用，益阴养血，调肝以充血海；桃仁、红花增加活血化瘀、散结止痛之功；巴戟天益肾助阳，补而不滋腻；艾叶、香附、乌药暖宫止痛，理气和血，兼有调经之效；甘草与芍药同用则能调和气血，善治腹痛，并调和诸药。现代药理研究证实：活血化瘀类药如川芎、当归、白芍等有明显抑制 PG 活性和解痉作用，扩张血管，增加血流量及血液灌流量，改善微循环，舒张子宫平滑肌，改善子宫的缺血缺氧状态，使痛经减轻或消失；丹参具有扩张外周血管、改善微循环的作用；川芎、延胡索等尚有镇静止痛的作用。本方主要作用在于解除子宫平滑肌的收缩，增加子宫供血，从而达到止痛的目的。以上诸药合用，共奏理气活血、益肾止痛之效，临证加减，取得较为满意的疗效。

二、多囊卵巢综合征的中医药治疗

多囊卵巢综合征（PCOS）是女性最常见的内分泌紊乱性疾病，在闭经妇女中占25%，在排卵性不孕妇女中占 50%～70%。首先于 1935 年由 Stein 和 Leventhal 描述。PCOS 的发病原因至今尚不能肯定，临床表现为闭经、月经稀发或无排卵型功能失调性子宫出血、不孕、多毛和肥胖，伴有双侧卵巢多囊性改变。中医学无 PCOS 病名，根据其临床表现属中医学的"月经失调""闭经""不孕""癥瘕"等病证的某些证型范畴。由于发病的多因性，目前尚无统一合理的治疗方案。近年来随着中医药对其研究的深入，中医药治疗 PCOS 越来越显示其优势，现将近十几年来的中医药临床研究概况综述如下：

（一）中医药疗法

1. 分型论治

中医学认为本病的发生，内因为脾、肾、肝三脏功能失调，外因以痰、湿之邪侵袭为主，且二者互为因果，致使痰湿阻滞胞宫而发病，且临床多见虚实夹杂之证。

杨正望等按肾虚血瘀的辨证对 PCOS 进行治疗，以紫石英、菟丝子、桑寄生、地龙、路路通、泽兰、泽泻等为基本方，观察 10 例 PCOS 患者采用补肾活血法治疗前后月经周期的变化，并检测血清性激素含量及通过 B 超观察卵巢的变化。同时，观察补肾活血中药对体外培养 PCOS 患者卵巢颗粒细胞 E_2、T 分泌的影响。结果表明，补肾活血法可明显改善 PCOS 患者的月经周期及激素水平。郑恺按痰湿郁火进行辨证，治以清泻肝火，化痰祛湿，用龙胆泻肝汤加减治疗 PCOS 患者 40 例，共 83 个月，在此期间共行经 124 次，占 74.7%，疗效较满意。侯璟玟等按痰瘀阻滞、气阴两伤辨证，治以养阴活血，滋水涵木，应用天癸方，以知母、龟甲、麦冬、黄精、当归、补骨脂、石菖蒲、虎杖、马鞭草、淫羊藿、生地黄、桃仁等治疗 PCOS 患者 10 例，并与二甲双胍治疗 12 例比较，疗程 3 个月，结果天癸方促排卵效果优于二甲双胍，而后者降胰岛素效果更显著。陈秀芳按肾虚肝郁、痰湿阻滞进行辨证，用补肾疏肝化痰法，以熟地黄、山药、补骨脂、淫羊藿、山茱萸、杜仲、柴胡、当归、白芍、苍术、山慈菇、皂角刺治疗 PCOS 患者 25 例，痊愈 20 例，有效 3 例，其中 19 例不孕患者中有 15 例妊娠。张帆按肾虚血瘀、痰湿阻滞辨证，用补肾化痰祛瘀方，以熟地黄、何首乌、菟丝子、淫羊藿、续断、当归、丹参、胆南星、皂角刺、半夏、柴胡治疗 PCOS 患者 35 例，27 例临床症状消失（月经正常或 BBT 双相或妊娠），B 超检查及血清性激素测定恢复正常范围，服药后妊娠 14 例，总有效率达 94.29%。章巧萍以肾虚血瘀进行辨证，用补肾活血汤，以熟地黄、女贞子、怀山药、菟丝子、补骨脂、淫羊藿、鸡血藤、刘寄奴、王不留行、制香附、生麦芽治疗 PCOS 患者 62 例，用药 1 ～ 2 个月即排卵者 15 例，用药 3 ～ 4 个月排卵 35 例，用药 5 个月未排卵者 5 例，总有效率达 90% 以上。张海峰治疗 PCOS 患者 60 例，用补肾疏肝化痰法，方以归芍地黄汤合越鞠丸，以 3 个月为 1 个疗程，连续两个疗程，总有效率 71.7%。魏姜娟等按气阴两虚、痰瘀阻滞辨证，用中药天癸方治疗 PCOS 患者的高雄激素无排卵症 66 例 196 个周期，BBT 双相 102 个周期，疗效显著。

2. 中药人工周期疗法

王娜等治疗 PCOS，经后期予促卵泡汤，补肾滋阴，经间期予促排卵汤补肾通络，促发排卵，经前期予黄体汤补肾温阳，月经期予活血调经汤，总治愈率 56.4%，总有效率 91.7%。田萍等以补肾化痰、温肾化痰、滋肾化痰、燥湿化痰法周期性治疗 PCOS，半年内妊娠率 80%。盛玉凤治疗 PCOS，补肾为主，根据月经周期的不同阶段，分为经后期滋补肾阴（血）而养冲任，经间期益肾填精而疏冲任，月经前期温补肾阳而调冲任，月经期活血化瘀而调月经，兼顾疏肝理气、健脾利湿、化痰散结，取得了较好的疗效。郝兰枝等以淫羊藿、仙茅、菟丝子、鹿角霜、旱莲草、女贞子、当归、川芎、益母草、黄芪、炙甘草等为组方，采用人工周期法分四段治疗青春期 PCOS 患者 40 例，分别在月经后期补肾阴，排卵前期理气活血，排卵后期补肾阳，经前期活血调经，结果 36 例月经恢复正常，总有效率达 90%。袁雄芳以补肾 - 活血化瘀 - 补肾 - 活血调经顺序周期性选方用药，仿照月经周期进行治疗 PCOS 患者 38 例，即在药物行经经净后，作为人工假设月经周期开始用药，根据中医辨证分为肾阴虚型、肾阳虚型、痰湿型等 3 型用药，总治愈率 68.4%，总有效率 86.8%。

3. 中医针刺治疗

马仁海等针灸治疗 PCOS98 例，腹部六针（关元、中极、子宫、大赫）、三阴交为主，脾肾气虚者配脾俞、肾俞、足三里、太白、公孙，用补法加灸加电针，肝郁气滞者配肝俞、厥阴俞、期门，用平补平泻法加电针，每日 1 次，20 次为 1 个疗程，共 6 个疗程，治愈率为 94%，妊娠率为 81.25%，流产率为零。张丽梅治疗 PCOS 患者 64 例，卵泡期口服自拟补肾汤（山茱萸、石斛、肉苁蓉、熟地黄、巴戟天、附子、白茯苓、石菖蒲、陈皮、香附），排卵期、黄体期辅以电针治疗（选用疏波，中等强度，针刺双侧子宫穴、中极穴）。治疗 3 个月为 1 个疗程，症状改善率 96%，LH/FSH、T 值下降率 70%。

（二）中西医结合治疗

近年来中西医结合治疗 PCOS 日益突显其优势。邵瑞云等用补肾活血中药加克罗米芬（CC）治疗 PCOS 患者 32 例，周期排卵率达 87.0%，总妊娠率为 65.6%，未发生卵巢过激综合征（ovarian hyperstimulation syndrome，OHSS）及卵泡未破裂黄素化综合征（luteinized unruptured follicles yndrome，LUFS）。陈文湘等应用中药启宫汤联合克罗米芬治疗 PCOS，排卵率增加不显著，但 3 个月内妊娠率增加显著，尤其是在停止服用 CC 后，又有 28.26% 的病人可获妊娠，治疗 9 个月内的妊娠率达 64.89%，说明中西药结合治疗 PCOS 妊娠率高，其作用不仅发生在服药期间，在服药后半年仍有延续治疗作用。司继爱等治疗 PCOS 患者 300 例，自拟内分泌 I 号方补肾阴、助肾阳，佐以理气化痰、活血化瘀之品，并配合西药戊酸雌二醇以及人绒毛膜促性腺激素（HCG）促排卵，结果有 263 例月经恢复正常，并维持 3 个周期以上，治愈率达 87.7%。陈锦秀等将 90 例 PCOS 患者分为 3 组：①组服用二甲双胍；②组服用中药化痰补肾方（自拟）；③组服用二甲双胍＋中药化痰补肾方，治疗结果显示：③组不论在临床症状改善方面，还是提高受孕率方面都明显优于①组、②组，说明中西结合治疗高胰岛素血症的 PCOS 可获得较高的妊娠率。

（三）中药与手术结合治疗

随着腹腔镜技术的发展，腹腔镜下卵巢打孔术一度颇受 PCOS 不孕症患者的欢迎，但其引起术后粘连仍是一个不可忽视的问题，因此近年来又有关于中药治疗与腹腔镜配合的研究，已取得了较好的疗效。黎小斌等腹腔镜下双侧卵巢多点电凝术辅以补肾化瘀中药（导痰种子方）治疗 PCOS 患者，与对照组单用腹腔镜下双侧卵巢多点电凝术各 20 例对比，对照组术后 6 个月内总排卵率有明显下降，雄激素（T）、LH/FSH 比值则有回升的倾向；而治疗组在术后观察的 6 个月内排卵率无明显下降，T、LH/FSH 比值则无明显回升，提示腹腔镜下双侧卵巢多点电凝术辅以补肾化痰中药治疗 PCOS 不孕症优于单纯用腹腔镜手术。

（四）讨论

对 PCOS 的治疗，西医一般首选克罗米芬促排卵，但约有 20% 的患者对 CC 无反应。应用 CC 排卵率虽达 70%～ 80%，但妊娠率仅为 30%～ 40%。使用促性腺激素促排卵虽然较为有效，却常导致多个卵泡发育，增加了 OHSS 的发生风险，且药物价格昂贵，需要严密监测，限制了临床应用。后来又有在腹腔镜下卵巢打孔术，但其术后粘连仍然是个不可忽视的问题。

中医对 PCOS 的治疗，疗效肯定，且副作用少，研究显示，中医药在调整生殖功能和内分泌代谢方面有一定的优势。因此，中药对 PCOS 治疗是个有效的选择，但由于其病因和临床表现的复杂性，中医对其发病机制研究尚不够深入，对其辨证治疗亦缺乏统一的标准，治疗方法各家看法不一，且现缺乏各种疗法的临床比较。

中西医结合治疗已证明有效，现已显示出独有的优势及良好的发展前景，相信将成为以后颇有发展前景的治疗方法。通过中西医结合，可以互补不足，充分发挥中西药优势，达到较好疗效。

三、多囊卵巢综合征中医证素规律的临床研究

多囊卵巢综合征是女性最常见的内分泌紊乱性疾病，发病率为 5%～ 10%。PCOS 临床表现呈现高度异质性，其症状、体征多样，包括月经异常、高雄激素血症、不孕、多毛及肥胖，伴有双侧卵巢多囊性改变。发病机制至今仍未阐明，成为妇科内分泌领域最复杂的研究热点。根据其临床表现，可属中医学的"崩漏""闭经""不孕""癥瘕"等病证范畴。本文采用证素辨证的方法对多囊卵巢综合征患者病位、病性证素特点进行研究，探讨本病证素的分布规律及中医病理特征。

（一）临床资料

1. 诊断标准

根据 2003 年鹿特丹会议 Rotterdam 标准制定：①稀发排卵或无排卵；②有高雄激素血症的临床和 / 或生化特征；③超声表现为多囊卵巢（一侧或双侧卵巢有 12 个以上直径为 2 ～ 9mm 的卵泡，和 / 或卵巢体积大于 10mL）；④排除其他原发性疾病（先天性肾上腺皮质增生、分泌雄激素的肿瘤、柯兴综合征、甲状腺功能紊乱、促性腺激素低下和卵巢早衰，高泌乳素血症等）符合以上三条中的两条即可。

2. 纳入标准

符合病例选择标准 18 ～ 40 岁之间患者，安全性观测无异常者。

3. 排除标准

①年龄在 18 岁以下或 40 岁以上者；②先天性生理缺陷、畸形、遗传因素所致月经不调、不孕；③男方生殖功能异常；④合并有心血管、肝、肾和造血系统等严重原

发性疾病，精神疾病者；⑤过敏体质者；⑥不符合纳入标准或资料不全等影响判断者。

4. 一般资料

选择 2010 年 2 月～ 2012 年 2 月在福建中医药大学附属人民医院就诊的多囊卵巢综合征患者 83 例，年龄 19 ～ 37 岁，平均年龄为 26.71±5.01 岁，病程 2 ～ 7 年，平均病程为 4.15±1.9 年。

（二）研究方法

在四诊基础上按中医方法进行辨证。参照"600 常见症状的辨证意义"，以各症状要素积分和阈值法确定证候及各个证素的权重。各辨证要素的诊断确定，100 作为通用阈值，各症状对各辨证要素贡献度之和达到或超过 100 时即可诊断为证素。每一症状的轻重以中等程度为准，若该症状重时，其定量诊断值乘 1.5，若该症状轻时乘 0.7，辨证时，先分别将病人的症状按提示的辨证要素进行累加，取超过阈值的项目作为辨证诊断，最后将诊断结果有机结合，从而构成完整的证名诊断。积分＜ 70，归为 0 级，说明基本无病理变化；70 ≤积分＜ 100，归为 1 级，说明存在轻度该证素病变；100 ≤积分＜ 150，归为 2 级，说明存在中度该证素病变；积分≥ 150，归为 3 级，说明存在重度该证素病变。临床出现的兼夹证分别计入不同证素，如既有血瘀又有气滞分别计入血瘀的证素和气滞的证素。

（三）统计学处理

采用 SPSS13.0 统计软件处理数据，计量资料采用均数 ± 标准差表示，计数资料用 n（%）表示。计数资料的比较用卡方检验，两样本均数的比较 t 检验；多样本均数的比较及均数的两两比较用单向方差分析（One-way ANOVA），多重比较采用 LSD（Spearson 法）或 Tamhane's T2 检验。

（四）结果

1. 病位证素分布比较

多囊卵巢综合征患者病位证素的频数分布差异显著（P ＜ 0.01）。病位证素积分从高到低依次为胞宫、肾、肝、脾、肺，且胞宫、肾证素积分显著高于、肝、脾、肺证素积分（P ＜ 0.01）。

表 12-3 多囊卵巢综合征患者病位证素的频数分布与积分

证素	胞宫	肾	肝	脾	肺
频数	54	43	22	18	9
积分	168.37±3.53	129.55±31.42*	101.36±38.50*△	89.73±18.23*△	82.76±23.76▲△

注：与胞宫证素积分比较 *P ＜ 0.01，与肾证素积分比较△ P ＜ 0.01。

2. 虚证证素分布比较

多囊卵巢综合征患者虚证证素的频数分布差异显著（P ＜ 0.01）。虚证证素积分从高到低依次为气虚、阴虚、阳虚、血虚；且气虚证素积分显著高于阴虚、阳虚、血虚证素积分（P ＜ 0.01）。

表 12-4　多囊卵巢综合征患者虚证证素的频数分布与积分

证素	气虚	阴虚	阳虚	血虚
频数	49	31	26	15
积分	128.29±34.41	91.43±44.45	86.47±35.25	79.73±66.57

注：与气虚证素积分比较 P ＜ 0.01。

3. 实证证素分布比较

多囊卵巢综合征患者实证证素的频数分布差异显著（P ＜ 0.01）。实证证素积分从高到低依次为气滞、痰、湿、血瘀、热；且气滞证素积分显著高于痰、湿、血瘀、热证素积分（P ＜ 0.01）。

表 12-5　多囊卵巢综合征患者实证证素的频数分布与积分

证素	气滞	痰	湿	血瘀	热
频数	53	36	31	28	22
积分	157.29±13.24	128.52±29.43	119.37±32.50	113.73±32.67	99.66±24.76

注：与气滞证素积分比较 P ＜ 0.01。

（五）讨论

《素问·上古天真论》曰："女子七岁，肾气盛，齿更发长；二七天癸至，任脉通，太冲脉盛，月事以时下，故有子……"提示了两方面与肾有关，一曰月经，二曰孕育。肾中精气的盛衰主宰着人体的生长、发育与生殖。"经原非血也，乃天一之水，出自肾中。"故《医学正传·月经》中有"月经全借肾水施化，肾水既乏，则经血日以干涸……渐而至闭塞不通"的记载。肾藏精，主生殖，胞脉系于肾，卵子是肾所藏之"阴精"，卵子的发育成熟与肾精充盛，肾阳鼓动密切相关。肾精亏虚，肾阳虚衰，无力启动氤氲乐育之气，则卵子发育迟缓；肾阴不足，卵子因缺乏物质基础而不能成熟；肾虚，气血运行无力，瘀滞冲任胞脉，卵子不能排出，不能摄精成孕。因此，肾通过多渠道、多层次、多位点对月经的产生及孕育发挥主导作用。PCOS 患者在临床研究和观察中，均以肾虚证占多数，验证了"肾主生殖"这一理论。临床许多补肾药物均有促卵泡发育，提高雌激素水平，增加子宫内膜雌激素受体（ER）、孕激素受体（PR）

含量等作用。

女子以肝为先天，肝藏血，肾藏精，所谓"肝肾同源"。PCOS 发病多为青壮年妇女，此阶段女子不仅易于因七情不遂而伤及肝脏，导致肝气郁结，也可由于其他诸多病因而"因病致郁"。《妇科要旨·种子篇》中论述了"妇人无子，皆因经水不调，经水所以不调者，皆由内有七情之伤，外有六淫之感，或气血昌盛，阴阳相乘所致"，此之谓也。脾为后天之本，主运化水谷及水液；脾失健运，水湿内停，湿聚成痰，痰浊阻滞冲任、胞络，痰瘀搏结，日久成癥，《丹溪心法》有云："若是肥盛妇人，禀受甚厚，悠于酒食，经水不调，不能成孕，以躯脂满溢，湿痰闭塞子宫故也。"肥胖为多囊卵巢综合征主症之一，《女科切要·经行闭止》云："肥人经闭，必是痰湿与脂膜壅塞之故。"进一步阐明了痰湿经闭的机理。肝气郁滞化火犯肺，肺之郁蒸腾颜面，则面部痤疮，毛发浓密。女子以血为本，精血同源，肾阳虚，血失温煦；肾气虚，运血无力；肾阴虚，内热灼血；皆可致瘀。血瘀，冲任失畅，血海不能按时满溢，不能摄精成孕。血行不畅，有碍肾精的充养及肾气的化生，从而加重肾虚。《诸病源候论》引养生方说："月水未绝，以合阴阳，精气入内，令月水不节，内生积聚，令绝子。"亦此意也。

综上，PCOS 患者在病因病机上以肾、肝、脾三脏功能失调为本，气滞、痰湿、血瘀为标。肾虚为 PCOS 的基本证候和原发病机，肝郁、脾虚在 PCOS 的发病中起重要作用，在肾虚、肝郁、脾虚的基础上，变生出气滞、痰湿、血瘀的证候。病性多为本虚标实相兼错杂，单纯虚及单纯实的证素均较少。PCOS 的病理变化是一个逐步发生发展的过程。采用证素辨证的方法能够较好地反映机体从健康－"前证"－证的病变过程和体现证的轻重错杂，为中医辨证标准化和客观化提供新的研究思路。

四、固本调经汤治疗更年期功能失调性子宫出血 33 例临床观察

更年期功能失调性子宫出血（简称更年期功血），是指发生在卵巢功能逐渐衰退过程中的女性（一般在 40 岁以后），表现为卵泡衰老，对垂体促性腺激素的反应减弱直至消失。因此，卵泡常处于未成熟阶段，但仍能分泌雌二醇，致使子宫内膜持久处在增殖期，甚至出现子宫内膜增生过长。随雌激素水平下降，子宫内膜失去支持而脱落，引起子宫出血，多为无排卵型功能失调性子宫出血。临证以不规则子宫出血为主，血量较多，出血时间长。与中医所指的非经期而下血之崩漏概念相似，为更年期妇女的常见病、多发病。由于阴道出血量多，或淋漓日久不净，因而严重危害着更年期妇女的健康。笔者运用自拟固本调经汤汤治疗更年期功血 33 例，并与三七血伤宁胶囊治疗 20 例进行对照观察，现报告如下：

（一）临床资料

1. 一般资料

随机选择门诊就诊患者符合更年期功能失调性子宫出血诊断标准者 53 例，随机

分为 2 组。治疗组 33 例，年龄 42～56 岁，其中 42～45 岁 8 例，46～50 岁 18 例，51～55 岁 5 例，＞55 岁 2 例，平均 47.39±3.579 岁，均已婚；出血时间最短 7 日，最长 3 个月，其中 7～30 日 19 例，31～60 日 11 例，＞60 日 3 例，平均 23.36±19.12 日；治疗前血红蛋白含量 10.367±2.411g/L。对照组 20 例，年龄 42～56 岁，其中 42～45 岁 5 例，46～50 岁 13 例，51～55 岁 1 例，＞55 岁 1 例，平均 46.85±3.281 岁；已婚 19 例，未婚 1 例；出血时间最短 8 日，最长约 3.5 个月，其中 10～30 日 12 例，31～60 日 6 例，＞60 日 2 例，平均 23.50±24.04 日；治疗前血红蛋白含量 10.275±2.418g/L。2 组在年龄、病程、血红蛋白含量等方面，经统计学处理，符合正态分布，差异均无显著性意义（P＞0.05），具有齐同可比性。

2. 诊断标准

参照文献《中医妇科病证诊断疗效标准》（试行）的崩漏诊断标准进行。即：经血非时而下，或量多如注，或量少淋漓不尽，或崩与漏交替出现。凡符合崩漏之诊断的功能失调性子宫出血的患者，年龄在 42～56 岁之间，排除生殖器肿瘤、凝血机制障碍性出血、炎症等器质性病变及妊娠出血，病前 3 个月未用过激素，即为本资料入选对象。

3. 病例排除标准

①经全身检查、凝血机制检验、B 超及妇科检查，除外全身与生殖系统器质性病变；②对本药过敏者；③精神病患者；④不符合纳入标准，未按规定用药，或中断治疗无法判断疗效或资料不全等影响疗效判断者。

4. 统计学方法

全部数据采用 SPSS 软件进行处理，计量资料用 t 检验，计数资料用卡方检验，等级计数资料用 Ridit 检验。

（二）治疗方法

1. 治疗组

给予固本调经汤治疗。药物组成：太子参 30g，生黄芪 15g，白术 12g，茯苓 12g，木香 9g，川断 9g，杜仲 9g，山萸肉 9g，生地黄 21g，旱莲草 12g，女贞子 12g，益母草 18g，三七粉 3g（冲），生蒲黄 9g（包），仙鹤草 9g，煅龙骨 15g，煅牡蛎 15g，升麻 6g，甘草 6g，随证加减。每日 1 剂，水煎 2 次取汁 600～900mL，分 3 次服，每次服 200～300mL。血净后停药。于下次月经前 5 日再服此方至血净。连续治疗 3 个月经周期为 1 个疗程。

2. 对照组

给予三七血伤宁胶囊（桂林三金制药厂生产）每次 1 粒，每日 3 次；重者可改为每次 2 粒，每日 3 次，至血净为止。疗程、方法同治疗组。上两组治疗期间每天测基础体温，治疗 3 个月经周期统计疗效。观察治疗期间，一律停用其他有止血作用的中西药物。

（三）治疗结果

1. 疗效标准

参照《中医临床病证诊断疗效标准》：临床治愈：控制出血后，连续 3 个月经周期经期、经量均正常，自觉症状消失，血红蛋白在 100g/L 以上，恢复正常排卵，基础体温双相，黄体期不少于 12 天，或更年期妇女血止后绝经者；显效：控制出血后，月经周期、经量基本正常，但经期仍较长（7 天以上，10 天以下），自觉症状基本消失，血红蛋白在 100g/L 以上者；有效：月经周期、经期、部分自觉症状得到明显改善，血量减少，血红蛋白在 80g/L 以上者；无效：以上各项均无改善者。

2. 治疗前后两组临床疗效比较

治疗组和对照组的痊愈率、显效率和总有效率分别为 51.52%、36.36%、93.94% 和 15.00%、50.00%、80.00%。2 组临床疗效比较（表 12-6），差异有显著性意义（P=0.034 < 0.05）。

表 12-6　两组治疗前后临床疗效比较

组别	例数	痊愈	显效	有效	无效	痊愈率%	总有效%
治疗组	33	17	12	2	2	51.52	93.94
对照组	20	3	10	3	4	15.00	80.00

3. 治疗前后两组血红蛋白含量比较

与治疗前比较，两组差异均有非常显著性意义（治疗组 P=0.000 < 0.01；对照组 P=0.008 < 0.01）；治疗组与对照组治疗后比较（表 12-7），差异亦有非常显著性意义（P=0.004 < 0.01），提示治疗组优于对照组。

表 12-7　两组治疗前后血红蛋白含量（g/L）比较

组别	治疗前血红蛋白量	治疗后血红蛋白量	治疗前后血红蛋白量差
治疗组	10.367±2.411	11.364±2.114	0.997±0.840
对照组	10.275±2.418	10.635±2.387	0.360±0.546

（四）讨论与体会

1. 西医学认为，功能失调性子宫出血为下丘脑 – 垂体 – 卵巢轴运转失调或子宫收缩不良所致，多见于更年期，约占 50%。更年期功能失调性子宫出血多为无排卵型，基础体温呈单相，主要为卵巢功能减退引起。西医学多采用调整激素水平的内分泌治疗，一般较有效。但激素治疗需根据病人不同情况制定不同的方案，药物剂量需严格掌握，治疗疗程长，方法复杂，病人不易掌握，不易坚持；且副反应较重，如胃肠道反应、体重增加等；而且病情容易反复。或用加强子宫收缩药物，副作用较大；或用诊断性刮宫术，较为痛苦，常不易被患者接受。

2. 更年期功能失调性子宫出血属中医学"崩漏"范畴。崩漏是妇科常见病，早在《内经》便有"阴虚阳搏谓之崩"之说，为后世医家奠定了理论基础。历代医家对崩漏的理论研究有不同的侧重：如《备急千金要方》云："瘀血占据血室，而致血不归经。"《血证论》云："血失何根，瘀血即其根也。"《济生篇》所言："节宜失宣，必致壅闭，遂循经流注，失其常度，故有妄行之患焉。"《妇科玉尺》曰："思虑伤脾，不能摄血。致令妄行。"李东垣曰："妇人血崩，是肾水阴虚不能镇守相火，故血走而崩也。"《素问·上古天真论》曰："女子……不过尽七七，而天地之精气皆竭矣。""任脉虚，太冲脉衰少，天癸竭。"更年期特殊的生理状况，干扰了脾肾 - 天癸 - 冲任 - 胞宫生理轴的正常活动，从而引起本病之发生。"五脏相移，必归脾肾"，"五脏之伤，穷必归肾"，故"调经之要，贵在补脾胃以资血之源；养肾气以安血之室，知斯二者，则尽善矣"。故先天藏精之肾与后天化源之脾是此病机之关键，治之当本着"贵在补脾胃以资血之源，养肾气以安血之室"的原则。然其主症是出血，若不急止，势必阴血愈亏，更增衰竭之势。唐容川有"止得一分血，保得一分命"之说，故治疗首当止血，血止之后，调经固本。临床应用，决非单纯使用止血药便可收效。然"离经之血便是瘀"，"瘀血不去，新血难安"，还必须注意有无瘀血，如有瘀血未尽，一味止血，则有留瘀之弊。古人治疗血崩有塞流、澄源、复旧三法。三者相辅相成，不能截然分开。

3. 更年期功血之治疗，应促使其较快的达到绝经。临证采用健脾益肾、活血止血之法进行治疗，收到了显著效果。方中太子参性平而不燥，益气而不动血，止血而不化热，重用方可达补气摄血之目的；黄芪补中益气，生血固冲，配合太子参，则气充血行而不留瘀，血行气随而不溢外；白术、茯苓健脾益气；木香理气健脾；川断、杜仲、山萸肉三药相伍，补肾固冲，补中有清；加用生地黄，因其为止血灵药，有凉血止血、补肾水真阴之功；旱莲草、女贞子滋阴益肾，补肝养血，补中有止；益母草养血调经；仙鹤草、三七、炒蒲黄三药合用，活血止血而不留瘀；煅龙骨、煅牡蛎收敛益阴，固涩止血；升麻升阳举陷，促进胞宫复旧；甘草既调和药性，又助黄芪、白术健脾益气。全方相配，守而不走，旨在健脾益肾，活血止血，具有标本兼治之功，故能收到较好的疗效。

中药现代药理表明：黄芪、川断等有调节免疫、内分泌网络的作用；女贞子既有睾丸酮样作用，也有雌二醇样的激素类似物作用，动物实验可使兔卵巢的大卵泡数明显增多、雌激素水平升高；仙鹤草、旱莲草、益母草水煎剂对兔等多种动物在体、离体子宫均有兴奋作用，同时具有缩短出凝血时间、抗血凝等作用；生地黄能提高凝血机能达到止血的目的。在机体衰老过程中，有潜在的血瘀证存在，其检出随年龄的增长而增加。活血祛瘀药物可加速陈旧子宫内膜的脱落，能调节血流量的分布及体内物质代谢，能调整内分泌，特别是女性激素的比例，使女性下丘脑 - 垂体 - 卵巢轴恢复正常运转，达到经水自调之目的。

五、滋肾养精法在多囊卵巢综合征肾虚证腹腔镜术后的应用研究

多囊卵巢综合征是女性最常见的内分泌紊乱性疾病。中药复方治疗具有多层次、多环节、多靶点作用的特点和优势，但疗效缓慢，疗程较长；腹腔镜手术具有创伤小、术后粘连率低、排卵率高的优点，但疗效不持久且流产率高于药物治疗。因此腹腔镜术后应及时利用术后内分泌环境的改善，结合滋肾养精法中药治疗，恢复月经周期，提高排卵率及受孕率，恢复卵巢生理功能，以免错过手术后怀孕的最佳时机。

（一）临床资料

1. 一般资料

所有病例均来源于 2006 年 9 月～ 2010 年 3 月福建省人民医院妇科门诊及病房确诊为 PCOS 且符合纳入标准的患者，共 53 例，按数字随机表方法随机分为 2 组。治疗组 30 例，年龄 18 ～ 37 岁，平均 25.70±4.89 岁；病程 5.2±1.6 年；中医证候积分 20.43±6.16 分。对照组 23 例，年龄 19 ～ 38 岁，平均 26.72±5.02 岁；病程 4.2±1.9 年；中医证候积分 21.30±5.41 分。2 组年龄、病程、病情、中医证候积分等经统计学处理，差异均无显著性意义（P ＞ 0.05），具有可比性。

2. 诊断标准

西医标准参照 2003 年鹿特丹会议标准。肾虚证中医辨证标准参照《中医妇科学》中相关标准：肾精亏损，不能化气：精神不振，头晕耳鸣，腰酸腿软，小便频数，舌淡红，苔薄白，脉沉弱或沉细；肾阴不足，真阴亏损：头晕耳鸣，颧红，五心烦热，失眠盗汗，小便短赤，大便干，足跟痛，舌红少苔或无苔，脉细数无力；肾阳不足，命门火衰：腰脊酸痛，畏寒腹冷，尿意频数，夜间尤甚，五更泄泻，性欲减退，舌淡暗而嫩，苔薄白而润，脉沉迟而弱，尺脉尤甚。

3. 纳入标准

符合上述西医标准及中医辨证标准；18 ～ 40 岁患者；安全性观测无异常；已于本院门诊行西药规范治疗 6 个月，排卵效果不佳，愿意接受腹腔镜手术；术中所见及术后病理均符合 PCOS。

4. 排除标准

年龄在 18 岁以下或 40 岁以上者；先天性生理缺陷、畸形、遗传因素所致月经不调、不孕；男方生殖功能异常；合并有心血管、肝、肾和造血系统等严重原发性疾病，精神疾病者；过敏体质及对研究药物过敏者；不符合纳入标准，未按规定用药，无法判断疗效或资料不全等影响疗效或安全性判断者。

（二）治疗方法

1. 治疗组常规腹腔镜术后加用中药滋肾养精法中药治疗。处方：熟地黄 15g，山药

12g，山茱萸 12g，茯苓 12g，当归 9g，枸杞子 9g，杜仲 9g，菟丝子 9g，淫羊藿 6g，巴戟天 6g，肉苁蓉 6g。偏肾阴虚者，酌加鹿角胶、龟甲、黄精等；偏肾阳虚者，酌加肉桂、制附子、补骨脂、仙茅、淫羊藿等；偏肾气不足者，酌加黄芪、党参等。兼肝郁者去山药、杜仲，酌加柴胡、白芍、郁金；痰湿者去枸杞子，酌加半夏、陈皮、枳壳、皂角刺；血瘀者去杜仲，酌加桃仁、红花、香附。每天 1 剂，水煎分早晚 2 次服。术后即有月经来潮者于月经第 5 天开始服药，未来月经者依照上次来潮时间顺延至第 5 天开始服药，连服 15 天为 1 个用药周期，3 个用药周期为 1 个疗程，治疗 1 个疗程，随访 6 月。

2. 对照组常规腹腔镜术后不加用药物治疗。

（三）观察指标与统计学方法

1. 观察指标

血内分泌激素测定：术前月经或黄体酮撤退性出血第 3 ～ 5 天，治疗 1 个疗程后（即术后 3 月）经期第 2 ～ 5 天，停药后第 3 个月经周期（即术后 6 月）经期第 2 ～ 5 天，清晨空腹取血，用免疫化学发光法分别测血促黄体生成素（LH）、促卵泡生成素（FSH）及睾酮（T）值。

2. 统计学方法

计量资料以（$\bar{x} \pm sd$）表示，比较采用 t 检验，多组计量资料间比较采用单向方差分析；计数资料采用例数或百分比表示，采用卡方检验；等级资料采用 Ridit 检验；采用 SPSS13.0 统计学软件进行统计分析。

（四）疗效标准与治疗结果

1. 疗效标准

病情疗效标准：治愈：治疗后中医症状消失，出现排卵，连续 3 个周期以上月经规律或受孕者，LH/FSH、T 值下降百分率 ≥ 75％；有效：治疗后中医症状总积分减少 ≥ 1/3，临床症状改善，月经规律，不到 3 个周期后又复发，LH/FSH、T 值下降百分率 < 75％，≥ 15％；无效：治疗后中医症状总积分减少 < 1/3，月经周期仍不规律，LH/FSH、T 值下降百分率 < 15％。中医证候疗效标准参照《最新国内外疾病诊疗标准》制定。疗效指数＝（治疗前积分 – 治疗后积分）/ 治疗前积分。临床治愈：治疗后中医症状消失；显效：治疗后中医症状总积分减少 ≥ 2/3；有效：治疗后中医症状总积分减少 < 2/3，≥ 1/3；无效：治疗后中医症状总积分减少 < 1/3。

2. 2 组病情疗效比较

治疗组病情疗效治愈率为 53.33％，总有效率为 93.33％，对照组分别为 26.09％和 73.91％，2 组治愈率比较，差异有显著性意义（P < 0.05），总有效率比较，差异无显著性意义（P > 0.05）。

表 12-8 2 组病情疗效比较例

组别	例数	治愈	有效	无效	治愈率（%）	总有效率（%）
治疗组	30	16	12	2	53.33*	93.33
对照组	23	6	11	6	26.09	73.91

与对照组比较，*P ＜ 0.05。

3. 2 组中医证候疗效比较

治疗组中医证候疗效总有效率为 90.00%，对照组为 43.48%，2 组比较，差异有显著性意义（P ＜ 0.05）。

表 12-9 2 组中医证候疗效比较例

组别	例数	治愈	显效	有效	无效	总有效率（%）
治疗组	30	10	9	8	3	90.00*
对照组	23	3	4	3	13	43.48

与对照组比较，*P ＜ 0.05。

4. 2 组血内分泌激素变化比较

术后 3 个月，2 组 T、LH/FSH 与治疗前比较，差异有非常显著性意义（P ＜ 0.01）；术后 6 个月，对照组 T、LH/FSH 与术后 3 个月比较，差异有显著性意义（P ＜ 0.05）。

表 12-10 2 组血内分泌激素变化比较

组别		术前	术后 3 个月	术后 6 个月
治疗组	T（ng/mL）	71.89±20.36	13.90±3.76*	18.40±7.62
	LH/FSH	2.55±1.71	1.33±0.96*	1.34±0.95
对照组	T（ng/mL）	71.75±20.60	13.67±2.99*	30.59±6.50△
	LH/FSH	2.11±1.06	1.13±0.60*	1.63±0.58△

与治疗前比较，*P ＜ 0.01；与术后 3 月比较，△ P ＜ 0.05。

5. 2 组妊娠率比较

治疗组妊娠率为 46.67%，对照组为 21.74%，2 组比较，差异有显著性意义（P ＜ 0.05）。

表 12-11　2 组妊娠率比较例

组别	例数	妊娠	妊娠率（%）
治疗组	30	14	46.67*
对照组	23	5	21.74

与对照组比较，*P < 0.05。

（五）讨论

中医学认为，"肾主生殖""经水出诸肾"，与肾有关，一是月经，二是孕育。肾阴是月经的物质基础，肾气盛是月经产生的先决条件。卵子是肾所藏之"阴精"，肾阴不足，卵子因缺乏物质基础而不能成熟；肾精亏虚，肾阳虚衰，无力启动氤氲乐育之气，则卵子发育迟缓，无优势卵泡；肾虚，气血运行无力，瘀滞冲任胞脉，故表现为卵泡包膜厚，卵子不能排出，不能摄精成孕。由此可见，肾通过多渠道、多层次、多位点对月经及孕育发挥主导作用。PCOS 患者在临床研究和观察中，均以肾虚证占多数，验证了"肾主生殖"这一理论。

腹腔镜技术在治疗 PCOS 不孕方面有无可比拟的优势，集诊断和治疗于一体，创伤小、恢复快，但这种机械性的治疗方法对消除难治性 PCOS 的病理机制作用不大，所以它一样具有疗效不持久，排卵率提高，而妊娠率却不高的特点。故只有寻求手术后有效的补充治疗，才可能从根本上改善患者的病理状态而提高受孕的机会。滋肾养精中药以淫羊藿补肾壮阳，巴戟天补肾助阳，肉苁蓉补肾助阳益精血；熟地黄、山药、山茱萸、枸杞子、杜仲、菟丝子滋阴益肾，养肝补脾；并设当归补血养肝，茯苓健脾利水渗湿，全方疏补有序，配伍得当，并临证化裁，使肾中阴阳充盛协调，气化有常，任通冲盛，气血畅达，血海按时满溢，方可摄精成孕。本研究显示了腹腔镜手术结合滋肾养精法中药治疗 PCOS 肾虚证的特色与优势，初步说明滋肾养精法可以改善 PCOS 的持续高 LH 和高 T 状态，使 T、LH/FSH 下降后维持时间延长，改善其生殖健康，提高妊娠率，值得临床推广应用。

第十三章　魏海茵

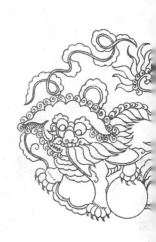

魏海茵简介

魏海茵 1977 年毕业于福建医科大学中医系中医专业。1977～1987 年在福州市台江区医院小儿科任医师；1987～1996 年在福州市台江区中医院小儿科任主治医师；1996 年以来，先后在福州市台江区中医院等单位的小儿科和妇科任副主任医师。期间，1997 年 1 月～2000 年 1 月从师于吴熙主任医师学习中医妇科专业，修业期满，经国家人事部、卫生部和国家中医药管理局考评合格出师。

魏海茵悬壶 38 年来，深受病人及其家属的好评。平均每年门诊量达数千人次；其中，有 20 年左右的时间，每年总门诊量均在 1 万人次以上。病人近在福州市五区八县，远至西半球的美国和欧洲的西班牙。在儿科常见病多发病的诊治方面，有较高的造诣；与此同时，涉足中医妇科，在妇科常见病多发病以及不孕症、乳腺小叶增生和子宫肌瘤等疑难杂症等的诊治方面，也取得很好的业绩。在工作之余，执笔撰写 / 参与编写多篇论文 / 专著，在有关刊物 / 出版物上发表。

魏海茵 2005 年当选为福建省中医药学会妇科分会第四届常委兼秘书，2009 年和 2014 年先后当选为该分会第五届委员和第六届委员。2012 年当选为福州市中医药学会第七届理事会理事。

医案选萃

一、吴熙老师治疗不孕症临证特点

吴熙老师出身于延陵吴氏中医世家，17 岁随父亲习医，又受到当代著名中医妇科圣手哈荔田、罗元恺的指教，治愈不少妇科疑难症，尤其擅治不孕症，为享受国务院政府特殊津贴的专家、全国 500 名老中医药专家之一，福建省优秀专家。笔者作为吴老师学术继承人有幸跟师临床多年，获益匪浅，现将吴老师治疗不孕症的真谛，总结如下：

（一）择时治疗不孕症的理论探讨

女性不孕症中医治疗方法很多，吴熙老师宗《内经》中"月生无泄、月满无补、月郭空无治"的明训，运用于临床收到很好的效果。本文就除器质性不孕症外，择时治疗女性不孕症的理论做一探讨，以冀拓宽中医治疗该病的途径。

1. 受孕的生理

中医的受孕生理是从人体内环境宏观方面去认识的，认为人之所以能受孕，依赖肾气旺盛，精血的充沛，冲任二脉充盈，胞宫的功能正常，才能两精相搏，合而成形，完成受孕。《素问·上古天真论》云："女子七岁，肾气盛，齿更发长，二七天癸至，任脉通，太冲脉盛，月事以时下，故有子。"王冰云："冲为血海，任主胞胎，二者相资，故能有子。"很显然，中医学把肾气、天癸、冲任、胞宫作为生殖轴的内环境。生殖轴内环境有特定的节律，且处于动态平衡中。人又生活在大自然中。大自然、社会环境与人体息息相关，影响内环境的节律恒定。因此，内、外环境的变化都不是超出动态平衡的内环境代偿能力，一旦超出，或月经先后不定期，或不孕。健康人可凭借他雄厚的内环境的缓冲能力，迅速调整内环境失衡，抵御自然的、社会的、精神的干扰，保持内环境的动态平衡，即使环境多变导致内环境暂时不稳定，他也可及时调整、修复，因此仍可受孕。

2. 不孕症的主要环节

中医文献对此有较详细的论述。《医宗金鉴·妇科心法要诀》云："女子不孕之故，由伤其冲任也……或因宿血积于胞中，新血不能成孕；或因胞寒、胞热不能摄精成孕；可因体虚多痰，脂膜壅塞胞中而不孕。"丹溪云："妇女无子，皆由经水不调者，内有七情所伤，外有六淫之感，或气血偏盛，阴阳相乘所致。"《圣济总录》说："妇人所以无子，由于冲任不足，肾气虚寒故也。"

中医学把妇人不孕的原因责之于肾虚、经水不调、冲任亏虚、七情六淫所伤，胞宫被寒热、痰、瘀所侵，血少不能摄精。也就是肾气、天癸、冲任、胞宫这一生殖轴功能失于代偿所致。与西医学责之黄体功能低下、排卵功能障碍、输卵管堵塞、受精卵着床困难大体相似。显然肾虚是关键，肾虚则天癸达不到阈值，或峰值不期而至；冲任二脉充盈不足，胞宫得不到元阴元阳滋养、温煦则宫寒，寒则凝滞、瘀阻，瘀阻生内热，何孕之有？

肾气-冲任-天癸-胞宫生殖轴的功能失常是不孕症的重要环节。

3. 择时治疗女性不孕症的理论基础

肾气盛，天癸至，任充冲盛，胞宫处于常态中，这是女子能受孕的必备条件。肾气、天癸、冲任的节律又各有特点，按各自的节律有条不紊地运转，使生殖轴的环境处于动态平衡中。人体小环境与自然大环境息息相关，仿其规律进行调整，紊乱了的节律就会恢复正常。如何调整，这里就有个最佳治疗时机的选择问题。《内经》说："月满则海水西盛，人血气积，肌肉充，皮肤致，毛发坚，腠理郄，烟垢著。"尽管人体小环境节律因人而异，月经周期不能与大环境时间完全同步。但月满时必须达到生殖内环境的峰值，从月亏到月满这一段时间里，体内气血、天癸、冲任必须由微到盛，不能违背。这一生理规律，无论哪个环节出现故障，功能低下，又不能及时修复，人体生殖轴内环境就处于失衡状态，这样就影响月经正常来潮，也影响受孕，在这长达半月之久的时间里，什么时候是最佳治疗时间，又在《内经》找到答案。《素问·八正神明论》说："月始生，血气始精，卫气始行；月郭满，则血气实，肌肉坚；月郭空，则肌肉减，经络虚，卫气去，行独居……月生无泻，月满无补，月郭空无治，是谓得时而调之。"这一段经文，阐述了天人合一的生理。"得时而调之"则是选择最佳时间治疗，可谓是中医最早的时间治疗学。

月始生体内能否正常，各功能脏器能否发挥正常功能，是整个月经周期正常与否的关键，也是受孕的关键，这时人体内各系统的物质、功能必须由低下逐渐上升，直到峰值，方能使下次月经正常来潮，或受孕。这样何日为月始生，这个时日的确立显然尤为重要，中医经典及后世医书尚未见有人明确提出。吴熙老师在传统中医理论指导下，结合西医学知识，把"月生"定在月经来潮第5天，即行经期与经后期之间，把"月满"定在月经来潮第14天，即真机期。时间确定后，又按《内经》中"月生无泻"的治疗原则，于月经来潮第5天用滋补肝肾法治疗用药。这时用此法，无疑可在血海空虚后，及时创造物质条件迅速修复，使生殖轴内环境尽快恢复到生理状态，这就不失时机为正常月经来潮，或受孕做好准备。"月满无补"用调肝法，在月经来潮后第14天服药。从而促使唤醒肾气、天癸、冲任、胞宫，使之各司其职，各就各位，整个月经周期经过这两个时期的不同治疗手段，达到治疗目的。临床治疗效果也支持这一见解。兹举一例说明：胡某，26岁，婚后4年不孕。月经先后不定期，经前乳房胀痛，行经期腰痛，腿软，精神萎靡，经色黑，夹血块，量中等，5天干净。西医诊断为子宫发育不良。曾行扩宫术、人工周期。服中药治疗，且每月服药达到21包之多。前后治疗3年余，不效。就诊时正值月经来潮第4天。诊见：面色少华，舌淡红，舌体略胖，苔薄白，脉沉涩。诊为肾虚肝郁型不孕症。"月生"用温经散寒、滋补肝肾法治疗，佐以祛瘀。方选温经汤加减，于就诊的次日起服药，连服3天，上药服完后越7天，即"月满期"。月满无补，用调肝法治疗，方选逍遥散加减，1个疗程即怀孕。

在吴熙老师经治的不孕症病人中，大部分是一个疗程即怀孕，接受3个疗程后3个月经周期正常仍未怀孕者，列为不效。

4.结论

择时治疗女性不孕症的理论依据是《内经》"月生无泻，月满无补，月郭空无治，是谓得时而调之"。尽管原意是根据月相周期的治疗原则，引申到人体小环境同样适用。这一理论治疗女性不孕症的优势在哪里？为什么中医把月经分为四期，唯独抓住这两个时期治疗，另外两期轮空仍有效。我们认真分析一下就清楚了。经后期经血外流，血海由盈满变为空虚。"血海空虚"后，正常人在肾气作用下，天癸按程序修复到生理状态，上升至正常阈值；冲任盈盛适时，胞宫行使着"藏精气而不泻"的功能。这样体内精血充盈，气血调和，为下一个周期经血来潮或受孕做好准备。患不孕症的人则不能。在"血海空虚"后，由于其生殖轴内环境功能低下，尤其是肾气不足，或生殖轴内环境不稳定，肾气来复延时，天癸量达不到正常所需的阈值，冲任该盈盛而不能，导致月经紊乱，先后不定期，经色经量失常，冲任、胞宫行使不了职能，没有两精相搏的基础。因此，"血海空虚"后给予治疗，能抓住有利时机，准确有序地调整生殖轴内环境，达到正常人月始生，血气始精，卫气始行最佳生理状态。紊乱了的月经节律、生殖轴的内环境得到调整，为真机期人体处于气血旺盛时期打下坚实基础。这是治疗女性不孕症的关键期。"月满无补"又给真机期的治疗制定了准则。这一期的治疗正确与否，仍然关系到两精相搏的成败，即受精与受精卵的着床成功与否。治疗时间与治法治则不能失误。假若用补法，可至"络有留血"而为重实，同样扰乱了生殖轴的内环境的动态平衡，治疗失误类似西医所说的抑制排卵。按"月满无补"给予调肝法治疗，且对月经来潮，或两精相搏作好充分准备，这就是"月满无补"的真实含义。这样行经期，即月郭空，经前期的治疗就无意义了。择时治疗女性不孕症的优势也就是在这里。

（二）不孕症从"调经三步骤"论治临床体会

女子的不孕原因在冲任，或因任脉不通，或因血海空虚，以致月经不能按时而至，或至而不畅。不孕虽由肾虚、肝郁、痰湿、血瘀等引起，但它们都能使人体在经前、经期或经后产生一系列异常反应，在不同程度上影响月经的正常运行，故改善月经前后的症状，辨证地调经，是消除病因、治疗不孕症的关键。对此，吴师通过多年的临床，提出了治疗不孕症的"调经三步骤"。

1. 经前多实，理当审因祛实

从排卵后至行经前，大约两周为经前期。吴师认为，不孕患者，凡实证多在经前引起异常反应，而以气滞血瘀为多见。治疗当审因祛实，辨证施治。

热与血搏，血海蕴热，不能受孕者，则常出现月经先期、月经过多、经期延长、崩漏、经行吐衄等症。治当清热凉血，养血调经，方用知柏地黄丸加减。

寒与血结，血行涩滞，宫寒不孕者，可致月经后期、月经过少、痛经、闭经等。治以温经散寒，活血祛瘀，方用《金匮要略》温经汤加减。

情志不舒，肝失条达，气血不调，冲任不能相资而不受孕者，易产生月经先后不定期、痛经、经行吐衄、癥瘕等症。治以疏肝理气，活血调经，化痰散结，方用自拟攻坚祛瘀调经汤（当归、赤芍、桃仁、五灵脂、橘核、牛膝、川楝子、延胡索、木通、海藻）。

痰湿壅阻，胞脉闭塞，不能摄精成孕者，常伴月经后期，甚至闭经。治当燥湿化痰，方选导痰汤加减。

朱某，女，26岁，已婚，干部。1997年元月7日就诊。患者婚后3年未孕。17岁初潮，一贯经前及经期小腹均冷痛，甚则晕厥。23岁结婚，婚后仍痛经，伴腰痛。月经周期常推后，量较少，色暗红夹血块，3至5天干净，末次月经上月10日。妇科检查：子宫后倾，正常大小，活动正常，左侧输卵管增粗有压痛，其他未见明显异常。舌质暗淡，脉弦细而缓。中医诊断为不孕症、痛经，乃冲任虚损，宫寒不孕，血为寒凝，不通则痛。治拟温经散寒，活血祛瘀，投温经汤加减。处方：桂枝、川芎、赤芍、香附、五灵脂、党参、益母草各10g，当归15g，川花椒、吴茱萸各7g，甘草4g。水煎服，每日1剂，服上方3剂后，月经来潮，腹痛大减，经量较多而通畅，4天干净。嘱其下月初来就诊。如此每月经前服药3～7剂，5个月后怀孕，后顺产一男婴。

2. 经行虚实而夹杂，治当养血"畅经"

吴师认为旧血不去则新血不生，经行不畅则余邪缠扰，主张因势利导，通因通用。经行的第一大法为活血"畅经"，月经畅行则邪随经去，但切勿过于攻伐。同时，经行则血海逐渐空虚，外邪易乘势而填充，加之有形之血难以速生，故养育阴血至为重要。吴师把养血护宫作为经期的第二大法，但亦指出"不宜滋腻而碍邪"。

经行当养血"畅经"，可用四物汤加减，此方补血而不滞血，行血而不破血，温润干燥，行而不伤，为养血"畅经"的首选方。若经量少、色淡者，可加党参、白术、枸杞子、阿胶以补脾养血；伴头昏乏力，时时呵欠，神疲嗜睡者，加黄芪、党参、白术、肉桂以补气养血；伴腰酸腿软加续断、杜仲、菟丝子以补肾养血，经色鲜红，量多者，当去川芎，加丹参、牡丹皮以凉血活血。

龙某，女，28岁，已婚，工人。1998年4月26日就诊。患者结婚两年未孕。15岁月经初潮，月经周期正常，但经量少，色红，3天干净。经前稍有腰痛，曾经医院碘油造影诊为"右侧输卵管不通""子宫发育不良"。现月经来潮，2天未净，色红量少，食可，舌淡苔薄，脉细缓。中医诊为不孕症、月经过少。证属脾肾虚弱，精血不足。治拟养血调经，佐以补肾，投四物汤加减。处方：川芎、赤芍、香附、泽兰、枸杞子、菟丝子各10g，当归15g，川断、补骨脂各12g，甘草4g。水煎服，每日1剂。服上药后，月经量增多，5天干净。随即以八珍汤加补肾药以调理肝脾肾，如此养血畅经，兼以补肾，半年后受孕。

3. 经后正气亏虚，治当扶正固本

从月经来潮第4天起，14天左右为经后期。经后冲任空虚，气血不足，此时邪气已除，或呈衰败之象，不孕者常出现肝脾肾三脏亏虚，治疗上当着重扶正固本。因为有形之血不能速生，故宜经净后早投药，以利调整下次月经周期，使精血充盈，气血调和，为天癸之至（排卵）创造条件。吴师指出此期当辨明脏腑，灵活应用，并提出本期的治疗三法：

肾虚不忘封藏：肾阳虚所致月经不调，宫寒不孕者，当暖宫肾调经。方用自拟桂子调经汤（肉桂、枸杞子、补骨脂、菟丝子、胡芦巴、当归、川芎、熟地黄、香附）。肾阴不足者，方选杞菊地黄丸加减治之。吴师药中总不离补骨脂、菟丝子、山茱萸等固肾封藏之品。

肝虚当重柔养：经后血虚而见面色㿠白、头昏、神疲乏力者，当补血养气，方选四物汤加阿胶、何首乌、黄芪。肝阴不足而见头晕头痛、神情不安、失眠多梦者，当滋阴柔肝，方用归芍地黄汤加减。肝阳上亢，症见月经周期紊乱，经量或多或少，烦躁易怒，头晕头痛，烘热汗出，心烦失眠者：治以滋肝调经，方用自拟滋潜调经汤（生地黄、白芍、丹参、田七、龙齿）。吴师治疗肝虚不孕习用白芍之酸柔。

脾虚不离统调：吴师治疗脾虚不孕，惯用归脾汤，认为归脾汤能使气旺营运，血有所统，气血通调。脾胃虚弱，气血化源不足所致月经后期，经量少，闭经；或脾不统血而致月经先期，量多或崩漏者可合四物汤以健脾养血调经。经量少而渐至停经者，可加益母草、泽兰、牛膝以补气血行经。心阴虚者可加丹参、柏子仁、熟地黄；肝阴虚者可去黄芪、木香、姜、枣，加阿胶、白芍、龟甲，脾肾阳虚者加肉桂、补骨脂、干姜。

胡某，女，37岁。1997年10月17日就诊。患者结婚10年未孕。月经周期紊乱，经量少，色暗红，经前乳房胀痛，经前腰腹隐痛，平时头昏乏力，腰酸，面色淡白，舌淡，苔薄白，脉弦细而缓。末次月经至今40余天。妇科检查：子宫偏小。西医诊断：原发性不孕症。中医诊断：不孕症，月经稀发。此乃肝郁气滞，兼肾虚血亏。治拟疏肝调经，兼以温肾，方选逍遥散化裁。8剂后，月经来潮，经前乳房稍有作胀，小腹不痛，经量较多；经净后，腰膝酸软，肢凉，脉沉缓。令服桂子调经汤7剂。处方：枸杞子、菟丝子、当归、胡芦巴、补骨脂、香附各10g，熟地黄20g，川芎7g，肉桂5g。嗣后经前用逍遥散，经后用桂子调经汤治疗。8个月后，月经周期恢复正常而受孕。

总之，治疗不孕症重在调经，随月经周期之异而随症立法选方而使任脉通，气血和，精血充，太冲脉盛。月经畅行，是治疗本病的关键。

（三）不孕症以肾论治临床体会

笔者整理吴师1998～1999年门诊治疗的不孕症197例，其中肾虚型142例，占总数的72.1%。笔者认为肾虚是不孕常见和最重要的因素。现举验案几则，介绍如下：

1. 宫寒阳虚

张某，30岁，工人。初诊：1998年5月7日。患者婚后6年未孕。16岁月经初潮，周期40～45天，经量少，色暗淡，经来少腹冷痛，泛恶，手足欠温，腰腿酸软，大便稀溏，小便清长，舌淡苔薄白，脉沉细。妇科检查发现子宫发育不良，诊断性活检报告示：子宫内膜增生期，基础体温呈单相型。证属阳虚宫寒，胞宫失于温煦，不能摄精成孕。治以温肾壮阳，暖宫散寒。方用自拟温肾暖宫汤：当归、熟地黄、补骨脂、续断、巴戟天、香附各10g，艾叶、炮姜、小茴香各5g，紫石英15g。服药10剂，经来少腹冷痛大减，经量亦较前增多。按此方，先后加何首乌、淫羊藿、山萸肉、鹿角胶、肉苁蓉、沙苑蒺藜、茯苓、砂仁等，调治近半年，服药 67 剂。1999 年 10 月 17 日，足月顺产一男婴。

按：宫寒阳虚，肾阳不足，寒自内生，胞宫失于温煦，难以摄精，故而无子。《圣济总录》云："妇人之所以无子，由于冲任不足，肾气虚寒故也。"当归、熟地黄、香附补血调经，滋肾养肝；紫石英、艾叶、炮姜、小茴香温经散寒，暖胞宫；补骨脂、巴戟天、淫羊藿、续断、菟丝子、沙苑蒺藜、山茱萸温养肝肾，兴阳益精。全方以温补肝肾，暖宫散寒取效。

2. 阴血亏虚

陈某，28 岁，干部。初诊：1992 年 6 月 5 日。患者婚后 3 年不孕。月经先期，经量偏少，色红，质黏稠，两颧潮红，手足心热，少寐梦多，烦躁易怒，舌质偏红，脉细数。妇科检查未见异常。此乃肾阴不足，冲任失调，胞脉失养使然。拟以滋阴清热、调补肝肾。方用自拟滋肾促孕汤：生地黄、白芍、麦冬、当归、山茱萸、牡丹皮、沙苑蒺藜、茯苓、熟地黄、阿胶各 10g，旱莲草 15g，枸杞子 15g。服药 38 剂，1999 年 3 月 26 日产一女婴。

按：肾阴不足所致的不孕，多见于素体虚弱，肾阴亏损、精血不足之人。丹溪曰："今妇人无子者，多由血亏不能摄精也。"方中归、芍和血养肝；旱莲草、枸杞子、麦冬、生地黄、牡丹皮养阴清热，滋肾填精；茯苓健脾安神，以后天补先天；熟地黄、山茱萸、阿胶、沙苑蒺藜滋养肝肾，补益精血。全方共奏养血滋肾之功。精血充足，冲任得以滋养，即能受孕成胎。

3. 脾肾两虚

邵某，27 岁，工人。初诊：1998 年 5 月 7 日。患者婚后 4 年不孕。19 岁月经始行，量极少，甚则点滴即净。经信后错，经至少腹微痛，腰膝酸软，性欲淡漠，头晕目眩，面黄少华，形体羸瘦，胸廓扁平，乳房发育不良，为正常人的二分之一大小。证属脾肾两虚，先后天俱不足，精血衰少，冲任失养，无以充润胞宫，不能受孕成胎。治当益肾固精，补脾养血。方用自拟益肾养精种子汤：当归、熟地黄、白芍、白术、杜仲、山茱萸、怀牛膝、菟丝子、益母草、紫河车、鹿角胶各 10g，党参、黄芪各 15g。服药 48 剂，月经周期渐正常，经量亦增多。1999 年 12 月 29 日生一女婴。

按：子宫发育不良，往往由于卵巢功能不全所致。症如月经初潮迟，月经稀发或经期紊乱，经行量少，面色萎黄，形体瘦弱，此乃肾精衰少，生化乏源，气血不足，冲任失调，胞脉失养，故难以受孕成胎。《素问·六节藏象论》云："肾主蛰，封藏之本，精之处也。"肾气旺盛则易孕育，肾气虚衰，胞脉失养，则难以摄精成孕，方用参、地、归、芍、术、杜仲、山萸肉、益母草寓大补元煎和益母八珍之意，以益气扶脾、温补肝肾、养血调经；黄芪补气；怀牛膝、鹿角胶、菟丝子补肝肾，养血固精；紫河车益精，大补养血，此药含有胎盘绒毛膜促性腺激素，可助子宫发育。

4. 继发不孕

阮某，27岁，农民。初诊：1978年10月7日。患者1994年春结婚，3个月后妊娠，因跌仆损伤，造成不全性流产，经刮宫血止。嗣后，经行延期，量多色暗紫，夹有小血块，头晕耳鸣如蝉，目眩如乘车舟，腰酸痛如折，经期少腹坠痛，舌淡红，苔薄白，脉沉弦涩。妇科检查发现子宫后倾，偏小。证属刮宫后阴血大伤，伐害冲任，肾精亏虚，胞脉失养，夹有瘀滞，无以摄精成孕。治宜补气益肾，固摄冲任，佐以通络化瘀，方用张氏寿胎丸加味：当归、白芍、熟地黄、山茱萸、菟丝子、桑寄生、续断、杜仲、沙苑蒺藜、泽兰、阿胶各10g。服药65剂。2000年3月11日生一女婴。

按：本案继发性不孕乃肾虚冲任不固、胞宫瘀滞、胎失维系所致。方用寿胎丸育肾以安胎。方中菟丝子补肾；桑寄生养血强筋骨，使胎气强壮；续断亦为补肾之药；阿胶滋阴补肾；熟地黄、归、芍养血滋阴；紫河车、沙苑蒺藜、山茱萸、杜仲温养肝肾，补益精血；泽兰活血散结，祛瘀生新。全方共奏补肾益气、滋阴养血、固冲化瘀之功。

（四）不孕症从肝论治临床体会

吴师多年来用清肝、疏肝、和肝、补肝、滋肝等法为主治疗不孕症，取得较好疗效，兹整理、介绍如下：

1. 清肝泻火，凉血调经

谭某，女，27岁。1998年6月6日初诊。患者结婚4年未曾受孕。爱人精液检查属正常范围。14岁月经初潮，经期5～7天，周期20～30天，量多色深红，质稠而黏，伴经期鼻衄，口渴饮冷，双目及头部胀痛，面赤，尿黄便黏，舌红苔黄，脉濡数。查看其病历记录，所服药物均属益气养血、温肾暖宫之品。此为肝阳素旺，复加温补之品以助火势，热灼胞脉，冲任不固，不能摄精成孕。宜施清热泻火、凉血之法。处方：牡丹皮、栀子、黄芩、黄柏、菊花、茜草各15g，茯苓、麦冬、白茅根各20g，白芍30g，甘草10g。

每日1剂，于月经净后第10天服药，每月3剂。调治两个周期后，月经遂转正常，继而怀孕。

2. 疏肝理气，宽郁调经

刘某，女，28岁。1997年2月初诊。患者于婚前行人流术两次，婚后3年不孕。妇科检查无异常，基础体温呈双相型。爱人精液检查正常。月经先后不定期，周期20～50天不等，经行腹痛，行而不畅，量少色暗有块，经前乳房胀痛，烦躁易怒，精神抑郁，脉弦。证属肝气郁结，气机不畅。治法：疏肝理气，宽郁调经。处方：柴胡、川楝子各10g，白芍、枳壳、川芎、香附、郁金、佛手、延胡索、白术、益母草各15g，茜草、茯苓各20g。自月经来潮第一天起，每日1剂，连服5天。患者遵嘱，连服5个月经周期，第6个月怀孕。

3. 和肝活血，祛瘀散结

陈某，女，27岁。1998年5月初诊。患者结婚4年未孕，曾多方治疗无效。丈夫精液检查正常。17岁月经初潮，月经延期，经前乳房胀痛，胸腹郁闷不舒，月经量少，夹有血块，少腹疼痛拒按，块下则痛减。舌质紫暗，面色黧黑，脉涩。B超提示：左侧卵巢囊肿。此属"血癥"范围。若癥块不消，则胎孕难成。处方：桃仁、红花、柴胡、甘草各10g，当归20g，川芎、赤芍、益母草、桂枝、鸡血藤各15g，当归20g。嘱患者月经干净后15天服药，每月5剂。3个月后，月经如期而至，腹痛减轻，经量增加，脉沉细。但月经净后，自觉腰痛，头晕乏力，此乃肝肾不足，加之连续服用活血化瘀之药物，攻伐太过。故易方：当归、白芍、甘草各10g，川芎6g，白术、丹参、续断、菟丝子、杜仲、鸡血藤各15g，茯苓20g。每日1剂，连服10天，早晚加服阿胶补血膏，每次20g。现停经70天，晨起头晕、恶心呕吐。晨尿乳胶试验（+）。B超复查提示：宫内活胎与停经月份相符。

4. 补肝养血，调和冲任

王某，女，35岁。1998年10月初。患者结婚12年，未曾孕育。爱人精液检查正常。妇科检查：子宫大小正常，活动度良好，输卵管通液顺利，然迄今未能孕育。症见：月经量少，点滴即净，少腹隐隐作痛，头晕眼花，时有心悸，面色苍白，舌淡，脉虚细。治以补肝养血益气健脾，调和冲任。处方：黄芪、阿胶各30g，党参、熟地黄、白芍各20g，白术、当归各15g，陈皮12g，甘草、五味子、大枣各10g。嘱每月服药不少于10剂。治疗中月经逐渐正常，其他症状亦随症消失，半年后怀孕。

（五）从调整月经周期论治临床体会

吴师从1997～1998年，按照中医辨证论治原则，运用西医检查诊断技术，采取中药调整月经周期及活血化瘀法，治疗不孕症患者165例，其中治愈怀孕者135例，妊娠率为81.8%，现报告如下：

1. 临床资料

（1）一般资料：本组病例均系结婚两年以上，男方精液检查正常，年龄23～39岁，平均29岁。其中结婚2～3年未孕者5例；10～12年未孕者4例。原发性不孕者133例，继发性不孕者32例。

（2）月经情况：月经过少者36例，过多者9例，周期推后者14例，周期提前者5例，经期延长者3例，月经先后无定期者1例，痛经者79例，闭经者8例（原发性1例，继发性7例），月经正常者10例。

（3）妇科检查：子宫稍小者84例，幼稚子宫者21例，正常者60例。输卵管通畅检查：输卵管通液不显色者56例，显色者25例。碘油造影双侧输卵管阻塞者40例，一侧阻塞对侧积水者3例，双侧积水1例，输卵管因宫外孕切除一侧而对侧阻塞者4例，双侧输卵管造影显影者19例。盆腔脓肿者1例，急性子宫内膜炎者1例，患一侧附件包块者12例，双侧附件包块者3例。

（4）基础体温测量：每例均测量基础体温直至怀孕为止。单相体温无排卵者 56 例，双相体温黄体分泌不足者 61 例，典型双相体温者 48 例。

2. 治疗方法

（1）调整周期法：适用于无排卵或黄体功能不足者。临床表现为月经周期、经量、经色、经质发生改变并伴有一定症状。分四期进行调治。

（2）经后期：治宜滋肾养阴，补脾益气。主方选用左归饮：熟地黄、山药、枸杞子、茯苓各 15g，山茱萸、甘草各 10g。从月经来潮后第 5 天开始服 9 剂。

（3）真机期：治宜养阴通络。主方宜补肾温阳，养血活血。主方选用"四二五"：熟地黄、当归、菟丝子、枸杞子、车前子各 15g，川芎、仙茅各 10g，淫羊藿 12g，五味子 6g。在月经周期第 18 天至经前服 3 剂。

（4）行经期：治宜活血通经。主方选用益母胜金丹：当归、丹参、茺蔚子各 15g，川芎、白芍、白术、香附各 10g，益母草 19g。经潮第 1 天开始服，共 4 剂。

（5）加减用药：月经先期者酌加生地黄、玄参、旱莲草、麦冬，月经过少或月经后期酌加丹参、鸡血藤、黄柏，月经过多者酌加仙鹤草、鹿衔草、乌贼骨，痛经者酌加吴茱萸、艾叶、延胡索，闭经者酌加巴戟天、紫石英、桃仁、泽兰、黄柏。

3. 活血化瘀法

适用于输卵管阻塞、盆腔炎、附件包块。临床表现为两侧少腹痛或小腹痛，白带多等症。活血化瘀方：当归、丹参、马鞭草、穿山甲各 15g，牡丹皮、桃仁、香附各 10g，赤芍、延胡索、茯苓各 12g。共 3 剂，每日空腹服 2 次。加减用药：若小腹冷痛，舌质有瘀斑者酌加艾叶、吴茱萸、没药；若少腹灼热刺痛，白带色黄者，则加红藤、鱼腥草、虎杖、冬瓜仁、土茯苓；若伴有胸闷，乳房胀痛者，酌加佛手、橘核；若患有附件包块者，酌加鳖甲、三棱、莪术。

外敷消癥散：千年健、独活、乳香、红花、没药、当归尾、赤芍、白芷、五加皮、土鳖虫各 30g，羌活、川乌、干漆、防风各 20g，血竭、川椒各 15g，透骨草、艾叶各 60g。上药研为细末，将半斤粉剂置于布袋中，蒸透热敷小腹部或两侧少腹。每日敷一至两次，每次 20 分钟左右，每包药一般可连续使用 10～12 天。

4. 结果

（1）治疗评定标准

痊愈：治疗后一年内受孕者（按月经周期计算，一月为一周期）。

好转：治疗后虽未受孕，但各种与本病有关的症状、体征及辅助检查有改善。

无效：治疗后症状、体征及辅助检查均无改善者。

（2）治疗效果

调整周期法共治疗 57 例，其中经 1～3 个周期治愈怀孕者 22 例；4～6 个周期治愈怀孕者 15 例；7～9 个周期治愈怀孕者 2 例；10～12 个周期治愈怀孕者 5 例；治疗 1 年未怀孕者 13 例。

活血化瘀法共治疗 58 例，其中经 1 ～ 3 个周期治愈怀孕者 4 例，4 ～ 6 个周期治愈怀孕 26 例；7 ～ 9 个周期治愈怀孕者 6 例；10 ～ 12 个周期治愈怀孕者 5 例；治疗 1 年未孕者 17 例。

本组共计 165 例，其中 135 例已怀孕。每位患者均有停经史，妇科检查子宫增大，血清 HCG（放射免疫测定）25ng/mL，基础体温显示黄体期延长，因此可确诊为怀孕。有 30 例未孕。妊娠总有效率为 81.8％。另 30 例经治疗虽未受孕，但症状好转者 24 例，无效者 6 例。

5. 体会

妇女不孕的原因大体可分为两项：一是卵巢功能失调所致，其基础体温表现为单相或是黄体功能不足。其临床症状表现为功能性月经不调，辨证多以肾虚为主。二是输卵管阻塞所致，其临床表现多为"不通则痛"的证候。此乃气滞血瘀、胞脉受阻之故。前者采用调整周期法治之，而后者则用活血祛瘀法。当然，这两种方法在运用时，必须辨证与辨病相结合，并以西医学检查的客观指标为依据，灵活掌握。

调整月经周期时注意：①种子先调经。因不孕症与月经不调有互为因果关系，而不孕只是表面现象，其本质乃月经不调所致，调整好月经周期使孕育之机自然而至。②调经宜补肾。灵活运用补肾法调整月经周期，从而使卵泡能正常生长、发育、排卵，为受孕奠定必要的物质基础。③补肾宜调其阴阳。在经后期宜补肾阴，经前期宜补肾阳，这样方能维持正常生殖周期的动态平衡，才能受孕。

因输卵管阻塞以致不孕者，宜用活血化瘀法。若出现小腹冷痛等血瘀证候，则原方加温阳化瘀之品；若见两侧少腹刺痛等瘀热相攻证候，则加清热解毒、利湿通络之品；若有乳房胀痛等肝郁证候，则加疏肝解郁、理气通络之品；若患有附件包块者，则加活血化瘀、消癥散结之剂，同时外敷消瘀散，内外合治，表里夹攻，使药力直达病所，方能使阻塞之输卵管疏通而受孕成胎。

（六）从清热利湿论治临床体会

1. 临床资料

30 例中，年龄 25 ～ 30 岁 15 例，31 ～ 35 岁 11 例，36 ～ 40 岁 4 例。病程最长者 10g。原发性不孕症 11 例，继发性不孕症 19 例。

全部病例均经测基础体温、B 超探查子宫和卵巢、妇科内镜检查、子宫内膜活检、输卵管造影或通液等有关检查。属黄体功能不全者 4 例，排卵障碍者 8 例，输卵管不通畅者 11 例，宫颈炎、宫颈糜烂者 13 例。

2. 治疗方法

基本方：茵陈 15g，黄柏、苍术、茯苓、山药、椿根皮、车前子各 10g。每日 1 剂，水煎服。于月经干净后 3 天开始服用，2 个月为 1 个疗程。

临证时根据月经周期，随期加减：经后期阴血亏虚，加白术、白芍、何首乌健脾养血之品；排卵期加峻补肾阳、行气活血通络之淫羊藿、菟丝子、巴戟天、川楝子、红花、王不留行等，以加速卵子的排出。另取蛇床子30g，苦参、黄柏、百部、土槿皮各15g，明矾6g。煎水熏洗坐浴，1日2次，以改善宫颈分泌液，为精子的穿透创造良好的条件。黄体期加熟地黄、何首乌、女贞子、淫羊藿、鹿角霜等脾肾双补之品，以使阴阳调和、气血充足，便于精卵结合成孕。

3. 治疗结果

治疗2个疗程受孕6例，3个疗程受孕11例，4个疗程受孕2例，总受孕率为63.3%，其中原发性不孕症受孕5例，继发性不孕症受孕14例。受孕者中，属黄体功能不全1例，排卵障碍3例，输卵管不通畅6例，宫颈炎、宫颈糜烂9例。

4. 病案举例

王某，20岁，工人。1997年9月初诊。患者已婚5年，于4年前行人工流产一胎，至今未孕。4年来月经周期及色、质、量均正常，带下量多，色黄质稠，有腥臭味，阴道口时有灼热瘙痒感。平时小腹胀痛不适，腰酸痛，小便黄，大便时干，舌质偏红，苔薄黄，脉弦滑。

妇科检查确诊为滴虫性阴道炎、慢性附件炎、子宫颈糜烂。证属湿热阻滞、胞脉不畅。治以清热利湿助孕汤随症加减，配合外用药坐浴。用药1个月后复诊，黄带变为白带，臭味已除，阴道口无灼热瘙痒感，小腹胀痛减轻。药证相合，守法续治2个月。妇科检查及B超检查：炎症消除。于1998年2月停经50余天，查尿妊娠试验阳性，足月分娩一女婴。

5. 讨论和体会

不孕症的病因中，湿热阻胞者居多。湿热的产生，内因多为饮食、劳倦、情志不畅损伤肝脾，湿热停聚而化热，循经下注；外因多为居住潮湿，房事不洁，摄生不谨，湿毒秽浊乘虚而入，终致湿热之邪阻滞胞宫，破坏了胞脉内环境的稳定性和顺应性，从而导致不孕。若湿热久羁还可产生一系列相关的病理变化，或因湿而瘀，或因热而虚，以致病情兼夹，故常法治疗难以奏效。

吴师用茵陈、黄柏、椿根皮、车前子清热利湿；苍术、山药运行脾胃，全方以清热利湿为重点，随症随期而变通，使湿去而热无所附，热去则湿无所依。湿热一清，下焦从此清宁，胞脉由是安定。全方药证相合，故可收效。若病不属实证，则非所宜。

（七）不孕症从精神调理论治临床体会

大量资料表明，因精神因素所造成的女子不孕在临床中占有很大比例。有15%～20%不孕夫妇临床中发现无器质性原因，这无疑与精神心理因素有关。

中医学认为，精神情态的异常也是导致不孕的原因之一。人的气血平和、心情舒畅，肝的功能疏泄正常，气机方能条达，胞宫方能受孕，反过来，外界的精神刺激，特别是婚久不孕的过度忧郁又往往导致肝的疏泄功能失常，而出现肝气郁结，气机不调；则血气不和，冲任不能相资，以致不能受精成孕。陈修园在《女科要旨》中指出："妇人无子，皆由经水不调，经水所以不调者，皆由内有七情之伤，外有六淫之感，或气血偏盛，阴阳相乘所致。"指出了七情所伤，情志不遂，思虑过度，恐惧悲哀皆可引起心理失调，肝气郁结不达，冲任失和，则不能摄精成孕。

精神过度紧张和焦虑，可通过神经内分泌系统，对卵巢功能产生明显影响，不但造成月经不调，还可影响排卵，使受孕困难。有的女子性冷淡，厌恶同房，受传统思想或家庭的影响，对待性问题有歪曲理解，这样久之，不但造成自己精神上的压力，同时也会影响男子，产生心理障碍，性生活不协调，性功能障碍，导致不孕。女子对怀孕生孩子有恐惧心理，也是精神障碍之一。结婚几年一是因怕分娩的痛苦绝少同房，二是同房时采用其他方法体外排精，这样久之会产生恶性循环，造成性生活不协调或性功能障碍，待到想要孩子时，反而适得其反，不能受孕。有人认为紧张的情绪可以造成输卵管痉挛，造成暂时性闭塞，阻挡了精子和卵子结合，这是很有道理的。解除思想顾虑，消除紧张情绪，调节心理平衡，对恢复生育能力是十分重要的。

因此，要学会自我消除紧张状态，自我松弛，对待人生、对待婚姻生育有正确态度。正如心情烦躁、忧郁时，可以欣赏一下优美抒情的轻音乐或喜爱的戏曲唱段，既是美的享受，又是一种很好的松弛方法，紧张情绪将会在优美悠扬的音乐声中得以消除。也可以看戏、跳舞，到花丛中漫步，或旅游等，改善生活环境，暂时忘掉生活中的烦恼。热爱体育的人还可以进行气功、太极拳以及按摩等活动，这些活动不仅能使肌肉放松，还能使紧张情绪得到缓解，对于神经内分泌紊乱所致的不孕颇多裨益。

精神心理的障碍不仅可以导致不孕，而且即使受孕，如果七情不调，也可造成妊娠不能顺利的进行。张子和云："胎借母气以生，呼吸相通，喜怒相应，若有所逆，所致子疾。"可见胎儿与母亲心心相印，脉脉相通。孕妇的喜怒悲思哀皆可使气血失调，影响胎儿，甚至造成早产、流产，使孕育不能成功。因此孕妇也应注意自我调节，心情舒畅，遇事乐观。气血平和，就能养胎、安胎，西医学已经揭示，人在消极情绪下，身体各部分机能都有变化，尤其自主神经系统和内分泌系统活动明显紊乱，释放出乙酰胆碱等化学物质和各种激素，这对怀孕的成功和胎儿的发育影响都是重大的。

吴师认为，临床上因心理因素导致不孕者，一定要在医生的配合下，掌握好精神调养之法，这对孕育的成功可起到事半功倍之效。

（八）不孕症人工周期助孕法临床体会

中医认为，月经不调是不孕的主要原因之一，用人工周期疗法调治月经不调性不孕症往往有显著疗效。人工周期疗法是根据月经产生机理以及"肾藏精""肾主生殖""冲为血海，任主胞胎"等理论，常用补肾和活血调经交替，模仿妇女月经周期，用人工周期疗法调整"肾－冲任－胞宫"之间机能的平衡，而达到调经种子的目的。

下面介绍吴老师几套方案以供选择：

1. 三期调治法

排卵前后用"育肾助孕法"，即月经前半月左右开始服药，方用熟地黄、巴戟天、山药、女贞子、紫石英各12g，菟丝子、枸杞子、鹿衔草各15g，淫羊藿、当归、石楠叶各9g。可根据体质具体情况加减，每日1剂，连服10天，能促使卵泡发育成熟，催发排卵，并能改善子宫内膜环境，为卵子受精和受精卵着床创造条件。

月经前用"养血痛经法"，于月经期前3天开始服药，方用：丹参、益母草各12g，当归、川芎、赤白芍、郁金、牛膝、泽兰各9g，红花6g。痛经难以忍受者可以加延胡索9g，失笑散9g；月经过多者原方去红花、牛膝，加仙鹤草30g，生地黄12g，贯众炭9g。此方连服5剂，有利于调整经期，促使子宫内膜剥离使经水通畅。

月经后用"益气补血法"，于月经干净第3天开始服药，方用党参、黄芪、白术、熟地黄、何首乌、白芍、当归各9g，甘草3g，每日1剂，连服5天。此方能帮助机体恢复精力，并较快修复子宫创伤，调整内分泌功能和体内雌激素水平。

2. 四期调治法

第一阶段，即月经后第4～14天，治以健脾益气，滋阴养血，用调经一号方：党参、枸杞子各12g，何首乌、女贞子各15g，白术、白芍各9g，枳壳6g。此期阴血、元气易于亏损，故用本方促使阴血充盛，脾气健旺。

第二阶段，即经后第15～23天，治以理气活血，调补阴阳，用调经2号方：柴胡、赤芍、苏木、刘寄奴、蒲黄各9g，白芍、泽兰、牛膝、枸杞子、菟丝子各12g，覆盆子15g，益母草30g。此期正值排卵和黄体成熟，体内气血易紊乱，故用本方调理气血，兼补阴阳。

第三阶段，即月经后第24～28天，治以养血滋阴温肾，用调经3号方：当归、川芎、五味子各9g，熟地黄、白芍、仙茅、淫羊藿、枸杞子各12g，菟丝子、覆盆子、女贞子各15g。此期阴血较甚，然恐阳气不足，基于阴阳互根，取本方滋阴兼温养胞宫，使之易于受胎。

第四阶段，即行经期，治以养血活血，用调经4号方：桃仁、熟地黄、白芍、牛膝各12g，红花、当归、川芎、柴胡各9g，桔梗、甘草各3g，枳壳6g，芒种草30g。此期经来潮，为防经血留胞宫，故以本方去瘀生新。

3. 以育肾为主的周期调治法

月经干净后，服孕1号方：茯苓、黄精、淫羊藿各12g，生地黄、熟地黄、牛膝、路路通、鳖甲、石楠叶各9g，公丁香、桂枝各2.5g。每日1剂，连服7剂。此方阴阳并调，兼有通利胞络之功，使阳施阴化，阴精充盈而利于外泄。

月经周期中间，即排卵期改服孕2号方：茯苓、紫石英、狗脊、淫羊藿各12g，生地黄、熟地黄、石楠叶、女贞子、仙茅、肉苁蓉、胡芦巴、鹿角霜各9g。每日1剂，连服8天。此方侧重于育阴温煦，以期暖宫摄精，有助于胞胎受孕。

以上两方使用时可随症加减。肾阴虚者于两方中加入麦冬、龟甲、枸杞子等；肾阳虚者酌加肉桂、附子及乌鸡白凤丸、河车大造丸等。

（九）疑难不孕症治验选集

笔者近年来跟随吴师运用中西医结合的方法，治愈了数十例女性不孕疑难病症。今摘其典型者介绍如下：

1. 病例一

戴某，女，31岁，家庭主妇。因结婚8年余未孕，于1998年9月1日收住入院。患者经水于15岁初潮，经色、量均正常。翌年因外伤后，出现月经3个月至1年一转。用西药人工周期法治疗则月经规则，停药后月经仍间断闭止如旧。23岁结婚，结婚一直同居未避孕而不孕。1997年6月在妇幼医院住院，予子宫输卵管造影及垂体兴奋试验检查均示正常，曾用CRH+HMG治疗，均因卵泡不能成熟而未发生排卵。入院时患者精神尚可，自述时有腰酸及胸乳略胀不适。现停经80余天。脉细弦，舌偏红，苔薄腻。妇科检查，除宫体前位略小外，余无殊。经内分泌、免疫学及染色体等方面的检查，未见异常。丈夫体健，精液检查正常。

西医诊断：①原发性不孕症；②继发下丘脑性闭经。

中医诊断：肾虚肝郁型闭经不孕。

治疗经过：先用黄体酮催经，每日20mg肌肉注射，连用3天。在行经的第5天起，连用"中医周期疗法"分期辨证治疗。中药拟滋肾养血，疏肝理气调冲。方用逍遥散合左归丸加减：柴胡、山茱萸各6g，枸杞子、菟蔚子、白芍、赤芍各12g，当归、鹿角胶、香附各10g，熟地黄、丹参各15g。西药用HMG每天150H肌肉注射，经促使卵泡发育。运用B超观察及宫颈评分抗议法，待卵泡发育成熟时，中药改拟活血理气而调冲任，方用桃红四物汤加减：桃仁、红花各6g，香附、熟地黄、穿山甲、当归各10g，丹参20g，赤芍、泽兰、牛膝、益母草、丝瓜络各12g，川芎5g。停用西药HMG，而用HCG 1000H一次肌注，以触发排卵。用药1个周期后即怀孕，但因不慎而流产。第2个周期继续用药，而又获双胎妊娠。孕期因腹胀隐痛，口干，微有恶心，卵巢明显增大，脉弦细略数，舌红，苔薄黄腻等。诊为卵巢过度刺激综合征。证属阴亏火旺，脾虚湿阻，拟用滋阴降火，健脾化湿，理气和血之剂。处方：知柏地黄丸加白术、酸枣仁各15g，枸杞子、女贞子、旱莲草、龟甲、苎麻根各12g，苏梗、陈皮、当归各6g，香附、白芍、竹茹各10g，甘草5g。每日1剂。又酌情使用白蛋白，低分子右旋糖酐注射液等药物并配合黄体酮针每日肌注10mg，持续至妊娠3个月后停药，于1997年6月产下一男一女。

按： 患者系由下丘脑性激素分泌不足引起闭经及不孕。中医则认为天癸、血海空虚，肝气郁滞，以致冲任失调，月水失信，不能摄精成孕。治疗时既要滋养培补肝肾，又要疏肝活血以调冲任，宏观加微观辨证，注重月经周期用药，以达标本兼顾之目的。更加用了HMG、HCG等高效促卵泡发育成熟及排卵的药物，中西医联合治疗，这样能互相增强疗效，尚可以减少西药的副作用。故患者经治两个周期后即摄精成孕。

2. 病例二

陈某，女，26岁，侨居美国。因结婚3年未孕，月经不调10余年，于1998年6月23日入院治疗。患者16岁月经初潮，周期4～7/20～40天，色鲜，量中，伴经期腹痛与经前胸胀，本院予碘油子宫输卵管造影示：两侧输卵管炎症，伴伞端粘连。经抗精子抗体、抗宫内膜抗体及放射免疫FSH、LH、PRL、TSH、E_2、P、C、T_3、T_4等测定，均在正常范围内。妇科检查，无明显阳性体征。脉弦细，舌淡暗，苔薄。男方体健。

西医诊断：①原发性不孕症；②输卵管伞端粘连阻塞。

中医诊断：冲任瘀阻型不孕

治疗经过：入院后即采用中西两法消炎通管的综合治疗措施。方法如下：

（1）口服中药煎剂消瘀理冲汤加减：三棱、莪术、益母草各15g，丹参、忍冬藤、红藤各30g，地龙、路路通、昆布、穿山甲、皂角刺各12g，香附10g，桃仁、水蛭各6g，地鳖虫8g。每日或隔日1剂。

（2）复方红藤汤：红藤、败酱草、蒲公英各30g，三棱、莪术、桃仁、香附各10g，延胡索12g。浓煎100mL保留灌肠，每日1次，每个月经周期连用10～15次，经期停用。

（3）10％葡萄糖注射液250mL加丹参注射液16mL静脉滴注，每日或隔日一次，连用10至15天。

（4）α-糜蛋白酶4000μL肌注，每日1次，连用10～15天。

（5）高级电脑中频治疗仪加超短波治疗，每日1次，连用10～15天，经期不得使用。如上连续治疗3个疗程后，患者于1998年10月受孕，经随访胎孕情况良好。

按： 该案为瘀阻气滞而冲任胞络闭塞不通，不能摄精成孕。治疗上针对其"胞络瘀阻"的本质，进行药物与理疗，内治与外治的整体及局部相结合的中西医综合疗法，故及时取得了消炎管通而受孕的效果。

3. 病例三

包某，女，36岁，结婚18年未孕，经前胸胀乳痛5年余而于1998年2月21日收住入院。患者平素月经周期7～8/30～37天，经量适中，色紫，无痛经。近5年余，经前一日出现胸乳胀痛不适，经转后即缓解。曾经上海等地各大医院检查治疗而未获效。夫妻性生活和谐，丈夫精液检查，精子数量稍减少，对患者行酚红试验示输卵管畅通。双方抗精子抗体及女方抗宫内膜抗体检查正常。生殖激素和注射免疫测定亦在正常范围内。妇科检查无殊。基础体温双相呈阶梯状缓慢上升。脉弦细，舌淡红，苔薄白，舌边有齿痕。

西医诊断：①原发性不孕症；②经前期紧张综合征；③黄体功能不全。

中医诊断：肾虚肝郁型经前期乳胀伴不孕。

治疗经过：患者住院前曾在本院经中西医药治疗两个周期，经前胸胀已缓解，但

B超示卵泡发育较差。入院时适值经净3天，故先予子宫输卵管碘油造影，报告示子宫正常，输卵管通畅。嘱禁房事1周，按中医周期疗法予以益肾疏肝，养血调冲。方用逍遥散合左归丸加减：柴胡6g，香附、茺蔚子、当归各10g，赤芍、白芍、巴戟天、菟丝子、鹿角片、女贞子各12g，小茴香3g。每日1剂，另定坤丹一粒吞服，一日2次。丹参注射液每次4mL，胎盘注射液每次4mL，隔日交替肌注。周期第14天，B超示卵泡1.7cm×1.5cm，宫颈评分（InSPer方法，增加一次透明度共5次，各分4级，满分为15分）9.5分，用HCG 1000μL肌注。周期第15天，B超示卵泡2.2cm×1.7cm，HCG 2000μL肌注，中药守原方加活血调血之品，以促排卵，并嘱同房。周期第16天，B超示已排卵。宫颈评分6.5分，基础体温未上升，再用HCG3000μL肌注，并予滋肾健脾，养血固冲，方用左归丸合归芍四君汤加减：太子参、山药、桑寄生各15g，女贞子、旱莲草、川断、杜仲、白芍、龟甲各12g，紫河车4g，茯苓、白术、鹿角胶各10g。3月26日，患者停经46天，B超已见胚芽发育，并有原始心搏现象。即予中药原方随症化裁及HCG 1500μL隔日肌注保胎治疗，直到妊娠2个月，患者要求出院。后多次随访，胎儿发育一直正常。

按：本例是西医诊为黄体功能不全的原发性不孕症。中医则谓肾虚肝郁，精神不足，气血失和而冲任不能相资以致不孕。用中医周期疗法按经后期、经间期、经前期辨证分期用药，同时加用HCG以促使卵泡发育成熟及排卵，并增强黄体功能，故患者受孕而胎儿平安无恙。

二、以"膈下逐瘀汤"为主中西医结合治疗宫外孕

1982年以来，我们学习遵义医院等先进经验，应用中西医结合方法，以"膈下逐瘀汤"为主，治疗宫外孕20例。小结如下：

（一）临床表现和分型

20例大多有典型停经史和腹痛史，阴道后穹隆穿刺抽得不凝固暗红色血液；部分病人阴道流血，腹部反跳痛，移动性浊音和腹痛时有便急感。

为了便于观察和治疗，根据临床表现和疾病发展阶段，分为三型：

休息型急性内出血，并有休克、昏厥者，计4例；

内崩型胚胎存活，内出血未止，但无休克（系指一般急性宫外孕），计10例；

瘀结型胚胎已死，内出血已止，瘀血内结，包块形成（即一般所称之陈旧性宫外孕），计6例。

以上三型可相互转化。如休克型可转为内崩型、瘀结型；瘀结型也可转为内崩型、休克型，或者既有包块，又有内崩的混合型。

（二）治疗方法

采用中西医结合治疗。中医治疗根据"不通则痛，痛则不通"的理论，采取活血化瘀、化滞止痛法。选用膈下逐瘀汤化裁：当归 9 ~ 12g，赤芍 9 ~ 15g，桃仁、牡丹皮、红花、牛膝、延胡索各 9g，乌药 6g，乳香、甘草各 5g。

（三）随症加减

瘀结型着重活血化瘀，行滞散结。主方加三棱、莪术各 6 ~ 9g，槟榔 9g。如气虚贫血，加党参、黄精各 15g；包块质坚，加皂角刺、穿山甲各 9g。外贴消痞狗皮膏，加麝香 0.3g。

内崩型以治死胚胎为首要，然后在主方中加三棱、莪术破瘀。

起初，我们用天皂散（天花粉 1g，猪牙皂角 0.5g，研细末），和水调成糊状，纱布包，置阴道后穹隆 24 小时，以治死胚胎，有一定效果。但有的病例尿妊娠试验仍持续阳性，内崩不停，后来改为天花粉注射液常规应用，均获成功。

休克型首先抗休克，立即输液输血，扩充血容量。亦可应用低分子右旋糖酐 500mL 静滴，同时服独参汤（如无制直参则改服主方加党参 30g）。如休克仍未纠正者，应立即手术治疗。

此外，对以上三型治疗过程中如出现大便秘结者加大黄 12g；食欲不振加厚朴、山楂各 12g；恶心呕吐加姜半夏 6g，生姜 3 片。

（四）疗效观察

评定标准：①治愈：症状完全消失，无血肿，包块未及，月经恢复正常；②基本治愈：腹痛基本消失，阴道流血极少或停止，腹腔内流动性血液吸收或包块缩小，尿妊娠试验阴性。

20 例中成功 19 例，改用手术治疗 1 例，平均住院 19.4 天。非手术治疗的 19 例中，休克型 4 例，治愈 3 例，基本治愈 1 例。住院时间最长 20 天，最短 12 天，平均 15.8 天。内崩型 10 例，治愈 5 例，基本治愈 4 例，另外 1 例因阴道流血不止 1 个月，本人要求转院手术治疗，腹腔内取出血块。住院时间最长 41 天，最短 7 天，平均 17.8 天。瘀结型 6 例，治愈 4 例，基本治愈 2 例。住院时间最长 41 天，最短 10 天，平均 24.5 天。

（五）典型病例

1. 病例一

倪某，40 岁，农民。1982 年 8 月 18 日上午入院。患者停经 60 天，阴道不规则少量流血 1 周，持续性少腹痛渐趋加剧，有便急感，伴昏厥 2 天入院。检查：急性贫血貌，血压 90/58mmHg，体温 38.9℃，下腹部压痛及反跳痛极明显，移动性浊音（＋），后穹隆饱满，经穿刺抽出不凝固血液。妇科检查：阴道有少量流血，宫颈举痛明显。放置节育环 9 年，最小孩子已 10 岁，化验：尿妊娠试验阳性，血红蛋白 45g/L，红细胞 $1.47×10^{12}$/L，白细胞 $5.3×10^9$/L，中性粒细胞 0.74，淋巴细胞 0.24。诊断：宫外孕（休克型）。门诊医嘱：立即手术治疗。入院时脉细沉而数，舌苔厚白，质淡胖，立即输液并输血 400mL，服参附汤 1 剂，约 2 小时后血压回升至 100/60mmHg。又给青、链霉素抗菌。第 2 天服主方加党参 30g，阿胶 15g，1 剂。又用天皂散纱布包扎置阴道后穹隆 24 小时。次日复诊：腹痛明显减轻，恶心已解，但下腹仍坠胀，口干喜饮，脉沉细数，舌苔白腻，体温 39.3℃。原方加焦栀子 9g。连服 3 剂，诸症已减大半，唯纳少，口苦，神疲乏力，腹部略饱满，脉细弦，舌苔薄，中微黑腻。考虑已转入瘀结期，在主方中加入穿山甲、皂角刺各 9g，三棱 6g，外贴狗皮膏药加麝香。共住院 20 天，服药 18 剂，阴道流血渐止，腹痛渐消，血红蛋白增至 85g/L，红细胞增至 $2.57×10^{12}$/L，除右少腹触及边界不清、质中之小块物外，其余体征全部消失而出院。带回中药 7 剂煎服。半个月后复诊，包块消失。

2. 病例二

张某，27 岁，农民。1986 年 3 月 17 日下午入院。停经 34 天，阴道不规则流血半个月，突然持续性腹剧痛 1 天，伴面色苍白，出冷汗。检查：急性贫血貌，唇苍白，血压 110/80mmHg，脉搏 112 次/分，腹肌紧张，移动性浊音（＋）。妇科检查：宫颈着色，举痛，阴道后穹隆穿刺抽血 2mL，放置不凝固。化验：血红蛋白 110g/L，白细胞 $18.8×10^9$/L，中性粒细胞 0.78，淋巴细胞 0.18；第二天查血红蛋白 95g/L，红细胞 $3.7×10^{12}$/L。诊断：宫外孕（内崩型）。治疗经过：急用阿度那、维生素 K 每 6 小时 1 次交替使用，并用青、链霉素抗感染，快速补液 1000mL。脉芤，舌苔白腻微厚。处方：党参 15g，当归 12g，茜草、蒲黄、怀牛膝、穿山甲各 9g，乳香、没药、三棱、甘草各 5g；并给天花粉注射液常规应用。患者曾诉局部疼痛，四肢酸软，形寒身热，最高体温 38.7℃。3 月 26 日妊娠试验阴性。次日，除少腹稍胀外，余无明显不是。3 月 29 日复查：下腹部包块基本吸收。治愈出院，并带回中药 5 剂，巩固疗效。

3. 病例三

朱某，35 岁，工人。1982 年 8 月 9 日入院。停经 37 天后，腹痛 28 天，停经后即有妊娠反应，当地医院诊断为"先兆流产"。行刮宫术后，仍腹痛不解，转本市某医院，诊断为陈旧性宫外孕，保守治疗半个月，病情好转，于 8 月 7 日出院。出院第 2 日又腹痛，有便急感，转入本院。患者 1975 年曾因宫外孕在某医院手术治疗。检查：轻度贫血貌，血压 100/50mmHg，右下腹触及界限不清之包块，有压痛。妇科检查：阴道少量暗红色之块物。化验：血红蛋白 75g/L，红细胞 $3.21×10^{12}$/L，白细胞 $7.0×10^9$/L，中性粒细胞 0.68，尿妊娠试验阳性。诊断：宫外孕（瘀结型）。入院后即用青、链霉素抗感染，局部热敷，并给天花粉制死胚胎，2 天后，尿妊娠试验转阴。中药以当归、牛膝各 12g，赤芍、白芍、穿山甲、刘寄奴、桃仁、乌药各 9g，乳香、枳壳各 5g，三棱 6g。煎服。并给消癖狗皮膏药加麝香 0.3g 外贴，连续治疗半月余，在治疗过程中并加用益气补血药，以免过伤正气（一般 5 次 1 补）。复查：右穹隆已膨出，右盆腔有质中块状物，拳头大，压痛。再给破瘀软坚药 15 剂，包块质地变软，压痛减轻。后患者要求回家，于 9 月 19 日出院，共住院 41 天，带回补血活血药（主方加减）10 剂。1 个月后门诊复查，腹中包块消失，来经 1 次，量中等，色暗，无腹痛。

（六）讨论

祖国古代医籍中无宫外孕之称，但按其临床表现与"胎漏"、"癥瘕"之描述很相似。如《妇人大全良方》云："妇人月经癖塞不通，或产后余秽未尽，为风寒所受，则成瘀血也。血瘀在内，则时时体热，面黄，瘀久不清。"此处的瘀血很像陈旧性宫外孕时腹部形成的包块（血肿）。它的发病机理多因冲任不调，胎孕错位，渐至脉络损伤，血不循经，破损出血，血瘀停留，气机阻滞。不通则痛，而致少腹疼痛；或气随血脱，则发厥逆；或瘀结不化，渐成痞块，亦可瘀结化热而成感染。从病因病机分析，说明宫外孕的临床表现是瘀血内停、气机阻滞的一种实证。故选用膈下逐瘀汤为主治疗。方中当归、桃仁、红花、赤芍、牡丹皮、牛膝等活血化瘀，乌药、乳香、延胡索理气活血定痛，甘草缓急和中，共奏活血化瘀、行气定痛之效。

治疗宫外孕，为防止大出血，我们认为首要任务是制死胚胎。因此，不管并发休克或血红蛋白甚低者，应抓紧时机尽早杀死胚胎。起初应用天皂散，虽然大多数病人有效，但也有一部分无效，尿妊娠试验仍持续阳性。再改用天花粉注射液常规应用后则很快转阴，从而内出血一般亦迅速纠正。而后，只有在天花粉注射液皮试阳性者才采用天皂散处理。对因天花粉注射液所致的发热，全身疼痛乃致过敏现象，同时给服皮质激素强的松 5 ～ 10mg，每日 3 次，对减轻副作用效果较好。

腹腔内出血的吸收问题，在我们临床观察中比较顺利吸收。如例一，虽内出血多并发休克，但只治疗 20 天，内出血基本吸收。另一种是流动性在腹腔内凝成较大之血肿包块，起初边界不清，以后渐至明显，由小变大，由软变硬，再以破癖软坚药后才缓慢变软，最后自行消失。此种病例疗程较长。如例三，住院长达 41 天，出院时还有包块，但已变软。该例在出院时虽带回中药 10 剂，但因故未曾服用，而于 1 个月后来院复查时包块已经消失。这说明"大积大聚，衰其大半而止"的办法是确实可行的。故我们以后对包块的处理，采取凡包块质地已由硬变软，就停服中药，任其自然吸收。

我们治疗宫外孕的经验很不够，尤其对瘀结型的治疗，疗程较长，费用较大，还有待在实践中进一步摸索更好的办法。

三、吴熙老师治疗不孕经验

吴熙主任医师多年来致力于用中医中药治疗妇女不孕症的研究，妊娠率达 50% 以上。笔者有幸能跟师学习，深刻体会吴老师治疗不孕症的真谛，现总结如下：

（一）化瘀通脉，不忘治疗带下

临床上带下瘀痹胞络者其临床表现为带下绵绵，气秽，色黄如脓，或白稠，或赤白相兼，多伴有腹痛不已。治疗用活血化瘀与清热解毒、利湿止带相结合，吴老师常用加味三妙丸（苍术、黄柏、薏苡仁、蜀羊泉、土茯苓、红藤、败酱草、忍冬藤、椿根皮）治带，加地鳖虫、穿山甲、皂角刺等化瘀通络取效。

（二）宫寒痰湿，温补命火为要

对于形体肥胖，痰湿壅阻，或胞宫寒冷而致不孕妇女，吴老师遂用温肾壮督，补命门火，煦荣胞宫之法，每获良效。吴老师治法每师景岳"阴中求阳，阳中求阴"，选用"右归饮"或"仙桂汤"加减。寒甚者用张锡纯的"温中汤"。若畏寒、脉沉细而舌象却见红舌、薄黄苔的则去附、桂、仙茅，加重首乌、熟地黄、石斛等滋阴之品，或选用"五子衍宗丸"平和补肾之剂。但紫石英必为重用之品，因其能兴奋性腺，促使发育不良的卵巢成熟排卵在氤氲期（排卵期），且不论有郁无郁，均佐入理气活血之品，通络助孕。

（三）着重调经，滋肾调肝并举

月经失调包括月经先后无定期，是妇女不孕症的主要原因之一，吴老师认为调经必须调冲任，调冲任实际上是滋肾健脾（胃）调肝之法。治疗月经先后无定期，常滋肾与调肝并举，取效方捷。方选傅氏"定经汤"，兼有热象者用高氏"滋水清肝饮"；兼有寒象者用定经汤加淫羊藿、肉苁蓉、肉桂、小茴香等。闭经和月经稀发患者以虚证居多，后者为前者之渐，病机和疗法，二者大致相同。均用通补奇经之法，着重健脾生血，滋肾填精，充盈血海，佐数味行气活血之品通行任脉，方选八珍益母汤，龟鹿二仙膏加桂枝、肉桂、香附、鸡血藤，若一味用攻药催经，往往无效，即或能催来 1 次，过后又复延期不至，即或用棱、莪破瘀，亦必加参、芪相辅。

（四）行气解郁，务须怡情悦志

室女婚前经行乳胀，甚至乳房结块等肝郁症状，若婚后其症依然，往往多年不孕。吴老师常拟疏肝解郁，养血宁心法，选用"开郁种玉汤"加减，调理更应做好思想开导工作，即在一般精神劝慰的同时，宣传和介绍一些有关医学常识，指导性生活，嘱其测基础体温，在排卵期适时性交，平时则应怡情悦志，注意节欲蓄精。只要双方情绪乐观欢畅，配合适当的治疗，机体阴阳得调，这类肝郁不孕治愈甚有可能。

（五）病例介绍

张某，女，29 岁，工人。1990 年 6 月初诊，婚后三年半未孕。月经史 167/25～60 天，1990 年 4 月 10 日。月经迟行而无规律，偶有超前，西医用克罗米芬或乙蒎酚周期治疗，月经才能正常来潮，但停药后即推迟如旧（即使已正常 3 个月），量少色黑，全身怕冷，小腹尤甚，大便艰难，面白，苔薄白，脉沉细。妇科检查及 B 超示子宫偏右略小。曾患心动过速，轻度甲状腺肿。男方精液常规及体检正常。脉证合参，责之为血虚宫寒，难于孕育，用补命火，煦子宫，暖肝肾，生精血法，先调月经。处方：小茴香 5g，月季花 6g，淡苁蓉 10g，枸杞子 10g，熟地黄 10g，泽兰 15g，丹参 15g，荔枝核 12g，紫石英 20g（先煎），肉桂 3g（后入），5 剂。二诊：连续 3 个月经周期及经量皆正常，再温肾暖宫，补气生血，仙桂汤出入：淫羊藿 10g，仙茅 6g，巴戟天 10g，肉桂 3g（后入），当归身 10g，黄芪 10g，党参 10g，紫石英 30g（先煎），枸杞子 10，覆盆子 10g，五味子 3g，7 剂。三诊：11 月 7 日，周期第 16 天，基础体温上升，肢冷形寒，脉沉细。加强壮督温阳，补命火，煦胞宫，温冲汤加减：制首乌 20g，红花 3g，补骨脂 15g，紫石英 15g，山药 15g，当归身 12g，黄芪 20g，肉桂 5g，苁蓉 10g，丹参 15g，熟附片 6g（先煎），5 剂。四诊：12 月 5 日，月经过期 13 天来潮，基础体温未降，查尿 TT（＋），转用补肾安胎、健脾和胃法。即月怀孕，足月顺产。

四、吴熙老师治疗疑难不孕症经验

被国外称为"送子神医"的国务院突出贡献、享受政府特殊津贴医学专家、全国 500 名老中医药专家之一的吴熙主任医师，擅长治疗不孕症，笔者作为吴老师的学术继承人，在临床上跟师时亲眼见到吴老师治愈三姐妹同患不孕症。现将其治疗经验总结如下，供同道参考。

例一，黄某，女，34 岁，1991 年 9 月 2 日初诊。患者自述 14 岁月经初潮，因冒雨涉水，经行十余日方止。之后经常闭经，需注射或服黄体酮方可行经。23 岁婚后一年多时怀孕 3 个月流产，至今 10 年未孕。现症：月经周期 1～6 个月一行，经行 10 余天，血多色黑有血块，腰腹痛甚，坐卧不安。患者平素腰膝乏力，腹痛喜温。妇科检查：正常盆腔，5 次卵巢功能测定均为激素水平轻度影响。脉沉细涩，舌淡边暗，苔薄白稍滑。证属肾虚宫寒，血瘀经迟不孕。吴老师先拟少腹逐瘀汤加吴氏调冲丸 3 号以温经散寒。方药组成：当归、赤芍各 10g，川芎 3g，蒲黄 10g，五灵脂 10g，没药 6g，延胡索 10g，肉桂 3g（后入），干姜 3g，小茴香 3g，淫羊藿 10g，仙茅 10g。吴氏调冲丸 3 号 15g。

连服 3 剂后，血块多而畅，腰腹疼痛好转。复诊按原方加紫石英 30g，再服 7 剂。嘱其基础体温测验并按基础体温表中出现排卵时同房。平时服吴氏调冲散 1 号，每天 2 次，每次 9g。

1992 年 1 月 9 日三诊：基础体温呈现双相，高温度达 16 天。月经未至，但感头晕乏力，进食脘闷，呕吐厌食，已有十余天，脉象细滑，拟诊早孕，然基础体温上下有波动，改服安胎丸每天 2 次，每次 1 丸，保养胎元。

1992 年 2 月 10 日，B 超检查，子宫体增大，内有胎囊和胎芽组织，胎心活动（＋），结论：早孕活胎，1992 年 10 月顺产一男婴。

例二，黄某，女，36 岁。1992 年 12 月 3 日初诊。患者与例一是双胞胎，14 岁月经初潮，婚后 13 年未孕。近几年来，月经延期，经量一般，色泽不鲜，兼夹血块，经期腹痛。平素腰痛肢楚，右侧小腹疼痛，压之痛甚。妇科检查：确诊右侧附件炎，因此婚后长期不孕，忧虑悲哀，叹息频作，脉沉细弦，舌淡少苔，边尖隐紫。证属肾精不足，血行不畅，情郁气结。先拟疏肝理气，以调情志，兼施养精调血，固本培元，以开郁种玉汤加味治之。处方：香附 10g，当归 10g，白芍 15g，白术 10g，茯苓 10g，牡丹皮 10g，天花粉 10g，紫石英 30g，五灵脂 10g，丹参 10g。正值经期，连服 7 剂。

1992 年 12 月 12 日二诊：12 月 10 日来经，诸症已轻，基础体温双相。改服吴氏调冲丸 1 号，每天 2 次，每次 9g，并嘱在排卵期同房。

1993 年 8 月三诊：经停 30 余天，B 超证实已孕。1994 年 4 月剖宫产一男婴。

例三，黄某，女，30 岁，1994 年 3 月 2 日初诊。婚后 7 年不孕。17 岁月经初潮，月经周期 30 天左右，经行 7 天，血量中等，身无不适，白带不多。一向体健。1992 年曾诊为双侧输卵管不通，曾做输卵管通液治疗。此次在本院检查，仍诊为输卵管不通，原发性不孕症。脉象缓和，舌正红苔薄白。证属肾虚脾弱，气血不畅。嘱服吴氏通管饮加味 15 剂。处方：川芎 5g，当归 10g，赤芍 10g，怀牛膝 15g，水牛角 30g，路路通 15g，枳壳 10g，益母草 15g，鸡血藤 20g，黄芪 30g，肉苁蓉 15g，肉桂 3g，杜仲 15g。吴氏通管饮热敷（子宫、中极、八髎穴上），每日更换一次。

1994 年 5 月 8 日二诊：5 月 3 日月经来潮，身无不适，嘱其前方继用。

1994 年 5 月 20 日三诊：在 B 超下输卵管通液检查，输卵管已畅通。嘱其服吴氏调冲丸 1 号，每日 2 次，每次 9g，服 3 个月，并在排卵期同房。

1995 年 1 月 28 日四诊：月经过期未至，有恶心呕吐、纳差择食之早孕反应，B 超检查：早妊。

五、痛经临床治疗六法

痛经是妇科常见症状之一。以下是临床治疗痛经的有关医案：

（一）寒客胞脉治以壮督暖宫

《内经》谓："血气者，喜温而恶寒，寒则泣不能流，温则消而去之。"寒凝血泣，不通则痛，是导致痛经的重要因素。笔者认为，寒邪之所以侵袭而阻痹胞脉，留滞气血，往往是由于内在的阳气先虚，无力御邪之故。因此在治疗时既不忽视温散寒邪，又重视壮阳益火。

俞某，30岁，已婚。冲为血海，任主胞胎，皆受督脉之率领。冲任督三者皆起自胞中，一源而三歧。早年罹疾甚多，禀赋素来不足，来潮之后又欠注意，寒邪乘袭胞脉，气血循环欠畅，室女即患痛经，婚后六载未孕。近来经前腰臀酸楚，行经则腹痛如绞，下肢瘫软无力，经量少而夹块。平日带下清稀，虽经温养气血，其效不显。脉象寸关沉迟，二尺细软，舌淡苔白。倘仅温养气血，则难祛胞宫之寒，当壮督阳以暖胞宫，所谓"离照当空阴霾自消"。方用：鹿角霜、川断、当归身各9g，淡附片。肉桂、熟地黄、白芍各6g，炮姜、北细辛各3g，狗脊、艾叶各12g，广木香4.5g。服上方4剂后，经行腹痛大减，腰酸带下亦轻，神情较奕。原方加丹参12g，并配温经丸（当归、附片等份，水泛为丸），每晚服6g。调治8月，服药60余剂。次岁怀孕，足月临产。

《奇经药考》谓鹿角霜、附片皆能"温通督脉之气舍"。督脉者壮督一身之阳气，与命门关系甚密，故督阳壮则命火盛，能祛阴寒而通经脉。肉桂、细辛、炮姜、艾叶等皆温下元之品，助之则其力更宏；归、芍、熟地黄养血和血为佐者，取张景岳"善补阳者，必于阴中求阳，则阳得阴助而生化无穷"之意。此案贯穿了"治病必求于本"的精神，符合"事物发展的根本原因，不是在事物外部而是在事物内部，在于事物内部的矛盾性"这个客观规律。

（二）瘀热相结法宜消瘀通络

"寒者温之"是治寒凝血瘀的原则。若凡瘀热固结者，温之助热（火），反灼经血。朱丹溪有"紫者气热也，黑者热甚也。人但见紫黑、痛、块，率为风冷，而用温热，必败"的教训。笔者常按"祛瘀生新"之理，用消瘀通络法治疗。

沈某，38岁，已婚。经水者阴血也，冲任之血输胞中，应时而下，系阴从阳化。平素喜食辛热，则热积营分，常见衄血；且又房事不禁，相火偏炽，肾中真阴暗耗，时时赤带，腰酸。经期热伤血络，瘀血停聚胞宫，瘀热相结，经来少腹刺痛，色黑成片犹如锅底焦片。形肉消削，胃纳日减，骨蒸潮热，夜间盗汗，少寐心悸，势所必然。头目昏眩，亦属常然。脉细数，重按带涩；舌偏红，遍布瘀点势成干血。前贤有"瘀血不去，新血无有新生之机"之说。采其意，投诸虫啮血之品以消瘀通络治。方用：水蛭、虻虫、西琥珀各3g（冲服），醋大黄、京三棱、蓬莪术各4.5g，桃仁、当归尾、粉丹皮各6g，酒炒牛膝9g，紫丹参、五灵脂、蒲黄、威灵仙各12g，红花汁拌炒丝瓜络 4 寸，败酱草 15g。1 剂后，经血倍增，腹痛加剧；3 剂后，经色显赤，腹已和，诸恙均减。脉转濡细，舌质淡红，尚有瘀点。改投消瘀和血之剂。方用：水蛭、京三棱、蓬莪术各 3g，当归尾、炒赤芍、炒川芎各 6g，川牛膝、荆芥各 4.5g，生地黄、丹参、威灵仙各 9g，红花汁拌炒丝瓜络 4 寸。服 5 剂，次月复诊，经来已趋正常，唯经行之初稍感少腹胀痛，神奕纳增，已如常人，予以养血调冲法善后。

瘀血有因寒凝，亦有瘀蓄化热，瘀热相结等，其治法不同。唐容川认为："瘀血凝滞，为火气所熏，则为干血……干血不去，则新血断无生理，故此时虽诸虚毕现，总以去干血为主。"案中用药宗叶氏"虫蚁迅速飞走诸灵"，投水蛭、虻虫，合莪术活血消瘀之品，以仲景抵当汤为基础。威灵仙专祛恶脓败血，败酱草清热行瘀，红花汁拌炒丝瓜络用代新绛以凉血通络。

（三）气滞血郁主法疏肝调冲

《女科经纶》谓："凡妇人病多是气血郁结，故治以开瘀行气为主，瘀开气行，而月候自调。"气为血之帅，气行血运，气滞血郁，致四海不盈，经血循行失畅。吴师遇此，每主疏肝调冲。

陈某，30 岁，教师。先哲谓："诸气之升责之肝，诸气之郁亦责之肝。"肝体阴而用阳，以疏泄条达为顺。其经足厥阴，环阴器，循少腹，与冲脉切切相关。患者情志抑郁，厥阴经气失条达，木郁生火，热扰血海，所以月汛超前，量多色艳。经前 1 周即感胸闷乳胀，乳头亦感触痛，行经则少腹胀痛，纳少、嗳气、易怒烦躁、脉弦、苔糙。拟疏肝郁，调冲脉。方用：柴胡、薄荷各 2.4g，茯苓、当归身、生鳖甲、路路通各 12g，白术、白芍、牡丹皮、乌药、枸杞子各 6g，制香附、黑栀子各 4.5g，牡蛎 21g。经前服 4 剂。药后，经前乳胀，经行腹痛均有好转。原方去白芍，加丹参 9g，娑罗子 12g。服 7 剂，月候及诸恙均瘥。续以原方去牡丹皮、山栀子，加绿萼梅 3g，平地木 12g，善后。

王肯堂谓："天癸既行，病候当究厥阴"，肝经气血失舒，影响冲任，导致经带胎产诸疾，历代医家十分重视条达肝气，以治妇科疾患。疏肝方药当首推逍遥散，丹、栀以清热凉血，鳖甲、牡蛎以柔肝调冲。

（四）四肝肾阴虚治仿乙癸同源

《解产难》谓："八脉丽于肝肾。"倘肝肾精血充盈，奇经得以丽丽，血海宁静，月候自调；若肝肾阴亏，血少而燥滞，亦可见痛经，吴师宗"乙癸同源"之理以调之。

秦某，35 岁，农妇。蛊毒痹络伐损肝，肝阴不足，胁下痞满肿痛；产育频密，暗耗肾元，肾真亏虚，耳鸣、头晕、腰酸。月汛参差，经量少而色鲜；带下缠绵，色白质黏稠。汛期少腹隐痛，得按稍缓，经后渐瘥，神疲肤软，时有衄血。脉弦细数，苔薄黄而糙。拟育肾涵肝，投自拟乙癸同源饮加减：生地黄、甘枸杞子、北沙参、生鳖甲各 12g，当归身、白芍、麦冬各 6g，杜仲、川断、金铃子各 9g，藏红花 1.5g，牡蛎21g，女贞子4.5g。服5剂，带净，腹和，汛期准行，色量如常。再予原方，调治3个月。

魏玉璜治肝病主张"非柔润不能调和"，其用药则"首重地杞"。江笔花亦谓："肝之虚，肾水不能涵木而血少也。"吴师处方系采魏玉璜、叶天士两家之长，以育肾涵肝为法。

（五）血虚痛经法当调养心神

张景岳谓："凡经期有气逆作痛……若痛在经后，多由血虚。"心主血，脾统血。武之望谓："心气不开，脾气不化，水谷日少，不能变化气血以入二阳，血海无余。"运用调养心脾法以治血虚痛经具有渊源。

吕某，42岁。操事甚勤，终朝筹虑，心脾气结，经血不荣。夜寐欠安，心悸惊惕，纳谷不昌，神怠困惫。带下赤白相兼，月汛衍期量少，经色淡而不畅，经行腹痛懒言，脉象濡细带数，舌淡红，苔薄糙。王氏云："劳碌耗脾之气，思虑伤脾之营。"拟养益心脾以调气血。方用：当归身、白芍、白术各6g，党参、酸枣仁、柏子仁、生地黄、茯苓、茯神各9g，远志、佛手各4.5g，紫石英、神曲、白薇各12g。5剂后，心悸减，夜寐安。经行色量渐趋正常，腹痛亦减。上方加减，服50余剂，调治4月，诸恙皆失。

唐容川谓："如或血虚，则肝失所藏……治法宜大补气血，归地是也。"又谓："治血者，必治脾为主。"本案即用归、地、芍药、酸枣仁、茯神、柏子仁等养心安神，参、术、苓健脾运资化源，佐清冲热之白薇，摄冲脉之紫石英，气血双补，心脾同调。

（六）气血下陷选用升阳调经

唐容川谓："食气入胃，脾经化水，下输于肾……清气升而津液四布，浊气降而水道下行。"然则"脾宜升而胃宜降"，中阳不振，气虚下陷，升举无力，生化乏源，血失统制，浊注胞宫致成痛经，吴师辄选升阳调经法。

黄某，40岁，工人。形体素丰，喜啖厚味，中气本虚，脾气留恋。咳嗽入冬必作，平昔动则短气。此番经来量多如崩，气随血耗，颜㿠少华，其后带下秽腥黏稠，心慌、懒怠。上月汛行量少色淡，经行绵绵腹痛，纳呆，便溏。脉来迟，舌淡嫩，苔薄腻。拟益气升阳，和血调经。方用：党参、苍术、川芎、怀山、木香、香附各4.5g，柴胡、白芷、升麻、砂仁各2.4g。5剂后，腹和神奕，纳谷渐增，带下日减，中气渐复，阳气得升，便尚不实，脘有胀闷。前方加葛根3g，以振奋脾阳。

《内经》谓："虚者补之，陷者举之。"本案参、芪、术、山药，皆健脾益气之品，术、芷除湿升阳，升、柴升举下陷之气机，且有"风药胜湿"之义，归和血调经。

第十四章　王　英

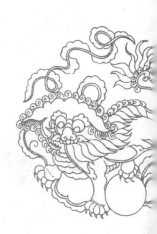

王英简介

王英，女，副主任中医师，南平市人民医院不孕症专科主任，妇科教研室秘书。中国民族医药学会首届妇科分会理事，福建省中医药学会第六届妇科专业委员会常务委员及秘书，全国第五批老中医药专家学术经验继承工作继承人，吴熙中医妇科工作室成员。

从事妇产科临床工作 10 余年，曾作为国内访问学者于北京大学第一医院妇科进修，师承闽北名医潘丽贞教授，积极研究并总结其治疗不孕症临床经验，在不孕症、月经失调、围绝经期综合征等妇科内分泌疾病的中西医结合诊治以及宫腹腔镜微创手术等方面颇有心得。参加省级科研课题 4 项，市级科研课题 5 项，其中主持的"益肾导痰汤对 PCOS（肾虚痰瘀证）患者中医证素的影响"获福建省卫生厅 2011 年度青年科研课题立项。先后荣获科技成果奖 2 项："孕前多囊卵巢综合征与巨大儿关系的临床研究"获 2010 年度南平市科学进步奖三等奖（第四负责人），"宫腹腔镜手术联合中医多途径治疗不孕症研究"获 2013 年福建省科学进步三等奖、2012 年南平市科学进步奖一等奖（第二负责人）。

医案选萃

一、安盆宁宫汤治疗放置节育器后阴道流血 68 例

宫内节育环（IUD）是一种安全、有效、简便、经济、可逆的避孕工具，为我国育龄妇女的主要避孕措施，目前约 70% 妇女选用 IUD 作为避孕方法，占世界 IUD 避孕总人数的 80%。不规则阴道流血是放置宫内节育器常见的副反应，主要表现为：经量增多，经期延长或阴道少量点滴出血等，一般不需处理，3 ～ 6 个月后逐渐恢复。但少数患者经久不愈，甚至被迫最终放弃节育器避孕。针对该情况，笔者运用止血汤治疗

取得较满意的疗效，现总结报道如下：

（一）临床资料

1. 病例选择

选择 2008 年 12 月～2011 年 1 月就诊于本院门诊，放置节育器后阴道流血的 68 例患者。年龄最小 22 岁，最大 37 岁，平均年龄 28.9 岁。病程最短 3 个月，最长 1 年半。其中上环后月经过多者 13 例，经期延长者 18 例，月经过多伴经期延长者 22 例，月经先期 4 例，经间期出血 11 例。

2. 诊断标准

参照《中医妇科学》月经病有关章节及《中药新药临床研究指导原则》制定诊断标准：①上环后月经量明显较上环前增多或造成贫血；②上环后月经经期前后阴道出血淋漓不尽超过 7 天；③上环后月经周期紊乱，不规则阴道出血。符合以上三项之一者即可诊断。排除病例标准：①既往曾患有功能失调性子宫出血；②有剖宫产史；③患有子宫肌瘤或卵巢囊肿；④妇科检查有阴道、宫颈或盆腔炎症；⑤肝肾功能不正常或凝血功能异常。

（二）治疗方法

将门诊 68 例放置节育器后阴道流血的患者随机分为中药组（n＝36），对照组（n＝32）。中药组：自拟方安盆宁宫汤组成：党参 30g，黄芪 30g，半边莲 15g，三七粉 6g（另冲），仙鹤草 10g，甘草 3g。月经周期的第 5 天开始，上方水煎取汁 200mL，每日 2 次，早晚饭后服，服药 7 天，3 个月为 1 个疗程。若有腰酸者加杜仲炭 10g，枸杞 10g；兼有热象者加炒栀子 10g，藕节 10g；兼有出血量多者加乌梅炭 10g，棕榈炭 10g；兼有少腹胀痛者加乌药 10g，香附炭 10g。对照组：月经周期的第 5 天开始口服 6- 氨基乙酸，每次 2g，每日 3 次，共 7 天，3 个月为 1 个疗程。

（三）治疗结果

1. 疗效标准

参照《中药新药临床研究指导原则·中药新药治疗月经不调指导原则》和《中医妇产学科》的疗效标准拟定。治愈：经量、经期恢复正常，全身症状消失，3 个以上月经周期不复发。显效：经量、经期虽恢复正常，但不能维持 3 个月经周期，全身症状有明显好转。有效：经量减少，经期缩短。全身症状有不同程度改善。无效：阴道出血无改变。

2. 统计方法

采用 SPSS11.0 统计软件，采用 t 检验，治疗前后有显著差异。

3. 治疗结果

表 14-1 治疗组及对照组疗效比较

级别	治愈	显效	有效	无效	合计	总有效率（%）
治疗组	13	9	8	6	36	83.33
对照组	7	7	4	14	32	56.25
合计	20	16	12	20	68	70.59

两组总有效率相比有显著差异（$P < 0.05$），中药组的疗效明显优于对照组。

4. 随访情况

治愈病例随访半年，无一例复发。

（四）讨论

放置宫内节育环后出现阴道异常出血现象，往往多于近期内有剧烈运动或劳累等诱发因素。因此，推论这是由于剧烈运动造成节育环位置下移或节育环与宫腔不合，增加了节育环对子宫内膜的机械件磨损和压力性坏死，子宫内膜发生轻度炎症、机械性创伤而出现表浅溃疡、毛细血管破裂并伴有其他部位内膜上皮增生。同时子宫为了排出异物而加强收缩。另外，节育环可能改变子宫腔的内环境，使导致出血的纤维蛋白溶解酶的活性增高，从而引起出血。

中医学认为，宫内放环所致"金刃损伤"是宫环出血的主要病因。其发病机理主要是环卧子宫，子宫、胞脉为金刃硬物所伤，致子宫藏泻失调，胞脉瘀阻，久瘀生热，瘀热蕴结，血不循环，出血日久，耗伤气血。致气虚血少，脏腑功能不足，冲任不固，经血失约而淋漓不净。归纳其主要病因病机为瘀、热、虚。安盆宁宫汤方中选用黄芪、党参具有益气升提的功效，据现代药理研究，两药均有促血管凝固、收缩子宫作用；三七粉有活血止血的双重作用，可达"止血不留瘀"之目的；半边莲清热消炎，仙鹤草凉血止血。全方合用药简力专，标本兼治，共奏功效。

二、从肾论治青春期多囊卵巢综合征月经失调体会

青春期多囊卵巢综合征（PCOS）是导致月经紊乱的主要原因，主要表现为月经稀发或继发性闭经，常伴有肥胖、多毛及痤疮等。PCOS 属中医"月经后期""闭经"等范畴。PCOS 的月经失调与肝、脾、肾功能失调密切相关，笔者从肝脾肾三脏论治获得良效，体会如下：

（一）病因病机

1. 肾虚

生长发育与生殖能力和肾气的盛衰密切相关。肾精是月经产生的原动力，故有"经水出诸肾"之说。《医学正传》云："月水全借肾水施化，肾水既乏，则经血日以干涸。"冲为血海，任主胞胎。肾脉与冲脉合而盛大，为太冲脉。冲脉起于胞中，与任脉、胃经、肾经相交，为"十二经之海"。血海气血的调匀与蓄溢，直接关系着月经的生化。肾主二阴，肾气盛则任脉通，太冲脉盛，月事才能按时以下，且能孕育生子。肾气衰，任脉虚衰，太冲脉衰少，地道不通，形坏而无子。

肾与津、水、精、血的关系密切，肾又为一身阴阳之本。肾气不足则各脏腑功能失常，阴阳失调则开阖失度，水津不布或水液内停，最终为湿为痰。肾阴不足，癸水不充（或缺失），不能滋养精（卵）涵养胞宫，则精（卵）不能发育或发育成熟，故无排卵或排卵障碍。亦有阴虚阳弱，不能助长精卵发育，不能排卵。正如《石室秘录》中所说："肾水（包括癸水）亏者，子宫燥涸，禾苗无雨露之濡，亦成萎亏。"

卵子的排出又有赖于肾阳的鼓动。肾精亏虚使卵泡发育缺乏精微物质支持而成熟障碍。肾阳亏虚则不能鼓舞肾阴的滋长，又使气血运行无力而瘀滞冲任胞脉，更使排卵缺乏动力，因此肾虚是排卵障碍的根本原因。张晓金等研究采用模糊 C 均值聚类分析 PCOS 中医证候分布规律，证实 PCOS 以肾虚证最常见。严炜等研究发现 PCOS 肾虚患者的 LH/FSH 升高明显。

2. 脾虚

脾胃健运，气血充盛，则血海满盈，经候如期。若脾虚不运，饮食减少，脏腑经络不能得到后天水谷精微滋养，则经水不能按时而至。脾主运化水湿，脾阳不足，运化失调，水精不能四布，反化为饮，聚而成痰，痰湿内蕴，冲任壅阻，故经水不能如期而至。《丹溪心法》云："若是肥盛妇人，禀受甚厚，恣于酒食之人，经水不调，不能成胎，谓之躯脂满溢，闭塞子宫。"研究表明，糖脂代谢异常在以脾虚为主证或夹杂痰湿的 PCOS 患者中比其他证型显著，且体重指数、腰臀比相对突出。脾虚生化之源不足，冲任亏虚；或水湿内停，日久化为痰浊，均可导致月经后期，甚至闭经。

3. 肝郁

女子以肝为先天，以血为本。肝经与任脉交会于曲骨，与督脉交会于百会，与冲脉交会于三阴交，肝藏血达到满盈，则通过冲任二脉输注于胞宫，使冲任盛满，经候如常。肝气条达，气血调畅，任通冲盛，则月事以时而下。若情志抑郁，肝气郁结，疏泄失常，肝郁化火；或肝经郁火灼伤肝阴，进而损伤肾阴；或肝血不足，充任失调；或肝气郁结，气血运行不畅，瘀血内停；或肝旺克犯脾土，脾失健运，聚湿生痰，均可导致血海不能按时满溢，从而发生闭经、月经量少、月经后期。PCOS 的另一个重要特征是高雄激素血症，部分患者泌乳素（PRL）轻度升高。这可能与肝的疏泄藏血功能失常，肾 – 天癸 – 冲任 – 胞宫轴功能紊乱有关。对女大学生 PCOS 患者的普查中发现肝经郁火证为主要证型，且睾酮均值在此证型中最高。另有研究发现肝郁证与 PCOS 患者 PRL 的水平密切相关。

（二）治疗方法

应以补肾健脾疏肝，化痰活血调经为法，根据月经周期分期论治。PCOS 瘦型患者多以肾虚常见，胖型以脾虚肝郁多见。非经期，瘦型当补肾养阴，用六味地黄丸、生地黄、熟地黄、二至丸、黄精、麦冬、山药，稍佐菟丝子、巴戟天、覆盆子等补阳之品。胖型治以健脾渗湿、疏肝理气，用参苓白术散合四逆散加减（党参、茯苓、白术、扁豆、砂仁、山药、莲子、薏苡仁、桔梗、柴胡、白芍、枳壳、大枣、甘草）。同时根据中药人工周期疗法，经前期可加入补肾养阴之品，经后期可加入温肾补阳之品。行经期重在疏肝理气、活血调经，用逍遥散和桃红四物汤加减（柴胡、当归、白芍、赤芍、茯苓、白术、薄荷、甘草、桃仁、红花、川芎、川牛膝、泽兰、丹参）。

（三）典型病例

林某，女，17 岁，2013 年 8 月 6 日初诊。月经来潮 4 年，近 1 年月经 50～80 天一行，常需黄体酮治疗方能月经来潮，每次经行 2～3 天，经色暗淡、有血块，经前乳房胀痛，大便溏薄。末次月经 2013 年 7 月 26 日。形体肥胖，面部痤疮，舌体胖大，边有齿痕苔白，脉细微弦。性激素检查睾酮水平明显高于正常。彩超提示双侧卵巢均可见10～12 个小于 10mm 小卵泡。西医诊断为 PCOS；中医诊断为月经后期（肝郁脾虚）。治以健脾渗湿，疏肝理气。方用参苓白术散合四逆散加减。药用党参 15g，茯苓 10g，白术10g，扁豆 10g，石斛 10g，山药 20g，莲子 10g，薏苡仁 30g，桔梗 10g，柴胡 10g，白芍10g，枳壳 10g，大枣 5 枚，甘草 3g。服 7 剂后便溏缓解。上方去扁豆、桔梗，加菟丝子、覆盆子各 10g。10 剂，每日 1 剂水煎服。2013 年 8 月 29 日阴道点滴样出血，色暗红，量少，伴乳房胀痛。治以疏肝理气，活血调经。方用逍遥散合桃红四物汤加减。药用柴胡6g，当归 10g，白芍 10g，赤芍 10g，茯苓 10g，白术 10g，薄荷 6g，桃仁 10g，红花 10g，川芎 10g，牛膝 10g，泽兰 10g，香附 10g，甘草 3g。服 3 剂后乳胀减轻，经量略增多、色红，5 日净。治疗 4 个月经周期后，行经周期基本规律，经量增多，无经前乳房胀痛，大便正常。复查性激素睾酮水平正常，复查彩超示双侧卵巢小囊性暗区不足 10 个。

三、宫腹腔镜联合中医药治疗不孕症 1339 例临床研究

不孕症是一种妇科常见病、多发病，近年来呈逐渐上升趋势。我国女性不孕症约占育龄妇女的 10%。不孕症病因复杂，很多患者经多次不孕症常规检查均不能找出原因，只能消极等待或盲目治疗。宫、腹腔镜联合手术已成为目前不孕症的重要诊断、

治疗方法。近年来，采用宫、腹腔镜手术配合中医药治疗不孕症患者1339例，取得较好的临床疗效。现报告如下：

（一）资料与方法

1. 一般资料

2006年1月～2010年12月，共收治不孕症患者1339例，全部行宫、腹腔镜联合手术。患者年龄19～46岁，平均29.9岁；不孕年限1～20年，平均3.56年。原发性不孕472例、继发性不孕867例。907例术前曾行子宫输卵管碘油造影（HSG），其中原发性不孕287例、继发性不孕620例。单一病因882例、多病因454例，未找到病因3例。所有患者进行行术前评估，包括男方精液检查、性激素检测、妇科超声等，均除外男方因素的不孕，术前常规检查，排除手术禁忌。

2. 宫、腹腔镜联合应用适应证

子宫输卵管碘油造影示输卵管远段完全或不全闭锁，而全程输卵管柔软者，或高度疑有盆腔粘连者；阴道B超检查示子宫病变、卵巢肿瘤、输卵管积水或盆腔包裹性积液者；腹部B超检查示子宫病变，宫腔镜插管通液示有阻力、回流和（或）输卵管积液增粗和盆腔卵巢窝积液者；宫腔镜通液不理想者；多年不孕原因不明者。

3. 手术方法

手术时间选择在月经干净后3～7天。术前4小时阴道放置米索前列醇600μg，软化宫颈。取膀胱截石位，头低臀高；全身麻醉。采用德国产STORZ宫、腹腔镜成套设备。脐部穿刺置入腹腔镜（Torcar），以二氧化碳气体形成人工气腹，置入腹腔镜，然后分别在麦氏点和反麦氏点穿刺，置入操作器械，观察子宫、输卵管、卵巢及盆腔情况。根据术中探查情况分别行盆腔粘连松解术、输卵管整形术、子宫内膜异位症病灶电烙术、卵巢打孔或楔形切除术、卵巢囊肿剥除术、子宫肌瘤剥除术等。宫腔镜探查宫腔情况，可行宫腔粘连分解术、子宫纵隔切除术、子宫内膜息肉摘除、子宫黏膜下肌瘤剔除术等。宫腔镜直视下输卵管间质部插管美蓝通液，配合腹腔镜下动态观察，了解输卵管通畅度。宫、腹腔镜所有切除标本均经病理学证实。

4. 输卵管通畅度的评定

①通畅：美蓝液在输卵管内充盈并经伞部溢出；②通而不畅：注入美蓝液压力较大，输卵管充盈，流过缓慢并局部膨胀，输卵管内未消失或染液流出呈细滴珠状；③阻塞：注入美蓝液压力加大后输卵管始终未见充盈或过度膨胀，无美蓝液流出。

5. 术后治疗

术后阴道血止后，均行盆腔炎综合治疗，即阴道侧穹隆封闭治疗（丁胺卡钠0.2mg＋复方丹参2mL＋利多卡因1mL），配合中药微波离子导入和妇科灌肠液（本院制剂，闽药制字Z06903038）100mL临睡前直肠保留给药，1次/天，10天为1个疗程。根据盆腔粘连的程度，轻度1个疗程，中度2～3个疗程，重度3～4个疗程，预防术后盆腔再粘连，提高输卵管的蠕动性。

（1）盆腔炎性不孕：对盆腔重度粘连，证属气滞血瘀，治宜理气止痛，活血祛瘀，予盆腔粘连松解方（经验方：莱菔子、大黄、赤芍、香附、川楝子等）；证属瘀毒凝聚，治宜清热解毒，活血祛瘀，予安盆消炎汤（经验方：半边莲、白花蛇舌草、蒲公英、赤芍、白芍等）；输卵管积水证属湿瘀互结，治宜活血化瘀，利水通络，予输卵管积水方（经验方：香附、赤芍、王不留行、茯苓、桃仁、路路通、水牛角、莱菔子等）或本院制剂通管促孕口服液，待疗程结束后，予中药助孕，监测卵泡指导受孕。

（2）子宫内膜异位症性不孕：根据腹腔镜手术结果分期治疗。Ⅰ期：证属气滞血瘀，治宜理气行滞，祛瘀止痛，予痛经方（经验方：乌药、枳壳、香附、当归、川芎、桂枝等）或消痛口服液（本院制剂），丹莪浸膏（中成药）化瘀消痛，软坚散结；证属气虚血瘀，治宜益气温中，活血化瘀，予子宫肌瘤方（经验方：三棱、莪术、党参、白术、白芍等）。Ⅱ期或以上：在上述治疗的基础上，加用抑那通治疗3～6个月，停药后立即促排卵治疗。

（3）多囊卵巢综合征性不孕：采用中医调周疗法。根据月经周期阴阳气血流转变化，补肾化痰，活血调经。月经净后，予助孕口服液（本院制剂）补肾、填冲、助孕，2支/次，20次/天。卵泡成熟后，治以疏肝理气，活血化瘀，予破卵汤（经验方：柴胡、赤芍、白芍、枳壳、丹参、皂刺、龟甲等）；配合针灸治疗，促卵泡排出。

（二）结果

1. 不孕症病因

在继发性不孕患者中，慢性盆腔炎构成比显著高于原发性不孕（χ^2=68.827，$P < 0.001$），子宫腺肌病构成比显著高于原发性不孕（χ^2=6.123，$P < 0.05$）。在原发性不孕患者中，子宫内膜异位症构成比显著高于继发性不孕（χ^2=46.21，$P < 0.001$）；多囊卵巢综合征构成比显著高于继发性不孕（χ^2=27.247，$P < 0.001$）；子宫纵隔构成比显著高于继发性不孕（χ^2=15.012，$P < 0.001$）。而其他病因在原发性不孕和继发性不孕中的构成比无统计学差异（$P > 0.05$）。

表 14-2 宫、腹腔镜下女性不孕症原因

病因	原发性不孕（n=472）		继发性不孕（n=867）		P
	例数	%	例数	%	
慢性盆腔炎	215	45.55	596	68.74	＜0.001
子宫内膜异位症	108	22.88	81	9.34	＜0.001
子宫腺肌病	7	1.48	34	3.92	0.013
多囊卵巢综合征	86	18.22	74	8.54	＜0.001
卵巢囊肿	4	0.85	22	2.54	0.053

病因	原发性不孕（n=472）		继发性不孕（n=867）		P
	例数	%	例数	%	
子宫肌瘤	13	2.75	17	1.96	0.349
盆腔结核	134	0.85	1	0.12	0.103
子宫内膜息肉	21	4.45	29	3.34	0.309
子宫纵隔	13	2.75	3	0.35	< 0.001
宫腔粘连	0	0.00	8	0.92	0.056
正常盆腔	1	0.21	2	0.23	1.00

2. 治疗前后输卵管通畅情况

术前行子宫输卵管碘油造影 907 例，总计 1765 条输卵管（继发性不孕症患者中切除输卵管 49 条）。治疗前，子宫输卵管碘油造影诊断为通畅 529 条，通而不畅 391 条，阻塞 845 条。宫、腹腔镜术后，输卵管通畅 1422 条，通畅率 80.57%；通而不畅 242 条，占 13.71%；阻塞 101 条，占 5.72%。

子宫输卵管碘油造影与宫、腹腔镜结果相符 797 条，符合率 45.16%，其中通畅 502 条，通而不畅 196 条，阻塞 99 条。不符合 968 条。其中 746 条子宫输卵管碘油造影诊断不通。725 条腹腔镜证实为通畅，21 条证实为通而不畅；195 条子宫输卵管碘油造影诊断通而不畅，腹腔镜证实为通畅。子宫输卵管碘油造影假阳性率 53.31%。27 条子宫输卵管碘油造影诊断为通畅，2 条经腹腔镜证实为阻塞，25 条证实为通而不畅，假阴性率 1.54%。

3. 术中情况及术后随访

1339 例均在镜下完成，无并发症，出血量 18～150mL，平均 50mL；手术时间 30～80 分钟，平均 58 分钟。术后随访 816 例、失访 523 例，随访率 60.94%，随访时间 2～48 个月，术后妊娠 406 例（占 49.75%），其中宫内妊娠 327 例、流产 63 例、输卵管妊娠 16 例。

（三）讨论

1. 宫、腹腔镜联合检查在不孕症诊断和治疗中的作用

女性不孕原因复杂，最常见的有输卵管性不孕、无排卵性不孕，子宫内膜异位症性不孕、子宫异常性不孕等。宫、腹腔镜联合检查在直视下进行，不仅能早期、迅速明确病因，还能进行针对性治疗，融检查、诊断、治疗于一体，大大提高妊娠率。本组宫、腹腔镜检查发现，盆腔炎性疾病、子宫内膜异位症、多囊卵巢综合征是最常见的 3 个导致不孕症的病因。这与 Eva 等报道＞90% 的不孕症与盆腔炎性疾病和子宫内膜异位症有关接近。

盆腔炎性疾病是女性不孕的最主要原因。腹腔镜手术可将组织器官直接放大 2 ～ 4 倍，在处理盆腔粘连方面明显优于传统开腹手术，可同时行输卵管整形术，尽可能恢复子宫、卵巢、输卵管的正常形态和解剖位置。输卵管卵巢粘连松解术后累计妊娠率较未手术者高 3 倍，子宫内膜异位症的不孕率可高达 40% 左右。腹腔镜已经是公认的子宫内膜异位症诊断的金标准，同时，可以确定临床分期、清除病灶。多囊卵巢综合征是最常见的无排卵性不孕的原因。目前，腹腔镜下卵巢电凝打孔术（LOD）是治疗难治性多囊卵巢综合征性不孕的一种有效方法，可显著降低卵巢局部的雄激素产生，有效地诱发排卵并建立正常的排卵周期，有较高的术后妊娠率及较低的早期流产率。

2. 宫、腹腔镜术后联合中医药治疗不孕症的可行性

目前，宫、腹腔镜手术在女性不孕症诊断、治疗中的地位已达成共识。腹腔镜治疗的关键在于防止术后粘连形成。术后再粘连会严重影响女性的生育功能。笔者根据术中探查结果，采用西医辨病与中医辨证相结合，开发出一系列专病专方，积极改善患者的症状，最大程度上防止术后粘连。专科制剂妇科灌肠液保留灌肠，药物通过直肠壁直接作用于盆腔器官而达到理气活血化瘀的功效；配合阴道侧穹隆注射、微波离子导入对阻塞的输卵管起到消炎、活血、止痛的功效。子宫内膜异位症性不孕，着眼于从"瘀"论治，以活血化瘀、软坚散结为主要治法，改善了痛经等症状和盆腔微循环状况，提高了妊娠率。多囊卵巢综合征术后配合中医调周，促排卵治疗，标本兼顾，调经种子。大大提高了排卵率和妊娠率，降低了流产率及卵巢过度刺激征（OHSS）的发生率。

3. 宫、腹腔镜联合对输卵管粘连、梗阻的诊治价值及与子宫输卵管碘油造影比较

子宫输卵管碘油造影是不孕症患者最常采用的诊断步骤。操作简单、方便，价格低廉。在没有输卵管近段闭塞或痉挛的情况下，能清楚地显示输卵管的长度、直径、形状、管壁情况、通畅度、阻塞部位和程度等，为治疗方法的选择提供了重要的参考。

但是，这种方法受到许多因素的干扰，存在一定的假阳性和假阴性。与子宫输卵管碘油造影比较，宫、腹腔镜联合检查能全面评估整个盆腔及宫腔情况，解决输卵管外部粘连及盆腔病变；直观地了解宫腔情况并进行相应的治疗，腹腔镜直视下宫腔镜输卵管间质部插管通液可明确梗阻部位、程度，可以较为直观地反映出输卵管的不通部位，可以进行针对性治疗。目前，宫、腹腔镜下输卵管通液术已经成为诊断输卵管通畅与否的金标准。

综上所述，宫、腹腔镜联合手术直观、微创、出血少、恢复快，同时具备诊断及治疗两种功效。术后针对病因联合中医药治疗，降低了盆腔的再粘连与宫外孕发生率，提高了妊娠率，降低流产率，值得临床推广应用。

四、益肾导痰汤对多囊卵巢综合征中医证素的影响

多囊卵巢综合征为常见的妇科内分泌疾病，以雄激素过多和持续无排卵为主要临

床特征，其发病率占育龄期妇女的 5%～10%。中医无 PCOS 之病名，根据其主要症状归于"月经过少""闭经""月经后期""不孕"等范畴。本研究引入了朱文锋教授的证素辨证法，从中医证候的角度来研究益肾导痰汤治疗肾虚痰瘀型 PCOS 的临床疗效，为中医药治疗本病拓展了思路。

（一）资料与方法

1. 一般资料

收集 2010 年 1 月～2011 年 6 月福建省南平市人民医院妇产科 PCOS 性不孕患者 60 例。年龄 23～36 岁，平均 28.31±3.32 岁；病程 2～11 年，平均 5.83±2.96 年，其中原发性不孕 36 例、继发性不孕 24 例；月经周期正常 8 例，周期为 40 天以内 5 例，40～90 天者 28 例，90 天以上 19 例。

2. 临床诊断标准

①西医诊断标准：参照 PCOS 诊断中华人民共和国行业标准制定。②中医证候诊断标准：符合肾虚痰瘀型辨证分型标准，主症为月经延迟，经量少，或渐至经闭，经色淡质稀或色暗红，质稠或有血块；婚久不孕；腰膝酸软；小腹胀痛固定不移。次症见头晕耳鸣，畏寒肢冷，胸闷痰多，神疲肢重，乳房胀痛，形体丰满或肥胖，毛发浓密。舌质淡或暗红或有瘀点，苔薄或白腻，脉沉涩或沉滑，尺脉弱。主症必备，次症具备 1（或）2 项，结合舌脉即可诊断。③中医证素评分标准：依据《证素辨证学》的中医证素评分标准制定，以各症状要素积分和阈值法确定证候及各个辨证要素的权重。

3. 病例纳入及排除标准

（1）纳入标准：①符合西医诊断标准和中医辨证标准；②近 3 个月内未服用任何激素类药物及其他影响生殖内分泌的药物；③无严重全身疾病；④均签署知情同意书。

（2）排除标准：①有其他内分泌疾病者；②合并有心血管、肝、肾及造血系统等严重疾病者及精神病者；③近 3 个月内用过激素类药物者；④合并其他原因所致不孕者；⑤过敏体质及对研究药物过敏者。

（3）脱落病例：未按规定用药，无法判断疗效或资料不全无法进行疗效评价者，按无效计。

4. 治疗方法

采用益肾导痰汤（苍术、香附、茯苓、陈皮、半夏、白术、枳壳、胆南星、当归、淫羊藿、仙茅、巴戟天、黄芪、鸡血藤、丹参、桂枝、浙贝等，由本院药剂科煎药机统一煎制）治疗，随证加减。于月经干净后 3 天（闭经者就诊当日）开始服药，1 剂/天，水煎取汁 400mL 分早晚两次餐后半小时温服；每月服药 20 天，连续治疗 3 个月为 1 个疗程。门诊 5 天随诊 1 次，若妊娠则停药。

5. 临床观察指标

按中医四诊方法，采用统一的四诊资料收集调查表，记录月经情况、痤疮、多毛、受孕情况及舌脉等，按证素辨证方法进行辨证，观察治疗前后中医证素积分及分级（补充具体积分标准及分级标准）。分别于治疗前及治疗结束月经周期的第 2 ～ 4 天采肘静脉血清用化学发光免疫分析法检测血清促黄体激素、促卵泡激素、睾酮、雌二醇、泌乳素。月经净后由专人经阴道彩超（菲利浦 HDL24000 彩色超声诊断仪），测量和计算卵巢体积及卵泡（＞10mm 的卵泡）时检测上述指标。

6. 疗效判定标准

①治愈：月经基本正常（月经周期在 40 天以内，经期、经量基本正常），连续 3 次以上出现排卵，不孕患者妊娠；②显效：月经基本正常，出现排卵；③有效：月经情况改善，但无排卵；④无效：治疗后月经情况无明显变化，无排卵。

7. 统计学方法

采用 SPSS16.0 软件进行数据统计。计量资料采用均数±标准差（$\bar{x} \pm sd$）表示，组间比较采用 t 检验；计数资料采用 χ^2 检验。P ＜ 0.05 为差异有统计学意义。

（二）结果

1. 中医证素的影响

治疗后中医必有证素（贡献度积分≥ 100）肾、痰、血瘀、胞宫证素积分较治疗前明显降低（P ＜ 0.01）。治疗后中医必有证素肾、痰、血瘀、胞宫证素积分等级较治疗前明显降低（P ＜ 0.01）。治疗后中医其他病理证素（贡献度积分≥ 70）较治疗前明显减少（P ＜ 0.01）。

表 14-3　多囊卵巢综合征性不孕症患者治疗前后中医必有证素积分比较（分，$\bar{x} \pm sd$）

观察时间	例数	肾	痰	血瘀	胞宫
治疗前	60	136.26±39.69	148.16±31.67	176.68±47.94	198.08±38.30
治疗后	56	68.45±25.89	76.78±18.45	79.60±29.26	117.16±38.15
t 值	–	62.79	75.45	82.44	69.28
P 值	–	＜ 0.01	＜ 0.01	＜ 0.01	＜ 0.01

表 14-4　多囊卵巢综合征性不孕症患者治疗前后中医必有证素积分比较（例）

观察项目		0 级	I 级	II 级	III 级	χ^2	P 值
肾	治疗前	0	0	43	13	97.07	＜ 0.01
	治疗后	33	19	3	1	–	–
痰	治疗前	0	0	36	20	91.43	＜ 0.01
	治疗后	23	27	6	0	–	–

观察项目		0级	I级	II级	III级	χ^2	P值
血瘀	治疗前	0	0	21	35	82.91	＜0.01
	治疗后	24	22	9	1	—	—
胞宫	治疗前	0	0	6	50	49.58	＜0.01
	治疗后	4	17	21	14	—	—

表14-5 多囊卵巢综合征性不孕症患者治疗前后中医其他病理证素的比较（例）

观察时间	湿	气滞	阳虚	肝	血虚
治疗前	46	38	39	20	15
治疗后	5	4	3	3	1
χ^2值	60.52	440.4	42.84	15.81	14.29
P值	＜0.01	＜0.01	＜0.01	＜0.01	＜0.01
观察时间	气虚	精亏	寒	脾	血寒
治疗前	12	10	9	9	3
治疗后	0	0	1	0	0
χ^2值	13.34	10.984	7.03	9.79	3.08
P值	＜0.01	＜0.01	＜0.01	＜0.01	＜0.01

2. 临床疗效

60例入选病例，脱落4例，痊愈20例（33.33%），显效25例（41.67%），有效10例（16.67%），无效5例（8.33%），总有效率为91.67%，妊娠率为30.00%。

3. 月经周期、卵巢体积及性激素水平的变化

治疗后月经周期正常20例，周期调控在40天以内18例，40～90天者14例，90天以上8例，与治疗前比较差异有统计学意义（χ^2=21.64，P＜0.01）。治疗前卵巢平均体积13.72±3.91cm³，治疗后为11.13±2.22cm³，与治疗前比较差异具有统计学意义（P＜0.01）。治疗后血清FSH升高，LH、LH/FSH及T水平均降低，与治疗前比较差异均有统计学意义（P＜0.01）。治疗后血清E_2水平较治疗前略有上升，差异有统计学意义（P＜0.05）。治疗后PRL水平无明显变化，与治疗前比较差异无统计学意义（P＞0.05）。

表 14-6　　多囊卵巢综合征不孕症患者治疗前后血清激素水平的比较（$\bar{x} \pm sd$）

观察时间	例数	FSH（mIU/mL）	LH（mIU/mL）	LH/FSH	E$_2$（pg/mL）	T（mg/mL）	PRL（ng/mL）
治疗前	60	4.63±1.52[a]	15.67±12.86[a]	3.39±2.06[a]	38.08±22.15[b]	1.09±1.61[a]	14.81±4.75[c]
治疗后	56	5.31±0.97[a]	9.96±4.31a	1.85±0.60[a]	41.42±9.18[b]	0.62±0.12[a]	14.37±3.18[c]
t 值		3.22	10.31	7.07	4.47	2.67	1.17
P 值		< 0.01	< 0.01	< 0.01	< 0.05	< 0.01	< 0.05

（三）讨论

中医认为，肾为先天之本，元气之根，关乎生殖，是人体生长发育和生殖的根本，故肾虚痰凝血瘀是 PCOS 的主要病机。近年来众多医家亦认为多囊卵巢综合征以肾虚痰凝血瘀证多见。

笔者在 PCOS 性不孕临证上，以益肾导痰、活血和血为主，在苍附导痰丸的基础上，根据多年经验总结出益肾导痰汤，对肾虚痰凝血瘀致胎孕不受之证有效。有研究表明，补肾中药具有雌激素样作用，能调节下丘脑 GnRH 的分泌、垂体 LH、FSH 的释放、卵巢性激素的合成和分泌，并可调节垂体对促黄体生成素释放激素（LHRH）的敏感性、卵巢对 LH 的反应性及卵巢受体的形成，同时对肾上腺的形态和功能亦有调整作用。另有研究表明，补肾活血中药特别有助于促排卵与子宫内膜同步化反应，有效地提高妊娠率。综上所述，益肾导痰汤可明显改善肾虚痰瘀型 PCOS 性不孕患者的中医证候，具有良好的临床疗效。

五、中西医结合治疗难治性多囊卵巢综合征性不孕 101 例临床疗效观察

笔者对 101 例难治性多囊卵巢综合征性不孕采用西医辨病——腹腔镜手术下病因筛查和中医辨证相结合的治疗方法，取得了满意的疗效，现报道如下：

（一）临床资料

1. 一般资料

选择 2008 年 1 月～ 2010 年 2 月本院不孕症专科收治的 101 例难治性 PCOS 性不孕患者。年龄 22 ～ 38 岁，平均 28.7 岁。不孕年限 2 ～ 11 年，平均 5.2 年。原发性不孕69 例，继发性不孕 32 例 82 例月经稀发，月经周期 40 天～ 5 个月；19 例闭经。101 例

患者随机分成 A 组（LOD）32 例，B 组（LOD+ 西药促排卵）34 例，C 组（LOD+ 中西医促排）35 例。

2. 诊断标准

（1）PCOS 的临床诊断：采用 2003 年在鹿特丹拟订的诊断标准：①稀发排卵或无排卵；②高雄激素的临床表现和（或）高雄激素血症；③卵巢多囊改变：超声提示一侧或双侧卵巢直径 2～9mm 的卵泡 ≥ 12 个，和（或）卵巢体积 ≥ 10mL。④ 3 项中符合 2 项并排除其他高雄激素病因，先天性肾上腺皮质增生、库欣综合征、分泌雄激素的肿物。

（2）难治性 PCOS 性不孕的诊断：①符合 PCOS 临床诊断标准；②不孕；③经药物促排卵系统治疗 6 个月并随访至 1 年无效。

（3）中医证型标准参考中医证候分类标准、《中药新药临床研究指导原则》及《中医妇科学》，辨证属肾虚痰瘀证：①月经量少；②经行延后；③闭经；④婚后不孕；⑤形体肥胖、多毛、痤疮；⑥带下量多、头晕耳鸣、面色不华、身疲倦怠、腰膝酸软；⑦舌淡苔白腻或薄腻；⑧脉弦细或弦滑。以上前 4 项中为必备 1 项，第 5 项有或不伴有，第 6、7、8 项中兼见其中两项。所有患者符合上述诊断标准并同意参加该项研究，排除其他原因所致的不孕，无腹腔镜手术禁忌证。

（二）方法

1. 治疗方法

手术方法：三组患者均在月经干净后 3～7 天进行宫腹腔镜联合手术。采用德国产 STORZ 腹腔镜成套设备，全身麻醉下取 3 个穿刺切口，脐轮下第一个切口 10mm 放置腹腔镜，第 2、3 切口 5mm 于下腹两侧相当麦氏点位置，暴露盆腔器官，检查子宫、输卵管及卵巢情况，明确诊断后，用双极 PK 电凝穿刺针避开卵巢门，在每侧卵巢各打 8～10 个孔，每孔深 3～5mm，直径 4～6mm，使卵泡液流出。如创口出血则用 PK 刀电凝止血。若卵巢体积 ≥ 10mL 者行卵巢楔形切除术，同时行宫腔镜检查和直视下输卵管间质部插管美蓝通液，了解其通畅度。

2. 术后治疗

所有患者术后阴道血止后，即行阴道侧穹隆封闭治疗（鱼腥草注射液 2mL+ 复方丹参 2mL+ 利多卡因 1mL），配合中药微波离子导入和本院制剂妇科灌肠液 100mL（闽药制字 Z06903038）临睡前直肠保留给药，每日 1 次，10 天为 1 个疗程，预防腹腔镜术后卵巢及盆腔粘连。

A 组：经阴道 B 超监测排卵，当卵泡成熟至 18～20mm、宫颈黏液评分 10 分时，指导同房。B 组：术后第 1 次月经周期第 5 天开始口服克罗米芬（CC）50mg/d，共 5 天。月经周期的第 10 天开始阴道 B 超监测卵泡情况，卵泡成熟，肌肉注射 HCG5000IU，注射后 12 小时及隔日同一时间同房，超过月经周期 7 天以上无月经来潮者来院诊断是否妊娠。未妊娠者重复下一周期的药物治疗，连用3～6个周期。C组：在B组治疗的基础上，辨证应用益肾导痰汤（自拟方），益肾导痰，活血通络。基础方：苍术10g，香附10g，茯苓10g，陈皮10g，半夏10g，白术10g，枳壳10g，胆南星10g，当归10g，甘草3g，淫羊藿30g，仙茅10g，巴戟天15g，黄芪20g，鸡血藤30g，丹参10g，桂枝10g，浙贝10g，随症加减，经净后每日1剂，7～10天1个疗程。卵泡成熟后，加用中药破卵汤（柴胡10g，赤芍12g，白芍12g，茯苓10g，枳壳10g，丹参10g，甘草3g，皂角刺15g，龟甲10g，莱菔子15g，月季花6g），以疏肝理气，活血通络，同时配合针灸促排卵。

3. 疗效判定标准

①月经疗效判定标准：痊愈：治疗后月经周期、经量、经期恢复正常；显效：治疗后月经周期恢复到28±7天；月经过多者经量比治疗前减少1/3或小于100mL，经期恢复到7天以内；有效：治疗后月经周期、经量、经期较治疗前改善；无效：治疗后月经周期、经量及经期均无明显改善。②妊娠判定标准：超过月经周期7天以上无月经来潮，经测尿妊娠试验阳性，停经7周B超显示宫内孕囊并有胎心搏动者判定为妊娠。

（三）统计学处理

所有实验数据采用SPSS10.0统计分析软件处理，计数资料比较采用卡方检验，以$P < 0.01$或$P < 0.05$为差异有统计学意义。

（四）结果

1. 腹腔镜检查

所有患者双侧卵巢均增大，包膜明显增厚，呈珍珠白，表面可见多个突起卵泡，部分表面可见新生血管。病理检查为含多个始基卵泡和不同发育期卵泡，术时行输卵管间质部插管美蓝通液示双侧均通畅。

2. 术后随访

所有患者均随访至术后3～12个月，观察月经恢复情况及排卵、妊娠及流产情况。A、B、C三组治疗后月经改善的总有效率分别为68.75%（22/32）、79.41%（27/34）、82.86%（29/35），痊愈率分别为12.50%、14.71%、17.14%，显效率分别为18.75%、20.59%、31.43%，各组间疗效差异无统计学意义（$P > 0.05$）。

表 14-7 三组患者治疗后月经疗效比较 [例（%）]

组别	例数	痊愈	显效	有效	无效	总有效率（%）
A组	32	4（12.50）	6（18.75）	12（37.50）	10（31.25）	68.75

组别	例数	痊愈	显效	有效	无效	总有效率（%）
B 组	34	5（14.71）	7（20.59）	15（44.12）	7（20.59）	79.41
C 组	35	6（17.14）	11（31.43）	12（34.29）	6（17.14）	82.86

C 组治疗后排卵率 94.29%（33/35）、妊娠率 82.86%（29/35）明显高于 A、B 两组，OHSS 无 1 例发生，其中 8 例行剖宫产，术中均未发现盆腔粘连。3 组治疗后流产率比较差异无统计学意义。

表 14-8　3 组治疗后的排卵、宫内妊娠、流产比较 ［例（%）］

组别	例数	排卵	妊娠	流产
A 组	32	20（62.50）	12（37.50）[b]	2（6.25）
B 组	34	29（85.29）[a]	21（61.76）[b]	3（8.82）
C 组	35	33（94.29）[a]	29（82.86）	3（8.57）

（五）讨论

PCOS 是育龄妇女无排卵性不孕症最常见的内分泌紊乱性疾病。目前首选 CC 促排卵治疗，但部分患者治疗无效，称之为氯米芬抵抗或难治性 PCOS。促性腺激素治疗存在卵巢过度刺激综合征发生的风险。目前腹腔镜下卵巢电凝打孔术（LOD）是治疗难治性 PCOS 性不孕的一种有效方法，创伤小，康复快，同时腔镜下能够排除其他不孕的因素并针对性治疗，大大提高了排卵率和妊娠率，降低了流产率及 OHSS 的发生率。据报道，腹腔镜下卵巢多点打孔治疗难治性 PCOS 不孕，排卵率为 80%～100%，妊娠率为 35%～90%。本项研究运用 LOD 配合中西药促排卵治疗难治性 PCOS 性不孕，排卵率高达 94.29%，妊娠率 82.86%，明显优于 LOD 组、LOD 配合西药组，但在流产率方面，与以上两组比较，差异无统计学意义，可能与样本量小有关，有待于进一步研究。

LOD 为难治性 PCOS 不孕开辟了新的治疗途径，目前机制还不完全清楚，多数学者认为：①手术将含高浓度雄激素卵泡液放出，术后血雄激素浓度下降，消除了卵巢内阻碍卵泡成熟物质，E_2 浓度下降消除了对垂体、下丘脑的正反馈效应，使 LH 降至正常，从而使卵巢间质雄激素合成减少，血 FSH 浓度上升，卵泡发育而排卵。②术后卵巢分泌的雄激素下降，使之解除了对卵巢颗粒细胞的抑制作用，卵泡得以正常发育。③术后血循环中抑制素水平下降，解除了抑制素对 FSH 的抑制，使 FSH 上升，从而 LH/FSH 比值下降，促使卵泡发育成熟，有利于排卵。④手术改善了卵巢局部的血液供应，使促性腺激素浓度随血运增加而升高。

PCOS 在中医学中无明确记载，根据其证候该病属于中医学的"月经病""不孕""闭经"等范畴。中医学认为，肾虚为主、血瘀为辅是本病的基本病机，常伴随痰湿等病理变化。《圣济总录》云："妇人所以无子者，冲任不足，肾气虚寒也。"《傅青主女科》曰："经水出诸肾。""妇人有身体肥胖，痰涎甚多，不能受孕。"《针灸甲乙经·妇人杂病》曰："女子绝子，衃血在内不下，关元主之。"肾阳虚衰，不能化生精血为癸水，则冲脉不盛，任脉不通，诸经之血不能汇集冲任下注胞宫，故月经不调以致不孕；肾阳虚不能温运脾土，脾失运化，水湿内停，故聚而成痰，痰阻胞络。肾阳不足，胞脉虚寒，气血凝滞，可致肾虚血瘀，故认为本病以肾虚为本，气血痰湿凝滞为标；肾虚痰凝血瘀是 PCOS 发病的基本病理，治疗上重在补肾导痰化瘀。自拟方益肾导痰汤，益肾导痰，活血化瘀，以苍附导痰丸为基本方，取苍术燥湿醒脾；茯苓、半夏、陈皮、浙贝、甘草化痰燥湿，和胃健脾；香附、枳壳理气散结解郁，以开胸胁之痰；胆南星祛痰宣壅通闭；淫羊藿、仙茅、巴戟天益肾固本调冲任；当归、丹参、鸡血藤活血化瘀、调补冲任，辅以桂枝温通经脉。全方疏补有序，配伍得当，药后以求肾气充、痰湿去、胞脉通、气血顺、月经以时下而成孕。

总之，腹腔镜下卵巢打孔术联合中西医治疗对于难治性 PCOS 性不孕临床疗效满意，可成功地诱发排卵并建立正常的排卵周期，有较高的排卵率、妊娠率和较低的流产率，其疗效显著、并发症少，值得应用推广。

六、中医多途径疗法在输卵管积水性不孕腹腔镜术后的应用

输卵管阻塞性不孕是不孕症的主要原因，而慢性输卵管炎引起的输卵管积水在输卵管病变中又最为常见。本研究针对输卵管积水性不孕宫腹腔镜术后采用中医药多途径治疗，取得了较好的临床疗效，现报道如下：

（一）临床资料

1. 诊断标准西医诊断标准

同时符合不孕症和输卵管积水的诊断标准。中医辨证标准参照《中药新药临床研究指导原则》辨证属血瘀型。

2. 纳入标准

①符合西医诊断标准及中医辨证标准；②宫腹腔镜术后至少一侧输卵管通畅并按抗生素使用原则应用抗生素；③愿意配合者。

3. 一般资料选择

2009 年 2 月～ 2011 年 2 月本院妇科住院的 140 例输卵管积水性不孕患者。随机分为治疗组和对照组各 70 例。治疗组：平均年龄 29.01±4.85 岁；原发性不孕 20 例，继发性不孕 50 例；平均病程 6.00±3.09 年；宫腹腔镜术后单侧输卵管通畅 16 例，双侧

通畅 51 例，阻塞 3 例。对照组：平均年龄 28.89±4.60 岁；原发不孕 28 例，继发不孕 42 例；平均病程 5.86±3.14 年；宫腹腔镜术后单侧输卵管通畅 18 例，双侧通畅 49 例，阻塞 3 例。两组间一般资料比较，差异均无统计学意义（P ＞ 0.05），具有可比性。

（二）方法

1. 治疗方法

治疗组口服通管促孕合剂（院内制剂）：桃仁、牡丹皮、白芍、赤芍、茯苓、王不留行、土茯苓、路路通、香附、桂枝、甘草等，浓缩液 250mL，每次 15mL，3 次／日，经期停服。所有患者术后阴道血止或月经净后 3 天行盆腔炎综合治疗：①中药局部封闭注射：阴道侧穹隆封闭治疗（丁胺卡钠 0.2mg＋复方丹参 2mL＋利多卡因 1mL）；②中药微波离子导入：采用北京威力恒产的盆腔炎治疗仪，使用功率为 20W 以内，每次 30 分钟；③中药妇科灌肠液（院内制剂）：红藤、赤芍、延胡索、血竭、白花蛇舌草、王不留行、皂角刺、枳壳等，临睡前直肠保留给药 100mL。以上 3 种方法联合治疗，每日 1 次，10 天为 1 个疗程。根据输卵管积水的严重程度，轻度 1 个疗程，中度 2 ～ 3 个疗程，重度 3 ～ 4 个疗程。对照组：宫腹腔镜术后不做治疗。

2. 观察项目

①妊娠情况；②输卵管通畅度；③中医症状疗效：症状评分参照卫生部颁发的《中药新药临床研究指导原则》制定，主症轻度为 2 分，中度为 4 分，重度为 6 分；次症轻度为 1 分，中度为 2 分，重度为 3 分。

3. 统计学方法

使用 SPSS16.0 统计软件进行统计处理。采用卡方检验。

（三）结果

1. 疗效标准妊娠判定标准

超过月经周期 7 天以上无月经来潮，尿妊娠试验阳性，停经 7 周 B 超显示宫内孕囊并有胎心搏动者判定为妊娠。输卵管通畅标准：术后 1 个月根据子宫输卵管泛影葡胺造影结果判定输卵管的通畅情况。中医症状疗效标准：参照《中药新药临床研究指导原则》。

2. 结果

妊娠情况：术后随访 2 ～ 30 个月，平均 11.3 月。治疗组随访 63 例，失访 7 例，随访率 90%（63/70）；术后宫内妊娠 40 例，异位妊娠 4 例，宫内妊娠率 63.49%，异位妊娠率 6.35%。对照组随访 61 例，失访 9 例，随访率 87.14%（61/70）；术后宫内妊娠 13 例，异位妊娠 8 例，宫内妊娠率 21.31%，异位妊娠率 13.11%。治疗组的宫内妊娠率明显高于对照组，异位妊娠率低于对照组（P ＜ 0.05）。

表 14-9 两组术后 1 个月输卵管通畅情况（条数）比较 [n（%）]

组别	术中通畅	术后通畅	术后阻塞 / 积水条数	P
对照组	116	79（68.10）	37（31.90）	< 0.01
治疗组	118	104（88.14）	14（11.86）	

表 14-10 两组中医症状疗效比较

组别	例数	痊愈	显效	有效	无效	总有效率（%）	P
对照组	70	30	14	10	16	77.14	< 0.05
治疗组	70	48	13	5	4	94.29	

（四）讨论

中医文献无"输卵管积水性不孕"的记载，可散见于"妇人腹痛、月经不调、癥瘕、带下、不孕"等病的论述中。目前大多数医家认为其主要病机为瘀血阻络，水湿停滞，血瘀水停，胞络阻塞，无以摄精成孕，治当从"瘀"论治。

通管促孕合剂理气和血，利水通络；丹参针局部封闭注射配合微波离子导入以活血化瘀，理气止痛；妇科灌肠液保留灌肠具有理气活血、祛瘀止痛之功。现代研究表明，中药微波离子导入，一方面可以加速局部炎性肿块的消退，有利于组织修复与病理状态的消除；另一方面，能够提高局部组织的药物浓度，从而有机地将多种生物学效应叠加，起到协同增效的作用。中药直肠给药，可以使药物的有效成分直接经直肠黏膜吸收后直达病所。局部药液浓度高，维持时间较长，作用部位集中；可缩短药物的吸收时间，利用率高，避免长期口服给药对胃肠道的刺激，不经过肝脏，减轻了肝脏的负担。本文结果显示，宫腹腔镜术后采用中医多途径治疗输卵管积水性不孕，术后宫内妊娠率高达 63.49%，明显优于单纯宫腹腔镜术。提示输卵管积水性不孕宫腹腔镜术后采用中医药多途径综合疗法，内外合治，标本兼顾，疗效显著，值得临床进一步推广、应用。

第十五章　李　健

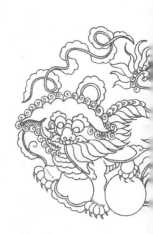

李健简介

　　李健，1980 年生，女，汉族，吴熙学术传人，2003 年 7 月毕业于福建中医学院中医系，获学士学位，现为福建中医药大学中医学院中医诊断学专业在职研究生；现任福州市中医院妇科主治医师、福建中医药学会妇科分会第六届委员会常务委员，主要从事中西医结合妇科的临床工作；先后参加院、市级科研课题 3 项，撰写论文 7 篇，其中《吴氏"安胃饮"治疗"产后胃炎"396 例临床观察》及《何桂基主任中西医防治暗产经验介绍》均获得 2009—2010 年度福州市自然科学优秀学术论文评选活动三等奖。

医案选萃

一、康复治疗方法在围绝经期综合征治疗中的应用现状

　　围绝经期综合征是指部分妇女在绝经过渡期至绝经后 1 年中出现的一系列与性激素减少有关的躯体及精神心理症状，其发病率约占我国围绝经期人群的 5.8%。目前西医主要采用激素替代疗法，但长期服用激素有一定的致癌风险，且部分患者不能接受，所以近年来有不少医者、学者在本病的非药物治疗方面进行了研究，如推拿、针灸、八段锦、太极拳、心理治疗等，归纳起来不外乎都是康复医学的一种治疗手段。在此，本文就总结一下康复治疗方法在围绝经期综合征治疗中的应用现状。

1. 中医传统治疗在围绝经期综合征治疗中的应用

　　金涛等运用中医推拿"补肾活血法"治疗围绝经期综合征 40 例，隔日 1 次，每次 20 分钟，1 个月为 1 个疗程，2 个疗程后与对照组（20 例，口服倍美力 0.625g，1 日 1 次）对比，发现推拿组治疗后 Kupperman 指数明显降低，血清 E_2 水平明显升高，与治疗前相比差异有统计学意义（$P < 0.05$），而血清 FSH、LH 无明显变化；对照组治疗后 Kupperman 指数降低，血清 FSH、LH 明显降低，差异有统计学意义（$P < 0.05$；血

清 E_2 水平治疗前后比较差异无统计学意义（P＞0.05）。治疗后推拿组与对照组比较，Kupperman 指数推拿组改善比对照组明显，其中推拿组 Kupperman 指数评价表的 13 个症状治疗后均有显著改善；对照组 13 个症状中除忧郁之外的 12 项治疗后有显著改善，在感觉异常、忧郁、肌肉关节痛、头痛 4 个症状中，推拿组改善程度明显优于对照组。贾超等运用中医推拿的点按疗法（每周 2 次）治疗 3 个月与口服利维爱片（2.5mg，1 日 1 次）3 个月的患者比较（每组各 30 例），结果显示，点按疗法对围绝经期综合征患者的改良 Kupperman 评分的变化与利维爱相当，且点按疗法对提高血清 E_2 水平、降低 FSH、LH 水平有明显作用。陈寅莹等搜索总结了维普中文科技期刊数据库（VIP，1989～2009 年）有关针灸治疗围绝经期综合征临床应用的文献。其在体针组的文献研究中发现，有设立药物对照组的结果均显示针刺治疗本病有效。还有研究发现电针治疗 1 个疗程后，改善率约为 20%，而 2 个疗程后为 62%，3 个疗程后为 73%。采用 Kupperman 指数评分进行疗效评价的研究，治疗前后对比 Kupperman 指数评分均显著下降，尤其是围绝经期潮热这一症状的 Kupperman 指数下降明显。在耳针 / 耳穴贴压组的文献中发现该法的总有效高达 88%～98.39%。而其他疗法（穴位埋线、灸脐、梅花针、头针等）进行治疗的总有效率为 97.4%～100%。联合应用单纯针刺、电针、耳穴贴压、中药内服、西药、穴位注射等其中两种或两种以上的方法进行治疗，其疗效好于单一疗法，有效率可达 82% 以上。

中医强调整体观念，中医传统疗法运用中医经络理论，对围绝经期患者进行了整体的身心调理，标本兼治，恢复了其自身的阴阳平衡，从而改善了症状。从西医学角度分析，针灸、推拿等中医传统治疗方法可以激活女性下丘脑 - 垂体 - 卵巢生殖生理内分泌机能轴，对女性生殖系统发挥双向调整作用，同时可激活机体的免疫机制，从而影响神经 - 生殖内分泌 - 免疫调控系统而发挥作用。

2. 运动治疗在围绝经期综合征治疗中的应用

马素慧等采用步行、跳绳和八段锦等训练方法，应用于治疗围绝经期综合征伴抑郁症状的围绝经期女性，与保持原有生活方式且不用药的围绝经期妇女对照，发现运动的围绝经期女性与不运动的相比，Kupperman 评估总分和 CES-D 评分均明显下降。其中八段锦组疗效优于步行组及跳绳组；且 Kupperman 单项评分八段锦组在失眠、焦躁、忧虑、胸闷、心悸等方面明显优于行走组。隋明风采用太极拳运动疗法治疗 36 例围绝经期综合征患者，观察治疗前后潮热出汗、感觉异常、失眠、烦躁易怒、性欲减退、泌尿系感染、耳鸣、眩晕、乏力、记忆力减退、头痛、心悸和皮肤感觉等评分变化情况，发现治疗后这些症状的评分与治疗前相比，差异均有统计学意义（P＜0.05），治疗时间越长疗效越明显。

八段锦与太极拳均属中医传统功法，讲究"形神合一"，没有剧烈运动的紧张感、疲劳感、不适应感。此类运动养形怡神，可明显提高锻炼者的注意力，并建立有效神经系统与肢体动作的和谐一致，从而使锻炼者对信号的反应能力以及动手操作能力得到协同发展，有利于保持良好的精神状态。而且步行与传统功法均属有氧运动，且多需在户外进行，使患者无形中接受了较多的阳光照射，可促进皮肤中维生素 D 的生成，促进钙的吸收，并可使全身血液循环明显加快，肌肉的收缩舒张力量增强，对调节神经功能、促进机体代谢、防治肥胖、强壮骨骼有直接作用。但亦有研究显示激素替代治疗与有氧运动相比，有氧运动虽然能明显缓解围绝经期综合征的某些症状，激素替代治疗在缓解围绝经期综合征方面却优于有氧运动。所以笔者认为，虽然激素替代疗法致癌风险较高，但对于症状严重的围绝经期综合征患者仍应以药物治疗为主，配合运动疗法，而不宜单纯采用有氧运动治疗。

3. 心理治疗在围绝经期综合征治疗中的应用

围绝经期阶段的女性由于社会、生活压力，极易出现心理、生理上的变化，表现出程度不同的焦虑、抑郁、躯体不适及自主神经紊乱等临床症状。单纯抗抑郁剂仅缓解患者的部分症状，如焦虑、抑郁等，大部分临床症状不能恢复，且远期疗效不好，易复发。虽然配合激素替代疗法可以改善除焦虑、抑郁之外的其他症状，但仍有部分患者不能接受激素替代疗法。并且由于多数围绝经期综合征患者对本病缺乏了解，部分患者甚至对围绝期综合征存在误解，给临床治疗工作带来了严重的影响。因此，使患者了解本病的基本常识，对减轻患者精神压力，缓解其消极情绪，以及积极配合治疗均有明显益处。陈西琳等选取常规药物治疗的患者 50 例与在常规药物治疗基础上配合健康教育和心理疗法治疗的患者 50 例，对比两组的临床治疗效果以及 HAMA、HAMD 评分，结果显示，综合治疗组的治疗效果及 HAMA、HAMD 评分均明显优于药物治疗组。

4. 动物实验的研究现状

徐天舒等通过观察针对围绝经期模型大鼠血清雌二醇水平及下丘脑 5-羟色胺含量的影响，发现针刺能升高大鼠雌二醇与 5-羟色胺的水平。欧洪琼等用阴道涂片法筛选围绝经期综合征雌性 SD 大鼠 40 只，随机分为实验组与对照组。实验组给予"关元穴"经皮电刺激，10 天后检测大鼠的血清雌激素水平，并观察卵巢组织学结构变化、计数各级卵泡数。研究显示实验组比对照组的血清雌激素水平升高明显，卵巢初级卵泡数量增加。由此可见，电针对围绝经期卵巢分泌雌激素的功能具有调节作用，并且可以促进衰减卵巢的卵泡发育。何宗宝等通过观察不同组合穴位（电针 1 组：电针关元、三阴交；电针 2 组：电针关元、三阴交、百会、风府）对围绝经期大鼠生殖内分泌免疫网络相关指标的影响发现，与围绝经期对照组相比，两者的相关指标均有明显变化，但两组的作用机制存在一定差异：电针 1 组主要通过对下丘脑-垂体-卵巢轴功能的干预，调节有关激素水平、交感神经及肾上腺髓质的神经功能活动，从而保持体内激素水平和内环境的稳定，缓解围绝经期的症状；电针 2 组则是通过提高免疫功能，多层次、多途径、多环节整体地影响下丘脑生殖-内分泌-免疫网络调控中枢，进而调整垂体卵巢轴系统，稳定机体内环境，缓解围绝经期症状。金亚蓓等引用电针干预 5

个不同时期的去卵巢大鼠模型，发现电针能增强各时期围绝经期综合征大鼠的耐热能力、体力，缩短入睡时间，延长睡眠时间，而且对围绝经期综合征大鼠的预防和前期治疗效果最佳，随着病程的延长、电针介入时间的推迟，疗效呈下降趋势。

5. 小结

围绝经期综合征属中医学"经断前后诸证"范畴，其核心病机是肾衰阴虚，兼及心、肝、脾，是多脏腑功能紊乱，阴阳失调，气血逆乱，瘀血痰浊自生，而引起一系列复杂的临床症状。20世纪末至今，众多中医学者、医者单一或联合采用中药、针灸、推拿、运动锻炼、心理辅导等方法治疗本病，取得了一定的疗效，但尚未形成一套完整、系统的治疗本病的康复治疗方案，且多数文章都只有简单的疗效标准和纳入标准（即诊断标准），而对其他的研究方法如研究对象排除标准、随机方法、盲法、组间可比性、依从性、疗效评价指标、随访等说明甚少，这就降低了文献的临床指导意义。因此，形成一套规范化、系统、完整的康复治疗方案，以及如何运用科学的方法进行研究，判定西药、中药、康复治疗各种方法之间的疗效差异以及联合治疗的优劣性应作为今后研究的重点。

二、吴氏"安胃饮"治疗"产后胃炎"396 例临床观察

妇女产后习惯食用大量姜、酒和家畜、家禽之类。临床上常见上腹不适、疼痛、食欲减退、恶心、呕吐等症状。对于上述这一系列症状相似于西医急性单纯性胃炎。虽然目前中医学上尚无专门名称，为了交流起见，故我们暂名"产后胃炎"。为了早日治疗"产后胃炎"病，保障母子身体健康，50 多年来通过国家级中医专家吴熙教授临床实践组成了"安胃饮"一方，用于临床治疗"产后胃炎"396 例。现总结如下：

（一）方药组成

藿香 6g，半夏 9g，橘皮 5g，石菖蒲 9g，香橼根 9g，两面针 9g，山楂 9g，麦芽 9g，谷芽 9g，鸡屎藤 30g。

临床加减法：体质虚弱者，重用党参；大便未通者加郁李仁、火麻仁；恶露未尽者加当归、丹参、益母草；伴少腹痛胀者加木香、香附、乌药；呕吐严重者加竹茹；呕逆者加柿蒂、丁香；胃热者加竹茹、芦根；腹泻者加野麻草、凤尾草、马齿苋；胃阴虚者加玉竹、女贞子、旱莲草。

（二）病例选择

本资料患者选自福州吴熙妇科中医院、台江妇幼保健院和家庭病床，症状轻重不一，多有上腹部不适，疼痛、食欲减退、恶心、呕吐等。发病多在产后第 3 ～ 20 日，最迟于产后 45 日（表 15-1）。

表 15-1 发病时间

发病	产后	产后	产后	产后	产后	产后	产后	合计
时间	2 日 3 ~ 5 日	6 ~ 10 日	11 ~ 20 日	21 ~ 30 日	31 ~ 40 日	40 日以上	-	-
例数	5	15	57	169	96	43	11	396
%	1.2	3.8	14.4	42.7	24.2	10.9	2.8	100

（三）一般资料

本资料 396 例，初产妇 286 例，经产妇 110 例，最大年龄 41 岁。年龄分布详见表 15-2。

表 15-2 年龄分布情况

年龄	20 岁以下	21 ~ 25 岁	25 ~ 30 岁	31 ~ 35 岁	36 岁以上	合计
例数	1	35	251	94	15	396
%	0.3	8.8	63.4	23.7	3.8	100

（四）发病原因

1. 发病与饮酒食姜的关系

本资料 396 例，发病前都有饮酒、食姜。但是饮酒量不同，最多者每天酒量 1500g。酒类以本省酿制成的福建老酒或红曲酒（即黄酒），有的产妇是饮自制的红曲酒。饮法各不相同，有的调食物，有的油炸蛋时加酒煎服，有的鸡炖酒服。据病历记载，产妇每天最少姜食量约 15g（以生姜母为主），最大量每天 120g。食法：生姜用油炸服或生姜片炖鸡服。

表 15-3 饮酒量与发病关系

饮酒量	60g 以下	61 ~ 12g	121 ~ 250g	251 ~ 500g	501 ~ 750g	751 ~ 1000g	1000g 以上	合计
例数	9	46	56	150	85	38	12	396
%	2.3	11.6	14.1	37.9	21.5	9.6	3	100

2. 发病与饮食增加的关系

本地区妇女分娩后 1 个月，称为"坐月子"。习惯上必须多滋补食物，故不同程度地大量食鸡、番鸭、蛋类、肉食品、油脂等，每天 6 餐、9 餐。由于饮食量骤然增加，因胃肠机能一时不能与外来的因素相适应，故导致胃肠功能紊乱，而诱发本病。

3. 发病与季节的关系

本资料396例，发病在夏季者201例，占50%以上。因为夏季天气炎热，污染食物的常见致病细菌繁殖快，适宜于葡萄球菌繁殖及肠毒素的产生。因此，夏季妇女产后胃炎发病率高。

（五）临床症状

本病临床症状以上腹部不适，疼痛为主，多数伴有食欲减退、恶心、呕吐等（表15-4）。

表15-4 临床症状

症状	上腹部不适或疼痛	食欲减退	恶心呕吐	吐逆	肝肿大	便秘	腹泻	上腹痛	恶露不尽
例数	254	235	189	146	61	205	107	83	104
%	64.1	593	47.7	36.9	15.4	51.8	27	21	26.3

（六）疗效

1. 治愈时间

本文396例单纯用安胃饮治疗，取得较为满意疗效。缩短了疗程，治愈天数（每天1剂），最短1天，最长23天，平均治愈时间4天（表15-5）。

表15-5 治愈天数

治愈天数	1～2天	3～5天	6～10天	11～15天	16～20天	21天以上
例数	88	154	83	46	19	6

15-6 西药对照组治愈天数

治愈天数	1～2天	3～5天	6～10天	11～20天	21天以上	21天以上
例数	2	9	21	2	1	6

2. 西药对照组处方

①胃蛋白酶合剂（方药组成含糖胃蛋白酶2g，稀盐酸2mL、单糖浆8mL、蒸馏水加至100mL）。服法：每日3次，每次10mL。②阿托品片0.3mL，每日口服3次。疼痛缓解时停药。③严重患者加用氯霉素0.5g，每日3次；失水者给予静脉注射葡萄糖盐水。平均治愈时间6天。

3. 痊愈标准

临床症状全部消失，饮食恢复正常。

（七）典型病例

例一，患者江某，女，25岁，水上船民。住院病历号54321。

2005年5月3日分娩初胎，因暴食鸡蛋及姜、酒之类食物，5月5日上午突然脘腹胀满，嗳气厌食，呕吐酸腐，大便秘结。经服西药、注射用药后症状未减，产妇反而吐出大量未消化的食物残渣。胃腔灼痛，痛势急迫，面色少华、倦怠无力，大便溏泄，苔浊腻，脉细弱。食滞内停，中阳不运，胃失通降。治以消食和胃，化浊降逆。方用安胃饮加半夏、竹茹、柿蒂各9g。药服5剂，胃脘症状基本告平，仍倦怠无力。原方加党参15g，黄芪15g，续服7剂，以谋巩固。

例二，患者陈某，女，35岁，水上船民。住院病历54940。

2006年2月3日分娩第3胎，产后血崩。经中西医配合治疗，血崩症状消失，但面色苍白、疲倦无力、气短、心悸。3月15日因暴饮暴食引起脘痛绵绵，脘腹痞胀，呕吐食物残渣，疲倦乏力，大便溏薄，舌质淡，苔中根腻，脉象细弱。实验检查：红细胞2.15×10^{12}/L，白细胞2.0×10^{9}/L，血红蛋白65g/L。

此仍气血两虚，脾胃损伤、气机阻滞。治宜养血补气，健胃和中。处方：安胃饮加红参9g，黄芪15g，熟地黄15g，白术9g。连服5剂，痛平，大便正常。但仍气虚神疲、头晕、心悸。复诊时照前方加阿胶15g，鹿茸片1g，服药两星期后，实验室检查：红细胞3.85×10^{12}/L，白细胞4.0×10^{9}/L，血红蛋白80g/L，产妇要求出院。又照原方续服1个月，复查：红细胞4.85×10^{12}/L，白细胞6.0×10^{8}/L，血红蛋白120g/L，面色红润，精神饱满，胃纳正常。

（八）体会

1. "产后胃炎"是产妇临床上常见病，发病率高。据不完全统计，占产妇7.5%左右，尤其是夏季发病率较高。病因是大量饮用酒、姜之类食物和含有浓郁香料的菜肴，产妇摄入过烫的食物，刺激或损伤胃黏膜而引起炎症。临床上最常见的"产后胃炎"多由不洁食物中的细菌或其毒素引起。污染食物的常见细菌有沙门菌和嗜盐菌，常寄生于家禽、肉类等也是发生本病的重要原因。

2. 本方药物中：藿香、半夏、橘皮能芳香化湿；石菖蒲理气健脾降逆止呕为主药；香橼根（为芸香料植物枸橼或香橼的根）；两面针（为芸香料灌木植物光叶花椒的根）能行气止痛和胃为辅药；麦芽、谷芽、山楂、鸡屎藤（为茜草科植物鸡屎藤）既能消食化积，健脾助胃为佐使药，诸药合用具消食和胃、理气降逆之功效。西医学研究证明：藿香挥发油可以抑制胃肠道的过激蠕动，促进胃液的分泌，有助于消化；麦芽、谷芽含淀粉分解酶有助消化作用；山楂有增助胃中消化酶，促进消化，所含山楂酸和脂肪酸酶有消化肉食作用；石菖蒲能促进胃液分泌，增强胃肠蠕动，而有助消化作用。并能抑制肠内异常发酵及排除消化道内积气，为芳香性祛风健胃药且有镇静作用。

3.临床上运用安胃饮应根据病情需要辨证用药。本病发于产后由于姜、酒刺激与多食油腻食物，积滞乘虚内停，使中焦阻塞，脾失健运所致。临床上常伴见便秘。本组396例中，有205例，占51.8%。中医认为"勿拘于产后，亦勿忘于产后"，治疗仍宜取行气化滞，泄结通便之法。

4."产后胃炎"的饮食调摄很重要，症状消失后应改变不良的饮食习惯，宜少吃多餐，避免暴饮暴食。

第十六章　廖　越
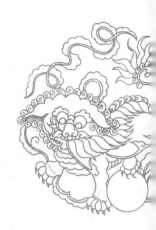

廖越简介

　　廖越，女，主治医师。2005年毕业于福建中医药大学中医诊断专业妇科方向，获硕士学位。2005年至今工作于福建省人民医院妇科，长期从事妇科临床、教学及科研工作。从医10余年，临床经验丰富，擅长宫腹腔镜手术及中西医结合治疗不孕症、子宫内膜异位症、多囊卵巢综合征及其他妇科内分泌疾病。任妇科学教研室教学秘书多年，负责《中医妇科学》《妇产科学》等课程的理论教学及见、实习生临床带教工作。多次获得"优秀教师""先进带教"光荣称号。2006年参编卫生部《内镜医学》全国统编教材，负责妇科腹腔镜、输卵管镜相关章节的编写。2007年参研福建省教育厅课题"血清CA125测定在子宫内膜异位症诊断中的应用"，负责数据资料收集整理及论文撰写工作。2013年主持福建中医药大学校管课题"科技志编撰研究（中医妇科）"，负责省科技志（1991～2005年）中医药科学中医妇科相应章节的编撰。发表论文《中医治疗卵巢囊肿综述》《中药联合宫腹腔镜手术治疗子宫内膜异位症不孕的临床观察》。2014年起任福建省中医药学会妇科分会委员。现为吴熙全国名老中医传承工作室秘书。

医案选萃

中药联合宫腹腔镜手术治疗子宫内膜异位症不孕的临床观察

　　子宫内膜异位症（endometriosis，EM）是生育期女性的常见病，其中约40%的患者并发不孕，目前国内外学者多认为腹腔镜手术是诊断EM的金标准，也是治疗子宫内膜异位症的主要手段。但文献报道手术后复发率高，妊娠率低，而EM不孕患者术后是否应用抑制卵巢功能的西药治疗仍有争议。本研究旨在探讨腹腔镜术后应用中药能否对防止复发、提高妊娠率起到较好的作用。

（一）资料与方法

1. 研究对象与分组

将 2008 年 7 月～ 2011 年 7 月因不孕在福建省人民医院妇科住院行宫腹腔镜手术的 EM 患者随机分成两组。两组患者平均年龄、不孕年限、AFS 分期均无显著性差异（P ＞ 0.05）。所有患者经腹腔镜或病理诊断为 EM，并排除合并男方因素不孕的患者、手术前 6 个月内进行过激素类药物治疗的患者、术毕双侧或单侧输卵管仍不通畅的患者；术后经 B 超监测排卵不正常者亦予剔除。

2. 方法

术前完善各项检查，系统登记整理患者临床资料，包括患者的年龄、月经婚育史、血清 CA125 数值等辅助检查资料、手术情况及病理。所有患者均采用全麻膀胱截石位，自脐正中行 10mm Trocar 穿刺，人工气腹，置入腹腔镜，左右下腹直径 5mm Trocar 穿刺，对盆腹腔进行全面的探查，据美国生育协会提出的修正子宫内膜异位症分期法（rAFS 分期）进行分期。分离粘连，尽量恢复盆腔脏器解剖，对卵巢巧克力囊肿，吸尽囊液，剥除囊壁，PK 刀点凝卵巢创面止血。电灼盆腔子宫内膜异位灶。行宫腔镜探查＋双输卵管间质部插管通液，注入美蓝液检查输卵管通畅度。术毕用大量生理盐水反复冲洗盆腔，术后按 II 类切口预防性使用抗生素 2 天。治疗组：术后次月起每月经净后配合中药口服 10 天。主方：杜仲 15g，续断 15g，黄芪 20g，党参 15g，赤芍 15g，丹参 15g，桃仁 12g，红花 12g，三棱 12g，莪术 12g，路路通 15g，红藤 15g。随证加减。每日 1 剂，水煎 400mL 早晚温服。当月监测排卵，指导同房。妊娠则终止治疗。对照组：术后不用药物干预，自然试孕。两组均定期门诊就诊及电话随访 1 年。

3. 疗效判定

治愈：症状基本消失，盆腔包块、触痛结节等局部体征消失，不孕患者受孕；好转：症状部分消失，局部体征存在，患者未受孕或异位妊娠；复发：痛经等症状加重，盆腔局部体征加重，或 CA125 明显升高、B 超提示再发盆腔包块，未受孕。

4. 统计分析

应用统计软件 SPSS13.0 进行统计分析，所有参数均以均数 ± 标准差表示，计量资料以 t 或 t′ 检验，计数资料采用卡方检验。

（二）结果

治疗组的复发率低于对照组，妊娠率高于对照组。两组资料卡方检验，有显著性差异 P ＜ 0.05。见表 16-1。

表 16-1 两组患者术后疗效及妊娠情况

组别	例数	治愈	好转	复发	复发率	妊娠率
治疗组	35	22	12	1	2.86%	62.86%
对照组	32	15	13	4	12.5%	46.88%

（三）讨论

内异症不孕的原因是多方面的，如卵子的质量不佳、未破裂卵泡、B 细胞活化、巨噬细胞功能变化、排卵及输卵管功能障碍、盆腔炎症改变等。宫腹腔镜手术可以尽可能减灭和消除病灶、松解输卵管、卵巢周围组织的粘连，恢复盆腔脏器正常解剖，反复冲洗盆腔可改善盆腔内环境，最大程度提高患者的生育能力。具有手术创伤小、术后恢复快、术后粘连少等优点。因此，保守性腹腔镜手术是 EM 不孕患者首选的治疗方法。但 EM 是一种雌激素依赖性疾病，保守手术不能切除所有病灶，对于镜下才可见的微小病灶，非典型病灶，深部病灶不能彻底清除，术后易受体内雌激素影响而致复发，因此，术后药物治疗尤为重要。抑制卵巢功能的西药可使异位的子宫内膜萎缩，促进病灶的坏死和吸收，治疗子宫内膜异位症疗效确切。但影响肝功能等副作用明显，且腹腔镜术后半年为试孕的黄金期，半年后盆腔粘连可能复发，西药的应用推迟了试孕时间，是否应用于以治疗不孕为主的 EM 患者目前尚有争议。相对而言，中药的毒副作用小，无明显不良反应，多不影响排卵，术后即可积极治疗，防止复发，亦可同时试孕，相对西药而言优势明显。

EM 不孕属中医学"不孕""癥瘕""痛经"等范畴。多数学者认为肾虚血瘀，离经之血瘀阻胞宫胞络导致不孕。研究表明，中药对机体免疫系统具有双向调节作用，可调月经、促排卵、消包块、防粘连。本方中杜仲、续断、黄芪、党参补肾益气；赤芍、丹参、桃仁、红花活血化瘀；三棱、莪术破血化瘀；路路通、红藤清热利湿，诸药合用，荡涤瘀血，通畅胞络，扶正而不留邪，祛瘀而不伤正，标本兼治，共奏补肾益气、活血化瘀、调经助孕之效。

综上所述，中药联合宫腹腔镜手术治疗子宫内膜异位症不孕可以提高妊娠率，降低复发率，与单纯腔镜手术对照组比较，有显著性差异，值得临床推广应用。